W0260740

HANDBUCH DER ALLGEMEINEN PATHOLOGIE

HERAUSGEGEBEN VON

F. BÜCHNER E. LETTERER F. ROULET

FÜNFTER BAND

HILFSMECHANISMEN DES STOFFWECHSELS

ZWEITER TEIL

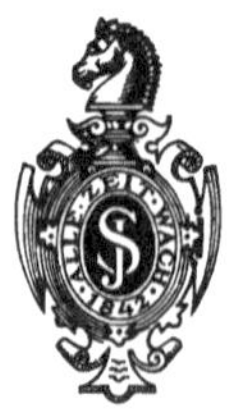

SPRINGER-VERLAG
BERLIN · GÖTTINGEN · HEIDELBERG
1959

HILFSMECHANISMEN DES STOFFWECHSELS
II

BEARBEITET VON

A. BOHLE · J. GAYER · A. GOEBEL · E. GROGG
H. A. KÜHN · A. MARCHIONINI · E. RANDERATH · H. SARRE
H. W. SPIER · H. STAUB

REDIGIERT VON

E. LETTERER

MIT 164 ZUM TEIL FARBIGEN ABBILDUNGEN

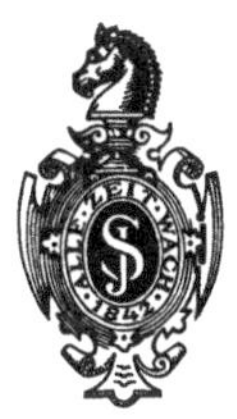

SPRINGER-VERLAG
BERLIN · GÖTTINGEN · HEIDELBERG
1959

ISBN-13: 978-3-642-87002-6 e-ISBN-13: 978-3-642-87001-9
DOI: 10.1007/978-3-642-87001-9

Softcover reprint of the hardcover 1st edition 1959

Inhaltsverzeichnis.

Funktionelle Orthologie und Pathologie der Nierenausscheidung*.

Von

H. SARRE-Freiburg i. Br. und J. GAYER, früher Freiburg jetzt Marburg a.d. Lahn.

Mit 27 Abbildungen.

I. Glomerulumfunktion.

1. Die Glomerulumfiltration.

Anatomische Besonderheiten des Glomerulum, wie die große Zahl von parallel und nicht seriengeschalteten Capillarschlingen, die Differenz des Durchmessers zwischen Vas afferens und efferens, der Anschluß des Vas afferens unmittelbar an größere Arterien, legen nahe, daß ein relativ hoher Blutdruck in den Glomerulumcapillaren besteht, der für eine Filtration günstig wäre. In der Tat ist der mittlere Druck in den Glumerulumcapillaren mit 60—80 mm Hg[1] der höchste Capillardruck im Körper (etwa 60% des Aortendruckes). Die Glomerulumcapillarmembran, die Lamina densa, hat nach den elektronenmikroskopischen Untersuchungen von HALL[2] einen Durchmesser von etwa 500—600 Å = 0,05 μ. Sie ist unterbrochen von Poren mit einem Durchmesser von 100 Å, die ungefähr $^1/_{20}$ der Oberfläche einnehmen. Nach diesen Befunden allein erscheint jede Theorie einer Sekretion durch diese dünnen Membranen, wie sie von HEIDENHAIN[3] und PÜTTER[4] vermutet wurden, höchst unwahrscheinlich. In jüngster Zeit haben die Untersuchungen von PAPPENHEIMER[5] die Abhängigkeit der Filtrationsrate von der Molekülgröße rechnerisch erwiesen (s. später unter 2. k, S. 11).

RICHARDS und Mitarbeiter[6] haben nun in ihren berühmten Versuchen durch die direkte Punktion der Glomerulumkapsel am lebenden Kaltblüter den Beweis erbracht, daß es sich hier tatsächlich um eine reine Filtration handelt. Das Punktat war *fast eiweißfrei* und eine quantitative Analyse ergab einen mit dem Plasma etwa übereinstimmenden Gehalt an Chlorid, Phosphat, Glucose, Harnstoff, Harnsäure, Kreatinin. Ferner wurde die Gesamtmolkonzentration, die elektrische Leitfähigkeit und das pH des Punktates mit dem Plasma gleichgefunden. Mit diesen und anderen Untersuchungen von RICHARDS und Mitarbeitern[7] war erwiesen, daß der Glomerulumharn ein Ultrafiltrat des Plasmas darstellt.

In weiteren Arbeiten gelang es, die Tubuli in den einzelnen Abschnitten zu punktieren. Hierbei wurde festgestellt, daß die Glucose bereits im Bereich des proximalen Tubulus contortus verschwindet, dagegen nicht bei Phlorrhizinvergiftung. Die Totalmolkonzentration blieb im Bereich des proximalen Tubulus

* Aus der Medizinischen Universitäts-Poliklinik Freiburg i. Br. (Direktor: Prof. Dr. HANS SARRE).

[5] WINTON 1931. [2] HALL 1954. [3] HEIDENHAIN 1883. [4] PÜTTER 1926.

[1] PAPPENHEIMER 1955. [6] WEARN und RICHARDS 1924.

[7] RICHARDS und SCHMIDT 1922, 1924.

und wohl auch im Zwischenstück etwa konstant, um im Bereich des distalen Tubulus stark, bis zur molaren Konzentration des definitiven Harnes[1] abzunehmen. Auch Veränderungen des Harn-p_H fanden sich in zunehmendem Maße erst im Bereich des distalen Tubulus[2]. Untersuchungen an Warmblütern sind schwer durchzuführen. 1941 beschrieben WALKER und OLIVER[3] eine Methode der Punktion von Glomeruli und Tubuli am Säugetier. Sie fanden am phlorrhizinvergifteten Tier die Glucose und am Normaltier Kreatinin in der ersten Hälfte des proximalen Tubulus ansteigend. Dieses wird mit einer starken Wasserrückresorption im proximalen Konvolut erklärt (Kreatinin- und Glucoseanreicherung auf das Dreifache der Plasmakonzentration). Am nicht phlorrhizinvergifteten Tier fand sich wie an der Froschniere ein Verschwinden der Glucose aus dem Tubuluslumen (Versuche an Meerschweinchen, Ratten und Opossum). Auch die Chloride steigen etwas an, um dann bei etwa dem 1,4fachen konstant zu bleiben. Das Natrium blieb im proximalen Tubuluslumen unverändert. Alle Werte des Glomerulumfiltrates nahmen zunächst wie bei den Warmblüterversuchen ihren Ausgang von der Plasmakonzentration. Im Verlauf des Tubulus fand sich trotz der Konzentrationszunahme an Kreatinin (um das Dreifache), den Chloriden (um das 1,5fache) und trotz der Rückresorption von Wasser der osmotische Druck im Verlauf des ganzen proximalen Tubulus konstant. Also auch die Versuche am Säugetier ergeben ein Ultrafiltrat aus dem Plasma, von dem im proximalen Tubulus reichlich Wasser rückresorbiert wird, und zwar Glucose quantitativ und wahrscheinlich auch Chloride und Natrium. Dabei bleibt der osmotische Druck im Verlauf des proximalen Tubulus, trotz der verschiedenen Änderungen, konstant. Im distalen Konvolut ließ sich nur selten einmal eine zuverlässige Mikropunktion gewinnen. Der Kanälcheninhalt war hier etwas hypotonisch. Leider sind seit 1941 keine weiteren Publikationen auf diesem Gebiete erschienen. Aus den Untersuchungen dieses Arbeitskreises geht aber zur Genüge hervor, daß es sich im Kapselraum sowohl beim Kalt- als auch beim Warmblüter um ein Ultrafiltrat handelt, das alle gemessenen Bestandteile des Plasmas, außer dem Eiweiß, in plasmaähnlicher Konzentration enthält. (Über das weitere Schicksal dieses Ultrafiltrates im proximalen und distalen Tubulus s. in Kapitel III, Tubulusfunktion).

Die Größe des Glomerulumfiltrates.

Allgemein herrscht heute wohl Einigkeit darüber, daß die Glomerulumcapillaren ein Ultrafiltrat liefern, dessen Zusammensetzung weitgehend der des Blutplasmas entspricht mit Ausnahme des Eiweißes. Umstritten ist aber die Menge des Glomerulumfiltrates. Die Auffassungen schwanken hier zwischen 180 Litern[4] und 4 Litern provisorischen Harnes[5]. WEARN und RICHARDS[6] fanden beim Frosch bei der Tubuluspunktion eine Harnabsonderung zwischen 0,5 und 1,2 mm^3/Std. Sie stieg an bis auf 1,5 mm^3 bei starker Glucosediurese. WALKER und Mitarbeiter[7] fanden 1,1—1,3 mm^3 am Meerschweinchen, bei der Ratte 2,0—3,7 mm^3. Rechnen wir etwa 2 Millionen Glomerula auf die menschliche Niere und nehmen den Durchschnitt mit etwa 1 mm^3/Std an, so würde dies beim Menschen 2,0 Liter provisorischen Harnes/Std ergeben oder 48 Liter in 24 Std. Diese Mengen provisorischen Harnes sind jedoch natürlich in Anbetracht der unsicheren Versuchsbedingungen bei der Mikropunktion schlecht zu verwerten. STARLING und VERNEY[8] haben durch Cyanvergiftung die Tubuluszellen gelähmt,

[1] WALKER, HUDSON, FINDLEY jr. und RICHARDS 1937. [2] MONTGOMERY 1935.
[3] WALKER und OLIVER 1941. [4] CUSHNY 1926. [5] FREY und FREY 1950.
[6] WEARN und RICHARDS 1925. [7] WALKER, BOTT, OLIVER und MACDOWELL 1941.
[8] STARLING und VERNEY 1925.

während angenommen wurde, daß die Glomerulumfiltration weiterhin stattfindet. Es wurde also auf diese Weise die Harnbereitung auf eine reine Filtrationsleistung reduziert. Bei diesen Versuchen fanden sie, daß ein reines Blutfiltrat abgesondert wurde von etwa dem 4—5fachen der Menge des normalen Harnflusses. NICHOLSON[1] wiederholte diese Vergiftungen an Hunden. Zur Zeit der vorübergehenden Vergiftung, die 13 min dauerte, nahm die Harnmenge auf etwa das Zehnfache zu und die Konzentration von Glucose im Harn war vermehrt. Ein Teil der Rückresorption des Glomerulumfiltrates war also durch die Cyanvergiftung aufgehoben. Hierbei ist aber zu berücksichtigen, daß vielleicht ein Teil des provisorischen Harnes in dem geschädigten Parenchym versickerte, bzw. rückdiffundierte, so daß auch diese Versuche wohl wenig über die wahre Menge des provisorischen Harnes des Glomerulumfiltrates aussagen können.

2. Clearance-Methoden.

Eine bessere Möglichkeit, das Glomerulumfiltrat zu bestimmen, wäre dann gegeben, wenn mit diesem Filtrat ein Stoff frei filtriert würde, der auf seinem weiteren Weg durch das Tubulussystem weder rückresorbiert noch dazu sezerniert wird. Außerdem müßte dieser Stoff so gut durch die Glomerulummembran filtriert werden, daß seine Konzentration im Filtrat etwa der im Plasma entspräche. Dann könnte man aus seiner Konzentration im definitiven Harn Rückschlüsse auf die Größe des Glomerulumfiltrates ziehen.

a) Berechnung.

Wenn diese Substanz (z. B. „K" für Kreatinin) im Harn etwa in 60fach höherer Konzentration als im Blut erscheint, so kann man folgern, daß ein 60mal so großes Volumen Ultrafiltrat notwendig war, um einen definitiven Harn der genannten hohen Konzentration zu erreichen. Kennen wir nun das Harnvolumen in der Zeiteinheit (z. B. 2 cm³), so würde uns $60 \times 2 = 120$ cm³ das Glomerulumfiltrat angeben. Oder allgemein gefaßt: wenn V cm³ das Harnvolumen in der Zeiteinheit ist, U_K die Konzentration der Substanz K im Harn und P_K die Konzentration im Plasma, so ist das Glomerulumfiltrat C_{gl} in der Zeiteinheit

$$C_{gl} = \frac{U_K}{P_K} \cdot V \tag{1}$$

z. B. $\frac{300\ \text{mg}\ \%}{5\ \text{mg}\ \%} \cdot 2\ \text{ml/min} = 120\ \text{ml/min}$ Glomerulumfiltrat.

Dies gilt natürlich *nur*, wenn für die Substanz „K" die oben genannten Voraussetzungen wirklich zutreffen. Wenn dies nicht der Fall ist, so gibt Formel 1 nur den *formalen* sog. „Clearance-Wert" von K ($= C_K$) an, d. h. die „Reinigung" (= Clearance) des Blutes von K. Wie groß bei diesem Vorgang das Glomerulumfiltrat war und ob auch Sekretions- oder Rückresorptionsprozesse dabei stattfanden, ist mit dem formalen Clearance-Wert nicht zu erfassen. Man kann *nur* dann $C_K = C_{gl}$ setzen, wenn die Substanz K eben die besprochenen drei Voraussetzungen erfüllt.

b) Begriff der Clearance.

MÖLLER, MCINTOSH und VAN SLYKE fanden 1929 eine konstante Beziehung (C) zwischen der Harnstoffexkretion und der Plasmakonzentration. Diese Beziehung konnte folgendermaßen formuliert werden:

$$V \cdot U_H = C \cdot P_H \quad \text{oder:} \quad \frac{V \cdot U_H}{P_H} = C,$$

[1] NICHOLSON 1949.

wenn V = Harnfluß in cm³/min, U_H = die Konzentration von Harnstoff im Urin (mg/cm³) und P_H = die Konzentration der gleichen Substanz im Blutplasma ist.

Der Faktor C, relativ konstant bei größerer Harnmenge/min, wurde von den Autoren als „*Clearance*" (= Reinigung) bezeichnet. Er ist also eine Art *Exkretionskoeffizient.* Er ist allgemein definiert entsprechend der Gleichung

$$C_X = \frac{V \cdot U_X}{P_X}$$

als *das Maß der Ausscheidung einer Substanz X je Minute je Einheit der Plasmakonzentration dieser Substanz.*

Man kann auch sagen, daß C_H die Kubikzentimeter Plasma angibt, die notwendig wären, um den Harnstoff zu liefern, der je Minute ausgeschieden wird. Dabei braucht das Plasma natürlich in Wirklichkeit bei einem Durchfluß durch die Niere nicht von allem Harnstoff befreit worden zu sein. Bei Harnstoff ist es z. B. nur $^1/_{10}$, während $^9/_{10}$ in der Vena renalis noch gefunden werden. Die Harnstoff-„Clearance" zeigt also keine reelle Plasmamenge an, die vollständig vom Harnstoff befreit wurde, sondern sie gibt eine „virtuelle" Quantität an[1], die, wenn sie vollständig von Harnstoff geklärt wäre, der Exkretionsmenge an Harnstoff entsprechen würde. Man kann also sagen, *die Clearance von Harnstoff ist die Plasmamenge, die „virtuell" von dieser Substanz in 1 min befreit worden ist.* Beim Harnstoff ist aber der Clearance-Wert durchaus nicht eine Konstante. Er wird um so größer, je größer die Harnmenge je Minute wird. (Näheres siehe S. 44.)

Die „Clearance" hat sich nun für die verschiedensten Stoffe als praktische Formulierung der Ausscheidung erwiesen, wenn sie in weiten Bereichen unabhängig von der Konzentration im Blut und der Harnmenge ist:

$$C_X = \frac{U_X \cdot V}{P_X} = \frac{U_X' \cdot V'}{P_X'} = \frac{U_X'' \cdot V''}{P_X''} = \text{const.}$$

C_X ist also ein Exkretionskoeffizient für X, gültig in bestimmten Bereichen für alle Blutkonzentrationen und alle Harnmengen. (Daraus folgt bei gegebenem P_X = const. $U_X = \frac{C \cdot P_X}{V} = C \cdot \text{const.} \frac{1}{V}$, d. h. die Harnkonzentration U_X ist umgekehrt proportional dem Harnvolumen oder $U_X \cdot V$ = const., d. h. die Exkretion/min ist bei allen Harnmengen gleich. Dies gilt allerdings nur für bestimmte Substanzen, nicht für Natrium, Kalium und zahlreiche andere Stoffe, die daher auch keinen konstanten Clearance-Wert haben können.)

c) Clearance von Kreatinin zur Bestimmung des Glomerulumfiltrates.

Rehberg[2] war der erste, der den Gedanken faßte, mit Hilfe des oben genannten Prinzips die Größe des Glomerulumfiltrates zu bestimmen. Im Kreatinin glaubte Rehberg[2] in der Tat eine Substanz gefunden zu haben, auf die die oben geforderten Voraussetzungen im großen und ganzen zutreffen. Die Methode wird heute noch zur Bestimmung des Glomerulumfiltrates in der Klinik benutzt. Spätere Untersuchungen haben allerdings ergeben, daß in nicht geringem Ausmaß Kreatinin dazu sezerniert werden kann[3], so daß zur exakten Beantwortung unserer Frage nach anderen Substanzen gesucht werden mußte. Insbesondere ist die exogene Kreatinin-Clearance, d. h. die Ausscheidung per injectionem zugeführten Kreatinins, unbrauchbar, da bis 40% tubulär dazu sezerniert werden[4]. Für klinische Fragen reicht dagegen die endogene Kreatinin-Clearance aus. Bei

[1] Wolf 1950. [2] Rehberg 1926.
[3] Fingl 1952, Smith, Finkelstein und Smith 1940, Schmidt-Nielsen 1954, Smith 1943, Gayer und Kramer 1957. [4] Smith 1943.

Vergleich mit Inulin an einem großen Krankengut ergaben sich keine wesentlichen Unterschiede, abgesehen von Patienten mit malignen Nephrosklerosen[1]. Zu beachten ist, daß durch die JAFFÉsche Pikrinsäurereaktion unspezifische Chromogene miterfaßt werden, wodurch die Kreatininwerte zu hoch bestimmt werden können[2]. Die annähernde Übereinstimmung zwischen Inulin- und Kreatinin-Clearance besteht jedoch nur bei niederen Harnflüssen um 1 ml/min. Mit zunehmender Diurese steigt die Kreatinin-Clearance erheblich an und nähert sich einer totalen Extraktion[3, 4].

REHBERG[5] benutzte statt der später aufgekommenen Bezeichnung „Clearance" den „Konzentrationsindex des Harnes", nämlich den Exkretionsgrad von Kreatinin je Einheit der Plasmakonzentration als Maß für das Glomerulumfiltrat. Später fanden JOLLIFFE, SHANNON und SMITH[6], daß nach Phlorrhizinvergiftung Xylose und Glucose dieselbe Clearance wie Sucrose und Raffinose hatten. Da von Phlorrhizin vermutet wurde, daß es die Reabsorption von Glucose verhindert, so nahm man an, daß mit Xylose und Glucose nach Phlorrhizingabe die Glumerulumfiltration gemessen werden könnte. Dies war um so wahrscheinlicher, als diese beiden Substanzen die gleichen Clearances aufwiesen wie die relativ großen Moleküle Sucrose und Raffinose. Kurze Zeit nach ihren Kreatinuntersuchungen veröffentlichten RICHARDS, WESTFALL und BOTT[7] eine Arbeit, in der sie Inulin als sehr viel geeignetere Substanz zur Messung der Glomerulumfiltration vorschlugen. Dieses Polysaccharid, aufgebaut aus zahlreichen Fructoseeinheiten, wurde dann bald von SMITH[8] übernommen. Andere Substanzen, die dieselbe Clearance wie Inulin haben können, sind endogenes Kreatinin[9], Thiosulfat[10] und Allantoin[11].

d) Hinweise für Inulin als Clearancesubstanz für das Glomerulumfiltrat.

Die Arbeiten von H. SMITH und seinen Mitarbeitern[12] haben nun versucht zu zeigen, daß für Inulin die drei genannten Voraussetzungen zutreffen, d. h. vollständige Ultrafiltration, keine Rückresorption und keine Exkretion, so daß die Clearance-Werte für Inulin der Größe des Glomerulumfiltrates entsprechen müßten.

Es fand sich zunächst, daß Inulin mit dem Molekulargewicht 5500 durch künstliche Membranen, wie Kollodium, vollständig permeabel ist und daß es nicht an die Plasmaproteine gebunden ist. Der Grad der Exkretion von Inulin ist in weitem Bereich eine lineare Funktion des Plasmagehaltes; $C_J = \frac{U_J \cdot V}{P_J} = \text{const.}$ geprüft beim Hund zwischen 53 und 565 mg-% und beim Menschen zwischen 50 und 400 mg-%[13] sowie zwischen 5 und 90 mg-%[14]. Ferner ist beim Hund das Verhältnis zwischen Kreatinin- und Inulin-Clearance immer = 1, unabhängig vom Plasmagehalt von Inulin[15]. Aus all dem folgte mit einiger Wahrscheinlichkeit, daß Inulin nach physikalischen Gesetzen leicht in das Plasma-Ultrafiltrat eingeht. Die Berechnungen von PAPPENHEIMER[16] lassen dies ebenfalls

[1] DEUTSCH 1952, EKEHORN 1946, SCHETTLER 1952, BROD und SIROTA 1948.
[2] SMITH, FINKELSTEIN und SMITH 1940, ROSCOE 1954.
[3] HEIDELMANN, KOCH und HAAKE 1956. [4] GAYER und KRAMER 1957.
[5] REHBERG 1926. [6] JOLLIFFE, SHANNON und SMITH 1932.
[7] RICHARDS, WESTFALL und BOTT 1934. [8] SMITH 1935, SHANNON und SMITH 1935.
[9] BROD und SIROTA 1948, POPPER und MANDL 1937.
[10] GILMAN, PHILIPS und KOELLE 1946, NEWMAN, GILMAN und PHILIPS 1946, KLUPP und WATSCHINGER 1950, BRUN 1950, REUBI, SCHROEDER, FUTCHER und REUBI 1950/51.
[11] FRIEDMAN, MACKENZIE und FRIEDMAN 1948, FREY 1951, CHRISTMAN, FORSTER und ESTERER 1944.
[12] H. SMITH 1951, S. 231ff. [13] RICHARDS, WESTFALL und BOTT 1934.
[14] MILLER, ALVING und RUBIN 1940.
[15] RICHARDS, WESTFALL und BOTT 1934, SHANNON 1935. [16] PAPPENHEIMER 1955.

erkennen (s. unter k, S. 11). Falls Inulin nicht quantitativ mit dem Plasma-Ultrafiltrat in den Kapselraum einwandert, so müßte die Clearance für Inulin sogar einen noch zu kleinen Wert für das Ultrafiltrat ergeben, was unwahrscheinlich ist. Gegen eine Sekretion spricht die Tatsache, daß bei Fischen mit aglomerulärer Niere keine Insulinsekretion erfolgt[1]. Die Clearances von verschiedenen Stoffen sind bei verschiedenen Versuchstieren und beim Menschen identisch gefunden worden, z. B. Inulin- und Kreatinin-Clearence Quotient = 1

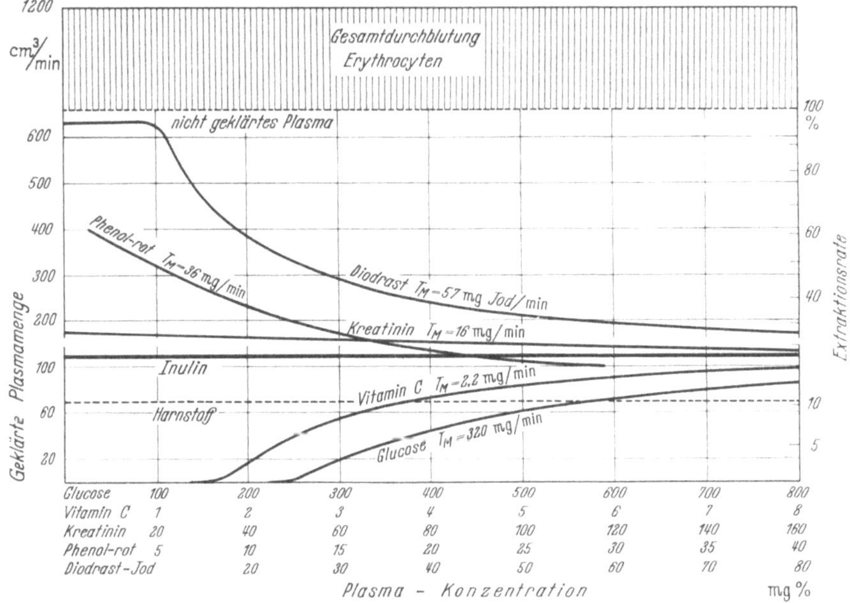

Abb. 1. Exkretion verschiedener Substanzen durch die menschliche Niere (Konvergenz der Clearance-Werte bei steigender Konzentration im Plasma). (SMITH 1951.)

bei Hund, Taube, Frosch, Kaninchen, Schaf u. a. Ebenso ist Inulin- und Ferrocyanid-Clearance identisch beim Hund, Inulin- und Allantoin-Clearance beim Menschen[2], ebenso fand sich, daß Sorbit-, Mannit- und Dulcit-Clearances identisch sind mit der simultanen Kreatinin- und Inulin-Clearance beim Hund und mit der Inulin-Clearance beim Menschen[3]. Gabe von Phlorrhizin mit Hinderung der Rückresorption von Glucose hebt den Quotienten Glucose zu Inulin oder Glucose zu Kreatinin vom Wert 0 bis zum Wert 1 beim Hund und bei anderen Tieren[4] und fast zu 1 beim Menschen[5]. Darüber hinaus haben RICHARDS, BOTT und WESTFALL[6] am Frosch gezeigt, daß bei Perfusion von Inulin durch die portorenalen Venen kein Inulin den Harn erreicht, also keine tubuläre Exkretion statthat. Da jeder durch die Tubuli sezernierte Stoff außerdem durch den Glomerulus filtriert wird, so müssen bei steigendem Gehalt des Plasmas an dem betreffenden Stoff (z. B. Diodrast, Phenolrot u. a.) die Clearance-Werte dieser Stoffe dem Wert von Insulin zustreben, d. h. die Clearance wird dann für alle diese Substanzen gleich der Filtrations-Clearance oder ihr Quotient mit Inulin = 1. Dies ist für zahlreiche Stoffe, die sezerniert oder rückresorbiert werden, in der Tat gezeigt worden (s. Abb. 1).

[1] RICHARDS, WESTFALL und BOTT 1934, MILLER, ALVING und RUBIN 1940, SMITH 1937.
[2] FRIEDMAN, BYERS und ABRAHAM 1948. [3] SMITH, FINKELSTEIN und SMITH 1940.
[4] SHANNON 1935, SHANNON 1935, SMITH und CLARKE 1938.
[5] SHANNON und SMITH 1935. [6] RICHARDS, BOTT und WESTFALL 1938.

Auch die Berechnungen PAPPENHEIMERS[1] (s. unter k.), allerdings unter Einsetzung der Werte der Kreatinin-Clearance, geben Resultate, die im Bereich der mit ganz anderen Methoden gewonnenen Größen liegen, und sind damit eine starke Stütze für die Hypothese, daß diese Clearance-Berechnungen die wahre Größe des Glomerulumfiltrates ergeben.

Ergebnisse.

Die *praktische Durchführung der Bestimmung des Glomerulumfiltrates* mit Inulin und Kreatinin als Clearance-Substanz ist beschrieben bei POPPER und MANDL[2], SPÜHLER[3], DOST[4], SCHETTLER[5] u. a. Meistens wird eine intravenöse Dauertropfinfusion verwandt mit 50 cm³ 10%igem hochgereinigtem Inulin, um konstante Plasmakonzentrationen zu erreichen. In der Klinik wird zuweilen auch eine einmalige intravenöse Injektion von Inulin vorgezogen, wobei man die fallenden Plasmakonzentrationen in Kauf nimmt. Nach SMITH[6] beträgt das Glomerulumfiltrat für den Menschen, gemessen mit der Inulin-Clearance, 127 ml/min, nach GOLDRING und CHASIS[7] 131 $\pm$ 21,5 beim Mann und 117 $\pm$ 15,6 bei der Frau.

Mit zunehmendem Lebensalter wurde beim Menschen eine Abnahme der Inulin- (und Diodrast-)Clearance auch unter normalen Verhältnissen beobachtet. So findet sich nach DAVIES und SHOCK[8]:

Tabelle 1.

Alter Jahre	Inulin	Diodrast-Clearance	Alter Jahre	Inulin	Diodrast-Clearance
20—30	122	613	60—70	96	442
30—40	115	650	70—80	89	354
40—50	121	574	80—90	65	288
50—60	99	500			

also bis zum 50. Lebensjahr praktisch eine Konstanz der Inulin-Clearance, dann eine zunehmende Abnahme, die wahrscheinlich auf die Sklerose der Nierengefäße zurückzuführen ist. Zahlreiche Fehlerquellen sind zu beachten: Veränderungen der Körperlage, wie Stehen und Liegen, psychische Faktoren, wie Angst und Unruhe, Veränderungen der Körpertemperatur, können zu einer erheblichen Veränderung der Clearance-Werte führen[9].

e) Bestimmung der Nierendurchblutung.

(Diodrast-, Perabrodil-, PAH-Clearance.)

Mit Hilfe der Clearance bestimmter Substanzen lassen sich nun auch andere Partialfunktionen der Nieren berechnen. So wäre es möglich, die *Nierendurchblutung* auch beim Menschen zu bestimmen, wenn es eine Substanz gäbe, die bei einem einzigen Durchgang mit dem Blutstrom durch die Niere ganz oder fast vollständig ausgeschieden würde. Eine solche Substanz (D) hat man in dem Diodrast (bzw. Perabrodil)[10] und in dem Na-p-Aminohippurat (PAH)[11] bei niederen Plasmakonzentrationen gefunden. C_D wäre dann gleich der Nierendurchblutung oder, genauer gesagt, der Nierenplasmadurchströmung (s. später). Eigens darauf gerichtete Untersuchungen stellten aber fest, daß ihre „renale

[1] PAPPENHEIMER 1955. [2] POPPER und MANDL 1937. [3] SPÜHLER 1946.
[4] DOST 1948, 1949. [5] SCHETTLER 1952. [6] SMITH 1951.
[7] GOLDRING und CHASIS 1944. [8] DAVIES und SHOCK 1950.
[9] SMITH 1951, ROESEN 1953. [10] SMITH, GOLDRING und CHASIS 1938.
[11] SMITH, FINKELSTEIN, ALIMINOSA, CRAWFORD und GRABER 1945.

Extraktion" bei einem Durchgang durch das Nierengefäßsystem nicht total ist, sondern etwas geringer. Bei Tier und Mensch wurde auch unter normalen Verhältnissen die „Extraktionsfraktion"[1] unter 100% (etwa 95%) gefunden. Offenbar durchströmt ein nicht zu vernachlässigender Teil des Nierenvenenblutes (etwa 5—10%) nicht das Parenchym, sondern Nierenkelche, Fettkapsel, Anastomosen usw. Man nennt darum die unkorrigierte Clearance mit Diodrast usw. (C_D) die „effektive" (funktionell wirksame) Nierenplasmadurchströmung[2].

Rechnerisch wird die renale Extraktion der Substanz $D = E_D$ durch den Quotienten

$$E_D = \frac{\text{art. Conc. von } D - \text{venös. Conc. von } D}{\text{art. Conc. von } D}$$

in den Nierengefäßen bestimmt. $\frac{C_D}{E_D}$ ergibt dann den Wert für den (korrigierten) totalen Nierendurchfluß.

Da die betreffenden Clearance-Substanzen nur im Plasma gelöst sind, ergibt $\frac{C_D}{E_D}$ nicht den *Blut-*, sondern den *Plasmadurchfluß* durch die Nieren.

Um den Blutdurchfluß, die *Nierendurchblutung*, zu bestimmen, muß der Hämatokritwert (h) berücksichtigt werden. Es wird darum $\frac{C_D}{E_D}$ oder C_D durch $(1 - h)$ dividiert.

Die Ergebnisse dieser Untersuchungen mit Hilfe der Diodrast-, Perabrodil- und PAH-Clearance über die Nierendurchblutung wird in dem Kapitel II „Durchblutung" besprochen. Hier sei nur über die *Technik der Untersuchung* einiges gesagt.

Auch hier wird die Untersuchung am besten mit Hilfe der intravenösen Dauertropfinfusion mit Konstanthaltung des Plasmaspiegels durchgeführt. Andere Autoren[3] halten auch eine einmalige intravenöse Injektion von 10 cm³ 20%iger Lösung von PAH (z. B. Nephrotest, CASELLA) für ausreichend. Nach H. SMITH[2] ist die PAH-Konzentration zwischen 1 und 5 mg-% im Plasma optimal. Da das PAH durch tubuläre Exkretion ausgeschieden wird, kann bei *Erkrankungen des tubulären Apparates* die Extraktionsfraktion von PAH gering werden und dadurch ein zu kleiner Plasmadurchfluß errechnet werden. Zu richtigen Werten gelangt man dann nur bei Berücksichtigung der Extraktion durch Nierenvenenkatheterismus. Dies ist auch beim Menschen bei verschiedenen Erkrankungen durchgeführt worden (Näheres s. Kapitel II).

Der Abfall von PAH und anderen Clearance-Substanzen (Inulin, Mannit, Kreatinin, Diodrast und Perabrodil) im Blut *nach einmaliger Injektion* während ihrer Ausscheidung durch die Nieren folgt praktisch einer einfachen e-Funktion. Dies ergibt sich rechnerisch aus der Vermutung, daß die Exkretion durch die Nieren und die Abdiffusion in den extravasalen Raum eine lineare Funktion der Plasmakonzentration ist (DOST[4]).

Das exponentielle Absinken des Blutspiegels solcher Substanzen erfolgt entsprechend der ARRHENIUSschen Gleichung gemäß der Formel:

$$y = a \cdot e^{-k \cdot t};$$

dabei ist y die Konzentration des jeweiligen Stoffes im Plasma zur Zeit t, a zur Zeit 0, e die Basis des natürlichen Logarithmus, k eine spezifische Konstante, die für die Exkretion des bestimmten Stoffes charakteristisch ist. Daraus folgt:

$$\ln y = \ln a \cdot \frac{1}{k \cdot t}.$$

[1] DUNN, KAY und SHEEHAN 1931. [2] SMITH, GOLDRING und CHASIS 1938.
[3] SCHETTLER 1952. [4] DOST 1948, 1949, 1953.

Auf halblogarithmischem Papier läßt sich also y als Funktion von t in Form einer Geraden darstellen. Die Steilheit dieser Geraden ist ein Maß für die Geschwindigkeit der Exkretion. Dost[1] verwendet nicht die Steilheit der Geraden, sondern die sog. „*Halbwertszeit*" zur Charakterisierung dieser Geraden, d. h. die Zeit, in der die Konzentration der Clearance-Substanz (z. B. PAH) auf die Hälfte ihres Wertes (a) abgesunken ist, was sich leicht aus der graphischen Darstellung entnehmen läßt. Nach einfacher Ableitung der obigen Formel ist die Dostsche Halbwertszeit[2]

$$t\,\text{halb} = \frac{1}{k} \cdot \ln 2 = \frac{0{,}6931}{k}.$$

Von Wittkopf[3] u. a. wurde angenommen, daß diese Methode die direkte Bestimmung der Ausscheidungsmenge durch den Harn erübrigen würde[4]. Von verschiedenen Autoren wurde jedoch gezeigt, daß die Bestimmung der Halbwertszeit und überhaupt die graphische Aufzeichnung von Logarithmus y zu ungenau sei, und damit die PAH-Clearance (und ebenso andere Clearance-Werte) genau genug bestimmen zu können[5]. Dost[6] gibt ferner zu bedenken, „daß die Umrechnung von Halbwertszeiten bzw. Eliminationskonstanten in Volumen-Clearances . . . ohne Kenntnis der Verteilungsvolumina immer ein gewagtes Manöver bleiben wird".

Hier müssen noch einige weitere Begriffe der Clearance-Berechnungen eingeführt werden, die pathologisch-physiologische Bedeutung haben, vorausgesetzt, daß das Glomerulumfiltrat (berechnet durch die Inulin- oder Kreatinin-Clearance) richtig bestimmt ist.

f) Filtrationsfraktion.

Aus den Werten für die Glomerulumfiltration und dem Nierenplasmafluß (bestimmt mit den Clearance-Methoden) kann die sog. Filtrationsfraktion berechnet werden. Sie ist gleich dem Quotienten: Glomerulumfiltration/Nierenplasmafluß. Sie gibt an, welcher Anteil der durchströmenden Plasmamenge in den Glomerulumcapillaren abfiltiert worden ist. Die Filtrationsfraktion ist von Steinitz[7] zwischen 13 und 24% gefunden worden, von Smith und Mitarbeitern[8] zwischen 15 und 22%. Reubi[9] findet beim Menschen einen Mittelwert von 19%, d. h. ungefähr $^1/_5$—$^1/_6$ der Plasmadurchströmung wird nach diesen Berechnungen als Glomerulumfiltrat abgeschieden.

g) Die Berechnung des tubulären Transportmaximums (*Tm*).

Von Smith, Goldring und Chasis[8] wurde erkannt, daß Diodrast wegen seiner ausgezeichneten Exkretion durch die Tubuli nicht nur geeignet ist (in kleinen Dosen) die Nierendurchblutung zu bestimmen, sondern auch (in großen Dosen) das *Transportmaximum* des tubulären Systems zu messen. Denn es fand sich, daß mit steigender Plasmakonzentration die Diodrastausscheidung einem Maximalwert zustrebte, der bei weiterer Steigerung nicht mehr überschritten wurde. Offenbar war an einem bestimmten Punkt die maximale tubuläre Exkretionsleistung für Diodrast erreicht[8]. Dieses Transportmaximum (Tm) der Exkretion konnte auf einfache Weise berechnet werden durch Subtraktion der mit dem Glomerulumfiltrat ausgeschiedenen Diodrastmenge von der gesamten mit dem Harn ausgeschiedenen Menge. Also:

$$Tm = (U_D \cdot V) - (P_D \cdot C_I \cdot K),$$

wobei K ein Faktor ist, der den ultrafiltrablen Anteil des Jodids im Plasma berücksichtigt ($K = 0{,}72$ für Diodrast[10], $K = 0{,}83$ für PAH[9]). Statt Diodrast können natürlich andere Substanzen, die tubulär sezerniert werden, verwandt werden, wie z. B. PAH, Perabrodil, Penicillin usw. (s. Kapitel Tubulusfunktion).

[1] Dost 1949, 1953. [2] Dost 1948, 1949. [3] Wittkopf 1951. [4] Clausen 1952, 1954.
[5] Moeller und Abt 1952, Meyer 1952, Dost 1949, 1954, 1953.
[6] Dost 1954. [7] Steinitz 1941. [8] Smith, Goldring und Chasis 1938.
[9] Reubi 1950. [10] Goldring, Chasis, Ranges und Smith 1941.

Bei PAH muß der Plasmaspiegel über 60 mg-% liegen, bei Diodrast über 30 mg-%, um das Tm zu erreichen. GOLDRING und CHASIS[1] fanden bei Diodrast für Tm einen Mittelwert von 51,8 ± 8,73 beim Mann, von 42,6 ± 9,46 bei der Frau (in Milligramm Jod Ausscheidung je Minute).

h) Transportmaximum für Reabsorption.

Bei Stoffen, die tubulär nicht sezerniert, sondern größtenteils rückresorbiert werden, wie z. B. Glucose, kann das Transportmaximum (Tm) in gleicher Weise errechnet werden. Bei steigendem Glucosespiegel im Blut wird eine „Schwelle" erreicht, wo die tubuläre Rückresorption von Glucose nicht mehr ausreicht und nun Glucose im definitiven Harn auftritt. Die maximale Reabsorptionskapazität berechnet sich wie die maximale Exkretionsleistung durch die Differenz zwischen der je Minute im Glomerulumfiltrat ausgeschiedenen Glucosemenge ($P_G \cdot C_I$) und der Ausscheidung im Harn ($V \cdot U_G$)

$$Tm_G = P_G \cdot C_I - V \cdot U_G$$

Es handelt sich also um dieselbe Formel wie oben, nur mit umgekehrtem Vorzeichen. Bei Blut-Glucose-Konzentrationen, die über dieser Schwelle maximaler Tubulusreabsorption ansteigen, kommt es dann zu einer direkten Proportionalität zwischen steigendem Blut-Glucosegehalt und Glucoseausscheidung bei Konstanz der maximalen Tubulusreabsorption. (Über die quantitativen Verhältnisse und die Veränderungen unter verschiedenen Bedingungen s. Kapitel III, 1b, S. 44.)

NI und REHBERG[2] fanden als erste, daß mit steigendem Blutzucker auch die Menge des rückresorbierten Zuckers anstieg und daß diese Rückresorption ein Maximum (eben das Tm) erreicht. Damit war eine genaue Definition der Rückresorptionsleistung der Nieren gegeben, die jedoch unter verschiedenen Umständen sich ändern kann und keine scharfe Bestimmung zuläßt. Die Bestimmung der maximalen Rückresorption von Zucker in den Tubuli wurde vor allem von SHANNON und FISHER[3] am Hund untersucht. Die maximale tubuläre Reabsorption für Glucose ist beim Mann 375 ± 79,7, bei der Frau 303 ± 55,3 mg/min nach den Bestimmungen von SMITH und Mitarbeitern[4].

i) Berechnung von tubulärer Exkretion und Resorption.

Durch die Bestimmung der Ausscheidungsgröße einer bestimmten Substanz X im Glomerulumfiltrat ($P_X \cdot C_I$) und gleichzeitiger Bestimmung der Ausscheidung im definitiven Harn ($U_X \cdot V$) läßt sich berechnen, wieviel tubulär rückresorbiert oder dazu sezerniert worden ist, je nachdem ob $P_X \cdot C_I$ oder $U_X \cdot V$ numerisch größer ist.

Für $P_X C_J > U_X V$ ergibt sich eine Rückresorption von X, nämlich $T_X = P_X C_J - U_X V$.

Für $P_X C_J < U_X V$ ergibt sich eine Exkretion von X, da $T_X = U_X V - P_X C_J$.

Die meisten der in Kapitel III mitgeteilten Untersuchungen sind auf diese Weise gewonnen worden. Wie schon erwähnt, ist dies natürlich eine Berechnungsform, die ganz auf der Annahme der Richtigkeit der Inulin-Clearance für das Glomerulumfiltrat beruht. Wäre das Glomerulumfiltrat kleiner, so käme mehr auf Kosten der Tubulussekretion und wäre das Glomerulumfiltrat größer, mehr auf Kosten der Tubulusreabsorption. Die meisten Untersuchungen der Harnbereitung und der Ausscheidung der verschiedenen Stickstoffsubstanzen, An-

---

[1] GOLDRING und CHASIS 1944.

[2] NI und REHBERG 1930. [3] SHANNON und FISHER 1938.

[4] SMITH, GOLDRING, CHASIS, RANGES und BRADLEY 1943; siehe auch SHANNON und FISHER 1938.

und Kationen, die in Kapitel III mitgeteilt werden, stehen und fallen also mit der Richtigkeit der Bestimmung des Glomerulumfiltrates und sind mit der Unsicherheit dieser Grundbestimmung belastet.

k) Theorie der Permeabilität der Glomerulummembran.

Von PAPPENHEIMER[1] wurde eine Berechnung der Permeabilität der filtrierenden Glomerulummembran durchgeführt unter mathematischer Behandlung der filtrierenden Fläche als semipermeable tote Membran mit Poren in molekularen Dimensionen. Er entwickelte zunächst mathematische Formulierungen für das Ausmaß der „Siebung“ der Moleküle während Filtration durch eine Membran. Eine „Siebung“ von Molekülen tritt auf, wenn der Durchtritt der gelösten Moleküle im Vergleich zu dem des Lösungsmittels behindert ist. Diese Gleichungen wurden experimentell geprüft durch RENKIN[2] und zwar wurde die Siebung von Harnstoff, Glucose, Saccharose und Raffinose durch Ultrafiltration an toten Membranen (Cellophanmembranen) getestet. Es ergab sich dabei zwischen den nach PAPPENHEIMER[1], berechneten Werten für die Molekülsiebung und den tatsächlich beobachteten eine gute Übereinstimmung. PAPPENHEIMER benutzte nun diese und andere mathematische Formulierungen zur Berechnung der Porendimensionen an der Glomerulummembran unter Einsetzung verschiedener empirisch gewonnener Werte. Einmal wurden die Ausscheidungsgrößen, d. h. die Clearancewerte zweier Testsubstanzen eingesetzt, die an der Niere des Hundes gewonnen worden waren, nämlich die Clearancewerte von Myoglobin und Eieralbumin nach den Untersuchungen von YUILE und CLARK[3] bzw. von MARSHALL und DEUTSCH[4]. Ferner wurde für die glomeruläre Filtrationsgeschwindigkeit die Größe der Kreatinin-Clearance eingesetzt, für den Hund mit 0,01 ml/sec/g[5]. Durch Auflösung der Gleichung

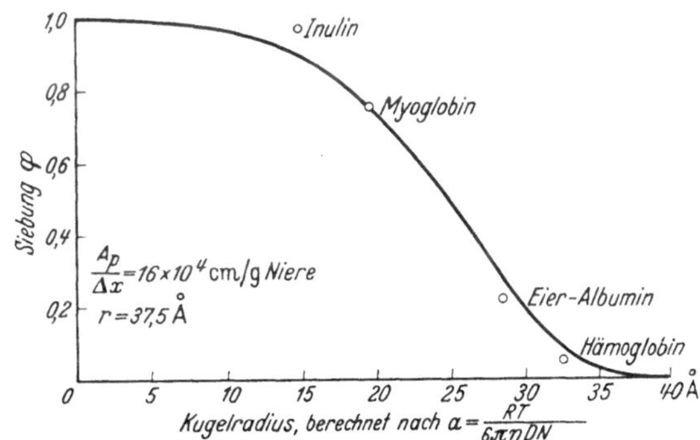

Abb. 2. Die Molekülsiebung in Abhängigkeit vom Molekülradius. Punkte: experimentell ermittelte Werte; ausgezogene Kurve: berechnete Werte. (Aus PAPPENHEIMER 1955.)

$$\frac{A_P}{\Delta x} = \frac{\dot{Q}_F}{D} \cdot \frac{\varphi}{(1-\varphi)} \cdot \left(\frac{1 + 2{,}4\,\frac{a}{r}}{\left(1 - \frac{a}{r}\right)^2} - 1 \right) \tag{1}$$

unter Einsetzung dieser und anderer empirischer Werte, insbesondere auch der Molekulargrößen, konnten folgende Werte erhalten werden: für die Porenoberfläche der Glomeruli: $20{,}5 \cdot 10^4$ cm²/g Niere und für den Porenradius: $r = 35{,}5$ Å.

Die beigefügte Abb. 2 zeigt die Molekülsiebung in Abhängigkeit vom Molekülradius. Man sieht daraus, daß Inulin den Siebungsfaktor 1 hat, d. h. das Verhältnis der Konzentration der gelösten Substanz im Filtrat zu der im Filtrant gleich ist, während am anderen Ende Hämoglobin steht, das kaum noch filtriert werden kann. Aus den Gleichungen geht hervor, daß der Grad der Siebung von der Größe des Glomerulumfiltrates $\dot{Q}_F$ abhängig ist. Andererseits besteht eine befriedigende Beziehung zwischen der Molekülgröße der

[1] PAPPENHEIMER 1955. [2] RENKIN 1954. [3] YUILE und CLARK 1941.
[4] MARSHALL und DEUTSCH 1950. [5] SMITH 1951.

geprüften Substanzen, dem Grad der Filtration (oder Siebung) und der berechneten Größe der Glomerulumporen. Die elektronenmikroskopischen Aufnahmen von HALL[1] ergeben, daß die Dicke der porösen Lamina densa der Glomerulumcapillaren etwa 0,04 μ beträgt. Wird diese Zahl in die Gleichungen eingesetzt, so ergibt sich eine Gesamtporenoberfläche von 8% der Capillarfläche, wie sie von VIMTRUP[2] anatomisch bestimmt wurde.

Erklärung der Symbole der Gleichung (1):

$\frac{A_P}{\Delta x}$ = Gesamtoberfläche der Poren je Einheit der Weglänge durch die Membran (cm),
$\dot{Q}_F$ = Filtrationsgeschwindigkeit (ml/sec),
D = Diffusionskoeffizient der gelösten Substanz (cm △/sec),
φ = Ausmaß der Molekülsiebung,
a = Diffusionsradius der Moleküle,
r = wirksamer Porenradius.

Wird ein mittlerer Capillardruck im Glomerulum von 60—80 mm Hg angenommen[3], so ergibt sich nach Abzug von intrarenalem und tubulärem Druck schätzungsweise eine hydrostatische Druckdifferenz durch die Glomerulummembran von 35—75 mm Hg. Daraus ergibt sich ein Filtrationskoeffizient von etwa 1,4—12 je 100 g Niere nach den Berechnungen von PAPPENHEIMER. Dies ist also wiederum etwa in der gleichen Größenordnung wie der auf ganz andere Weise berechnete Filtrationskoeffizient K_f mit 1,9—4,5 (s. Tabelle 1a).

Tabelle 1a. *Zusammenstellung der Kenngrößen der glomerulären Permeabilität, berechnet nach der Theorie der Molekülsiebung und der Ausscheidung von Myoglobin und Eieralbumin*[4].

Filtrationskoeffizient, K_f	1,9—4,5 ml/min mm Hg und 100 g Niere
Effektiver Porenradius r	35—40 Å
Porenfläche, A_p	500—1000 cm² je 100 g Niere
Porenfläche/Capillaroberfläche	5—10%
Abfall des hydrostatischen Druckes durch die Glomerulummembran . . .	45—65 mm Hg

Die Errechnung des effektiven Porenradius r mit 35—40 Å stimmt weiterhin befriedigend überein mit der Porengröße, wie sie von HALL[1] in der Lamina densa mit elektronenmikroskopischen Methoden festgestellt worden ist, nämlich 80—120 Å. HALL fand ferner, daß diese Poren etwa 5% der gesamten Capillaroberfläche bedecken. Auch dies stimmt mit den Berechnungen von PAPPENHEIMER[4] überein (5—10%). Danach sind die Glomerulumcapillaren von größeren und sehr viel mehr Poren durchsetzt als die Muskelcapillaren (im Muskel r = 30—32 Å und weniger als 0,2% der Capillaroberfläche).

Setzt man in die Gleichung PAPPENHEIMERs einen Wert für das Glomerulumfiltrat von einem Zehntel des seinigen ein, so kommt man auch zu einem Zehntel der Porenoberfläche und einem Zehntel des Filtrationskoeffizienten. Andererseits würden sich die Siebungsfaktoren stark verändern, was wieder mit der Molekülgröße schlecht vereinbar wäre.

G. WALLENIUS[5] untersuchte die Permeabilität des Glomerulum am Menschen und verschiedenen Tierspecies mit Dextranlösungen verschiedener Molekulargrößen (zwischen 8500 und 100000). Es ergab sich eine strenge Beziehung zwischen der Molekülgröße und der Dextran-Clearance ähnlich den PAPPENHEIMERschen[6] Befunden mit Eieralbumin und Myoglobin. Mit zunehmender Molekülgröße von 8500 bis zu 28500 sank die Dextran-Clearance von 90,9 auf 11% ab. Dies ist

[1] HALL 1954. [2] VIMTRUP 1928. [3] WINTON 1931. [4] PAPPENHEIMER 1955.
[5] WALLENIUS 1954. [6] PAPPENHEIMER 1955.

ein weiterer Beweis für die „Molekülsiebung" entsprechend physikalischen Gesetzen. Die größten Dextran-Moleküle, die noch das Glomerulumfilter unter normalen Bedingungen passierten, hatten ein Molekulargewicht von etwa 50000 (Hämoglobin = 68000). Interessanterweise wurden größere Dextranmoleküle mit einem Molekulargewicht bis zu 100000 nur dann im Harn gefunden, wenn eine Proteinurie bestand.

Im allgemeinen führen also die Berechnungen PAPPENHEIMERs — *allerdings auf der Basis der Kreatinin-Clearance* — für das Glomerulumfiltrat zu zahlreichen Ergebnissen, die mit unseren heutigen Kenntnissen der Nierenfunktion, ihrer Anatomie und anderen auf verschiedenen Wegen gewonnenen Fakten in guter Übereinstimmung stehen. Sie ist damit eine wesentliche Stütze der Filtrationsrückresorptionstheorie mit großen Filtratmengen und der Theorie reiner Filtration durch die Glomerulummembran.

3. Kritik an den Grundlagen für die Bestimmung der Größe des Glomerulumfiltrates.

Die Gleichheit von Inulin-Clearance mit der von zahlreichen anderen hochmolekularen Zuckern, von Kreatinin und von Thiosulfat, die Unabhängigkeit der Inulin-Clearance von der Plasmakonzentration und Harnmenge sowie die vollständige Konstanz der Clearance-Werte von Inulin bei Beanspruchung des Tubulusapparates durch zahlreiche andere Substanzen u. a. m. sprechen dafür, daß Inulin tatsächlich weder sezerniert noch rückresorbiert wird.

Diese Argumente sind schwerwiegend, aber sie sind natürlich nur „Indizienbeweise"[1]. Die offensichtliche Unökonomie eines Glomerulumfiltrates von 170 Litern je Tag, von dem 168,5 Liter Wasser, ferner 1 kg NaCl, 500 g $NaHCO_3$ und 125 g Zucker rückresorbiert werden müssen, damit schließlich 1,5 Liter Harn produziert werden, hat immer wieder schwere Bedenken hervorgerufen.

Ursprünglich war von CUSHNY[2] behauptet worden, daß in der Niere überhaupt keine Sekretion stattfände. Die unmittelbare Folgerung dieser Theorie war die Annahme, daß immer die Clearance desjenigen Stoffes, der am stärksten konzentriert im Harn vorgefunden wurde, die Größe des Glomerulumfiltrates angeben müsse. Also ursprünglich Kreatinin, Inulin, Thiosulfat u. a. (Clearance 130 ml je Minute). Diese Auffassung ließ sich nicht halten, als sich körperfremde Substanzen fanden, deren Konzentration im Harn und damit deren Clearance so hoch war, daß man eine undenkbar große Glomerulumfiltration errechnen mußte, denn sie hätte die Nierendurchblutung je Minute fast erreicht! — wie z. B. bei Perabrodil, PAH, Penicillin, Streptomycin usw. mit einer Clearance um 700 und mehr. Bei diesen Stoffen konnte nun die Tatsache einer Se- oder Exkretion nicht mehr geleugnet werden, so daß sich nun die Theorie in eine *Filtrationsrückresorptions- und Sekretionstheorie* verwandelte[3]. Betrachtet man nun die Inulin-, Kreatinin- und Thiosulfat-Clearance als maßgebend für das Glomerulumfiltrat, so müssen alle anderen Harnfixa, die nun eine Clearance unter 130 aufweisen, zum Teil wieder rückresorbiert worden sein, um ihre geringere Konzentration im Harn zu erklären, z. B. Harnstoff mit $C = 60$ oder Harnsäure mit $C = 14{,}5$. Schon PÜTTER[4] hat nun eingewandt, daß es ungereimt wäre, sich vorzustellen, daß der Organismus harnpflichtige Substanzen, wie Harnstoff und Harnsäure, zunächst mit dem provisorischen Harn ausscheidet, um sie nachher wieder teilweise rückzuresorbieren. Ja, in bestimmten Fällen von Azotämie muß man nach dieser Theorie sogar annehmen, daß das Tubulussystem (je insuffizienter die Niere wird und je mehr die Epithelien degenerieren) um so mehr

[1] WIRZ 1955. [2] CUSHNY 1926. [3] SMITH 1951.
[4] PÜTTER 1926.

Indican, Sulfat, Phosphat, Harnstoff, Harnsäure, Kationen usw. rückresorbiert und ebenso andere harnpflichtige Substanzen, also eine zunehmend aktive Leistung vollbringt! Andererseits muß auch bei Annahme der großen Filtratmengen, entsprechend der Inulin-Clearance, unter bestimmten Bedingungen, für Harnstoff, Phosphat, Kalium und Wasserstoffionen eine tubuläre Exkretion in Kauf genommen werden. Also von Fall zu Fall: Rückresorption oder Sekretion — eine biologisch nicht sehr wahrscheinliche Leistung. FREY und FREY[1] wenden ein, daß bei einer Wasserdiurese nach der CUSHNYschen Theorie gerade dann reichlich Harnfixa rückresorbiert werden müssen, wenn eine besonders große Menge definitiven Harnes fließt und dementsprechend auch der Durchfluß des provisorischen Harnes durch die Tubuli ein besonders schneller sein mußte. Bei langsamem Passieren des provisorischen Harnes durch die Tubuli (kleine Harnmenge bei Eindickungsarbeit der Niere oder Konzentrationsversuchen) wäre die Harnfixarückresorption dagegen klein. Diese Vorstellungen würden sich schwer mit chemisch-physikalischen Regeln vereinen lassen.

Auf viele andere Überlegungen und Experimente kann hier nicht eingegangen werden. Die Filtrations- und Rückresorptionstheorie wird von FREY und FREY[1] modifiziert auf eine Annahme von nur 4 Litern provisorischen Harnes mit teilweiser Sekretion und Resorption im Tubulussystem. Dies ist aber mit den Befunden der Inulin-Clearance unvereinbar. Inulin müßte dann tatsächlich und in hohem Prozentsatz sezerniert werden. Befunde aber, die dagegen sprechen, daß Inulin die drei Voraussetzungen als Maß für glomeruläre Filtration erfüllt, sollen in folgendem besprochen werden.

a) Kritik an den Clearance-Substanzen für Bestimmung des Glomerulumfiltrates.

Bei Normalpersonen nimmt mit zunehmender Alkalisierung des Harnes die Kreatinin-Clearance allmählich ab, und zwar von p_H 5—7,5 um 28%[2]. FREY[2] konnte ferner durch radioaktive Markierung von Thiosulfat nachweisen, daß es sich überall im Nierengewebe verteilt vorfand. Insbesondere fand sich eine Anreicherung des radioaktiven Thiosulfates in der Nierenrinde. Radioaktive Markierung ist jedoch nur brauchbar, wenn eine Ablösung des markierten Atoms vom Molekül durch chemische Prozesse mit Sicherheit vermieden werden kann. Auch bei jodometrischen Bestimmungen des Natriumthiosulfates im Nierengewebe bei Ratten nach intravenöser Thiosulfatgabe fand sich im Nierengewebe etwa 20mal mehr Natriumthiosulfat als im renalen Harn und renalen Plasma zusammen. Beide Methoden sprechen also dafür, daß das Thiosulfat durch Sekretion (oder Resorption) in die Tubulusepithelien gelangt. Dann aber ist es natürlich als Substanz für die Bestimmung der wahren Größe des Glomerulumfiltrates nicht brauchbar. Eine zusätzliche Sekretion von Kreatinin und Thiosulfat wird aber auch von H. SMITH[3] zugegeben. Nur Inulin *gilt* als die „richtige" Clearance-Substanz zur Bestimmung der Glomerulumfiltration.

Aber auch für Inulin sind die Voraussetzungen erschüttert. Der rechnerische Nachweis einer Inulinspeicherung auf Grund von Inulinbestimmungen im Nierengewebe nach intravenöser Verabfolgung von 60 mg/kg Inulin an Kaninchen[2] führte GAYER[4] dazu, die Frage der tubulären Inulinspeicherung, die eine Voraussetzung für eine aktive Inulinsekretion sein müßte, mit einer andersartigen Methode zu untersuchen. 12 Std nüchterne Kaninchen erhielten 100 mg/kg Inulin intravenös. Nach 20 min wurden beide Nieren entfernt, der Inulingehalt der rechten Niere (in mg/g Niere) und des Serums sowie der Blutgehalt der rechten Niere bestimmt. Die linke Niere wurde von der Arterie her bei einem Druck

[1] FREY und FREY 1950. [2] J. FREY 1955. [3] SMITH 1951. [4] GAYER 1956.

von 150 mm Hg mit Tyrodelösung durchströmt und die aus Vene und Ureter abtropfenden Flüssigkeitsmengen getrennt in etwa gleichen Portionen aufgefangen. In der durchspülten Niere sowie in den gewonnenen Portionen wurden die Inulinkonzentrationen und die absoluten Mengen bestimmt. Nach Durchströmung mit 20—30 cm³ sinken die Konzentrationen und die absoluten Inulinmengen in den abtropfenden Flüssigkeiten auf 5—10% der Ausgangswerte (Serum, erste aufgefangene Urinportion) ab, während die Inulinkonzentration der durchspülten Niere noch bei 30—60% der nichtdurchspülten liegt (Abb. 3). Blutbestimmungen in den Organen zeigen, daß die linken Nieren praktisch blutfrei gespült, also alle Nephrone von der Spülung erfaßt waren (Abb. 4). Die Befunde werden als ein Hinweis für die Speicherung von Inulin im Nierenparenchym und für die Möglichkeit einer Beteiligung infraglomorulärer Nephronabschnitte an der Inulinausscheidung betrachtet.

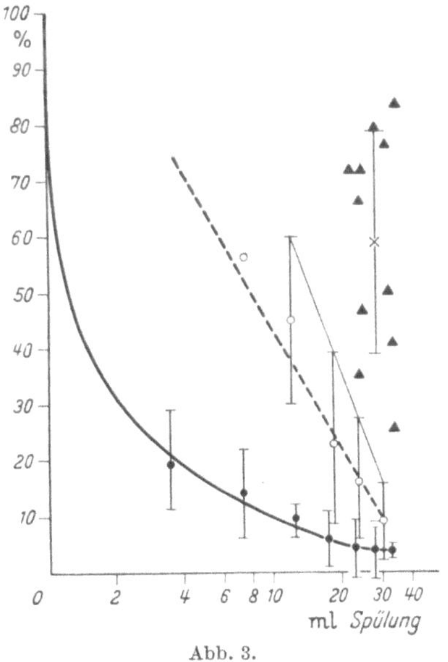

Abb. 3.

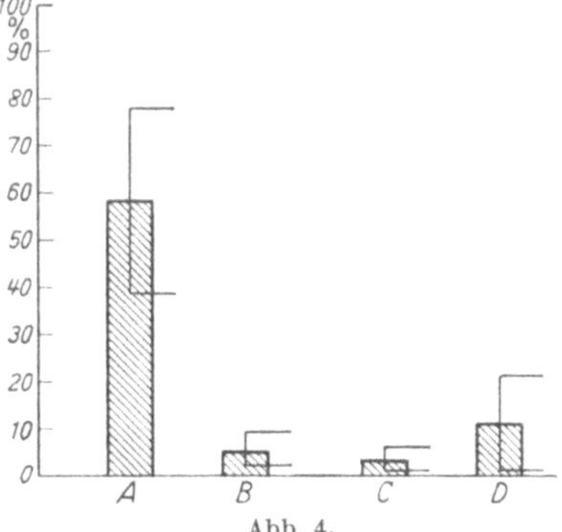

Abb. 4.

Abb. 3. Verhalten der Inulinkonzentrationen in Spülung, Urin und linker Niere. ●—●—● Inulinkonzentrationen in den aus der V. renalis abtropfenden Flüssigkeitsportionen in Prozent der Inulin-Serumkonzentration. o---o---o Inulinkonzentrationen in den aus dem Ureter abtropfenden Flüssigkeitsportionen in Prozent der Inulinkonzentration der ersten aufgefangenen Urinportion. ▲ Inulinkonzentration der linken Niere in Prozent der Inulinkonzentration der rechten Niere. (Mittelwerte aus 11 Versuchen an Kaninchen zwischen 2,2 und 2,9 kg. Die Senkrechten geben die Streuung der Versuche an.) (GAYER 1956.)

Abb. 4. Inulingehalt der linken Niere in Prozent der rechten Niere (Säule *A*), Blutgehalt der linken Niere in Prozent der rechten Niere (Säule *B*), Inulinendkonzentration in den Spülungen in Prozent der Serumkonzentration (Säule *C*), Inulinendkonzentration im Urin in Prozent der ersten Werte (Säule *D*). (Mittelwerte und Streuungen von 13 Versuchen.) (GAYER 1956.)

BALINT[1], der kürzlich die Befunde von SHIPLEY und STUDY[2] (s. Kapitel I, 3 b) nachprüfte, konnte ebenfalls eine Speicherung von Inulin in den Tubuluszellen nachweisen, so daß auch ihm die ursprüngliche Auffassung von der Inulinclearance nicht mehr haltbar erscheint. In Übereinstimmung mit dieser Auffassung fanden GAYER und KRAMER (1957), daß die Clearance des endogenen Kreatinins bei Hunden und Kaninchen durch langsam ansteigende PAH-Infusionen auf Werte gesenkt werden können, die bei 30% des Ausgangswertes liegen. Dabei wurde eine Änderung der Nierendurchblutung durch Bubble-flowmeter-Messungen ausgeschlossen. Entsprechende Befunde erzielen HEINTZ, GÖRLITZ und SCHNEIDER (1956). Sie konnten die Inulin-Clearance durch orale Harnstoffbelastung beim Menschen in beträchtlichem Ausmaße hemmen.

Die Annahme übergroßer Filtratmengen führt weiterhin zu unwahrscheinlichen Konsequenzen, wie z. B. der Eindickung des Blutes auf einen kolloidosmotischen

[1] BALINT 1956. [2] SHIPLEY und STUDY 1951.

Druck von über 30 mm Hg. Dies nähert sich damit nach FREY[1] dem *kritischen Punkt*, wo der Blutdruck in den Glomerulumcapillaren nicht mehr ausreicht, um ein Ultrafiltrat herzustellen. Es würde also der Organismus den lebenswichtigen Vorgang der Ultrafiltration schon unter normalen Bedingungen in die Nähe einer kritischen Grenze rücken, ohne über eine Sicherungsbreite zu verfügen[1] (s. dagegen PAPPENHEIMER, S. 11). Experimentell konnte überdies eine Bluteindickung stärkeren Ausmaßes, wie es bei so großen Filtratmengen der Fall sein müßte (20% Filtrationsfraktion nach GOLDRING und CHASIS[2]) in mit Benzidin gefärbten Präparaten weder in den Glomerulumschlingen noch in den anschließenden Vas afferentia gefunden werden[3].

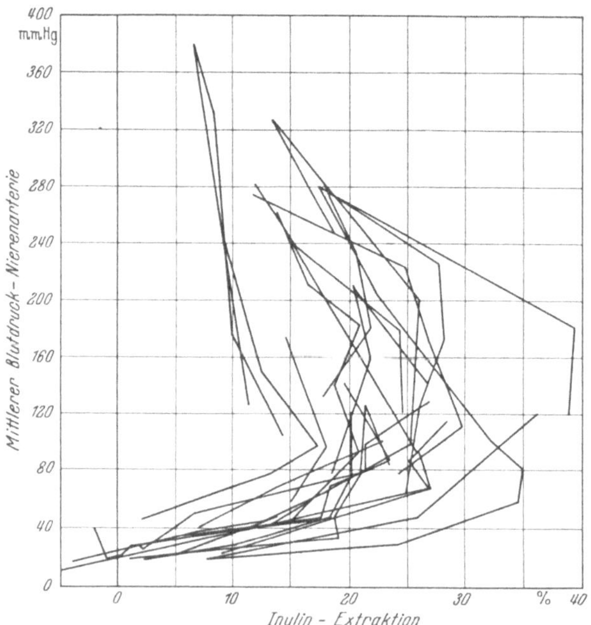

Abb. 5. Inulinextraktion bei künstlicher Veränderung des Blutdruckes in der A. renalis bei Hunden. (SHIPLEY und STUDY 1951.)

b) Untersuchungen über das Glomerulumfiltrat bei niederen arteriellen Drucken.

(Siehe auch Kapitel II, 5, S. 24.)

SHIPLEY und STUDY[4] erzeugten an Hunden durch eine Blutpumpe vor der A. renalis Drucke von 20 bis 420 mm Hg. Die Nierendurchblutung wurde durch ein Rotameter, ferner die Inulinextraktion und die Harnmengen bestimmt und hieraus Glomerulumfiltratmenge und Nierenplasmadurchströmung berechnet. Schon bei *Perfusionsdrucken von 20 mm Hg* fand sich eine Inulinextraktion von 2—8%, *bei 40 mm Hg von 7—28%*, die bei normalen Blutdrucken bei 23% lag (Abb. 5). Zu einer *Harnausscheidung* kam es jedoch erst bei einem arteriellen Druck von 60 mm Hg. Auch MENDELSOHN und SZUTU[5] haben eine „glomeruläre Filtration" (Inulin-Clearance) bis herunter zu einem Blutdruck von 30—25 mm Hg gefunden. THOMPSON, BARRETT und PITTS[6] fanden das „Glomerulumfiltrat" (Kreatinin-Clearance) bis unter 45 mm Hg Blutdruckabfall immer noch zu 50—60% erhalten. Es ist klar, daß bei Drucken von 20 mm Hg eine Glomerulumfiltration undenkbar ist, da der kolloidosmotische Druck hier bereits höher ist als der arterielle. Man ist also gezwungen, anzunehmen, daß unter diesen — allerdings extremen — Verhältnissen Inulin wie Kreatinin sezerniert werden. In ähnlicher Richtung liegen die Ergebnisse folgender Versuche.

c) Ureterdruckerhöhung.

Wird der Ureterdruck hydrostatisch erhöht, so sinkt die Harnproduktion ab. ENGER, GERSTNER und SARRE[7] fanden, daß eine Harnabscheidung im

[1] FREY und FREY 1950. [2] GOLDRING und CHASIS 1944. [3] FREY 1955.
[4] SHIPLEY und STUDY 1951. [5] MENDELSOHN und SZUTU 1953.
[6] THOMPSON, BARRETT und PITTS 1951. [7] ENGER, GERSTNER und SARRE 1937.

Durchschnitt bis zu einem Druck von 50 mm Hg im Ureter erfolgt. Einmal wurde auch eine Harnabscheidung bis zu 70 mm Hg beobachtet, jedoch betrug in diesem Fall der arterielle Druck 150 mm Hg. PERSKY und Mitarbeiter[1] untersuchten bei Hunden die Steigerung des Druckes in den Nierenbecken nach Einbinden eines Manometers in das proximale Ureterende und Erzeugung einer osmotischen Diurese. Der Druck im Nierenbecken stieg ziemlich rasch nach dem Verschluß des Ureters an und erreichte nach 15—20 min einen Gipfel um 120 mm Hg; in den nächsten 40 min sank er dann wiederum auf Werte von 80—60 mm Hg ab. Wenn man annimmt, daß die Quelle der Harnabscheidung in erster Linie das Glomerulumfiltrat darstellt, so kommt man zu folgender Rechnung: Wenn der mittlere Druck in den Glomerulumcapillaren 60—80 mm Hg beträgt[2], so bleibt nach Abzug des kolloidosmotischen Druckes (etwa 32 mm Hg) und des in diesen Fällen bis auf 50 mm Hg erhöhten intrarenalen Druckes eigentlich keine hydrodynamische Möglichkeit mehr zur Abscheidung eines Glomerulumfiltrates. Ebenso lassen die oben angegebenen Versuche, bei denen ein Glomerulumfiltrat bei 40—20 mm Hg arteriellen Druckes berechnet wurde, eine nur physikalische Glomerulumfiltration als Quelle der Harnabscheidung sehr unwahrscheinlich erscheinen. Überdies ist in älteren Untersuchungen[3] festgestellt worden, daß nach Herabsetzung des Blutdruckes durch verschiedene Maßnahmen bei ausgiebigen Diuresen im Ureter Druckwerte bestimmt werden können, die mehrere Millimeter Hg höher sind als der Blutdruck! Man ist also geradezu zu der Vorstellung gezwungen, daß ein Teil der Harnabscheidung durch Sekretion zustande kommt, da die Glomerulumfiltration in diesen extremen Fällen zur Erklärung nicht ausreicht. Da die Tubulussekretion von PAH und anderen Substanzen auch bei niedrigem Druck keine Änderung erfährt, so ist es möglich, daß sich auch die Sekretion von Flüssigkeit bei diesen abnorm niedrigen Drucken bemerkbar macht. Auch SELKURT und Mitarbeiter[4] fanden bei Erhöhung des Ureterdruckes auf 40 mm Hg eine Verminderung der Natrium- und Wasserausscheidung nur um 45% und der Glomerulumfiltration um 15%.

d) Zusammenfassung.

Die Annahme der gewaltigen Glomerulumfiltratmenge steht und fällt mit der Voraussetzung, daß Inulin usw. Clearance-Substanzen sind, die die geforderten Eigenschaften haben (freie Filtration, keine Sekretion, keine Reabsorption). Die mitgeteilten Versuche lassen erhebliche Zweifel an der Richtigkeit dieser Prämisse aufkommen. Sind aber diese Prämissen fehlerhaft, so gerät das ganze komplizierte Gebäude von CUSHNY bis H. SMITH ins Wanken. Denn alle übrigen Berechnungen von Filtration, Reabsorption, Sekretion, Tm, Filtrationsfraktion usw. von Hunderten von harnpflichtigen und Fremdstoffen wären dann falsch, denn alle beruhen auf diesen Voraussetzungen.

II. Nierendurchblutung und Funktion.

1. Durchblutung der Niere.

Die Kenntnis der Durchblutung der Niere und der intrarenalen Blutverteilung ist von großem Interesse nicht allein wegen der Probleme der Glomerulumfiltration, sondern weil die intrarenale Durchblutung und Blutverteilung Rückschlüsse auf die Funktion der einzelnen Tubulusabschnitte bei den verschiedenen Formen der Harnbereitung zulassen könnte. Ferner spielen bei pathologischen Zuständen Durchblutungsstörungen eine außerordentliche Rolle.

[1] PERSKY, STORAASLI und AUSTEN 1955. [2] WINTON 1931. [3] LINDEMANN 1914.
[4] SELKURT, BRANDFONBRENER und GELLER 1952.

a) Gesamtdurchblutung.

Die Gesamtnierendurchblutung ist im allgemeinen recht konstant gefunden worden. Die Werte mit direkter Messung am Kaninchen liegen zwischen 1,5 und 2,0 cm³/g Niere/min[1]. Mit der REINschen Stromuhr wurde von JANSSEN und REIN[2], HARTMANN, ØRSKOV und REIN[3], SCHNEIDER und WILDBOLZ[4], SARRE, ENGER und GERSTNER[5] eine Gesamtdurchblutung am Hund von 1,6—4,0 cm³ gefunden. SARRE und ANSORGE[6] fanden bei denervierter Niere noch höhere Werte (direkte Messung nach BARCROFT und BRODIE[7]).

b) Clearance-Untersuchungen zur Durchblutung.

Mit den in Kapitel I, 2e, S. 7 beschriebenen Clearance-Methoden [mit Diodrast, Perabrodil, Paraaminohippursäure (PAH)] wurde es möglich, die Nierendurchblutung bei Tier und Mensch zu bestimmen. Voraussetzung war die Kenntnis der renalen Extraktion, die aus den besprochenen Gründen auch normalerweise nicht vollständig ist. Sie wurde für Diodrast und PAH bei Normalpersonen von WARREN und Mitarbeitern[8] mit 90,4% und von BRADLEY[9] mit 92,5% und von REUBI[10] mit 94% durch Nierenvenenkatheterismus gefunden. Allerdings muß dabei die Plasmakonzentration von Diodrast unter 5 mg-% bleiben.

GOLDRING und CHASIS[11] fanden bei Männern einen durchschnittlichen Plasmadurchfluß von 697 ± 135,9 cm³/min, bei Frauen 594 ± 102,4 cm³/min. REUBI[10] hat ebenfalls eine mittlere PAH-Clearance von 645 bei Normalpersonen errechnet. Dies ergibt bei einer Berücksichtigung des Extraktionswertes von etwa 95% und des Hämatokritwertes eine Gesamtnierendurchblutung von etwa 1330 cm³ je min, bezogen auf eine Körperoberfläche von 1,73 m². Bei Annahme eines Gewichtes beider Nieren von etwa 300 g sind das etwa 4,4 cm³/min/g Niere beim normalen Menschen. Dies stimmt mit den tierexperimentellen Durchblutungsmessungen recht gut überein. Danach geht also ein Viertel des Schlagminutenvolumens durch die Nieren, während sie nur 0,5% des gesamten Körpergewichtes ausmachen!

Diodrast und PAH werden nun zum größten Teil tubulär ausgeschieden. Sie sind daher nur unter normalen Verhältnissen ein genauer Maßstab für die Nierendurchblutung. Bei sehr vielen pathologischen Zuständen tritt eine Verringerung der Tubulussekretion auf, die sich eventuell aus der verminderten renalen Extraktion erkennen läßt. In *pathologischen* Fällen (z. B. bei akuten und chronischen Nephritiden und anderen Nierenerkrankungen) ergibt also die unkorrigierte PAH- oder Diodrast-Clearance meist einen *zu geringen Wert* für die Nierendurchblutung. Die Befunde sind nur verwertbar, wenn durch Nierenvenenkatheterismus die renale Extraktion bekannt ist (s. Kapitel II, 9e, S. 41).

c) Durchblutung bei verschiedenen Funktionszuständen.

Bei der osmotischen Diurese, wie man sie durch Injektion von normo- oder hypertonischen Lösungen von Kochsalz, Harnstoff, Zucker, Sulfat usw. leicht erreicht, kommt es zu einer erheblichen Durchblutungssteigerung[12].

---

1 BURTON, OPITZ und LUCAS 1908, BARCROFT und BRODIE 1904, 1905, TRIBE und BARCROFT 1916, SARRE und ANSORGE 1939.
2 JANSSEN und REIN 1928. 3 HARTMANN, ØRSKOV und REIN 1936.
4 SCHNEIDER und WILDBOLZ 1937. 5 SARRE, ENGER und GERSTNER 1937.
6 SARRE und ANSORGE 1939. 7 BARCROFT und BRODIE 1904, 1905.
8 WARREN, BRANNON und MERRILL 1944. 9 BRADLEY 1947. 10 REUBI 1950.
11 GOLDRING und CHASIS 1944.
12 BARCROFT und BRODIE 1904, 1905, LAMEY, MAYER und RATHERY 1906, BARCROFT und STRAUB 1910 u. a.

Das ausfließende Venenblut wird heller rot. Die Glomerula werden besser durchblutet, die Schlingen weiter[1]. Eine ähnliche Steigerung der Nierendurchblutung wird nach Coffein beobachtet[2]. An der Froschniere ist eine Vermehrung der durchbluteten Glomeruli und eine Zunahme der Schlingenbreite und ihrer Schlängelung sichtbar, nicht nur nach Coffein, sondern auch nach Kochsalz, Glaubersalz, Glucose, Harnstoff[3]. SARRE und ANSORGE[4] fanden bei einer Diurese durch Tropfinfusion von physiologischer Kochsalzlösung mit 10% Traubenzucker beim Hund Nierendurchblutungssteigerungen um 30—40% (z. B. von 162 auf 220). Über die Nierendurchblutung bei anderen Diureseformen, z. B. der Wasserdiurese, ist wenig bekannt. Mit PAH-Clearance gemessen, fand sich bei Wasserdiuresen keine deutliche Änderung der Nierendurchblutung bei Veränderung der Harnmenge von 5—20 cm³/min[5, 6]. Hier fehlt jedoch eine Angabe über die Extraktionsrate, die bei so extremen Verhältnissen nicht unbedingt als konstant vorausgesetzt werden kann.

2. Sauerstoffverbrauch und Wärmebildung.

Die gewaltige Grunddurchblutung der Niere von durchschnittlich 2,5—4 cm³/g Niere/min dient nur zu einem kleinen Teil der Sauerstoffversorgung; ihre Hauptaufgabe muß vielmehr die Harnbereitung sein. Das erstere geht aus der stets sehr kleinen arteriovenösen *Sauerstoffdifferenz* hervor. LEWIS, LIGHT und BLALOCK[7] stellten bei wachen normalen Hunden eine arteriovenöse Sauerstoffdifferenz des Nierenblutes von 2,9 Vol.-% fest. SARRE und WIRTZ[8] fanden bei Kaninchen 3,1 Vol.-% (20,4 Sättigungsprozent). Bei der akuten Masugi-Nephritis fanden die Autoren sogar nur 2,36 Vol.-% (16,0 Sättigungsprozent) im Mittel, wohl als Folge der entzündlichen Hyperämie. Da die Sauerstoffausnutzung im Nierengewebe so gering ist ($^1/_2$—$^1/_4$ im Verhältnis zu anderen Organen), so ist auch die reaktive Hyperämie gering und rasch abklingend[4]. Die Durchblutung steigt nach der arteriellen Abklemmung nur um 5—75% an, in einzelnen Fällen aber bis zum Dreifachen der Ausgangsdurchblutung. Sie ist meist nach $^1/_2$—$1^1/_2$ min abgeklungen. Die Tatsache einer reaktiven Hyperämie ist oft bestritten worden[9], wohl weil der geringe Effekt schwer nachweisbar ist. Die Befunde von SARRE und ANSORGE[4] wurden jedoch von RITTER[10] einem Mitarbeiter von SELKURT mit Rotametermethodik bestätigt (s. Kapitel II, 5b, S. 25).

BARCROFT und BRODIE[11] fanden den Gesamtsauerstoffverbrauch der Niere beim Hund 0,07—0,02 cm³ Sauerstoff/g Niere/min, ebenso HAYMANN und SCHMIDT[12]. REIN[13] fand etwa 0,03—0,01 cm³. Der Sauerstoffverbrauch ist also außerordentlich groß und macht etwa $^1/_{12}$ des Ruhe-Nüchternumsatzes aus, während das Gewicht des Organs nur 0,5% des Körpergewichtes beträgt.

Wärmebildung. Seit CLAUDE BERNARD[14] ist bekannt, daß das Blut der Nierenvene wärmer ist als das der Nierenarterie. Die aus der Niere ausfließende Wärme kann zur Bestimmung der Wärmebildung der Niere benutzt werden. Sie beträgt bei Hunden nach JANSSEN und REIN[15] 0,04—0,4 cal/g Niere und Minute. Die gleiche Größenordnung wurde mit neuerer Methodik von JANSSEN und GRUPP[16]

---

1 E. FREY 1935, 1936. 2 JANSSEN und REIN 1928, VERNEY und WINTON 1930.
3 RICHARDS und SCHMIDT 1922, BIETER und HIRSCHFELDER 1924.
4 SARRE und ANSORGE 1939. 5 CHASIS, RANGES, GOLDRING und SMITH 1938.
6 CHAPMAN und HENSCHEL 1939. 7 LEWIS, LIGHT und BLALOCK 1938.
8 SARRE und WIRTZ 1939. 9 BIER 1897, STIERLEN 1937, REIN 1943, GRUPP 1955.
10 RITTER 1952. 11 BARCROFT und BRODIE 1904, 1905. 12 HAYMAN jr. und SCHMIDT 1928.
13 REIN 1943. 14 CLAUDE BERNARD 1876. 15 JANSSEN und REIN 1927.
16 JANSSEN und GRUPP 1956.

gefunden. Der absolute Betrag liegt bei 2—20 cal/min. In dieser Messung ist der Wärmeverlust über die Nierenoberfläche nicht enthalten. Er liegt je nach der Temperaturdifferenz der Niere gegen die Umgebung zwischen 0,05 und 0,15 cal/min [1]. Die Temperaturverteilung in der Niere bei intakter Zirkulation ist nicht gleichmäßig. An der Rinden-Mark-Grenze wird im Bereich der großen Gefäße ein Temperaturminimum gemessen. Von dort besteht ein Temperaturgradient zur Rinde und ein anderer zum Mark [2, 3]. Der Gradient zur Rinde ist steiler. Die Temperaturdifferenz der Nierenrinde gegen das Arterienblut ist durchschnittlich 0,162°, die Differenz des Marks 0,113°. Bei der Unterbrechung der Nierenzirkulation stellt sich heraus, daß in den verschiedenen Schichten der Niere eine verschiedene Wärmebildung besteht. Die Wärmebildung ist in der Nierenrinde doppelt so hoch wie im Nierenmark [3]. Die gleiche Verteilung der Wärmebildung ist bei der Messung des Q_{O_2} als Basalstoffwechsel von Nierengewebe in verschiedenen Zonen in der Warburg-Apparatur zu finden [4]. Die Wärmebildung, gemessen aus der Temperaturdifferenz Nierenarterie — Nierenvene und unter Berücksichtigung der Nierendurchblutung ist von ähnlicher Größe wie der Sauerstoffverbrauch in der Niere [5–7].

Sauerstoffverbrauch bei Funktionsänderung.

Bei der Cyanvergiftung der Niere mit Lähmung der Tubuluszellen steigt bekanntlich die Diurese an und der Harn ähnelt einem Glomerulumfiltrat. Diese Reduktion der Nierentätigkeit auf die Glomerulumfiltrationsleistung geht — wie zu erwarten — mit einem erheblichen Abfall des Sauerstoffverbrauchs der Niere einher [8]. Dagegen führt eine Coffeindiurese nach BARCROFT und STRAUB [9] zum Anstieg des Sauerstoffverbrauchs, was jedoch nicht unbestritten geblieben ist [10]. BARCROFT und STRAUB [9] fanden ferner, daß eine Kochsalzdiurese keinen Sauerstoffanstieg zur Folge hat. GREMELS [11] gibt an, daß der Sauerstoffverbrauch parallel der ausgeschiedenen Stickstoffmenge gehe. Zuweilen findet man wiederum eine Steigerung des Sauerstoffverbrauchs, wie z. B. nach Sulfatdiurese [9]. FREY und FREY [12] meinen, daß eine reine Filtrationstätigkeit (Abscheidung eines fast blutisotonischen Harnes in vermehrter Menge) mit *nicht* vermehrtem Sauerstoffverbrauch einhergeht, während eine sog. „Absonderungstätigkeit" mit vermehrter Konzentration der angebotenen Substanzen im Harn mit einem gesteigerten Sauerstoffverbrauch verläuft. Bei den genannten Salzdiuresen kommt es nun meist zunächst zu einer gesteigerten reinen Filtrationstätigkeit und erst anschließend zur „Absonderungsfunktion" mit konzentrierter Ausscheidung der betreffenden Substanz. Es wäre dann verständlich, daß zunächst der Sauerstoffverbrauch normal, später erst gesteigert ist [12]. Dies würde am besten die widersprechenden Befunde deuten. Die Harnmenge ist dabei nicht maßgebend, denn die Ausscheidung einer auch großen etwa blutisotonischen Harnmenge ist für die Niere eine geringere osmotische Arbeit als die Ausscheidung kleiner Harnmengen mit hoher Konzentration verschiedener Substanzen. Ein Teil der genannten Salzdiuresen, wie z. B. die Kochsalzdiurese, führt eben nur zu einer Filtrationsdiurese ohne stärkere Konzentrationsarbeit. Bei der Wasserdiurese (mit umgekehrtem osmotischem Gefälle) findet sich wiederum ein gesteigerter Sauerstoffverbrauch [13].

[1] GRUPP und HEYN 1956. [2] OCHWADT und SCHMIER 1954. [3] JANSSEN und GRUPP 1956.
[4] GRUPP und HIERHOLZER 1956. [5] JANSSEN und REIN 1927. [6] JANSSEN und REIN 1928.
[7] JANSSEN, GRUPP und HIERHOLZER 1956. [8] STARLING und VERNEY 1925.
[9] BARCROFT und STRAUB 1910. [10] TASHIRO und ABE 1924, HAYMAN jr. und SCHMIDT 1928.
[11] GREMELS 1929. [12] FREY und FREY 1950.
[13] FREY und FREY 1950, LICHTWITZ 1931.

3. Die Glomerulumdurchblutung.

Die Glomerulumdurchblutung der normalen Niere ist alternierend. Wahrscheinlich werden nicht alle Glomerula gleichzeitig durchblutet[1]. Die Durchblutung der einzelnen Glomerula[2] und der einzelnen Schlingen[3] wechseln sich ab. Die normale Durchblutung ist also im Verhältnis zur maximal möglichen klein. Bei der Bestimmung der mittleren Filtrationsgröße mit den Clearance-Methoden würde die Tatsache des Alternierens natürlich nicht zum Ausdruck kommen, wenn stets im Mittel eine gleiche Zahl von Niereneinheiten tätig ist, die sich aber gegenseitig abwechseln. Nur mikroskopische Lebendbeobachtungen können hier weiterführen. Neuerdings haben ZAHN und LANGENDORF[4] durch Mikropunktion eines Glomerulum an der Froschniere mit origineller Methodik die Durchblutung des einzelnen Glomerulum und die Filtration des Primärharnes untersucht. Es konnten mit mikroelektrischen Methoden bestimmte Potentialwellen beim Durchtritt eines einzelnen Erythrocyten durch eine Glomerulumschlinge beobachtet werden und so die Durchblutung in minutiöser Weise erfaßt werden. Jedes Glomerulum zeigte im Laufe der Zeit langperiodische und überlagerte kurzperiodische Schwankungen der Durchblutung, zu denen die Abscheidungsmengen des Primärharnes in fester Beziehung stand. Die Abscheidungsgeschwindigkeit des Primärharnes nimmt mit zunehmender Durchblutung in bestimmten Frequenzbereichen zu, in anderen dagegen ab, so daß zuweilen sogar mit steigender Durchblutung die Primärharnmenge geringer wird (!). Die Deutung der Befunde ist schwer, sie zeigt jedoch, daß die Verknüpfung zwischen Durchblutung, intracapillarem Druck und Abscheidungsgröße des Primärharnes weit komplizierter ist als die physikalische Theorie der Glomerulumfiltration voraussetzt (s. PAPPENHEIMER, Kapitel I, 2k). Die physikalische Theorie kann nur gelten, wenn die Funktion von Hunderttausenden von Glomerula integriert wird.

4. Blutverteilung innerhalb der Niere.

Schon 1931 hatte EBBECKE[5] an der Froschniere verschiedene „Füllungsbilder" der Gefäße bei Lupenbetrachtung vorgefunden. Er beschrieb die „blasse Niere" arm an durchbluteten Glomerula, dagegen bei osmotischen Diuresen eine „Glomerulumniere" mit zahlreichen gut gefüllten Glomerula.

a) Blutverteilung bei verschiedenen Funktionszuständen.

E. FREY[6] fand 1935/36 bei intravitalen Tusche- und Kollargolinjektionen, daß sich die Nierengefäße verschieden verhalten, je nachdem ob der provisorische Harn eingedickt oder verdünnt wird. Nach FREY[6] (Abb. 6) sind die Glomerula gut gefüllt bei der Konzentrierung, schlecht gefüllt bei der Verdünnung. Innerhalb der Rinde „dicht unter der Schicht der Glomerula folgt eine blasse, schlecht gefüllte Zone bei der Eindickung des Glomerulumfiltrates". Dieselbe Schicht ist bei der Wasserdiurese stark injiziert, die dort von den Arterien abgehenden Äste nach dem Mark und den Capillaren der Rinde sind strotzend gefüllt. „Es erfolgt also in dieser Zone zwischen Rinde und Mark eine Umschaltung des Blutstromes, je nachdem ob die Niere Eindickungsarbeit oder Verdünnungsarbeit leistet. Bei der Eindickungsarbeit steht die Filtration und das Zurücknehmen von Wasser im Vordergrund. Die Wasserdiurese dagegen ist eine Kanälchendiurese, indem dort Wasser dem provisorischen Harn zugefügt wird." Die Blutverteilungsbefunde wurden von FUCHS und POPPER[7] später bestätigt. Diese

[1] RICHARDS und SCHMIDT 1922, 1924, KRAUSE 1927. [2] STILL und WHITCOMB 1954.
[3] HARTMANN, M. E. 1955. [4] ZAHN und LANGENDORF 1949.
[5] EBBECKE 1931. [6] E. FREY 1935, 1936. [7] FUCHS und POPPER 1938.

Untersuchungen wurden von FREY und FREY[1] mit verschiedener Methodik, insbesondere auch durch Färbung der Nierenschnitte mit Benzidin erweitert und führten in zahlreichen Versuchen immer wieder zu folgendem Befund: Jedem der 3 Hauptfunktionszustände der Niere (Konzentration, Wasserdiurese und „Filtrations"-Diurese) ist ein bestimmtes Blutverteilungsbild der Niere zugeordnet. Unter Filtrationsdiurese (osmotische Diurese) verstehen die Autoren die Diurese nach Harnstoff, Kochsalz, Sulfat, Traubenzucker, Coffein, Euphyllin

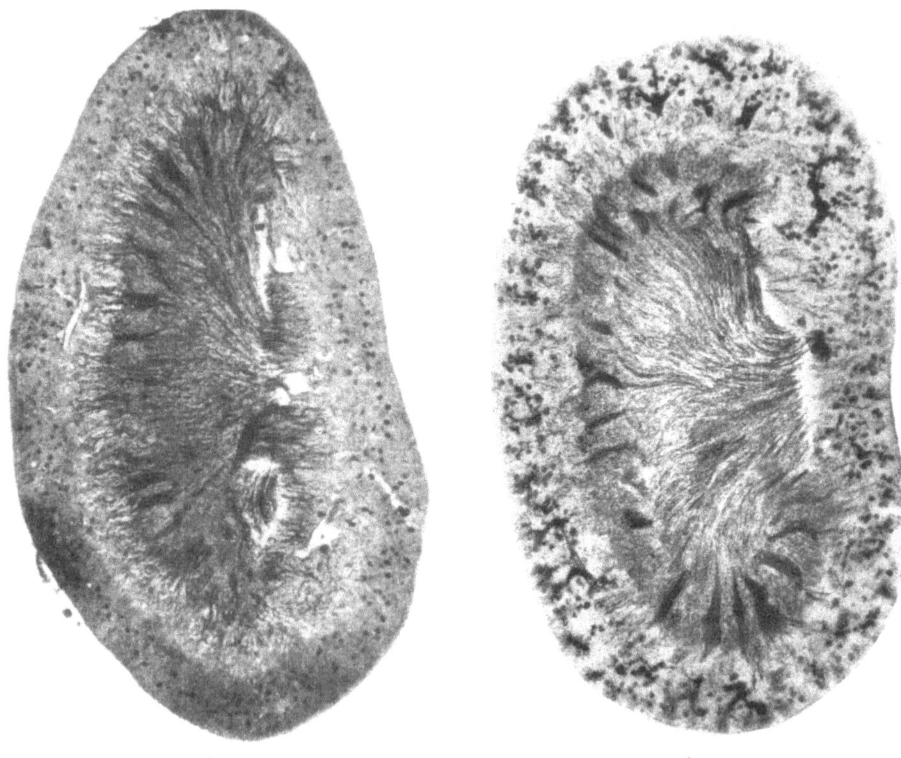

Abb. 6a u. b. Darstellung der Gefäßfüllung der Niere mit Benzidin bei der Maus. a Wasserdiurese, nach 2 cm Wasser oral; b konzentrierende Niere, nach 0,001 Voegtlin-Einh. Hypophysin „Bayer" je Gramm Maus subcutan. (FREY 1950.)

u. a., bei dem die im Übermaß angebotenen fixen Stoffe zusammen mit Flüssigkeit eventuell unter Störung des Wasserhaushaltes ausgeschieden werden. Die gegensätzlichen Bilder bei der wassereinsparenden konzentrierenden Niere und bei der wasserausscheidenden, feste Stoffe einsparenden Niere wurden schon beschrieben. Als Drittes kam hinzu ein charakteristisches Bild bei der Filtrationsdiurese. Hier ist die Niere „Kongestioniert", es zeigte sich die stärkste Blutfüllung, sie betrifft vor allen Dingen die Rinde, die Glomerula, die Markstrahlen, die strotzend von Blut sind, während sich das Mark weniger durchblutet darstellt. FREY und FREY[1] deuten diese Gefäßfüllungsbilder folgendermaßen:

1. Die Haupttätigkeit der verdünnenden, wasserausscheidenden Niere ist an den Außenstreifen der Außenzone des Marks zu lokalisieren, in geringem Maß auch an den Innenstreifen. Es würde eine Funktion hauptsächlich der gestreckten dicken Teile der Schleifen bedeuten. 2. Die konzentrierende Niere dürfte ihre

[1] FREY und FREY 1950.

Funktion mittels der rundmaschigen Capillaren in Rinde und Mark ausüben, wobei die Gefäßbündel des Marks mitbeteiligt sein mögen. Dazu würde die klinische Beobachtung passen, daß bei Nieren, bei denen gerade die distalen Tubulusabschnitte durch Hydronephrose oder interstitielle Prozesse geschädigt sind, zwar noch gut verdünnen können, aber keinen konzentrierten Harn mehr zustande bringen (s. auch Kapitel III). Sie erinnern an die schönen Versuche von WIRZ[1] über die Zunahme der Harn- und Blutkonzentration nach den Nierenpapillen zu. Die stärkere Durchblutung der vom rundmaschigen Capillarnetz umspülten Zellen der Tubuli contorti hängt nach FREY und FREY[2] außerdem von der Menge der auszuscheidenden harnpflichtigen Stoffe ab. 3. Die Filtrationsdiurese läßt ihren Schwerpunkt in den Glomerula, längsmaschigem Netz der Rinde und Gefäßbündeln des Marks erkennen, was eine besondere Tätigkeit von Glomerula, kurzen Schleifen der Rinde und bestimmtem Teil der Schleifen des Marks darstellen würde.

Wenn man die Bilder betrachtet, drängt sich einem die Vorstellung einer *funktionellen Hyperämie* der jeweils tätigen Tubulusabschnitte auf, und man möchte aus diesen Blutverteilungsbildern den jeweiligen anatomischen Sitz der Tubulusfunktion bei den verschiedenen Diuresetypen ablesen. Ob allerdings in einem bestimmten Tubulusabschnitt Harnfixa rückresorbiert werden oder Wasser dazu sezerniert usw., dafür kann die Blutverteilung allein keine Beweise liefern, sondern nur über den wahrscheinlichen jeweiligen Ort gesteigerter Tubulusfunktion bei bestimmten Funktionszuständen der Niere.

Die allgemeine Schlußfolgerung von FREY und FREY[2] ist auf Grund der eindrucksvollen immer wieder erhaltenen Bilder evident, nämlich, „daß es eine intrarenale Blutverteilung gibt, die für verschiedene Funktionszustände der Niere charakteristisch ist“.

Jedenfalls ist die eindeutige Zuordnung einer besonderen Blutverteilung zu jeder der 3 Diureseformen eine höchst bedeutsame Tatsache und bedarf dringend der weiteren Klärung.

b) Theorie der Trennung von Zellen und Plasma bei der Nierendurchblutung.

1956 haben PAPPENHEIMER und KINTER[3] interessante Untersuchungen durchgeführt, die eine Trennung von Plasma und Zellen im Gefäß-System der Niere vermuten lassen. Und zwar soll die plasmareiche Fraktion in der Nierenrinde durch die Glomerula und peritubulären Capillaren fließen, während die erythrocytenreiche Fraktion durch Nebenschlüsse in der juxtamedullären Region abläuft. Die Autoren verwandten zu ihren Versuchen einmal Blut, bei dem allein die Erythrocyten mit P^{32} radioaktiv markiert waren, wobei P^{32} in die Phosphorlipoide durch Biosynthese eingebaut war, und ein zweites Mal Blut, in dem nur das Plasma mit P^{32} markiert war. Wurden nun die Nieren mit den beiden verschieden markierten Blutarten von genau gleicher Radioaktivität nacheinander durchströmt, so fand sich an der Nierenoberfläche eine doppelt so große Radioaktivität bei Durchströmung mit Blut mit radioaktivem Plasma als bei Durchströmung mit Blut mit radioaktiven Erythrocyten. Die Autoren schlossen daraus, daß das Blut, das die Nierenrinde durchströmt, nur etwa den halben Gehalt an Erythrocyten hat als das Arterien- oder Venenblut.

In einer 2. Versuchsserie wurde die Extraktion von PAH gemessen bei verschiedenen Hämatokrit-Werten des Blutes. Bei geringer Erythrocytenzahl kam

[1] WIRZ 1955. [2] FREY und FREY 1950.
[3] PAPPENHEIMER und KINTER 1955, 1956, KINTER und PAPPENHEIMER 1956.

es zu schlechten Extraktionswerten. Dies wird so gedeutet, daß bei geringer Zellzahl ein Teil des Plasmas durch die Nebenschlüsse abläuft und auf diese Weise das PAH nicht in genügenden Kontakt mit den Tubuluszellen kommt, um voll extrahiert zu werden. Der Befund einer Verzweigung der Nierendurchblutung in einen plasmareichen und einen zellreichen Anteil würde bei seiner Bestätigung für unsere Vorstellungen der Filtration, Tubulusfunktion, Hämodynamik u. a. unter normalen und pathologischen Bedingungen geradezu revolutionierend sein.

5. Funktion bei Durchblutungs- und Druckänderungen.

Nach WINTON[1] wird der mittlere Druck in den Glomerulumcapillaren mit 60—80 mm Hg angenommen. Wird davon nach der überschlagsmäßigen Berechnung von PAPPENHEIMER (Kapitel I, 2k)[2] ein mittlerer kolloidosmotischer Druck von etwa 32 mm Hg abgezogen, so bleibt ein effektiver Filtrationsdruck von 28—48 mm Hg. Davon muß noch einmal der intrarenale Druck abgezogen werden, der dem Filtrationsdruck entgegensteht mit etwa 15—25 mm Hg[3].

a) Autoregulation der Nierendurchblutung bei Blutdruckabfall.

Nach diesen Berechnungen müßte also ein verhältnismäßig geringes Absinken des Druckes in den Glomerulumcapillaren genügen, um die Filtration zum Stillstand zu bringen. Aber ein Absinken des arteriellen Druckes um einen

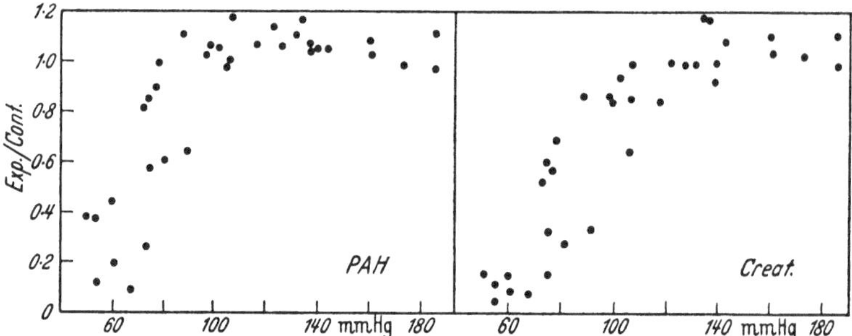

Abb. 7. Paraaminohippursäure-Clearance und Kreatinin-Clearance in Beziehung zum arteriellen Druck; die Ergebnisse sind im Verhältnis zur Vergleichsniere dargestellt. Jeder Punkt ist der Durchschnittswert von zwei aufeinanderfolgenden je 10 min währenden Versuchsperioden. Die Werte entstammen 7 Versuchen. (SELKURT 1955.)

bestimmten Betrag darf nicht gleichgesetzt werden mit einem gleichen Absinken des Druckes in den Glomerulumcapillaren. Denn JANSSEN und REIN[4], später SELKURT[5], OCHWADT[6] u. a. haben gezeigt, daß eine Autoregulation der Nierendurchblutung besteht, d. h., daß die innervierte und auch die denervierte Niere imstande ist, bei Schwankungen des Blutdruckes nach oben und unten ihre Durchblutung konstant zu halten. Bei Absinken des Blutdruckes kann also dennoch durch Weiterstellung des Vas afferens und der vorgeschalteten Gefäße der Druck in den Glomerulumcapillaren geringer absinken als in den zentralen Gefäßen. So fand SELKURT[5] mit Hilfe der Kreatinin-Clearance, daß bei einer Drosselung des Blutdruckes das Glomerulumfiltrat zwar bei 100 mm Hg schon zu sinken beginnt, aber erst unterhalb eines zentralen Blutdruckes von 60 mm Hg zum Versiegen kommt. Über die gute Exkretion von Inulin und Kreatinin bei abnorm niederen Drucken, die eigentlich eine Glomerulumfiltration ausschließen[7] wurde schon in Kapitel I, 3b berichtet. Bei den Versuchen von SELKURT[5] (s. Abb. 7)

[1] WINTON 1931. [2] PAPPENHEIMER 1955. [3] SMITH 1951. [4] JANSSEN und REIN 1928. [5] SELKURT 1955. [6] OCHWADT 1956. [7] Arbeiten von SHIPLEY und STUDY 1951 u. a.

beträgt selbst bei 60 mm zentralem Blutdruck (erzeugt durch Drosselung der Aorta) die Nierendurchblutung noch 20—45% der Durchblutung der Kontrollniere bei normalem Druck.

Diese günstige Konstanthaltung der Nierendurchblutung trotz sinkenden Blutdrucks erfolgt jedoch nicht unter allen Bedingungen. Bei Abfall des Blutdruckes durch akuten Blutverlust sind die Verhältnisse ungünstiger. Während bei Absinken des Blutdruckes auf 80 mm Hg, erzeugt durch *Gefäßdrosselung*, die Durchblutung noch etwa 90% beträgt, so findet man bei gleichem Blutdruckabfall durch *Aderlaß* jedoch nur etwa 62% der Ausgangsdurchblutung. Hier würde wohl auch der Glomerulumdruck rascher auf kritische Werte absinken.

Diese Verhältnisse sind wichtig bei der Betrachtung der schweren Funktionsstörung der Niere bis zur Anurie beim Kollaps, nach großen Blutverlusten, beim posttraumatischen oder postoperativen Schock, also allgemein bei schwerem akuten Blutdruckabfall (s. Abschnitt 6c, S. 28).

SELKURT[1] hält die Autonomie der Nierendurchblutung bei Blutdruckänderung für einen wahrscheinlich lokal ausgelösten intrarenalen Vorgang ähnlich der reaktiven Hyperämie, weil arterielle Infusion von venösem Blut bei gleichem Druck die Nierendurchblutung steigert. Auf Grund besonderer Versuchsanordnung nimmt OCHWADT[2] als regelnde Größe für die Selbststeuerung des Nierenkreislaufs die Druckdifferenz zwischen dem Inneren der arteriellen Gefäße und ihrer Umgebung an.

b) Reaktive Hyperämie.

SARRE und ANSORGE[3] konnten 1939 eine reaktive Hyperämie an der Niere beobachten, nachdem sie früher wegen der raschen und kurzen Reaktion nicht nachweisbar war[4]. (Methode: direkte Messung der Nierendurchblutung in situ am eviscerierten Tier ohne gerinnungshemmende Mittel nach der Methode von BARCROFT und BRODIE[5].) Es fand sich nach Unterbrechung der Nierendurchblutung durch Abklemmen der A. renalis von 20 sec bis zu 15 min stets eine Mehrdurchblutung der Niere. Die Durchblutung stieg meist nur gering an, etwa +5 bis +75%, in einzelnen Fällen aber bis zum Dreifachen der Ausgangsdurchblutung (Abb. 8). Sie war meist nach $^1/_2$ bis $1^1/_2$ min abgeklungen. Es wurde dabei stets ein völlig „schwarzes“, also O_2-armes Nierenvenenblut beobachtet. Dieser Befund läßt die Eröffnung arteriovenöser Anastomosen als Ursache der Widerstandsverminderung unwahrscheinlich erscheinen. Die reaktive Hyperämie der Niere war danach weit geringer, als sie an anderen Organen gefunden wurde. LEWIS, LIGHT und BLALOCK[6] fanden am Unterarm eine reaktive Hyperämie, die das 10—20fache der Ausgangsdurchblutung betrug. Es ist wahrscheinlich, daß die geringe und kurzdauernde reaktive Hyperämie mit der großen „Ruhe“-Durchblutung der Niere zusammenhängt und der dadurch geringen Sauerstoffausnutzung des durchströmenden Blutes.

STIERLEN[7] ist es mit der REINschen Stromuhr nicht gelungen, eine reaktive Hyperämie der Niere nachzuweisen. Aus den Originalkurven dieser Arbeit geht jedoch hervor, daß die Einstellung des Galvanometerausschlages der Stromuhr auf den Ausgangswert erst $1^1/_2$ bis 2 min nach Beginn der Arterienklemmenöffnung erfolgt war. In dieser Zeit aber ist die reaktive Hyperämie schon meist wieder abgeklungen. STIERLEN[7] konnte also aus methodischen Gründen die Hyperämie nicht nachweisen.

Kürzlich hat RITTER[8] bei SELKURT die reaktive Hyperämie mit exakter Methodik bestätigen können. Er maß die Nierendurchblutung mit einem

[1] SELKURT 1955. [2] OCHWADT 1956. [3] SARRE und ANSORGE 1939.
[4] BIER 1897, STIERLEN 1937, REIN 1943. [5] BARCROFT und BRODIE 1904, 1905.
[6] LEWIS, LIGHT und BLALOCK 1938. [7] STIERLEN 1937. [8] RITTER 1952.

Rotameter und fand nach vorübergehender erheblicher Minderung der Durchblutung durch Senkung des Blutdruckes eine reaktive Mehrdurchblutung um 35% und mehr, die jedoch in weniger als 2 min wieder auf ihren Ausgangswert zurückkehrte. In anderen Fällen war die „vorübergehende Hyperämie sogar noch stärker ausgeprägt".

Neuere Untersuchungen von SELKURT[1] haben zu der Annahme, daß die sog. „Autonomie der Nierendurchblutung" nur eine Form der reaktiven Hyperämie sei, folgenden Beitrag geliefert. SELKURT[1] erzeugte eine Hypoxie der Niere, indem er bei normalem Arteriendruck venöses Blut in die Nierenarterien hinein-

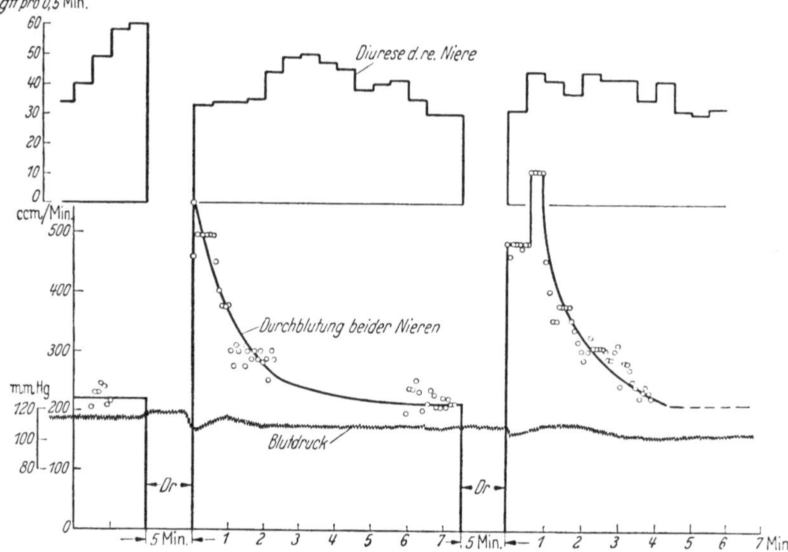

Abb. 8. Versuch am Hund mit direkter Messung der Nierendurchblutung nach BARCROFT und BRODIE. Reaktive Mehrdurchblutung beider Nieren nach 5 min vollständiger Drosselung beider Nierenarterien (bei *Dr*). Abszisse: Zeit in Minuten; Ordinate: Diurese in Tropfen je ½ min, Durchblutung in Kubikzentimetern je Minute, Blutdruck in mm Hg; Durchblutungswerte als Kreise gezeichnet mit hindurchgezogener Idealkurve. (SARRE und ANSORGE 1939.)

pumpte. Es kam dabei zu einer erheblichen Hyperämie (gemessen mit der Paraaminohippursäure-Clearance) und zu einer Erhöhung der Harnmenge. Ein Effekt der Kohlensäure konnte ausgeschaltet werden, so daß es wahrscheinlich die Hypoxie als solche ist, die zur vermehrten Nierendurchblutung führt.

6. Durchblutungsverminderung, Stauung und Schock.

a) Kreislaufunterbrechung.

Nach kurzer *Unterbrechung des Kreislaufs* bis zu 5 min kommt die Diurese sofort und in unverminderter Stärke wieder in Gang[2] (Abb. 8). MARSHALL und CRANE[3] konnten auch zeigen, daß nach arterieller Unterbrechung der Blutversorgung bis zu 25 min die Harnausscheidung sogleich wieder in Gang kommt, vorausgesetzt, daß die Nierennerven nicht geschädigt sind.

Bei längerer Durchblutungsunterbrechung wird allerdings vorübergehende Anurie gefunden, dann Anstieg der Harnmenge über die ursprüngliche hinaus mit Veränderung der Harnbestandteile[4] (s. Abschnitt 6c, S. 29).

Hochdruck durch Nierenarteriendrosselung. Siehe Abschnitt 8 (S. 35).

[1] SELKURT 1955. [2] SARRE und ANSORGE 1939. [3] MARSHALL und CRANE 1923.
[4] STOLL und CARLSON 1923, MARSHALL und CRANE 1923.

b) Nierenfunktion bei Stauung und Herzinsuffizienz.

Ödembildung bei Herzinsuffizienz geht mit Natriumretention einher. Die Ursache der Wasser- und Natriumretention wird in neuerer Zeit hauptsächlich auf hormonale und renale Faktoren zurückgeführt.

Experimentell wurde gefunden, daß *Absinken* des *Blutdruckes* wie der *Nierendurchblutung* zur Natrium- und Flüssigkeitsretention führen[1]. Bei dekompensierten Herzkranken sinkt die Nierendurchblutung (PAH-Clearance) und das Glomerulumfiltrat stark ab, ebenso die tubuläre Sekretionsleistung (Tm_{PAH})[2]. Die Natriumausscheidung geht bis auf $^1/_2$—$^1/_5$ der Norm zurück[3]. Auch BURCH und Mitarbeiter[4] bestätigten dies mit radioaktivem Natrium. Bei Versuchen mit Blutdruckerniedrigung, bei denen die Nierendurchblutung zunächst noch konstant blieb (entsprechend der Autonomie der Nierendurchblutung, Abschnitt 5a) fielen, bereits bei noch unveränderter Kreatinin-Clearance, Harnmenge und Natriumausscheidung erheblich ab[5]. Bei weiterem Blutdruckabfall sinken Durchblutung, Kreatinin-Clearance, Natriumausscheidung, bis schließlich Natrium praktisch aus dem Harn verschwindet[5].

THOMPSON und PITTS[6] bestätigten, daß Erniedrigung des Druckes in der A. renalis mit Verminderung der Nierendurchblutung (PAH-Clearance) und Glomerulumfiltration (Kreatinin-Clearance) zu einer starken Einschränkung der Wasser- und der Natriumausscheidung führt. Die Natriumausscheidung sank bis auf 1% der Norm ab. Diese Ergebnisse konnten auch an adrenalektomierten, sympathektomierten und Diabetes insipidus-Hunden reproduziert werden. Die Abnahme der Glomerulumfiltratmenge als solche führt danach schon zu einer Retention von Wasser und Natrium.

Venöse Stauung führt im akuten aber nicht im chronischen Versuch zur Natriumretention. Durch *akute* Steigerung des Druckes in der Nierenvene über 12,6 cm Wassersäule kommt es zu einem Absinken der Natrium- und Wasserausscheidung, gleichzeitig vermindert sich die Filtrationsleistung[5]. Den Effekt *chronischer* Venendruckerhöhung untersuchen HWANG und Mitarbeiter[7]. Durch Konstriktion der V. cava wurde an Hunden eine Drucksteigerung in den Nierenvenen über viele Tage zwischen 23—36 cm Wassersäule erzeugt. Dabei nahm der renale Blutdurchfluß um 20—50% der Kontrollwerte ab, ebenso die Filtratmenge. Die Natriumexkretion wurde um 44% verringert. Innerhalb einer Woche kehrten aber alle Werte zur Norm zurück, während die Erhöhung des renalen Venendruckes noch voll erhalten war. Demnach ist ein einfacher Zusammenhang zwischen chronischer venöser Stauung (z. B. bei der Stauungsinsuffizienz) und Natriumretention nicht anzunehmen.

Hier spielen wohl *hormonale Einflüsse* eine Rolle. DEMING und LUETSCHER[8] (später SINGER und WERNER[9] u. a.) fanden bei ödematöser Herzinsuffizienz eine vermehrte Ausschüttung eines „sodium-retaining factor" im Harn, die nach Ausscheidung der Ödeme zurückging. Dieser „SRF" erwies sich nach den Arbeiten von LUETSCHER und Mitarbeitern[10] als das Nebennierenrindensteroid Aldosteron (s. auch Kapitel III, S. 108).

Es wurde von SELKURT[5] angenommen, daß es bei Herzinsuffizienz durch Veränderungen der Plasmamenge oder Änderungen der Elektrolytkonzentration zu

---

[1] SELKURT 1955, HALL und SELKURT 1951, BONOMINI, GUNELLA und MAGNANI 1954.
[2] HELLER und JACOBSON 1950, BONOMINI, GUNELLA und MAGNANI 1954.
[3] MOKOTOFF, ROSS und LEITER 1948. [4] BURCH, REASER und CRONVICH 1947.
[5] SELKURT 1955. [6] THOMPSON und PITTS 1952.
[7] HWANG, AKMAN, MILLER, SILBER, STAMLER und KATZ 1950.
[8] DEMING und LUETSCHER 1950. [9] SINGER und WERNER 1953.
[10] LUETSCHER, NEHER und WETTSTEIN 1954.

einer Reizung der Volum- oder Osmoreceptoren am Hypothalamus kommt, die dann ihrerseits auf dem Wege über Hypophysenvorderlappen und Nebennierenrinde wirken, wobei einerseits Adiuretin, andererseits Aldosteron zur Wirkung gelangten.

So käme also die Funktionsstörung der Niere bei Herzinsuffizienz durch eine Vielzahl von Faktoren zustande: 1. durch vermindertes Herzminutenvolumen mit verminderter Nierendurchblutung und dadurch verminderter Glomerulumfiltration, 2. durch größere Natriumrückresorption und durch ein verringertes Natriumangebot bei langsamem Tubulusharnfluß, 3. durch Vermehrung von Aldosteron und ADH.

c) Nierendurchblutung und Funktion bei Schock.

α) Tierexperimentelle Ergebnisse.

Mit dem Ausdruck,, Schock-Niere" hat van Slyke[1] Nierenfunktionsstörungen zusammengefaßt, die nach ausgedehntem Blutverlust, Verbrennung, Trauma, Dehydratation und anderen Schädigungen auftreten, die zu einer schweren Verminderung der kreisenden Blutmenge führen. Der unmittelbare Effekt des Schocks ist ein Absinken der Nierendurchblutung und der Nierenfunktion, das bis zur vollständigen Anurie führen kann[2]. Bei geringeren Blutverlusten kann es durch Konstriktion peripherer Gefäße und Blutdruckanstieg in kurzer Zeit wieder zu einer normalen Nierendurchblutung und Funktion kommen. Handelt es sich aber um einen durch schweren Blutverlust oder sonstwie ausgelösten Schock, kann Ischämie und Anurie anhalten, selbst wenn der Blutdruck wieder ansteigen sollte. Blutdruckabfall unter 40—60 mm Hg systolischen Druck führt zur Anurie, weil dann der Glomerulumcapillardruck nicht mehr eine Glomerulumfiltration aufrechterhalten kann[3] (s. aber auch die davon abweichenden Befunde mit Inulin- und Kreatinin-Clearance in Kapitel I, 3 b). van Slyke[1] fand jedoch im Schock schon ein Versagen der Nierenfunktion lange bevor der Blutdruck diesen niedrigen Wert erreicht hatte. In seinen Versuchen bei Entblutung kommt es schon bei einem Blutdruckabfall zwischen 110 und 80 mm Hg zu einem Abfall der Filtrationsfraktion auf 0, wahrscheinlich durch Einbeziehung der Niere in die periphere Vasoconstriction bei schweren Schockzuständen (Abb. 9). van Slyke[4] unterscheidet eine erste oder *zirkulatorische Phase* der Schockniere mit Minderdurchblutung der Niere durch Vasoconstriction. Die Nierenfunktion ist

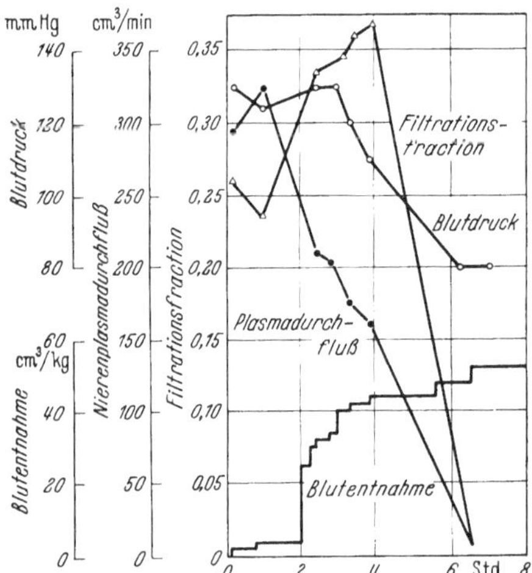

Abb. 9. Effekt von Aderlaß beim Hund auf Blutdruck und Nierenplasmadurchfluß (berechnet aus PAH-Exkretion, dividiert durch PAH-Extraktion). Filtrationsfraktion (berechnet aus der Kreatinin-Clearance). (van Slyke 1948.)

[1] van Slyke 1948.
[2] van Slyke 1948, Lauson, Bradley und Cournand 1944, Philips, Dole, Hamilton, Emerson, Archibald und van Slyke 1946. [3] Lassen und Husfeldt 1934.
[4] van Slyke 1948.

schwer gestört, aber wenn der Schock bald behoben wird, kommt es rasch zur Erholung der Tubuluszellen.

Wenn jedoch die renale Ischämie länger anhält (z. B. 2 Std vollständige Ischämie), so kommt es zur 2. Phase, zur Phase der *Nierenschädigung*. Eine Wiederherstellung der Nierenfunktion — wenn überhaupt noch möglich — beansprucht dann einige Wochen, gemessen an Harnstoff-Clearance und Rest-N, auch wenn die Kreislaufverhältnisse sich normalisieren sollten. Ist die Schädigung schwerer, so kommt es nicht mehr zur Erholung, die Clearance-Werte bleiben niedrig, der Rest-N steigt, und unter den Zeichen der Urämie kommt es nach 2—20 Tagen zum Tode.

In der ischämischen Phase des Schocks (nach Blutverlust, Trauma u. a.) wurde bei den Versuchshunden trotz der sehr geringen Nierendurchblutung (bis zu 5 cm³/min!) eine fast vollständige renale Extraktion von PAH aus dem Plasma gefunden. Dies wird so gedeutet, daß auch bei geringer Nierendurchblutung das Blut gerade die Nierenanteile durchströmt, in denen die Tubulusepithelien noch wenig geschädigt sind. Da PAH hauptsächlich im Tubulussystem der Rinde sezerniert wird, so muß das Blut diese Gebiete erreicht haben; der sog. TRUETA-Shunt[1] mit Umleitung des Blutes in das Nierenmark kann also hier nicht vorliegen (s. Abschnitt 6d).

Entsprechend den Untersuchungen von VAN SLYKE und Mitarbeitern[2] fanden KOLETSKY und DILLON[3] bei Ratten nach Abklemmung der Arterie einer Niere und Exstirpation der anderen folgendes: bei $1^1/_2$ Std Abklemmung 0% Mortalität, bei 2 Std 7%, bei 3 Std 40%, $3^1/_2$ Std 60% und bei 4 Std 87% Mortalität. (Ähnliches fanden bei Hunden HAMILTON, PHILLIPS, HILLER, STANLEY, BECKER und PLAZIN[4]). Die Nieren in den Versuchen von KOLETSKY und DILLON[3] zeigten nach 1 Woche keine Nekrosen mehr, und die Tubuli waren mit neugebildetem Epithel besetzt. In den folgenden Wochen setzte jedoch eine Atrophie ein unter Zunahme einer interstitiellen bindegewebigen Umwandlung. Schließlich wogen die Nieren $^1/_2$—$^1/_3$ des Normalgewichtes. Diese schwergeschädigten Nieren waren zum Teil noch zu einer kompensatorischen Hypertrophie fähig, wenn die andere Niere entfernt wurde. Beim Menschen wird im allgemeinen mit einer partiellen Funktionsfähigkeit der nachgebildeten Tubulusepithelien, z. B. nach Quecksilbervergiftung, innerhalb von 8—10 Tagen gerechnet[5].

OLIVER und Mitarbeiter[6] haben durch grundlegende Untersuchungen mit ihrer besonderen Technik der Mikrodissektion die Kenntnis der pathologisch-anatomischen Veränderungen bei der Schockniere außerordentlich gefördert. Sie konnten 2 Haupttypen der akuten tubulären Läsion finden. Der *Schock*, die hauptsächliche klinische Ursache der akuten Niereninsuffizienz [sowohl bei Verwundung wie bei Zertrümmerung (Crush), nach Operationen, Verbrennungen, Hitze, Hämolyse bei fehlerhaften Bluttransfusionen u. a.] führt zu einer diffusen Läsion, die von Nephron zu Nephron verschieden ist. Die Läsion ist eine Disruption der Tubuli und der Basalmembran, eine sog. Tubulorhexis, die in allen Teilen der Nephrone auftreten kann, vom proximalen Konvolut bis zum Sammelrohr. Dagegen findet OLIVER bei Fällen von *Vergiftungen* (z. B. mit Tetrachlorkohlenstoff, Sublimat usw.) ganz andere Schädigungen, nämlich tubuläre Schädigungen nephrotischer Art, meistens in den proximalen Konvoluten und

---

1 TRUETA, BARCLAY, DANIEL, FRANKLIN und PRICHARD 1947.
2 PHILLIPS, DOLE, HAMILTON, EMERSON, ARCHIBALD und VAN SLYKE 1946.
3 KOLETSKY und DILLON 1949.
4 HAMILTON, PHILLIPS, HILLER, STANLEY, BECKER und PLAZIN 1948.
5 VOLHARD 1942. 6 OLIVER, MCDOWELL und TRACY 1951.

gleichmäßig verteilt über alle Nephrone. Kombinationen von Toxinen und Ischämie, wie sie beim CRUSH-Syndrom vorkommen können, haben die verschiedensten Kombinationen dieser 2 Läsionen zur Folge. Experimentell erinnert die ungleichmäßige Schädigung der Nephrone bei der Schockniere an die ungleichmäßige Blutverteilung nach Adrenalininjektionen, nachgewiesen mit der Fluorescenzmethode[1]. Der Grad der Störung der Nierenfunktion ist abhängig von der Zahl der Nephrone, die durch den ischämischen Insult geschädigt sind, nicht von dem Schweregrad der Läsionen beim einzelnen Nephron. Bei leichtgeschädigten Tieren z. B. waren einzelne Nephrone ebenso schwer verändert, wie bei schwer geschädigten, aber die Zahl der affizierten Nephrone war geringer[2]. Durch diese grundlegenden Arbeiten mit neuartiger Technik ist älteren Vorstellungen über die Tubulusläsionen der Boden entzogen. So hat sich damit auch der Ausdruck „lower nephron nephrosis"[3] als unrichtig erwiesen.

Die *Restitution* der Funktion hängt nach OLIVER hauptsächlich von der Wiederherstellung der geschädigten Nephrone ab, die keine disruptive Läsion, also keine Zerreißung der Basalmembran erlitten haben. Bei Vergiftungen, bei denen die toxischen Tubulusläsionen bei intakter Basalmembran vorherrschen, kann eine epitheliale Regeneration des Nephron relativ leicht vonstatten gehen. Wenn aber eine extensive Tubulorhexis vorliegt, wie bei schwerer Vergiftung, so ist die Regeneration schwieriger. Ebenso ist es bei der Schockniere, wo die disruptiven Läsionen vorherrschen. In all diesen Fällen hängt die Wiederherstellung renaler Funktion von der Wiederherstellung von Nephronen ab, die nicht ganz und gar zerstört waren. Die eigentümlich herdförmige Verteilung der Läsionen innerhalb der Niere und innerhalb der Nephrone gibt die Möglichkeit zu einer solchen Reparation.

Akuter Sauerstoffmangel führt zu einer Blässe und Schrumpfung der Nierenoberfläche[4] mit Vasoconstriction der Niere und Oligurie. *Nach Denervierung der Niere* wird beides nicht mehr beobachtet. Länger dauernde geringere Hypoxämie führte dagegen zu einer Mehrdurchblutung der Niere[5]. Die Ausscheidung von Natrium, Kalium und Wasser wurde sogar erhöht gefunden. AXELROD und Mitarbeiter[6] fanden, daß Sauerstoffmangelatmung von 6,3 und 9,4% über 1 Std keine Störung der Diurese verursacht, ebenso keine Änderungen der maximalen tubulären Ausscheidungen und der Filtrationsgröße.

Die Ergebnisse dieser Untersuchungen weichen also wesentlich ab von denen bei der Schockniere. Sauerstoffmangel allein führt nicht zum Versagen der Nierenfunktion. Dagegen kommt es stets bei starkem Absinken des Blutdrucks zur Oligurie und Anurie. Der Schockzustand führt also wahrscheinlich nicht primär durch Sauerstoffmangel, sondern in erster Linie durch den Druckabfall mit Vasoconstriction und mit Versiegen des Glomerulumfiltrates zum Nierenversagen, dem dann die Anoxie mit Tubulusversagen folgt.

β) Der nervöse Faktor bei der Schockniere.

Es ist noch nicht geklärt, wieweit auch durch *nervalen Reiz* die Funktionsstörungen bei der Schockniere gefördert werden. LITTLE, GREEN und Mitarbeiter[7] erzeugten bei Parabioseversuchen mit Hunden mit gekreuztem Kreislauf einen Schock, indem sie eine Extremität 6 Std lang abschnürten und dann die Kompression lösten. Bei dem Schockhund sank der Blutdruck ab, und gleichzeitig kam es damit zu einem starken Absinken der Diurese. Die Anurie trat gewöhnlich

---

[1] SCHLEGEL und MOSES 1950. [2] OLIVER, MACDOWELL and TRACY 1951. [3] LUKE 1946.
[4] FRANKLIN, MCGEE und ULLMANN 1951, KRAMER 1952 u. a. [5] SELKURT 1953.
[6] AXELROD und PITTS 1952. [7] LITTLE, GREEN und HAWKINS 1947.

bei einem mittleren Blutdruck von 65 mm Hg auf. Dagegen kam es bei dem zweiten Parabiosehund, der von dem Blut des ersten Hundes durchströmt wurde, weder zu einem Blutdruckabfall noch zu einer Diureseänderung! Die Autoren schließen aus diesen und ähnlichen Versuchen, daß ein humoraler Mechanismus als Ursache der Anurie bei Schock nicht in erster Linie in Frage kommt, dagegen wird ein *nervös-reflektorischer Mechanismus* für möglich gehalten, wie er ja auch nach den zitierten Versuchen von VAN SLYKE [1] in der Einbeziehung der Nierenarterien in die periphere Vasoconstriction gesehen werden kann. Auch MALMEJAC und GROSS [2] schließen aus Parabioseversuchen, daß es nach Aderlaß, Asphyxie oder Anoxie durch eine Tonuserhöhung im Vasomotorenzentrum zu einer Vasoconstriction der Nierengefäße mit verminderter Harnausscheidung kommt.

BALINT und Mitarbeiter [3] erzeugten einen Entblutungsschock bei Hunden, denen eine Niere an Carotis und Jugularis verpflanzt worden war. Während die Funktion der in situ belassenen Niere schwer gestört wurde, blieb die Leistung der transplantierten und somit denervierten Niere konstant. Wurde das Rückenmark zwischen D_2 und D_5 durchtrennt, so blieb auch die Funktion der in situ belassenen Niere erhalten. Der Funktionsausfall bei der Schockniere muß also durch *nervöse Einflüsse* bedingt sein.

Durch chronischen, elektrischen oder chemischen Reiz im Gebiet der Nierennervenversorgung lassen sich schwere funktionelle und morphologische Störungen an der Niere hervorrufen [4] (s. Kapitel IV).

In Ergänzung der oben genannten Denervierungsversuche ist die Arbeit von BRANDFONBRENNER und GELLER [5] zu erwähnen. Die Autoren konnten tierexperimentell die nach Schock auftretende renale Vasoconstriction durch Anwendung eines Sympathicolyticums (Dibenamin) mit Besserung der Nierenfunktion zum Teil aufheben.

γ) Ergebnisse beim Menschen.

MOELLER [6] stellte in einer klinischen Studie fest, daß auch beim Transfusionszwischenfall nicht die Hämolyse, sondern der initiale Schock die Ursache der folgenden Nierenfunktionsstörung ist. Bei 2 Patienten, bei denen eine schwere Hämolyse ohne Schock vorlag (1. hämolytische Krise bei einem kongenitalen hämolytischen Ikterus, 2. schwere Hämolyse nach einer Behandlung mit TEM wegen Reticulose mit Zerfall von mindestens 3,9 Litern Erythrocyten in wenigen Tagen) ergab die histologische Untersuchung der Niere, wenige Tage nach diesen schweren Hämolysen, keinen Anhalt für Hämoglobinzylinder oder für eine Degeneration des Nierenparenchyms oder interstitielle Infiltrate. Als Ursache für die Niereninsuffizienz bei hämolytischen Zwischenfällen kann also nicht die Hämolyse, sondern nur die Durchblutungsverminderung infolge des initialen Schockzustandes in Frage kommen. Auch MILLER und McDONALD [7] und ZOLLINGER [8] stellten fest, daß experimentelle Hämoglobininjektionen allein die Niere nicht schädigen. MOELLER [6] führt mit Recht aus, „daß sich die Hämoglobinzylinder bilden, weil die Urinausscheidung sistiert, nicht aber die Urinausscheidung aufhört, weil Zylinder die Tubuli verstopfen".

Beim Menschen findet sich im Schockzustand die Nierendurchblutung (PAH-Clearance) wie auch das Glomerulumfiltrat (Inulin- oder Thiosulfat-Clearance) stark herabgesetzt [9]. Der Anteil der Niere am Schlagminutenvolumen ist erheblich vermindert [10], woraus eine Konstriktion der Nierengefäße gefolgert

---

[1] VAN SLYKE 1948. [2] MALMEJAC und GROSS 1951.
[3] BALINT, FEKETE, LAZLO und PINTER 1954. [4] SARRE und MOENCH 1951, 1952.
[5] BRANDFONBRENNER und GELLER 1952. [6] MOELLER 1954.
[7] MILLER und McDONALD 1951. [8] ZOLLINGER 1952.
[9] REUBI 1950. [10] LAUSON, BRADLEY und COURNAND 1944.

wird. Dies findet sich nicht nur bei postoperativem Schock und posttraumatischem Schock, sondern auch bei anderen tubulären Schädigungen, wie bei Hypochlorämie, Pylorusstenose [1] und ausgedehnten Verbrennungen [2].

REUBI[3] hat bei einem Fall von Anurie nach inkomplettem Abort mit schweren Blutungen und Erbrechen genaue Clearance-Untersuchungen durchgeführt. Der Rest-N betrug 206 mg-%, die PAH-Clearance zunächst nur ein Drittel der Norm. Der Autor stellte mit dem Katheterismus der V. renalis fest, daß die renale Extraktion des PAH in diesem Fall 75% betrug. Er konnte daraus (PAH-Clearance dividiert durch den PAH-Extraktionswert) den Nierenplasmastrom errechnen. Er fand nur 287 cm^3. Innerhalb von 6 Wochen kam es dann zu einer vollständigen Normalisierung der einzelnen Clearance-Werte.

Es lag also die PAH-Extraktion relativ hoch, obwohl die Gesamtnierendurchblutung nur ein Drittel der Norm betrug, entsprechend den genannten experimentellen Versuchen von VAN SLYKE[4].

d) Intrarenale Kurzschlüsse (sog. TRUETA-Shunt).

TRUETA und Mitarbeiter[5] haben 1947 ausgedehnte experimentelle Untersuchungen mit Tuscheinjektionen in das Gefäßsystem der Niere von Kaninchen bei Nervenreizungen u. a. mitgeteilt. Sie schlossen aus ihren histologischen Befunden, daß beim Schockzustand das Blut an der Grenze zwischen Mark und Rinde durch die juxtamedullären Glomerula über die Vasa recta in die interlobulären Venen überführt wird. Es käme dann also zu einer fast isolierten Durchströmung des Marks unter Aussparung der Rinde. Obwohl es bei der Ischämie durch Blutdruckabfall und Schock häufig zu einer Minderdurchblutung der Rinde kommt, die auch mit bloßem Auge sichtbar ist, sprechen die funktionellen klinischen und experimentellen Untersuchungen, wie zum Teil oben mitgeteilt, *gegen* das Vorliegen eines solchen „Shunt". BLOCK und Mitarbeiter[6], FRANKLIN und Mitarbeiter[7], ROTHLIN und CERLETTI[8], INSULL und Mitarbeiter[9], HOUCK[10], MOYER und HANDLEY[11], SCHER[12], KRAMER[13] und OCHWADT und SCHMIER[14] haben mit verschiedener Methodik (Injektion von Glaskugeln[8], direkte Messung der Durchblutung mit Photozellen[13] u. a. oder mit Clearance-Methoden) immer wieder festgestellt, daß sich keinerlei Hinweise für das Auftreten von intrarenalen Kurzschlüssen im Sinne TRUETAs finden.

7. Blutdrucksteigerung und Nierenfunktion.

a) Akuter Versuch.

Bei akut steigendem wie sinkendem Blutdruck bleibt die Autonomie der Nierendurchblutung zunächst gewahrt. Im akuten Versuch findet sich von 80 mm Hg bis zu einem Blutdruck von 180 mm Hg konstante Nierendurchblutung (berechnet aus der PAH-Clearance) und fast konstantes Glomerulumfiltrat (berechnet nach der Kreatinin-Clearance)[15] (Abb. 7, S. 24). SHIPLEY und STUDY[16] haben die Nierendurchströmung direkt mit dem Rotameter und die glomeruläre Filtrationsleistung (mit der Inulin-Clearance) gemessen und daraus den Nierengefäßwiderstand berechnet. Sie erzeugten mit Hilfe einer Pumpe den jeweiligen arteriellen Druck. Sie fanden ebenfalls, daß die Nierendurchblutung in einem Bereich zwischen 80 mm Hg und etwa

[1] SANDERSON 1948. [2] DZIEMIAN 1948. [3] REUBI 1950. [4] VAN SLYKE 1948.
[5] TRUETA, BARCLAY, DANIEL, FRANKLIN und PRICHARD 1947.
[6] BLOCK, WAKUM und MANN 1952. [7] FRANKLIN, MCGEE und ULLMANN 1951.
[8] ROTHLIN und CERLETTI 1952. [9] INSULL jr., TILLOTSON und HAYMAN 1950.
[10] HOUCK 1951. [11] MOYER und HANDLEY 1951. [12] SCHER 1951. [13] KRAMER 1952.
[14] OCHWADT und SCHMIER 1954. [15] SELKURT 1955. [16] SHIPLEY und STUDY 1951.

180 mm Hg konstant bleibt. Der aus den Messungen abgeleitete Nierengefäßwiderstand (Resistenz) zeigte demgemäß in diesem Bereich ein stetiges Steigen. Nach den Berechnungen von SELKURT und Mitarbeitern[1] liegt diese Regulation des Gefäßwiderstandes wohl im Bereich des Vas afferens und der Arteriolen. Dies würde sinnvollerweise am ehesten eine Konstanz des Druckes in den Glomerulumcapillaren verbürgen und damit eine konstante Filtrationsleistung. Während nun bei weiterem Druckanstieg über 180 mm Hg die Glomerulumfiltratmenge nicht weiter anstieg, kam es zu einer zunehmenden *Harnausscheidung*. Sie betrug schließlich bei extremen Drucken (über 260 mm Hg) bis zu 75% der errechneten Glomerulumfiltratmenge! Es wird angenommen, daß es in diesem Fall bei steigendem renalem Gewebsdruck zu einer verminderten tubulären Wasserrückresorption kommt.

b) Nierendurchblutung und Funktion bei essentieller Hypertonie und Nierensklerose.

Die klinische und experimentelle Forschung der letzten Jahrzehnte hat sich vielfach mit der Frage befaßt, ob die sog. essentielle Hypertonie nicht doch renalen Ursprungs sei. Diese Forschungen wurden aktiviert durch die in Abschnitt 8 zu besprechenden Arbeiten der VOLHARDschen Schule[2] und GOLDBLATTS[3], mit Hilfe einer Drosselklemme an der Nierenarterie experimentelle Hypertonien verschiedenen Schweregrades zu erzeugen, die den benignen und malignen Formen der essentiellen Hypertonie sehr ähnlich waren. Es hat sich aber gezeigt, daß in den Frühformen der essentiellen Hypertonie weder organische noch funktionelle Störungen der Nierendurchblutung vorliegen. Hier sind vor allem die eingehenden Untersuchungen von CASTLEMAN und SMITHWICK[4] und von GOLDRING und CHASIS[5] maßgebend. CASTLEMAN und SMITHWICK[4] untersuchten in Hunderten von Fällen bei Hypertonikern anläßlich einer Sympathektomie Probeexcisionen aus der Niere. Sie fanden in 7% ihrer Fälle keinerlei Gefäßveränderungen der Nieren, in 21% der Fälle nur ganz geringe Veränderungen an den Arteriolen ohne Lumeneinengung und völlig intakte Glomerula. Diese Patienten hatten zum Teil einen schon erheblichen systolischen und diastolischen Druck mit schweren Augenhintergrundsveränderungen. Auch ZENKER, SARRE, PFEFFER und LÖHR[6] fanden bei ihren operierten Hypertonikern in 3 von 37 Fällen normale oder ganz geringe Gefäßveränderungen. Man kann also danach sagen, daß *organische* Gefäßveränderungen in *Frühstadien* der Hypertonie und auch in ausgebildeten leichten Fällen noch nicht vorliegen müssen, sondern erst später hinzukommen.

Funktionelle Verhältnisse der Niere: GOLDRING und CHASIS[5] untersuchten eine große Zahl von beginnenden und ausgebildeten leichten und schweren Hypertonien mit Clearance-Methoden. Bei einigen beginnenden Hypertonien und jugendlichen Kranken finden sie anfänglich normale Clearance-Werte. So findet sich z. B. bei 52 zum Teil mehrfach untersuchten Hypertonikern in 10 Fällen eine normale Diodrast-Clearance (die wie die PAH-Clearance den Grad der Nierendurchblutung anzeigt). In einigen Verläufen wurde zunächst eine normale Clearance beobachtet, die sich jedoch im Laufe der Jahre verschlechterte. Bei den meisten Patienten schreiten die histologischen wie funktionellen Nierenveränderungen langsam über Jahre fort, ohne Niereninsuffizienz und ohne pathologische Veränderungen im Harn. Nach GOLDRING und CHASIS[5] ist die früheste charakteristische Störung der Nierenfunktion die Verminderung der

---

[1] SELKURT, HALL und SPENCER 1949. [2] VOLHARD 1931, HARTWICH 1930.
[3] GOLDBLATT 1937. [4] CASTLEMAN und SMITHWICK 1943, 1948.
[5] GOLDRING und CHASIS 1944. [6] ZENKER, SARRE, PFEFFER und LÖHR 1952.

maximalen tubulären Exkretionsleistung (gemessen durch die maximale Ausscheidung von Diodrast oder PAH (Tm_{PAH}) (s. Kapitel I, 2g). Sie tritt zuweilen früher auf als die Verminderung der Nierendurchblutung. Meist geht aber damit eine Verminderung der Nierendurchblutung einher, wenn auch ganz geringen Grades. In diesen Stadien ist das Glomerulumfiltrat, gemessen mit der Inulin-Clearance meist noch normal. Rechnerisch ergibt sich daraus ein Ansteigen der Filtrationsfraktion (C_{Jn}/C_{PAH} s. Kapitel I, 2f). Die Filtrationsfraktion steigt langsam auch in leichten Fällen von 21—25 oder mehr Prozent.

Diese drei Veränderungen, die Verminderung der maximalen Tubulusexkretionskapazität, die Verminderung der Nierendurchblutung und das Anwachsen der Filtrationsfraktion sind nach GOLDRING und CHASIS[1] bei fast jedem Patienten mit ausgebildeter essentieller Hypertonie festzustellen. Trotzdem besteht keine Niereninsuffizienz. Die Harnstoff-Clearance, der Konzentrationsversuch und die Phenolrotausscheidung, sind normal. Der Harn enthält keine pathologischen Bestandteile und kein Eiweiß.

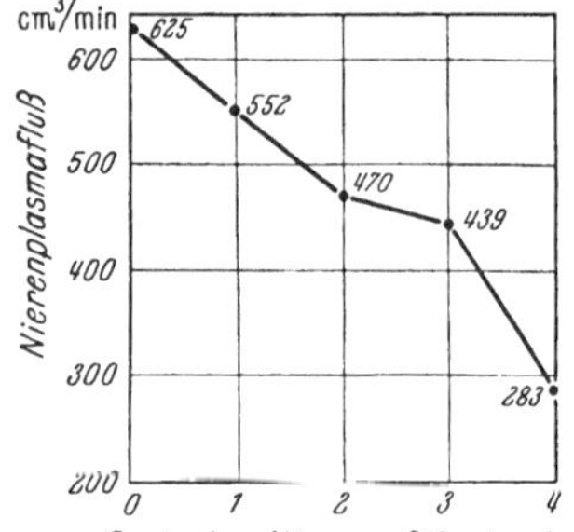

Abb. 10. Beziehungen zwischen dem Nierenplasmafluß (Diodrast-Clearance) und dem bioptisch anläßlich von Operationen nachgewiesenen Grad der Gefäßerkrankung der Niere (Mittelwerte). (CASTLEMAN und SMITHWICK 1943.)

Bei weiter fortschreitender Erkrankung mit Arteriosklerose und Glomerulumverödung findet man ein Absinken der Nierendurchblutung, gemessen mit der Diodrast- oder PAH-Clearance (s. Abb. 10). Die Abbildung zeigt die gute Übereinstimmung zwischen der durch die Clearance festgestellten Nierendurchblutung und der bioptisch nachgewiesenen Intensität der Gefäßerkrankung der Niere.

Es ergibt sich aus diesen Untersuchungen, daß in den Frühfällen der essentiellen Hypertonie weder organische noch funktionelle Störungen der Niere vorhanden sind, die erst später — aber sehr bald — als Folge einer Hypertonie auftreten. Aus der oben erwähnten Tatsache, daß die Glomerulumfiltration gleichbleibt, obwohl die Nierendurchblutung absinkt, hat man geschlossen, daß es zu einer stärkeren Verengerung des Vas efferens als des Vas afferens kommen müsse. Viele Berechnungen über das Ausmaß der Widerstandssteigerung der einzelnen Gefäßbezirke sind durchgeführt worden z. B. von GOMEZ[2]. Die Realität dieser Berechnungen ist durch die Ungenauigkeit zahlreicher einzusetzender Konstanten sehr fraglich.

Die Verminderung der Nierendurchblutung bei der essentiellen Hypertonie ist auffällig. PICKERING[3] und PRINZMETAL[4] haben in klinisch-experimentellen Arbeiten gefunden, daß andere Organe beim Hochdruck normal durchblutet sind, es sei denn, daß schwere organische Gefäßveränderungen vorliegen. GREGORY und Mitarbeiter[5] fanden bei Spinalanaesthesie mit Blutdruckabfall bei Hypertonikern einen Abfall der Inulin- und Diodrast-Clearance, die dem Blutdruckabfall parallel ging. Andererseits fanden CORCORAN, TAYLOR und PAGE[6] bei Spinalanaesthesie ein Ansteigen der Nierendurchblutung bei Hypertonikern (um etwa 22%) mit Abfall der Filtrationsfraktion. Da hierbei stets der Blutdruck erheblich abgefallen war, so mußte die Mehrdurchblutung auf einen Wegfall eines nerval bewirkten Tonus der Gefäße zurückgeführt werden. Wie bei den Sympathektomieen findet sich also, daß der Gefäßtonus beim Hypertoniker

[1] GOLDRING und CHASIS 1944. [2] GOMEZ 1951. [3] PICKERING 1936.
[4] PRINZMETAL und WILSON 1936. [5] GREGORY, LEVIN, ROSS und BENNETT 1946.
[6] CORCORAN, TAYLOR und PAGE 1948.

teils durch humorale, teils durch nervale Einflüsse hochgehalten wird. Untersuchungen über Nierendurchblutung, Glomerulumfiltrat, maximale tubuläre Exkretion usw. wurden von einer großen Zahl von Autoren späterhin bestätigt, insbesondere von REUBI[1].

Leider hat weder die dorsolumbale Sympathektomie mit Splanchnektomie noch die Nierendenervierung eine Auswirkung auf die Nierendurchblutung gehabt, wenn auch teilweise der Blutdruck abfiel und die Beschwerden sich besserten[2]. Aber es findet durch den Blutdruckabfall meist auch keine Minderdurchblutung statt, wie man es erwarten müßte, wenn die Gefäße die gleiche Weite behalten hätten. Sie müssen sich also in einer Weise an die veränderten Blutdruckverhältnisse anpassen, die eine konstante Durchblutung aufrechterhält, wenn nicht schon Sklerose vorliegt.

8. Hochdruck durch Nierenarteriendrosselung (Drosselungshochdruck).

a) Experimentelle Drosselung.

Auf Grund der Vermutung VOLHARDS[3], daß die Blutdrucksteigerung bei Nierenerkrankungen durch Nierendurchblutungsstörung verursacht sei, hat schon 1930 HARTWICH[4] an der VOLHARDschen Klinik durch Ligatur von Nierenarterien und andere Methoden der Verschlechterung der Nierendurchblutung einen Hochdruck experimentell erzeugt. Die Versuche wurden später mit verbesserter Technik (Schraubklemme) von GOLDBLATT[5] in Amerika und bei VOLHARD von ENGER, LINDER und SARRE[6] und anderen Autoren fortgeführt.

Die wesentlichen Ergebnisse ausgedehnter Untersuchungen der folgenden Jahre hauptsächlich aus dem Arbeitskreis von GOLDBLATT, von HOUSSAY und PAGE[7] sind folgende: Nach partieller Drosselung einer oder beider Nierenarterien kommt es rasch zu einem Blutdruckanstieg, der monate- und jahrelang anhalten kann[5]. Der Effekt läßt sich auch nach Denervierung der Niere erzielen[8]. Man kann auch die Niere völlig aus dem Zusammenhang mit dem Körper lösen und an anderer Stelle wieder einpflanzen, dennoch kommt es nach Nierendrosselung zum Hochdruck[9]. Der Hochdruck muß also, wie VOLHARD (1931) vermutete, *humoral* bewirkt werden. Auch eine geringe Drosselung der Nierendurchblutung um 10—15% genügt, um eine Blutdrucksteigerung hervorzurufen[10]; eine Änderung der Nierendurchblutung also, wie sie leicht bei einer akuten oder chronischen Nephritis durch pathologische Veränderungen an der Strombahn zustande kommen kann. Der „Drosselungshochdruck" (DRH) tritt auch nach Ausschaltung des vegetativen Nervensystems auf und bleibt bestehen. HEYMANS[11] hat die ganze Kette der Sympathicusganglien beiderseits vom Ganglion stellatum an bis zu den untersten Lumbalganglien entfernt und trotzdem das Auftreten oder Bestehenbleiben des DRH nicht hindern können.

Es ließ sich weiter zeigen, daß der DRH durch die meisten innersekretorischen Drüsen nicht beeinflußt wird. Exstirpation von Hypophyse, Nebenschilddrüse, Thyreoidea, Gonaden konnte seine Entwicklung nicht hindern[12]. Nur die

[1] REUBI 1950.
[2] FOA, WOODS, PEET und FOA 1942, LANDOWNE, ALVING und ADAMS 1949, TALBOTT, CASTLEMAN, SMITHWICK und MELVILLE 1943.
[3] VOLHARD 1931. [4] HARTWICH 1930. [5] GOLDBLATT und Mitarbeiter 1934.
[6] ENGER, LINDER und SARRE 1938.
[7] Literatur bis 1945 bei BRAUN-MENÉNDEZ, FASCIOLO, LELOIR, MUNOZ und TAQUINI 1946.
[8] PAGE 1935. [9] ENGER und GERSTNER 1938, HOUSSAY und FASCIOLO 1938.
[10] ENGER, LINDER und SARRE 1938a.
[11] HEYMANS, BOUCKAERT, ELEAUT, BAYLESS und SAMAAN 1937.
[12] PAGE und SWEET 1937, BRAUN-MENÉNDEZ 1952, ENGER, LINDER und SARRE 1938.

Nebennieren*rinde* ist zur Aufrechterhaltung des DRH notwendig[1]. Durch Cortison oder DOCA läßt sich zwar bei Tier und Mensch ein Hochdruck erzeugen[2], jedoch spielen die Nebennierenrindenhormone beim Zustandekommen des DRH wohl nur eine konditionale Rolle[3]. Das Auftreten von Niereninsuffizienz oder die Retention bestimmter Substanzen ist für das Auftreten des Drosselungshochdrucks nicht notwendig. Bei jahrelang bestehendem Drosselungshochdruck beim Hund kann der Konzentrationsversuch normal und die Rest-N-Substanzen nicht erhöht sein[4].

Wird die gedrosselte Niere nach einigen Wochen aus dem Organismus entfernt oder die Drosselklemme abgenommen, so sinkt der Blutdruck meistens wieder zur Norm ab[5]. Dies läßt vermuten, daß die blutdrucksteigernde Substanz *von der Niere selbst erzeugt* wird. Wenn jedoch die gedrosselte Niere erst nach einigen Monaten oder Jahren herausgenommen wird, so bleibt der Hochdruck bestehen. PICKERING[6] drosselte bei Kaninchen die Durchblutung einer Niere, die andere Niere wurde entfernt. Wurde nun die gedrosselte Niere nach wenigen Tagen herausgenommen, so sank der Blutdruck wieder zur Norm ab. Wurde die Niere jedoch nach 2 Monaten oder später erst exstirpiert, so blieb der Hochdruck bestehen. Da in diesem Fall beide Nieren entfernt waren, kann der persistierende Hochdruck nicht auf renale Faktoren (wie z. B. Renin) zurückgeführt werden. Der *chronische DRH* muß also durch einen *nichtrenalen* Mechanismus aufrechterhalten werden. DANIEL und Mitarbeiter, FLASHER und DRURY[7] konnten die Befunde von PICKERING bestätigen. Die ersteren fanden ferner, daß auch bei einseitiger Drosselung der Hochdruck bestehenbleibt, wenn die Drosselklemme nach 200tägiger Dauer des Hochdruckes entfernt wurde. Arteriolosklerose der anderen Niere oder anderer Organe konnten dabei ausgeschlossen werden.

[In anderen Fällen (bei Hunden) entwickelt sich in der nicht-gedrosselten Niere durch den Dauerhochdruck eine Arteriosklerose, die ihrerseits nun wieder durch Durchblutungsstörung dieser Niere zum Dauerhochdruck führt, auch nachdem die künstlich gedrosselte Niere herausgenommen worden ist — ein Vorgang, der in der menschlichen Pathologie eine Rolle spielt.]

PICKERING schließt aus diesen und anderen Untersuchungen, daß sich der DRH nach einiger Zeit „*verselbständigt*" und nicht mehr von humoralen Faktoren der Niere abhängig ist.

b) Renin-Hypertensin-Mechanismus beim experimentellen Drosselungshochdruck.

Bei den Drosselungsversuchen war schon von HARTWICH[8] vermutet worden, daß die mangeldurchblutete Niere eine „pressorische Substanz" in das Venenblut abgibt, die die Blutdrucksteigerung hervorruft. Er nahm an, daß diese pressorische Substanz mit dem 1898 von TIGERSTEDT und BERGMANN[9] aus der Niere extrahierten „Renin" identisch wäre. Diese Autoren hatten Kochsalzextrakte aus Schweinenieren hergestellt, die eine blutdrucksteigernde Wirkung hatten, und diese Substanz „Renin" genannt. In zahllosen Arbeiten ist versucht worden, die Natur dieser pressorischen Substanzen weiterhin zu klären, wobei neben den Arbeiten der Volhardschen Schule[10] vor allem die Forschung von HOUSSAY und seinem Arbeitskreis[11] und von PAGE und Mitarbeitern[11] genannt werden müssen.

Bei diesen Versuchen muß *akuter* und *chronischer DRH* unterschieden werden. Bei *akutem DRH* findet sich im Nierenvenenblut bei Hunden eine Substanz mit blutdrucksteigernder und gefäßverengernder Wirkung[12]. Die pressorische

[1] PAGE 1938, GOLDBLATT 1938. [2] SARRE 1944. [3] PICKERING 1955.
[4] GOLDBLATT 1938. [5] GOLDBLATT 1937. [6] PICKERING 1945.
[7] DANIEL, PRICHARD und WARD-MCQUAID 1945, FLASHER und DRURY 1949.
[8] HARTWICH 1930. [9] TIGERSTEDT und BERGMANN 1898.
[10] HARTWICH 1930, BOHN 1932, HESSEL 1938, ENGER 1942.
[11] Zusammenfassung: BRAUN-MENÉNDEZ und Mitarbeiter 1946 und PICKERING 1955.
[12] FASCIOLO, HOUSSAY und TAQUINI 1938 u. a.

Substanz ist löslich in 75%igem Aceton, thermostabil und dialysabel[1]. Später wurde gefunden, daß folgender Mechanismus vorliegt[2]: „*Renin*" hat selbst keine blutdrucksteigernden oder gefäßverengernden Wirkungen, sondern ist ein Ferment, das bei seiner Einwirkung auf die Eiweißkörper des Blutes ein Substrat in der α-Globulin-Fraktion („Hypertensinogen") in eine blutdrucksteigernde und gefäßverengernde Substanz, das sog. „Hypertensin" überführt. Renin ist hochmolekular, thermolabil und nicht dialysierbar. Demgegenüber ist das Hypertensin, das Produkt der Fermentwirkung, eine niedermolekulare, dialysierbare und hitzestabile Substanz[2,*]. Zahlreiche Versuche beim akuten DRH stellen fest, daß Renin vermehrt aus der Niere ausgeschüttet wird und im Blut Hypertensin freisetzt[3].

Die *Bildungsstätte* von Renin ist wahrscheinlich der *Tubulus*apparat. FRIEDMAN und KAPLAN[4] stellten fest, daß die Produktion von Renin aufhört bei bestimmten Vergiftungen des Tubulussystems. Nach Untersuchungen von BOHLE[5] beim DRH an Ratten mit eingekapselten Nieren wird es — auf Grund von histologischen Untersuchungen — für möglich gehalten, daß Renin in den Epithelien des Tubulus contortus II und in den Becherschen Zellen gebildet wird.

Renin findet sich jedoch nur beim *akuten* Drosselungshochdruck. TAGGART und DRURY[9] stellten schon 1940 fest, daß Tiere mit DRH, die auf intravenöse Gaben von Renin wegen rascher Entwicklung von Tachyphylaxie nicht mehr reagierten, dennoch ihren Hochdruck beibehielten. Diese Hypertonie konnte also nicht durch Renin bedingt sein. Beim chronischen DRH von 4 Monaten bis zu 4 Jahren wird Renin nicht mehr in der Nierenvene nachgewiesen[6]. Bei länger bestehendem Drosselungshochdruck konnte Renin weder im Blut noch in der Niere vermehrt nachgewiesen werden[7]. SKEGGS u. a.[8] stellten fest, daß auch Hypertensin nur bei *akutem* DRH vermehrt gefunden werden konnte, während dies beim chronischen DRH vermißt wurde.

Auf Grund dieser Untersuchung kann also heute nicht mehr angenommen werden, daß beim *chronischen* Drosselungshochdruck der Renin-Hypertensin-Mechanismus noch eine Rolle spielt. Wie PICKERING[10] annimmt, scheint sich der renale Hochdruck nach einiger Zeit zu „*verselbständigen*" und eine zentralnervöse Einregulierung auf ein höheres Blutdruckniveau — unabhängig von humoralen Faktoren der Niere — einzutreten.

c) Renin-Hypertensin beim renalen Hochdruck des Menschen.

Auch beim Menschen findet sich vermehrt Renin oder Hypertensin nur beim *akuten renalen* Hochdruck. So fanden DEXTER und HAYNES[11] eine Vermehrung von Renin im Blut bei Frauen mit Schwangerschaftstoxämie und bei einer

---

[1] BRAUN-MENÉNDEZ, FASCIOLO, LELOIR, MUNOZ und TAQUINI 1946.
[2] HOUSSAY und FASCIOLO 1938, PAGE 1938.
[3] Zusammenfassung: BRAUN-MENÉNDEZ und Mitarbeiter 1946.
[4] FRIEDMAN und KAPLAN 1943. [5] BOHLE 1953.
[6] BRAUN-MENÉNDEZ und Mitarbeiter 1946.
[7] HAYNES und DEXTER 1947, PICKERING, PRINZMETAL und KELSALL 1942, WAKERLIN 1950.
[8] SKEGGS, KAHN und SHUMWAY 1951. [9] TAGGART und DRURY 1940.
[10] PICKERING 1955. [11] DEXTER und HAYNES 1944.

* *Anmerkung bei der Korrektur:* Neuerdings ist die chemische Konstitution des Hypertensins geklärt worden. SKEGGS und Mitarbeiter (1956) konnten Hypertensin I und Hypertensin II trennen. Hypertensin II ist ein Polypeptid mit folgender Reihenfolge der Aminosäuren:

Asparaginsäure — Arginin — Valin — Tyrosin — Valin — Histidin — Prolin — Phenylalanin (PEART 1956).

Hypertensin I enthält noch Histidin und Leucin. Die Synthese des Hypertensins ist W. RITTEL und Mitarbeitern 1957 gelungen.

einzigen akuten Glomerulonephritis. Bei *chronischem* renalen (und nichtrenalen) Hochdruck fand sich jedoch keine Vermehrung des Reningehaltes im Blute[1] auch nicht in den Nierenvenen nach Katheterismus von der Vena cava aus[2]. Der Reningehalt fand sich bei verschiedenen renalen und nichtrenalen Hypertonien in der gleichen Menge im Nierenvenenblut wie bei Patienten mit normalem Blutdruck. MERRILL u. a.[3] fanden nun Renin im Nierenvenenblut bei 8 Patienten mit Herzinsuffizienz. Diese sicher nachweisbaren Mengen Renin führten jedoch nicht zu einer Blutdruckerhöhung. Auch ein vermehrter Hypertensingehalt konnte beim Menschen bei verschiedenen Hypertonieformen nicht nachgewiesen werden[4].

Der so viel diskutierte Renin-Mechanismus spielt offenbar weder bei der essentiellen noch bei der renalen *chronischen* Hypertonie eine Rolle.

9. Nierendurchblutung bei Glomerulonephritis.

Die angiospastische Theorie VOLHARDs[5] zur Entstehung der Nephritis beherrschte eine Zeitlang die pathogenetischen Vorstellungen über diese Erkrankung. Bekanntlich nahm VOLHARD an, daß die Glomerulonephritis eingeleitet wird durch einen „Gefäßkrampf der Nierengefäße"[6]. Er soll die auffällige Blutleere der Glomerula erklären, die man histologisch in manchen frischen Fällen oft fast als einziges pathologisches Zeichen in der Niere findet, und bei längerem Bestehen zur Ischämie des Glomerulum und damit zu den weiter folgenden Veränderungen „dyshämisch-reaktiv" führen.

Eine direkte Untersuchung des Nierenkreislaufs am Krankenbett war bis zur Entwicklung der Clearance-Methoden unmöglich. Erst nachdem es MASUGI[7] gelungen war, experimentell eine Nephritis zu erzeugen, die nach FAHR[8] u. a. der menschlichen Nephritis außerordentlich ähnlich ist, ergab sich die Möglichkeit, die Kreislaufverhältnisse einer Nephritisniere in vivo zu studieren.

Dies wurde von SARRE[9] mit drei sich ergänzenden Methoden untersucht: 1. mit der REINschen Stromuhr, 2. mit intravitaler Tuschefüllung der Glomerula und 3. mit Bestimmung der arteriovenösen Sauerstoffdifferenz im Nierenblut.

a) Gesamtdurchblutung.

Die Gesamtdurchblutung der Nephritisniere an der V. renalis mit der REINschen Stromuhr ergab sofort nach der Antitoxininjektion und auch später stets normale oder hochnormale Werte. Ferner wurde eine normale Reaktion der Durchblutung auf Adrenalininjektionen, also keine „Bereitschaft zu Spasmen", vorgefunden. Die histologische Untersuchung der gleichen Nieren zeigte die „blutleeren Glomerulumschlingen" mit Schlingenverquellung und Exsudat im Kapselraum.

b) Glomerulumdurchblutung.

Man könnte nun vermuten, daß das Blut vielleicht durch *arteriovenöse Anastomosen* oder den „Trueta-Shunt" (s. Abschnitt 6, d) an den Glomerula vorbeigeflossen wäre. Um diese Frage zu beantworten, wurden *intravitale Tuscheinjektionen* vorgenommen. Und zwar wurde die Tuscheaufschwemmung in die Ohrvene des lebenden Versuchstieres injiziert, um eine „Irritation der Strombahn" durch Injektion etwa in die A. renalis zu vermeiden. Diese Injektionen wurden in verschiedenen Stadien der Nephritis durchgeführt. Die Niere wurde wenige Sekunden nach der Injektion aus dem lebenden Tier herausgenommen und histologisch untersucht. Es wurde beobachtet, daß unmittelbar nach der Tuscheinjektion die (freigelegte)

---

[1] BRAUN-MENÉNDEZ und Mitarbeiter 1946, MYLON und FREEMAN 1949.
[2] HAYNES, DEXTER und SEIBEL 1947. [3] MERRILL, MORRISON und BRANNON 1946.
[4] HOUSSAY, MOELLER 1952 u. a. [5] VOLHARD 1925, 1931. [6] VOLHARD 1931, S. 1216ff.
[7] MASUGI 1933. [8] FAHR 1936. [9] SARRE 1939.

Niere tiefschwarz wird, und zwar sowohl die gesunde als auch die in den ersten Stadien erkrankte Niere. Es war dies schon makroskopisch ein Beweis dafür, daß die Glomerula intravital durchblutet sein müssen, denn das Blut der Nierenoberfläche stammt praktisch fast ganz aus den Glomerula[1]. Wenn ein Spasmus der Glomerula oder der Vasa afferentia bestanden hätte, so hätte die Tusche im Blutstrom nicht rasch und intensiv die Nierenoberfläche erreichen können.

Im histologischen Schnitt wurde dann auch eine Tuschefüllung der Glomerula nachgewiesen (s. Abb. 11). Sie waren also durchblutet und nicht spastisch verschlossen.

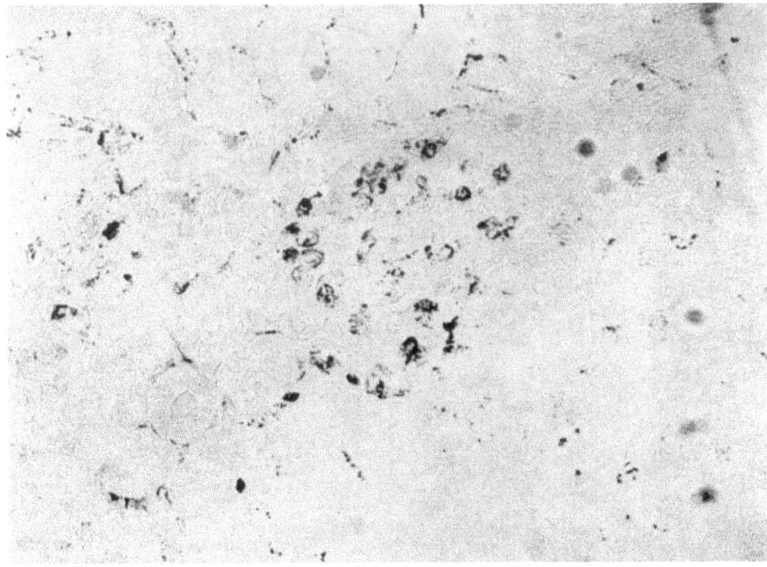

Abb. 11. Schwere MASUGI-Nephritis, 10. Tag. Intravitale Tuscheinjektion, ungefärbter Schnitt. Das stark vergrößerte Glomerulum in der Mitte des Bildes zeigt gute Tuschefüllung aller seiner Schlingen, trotz „Blutleere" mit starker Schlingenverquellung im histologischen Kontrollpräparat. (Vergrößerung 264fach) (SARRE 1939)

Man kann aber einen *echten* Spasmus intravital erzeugen, wenn man mit einem stumpfen Glasstäbchen die Nierenoberfläche bestreicht. Wie EBBECKE[2] beobachtet hat, bildet sich dann das sog. „Nachblassen", beruhend auf einer Gefäßkontraktion. Man sieht dann einen weißen Strich auf der Nierenoberfläche. Wenn man in diesem Stadium eine intravitale Tuschefüllung der Glomerula vornimmt, so bleibt diese Stelle von der Tuschefüllung ausgespart, und zwar auch die darunterliegenden Glomerula in keilförmiger Anordnung (Abb. 12).

Da diese Methode also eine echte Gefäßkontraktion, einen „Spasmus" des Glomerulum sichtbar machte, die übrigen Glomerula aber gefüllt waren, so kann bei den übrigen Glomerula der erkrankten Niere ein solcher Spasmus nicht vorgelegen haben.

Zahlreiche Untersuchungen mit histologischer Kontrolle ergaben folgendes: Die vielumstrittene Blutleere der Glomerula entsteht wohl folgendermaßen: 1. wird das Blut durch die *Schwellung* und das Ödem der Schlingen intramortal herausgepreßt, wenn der Blutdruck auf 0 abgesunken ist, die Tuschepartikel aber bleiben zum Teil in den Schlingen, wie das an zahlreichen histologischen Schnitten zu sehen war. 2. Wahrscheinlich wirkt bei diesem Vorgang noch ein *intramortaler Capillarspasmus* mit. Denn es wurde beobachtet, daß die intravital tuschegefüllte und schwarzverfärbte Niere im gleichen Augenblick

[1] GÄNSSLEN 1934, SPANNER 1937/38. [2] EBBECKE 1917.

blaß wird, in dem das Tier getötet oder die Niere herausgeschnitten wird, während Milz, Leber, Darm in diesem Falle schwarz bleiben. Ein analoges Verhalten kann man auch an der ungefärbten Niere beobachten. Es besteht also sichtbar ein *agonaler Spasmus* der intertubulären Capillaren der Nierenoberfläche. Die Annahme ist naheliegend, daß sich daran auch die Glomerulumcapillaren beteiligen.

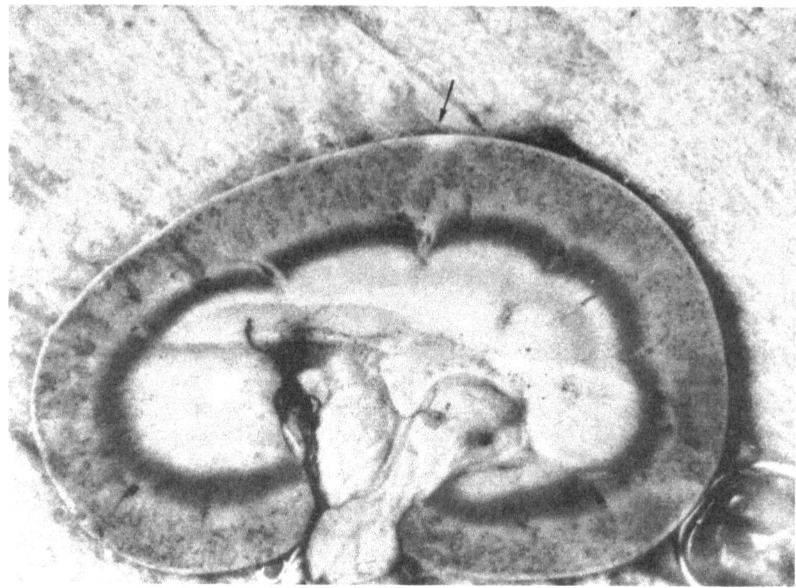

Abb. 12. MASUGI-Nephritis 7. Tag. Längsschnitt der ungefärbten Niere nach vitaler Tuscheinjektion. Man sieht die Tuschefüllung zahlreicher Glomerula. Beim Pfeil ist eine Stelle nicht mit Tusche gefüllt. Dort wurde vor der Tuscheinjektion ein umschriebener anämischer Bezirk durch Bestreichen der Nierenoberfläche ausgelöst, der hier quergetroffen ist. Dieser Bezirk wurde nicht mit Tusche gefüllt. Es konnte also nur hier eine funktionelle Durchblutungsstörung durch die Tuschefüllung aufgezeigt werden. (SARRE 1939.)

c) Arteriovenöse Sauerstoffdifferenz.

Die Untersuchungen wurden von SARRE[1] ergänzt durch Bestimmungen der *arteriovenösen Sauerstoffdifferenz im Nierenblut.* Bei den akuten Nephritiden fanden sich im Mittel 2,36 Vol.-% O_2-Differenz, bei den normalen Kontrolltieren 3,1 Vol.-%. Die arteriovenöse Sauerstoffdifferenz wurde kleiner. Das *Blutangebot* an das Organ war also *im Verhältnis zum Sauerstoffverbrauch vermehrt*, was mit dem Befund der Mehrdurchblutung gut übereinstimmt und ihn ergänzt.

d) Sauerstoffspannung des Nierengewebes beim Menschen.

Da beim *Menschen* die unmittelbare Messung der Nierendurchblutung seiner Zeit noch nicht möglich war, versuchte SARRE[2] in die Sauerstoffversorgung des Nierenparenchyms auf andere Weise Einblick zu gewinnen. Ein Weg dazu bot sich in der Messung der Sauerstoffspannung des Harnes mit dem Mikrotonometer von KROGH[3].

Bei Normalpersonen findet sich nun im Wasserversuch eine O_2-Spannung im Harn von einem Ausgangswert von 25 mm Hg ansteigend bis 45 mm mit einem langsamen Wiederabfall auf 18 mm Hg in 4 Std. Bei Patienten mit akuter Nephritis fand SARRE auch diesen für den Wasserversuch charakteristischen Anstieg und Wiederabfall der Sauerstoffspannung

[1] SARRE 1939. [2] SARRE 1937, 1938. [3] KROGH 1908.

aber auf einem höheren Niveau, nämlich von 32 mm Hg auf 55 mm Hg ansteigend mit Wiederabfall auf etwa 30 mm Hg, also etwa um 10 mm Hg höher (Abb. 13). Nur bei der chronischen Nephritis fand sich ein „starrer" und verminderter Sauerstoffgehalt im Harn entsprechend der bekannten „starren" Filtrationsdiurese in diesen Fällen. Die Erhöhung der Gewebesauerstoffspannung um 10 mm bedeutet schon eine erhebliche Mehrdurchblutung, wie sich aus den KROGHschen Formeln[1] entnehmen läßt.

Nach all diesen Befunden hat also die Niere im *akut entzündlichen Stadium* eine *bessere Sauerstoffversorgung* bzw. eine *bessere Durchblutung* als die normale Niere.

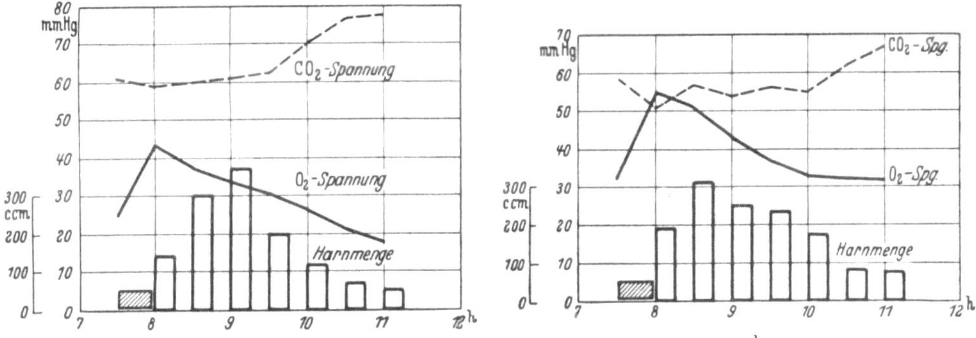

Abb. 13a u. b. a Mittelwerte der O_2- und CO_2-Spannungen im Harn bei Normalpersonen. Darunter die mittleren Harnmengen nach einem Wasserversuch. b Mittelwerte der O_2- und CO_2-Spannung von 11 akuten Nephritiden nach einem Wasserversuch. (SARRE 1938.)

Ein *Angiospasmus* spielt beim Zustandekommen der Nephritis keine Rolle, sondern die Durchblutung ist in den ersten Stadien der Nephritis wie bei einer echten Organentzündung vermehrt und nimmt erst später im Zusammenhang und infolge der geweblichen Veränderungen am Glomerulum zunehmend ab.

e) PAH-Clearance-Untersuchungen.

1949, nach Entwicklung der modernen Clearance-Methodik (s. Kapitel I, 2e), konnte REUBI[2] die Mehrdurchblutung der Nephritisniere beim Menschen bestätigen. Er untersuchte mit der Paraaminohippursäure-Clearance (PAH) die effektive Nierendurchblutung und mit Thiosulfat das Glomerulumfiltrat. Vor REUBI hatten schon EARLE, TAGGART und SHANNON[3] und BLACK und Mitarbeiter[4] akute und chronische Nephritiden mit Clearance-Methoden studiert. Es handelte sich aber nicht mehr um frische Fälle. Sie fanden eine Verminderung sowohl der effektiven Nierendurchblutung wie auch des Glomerulumfiltrates. REUBI untersuchte nun Frühfälle, zum Teil schon am 3. Tag der Erkrankung. Er fand zwar auch eine scheinbar verminderte Nierendurchblutung. Er konnte jedoch durch Nierenvenenkatheterismus beim Menschen feststellen, daß diese Werte durch die erheblich verringerte Extraktion des PAH in der Nephritisniere zustande kamen. Die Extraktion des PAH betrug bei den akuten Fällen zwischen 0,3 und 0,77 (gegenüber einem Normalwert von 0,95). Wurde diese niedere Extraktionsrate bei der Berechnung berücksichtigt, so ergab sich eine reelle Nierendurchblutung, die deutlich *über* den normalen Werten lag.

Es fand sich so z. B. in einem seiner Fälle eine PAH-Clearance von 520 bei einer PAH-Extraktionsrate von 0,63. Die Nierenplasmadurchströmung errechnet sich daraus mit 826 cm³/min (bei einem Normwert von 645).

[1] KROGH 1916. [2] REUBI 1949. [3] EARLE, TAGGART und SHANNON 1944.
[4] BLACK, PLATT, ROWLANDS und VARLEY 1948.

Nur bei schweren Fällen ergab sich zuweilen bereits in den Anfangsstadien eine schlechte Gesamtdurchblutung (REUBI[1]). Viele Fälle, die anfänglich eine mittlere Durchblutung aufwiesen, zeigten aber von der 3. Woche an eine Mehrdurchblutung, die dann langsam wieder in die Normalwerte überging. Wird die Nephritis dagegen chronisch, so sinken die Durchblutung und das Filtrat nach einem normalen Zwischenstadium wieder ab.

Später wurde dieser Befund der *Mehrdurchblutung* der akuten Nephritis von verschiedenen Nachuntersuchern mit den Clearance-Methoden bestätigt. Auch SCHWALB[2] sowie SCHETTLER und Mitarbeiter[3] fanden die PAH-Clearance (effektive Nierendurchblutung) in manchen Fällen von akuter Nephritis erhöht und dies sogar ohne Berücksichtigung der Extraktionsrate, so daß sie bei Umrechnung mit Hilfe dieser sogar zu höheren Werten der akuten Nierendurchblutung gekommen wären.

III. Die Tubulusfunktion.

Vorbemerkung.

In den vorausgehenden Kapiteln sind die Theorien über die Funktion der Glomerula bei der Bildung des Harnes besprochen worden. Es konnte dabei gezeigt werden, daß die meisten Untersucher darin übereinstimmen, daß der Bildung des Primärharnes ein Ultrafiltrationsprozeß zugrunde liegt; jedoch besteht in bezug auf die Größe des Glomerulumfiltrates eine große Diskrepanz in den Auffassungen, die von 2,5 ml/min (FREY und FREY) bis 125 ml/min (SMITH) variieren.

Tabelle 2.

	Filtrierte Menge*	Im Harn ausgeschiedene Menge
Harnstoff	46 g	20—35 g
Harnsäure	7,2 g	0,1—2 g
Aminosäuren	50 g	0,5—1 g
Kreatinin	1,2 g	1,2—1,5 g
Glucose	180 g	—
Eiweiß	36 g**	—
Natrium	600 g	4—6 g
Chlorid	640 g	6—9 g
Kalium	7,2 g	2,5—3,5 g
Bicarbonat	4900 mval	1—2 mval
Calcium	unsicher	0,01—0,3 g
Anorg. Phosphat (als P)	5,6 g	1—5 g
Anorg. Sulfat (als S)	2,9 g	1,4—3,3 g
Wasser	180 Liter	1,5 Liter

* Berechnung bezieht sich auf die in der einschlägigen Literatur angegebenen Mittelwerte.
** Siehe Kapitel III, 1g (S. 61).

Die Betrachtung der Leistung der infraglomerulären Abschnitte der Nephrone steht im engen Zusammenhang mit der postulierten Größe des Glomerulumfiltrates, denn — wie groß dieses auch immer angenommen wird — die Tubulusleistung muß so in die integrierende Funktion des Gesamtorganes eingefügt werden, daß schließlich aus dem Primärharn der definitive Harn entsteht. Wir folgen in diesem Kapitel der Annahme, daß die Größe des Glomerulumfiltrates entsprechend der Inulin-Clearance 125 ml/min beträgt, obwohl diese Voraussetzung, wie wir oben dargelegt haben, nicht sicher ist. Da jedoch die meisten Werte und Angaben über Sekretion und Rückresorption von Substanzen und Flüssigkeiten diese Filtratgröße zugrunde legen, wäre eine einheitliche Darstellung dieses Abschnittes ohne die obige Voraussetzung nicht gewährleistet.

Um eine Gesamtschau der Leistung der Tubuli zu geben, sind in Tabelle 2 bezogen auf ein Filtrat von 180 Liter je Tag die filtrierten den tatsächlich ausgeschiedenen Substanzmengen gegenübergestellt. Da sich die Ausscheidungsfunktion der Nieren zur Aufrechterhaltung der Zusammensetzung der Körperflüssigkeiten sowohl den äußeren (Änderung von Flüssigkeits- und Nahrungszufuhr, Wasser- und Salzverlust durch starkes Schwitzen usw.) als auch inneren (Auftreten von krankhaften, die normale Ionenzusammensetzung störenden

[1] REUBI 1949. [2] SCHWALB 1953. [3] SCHETTLER, DIETRICH, DUDAS und SCHUBERT 1952.

Stoffwechselprodukten) Milieueinflüssen anpassen muß, sind hier nur den Normalfall kennzeichnende Mittelwerte einiger wichtiger Substanzen angegeben.

Ihrer sehr komplizierten und hochdiffizilen Aufgabe wird die Niere durch das Ineinandergreifen von einer ganzen Reihe von Sekretions-, Resorptions- und Austauschmechanismen gerecht, die teils passiver Natur sind und sich längs eines Wirkungsgradienten (osmotischer oder elektrochemischer Art) vollziehen, oder die als aktive Transportmechanismen einem Energieverbrauch unterliegen. Die Höhe und Intensität der diesen Energieverbrauch kompensierenden oxydativen Stoffwechselvorgänge erhellt aus der Tatsache, daß das Organpaar bei einem Gewichtsanteil am Körpergewicht von 1/200 einen Anteil am Nüchternumsatz von 8—10% hat.

Im folgenden sollen nun die in die Ausscheidung der wichtigsten organischen Substanz sowie der Elektrolyte und des Wassers eingreifenden renalen Mechanismen besprochen werden, sowie auf diejenigen pathophysiologischen Störungen eingegangen werden, die für das Verständnis und die Kenntnis der physiologischen Vorgänge von Bedeutung sind. Auf die Darstellung der Stoffwechselvorgänge bei akutem und chronischem Nierenversagen wird daher nicht eingegangen.

1. Die Ausscheidung organischer Substanzen.

a) Die Harnstoffausscheidung.

Nachdem BRIGHT im vorigen Jahrhundert der Nachweis gelungen ist, daß bei Niereninsuffizienz Harnstoff im Blut erhöht ist, haben bald nach der Jahrhundertwende AMBARD und WEILL sowie MARSHALL und DAVIS den Versuch unternommen, aus den Beziehungen zwischen Harnstoffkonzentration im Blut und Harnstoffausscheidung auf die Nierenfunktion zu schließen. Im Jahre 1921 untersuchten VAN SLYKE und Mitarbeiter[1] den Einfluß des Harnflusses auf die Harnstoffausscheidung beim Menschen und fanden, daß die je Minute ausgeschiedene Harnstoffmenge der Harnstoffkonzentration im Blut proportional ist. MÖLLER, MCINTOSH und VAN SLYKE[2] führten daraufhin den Begriff der Clearance ein und bezeichneten mit Harnstoff-Clearance diejenige Plasmamenge, die innerhalb 1 min von ihrem Harnstoffgehalt befreit wird. Diesen Wert fanden sie bei derselben Versuchsperson innerhalb weiter Grenzen konstant (s. auch Kapitel I, 2, S. 3).

Nachdem man später nach weiterem Ausbau der Clearance-Methoden im Inulin beim Menschen und im Kreatinin beim Hund Substanzen gefunden hatte, die wahrscheinlich lediglich vom Glomerulum filtriert und weder sezerniert noch rückresorbiert werden, wurde nachgewiesen, daß die Harnstoff-Clearance nur etwa 30—60% der Inulin-Clearance betrug. Da der Harnstoff völlig ultrafiltrabel ist und es keinen Anhalt gibt, daß er im Urin zerstört wird, mußte man schließen, daß ein wesentlicher Teil des filtrierten Harnstoffes in den Blutstrom zurückgelangt. Dabei konnte gezeigt werden, daß diese zurückgelangte Harnstoffmenge der Harnausscheidung bei zunehmender Diurese umgekehrt proportional ist. Das heißt also, daß um so weniger Harnstoff ins Blut zurückgelangt, je weniger Wasser aus den Tubuli rückresorbiert wird[3]. Bei extremer Sulfatdiurese nähert sich das Harnstoffkonzentrationsverhältnis von Urin zu Plasma demjenigen von Kreatinin[4]. Daraus ist geschlossen worden, daß es sich um eine passive Rückdiffusion von Harnstoff handelt[5].

Da jedoch die erhebliche Einengung des Glomerulumfiltrates auf seinem Wege durch das Nephron zu einer beträchtlichen Konzentrierung des Harnstoffes führen muß, ist es offensichtlich, daß die Tubuluszellen nicht vollständig für

[1] AUSTIN, STILLMAN und VAN SLYKE 1921. [2] MÖLLER, MCINTOSH und VAN SLYKE 1929.
[3] SHANNON 1936, 1938. [4] SCHOU 1944.
[5] SHANNON 1936, 1938, REHBERG 1926, POULSSON 1930, HOLTON und REHBERG 1931.

Harnstoff permeabel sind. Von SMITH und Mitarbeitern[1] konnte es wahrscheinlich gemacht werden, daß die Permeabilität für Harnstoff im proximalen und distalen Tubulus verschieden groß ist, wobei der proximale Tubulus für Harnstoff eine größere Permeabilität besitzt als der distale Tubulus. Bei durch Harnstoffverabfolgung hervorgerufener osmotischer Diurese bei Hunden steigt die relative Ausscheidung von Harnstoff und Wasser so lange gleichsinnig an, wie die Filtrationsrate aufrecht erhalten wird[2]. Jedoch führt eine fallende Filtrationsrate zu einer vermehrten Rückdiffusion von Harnstoff, was auf das längere Verweilen von Harnstoff im Tubulus und damit auf die erhöhte Rückdiffusionsmöglichkeit bezogen werden kann[3]. Eine mathematische Untersuchung der Rückdiffusion von Harnstoff wurde von DOLE[4] durchgeführt.

Durch eine Belastung gesunder Versuchspersonen mit Harnstoff konnten kürzlich HEINTZ, GÖRLITZ und SCHNEIDER (1956) eine tubuläre *Harnstoff-Sekretion* nachweisen, da bei diesen Untersuchungen die Harnstoff-Clearance die Inulin-Clearance überstieg. Auch bei niederen Säugetieren, nämlich der Känguruh-Ratte, wurde eine tubuläre Harnstoffabscheidung nachgewiesen (SCHMIDT-NIELSEN 1952) und beim Kamel muß die Tubuluszelle entweder ihre Permeabilität für Harnstoff außerordentlich stark variieren oder Harnstoff aktiv sezernieren können (SCHMIDT-NIELSEN, SCHMIDT-NIELSEN, HOUPT und JARNUM 1957).

Die mittlere Plasma-Clearance für Harnstoff liegt bei etwa 70 cm^3/min, bezogen auf 1,73 m^2 Körperoberfläche[5]. Der mittlere Harnstoff-Inulin-Clearance-Quotient liegt zwischen 0,59 und 0,65[6]. Wenn diese Normalwerte beim Menschen auch relativ konstant sind, so sind doch Harnstoff-Clearance-Untersuchungen in der Klinik schlecht anwendbar, da die Harnstoff-Clearance keine konstanten Beziehungen zur Filtrationsrate besitzt, und da Harnstoff zu leicht diffundieren kann und seine Ausscheidung von einer zu großen Zahl von Variablen abhängig ist. Dennoch haben eine große Anzahl von Untersuchungen über die Harnstoff-Clearance bei einer Variation von physiologischen und krankhaften Zuständen am Menschen stattgefunden[7], und eine große Anzahl von Autoren beschäftigten sich mit der Harnstoff-Clearance beim Hund[8].

b) Die Rückresorption und Ausscheidung der Glucose.

Die Rückresorption der Glucose ist ein Beispiel für einen reinen Typ der Rückresorption ohne Sekretionsvorgänge mit absoluter Begrenzung. Der Ort der Glucoserückresorption wird nach Untersuchungen von WHITE und SCHMITT an Necturus maculosus[9] in den proximalen Tubulusabschnitt gelegt. Dabei wird nach WALKER und HUDSON[10] der größte Teil der Glucose in der oberen Hälfte des proximalen Tubulus absorbiert und in der zweiten Hälfte des Tubulus noch ein weiterer kleiner Teil. Durchströmungsversuche an der HENLEschen Schleife und im distalen Tubulus, ebenfalls am Necturus, zeigen, daß in diesen Abschnitten keine Glucose mehr rückresorbiert wird.

Der Mechanismus der Glucoserückresorption kann dabei durch Vergleich der Glucosefiltration mit der Glucoseausscheidung bestimmt werden. Es wurde

---

[1] SMITH 1937, CHASIS und SMITH 1938. [2] MUDGE, FOULKS und GILMAN 1949.

[3] Siehe auch HOLDEN und BULGER 1946, CHESLEY 1937.

[4] DOLE 1943. [5] SMITH, GOLDRING und CHASIS 1938.

[6] BLEGEN, HAUGEN und AAS 1949, RAASCHOU 1948, RAGAN, FEREBEE, PHYFE, ATCHLEY und LOEB 1940.

[7] ARKIN und POPPER 1940, HERRIN 1941, HERTZ 1943, HUBBARD und GRIFFITH 1944, HUFFMAN 1939.

[8] ALVING und GORDON 1937, HAYMAN, SHUMWAY, DUMKE und MILLER 1939, HOLMAN 1933, KAY und SHEEHAN 1933, JOLLIFFE und SMITH 1931, RALLI, BROWN und PARIENTE 1931, RHOADS, ALVING, HILLER und VAN SLYKE 1934, SHANNON 1936, SUMMERVILLE, HANZAL und GOLDBLATT 1932, VAN SLYKE, HILLER und MILLER 1935, VAN SLYKE, RHOADS, HILLER und ALVING 1934.

[9] WHITE und SCHMITT 1926. [10] WALKER und HUDSON 1937.

gezeigt, daß die Glucose vollständig vom Plasma filtriert wird[1]. Die Menge der filtrierten Glucose ergibt sich daher aus dem Produkt des Glucosespiegels im arteriellen Blut und der Größe des Glomerulumfiltrates. Dann ist die tubuläre Rückresorptionsrate der Glucose T_G (mg/min) die Differenz zwischen der filtrierten Menge und der je Minute im Harn ausgeschiedenen Menge Glucose.

SHANNON und FISHER[2] und SHANNON, FARBER und TROAST[3] konnten zeigen, daß bei progressiver Erhöhung der arteriellen Plasmakonzentration von Glucose schließlich ein Punkt erreicht wird, wo die Glucoserückresorption einen konstanten maximalen Wert (Tm_G) erreicht. Wird die Glucosekonzentration im arteriellen Plasma über diesen Wert hinaus erhöht, so nimmt die Ausscheidung an Glucose im Harn proportional dieser Erhöhung zu. Dieses tubuläre Transportmaximum ist nach Untersuchungen am Hund unabhängig vom Plasmaglucosespiegel zwischen der oben beschriebenen kritischen Höhe und 2000 mg-%. SMITH, GOLDRING, CHASIS, RANGES und BRADLEY[4] haben das Tm_G bei normalen Personen bestimmt und Mittelwerte von 375 $\pm$ 79,7 mg/min beim Manne und 303 $\pm$ 55,3 mg/min bei der Frau gefunden. Diese Rückresorptionsmengen sind bei arteriellen Blutzuckerspiegeln von 299 mg-% beim Mann und 259 mg-% bei der Frau erreicht. Daß aber schon bei niedrigerem Blutzuckerspiegel (oberhalb von etwa 160 mg-%) Glucose im Harn nachgewiesen wird, wird weiter unten ausführlich besprochen. Jedoch scheinen diese Transportmaxima keine absoluten Begrenzungen zu sein, denn es ist MILLER[5] gelungen, durch Aminophyllin die Tm_G um 17,4% und die Tm_{PAH} um 25,6% zu steigern. Dieser Anstieg nach Erzeugung einer Nierenhyperämie deutet darauf hin, daß die Zahl der tätigen Nephrone eine Zunahme durch Aminophyllinverabfolgung erfährt.

Neuere Untersuchungen von DEMPSTER, EGGLETON und SCHUSTER (1956) haben jedoch das Vorhandensein eines Glucose-Tm wieder in Frage gestellt. Die Infusion von hypertonischer Glucoselösung führte nämlich zu einer Senkung von Kreatinin-Clearance und Glucose-Tm. Das Transportmaximum ist also von der Höhe des Blutzuckers abhängig und scheint kein fest definierbarer Begriff zu sein.

a) Mechanismus der Glucoserückresorption.

Aus den obigen Daten hat SHANNON[6] den Schluß gezogen, daß die Glucose während ihrer tubulären Rückresorption in ein reversibles System eintritt, das von den Tubuluszellen in einer konstanten und begrenzten Menge bereitgestellt wird, und daß die auftretende Absättigung dieses Komplexes den Transport der Glucose vom Urin ins Plasma begrenzt.

Obwohl es noch nicht eindeutig geklärt ist, welcher biologische Prozeß einem derartigen elektiven Mechanismus zugrunde liegt, ist es doch wahrscheinlich, daß die Rückresorption der Glucose über eine Phosphorylierung zu Glucose-6-Phosphat erfolgt. Dieses kann dann innerhalb der Zellmembranen fixiert werden. Der nächste Schritt stellt eine Aufspaltung von Glucose-6-Phosphat dar, wodurch die Glucose ins Zellinnere und in die Blutbahn diffundieren kann. Die Aufspaltung geschieht durch die alkalische Phosphatase, die besonders reichlich im Bürstensaum und in den Tubuluszellen des proximalen Tubulusabschnitts gefunden wurde. Für die Annahme dieses Mechanismus spricht die Tatsache, daß Substanzen wie Cyanide, die die Zellatmung durch Hemmung der Bildung von Adenosintriphosphat hemmen, ebenfalls die Glucoserückresorption hemmen. Der Vorgang der Phosphorylierung und Dephosphorylierung bzw. die Bereitstellung von Adenosintriphosphat würde den limitierenden Faktor für diesen

[1] JOLLIFFE, SHANNON und SMITH 1932, POWER und GREENE 1931, WALKER und REISINGER 1933
[2] SHANNON und FISHER 1938. [3] SHANNON, FARBER und TROAST 1941.
[4] SMITH 1943, SMITH, GOLDRING, CHASIS, RANGES und BRADLEY 1943. [5] MILLER 1953.
[6] SHANNON 1939.

Transportmechanismus darstellen. Doch scheinen die Verhältnisse des Glucosetransportes noch wesentlich komplizierter zu sein, die nach Vergiftung von Monojodessigsäure, die die Phosphorylierung hemmt, ke ne Glykosurie zustande kommt[1]. Auch 2,4-Dinitrophenol, das ebenfalls ein Hemmstoff der aeroben Phosphorylierung ist, hat keinen Einfluß auf das Glucose-Tm[2].

Wie die Tm_G der Niere ein Maß darstellt für die maximale Glucosetransportkapazität beider Nieren, so ist die Nierenschwelle (aglykosurische Blutzuckerkonzentration), für die KLEINSCHMIDT[3] die Bezeichnung „Resorptionswert des Blutzuckers" vorgeschlagen hat, ein Maß dafür, bei welchem Blutzucker oder Zuckerangebot die Niere erstmalig Glucose in den Harn ausscheidet. Diese Tatsache, daß bereits von der Niere Zucker ausgeschieden wird, bevor die Resorptionskapazität der Nieren voll erschöpft ist, findet ihre Erklärung in der Vorstellung eines dissoziierten Verhaltens einzelner Tubulusgruppen. Es scheint also die Glucoseresorptionskapazität einzelner Nephrone schon weit unterhalb des für die ganze Niere bestehenden Tm nicht mehr in der Lage zu sein, das ihnen angebotene Glucosequantum zu bewältigen. Es wurde daher von schwachen und starken Tubuli gesprochen (H. W. SMITH und GOVAERTS). Dabei scheint es möglich, daß jeweils auch ein Mißverhältnis zwischen Glomerulum und dem angeschlossenen Kanälchen in bezug auf Größe und Leistung eine Rolle spielt. Ein großes Glomerulum würde so einem ihm nicht adäquaten Tubulussystem übermäßig viel Filtratzucker anbieten. Eine solche Annahme erklärt die Tatsache, daß es nach Überschreiten der Nierenschwelle anfänglich nur zu einer geringfügigen Glykosurie kommt, die mit zunehmendem Blutzuckerniveau ansteigt, bis schließlich jenseits des resorptiven Maximums für Glucose (Tm) die Ausscheidung von der zugeführten Menge direkt abhängig wird und linear ansteigt. Die Beziehungen zwischen Harnzuckerausscheidung und Blutzuckerspiegel sind also zwischen der Nierenschwelle und dem Tm_G unterschiedlich. Trägt man die Zuckerausscheidung im Harn als Ordinate, den Blutzuckerspiegel als Abszisse in ein Koordinatensystem ein, d. h. wird die Harnzuckerausscheidung als Funktion des Blutzuckerspiegels ausgedrückt, so ergibt sich eine Kurve, die zunächst auf der Abszisse verläuft, sich dann in Form einer Hyperbel von der Abszisse abhebt und schließlich in einer Geraden weiter verläuft, wobei der Neigungswinkel der letzteren durch die jeweilige Filtrationsgröße gegeben ist. Der Kurvenverlauf ist durch seinen Neigungswinkel und die äußeren Begrenzungspunkte der Hyperbel festgelegt. Der Punkt, an dem die Kurve sich von der Abszisse abhebt, entspricht der Nierenschwelle d. h. dem Blutzuckerspiegel, bei dem die Nephrone mit geringstem Rückresorptionsvermögen bereits abgesättigt sind (aglykosurische Blutzuckerkonzentration). Am Übergang der hyperbelförmigen zur geradlinigen Kurve liegt die maximale Schwelle (Tm_G), wobei das Rückresorptionsvermögen aller Nephrone vollständig abgesättigt ist[4] (Abb. 14).

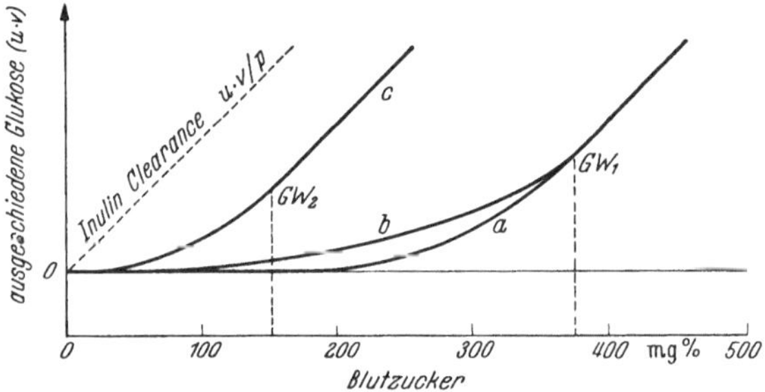

Abb. 14. Darstellung der Glucoseausscheidung in Abhängigkeit vom Anstieg des Blutzuckers bei konstantem Glomerulumfiltrat (hier mit 100 cm³/min angenommen): *a* beim Normalen. Im Beispiel Beginn der Glykosurie bei 180 mg-% Blutzucker, Grenzwert entsprechend Glucose-Tm von 375 mg bei GW_1 erreicht. — Gleicher Beginn der Glykosurie bei einem Blutzuckerwert von 30 mg-% bei *b* Diabetes renalis mit normalem Glucose-Tm, *c* Diabetes renalis mit herabgesetztem Glucose-Tm, im Beispiel mit 150 mg bei GW_2 erreicht. (KLEINSCHMIDT 1953.)

[1] HOFF 1938. [2] TAGGART 1954. [3] KLEINSCHMIDT 1953. [4] GOVAERTS 1950.

β) *Diabetes renalis.*

Beim renalen Diabetes handelt es sich um eine Stoffwechselstörung der Nieren, die sich in einer Herabsetzung der Nierenschwelle für Glucose manifestiert. Vom physiologischen Standpunkt aus können 2 Typen des renalen Diabetes unterschieden werden. In einem Falle findet sich nur eine Herabsetzung der Nierenschwelle bei erhaltener Höhe der Tm_G, während im zweiten Falle auch die Tm_G herabgesetzt ist. Die beste Erklärung für den ersten Typ würde sein, daß die funktionelle Kapazität der einzelnen Nephrone in einem weiteren Bereich variiert als bei normalen Nieren, entweder daß das glomeruläre Angebot oder das tubuläre Rückresorptionsvermögen in weitem Bereiche schwankt[1]. Der zweite Typ beinhaltet eine absolute Kapazitätsabnahme der Tubuli in ihrem Vermögen, Glucose rückzuresorbieren, und läßt den renalen Diabetes vergleichbar erscheinen mit der Glykosurie, die durch Phlorrhizin oder Desoxycorticosteron erzeugt werden kann[2].

Für die Fälle von Diabetes renalis mit normaler maximaler Resorptionskapazität für Glucose muß eine noch stärkere Unterschiedlichkeit der Nephren funktionell resorptiv, möglicherweise aber auch auf Grund morphologischer Abweichungen im Glomerulum-Tubulusverhältnis angenommen werden[3]. Diesem differenten funktionellen Verhalten der beiden Formen von renalem Diabetes soll eine unterschiedliche Pathogenese zugrunde liegen, wobei noch keine Übereinstimmung herrscht, welche der beiden Formen als anlagemäßiges Leiden aufzufassen ist, und welche möglicherweise als erworbene Störung gelten kann (Govaerts, Reubi). Reubi[4] bezeichnete die Fälle mit normalem Tm_G als „Pseudo-Diabetes renalis". Frank[5] glaubt, Formen von renalem Diabetes mit hoher Rückresorptionskapazität grundsätzlich ablehnen zu können. Eine Senkung von Tm_G bei normaler Filtrationsrate und renalem Plasmafluß ist von den meisten Untersuchern gefunden worden[6]. In Analogie zu der Tatsache, daß der renale Diabetes mit herabgesetzter Tm_G weitgehend der Form der Glykosurie ähnelt, die durch Phlorrhizin oder Desoxycorticosteron[7] hervorgerufen wird, nimmt man an, daß der renale Diabetes ebenfalls auf einer Störung in den Phosphorylierungsvorgängen bei der Rückresorption beruht, wie dieses bei der Glykosurie nach Phlorrhizingaben der Fall ist.

Über symptomatische Glykosurien nach Hg- oder Cyanidvergiftungen mit herabgesetztem Tm_G berichtete Lambert[8]. Reubi und Wuethrich[9] beobachteten einen Fall von renalem Diabetes nach Vergiftung mit Kaliumferricyanid, der außer der erheblichen Glykosurie, die auf eine fast völlige Aufhebung der Glucoserückresorption deutet, noch transitorische Erniedrigungen der Thiosulfat- und der PAH-Clearance aufwies. Tierexperimentell konnten sie beim Kaninchen nach Kaliumferricyanidvergiftungen sowie mit einem weiteren Fe^{III}-Salz (Ferriammoniumsulfat) ebenfalls Glykosurien bei zum Teil vollkommen normalen Blutzuckerwerten erzeugen.

---

1 Friedman, Selzer, Sugarman und Sokolow 1942.
2 Lambert, Lebrun und de Heinzelin Braucourt 1948a und b, Govaerts und Lambert 1949, Nielson 1948.
3 Bradley, Bradley, Tyson, Curry und Blake 1950.
4 Reubi 1954.
5 Frank und Franko 1951.
6 Castex, Biasotti und Patalano 1942, Friedman, Seltzer, Sugarman und Sokolow 1942, Govaerts und Lambert 1949, Nielson 1948, Porto 1942, Steinitz 1940, Vehniäinen und Tötterman 1948.
7 Lambert, Lebrun und de Heinzelin Braucourt 1948.
8 Lambert 1954.
9 Reubi und Wuethrich 1955, Wuethrich und Reubi 1955.

γ) *Diabetes mellitus.*

Beim Diabeteskranken wurde von einzelnen Untersuchern die maximale tubuläre Transportleistung mit Hilfe der Bestimmung des Tm_G ermittelt. Sie wurde in einer Anzahl von Fällen nicht vermindert, sondern normal[1] oder überraschenderweise erhöht[2] angetroffen. Die sich darauf stützende Annahme, daß der enzymatische Überträgermechanismus entweder primär im Zusammenhang mit der diabetischen Störung oder reaktiv kompensatorisch eine gesteigerte Aktivität besitzt, konnte von Laszt mit der Auffassung gestützt werden, daß auf Grund eines relativen Überwiegens der Nebennierenrinde die Phosphorylierungsvorgänge bei der Zuckerkrankheit gesteigert sind. Bei diabetischen Tieren konnte eine beschleunigte Zuckerresorption aus dem Darm eindeutig nachgewiesen werden. Demgegenüber ist die Feststellung einer sicher intensivierten renalen Rückresorption nur indirekt möglich. Die Harnzuckerausscheidung hält in den angeführten Untersuchungen mit den herbeigeführten erheblichen Zuckeranstiegen nicht Schritt, so daß der tubuläre Transport offensichtlich erhöht sein muß. Verschiedene Autoren[3] haben sowohl histochemisch wie biologisch den Nachweis erbringen können, daß bei alloxandiabetischen Ratten die Nierenphosphatase gegenüber den normoglykämischen Tieren eindeutig gesteigert ist. Hiernach ist für die 2. Stufe des tubulären Überträgermechanismus, für die Dephosphorylierung, eine Aktivitätssteigerung anzunehmen, deren Auswirkung auf die 1. Stufe wohl in einer Förderung zu sehen ist. Dieser Ansicht entsprechen auch Randeraths[4] Untersuchungen, der nachweisen konnte, daß die Glykogenspeicherung in den Henleschen Schleifen tatsächlich Folge des erhöhten Zuckergehaltes des Primärharnes ist. Er spricht von glykämischer Nephrose. Schreitet der Diabetes mellitus weiter fort und kommt eine Nephrosklerose (Kimmelstiel-Wilson) zur Ausbildung, so kommt es durch eine Verminderung der Glykosurie zu einem scheinbaren Ansteigen der minimalen Nierenschwelle, das so weit gehen kann, daß selbst bei hohen Blutzuckerkonzentrationen von über 400—500 mg-% eine Glykosurie ausbleiben kann[5]. Wieweit es sich hier um eine Verminderung der Glucosefiltration oder um ein (allerdings unwahrscheinliches) weiteres Ansteigen des Glucose-Tm handelt, ist noch nicht geklärt.

c) Die Rückresorption der Aminosäuren.

Die ersten Untersuchungen über Ausscheidung und Rückresorption von Aminosäuren durch Kirk[6] haben gezeigt, daß die Clearance für Aminosäuren einen sehr niedrigen Wert zwischen 1 und 8 ml/min hat. Jedoch steigt die Aminosäure-Clearance nach Verabfolgung von Glykokoll auf Werte von etwa 25 ml/min. Da es wahrscheinlich ist, daß physiologische Aminosäuren intensiv rückresorbiert werden, und daß verschiedenartige Aminosäuren vom Organismus verschieden stark rückresorbiert werden, untersuchte Doty[7] die Rückresorption und Ausscheidung von methyliertem und acetyliertem Tyrosin. Während Histidin und Tyrosin bei ansteigendem Plasmaspiegel fast vollständig rückresorbiert werden, werden methyliertes und acetyliertes Tyrosin zum größten Teil ausgeschieden. Den Mechanismus der Rückresorption des Glykokolls hat Pitts[8] eingehend untersucht. Er konnte zeigen, daß die Rückresorption von Glykokoll bei Ansteigen des Glykokollplasmaspiegels sich einem Maximalwert asymptotisch nähert. Diesen Maximalwert könnte man als Tm für Glykokoll bezeichnen. Weiterhin konnte er zeigen, daß die Rückresorption von Kreatin durch die Verabfolgung von Glykokoll vollkommen gehemmt werden kann. Er

[1] Nielsen 1948. [2] Farber, Berger und Earle 1951.
[3] Wilbrandt und Laszt 1933, Laszt 1935, Laszt und Süllmann 1935, Marsh, Drabkin und Goddard 1947.
[4] Randerath 1941. [5] Spuehler 1946, Spuehler und Zollinger 1943. [6] Kirk 1936.
[7] Doty 1941. [8] Pitts 1943, 1944.

schließt daraus, daß Glykokoll und Kreatin von dem gleichen Mechanismus rückresorbiert werden. Weiterhin konnte er nachweisen, daß für Glucose und Aminosäuren verschiedenartige Rückresorptionsmechanismen vorliegen müssen, da Glucose nicht in der Lage ist, die Rückresorption von Glykokoll kompetitiv zu hemmen.

Ebenso hat die Verabfolgung von Phlorrhizin keinen Einfluß auf die Ausscheidung von Aminosäuren. Andererseits ist jedoch Glykokoll in der Lage, die Rückresorption von DL-Alanin, L-Glutaminsäure und L-Arginin zu hemmen. Im Fall der letztgenannten Aminosäuren war es nicht möglich, eine maximale Rückresorptionsrate bei praktisch verträglichen Mengen festzulegen. Sogar bei niedrigem Blutplasmaspiegel werden signifikante Mengen von Alanin, Glutaminsäure und Arginin ausgeschieden. Trotz der erheblichen quantitativen Unterschiede in dem Rückresorptionsprozeß dieser vier verschiedenen Aminosäuren glaubte PITTS, daß zum mindesten die Rückresorption von Alanin, Glykokoll und Glutaminsäure wegen ihrer Fähigkeit, die Kreatinrückresorption zu blockieren, einen gemeinsamen renalen Mechanismus haben müssen. Er nimmt dafür einen ähnlichen kinetischen Rückresorptionsmechanismus an, wie SHANNON und FISHER[1] (s. auch Kapitel III, 1 b α) für die Rückresorption der Glucose angenommen haben. Jedoch sind bisher keine umschriebenen biochemischen Reaktionen bekannt, die diesem Rückresorptionsmechanismus zugrunde liegen können. Dieser muß aber stereospezifisch sein, da nachgewiesen werden konnte, daß, während L-Alanin völlig rückresorbiert wird, die andere Stereoisomere vollkommen ausgeschieden wird. Ähnliche Verhältnisse bestehen auch für das D-Methionin, dessen Clearance wesentlich größer als die von L-Methionin gefunden wurde. Bei Wasserdiurese steigt die Clearance der D-Form weiter an, während die der L-Form absinkt. Dieser Befund soll für eine Rückdiffusion der D-Form sprechen[2]. Im Gegensatz zu den Untersuchungen von PITTS stehen die Ergebnisse von GOETTSCH, LYTTLE, GRIM und DUNBAR[3] über die Rückresorption von DL-Alanin beim Hund. Sie konnten zeigen, daß die Rückresorption für Alanin sich in wesentlich geringerem Maße einem Maximum nähert, da auch noch bei hohem Alaninplasmaspiegel 64—81% rückresorbiert wird. Über die Rückresorption von Valin, Leucin und Isoleucin finden sich in der Literatur ebenfalls widersprechende Befunde. Während EATON, FERGUSON und BYER[4] eine maximale Rückresorptionsrate für diese drei Aminosäuren bei recht geringen Plasmakonzentrationen nachweisen konnten, befinden sich BEYER, WRIGHT, RUSSO, SKEGGS und PATCH[5], die mikrobiologische Untersuchungsmethoden anwandten, im Gegensatz zu diesen Untersuchungen. Sie konnten nachweisen, daß selbst bei höchsten Plasmaspiegeln weniger als 2% der filtrierten Menge L-Tryptophan, DL-Isoleucin, DL-Valin und L-Leucin ausgeschieden wurde. Ebenfalls konnten sie für L-Histidin, DL-Methionin, DL-Treonin und DL-Phenylalanin keine völlige Absättigung des Rückresorptionsmechanismus erreichen[6]. Dagegen konnten für Arginin und Lysin meßbare *Tm* gefunden werden. Die gegenseitige Hemmung verschiedener Aminosäuren bei der Rückresorption haben BEYER und Mitarbeiter[7] genauer untersucht. So blockiert Leucin die Rückresorption von Isoleucin, Arginin die Rückresorption von Lysin und umgekehrt und Histidin die Rückresorption von Arginin und umgekehrt. Jedoch hat Glykokoll keinen Effekt auf die Rückresorption von Isoleucin oder Leucin, und Arginin und Leucin haben keinen Einfluß auf die gegenseitige Rückresorption. Weiterhin waren BEYER und Mitarbeiter nicht in der Lage, festzustellen, daß

[1] SHANNON und FISHER 1938. [2] DOOLAN, HARPER, HUTCHIN und SHREEVE 1955.
[3] GOETTSCH, LYTTLE, GRIM und DUNBAR 1944. [4] EATON, FERGUSON und BYER 1946.
[5] BEYER, WRIGHT, RUSSO, SKEGGS und PATCH 1946.
[6] BEYER, WRIGHT, RUSSO, SKEGGS und PATCH 1946, WRIGHT, RUSSO, SKEGGS, PATCH und BEYER 1947, RUSSO, WRIGHT, SKEGGS, TILLSON und BEYER 1947, WRIGHT 1948.
[7] BEYER, WRIGHT, SKEGGS, RUSSO und SHANER 1947.

Glykokoll die Rückresorption von Arginin hemmt. Sie befinden sich hier also ebenfalls im Gegensatz zu PITTS Auffassung[1]. Auf Grund ihrer Hemmungsversuche teilen sie die Aminosäuren in 3 Gruppen ein:

1. Basische Aminosäuren, Arginin, Histidin und Lysin,
2. Monoamino-Monocarbonsäuren, Leucin und Isoleucin,
3. Glykokoll.

Dabei werden anscheinend die Aminosäuren der Gruppen 1 und 2 in mehr oder weniger unabhängigen Mechanismen rückresorbiert, wobei sich die Aminosäuren jeder Gruppe gegenseitig hemmen, jedoch nicht mit den Mitgliedern einer anderen Gruppe in Wettstreit treten.

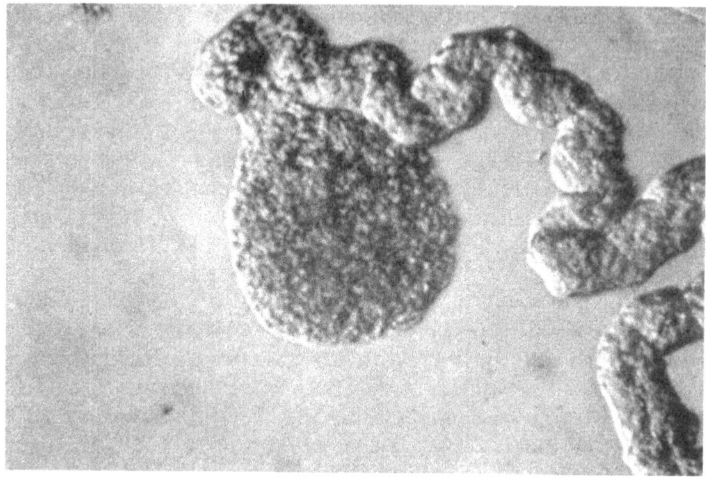

Abb. 15. Glomerulum aus einer normalen Niere. Das Glomerulum ist durch einen kurzen Hals mit dem proximalen Tubulus verbunden. Vergrößerung 160fach. (CLAY, DARMADY und HAWKINS 1953.)

Ein 3. Mechanismus mag für den Glykokolltransport angenommen werden, da es bisher nicht möglich war zu zeigen, daß diese Aminosäure mit der Rückresorption irgendeiner anderen Aminosäure in Wettstreit tritt.

Nach der Verabfolgung von Caseinhydrolysaten oder Aminosäuregemischen[2] in klinisch gebräuchlichen Dosen steigen die Plasmaspiegel der einzelnen Aminosäuren nicht so weit an, daß wesentliche Mengen von Aminosäuren ausgeschieden werden. Auch außerordentlich eiweißreiche Diäten führen zu nur ganz geringer Ausscheidung von Aminosäuren, wobei Histidin noch die größte Ausscheidungsquote besitzt[3].

Was die *Lokalisation* der Rückresorption der Aminosäuren im Verlauf des Tubulus anbetrifft, haben die histologischen Untersuchungen von DARMADY[4] sowie von LEE[5] zu einer weitgehenden Klärung dieser Fragen geführt. DARMADY untersuchte 3 Fälle von FANCONI-Syndrom und 2 Fälle mit hepatolentikulärer Degeneration durch Isolierung (Dissektion) und histologische Untersuchung einzelner Nephrone. Dabei fand er beim FANCONI-Syndrom bei 100 von 101 untersuchten Nephronen, daß der proximale Tubulus durch einen abnorm langen und engen „Schwanenhals“ an das normal ausgebildete Glomerulum angeschlossen ist (Abb. 15 und 16). Weiterhin wurde die Länge des proximalen

[1] PITTS 1944. [2] WRIGHT 1948.

[3] HARVEY und HORWITT 1949, KIRSNER, SHEFFNER und PALMER 1949, SHEFFNER, KIRSNER und PALMER 1948.

[4] DARMADY 1954, CLAY, DARMADY und HAWKINS 1953. [5] LEE 1954.

Tubulusabschnitts auf ein Viertel bis die Hälfte der normalen Länge reduziert gefunden. Diese kongenitalen Mißbildungen des Nephrons sprechen für einen Sitz der beim FANCONI-Syndrom gestörten Rückresorptionsmechanismen (Aminosäuren, Glucose, Phosphat) im proximalen Tubulusabschnitt. Bei den untersuchten Fällen von hepatolentikulärer Degeneration konnte er jedoch derartige Mißbildungen nicht finden. Bei diesen Fällen war aber die alkalische Phosphatase mit histochemischen Methoden im proximalen Tubulus nicht nachweisbar. Die gleiche Methode der Isolierung und histochemischen Untersuchung einzelner Nephrone benutzte LEE[1] an Ratten, denen er oral, intraperitoneal und intravenös große Mengen bestimmter Aminosäuren verabfolgte. Dabei beobachtete er in den proximalen Tubuli das Auftreten feinster Tröpfchen, deren Durchmesser etwa 1 μ beträgt, und die von den Eiweißresorptionstropfen, die wesentlich größer sind, gut zu unterscheiden waren. In diesen Tröpfchen konnten Aminogruppen, Sulfhydrilgruppen und aromatische Aminosäuren als Gruppenreaktionen nachgewiesen werden. Die beobachteten Färbungen entsprachen den injizierten Aminosäuren. Diese Untersuchungen erscheinen uns beweisend für das Vorliegen der Aminosäurenrückresorption in den proximalen Tubuli.

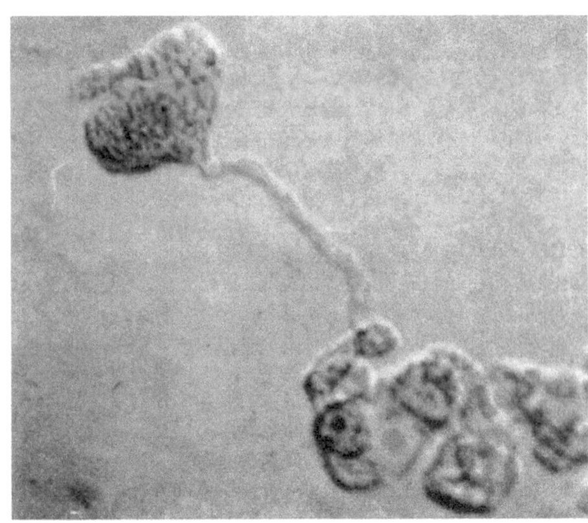

Abb. 16. Nephron eines Falles mit FANCONI-Syndrom. Ein enger elongierter Hals schließt an das Glomerulum an und mündet in den normal gebildeten proximalen Tubulus. Vergrößerung. (CLAY, DARMADY und HAWKINS 1953.)

Die proximale tubuläre Insuffizienz.

Als proximaltubuläre Insuffizienz bezeichnet FANCONI[2] diejenigen einzeln oder gemeinsam zu beobachtenden Störungen der Tubulusfunktion, die mit großer Wahrscheinlichkeit in dem proximalen Tubulusabschnitt lokalisiert werden können. Es handelt sich hierbei um die Störung der Rückresorption von Glucose (renaler Diabetes), Phosphat („Vitamin-D-resistente Rhachitis") sowie von Aminosäuren. Ist ihre Zahl auf einzelne Aminosäuren beschränkt, so handelt es sich um eine Cystinurie oder Cystin-Lysinurie, andernfalls um eine Aminoacidurie. Der renale Diabetes und die „Vitamin-D-resistente Rhachitis" (Phosphatdiabetes) werden in gesonderten Kapiteln besprochen (Kapitel III, 1 b β, S. 47 und III. 2 K, S. 98).

In diesem Abschnitt sei nur auf die Störungen der Aminosäurenrückresorption hingewiesen, die beim DEBRÉ-DE TONI-FANCONI-Syndrom, bei der hepatolentikulären Degeneration (WILSONsche Krankheit), der Cystinurie und der Cystinspeicherungskrankheit zur Beobachtung kommen.

Unter DEBRÉ-DE TONI-FANCONI-Syndrom versteht man eine Stoffwechselanomalie des Kindesalters, die zuerst von ABDERHALDEN[3], später von DE TONI[4]

[1] LEE 1954. [2] FANCONI 1954. [3] ABDERHALDEN 1903 [4] DE TONI 1933.

und Debré[1] am ausführlichsten jedoch von Fanconi beschrieben wurde[2]. Es handelt sich um eine generalisierte Schädigung des proximalen Tubulus, bei der sowohl Glucose und Phosphate als auch die Aminosäuren vermindert rückresorbiert werden. Nach den oben beschriebenen Untersuchungen von Darmady besteht eine anatomische Mißbildung („Schwanenhalsbildung") mit damit einhergehenden Fermentschwächen. Dabei ist die Aminoacidurie als *ein* Symptom eines gemeinsamen pathogenetischen Kriteriums, nämlich der Funktionsstörung der proximalen Tubuli aufzufassen. Da der Aminosäurespiegel im Blut bei diesem Krankheitsbild normal ist, kann die Ursache der Ausscheidung von Aminosäuren im Urin nur auf einer mangelnden Rückresorption von Aminosäuren beruhen. Zwei Gruppen von Untersuchern haben über das Fehlen der intracellulären Phosphatase in den proximalen Tubulusabschnitten berichtet[3]. Diese Befunde haben zu der Annahme geführt, daß die mangelnde Phosphorylierung für die fehlende Rückresorption von Aminosäuren verantwortlich ist. Diese von Dent und Mitarbeitern geäußerte Ansicht steht nicht im Widerspruch zu den Ergebnissen von Darmady, die oben referiert worden sind. Es scheint daher möglich, daß das Fanconi-Syndrom nur eine Variante von einer großen Zahl von Fehlregulationen ist, die ihre gemeinsame Ursache in einem Defekt der tubulären Rückresorption haben. An einem Ende dieser Skala würden einzelne Störungen in der Resorption von Wasser, Glucose, Aminosäuren, Phosphat, wahrscheinlich Bicarbonat und möglicherweise auch Kalium stehen. Am anderen Ende der Reihe stehen Fälle mit vollständigem Mangel an Resorptionsmechanismen, wie sie berichtet worden sind von Milne und Mitarbeitern[4] und Sirota, Hamerman und Jaffe[5]. Zwischen diesen beiden Extremen gibt es eine Reihe von Kombinationen, von denen das Fanconi-Syndrom eines ist[6]. Auf die Heredität dieses Krankheitsbildes weist Brown[7] hin. Die beschriebenen Patienten sind Zwillinge, deren Eltern Vettern ersten Grades sind, was für einen recessiven Erbgang spricht. Weitere Fälle vom Fanconi-Syndrom beschrieben Williamson[8], Brick[9], Harris[10].

Allerdings wird beim Debré-de Toni-Fanconi-Syndrom fast immer ein neutraler oder gar alkalischer Urin ausgeschieden, obwohl die Alkalireserve des Blutes immer niedrig ist. Man muß dies als Ausdruck einer zusätzlichen distaltubulären Insuffizienz (renale Acidose, Kapitel III, 2h β, S. 91) auffassen, die nur gelegentlich fehlt[11].

Eine weitere Krankheit, die mit einer excessiven Aminoacidurie einhergeht, ist die *hepatolentikuläre Degeneration* (Wilsonsche Krankheit). Dabei konnten Uzman und Denny-Brown[12] nachweisen, daß die Aminoacidurie vor der Entwicklung der Leberschädigung auftritt. Im Urin wird die Vermehrung aller normalerweise auftretenden Aminosäuren beobachtet. Der prolongierte Verlust an essentiellen Aminosäuren mag dabei nach Meyerson und Pastor die Ursache für die Cirrhose der hepatolentikulären Degeneration sein. Im Gegensatz dazu wirft Darmady die Frage auf, ob nicht die bei der hepatolentikulären Degeneration beobachtete Kupferzunahme in den Geweben für eine unselektive Paralyse des Enzymsystems mit daraus resultierendem Verlust der Aminosäurenrückresorption verantwortlich ist. Dabei ist es interessant, daß bei den von Cooper und Mitarbeitern berichteten Fällen die Hälfte und auch bei den von Bearn und Kunkel beschriebenen 17 Fällen 5 Fälle renale Glykosurie zeigten[13].

[1] Debré, Marie, Clèret, Messimy 1934. [2] Fanconi 1931, 1936a und b.
[3] Cooke, Barcley, Govan und Nagley 1947, Stowers und Dent 1947.
[4] Milne, Stanbury und Thomson 1952. [5] Sirota, Hamerman und Jaffe 1954.
[6] Meyerson und Pastor 1954. [7] Brown 1952. [8] Williamson 1952.
[9] Brick 1952. [10] Harris 1955. [11] Fanconi 1954.
[12] Uzman und Denny-Brown 1948, Uzman 1953.
[13] Cooper, Eckardt, Faloon und Davidson 1950, Bearn und Kunkel 1954.

Andererseits sind aber auch 20% der Fälle mit FANCONI-Syndrom mit Lebercirrhose vergesellschaftet[1]. Es scheinen hier also zahlreiche Beziehungen noch ungeklärter Art zwischen den verschiedenen Fermentmangelsituationen zu bestehen.

Es sei weiterhin noch kurz auf die *Cystinurie* und auf die *Cystinspeicherungskrankheit* eingegangen. Bei der Cystinurie handelt es sich um eine spezifische Resorptionsstörung, die drei einander ähnliche Diaminocarbonsäuren betrifft, nämlich das Cystin, das Lysin und das Arginin. Sie ist eine familiär auftretende und gewöhnlicherweise benigne Stoffwechselstörung, bis das Cystin, die am wenigsten lösliche der 3 Aminosäuren, in den ableitenden Harnwegen niedergeschlagen wird und zur Steinbildung führt[2]. Jedoch sind neben diesen dreien auch noch andere Aminosäuren in wechselnder Zahl und Intensität im Urin beobachtet worden[3]. Wieweit zwischen der benignen Cystinurie und der Cystinspeicherungskrankheit pathogenetische Beziehungen bestehen, ist noch nicht geklärt. Sieht man das Wesen der Cystindiathese in einer Nierenfunktionsstörung und den Unterschied der beiden Manifestationen der Cystindiathese lediglich in dem Intensitätsgrad der Stoffwechselanomalie, so sind gelegentlich Übergänge der beiden Krankheitsbilder zu erwarten. Tatsächlich hat ein Patient von LIGNAC[4] sowohl eine Cystinsteinkrankheit als auch Ablagerungen in den Geweben, und im Falle ABDERHALDENS[5] hatten die Vorfahren eine Cystinurie, bis ein Nachkomme plötzlich an einer Cystinspeicherungskrankheit erkrankte. Jedoch scheinen die Störungen im Fermenthaushalt sich bei der Cystinspeicherungskrankheit nicht nur auf die Niere zu beschränken, denn nach Untersuchungen von SCHREIER[6] fand sich im Serum in den meisten untersuchten Fällen eine Erhöhung mehrerer Aminosäuren, was von KREBS für die Glutaminsäure bestätigt wurde[7]. Ob bei der Cystinspeicherungskrankheit eine Störung der Synthese des Eiweißes vorliegt (SCHREIER), oder ob, wie FREUDENBERG es diskutiert[8], infolge einer Blockade in der Oxydationsfähigkeit des Cystinschwefels zu Sulfat diese Aminosäure ubiquitär infolge ihrer schlechten Wasserlöslichkeit ausfällt und unter anderem auch die Niere schädigt, ist bisher noch ungeklärt.

d) Die Rückresorption von Vitamin C.

Die Clearance-Untersuchungen über die Rückresorption von Vitamin C sind erst in den letzten Jahren auf eine feste Basis gestellt worden, als SARGENT und GOLDEN[9] nachweisen konnten, daß Vitamin C vom Plasma vollkommen ultrafiltrabel ist und keine Komplexe mit Eiweiß oder Aminosäuren eingeht. Bei Untersuchungen am Frosch hatte LEBLOND[10] bereits früher nachweisen können, daß die Vitamin C-Konzentration in der Kapselflüssigkeit und im Plasma gleich ist. Am Menschen konnten RALLI, FRIEDMAN und RUBIN[11] zeigen, daß die Rückresorption von Vitamin C durch ein tubuläres Maximum begrenzt ist, welches 177 mg/100 ml Glomerulumfiltrat betrug. Dabei beginnt die Ausscheidung von Vitamin C als Ausdruck der beginnenden tubulären Absättigung bei Plasmaspiegeln zwischen 1 und 1,3 mg-%[12].

Während der Mensch kein Vitamin C synthetisieren kann, ist dazu der Hund in der Lage, und es ist interessant, daß Mensch und Hund die gleichen Ausscheidungsmechanismen für Vitamin C besitzen[13]. Jedoch ist das *Tm* beim Hund

---

1 GUILD, PIERCE und LILIENTHAL 1937, ECKARDT, COOPER, FALOON und DAVIDSON 1948.
2 DENT und ROSE 1951, STEIN 1951, YEH, FRANKL, DUNN, PARKER, HUGHES und GYORGY 1947.
3 LINNEWEH 1951. 4 LIGNAC 1937. 5 ABDERHALDEN 1903.
6 SCHREIER 1953. 7 Zit. nach SCHREIER 1953. 8 FREUDENBERG 1941.
9 SARGENT und GOLDEN 1950. 10 LEBLOND 1938.
11 RALLI, FRIEDMAN und RUBIN 1938. 12 KLOSTERMAN, HAINES, HAUCK und KLINE 1947.
13 SHERRY, FRIEDMAN, PALEY, BERKMAN und RALLI 1940.

etwas niedriger. Während Progesteron und Desoxycorticosteron keinen Einfluß auf die Rückresorption von Vitamin C beim Kaninchen haben[1], fanden SELKURT, TALBOT und HOUCK[2] beim Hund, daß nach Verabfolgung von Progynon B die tubuläre Rückresorption bei Erhöhung des Vitamin C-Plasmaspiegels herabgesetzt wird. Die Abnahme der tubulären Rückresorption führt zu einem Anstieg der Vitamin C-Clearance, so daß diese sich der Kreatinin-Clearance zu nähern beginnt. Die tägliche Verabfolgung von Progynon führt bei allen untersuchten Hunden zur Ausbildung einer erheblichen Anämie, jedoch wurde die Störung in der Vitamin C-Rückresorption vor der Entwicklung der Anämie beobachtet, so daß es unwahrscheinlich ist, daß die Anämie für die Herabsetzung der tubulären Rückresorption verantwortlich ist. Da bekannt ist, daß Progynon die Ausscheidung von Kochsalz und Kaliumchlorid steigert, untersuchten SELKURT und HOUCK[3] den Einfluß von Kochsalzinfusionen auf die Vitamin-C-Rückresorption. Dabei fanden sie bei einer Dauerinfusion von Kochsalz eine Herabsetzung des Vitamin C-*Tm* auf unter 50% der Kontrollwerte. Bei der Infusion von Kaliumchlorid wurde eine Herabsetzung des Vitamin-C-*Tm* auf Werte zwischen 36 und 58% zu Beginn der Infusion gefunden, die sich nach 20 min jedoch wieder normalisierten.

Einen derartigen initialen Effekt beobachtete SELKURT[4] auch für Paraaminohippursäure und Glucose. Auch hier erholt sich die Vitamin C-Rückresorption nach einiger Zeit wieder bis auf normale Werte. Ebenfalls scheint Phlorrhizin die Rückresorption von Vitamin C beim Kaninchen zu beeinflussen[5]. Aus diesen Befunden ist zu schließen, daß die Rückresorption von Vitamin C in irgendeiner Weise mit der Rückresorption von Glucose und der Sekretion von Paraaminohippursäure oder anderen Substanzen verknüpft ist. Da jedoch für Glucose und Paraaminohippursäure verschiedene Transportmechanismen als wahrscheinlich anzunehmen sind, handelt es sich hier nicht um konkurrierende Vorgänge beim Ablauf bestimmter chemischer Reaktionen, sondern eher bei der Bereitstellung der notwendigen Energie für den tubulären Transport.

Über den Ort der Vitamin-C-Rückresorption haben GIROUD und LEBLOND[6] Untersuchungen am Meerschweinchen angestellt und gefunden, daß Vitamin C nur in den Zellen des proximalen Tubulusabschnittes und dem absteigenden Schenkel der HENLEschen Schleife nachweisbar ist. Es ist daher unter gleichzeitiger Berücksichtigung der Untersuchungen von SELKURT[4] zu schließen, daß die Rückresorption von Vitamin C im proximalen Tubulusabschnitt stattfindet.

e) Die Ausscheidung von Harnsäure.

Die Untersuchungen über die Behandlung der Harnsäure durch die Tubuli traten erst in dem Augenblick in eine entscheidende Phase, als es gelang, im enzymatischen Test mit Urikase eine Harnsäurebestimmungsmethode aufzufinden[7], die genau genug und wesentlich besser war als die vorher bekannten 280 Methoden[8]. Jedoch wird auch bei dieser Methode noch eine größere Menge von uncharakterisierten Purinstoffwechselprodukten miterfaßt[9]. Nach neueren Untersuchungen beträgt daher die Harnsäure-Clearance etwa 12 ml/min; das ist etwa $^1/_{10}$ der Inulin-Clearance. Bei der Gicht sinken sowohl die Clearances für Inulin als auch für Harnsäure ab (68 bzw. 6,5 ml), da aber harnsaure Salze

---

[1] PIANTONI und ORIAS 1941. [2] SELKURT, TALBOT und HOUCK 1943.
[3] SELKURT und HOUCK 1944. [4] SELKURT 1944. [5] PIANTONI 1940.
[6] GIROUD und LEBLOND 1937.
[7] BLAUCH und KOCH 1939, BULGER und JOHNS 1941.
[8] BUCHT, WERKÖ und JOSEPHSSON 1949. [9] WOLFSON, HUDDLESTUN und LEVINE 1947.

sehr toxisch wirken[1] und es bei schwerer Gicht in der Niere zur Ablagerung von Uraten kommt, ist es unwahrscheinlich, daß eine renale Insuffizienz der Harnsäureausscheidung ursächlich für die Entstehung der Gicht in Frage kommt[2].

Eine weitere Schwierigkeit bei der Untersuchung des Ausscheidungsmechanismus für Harnsäure durch die Nieren bestand in der Frage nach der Ultrafiltrierbarkeit des Plasmaharnsäuregehaltes. So wurde zuerst angenommen[3], daß die niedrige Harnsäure-Clearance dem Umstand zuzuschreiben sei, daß nur eine kleine Fraktion der Plasmaharnsäure ultrafiltrabel sei. Jedoch konnte von zahlreichen Untersuchern gezeigt werden, daß der filtrierbare Harnsäureanteil wesentlich größer als 10% ist. Die Angaben schwanken zwischen 70 und 100%[4]. Es wurde daher angenommen[5], daß ein Teil der Harnsäure im Plasma als nicht filtrabler polymerer Harnsäurekomplex vorliegt, und daß diejenigen Substanzen, die zu einer Vermehrung der Harnsäureausscheidung führen, dieses durch Vermehrung des filtrablen Anteils tun[6].

Dieser Ansicht ist jedoch mehrfach widersprochen worden[7], und schließlich konnten BERLINER, HILTON, YÜ und KENNEDY nachweisen, daß die Plasmaharnsäure vollkommen ultrafiltrabel ist und daß die Harnsäurerückresorption durch eine maximale Rate (*Tm*) begrenzt ist, die bei etwa 15 mg/min liegt (11,8 mg/min und 100 ml Glomerulumfiltrat).

Eine Substanz, die wegen ihrer Förderung der Harnsäureausscheidung in der Behandlung der Gicht klinisches Interesse gewonnen hat, ist das Benemid [p-(Dipropylsulfamyl-)benzoesäure]. Die Steigerung der Uratausscheidung beruht auf einer Hemmung der tubulären Rückresorption[8]. Dieser Effekt des Benemid hat in der Behandlung der Gicht seine Anwendung gefunden, jedoch wird gelegentlich zu Beginn der Behandlung eine Häufung der Gichtanfälle beobachtet[9], deren Ursache noch nicht geklärt ist. Prolongierte Benemidverabfolgung verhindert die Neubildung von Tophi und führt zu einer Verringerung von Zahl und Schwere der Anfälle[10].

Es sei noch darauf hingewiesen, daß bei Vögeln und Reptilien, bei denen der Harnsäurestoffwechsel eine wesentlich größere Rolle als bei Säugetieren spielt, da der weitaus größte Teil an stickstoffhaltigen Substanzen als Harnsäure ausgeschieden wird, eine tubuläre Harnsäuresekretion nachgewiesen werden konnte[11]. Dabei kann die tubuläre Harnsäuresekretion so hoch sein, daß die Harnsäurekonzentration im Urin 21600 mg-% erreichen kann[12]. Genauere Clearance-Untersuchungen an Kücken zeigten, daß der Harnsäure-Inulin-Clearance-Quotient zwischen 7,5 und 15,8 liegt, was bedeutet, daß 87—93% der Harnsäure durch die Tubuli ausgeschieden werden[13]. Die tubuläre Harnsäuresekretion erreicht ihr Maximum bei einem Plasmaspiegel von 20—30 mg-%, das ist etwa das Doppelte des normalen Plasmaspiegels.

---

[1] DUNN und POLSON 1926.

[2] COOMBS, PECORA, THOROGOOD, CONSOLAZIO und TALBOTT 1940, ADLERSBERG 1949.

[3] BERGLUND und FRISK 1935.

[4] ACHARD, LÉVY und MARINOWSKI 1932, ADLERSBERG 1949, ADLERSBERG, GRISHMAN und SOBOTKA 1942, BORDLEY und RICHARDS 1933, BRØCHNER-MORTENSEN 1937, DELAVILLE und JONES 1925, GIBBS 1929, MAYRS 1924, WOLFSON, LEVINE und TINSLEY 1947 sowie BERLINER, HILTON, YÜ und KENNEDY 1950.

[5] LEVINE, WOLFSON und LENEL 1947, WOLFSON, LEVINE und TINSLEY 1947.

[6] WOLFSON, COHN, LEVINE und HUDDLESTUN 1948.

[7] BYERS und FRIEDMAN 1949, COOMBS, PECORA, THOROGOOD, CONSOLAZIO und TALBOTT 1940, FRIEDMAN und BYERS 1948.

[8] GUTMAN 1950, GUTMAN und YÜ 1951, TALBOT, BISHOP, NOCROSS und LOCHIE 1951, GUTMAN 1952, BISHOP, RAND und TALBOT 1951, SIROTA, YÜ und GUTMAN 1952, PASCALE, DUBIN und HOFFMAN 1952.

[9] TALBOT 1951, GUTMAN 1951, BOGER und SMITH 1954.

[10] BOGER und STRICKLAND 1955.

[11] MAYRS 1924.

[12] GIBBS 1929.

[13] SHANNON 1938.

Die Harnsäureausscheidung beim Menschen und bei der Ratte kann durch eine Reihe weiterer Substanzen gefördert werden: Cinchophen[1], Salyrgan[2], Salicylsäure[3], Diodrast[4], Carinamid[5], Renin[6], Glykokoll[7], Phenolrot[8], Acetylsalicylsäure[9], Sorbit[10], Acetanilid, Aminobenzoesäure, Coffein, Metanylsäure, Phenacetin, Sulfanilsäure, Adrenalin, Theophyllin[11], Aminophyllin[12] und Nebennierenrindenextrakte[13]. Dabei konnte für Salicylate, Diodrast und Glykokoll nachgewiesen werden, daß der urikosurische Effekt auf einer Verminderung der tubulären Rückresorption beruht.

f) Die tubuläre Sekretion körperfremder Substanzen.

In diesem Kapitel sollen eine Reihe von Substanzen (Phenolrot, Paraaminohippursäure, Diodrast, Penicillin) abgehandelt werden, die von den Tubuluszellen in den Harn hineinsezerniert werden. Der Sekretionsmechanismus scheint für alle diese Substanzen ein gemeinsamer zu sein und muß als aktiv bezeichnet werden, da er fähig ist, Material von einer niedrigen Konzentration im peritubulären Blut auf eine höhere Konzentration im Tubulusharn zu bringen[14].

Die erste Substanz, bei der eine tubuläre Sekretion nachgewiesen wurde, war das Phenolsulfonphthalein (Phenolrot)[15]. Die grundlegenden Untersuchungen über die Sekretionsfunktion der Tubuli wurden jedoch am Diodrast (Perabrodil) durchgeführt. Hierbei handelt es sich um eine jodhaltige Verbindung (3,5-Dijod-4-pyridon-N-essigsäure), die zum Zwecke der röntgenologischen Pyelographie entwickelt wurde. Die tubuläre Sekretion von Diodrast[16] ist so groß, daß etwa 80% des der Niere angebotenen Diodrastes bei einem Durchgang durch die Nieren ausgeschieden wird. Die Extraktionsrate (E_D) wurde zwischen 0,61 und 0,96[17] gefunden. Beim Ansteigen des Diodrastplasmaspiegels erreicht der tubuläre Transport dieser Substanz ein Maximum (Tm_D) bei Männern von durchschnittlich 50 mg/min[18], bei Frauen von 42 mg/min[19]. Die Diodrastmethode bei niedrigem Plasmaspiegel wurde von SMITH und Mitarbeitern[20] zu einer Meßmethode für den renalen Blutfluß und die Bestimmung der Diodrast-Tm zu einem Test für die Tubulusfunktion ausgebaut.

---

[1] COOMBS, PECORA, THOROGOOD, CONSOLAZIO und TALBOTT 1940, MARTIN 1948.
[2] COOMBS, PECORA, THOROGOOD, CONSOLAZIO und TALBOTT 1940.
[3] FRIEDMAN 1948, MARTIN 1948, TALBOTT 1943.
[4] BONSNES, DILL und DANA 1944, TALBOTT 1943.
[5] WOLFSON, COHN, LEVINE und HUDDLESTUN 1948.
[6] SCHAFFER, DILL und STANDER 1941. [7] FRIEDMAN 1947. [8] TALBOTT 1943.
[9] KLEMPERER und BAUER 1944, MARTIN 1948.
[10] WOLFSON, COHN, LEVINE und HUDDLESTUN 1948.
[11] MARTIN 1948. [12] BERGLUND und FRISK 1935.
[13] FRIEDMAN, BERNSTEIN und BYERS 1949. [14] SHANNON 1935.
[15] MARSHALL 1931, SHANNON 1935, GOLDRING, CLARKE und SMITH 1936 und SMITH, GOLDRING und CHASIS 1938.
[16] ELSOM, BOTT und SHIELS 1936, ELSOM, BOTT und WALKER 1937, LANDIS, ELSOM, BOTT und SHIELS 1936.
[17] WHITE 1940, CORCORAN, SMITH und PAGE 1941.
[18] SMITH 1943, SMITH, GOLDRING, CHASIS, RANGES und BRADLEY 1943, HOGEMAN 1948, FINDLEY, EDWARDS, CLINTON und WHITE 1942, BRUN, HILDEN und RAASCHOU 1947, FOA, WOODS, PEET und FOA 1942, STEINITZ 1941, FRIEDMAN, SELZER, ROSENBLUM, MCLEAN und PICARD 1941, HILDEN 1943 und 1946, FOA und FOA 1942, BERGER, FARBER und EARLE 1947, JOSEPHSON und LINDAHL 1943.
[19] HOGEMAN 1948, SMITH 1943, SMITH, GOLDRING, CHASIS, RANGES und BRADLEY 1943, BRUN, HILDEN und RAASCHOU 1947, FRIEDMAN, SELZER, ROSENBLUM, MCLEAN und PICARD 1941, CHESLEY und CHESLEY 1939, BRUN, KNUDSEN und RAASCHOU 1945, HILDEN 1943, 1946, FOA und FOA 1942.
[20] SMITH, GOLDRING und CHASIS 1938.

Da jedoch die Bestimmung organischen Jodes mit erheblichen Schwierigkeiten verbunden ist und das Diodrast in vivo in einem nicht geringen Anteil in die Erythrocyten diffundiert[1], untersuchte man, ausgehend von einem anderen Nierenkontrastmittel, dem Hippuran, die Abkömmlinge der Hippursäure in bezug auf ihre Ausscheidung durch die Tubuli[2]. Von diesen erwies sich die Paraaminohippursäure (PAH) als für den praktischen Gebrauch geeignet[3]. PAH wird nicht durch Trypsin und Peptidasen angegriffen[4] und ist auch relativ ungiftig[5], da Krämpfe bei Hunden erst bei einem Plasmaspiegel über 400 mg-% beobachtet wurden. Da PAH beim Menschen nicht in die Erythrocyten eindringt[6], nähert sich seine Extraktionsrate mit im Durchschnitt 0,92 noch mehr einer vollständigen Clearance als die des Diodrasts[7]. Die Plasma-Clearance beim Menschen liegt im Durchschnitt zwischen 600 und 650 cm³/min, das *Tm* ist bei Männern und Frauen etwa gleich mit 77 mg/min[8] (s. Kapitel II, 1b).

Da bei einer PAH-Extraktion von 92% die restlichen 8% auf dasjenige Blut der Nierenarterie bezogen werden können, das nicht mit den Tubuli in Verbindung kommt, sondern Nierenkelche, Nierenbecken, Nierenkapseln und perirenales Fett durchströmt, scheint es wahrscheinlich, daß dasjenige Blut, das tatsächlich das aktive Nierengewebe durchströmt, fast 100%ig von PAH geklärt wird. Bei der Annahme einer 100%igen PAH-Extraktion stellt dann die PAH-Clearance ein Maß für den wirksamen („effektiven") renalen Plasmafluß dar[1], und mit Hilfe einer Korrektur mittels des Hämatokritwertes kann auf die Durchblutung der Niere geschlossen werden[9] (s. Kapitel I, 2e, S. 7).

Die Ausscheidung von Phenolrot ist heute von vorwiegend klinischem Interesse; die Substanz hat eine bedeutende Rolle in der Geschichte der Nierenphysiologie gespielt. Schon früh konnten Marshall und Mitarbeiter[10] den Nachweis erbringen, daß zwar fast 70% des Phenolrotes bei einer Zirkulation durch die Nieren aus dem Blut entfernt werden[11]. Da nur 25% der Substanz ultrafiltrabel sind, wurde schließlich eine tubuläre Beteiligung an der Ausscheidung von Phenolrot angenommen[12]. Phenolrot ist wesentlich intensiver an die Plasmaeiweiße als Diodrast und PAH gebunden[13], und das Gleichgewicht zwischen freiem und gebundenem Phenolrot ist an Menschen und Tieren in zahlreichen Untersuchungen geprüft worden[14]. Die Plasmaphenolrot-Clearance liegt beim Menschen bei etwa 400 ml[15], die Plasmaextraktionsrate liegt mit 0,5—0,6 wesentlich niedriger als die für PAH und Diodrast und entspricht etwa den an Hunden gefundenen Werten[16].

---

1 Smith, Goldring und Chasis 1938.
2 Smith, Finkelstein, Aliminosa, Crawford und Graber 1945.
3 Chasis, Redish, Goldring, Ranges und Smith 1945.
4 Beyer, Mattis, Patch und Russo 1945.
5 Mattis, Beyer, McKinney und Patch 1945.
6 Smith, Finkelstein, Aliminosa, Crawford und Graber 1945.
7 Phillips, Dole, Hamilton, Emerson, Archibald und van Slyke 1946, Warren, Brannon und Merrill 1944, Bradley 1947, Bradley und Bradley 1947, Bradley Curry und Bradley 1947, Bradley und Halperin 1948, Reubi und Schroeder 1949, Sirota 1949, Breed, Maxwell und Smith 1950, Cargill 1949, Werkö, Bucht und Josephson 1949.
8 Chapman, Henschel, Minckler, Forsgren und Keys 1948, Brun, Hilden und Raaschou 1947. 9 Smith 1951.
10 Marshall und Vickers 1923, Marshall 1931, Marshall und Crane 1924.
11 Siehe auch Sheehan 1936.
12 Richards, Bott und Westfall 1938, Forster 1940. 13 Grollman 1925, 1926.
14 Goldring, Clarke und Smith 1936, Smith und Smith 1938, Shannon 1935, Pitts 1938, Smith 1939, Goldstein 1949.
15 Smith, Goldring und Chasis 1938, Goldring, Chasis, Ranges und Smith 1940.
16 Sheehan 1936, Shannon 1935.

Die Phenolrotausscheidung durch die Tubuli wird bei steigendem Plasmaphenolrotgehalt durch ein tubuläres Maximum begrenzt, das etwa bei 35 mg/min liegt[1]. Bei Hunden wurde ein Phenolrot-*Tm* von 8 mg/min gefunden[2].

Weitere körperfremde Substanzen, die beim Menschen durch die Tubuli sezerniert werden, sind die Penicilline, bei denen Clearance-Werte von 750 bis 1000 cm^3/min gefunden wurden[3]. In Untersuchungen an Hunden entsprechen die Penicillin-Clearances denjenigen der PAH[4]. Das tubuläre *Tm* für Penicillin-G scheint sehr hoch zu liegen, da eine Injektion von 600 Millionen Einheiten beim Erwachsenen nötig waren (entsprechend einem Plasmaspiegel von 300 mg-%), um den tubulären Ausscheidungsmechanismus abzusättigen.

Die Penicillinsekretion durch die Tubuli kann durch Diodrast und PAH vermindert werden[5]. Jedoch ist das Carinamid (4-Carboxyphenylmethansulfonanilid) dazu wesentlich besser geeignet[6], so daß die gleichzeitige Verabfolgung von Caronamid zu einer Erhöhung der Penicillin-Plasmakonzentration führt, was vielfach zu therapeutischen Zwecken verwendet wurde[7]. Neben der Penicillinsekretion hemmt Caronamid auch die tubuläre Exkretion von PAH und Phenolrot, hat jedoch keinen Effekt auf das Glucose-*Tm*, das Arginin-*Tm* oder die Harnstoff-, Sulfonamid- oder Kreatinin-Clearances[8]. Da weiterhin Hippuran und Diodrast in der Lage sind, die Phenolrotausscheidung zu erniedrigen und andererseits die Erhöhung des Phenolrotplasmaspiegels zu einer Senkung der Diodrast-Clearance führt, wurde geschlossen[9], daß diese Verbindungen durch einen gemeinsamen cellulären Mechanismus in den Tubuli ausgeschieden werden, und daß bei Überlastung des Transportmechanismus durch eine von diesen diejenige Substanz mit der geringsten Affinität und Konzentration vom tubulären Transport ausgeschlossen wird. Es liegt hier also ein klassisches Beispiel einer kompetitiven Hemmung vor.

Biochemie der tubulären Sekretion körperfremder Substanzen.

Nachdem SHANNON[10] auf Grund seiner Untersuchungen über die Ausscheidung von Phenolrot und anderer Substanzen zu dem Schluß gekommen war, daß es sich hierbei um einen aktiven intracellulären Transportmechanismus handeln muß, da diese Substanzen gegen einen Konzentrationsgradienten von peritubulärem Blut in das Tubuluslumen hineintransportiert werden müssen, haben TAGGART und Mitarbeiter[11] die biochemischen Grundlagen dieser Reaktion weiter untersucht. Soll eine Substanz A gegen einen Konzentrationsgradienten transportiert werden, so muß sie mit einer intracellulären Komponente X eine Verbindung AX eingehen. Diese Verbindung AX muß nach stattgefundenem Transport durch die Zelle hindurch wieder in A und X dissoziieren, wobei A an das Tubuluslumen abgegeben wird und X zur erneuten Regeneration von AX bereit steht:

$$A + X \rightarrow AX \rightarrow A + X.$$

[1] SMITH, GOLDRING und CHASIS 1938. [2] SHANNON 1935. [3] RANTZ und KIRBY 1944.
[4] BEYER, PETERS, WOODWARD und VERWEY 1944, BEYER, MILLER, RUSSO, PATCH und VERWEY 1947.
[5] RAMMELKAMP und BRADLEY 1943, BEYER 1947, BEYER, PETERS, WOODWARD und VERWEY 1944, BEYER, VERWEY, WOODWARD, PETERS und MATTIS 1945, LOEWE, ROSENBLATT, ALTURE-WERBER und KOZAK 1945.
[6] BEYER 1947, BEYER, MILLER, RUSSO, PATCH und VERWEY 1947.
[7] CORNEAL, HILDICK-SMITH, FELL und MCNAIR SCOTT 1948, CROSSON, BOGER, SHAW und MILLER 1947, VERWEY und MILLER 1947.
[8] WOLF und BALL 1949, BEYER, MCKINNEY, TILLSON und GREEN 1947, BEYER, RUSSO, PATCH, TILLSON und SHANER 1947, BOGER und CROSSON 1949.
[9] SMITH, GOLDRING und CHASIS 1938. [10] SHANNON 1938, 1939. [11] TAGGART 1952.

In vitro-Untersuchungen an renalen Tubuli der Flunder[1] konnten zeigen, daß im aeroben Versuch Phenolrot von den Fischtubuli in erheblichem Ausmaß gespeichert wird. Diese Speicherung wird durch 2,4-Dinitrophenol (DNP) blockiert. Da es jedoch bekannt ist, daß DNP in einer Konzentration von 1/10000 molar die Bildung von energiereichen Phosphaten (ATP) blockiert[2], wurde geschlossen, daß ATP den Energiespender für den Transport von Phenolrot darstellen könnte. Die Beobachtungen über die Transporthemmung durch DNP konnten für PAH mit Hilfe von Clearance-Untersuchungen an intakten Hunden bestätigt werden[3].

Da es jedoch auf Grund der chemischen Struktur der transportierten Substanzen unwahrscheinlich ist, daß diese selbst phosphoryliert werden, wurde weiterhin an in vitro-Versuchen mit Nierenschnitten die Aufnahme von PAH von diesen Nierenschnitten unter verschiedenen Bedingungen untersucht. Dabei konnte gezeigt werden, daß die PAH-Aufnahme abhängig ist von einem relativ hohen Sauerstoffdruck, daß sie durch Milchsäure, Brenztraubensäure und Essigsäure gesteigert wird, daß Tricarbonsäuren keinen Einfluß auf den Transport haben, und daß die Dicarbonsäuren α-Ketoglutarsäure, Bernsteinsäure, Fumarsäure und Äpfelsäure, Glutaminsäure sowie eine Reihe von Fettsäuren die PAH-Aufnahme hemmen. Diese in vitro-Versuche wurden am Hund und am Menschen bestätigt[4]. Aus diesen Ergebnissen folgt

1. daß der PAH-Transport von aeroben Bedingungen abhängig ist;
2. daß die für den Transport gelieferte Energie durch ATP bereitgestellt wird;
3. daß der stimulierende Effekt von Milchsäure, Brenztraubensäure und Essigsäure nicht auf der Oxydierbarkeit dieser Substanzen beruht, da andere oxydierbare Substanzen diesen Effekt nicht haben.

Daß die Dicarbonsäure sowie Penicilline und Diodrast die Sekretion von PAH hemmen, beruht wahrscheinlich auf einer Konkurrenzbindung in irgendeinem Schritt des Sekretionsvorgangs. Da die Carboxylgruppe die einzige Gruppe ist, die alle diese Substanzen gemeinsam hat, und da die an der Aminogruppe acetylierte oder methylierte PAH in der gleichen Weise ausgeschieden wird wie ihre Muttersubstanz, ist es wahrscheinlich, daß die für den Transport dieser Substanzen wichtige Gruppe die Carboxylgruppe ist.

Die Tatsache der Steigerung der Ausscheidung aller dieser Substanzen durch Essigsäure sowie die Tatsache, daß die Carboxylgruppe die für den Transport wichtige zu sein scheint, haben weitere Folgerungen ermöglicht. LIPMANN[5] hat gezeigt, daß Essigsäure, bevor sie in biochemische Reaktionen eintreten kann, durch eine Reaktion aktiviert werden muß, bei der ATP beteiligt ist, und nach LYNEN und Mitarbeitern[6] ist diese sog. „aktivierte Essigsäure" das Acetylmercaptan des Coenzyms A. Nach LYNEN wird die Essigsäure in folgender Weise aktiviert:

1. Enzym + ATP = Enzym-AMP + PP,
2. Enzym-AMP + CoA-SH = Enzym-S-CoA + AMP,
3. Enzym-S-CoA + CH_3COOH = Enzym + CoA-S-$OCCH_3$.

Das auf diese Weise durch das acetataktivierende Enzym (LYNEN) gebildete Acetyl-CoA dient in einer Reihe von synthetischen Reaktionen als Donator von 2 Kohlenstoffgruppen (Bildung von Acetylcholin, von Acetessigsäure und von Citronensäure aus Oxalessigsäure). Weiterhin geht Acetyl-CoA Austauschreaktionen mit anderen Carbonsäuren (z. B. Bernsteinsäure) unter Bildung des

---

[1] FORSTER 1948, FORSTER und TAGGART 1950.
[2] CROSS, TAGGART, COVO, GREEN 1949. [3] MUDGE und TAGGART 1950.
[4] MUDGE und TAGGART 1950, MCDONALD, SHOCK und YIENGST 1951.
[5] LIPMANN 1948. [6] LYNEN, REICHERT und RUEFF 1951, LYNEN 1953.

entsprechenden aktivierten Mercaptans (Succinyl-CoA) ein. Die auf diese Weise entstandenen Acylmercaptane sind den energiereichen Phosphaten vergleichbare energiereiche Verbindungen[1]. Die Wahrscheinlichkeit, daß auch PAH durch eine Koppelung an Coenzym A transportiert wird, wurde dadurch erhöht, daß Benemid und Carinamid, die beide den PAH-Transport hemmen, ebenfalls in der Lage sind, die Hippursäuresynthese zu unterdrücken. Es konnte nachgewiesen werden, daß die Hippursäuresynthese aus Benzoesäure und Glykokoll ATP- und Coenzym A-abhängig ist[2], daß sich dabei ein energiereiches Benzoyl-CoA bildet, und daß das Benemid wahrscheinlich die Synthese von Benzoyl-CoA blockiert[3].

Aus diesen Beobachtungen zieht TAGGART den Schluß[4], daß der Transport von PAH ebenfalls durch Bindung an Coenzym A als energiereiches Mercaptan des Coenzyms A vonstatten geht. Dabei kann einerseits die Reaktion so erfolgen, daß am Coenzym A Aminohippurat gegen Acetat ausgetauscht wird:

4. CoA-S-Acetyl + Aminohippurat = CoA-S-Aminohippuryl + Acetat,

5. CoA-S-Aminohippuryl + H_2O = CoA-SH + Aminohippurat.

Die andere Möglichkeit wäre die, daß das acetataktivierende Enzym auch die Aktivierung von PAH katalysieren würde.

3a. Enzym-S-CoA + Aminohippurat = Enzym + CoA-S-Aminohippuryl.

4a. CoA-S-Aminohippuryl + Acetat = CoA-S-Acetyl + Aminohippurat.

Diese zweite Möglichkeit würde bedeuten, daß der Transport von PAH nur einen außerordentlich kleinen Energieverbrauch hat.

Die Zusammenhänge zwischen der Speicherung tubulär sezernierter Substanzen und der Höhe ihrer Clearance untersuchten kürzlich COPENHAVER und FORSTER[5] an Nierenschnitten von Kaninchen. Während nach den Untersuchungen von SPERBER[6] die Exkretionsrate der Sulfonphthaleinderivate in der folgenden Reihenfolge absinkt: Phenolrot, Xylenolblau, Chlorphenolrot, Bromchlorphenolblau, Bromkresolpurpur, Bromphenolblau und Bromcresolgrün, verhalten sich die in den Nierenschnitten gefundenen Mengen gerade umgekehrt zu dieser Reihenfolge, so daß die Substanzen in um so höheren Konzentrationen intracellulär gespeichert werden, je langsamer sie sezerniert werden.

Doch sind über diese intracellulären Vorgänge hinaus der PAH-Transport und die PAH-Speicherung im Nierenparenchym noch von anderen Faktoren abhängig. So wird die PAH-Ausscheidung durch experimentelle Erhöhung des Blutdrucks mit Hilfe eines künstlichen Herzens erhöht. Auch eine Erhöhung des Urinvolumens führt zu einer vermehrten PAH-Ausscheidung[7]. Änderungen des PAH-Blutspiegels z. B. durch Clearance-Bestimmungen nach nur einmaliger Injektion führen durch schnelle Veränderungen der arterio-venösen Differenzen zu einer Abnahme der PAH-Extraktion mit erniedrigten Werten für die Nierendurchblutung, wie vergleichende Messungen mit der Thermostromuhr gezeigt haben.

Der Transport von Paraaminohippursäure ist auch von der normalen Zusammensetzung der Gewebselektrolyte abhängig. So führt die Verschiebung in der Na/K-Relation und der Ersatz von Chlorid durch verschiedene andere Anionen bei in vitro-Versuchen zu einer deutlichen Senkung der PAH-Aufnahme von Nierenschnitten[8] (s. auch Kapitel III, 2c γ, S. 78).

Auf hormonale Einflüsse bei der PAH-Sekretion weisen FARAH, KODA und FRAZER[9] hin. Sie finden bei hypophysektomierten Ratten die in vitro-Aufnahme

[1] STERN, SHAPIRO, STADTMAN, OCHOA 1951, STADTMAN 1952.
[2] BEYER, WIEBELHAUS, TILLSON, RUSSO, WILHOYTE 1950, CHANTRENNE 1951.
[3] SCHACHTER und TAGGART 1953. [4] TAGGART 1954.
[5] COPENHAVER und FORSTER 1955. [6] SPERBER 1954. [7] NEDELJKOVIĆ 1956.
[8] TAGGART, SILVERMAN und TRAYNER 1953. [9] FARAH, KODA und FRAZER 1956.

von PAH durch Nierenschnitte auf die Hälfte der von Normaltieren herabgesetzt. Durch Verabfolgung von Wachstumshormon, Thyroxin und Testosteron ist diese Depression ganz oder teilweise zu beheben.

Wenn auch den bisher genannten Substanzen außer den Sulfonphthaleinen die Carboxylgruppe als reaktionsfähige Gruppe gemeinsam ist, so glaubt doch TAGGART, daß ebenfalls die Sulfonsäuregruppe des Phenolrots in der Lage ist, mit Coenzym A zu reagieren. SPERBER[1] untersuchte die gegenseitige Beeinflussung zahlreicher Sulfonphthaleine in bezug auf ihre tubuläre Ausscheidung an Küken und Ziegen. Er konnte dabei zeigen, daß die Phenolrotextraktion sowohl durch eine Reihe ähnlich konfigurierter Farbstoffe (Xylelolblau, Thymolblau, Chlorphenolrot, Chromkresolpurpur, Bromthymolblau, Bromchlorphenolblau, Bromphenolblau, Bromkresolgrün) als auch durch Carinamid und PAH signifikant gesenkt werden kann. Eine weitere Gruppe von Substanzen, die tubulär sezerniert werden, deren Sekretion aber nicht durch Diodrast oder Hippursäure beeinflußt wird, sind N-Methylnicotinamid, Piperidin, Guanidin und Methylguanidin[2]. Weiterhin untersuchte SPERBER[3] die Ausscheidung von Estern der Glucuronsäure sowie Schwefelsäureestern und fand, daß zwar Glucuronsäure selbst nicht vom Küken tubulär ausgeschieden wird, daß aber eine Reihe von Glucuronsäurederivaten (Phenylglucuronid, Resorcinylglucuronid) sowie eine Anzahl von Schwefelsäureestern (Phenol-, Resorcin-, Hydrochinon-mono- und -dischwefelsäureester) tubulär sezerniert werden. Die tubuläre Ausscheidung dieser Substanzen wird durch Hippurat und Diodrast gehemmt. Ebenfalls hemmen Methylglucuronid und Resorcin-dischwefelsäureester die Ausscheidung von Phenolrot.

g) Die Ausscheidung von Protein.

Eiweiß wird normalerweise nur in geringen Spuren im Urin von Säugetieren ausgeschieden. Die Angaben über die von Normalpersonen je Tag ausgeschiedenen Mengen schwanken stark. Während ADDIS (1942) angibt, daß die Proteinausscheidung 10 mg/Tag normalerweise nicht überschreitet, fanden SEITZ, ZIMMER und ALBERTI (1953) Proteinkonzentrationen von im Mittel 20 mg je Liter bei größeren Schwankungen und RIGAS und HELLER (1951) eine durchschnittliche Tagesausscheidung von 39 mg. Die Zusammensetzung des Urinproteins differiert erheblich von der des Plasmaproteins. Der Albumin/Globulin-Quotient ist im Urin umgekehrt, das Albumin macht nach papierelektrophoretischen Untersuchungen etwa ein Fünftel des Proteins aus[4] und auf Grund von Untersuchungen mit der Ultrazentrifuge beträgt der Albumin/Globulin-Quotient 0,51[5]. Der größte Teil der Globuline wandert als α-I- und α-II-Globuline.

In Mikropunktionsversuchen am Frosch und am Necturus[6] sowie an Ratten und Meerschweinchen[7] konnten Mengen von Eiweiß im Glomerulumfiltrat nachgewiesen werden, die in den meisten Fällen 30 mg-% nicht überschritten. Wird die Kaninchenniere mit eiskaltem Serum durchspült, so daß wahrscheinlich die aktive Tubulusleistung auf ein Minimum reduziert wird, ohne die Glomerulumpermeabilität zu verändern, so enthält der Urin, der sich in seiner Zusammensetzung dem Glomerulumfiltrat nähert, 15—22 mg-% Protein[8]. Nimmt man für den Menschen bei einem Glomerulumfiltrat von 180 Liter je Tag eine Proteinkonzentration von 20 mg-% an, so würde dieses bereits zu einer Eiweißausscheidung von 36 g/Tag führen, falls keine Rückresorption von Eiweiß angenommen wird. Es muß daher eine fast quantitative Rückresorption von Eiweiß aus dem

[1] SPERBER 1954. [2] SPERBER 1948a. [3] SPERBER 1948b.
[4] SEITZ, ZIMMER und ALBERTI 1953. [5] RIGAS, HELLER 1951. [6] WEARN, RICHARDS 1924.
[7] WALKER, BOTT, OLIVER und MACDOWELL 1941. [8] DOCK 1942.

Glomerulumharn postuliert werden. Diese scheint jedoch für die einzelnen Eiweißfraktionen unterschiedlich zu sein, so daß mehr Albumin als Globulin rückresorbiert wird, da sonst eine Umkehrung des Albumin/Globulin-Quotienten im Urin nicht erklärbar ist[1]. Die Fähigkeit zur Eiweißrückresorption konnte von RATHER (1952) für die Zellen des proximalen Tubulus nachgewiesen werden; proteingebundenes T 1824 wurde in den Zellen des proximalen Tubulus gefunden[2], was als Beweis für die Rückresorption von Protein in diesem Nephronabschnitt angesehen werden kann, da injiziertes T 1824 mit den Plasmaproteinen einen festen blaugefärbten Komplex bildet[3]. Auf Grund von T 1824-Bestimmungen in Rattennieren nach Verabfolgung dieser Substanz wurde geschlossen, daß etwa 5 mg/Std rückresorbiert wird, was einer täglichen Filtration und Rückresorption von etwa einem Drittel des zirkulierenden Plasmaproteins entspricht[4]. Eine Zusammenfassung der bis 1952 auf diesem Gebiet erschienenen Literatur gibt RATHER[5]. Er hält in Übereinstimmung mit anderen Autoren[6] das Auftreten von hyalinen Tropfen in den Zellen der Nierentubuli nicht für eine Degenerationserscheinung, sondern für ein Zeichen gesteigerter Eiweißrückresorption.

Bei experimentellen Proteinurien bei Ratten (intravenöse und intraperitoneale Verabfolgung von Eiereiweiß, Rattenserum, Hämoglobin und Pferdeserum) kommt es zunächst bei geringem Eiweißangebot an die Tubuluszellen zu einer Resorption im proximalen Tubulus ohne histologische Veränderungen. Wird die Kapazität der Tubuluszellen für das durchströmende Eiweiß durch die Art oder die Menge des Proteins überschritten, so tritt eine Tröpfchenbildung zunächst im mittleren Drittel, später im ganzen proximalen Tubulus auf, die als ein zusätzlicher Mechanismus im Stoffwechselgeschehen, durch welchen sich die Niere des resorbierten Eiweißes entledigen kann, gedeutet werden mag. Dieser stellt einen intracellulären Prozeß dar, in welchem die Mitochondrien mit ihren Enzymen und das resorbierte Eiweiß sich zur Tropfenbildung vereinen[7]. Die Tropfen scheinen ein Zentrum gesteigerter Stoffwechselaktivität zu sein[8].

Aufarbeitungen von Nierengewebe zur Zeit der deutlichsten Tropfenbildung nach Eiereiweißinjektion ergeben, daß die gereinigte Fraktion der Tropfen den größten Anteil an Eiereiweiß gegenüber allen anderen Gewebsfraktionen enthält[9].

Wird der Eiweißplasmaspiegel bei Hunden durch Plasmainjektionen erhöht, so beginnt die Eiweißausscheidung im Harn bei einem Plasmaspiegel von 10 g-%. Diese Art der Proteinurie ist physiologisch, die Eiweißausscheidung sistiert wieder bei fallendem Eiweißplasmaspiegel und die Nieren zeigen keine mikroskopischen Veränderungen[10]. Bei diesen Versuchen wurden 7—26% des injizierten Proteins ausgeschieden. Das Harneiweiß besteht hier zu 60—75% aus Albumin, der Rest aus β- und γ-Globulinen, α-Globuline sind nur in Spuren vorhanden (s. auch COYE, MAUDE, DIBBLE und YUILE 1955).

Wird gereinigtes Hämoglobin Hunden intravenös verabfolgt, so wird eine Hämoglobinurie erst oberhalb eines Plasmaspiegels von 100 mg-% beobachtet. Oberhalb dieses Spiegels steigt die Hämoglobinausscheidung proportional zur Plasmakonzentration[11] und die Hämoglobin-Kreatinin-Clearance-Rate bei Hunden sowie die Hämoglobin-Inulin-Clearance-Rate bei Ratten beträgt 0,03—0,04[12]. Daraus ist zu schließen, daß die Hämoglobinurie nicht das Ergebnis einer vorübergehenden glomerulären Schädigung darstellt, und daß die Rückresorption von Hämoglobin durch ein T_m begrenzt ist.

[1] RIGAS und HELLER 1951. [2] DOCK 1942, GILSON 1949. [3] ALLEN, ORAHOVATS 1948.
[4] SELLERS, GRIGGS, MARMORSTON, GOODMAN 1954. [5] RATHER 1952.
[6] TERBRÜGGEN 1931, RANDERATH 1937, 1941. [7] OLIVER, MACDOWELL und LEE 1954.
[8] OLIVER, MOSES, MACDOWELL und LEE 1954. [9] STRAUS und OLIVER 1955.
[10] TERRY, HAWKINS, CHURCH und WHIPPLE 1948.
[11] LICHTY, HAVILL und WHIPPLE 1932. [12] LIPPMAN 1948.

Die Verhältnisse über die Ausscheidung von Hämoglobin beim Menschen sind noch nicht ausreichend untersucht und die Ergebnisse recht uneinheitlich[1].

Da Myoglobin ein wesentlich niedrigeres Molekulargewicht als Hämoglobin hat, wird Myoglobin bereits von Hunden bei einem wesentlich niedrigeren Plasmaspiegel (15—20 mg-%) ausgeschieden[2].

Die pathologische Eiweißausscheidung.

Theoretisch ergibt sich für den Entstehungsmechanismus einer vermehrten, also pathologischen Eiweißausscheidung folgende Reihe von Möglichkeiten:

1. Die Proteinurie beruht auf fehlender tubulärer Rückresorption von normalerweise filtrierten Eiweißen[3].
2. Die Ursache der Proteinurie ist die vermehrte Permeabilität der Glomerulummembran für Proteine[4]. Dabei wird eine vermehrte tubuläre Rückresorption mit Auftreten von Granula („Athrocytose")[5] in den Zellen der proximalen Tubuli beobachtet.
3. Es kommt zu einer Strömungsverlangsamung in den Glomerulumschlingen mit vermehrter Eiweißfiltration bei normalen Glomerulummembranen[6].
4. Eiweiß wird von den Tubuluszellen sezerniert[7].
5. Abartige Plasmaeiweißkörper, für die die Glomerulummembran besser permeabel ist, werden gebildet[8].

Die Frage, ob bei der Proteinurie die Eiweißkonzentration im Glomerulumfiltrat den mutmaßlichen normalen Höchstwert von 25—30 mg-%[9] übersteigt, und ob die Glomerulummembran bei der Proteinurie eine vermehrte Permeabilität besitzt, ist von CHINARD und Mitarbeitern[10] am nephrotischen Syndrom eingehend untersucht worden. Sie berechneten die geringstmögliche Albuminkonzentration im Globerulumharn (G_{alb}) (unter Vernachlässigung der Möglichkeit einer tubulären Rückresorption) aus der Division der je Minute ausgeschiedenen Eiweißmenge in Milligramm durch das Glomerulumfiltrat in ml/min (endogene Kreatinin-clearance). Dabei fanden sie bei Patienten mit schweren Ödemen eine minimale glomeruläre Albuminkonzentration (G_{alb}) von etwa 2—3% der entsprechenden Plasmaalbuminkonzentration (P_{alb}). Diese fiel nur dann in den Bereich der für die normale Niere postulierten Werte (unter 25—30 mg-%), wenn die Plasmaalbuminkonzentration (P_{alb}) sehr niedrig war (unter 1 g-%). Wurde P_{alb} durch Albumininfusionen auf etwa 2—3 g-% erhöht, so stieg die Albuminausscheidung und damit G_{alb} ebenfalls stark an, da die Kreatinin-Clearance relativ konstant blieb. G_{alb} wurde mit 100—200 mg-% errechnet. Der Anstieg von G_{alb} war dem von P_{alb} annährend proportional, so daß die Albuminclearance fast gleich blieb. Der Albumin/Kreatinin-Clearance-Quotient schwankte zwischen 0,02 und 0,03. Hieraus ist zu folgern, daß Albumin in wesentlich größeren Mengen als normalerweise in den Primärharn gelangt, daß dieses auf dem Wege einer vermehrten Filtration geschieht, und daß nur wenig Albumin rückresorbiert wird, falls der Rückresorptionsmechanismus für Albumin durch ein tubuläres Maximum (T_m) begrenzt ist. Wird Albumin jedoch durch einen tubulären Mechanismus transportiert, der einen der filtrierten Menge proportionalen Teil rückresorbiert, so geben die Befunde keinen Aufschluß über die rückresorbierte Albuminmenge. Die im vorigen Kapitel besprochenen Untersuchungen über die Ablagerung von

---

[1] OTTENBERG und FOX 1938, GILLIGAN, ALTSCHULE und KATERSKY 1941.
[2] YUILE und CLARK 1941. [3] ADDIS 1948. [4] RANDERATH 1941.
[5] GERARD 1936, OLIVER 1948, LIPPMAN, UREEN, OLIVER 1951, RATHER 1948.
[6] GRAY, LAUFER 1955. [7] FREY 1951. [8] WUHRMANN, WUNDERLY 1950, 1952.
[9] METTCOFF, WALLACE 1950, OLIVER 1944, WALKER, BOTT, OLIVER, MACDOWELL 1941.
[10] CHINARD, LAUSON, EDER, GREIF, HILLER 1954.

Eiweißtröpfchen in den Zellen des proximalen Tubulus bei Eiweißinfusionen sprechen für den letzteren Transportmechanismus, da sie auf eine vermehrte Rückresorption bei vermehrter Filtration hinweisen. Durch diese Untersuchungen konnte die Auffassung Randeraths (1935, 1941) über die Entstehung der Proteinurie bei der Nephrose als Permeabilitätsvermehrung der Glomerulummembran weitgehend gesichert werden. Eine fehlende Eiweißrückresorption kommt als wesentlicher pathogenetischer Faktor für die Proteinurie bei der Nephrose also nicht in Betracht[1].

In Übereinstimmung mit diesem auf eine erhöhte Permeabilität der Glomerulummembran hinweisenden Befund stehen die Untersuchungen von Wallenius (1954), der unter normalen Bedingungen eine Molekülsiebung nach Dextraninfusionen bis zu einem Molekulargewicht von etwa 50000 fand. Größere Dextranmoleküle mit einem Molekulargewicht bis zu 100000 wurden nur bei Proteinurie im Harn gefunden (s. Kapitel I, 2, i).

Coye und Mitarbeiter[2] erbrachten den Nachweis, daß es durch Infusion von Renin gelingt, eine Proteinurie zu erzeugen, die vorwiegend aus Albuminen besteht und die als Ausdruck einer gesteigerten Glomerulum-Permeabilität gedeutet wird.

Auf die Möglichkeit, daß auch die Herabsetzung der glomerulären Blutstromgeschwindigkeit zu einer vermehrten Eiweißfiltration führen kann, wiesen Gray und Laufer (1955) hin. Sie beobachteten einen 28jährigen Patienten mit Aortenstenose und exzessiver Linkshypertrophie, die zu einer Verdrängung und Stenosierung der Tricuspidalis und damit zur Rechtsinsuffizienz ohne Lungenstauung (Bernheim-Syndrom) führte. Im letzten Lebensjahr entwickelte sich ein ausgeprägtes nephrotisches Syndrom. Bei der Obduktion fand sich eine Thrombosierung der Nierenvenen mit fast völliger Obliteration des Lumens. Es wird vermutet, daß allein die Verlangsamung des intraglomerulären Blutstroms nach stenosierender Wandthrombosierung der Vasa efferentia einen vermehrten Durchtritt von Protein durch die normale Glomerulummembran zur Folge hat. Langdauernder exzessiver Eiweißverlust führe dann zum nephrotischen Syndrom. Das Auftreten von Eiweiß im Urin beobachteten bereits Rowntree, Fitz und Geraghty (1913) bei Herabsetzung der Blutstromgeschwindigkeit durch experimentelle Stauung der Vena renalis oder der Vena cava. Auf das Auftreten von nephrotischen Syndromen bei autoptisch nachgewiesenen Nierenvenenthrombosen wiesen unter anderem auch Heilmeyer und Lippross (1937), Bell (1947), Jiminéz Diaz (1950) sowie Blainey, Hardwicke und Whitfield (1954) hin. Wir wollen heute dahingestellt sein lassen, ob dieser Mechanismus der intraglomerulären Blutstromverlangsamung bei der Pathogenese des nephrotischen Syndroms eine Rolle spielt, wie überhaupt die Annahme der Proteinurie als *alleinige* Ursache des nephrotischen Syndroms immer fraglicher wird (s. unten), jedoch ist die Möglichkeit naheliegend, daß orthostatische Eiweißverluste durch venöse Stauung der tiefertretenden Niere mit konsekutiver Verlangsamung der Glomerulumdurchblutung verursacht werden. Der Eiweißausscheidung bei dekompensierten Herzleiden mag dieser Mechanismus ebenfalls zugrunde liegen. Bei all diesen Zuständen mit Stauung ist es eine offene Frage, ob die venöse Stauung durch Stromverlangsamung oder durch andere Ursachen zur Proteinurie und zum nephrotischen Syndrom führt.

Die Diskussion dieser Möglichkeit leitet zu der Frage über, wie weit eine quantitativ andersartige Zusammensetzung des Plasmaeiweißes, eine ,,Dysproteinämie"[3], oder aber ein qualitativ andersartiger Aufbau von Eiweißkörpern, eine ,,Heteroproteinämie"[4], an dem Zustandekommen von Proteinurien beteiligt sind.

[1] Chinard und Mitarbeiter 1954. [2] Coye, Maude, Dibble und Yuile 1955.
[3] Wuhrmann und Wunderly 1952. [4] Bennhold 1954.

RANDERATH (1935) sieht in den morphologischen Veränderungen an den Tubulusepithelien beim nephrotischen Syndrom eine *Folge* der Eiweißausscheidung durch das Glomerulum. Das Wesen dieser Erkrankung sieht er wie ASCHOFF (1927) in einer physiko-chemischen Zustandsänderung des Blutplasmas. Diese Ansicht stützt sich unter anderem auf die Untersuchungen von GERARD und CORDIER (1933), die nach Injektionen von cholesterinhaltigem Nephroseserum in die Bauchhöhle von Salamandern nur in den sog. offenen Nephronen eine tubuläre Cholesterinspeicherung nachweisen konnten. HEIN (1938) konnte zeigen, daß zwar Eialbumin, welches glomerulär filtrabel ist, in den Tubuli beider Nephronarten des Salamanders gespeichert wird, während aber für Salamanderserum keine Speicherung nachgewiesen werden konnte. Diese Befunde legten, obwohl ihre Richtigkeit durch die Untersuchungen von OLIVER, MACDOWELL und LEE (1954), die eine Eiweißspeicherung unabhängig von der Eiweißart bei höherer Konzentration in jedem Falle zeigen konnten, stark in Frage gestellt wird, damals den Schluß nahe, daß nur *abartiges* Eiweiß in den Tubulusepithelien gespeichert würde, und daß nur abartige Eiweißkörper durch die Glomerulummembran filtriert würden[1].

Zwar ist diese Annahme heute nicht mehr haltbar, doch liegen über die Heteroproteinämie beim nephrotischen Syndrom zahlreiche sich zum Teil widersprechende Ergebnisse von Arbeiten mit chemischer, immunologischer und anderer Methodik vor. So stellten GOETSCH und REEVES (1936) immunserologisch faßbare Veränderungen an den Serumeiweißkörpern von Nephrosekranken gegenüber Gesunden fest.

ALVING und MIRSKY (1936) fanden im nephrotischen Plasma, aus dem die Globuline durch Präcipitation entfernt worden waren, weniger Cystin als in normalem. Sie schlossen hieraus auf ein cystinarmes Albumin, doch konnte von BRAND, KASSELL und SAIDEL (1944) gezeigt werden, daß α-Globulin, die übliche Verunreinigung, sehr wenig Cystin enthält, so daß es wahrscheinlich ist, daß die Autoren ein mit α-Globulin verunreinigtes Albumin und nicht ein abartiges Protein in der Hand hatten[2]. Die chemischen Untersuchungen über den Aminosäurenaufbau von durch fraktionierte Aussalzung getrennten Serumproteinen bei Kranken mit starker Verschiebung des Eiweißquotienten ergaben ebenfalls keine Unterschiede zu Normalfällen[3]. Im Gegensatz hierzu stehen die Nachweise von vermehrtem Tyrosin und Phenylalanin im Serumgesamteiweiß[4], sowie die von vermehrtem Tyrosin und Tryptophan im Albumin Nephrosekranker[5].

Auf eine Veränderung der Kolloidstruktur und der Vehikelfunktion der nephrotischen Eiweiße haben BENNHOLD, KYLIN und RUSNYAK (1938) hingewiesen, die sich in einer Alteration der Kongorotprobe, der Löslichkeitskurven und der UV-Absorption manifestiert. Im Gegensatz hierzu stehen die Befunde von GITLIN und JANEWAY (1952). Sie immunisierten Kaninchen mit den Albuminen von gesunden und lipoidnephrotischen Kindern. Die Präcipitate der parallel durchgeführten Antigen-Antikörper-Reaktionen verglichen sie im UV-Spektrometer und fanden keine Unterschiede zwischen dem normalen und nephrotischen Eiweiß.

Neuerdings sind ROTHER, SARRE und KLUTHE (1957) der Frage des Auftretens von Heteroproteinen bei der durch das Masugi-Experiment erzeugten Nephritis-Nephrose, der Uranylacetat- und der Sublimat-Nekro-Nephrose des Kaninchens

[1] NONNENBRUCH 1942. [2] BRADLEY, TYSON 1948.
[3] BALINT und BALINT 1940—1943, HARTMANN und SCHRÖDER 1955, DIRR und GÖTZ-SCHRIEVER 1949.
[4] PLÜCKTHUN, SCHREIER, HAUSS 1953. [5] MÜTING 1952.

nachgegangen. Sie fanden bei Nekronephrosen mäßigen Schweregrades immun serologisch keine Unterschiede in den Albuminfraktionen gegenüber Normaltieren. Dagegen konnten sie bei Masugi-Nephritis-Nephrosen mit schweren nephrotischen Syndromen ausgeprägte immunserologische Differenzen in den isolierten Albuminfraktionen quantitativ nachweisen. UV-spektroskopische Absorptionsmessungen zeigten sowohl bei schweren Masugi-Nephritis-Nephrosen als auch bei schweren Nekronephrosen eine signifikante Erhöhung der Absorption bei 280 mμ. Diese Erhöhung ist durch eine Vermehrung des Anteiles aromatischer Aminosäuren (Tyrosin, Tryptophan, Phenylalanin) im Albumin dieser nephrosekranken Tiere bedingt. Durch Vergleichsmessungen mit einem Gemisch aromatischer Aminosäuren von im normalen Albumin vorkommenden Verhältnis konnte gezeigt werden, daß die genannten Aminosäuren etwa auf das Doppelte ihres normalen Anteiles vermehrt sind. Ein Vergleich zwischen dem Albumin/Globulin-Quotienten und der Heteroproteinämie ergab eine, wenn auch lockere, so doch deutliche Proportionalität zwischen Dysproteinämie und Heteroproteinämie, wobei der Auslösungsweg des nephrotischen Syndroms keine Rolle spielt (s. Abb. 17). Wenn ROTHER, SARRE und KLUTHE[1] folgern, daß die Bildung von biologisch und chemisch abartigen Eiweißkörpern (Heteroproteinen) erst mit zunehmendem Schweregrad des nephrotischen Syndroms gewissermaßen als Folge des mit der Dysproteinämie einhergehenden gesteigerten Eiweißumsatzes[2] stattfindet, so befinden sie sich zwar im Gegensatz zu den Auffassungen von WUHRMANN und WUNDERLY (1952), doch führt es die oben referierten Widersprüche bei den älteren Autoren einer einheitlicheren Sicht zu. In diesem Zusammenhang sind die Versuche von BRULL[3] interessant. Wird einem gesunden Hund das Blut eines nephrosekranken Tieres infundiert, so ist der ausgeschiedene Harn stets eiweißfrei. Wird der umgekehrte Versuch gemacht, dann scheidet der kranke Hund nach wie vor Eiweiß aus. Der Harn bleibt auch dann eiweißhaltig, wenn die kranke Niere mit dem Blut des gesunden Tieres durchströmt wird. Auch VOLHARD und NONNENBRUCH[3] sahen bei Transfusion von Nephroseblut an nierengesunde Patienten keine Proteinurie auftreten. Die Frage, ob die Proteinurie beim nephrotischen Syndrom durch das Auftreten von Heteroproteinen wesentlich bedingt ist, möchten wir auf Grund dieser Befunde verneinen. Die Heteroproteine scheinen vielmehr die *Folge* des Eiweißverlustes und des damit einhergehenden großen Eiweißumsatzes zu sein.

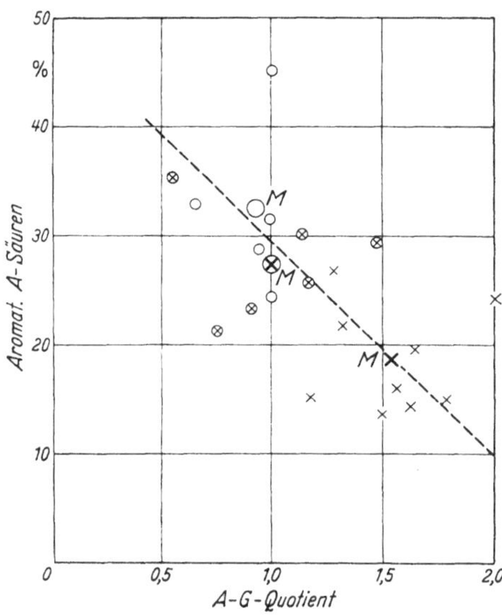

Abb. 17. Beziehung zwischen Gehalt der Serum-Albuminfraktion an aromatischen Aminosäuren und dem Albumin-Globulinquotienten bei unterschiedlich ausgelösten experimentellen nephrotischen Syndromen. × Normaltiere, ⊗ Masugi-Nephritis-Nephrose, ○ Sublimatnephrose. (ROTHER, SARRE u. KLUTHE 1957.)

Anders jedoch liegen sicher die Verhältnisse bei den mit Bildung von Paraproteinen einhergehenden Erkrankungen (Plasmocytom, Morbus Waldenström, manche Leukämien). Hier ist vielleicht die Paraproteinämie die Ursache der

[1] ROTHER, SARRE, KLUTHE u. Mitarb. (1957).
[2] KELLEY, ZIEGLER, DOEDEN und MCQUARRIE 1950. [3] Zit. nach MOENCH 1956.

Proteinurie, wofür die bevorzugte Ausscheidung dieser abartigen Eiweißkörper spricht[1] (siehe dazu weiter unten die Befunde von JAHNKE und SCHOLTAN 1953).

Die von WUHRMANN und WUNDERLY (1950) vertretene Auffassung, daß die Proteinurie beim nephrotischen Syndrom auch teilweise durch die quantitative Verschiebung der Eiweißkörper (Dysproteinämie) bedingt sei, leitet zu dem Problem der Pathogenese des nephrotischen Syndroms über, das hier nur kurz im Hinblick auf die Genese der Proteinurie gestreift werden soll.

Während EPSTEIN (1917, 1922) dem Eiweißverlust durch die Nieren die dominante Rolle bei der Entstehung des nephrotischen Syndroms zusprach und dieses als ,,Diabetes albuminuricus" bezeichnete, eine Auffassung, die von VOLHARD (1936) übernommen wurde, sieht NONNENBRUCH (1942) im nephrotischen Syndrom den Ausdruck einer Betriebsstörung, die besonders die Bluteiweißbildungsstätten betrifft, und an der die Niere nur koordiniert, wenn nicht subordiniert teilnimmt. Die Ansichten EPSTEINs und VOLHARDs über die Prädominanz der Proteinurie bei der Entwicklung des Syndroms sind durch Plasmapherese-Untersuchungen nachgeprüft worden. Während BARKER und KIRK (1930) durch langdauernden Plasmaeiweißentzug und Kochsalzinfusionen ein mit dem nephrotischen Syndrom identisches Krankheitsbild sogar mit entsprechenden Nierenveränderungen und Proteinurie erzeugen konnten, womit sie der Auffassung NONNENBRUCHs von der extrarenalen Genese zuneigten, zeigten CLEVE und HARTMANN (1954), daß mit langdauernder Plasmapherese wohl nephroseähnliche Verschiebungen der Eiweißfraktionen zueinander, aber nur ein vorübergehendes Absinken des Gesamteiweißes erzielt werden kann. Letzteres beruht wohl darauf, daß die Versuche nicht von ausreichender Dauer und die Eiweißverluste nicht groß genug waren. Die Autoren konnten sogar eine deutliche Vermehrung des Serumcholesterins, jedoch keine Nierenveränderungen und keine Proteinurie beobachten. Die Untersuchungen zeigen einerseits, daß die für Nephrose *typischen Kolloidstörungen im Blut durch chronischen parenteralen Eiweißentzug erzeugt* werden können; sie zeigen aber andererseits, daß diese Kolloidstörungen ihrerseits keine Proteinurie und keine histologischen Nierenveränderungen zur Folge haben.

Zwar wird durch diese Versuche die Frage, ob ein chronischer Eiweißverlust durch die Niere allein zum nephrotischen Syndrom führt, naturgemäß nicht beantwortet, doch spricht die Tatsache, daß verschiedene Erkrankungen, die als einziges gemeinsames Symptom die Proteinurie haben, während die Tubuli zum Teil geschädigt, zum Teil nicht geschädigt sind (KIMMELSTIEL-WILSON, Schwangerschaftsnephropathie, chronische Nephritis mit nephrotischem Einschlag, chronische Quecksilbervergiftung), alle ein nephrotisches Syndrom entwickeln, für die Auffassung, daß die *Dysproteinämie Folge der Proteinurie* ist. Möglicherweise führt die tubuläre Eiweißspeicherung dann zu einer Störung der Tubulusfunktion.

In Übereinstimmung mit dieser Auffassung stehen die Befunde von REUBI und SCHMID (1955), die bei 2 Fällen mit Lipoidnephrose eine deutliche Erhöhung des Lipoidspiegels in der Nierenvene gegenüber der Femoralarterie feststellten, woraus sie schlossen, daß die Niere in der Entstehung der Hypercholesterinämie bei Nephropathien eine ursächliche Bedeutung hat. SVANBORG (1951) schließt aus seinen Befunden über die Veränderungen des Lipoidhaushaltes nach doppelseitiger Ureterenligatur, daß die Hyperlipämie beim nephrotischen Syndrom durch eine Störung der Lipaseaktivität in den Tubuluszellen bedingt sei.

Andererseits ist aber auch die Auffassung nicht gänzlich abzulehnen, die im nephrotischen Syndrom eine primäre Störung an Glomerulum und Tubulus sieht, die unabhängig vom Eiweißverlust zum nephrotischen Syndrom führt.

[1] WUHRMANN und WUNDERLY 1950.

So konnten HEYMANN und HACKEL (1952) zeigen, daß sich das nephrotische Syndrom bei der Ratte schon innerhalb von Stunden nach der Nierenschädigung durch Nephrotoxin (Antinierenserum) entwickeln kann, wobei natürlich der Eiweißverlust erst minimal in Rechnung zu stellen ist. Diese Befunde konnten von MOENCH (1956) grundsätzlich bestätigt werden. Nach Ansicht dieser Autoren müßte die Ursache der Dysproteinämie und der Störungen im Cholesterinstoffwechsel in einer Störung des Eiweiß-Stoffwechsels gesucht werden, die wahrscheinlich in die geschädigten Tubuli zu verlegen ist. Der Tubuluszelle der Niere müßte dann eine wichtige Rolle im intermediären Eiweiß-Stoffwechsel zugesprochen werden, die weit über ihre bisher bekannten Sekretions- und Rückresorptionsfunktionen hinausreichte.

Die oben dargelegten Anschauungen über die Ursache der Proteinämie beim nephrotischen Syndrom (Permeabilitätsvermehrung der Glomerulummembran) befinden sich in guter Übereinstimmung mit den Befunden, die bei der Untersuchung des Eiweißmusters des Harnes erhoben worden sind. Schon LUETSCHER (1940, 1944) wies darauf hin, daß trotz der erheblichen Hypalbuminämie die Uroalbumine etwa 58% des Gesamtharneiweißes ausmachen. WUHRMANN und WUNDERLY (1950) fanden Werte von 64% und SEITZ, ZIMMER und ALBERTI (1953) 56%; im Gegensatz zur normalen Proteinurie ähnelt hier der Eiweißquotient also wieder dem Serum. MOELLER und STEGER (1955) machen in Übereinstimmung mit LUETSCHER (1940) und SANDKÜHLER (1951, 1955) darauf aufmerksam, daß im Gegensatz zum Serumdiagramm im Urin α-I-Globuline vermehrt und α-II-Globuline vermindert auftreten. Sie sehen darin einen Ausdruck verschiedener Filtrierbarkeit der beiden α-Globulinfraktionen, da die α-II-Komponente ein fast 7fach höheres Molekulargewicht als die α-I-Komponente hat. Sie bezeichnen ein Urin-Elektrophorese-Diagramm mit hohem Albumin, erhöhtem α-I-Globulin und niedrigen α-II-, β- und γ-Globulinen als sog. „Nephrose-Typ" und stellen ihm einen „Serumtyp" gegenüber, den sie besonders bei Pyelonephritiden, akuten Glomerulonephritiden, interstitiellen Nephritiden, Lebercirrhosen und Lupus erythematodes finden, und als Schädigung der Kontinuität des Tubulusepithels („Tubulorhexis"[1]) deuten. Die Proteinurie „bei akuter diffuser Glomerulonephritis ohne stärkeren nephrotischen Einschlag muß durch eine entzündliche Exsudation und nicht durch Filtration erklärt werden". Ob allerdings eine derartige Einteilung zulässig ist und den Tatsachen entspricht, mag bezweifelt werden, denn 15 der unter Nephrose-Typ aufgeführten Fälle zeigen im Serum-Elektrophorese-Diagramm kein nephrotisches Syndrom und 10 Fälle haben eine Proteinurie mit $2^0/_{00}$ Esbach und darunter. Auch SOULIER (1953) hält es nicht für möglich, nach dem Harneiweißbild Nephrosen und Nephritiden zu unterscheiden.

Daß die identische Wanderungsgeschwindigkeit im elektrischen Feld der Eiweißfraktionen von Serum und Harn nicht zu den Schluß verleiten darf, es handle sich auch um Eiweißkörper gleicher Molekülgröße, haben JAHNKE und SCHOLTAN (1953) in vergleichenden Untersuchungen mit Ultrazentrifuge und Elektrophorese nachgewiesen. Während elektrophoretisch stets alle Eiweißfraktionen nachweisbar waren und gerade die γ-Globulinfraktion eine hohe „Nierengängigkeit" zeigte (renaler Faktor R = Harnfraktion in %/Serumfraktion in % ≈ 1), fanden sich bei Untersuchungen mit der Ultrazentrifuge vorwiegend Proteine mit niedrigen Sedimentationskonstanten, während diejenigen mit hohen Konstanten fehlten oder stark vermindert auftraten. Dieser Befund ist besonders deutlich bei der Bence-Jones Proteinurie und weist darauf hin, daß große Serumeiweißkörper beim Passieren der Niere in kleinere Bruchstücke zerschlagen

[1] OLIVER, MACDOWELL und TRACY 1951.

werden. Doch werden darüber hinaus auch γ-Globuline mit großer Sedimentationskonstante im Urin gefunden. Soweit es sich dabei um entzündliche Vorgänge handelt, läßt sich dies zwanglos durch Exsudationsvorgänge erklären, doch liegen die Verhältnisse beim nephrotischen Syndrom anders. Hier halten die Autoren eine tubuläre Globulinausscheidung für möglich. Der geringe Anteil an α-II- und β-Globulinen im Harn kann durch die Größe der Moleküle und den hohen Lipoidanteil dieser Fraktionen erklärt werden, auch ist es wahrscheinlich, daß der größte Teil der Lipoide von den Lipoproteiden in der Niere abgekoppelt wird, wofür der geringe Lipoidanteil der Harnproteine spricht[1].

2. Elektrolythaushalt und Säure-Basengleichgewicht.

a) Vorbemerkung.

Während es bei den harnpflichtigen Substanzen wie Harnstoff und Harnsäure im Interesse des Organismus liegt, diese möglichst weitgehend zu eliminieren, und während bei anderen Substanzen wie z. B. Glucose die Niere eine Schranke aufrichtet, um besonders große Verluste zu vermeiden, handelt es sich bei der Ausscheidung von Elektrolyten um ein anders gelagertes Problem. Während wir also bisher vorwiegend Ausscheidungsprozesse betrachtet haben, müssen wir jetzt unser Augenmerk auf die Bedeutung der Niere in der Regulation der Zusammensetzung und des Volumens der Körperflüssigkeiten lenken. Eine Trennung der Betrachtung der Elektrolyte von der ihres Lösungsmittels, des Wassers, ist eine gewaltsame, es sei daher auf den innigen Zusammenhang dieses Kapitels mit dem folgenden über den Wasserhaushalt hingewiesen.

b) Die Carbanhydrase.

Da dieses Ferment bei den zu behandelnden Vorgängen eine zentrale Stellung einnimmt, sei in diesem Abschnitt ein kurzer Überblick über seine Chemie und seinen Wirkungsmechanismus gegeben. Die Carbanhydrase ist ein zinkhaltiges Enzym, das in hoher Konzentration in den Erythrocyten der Magenschleimhaut und der Nierenrinde[2] sowie in verschieden großem Ausmaß in vielen anderen tierischen Geweben enthalten ist. Ein ähnliches Enzym kommt auch in Pflanzen vor. Der Name des Fermentes geht auf ROUGHTON und Mitarbeiter zurück[3], denen es gelang, das Ferment aus den Erythrocyten vom Hämoglobin zu trennen. Weitere Reinigungen des Fermentes wurden von MELDRUM und ROUGHTON[4] sowie von KEILIN und MANN[5] angegeben. Das Molekulargewicht des Fermentes beträgt nach Untersuchungen von PETERSMANN und HAKALA[6] etwa 30000, der Zinkgehalt schwankt zwischen 0,2%[7] bis 0,33%[8]. Der isoelektrische Punkt liegt bei p_H 5,38. Die Reaktionen, die das Ferment katalysiert, sind die Hydratation von Kohlendioxyd und die Dehydratation von Kohlensäure. In wäßriger Lösung geht Kohlendioxyd folgende Reaktionen ein:

1. Bei einem p_H unter 7,5: $CO_2 + H_2O = H_2CO_3$,
2. bei einem p_H über 11: $CO_2 + (OH)^- = (HCO_3)^-$,
3. in Gegenwart von Aminen kommt es auch zur Bildung von Carbaminen: $CO_2 + RNH_2 = RNHCOOH = RNHCOO^- + H^+$.

Von diesen 3 genannten Reaktionen katalysiert die Carbanhydrase sicherlich nur die erste direkt. Ob sie aber eine von den beiden anderen ebenfalls katalysiert,

---

[1] SCHRADE, BÖHLE und BECKER 1955. [2] DAVENPORT, WILHELMI 1941.
[3] BRINKMAN, MAGARIA, MELDRUM und ROUGHTON 1932.
[4] MELDRUM und ROUGHTON 1933. [5] KEILIN und MANN 1940.
[6] PETERSMANN und HAKALA 1942. [7] SCOTT und FISHER 1942. [8] ROUGHTON 1943.

ist sehr zweifelhaft. Jedoch besteht Anhalt dafür, daß diese ebenfalls als Nebenreaktionen von der Gegenwart des Enzyms beeinflußt werden, da es in vivo und in vitro nachgewiesen ist, daß eine Anzahl von Reaktionen besteht, in denen die Reaktion 1 als limitierender Faktor auftritt[1].

Die große Bedeutung der Carbanhydrase erhellt aus ihrer hohen Konzentration in den Erythrocyten, der Magenschleimhaut und der Nierenrinde[1]. Jedoch gelangte man erst zu tieferen Erkenntnissen, nachdem MANN und KEILIN[2] der Nachweis gelang, daß Sulfanilamid die Carbanhydrase spezifisch hemmt. Dieser Befund konnte von KREBS für eine größere Anzahl weiterer Sulfonamide bestätigt werden[3]. Auf diesen Erkenntnissen aufbauend, gelang es ROBLIN und Mitarbeitern[4] einen Carbanhydrasehemmstoff von besonders hoher Wirksamkeit zu synthetisieren: 2-Acetylamino-1,3,4-thiadiazol-5-sulfonamid (Diamox, Verbindung 6063). Mit dessen Hilfe konnten REHM u. a.[5] nachweisen, daß die Carbanhydrase in die Salzsäureproduktion des Magens derart eingeschaltet ist, daß die durch die Hydratation des Kohlendioxyds entstandene Kohlensäure in Bicarbonat und H-Ionen dissoziiert, von denen die Wasserstoffionen dann zusammen mit Chlorid von der Magenschleimhaut sezerniert werden. Auf die Bedeutung der Carbanhydrase der Nierenrinde wird in den folgenden Abschnitten eingegangen.

c) Die Ausscheidung von Natrium und Chlorid.

In Anbetracht der Natur der starken Elektrolyte ist es unkorrekt, irgendein Paar von Ionen wie z. B. Natrium und Chlorid, zu behandeln, als ob sie im Plasma oder Urin ein Molekül bildeten. Dennoch spricht man, da diese beiden meist die vorherrschenden Ionen sind, oft von „Kochsalz" als einer physiologischen Einheit. Da die analytischen Methoden für Chlorid einfacher sind als die für Natrium, haben fast alle Untersucher, die sich mit der Ausscheidung von Kochsalz beschäftigt haben, bis zur Einführung des Flammenphotometers das Verhalten von Chlorid verfolgt unter der Annahme, daß dieses von einer äquivalenten Menge von Natrium begleitet wird. Jedoch kann unter pathologischen Bedingungen das Chlorid durch andere Anionen ersetzt werden. So führt der Verlust von Salzsäure durch dauerndes Erbrechen zu einem Ersatz bis zur Hälfte der Chloridmenge durch Bicarbonat und andere Ionen. Die Zunahme von Ketosäuren beim Hunger oder in der diabetischen Acidose führt zu einem Ersatz von Bicarbonat durch die Anionen dieser Säuren. Es scheint jedoch dem Chlorid keine spezifische Rolle physiologischerweise zuzufallen. So konnte gezeigt werden, daß, wenn Chlorid durch Sulfat oder Nitrat ersetzt wird, die Chloridkonzentrationen von Herz, Magen, Lunge, Muskel und Niere und anderen Geweben und Flüssigkeiten, außer der Cerebrospinalflüssigkeit, in dem gleichen Verhältnis gesenkt werden[6].

Nach Untersuchungen von WESSON und ANSLOW (1955) ist die tubuläre Rückresorption von Chlorid direkt abhängig von der glomerulären Filtrationsrate und unabhängig von der Chloridkonzentration im Filtrat. Die Erhöhung von Bicarbonat bei gleichzeitiger Erhöhung von Chlorid im Plasma führt zu einer erheblichen Chlorurese. Die Befunde und ihre Berechnung führen zu der Annahme, daß die Chloridrückresorption derart in die Anionenrückresorption eingeschaltet ist, daß die Rückresorption von Natrium der Summe der

[1] ROUGHTON und CLARK 1951. [2] MANN und KEILIN 1940.
[3] KREBS 1948. [4] ROBLIN und CLAPP 1950.
[5] REHM, CRAWFORD, WOLFF, DEMUNBRUM, HODGES und SCHLESINGER 1952.
[6] AMBERSON, NASH, MULDER und BINNS 1948, HIATT 1940.

rückresorbierten Anionen Chlorid, Bicarbonat u. a. entspricht, wobei Chlorid das physiologisch indifferente zu sein scheint[1].

Im Gegensatz hierzu meinen DUTZ und HAUSCHILD[2], daß der Chloridrückresorption ein eigener aktiver Transportmechanismus zugrunde liegt, der durch Salyrgan gehemmt wird, worauf, wenigstens zum Teil, die diuretische Wirkung des Salyrgans beruhe.

Durch ihre Mikropunktionsversuche konnten WALKER, RICHARDS und Mitarbeiter[3] zeigen, daß die Chloridkonzentration beim Frosch und Nekturus im proximalen Tubulusabschnitt der des Plasmas gleichbleibt und erst im distalen Tubulusabschnitt und im Ureter erheblich abnimmt (Abb. 18).

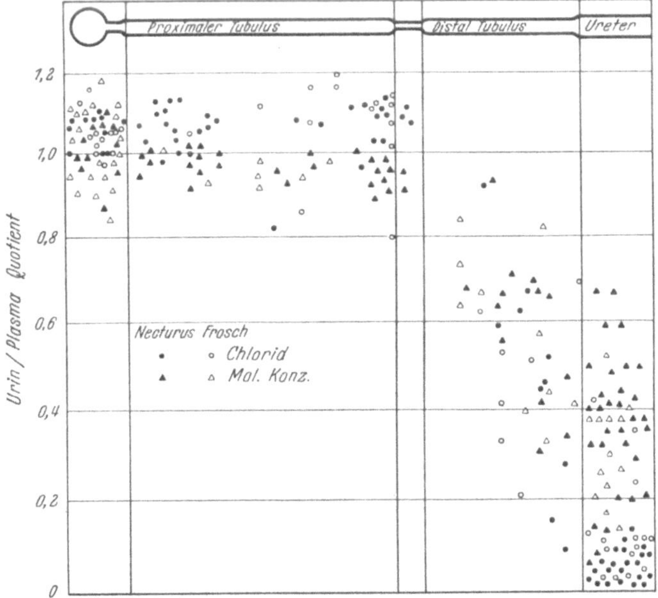

Abb. 18. Das Glomerulumfiltrat ist im wesentlichen identisch mit dem Plasma, was die Chloridkonzentration und den osmotischen Druck anbetrifft. Beides bleibt im Verlauf des proximalen Tubulus gleich. Untersuchungen am Frosch und Necturus. (WALKER, HUDSON, FINDLEY und RICHARDS 1937.)

Auch bei Ratten und Meerschweinchen wurde qualitativ die gleiche Situation gefunden[4]. Es konnte nachgewiesen werden, daß bis zur Hälfte des proximalen Tubulus Kreatinin auf das $2^1/_2$fache konzentriert wird, und es ließ sich errechnen, daß bis zum Ende des proximalen Tubulus eine 5fache Konzentration des Kreatinins erreicht wird. Daraus wird geschlossen, daß 80% des glomerulären Filtrates zusammen mit NaCl rückresorbiert worden ist. Bei einer Größe des Glomerulumfiltrates von 200 Liter je Tag bedeutet das eine Kochsalzrückresorption von etwa 1,5 kg/Tag im proximalen Tubulus.

Die weitere Rückresorption von Natrium und Chlorid, um einen natrium- und chloridarmen Urin zu produzieren, findet augenscheinlich im distalen Tubulusabschnitt oder in den Sammelröhrchen statt. Jedoch handelt es sich nicht mehr um reine Rückresorptionsvorgänge, da nach Untersuchungen von PITTS, BERLINER und MUDGE (s. Kapitel III, 2e—h) hier komplizierte Ionenaustauschvorgänge vorliegen.

[1] WESSON, ANSLOW 1955. [2] DUTZ und HAUSCHILD 1955.
[3] WALKER, HUDSON, FINDLEY und RICHARDS 1937.
[4] WALKER, BOTT, OLIVER und MACDOWELL 1941.

Da also der Rückresorption von Natrium kein einheitlicher Prozeß zugrunde liegt, und da auch Rückresorption und Ausscheidung von Chlorid durch andere Ionen wie Ammonium und Kalium beeinflußt werden, erscheinen Untersuchungen über die Bestimmung von Schwellenwerten für Natrium und Chlorid nicht voll gerechtfertigt[1]. Nach Untersuchungen von WESSON, ANSLOW und SMITH[2] handelt es sich bei der Rückresorption von Natrium im proximalen Tubulus um einen aktiven Prozeß. Die Autoren konnten nämlich nachweisen, daß bei Mannitdiurese wesentlich weniger Natrium als Wasser ausgeschieden wird. Dafür, daß die Natriumrückresorption ein aktiver Prozeß ist, spricht weiterhin die Tatsache, daß die Natriumrückresorption gegen einen Konzentrationsgradienten zwischen Urin und Plasma stattfindet. Da der osmotische Druck des Urins sich bei osmotischer Diurese dem des Plasmas nähert oder leicht hypertonisch ist, schließen die Autoren, daß das proximale Reabsorbat mit dem Plasma isotonisch ist. Die Rückresorption von Wasser erscheint dann als ein passiver Diffusionsvorgang, wenn Natrium und andere Bestandteile des Glomerulumfiltrates im proximalen Tubulusabschnitt aktiv rückresorbiert werden (s. auch Kapitel III, 3b, S. 99). Nach den Untersuchungen von WESSON und ANSLOW[3] ist die Rückresorption von Natrium insofern begrenzt, als je Mengeneinheit Glomerulumfiltrat nur eine begrenzte Menge Natrium rückresorbiert werden kann. Sie glauben, daß bei der Rückresorption von Natrium sich die Konzentrationsdifferenz zwischen Urin und Plasma einem kritischen Wert von 60—90 mAeq/Liter nähert, oberhalb dessen eine weitere Rückresorption von Natrium nicht mehr stattfindet. Dieser Annahme ist von MUDGE, FOULKS und GILLMAN[4] widersprochen worden. Die Autoren fanden keine obere Begrenzung der Konzentrationsdifferenz, jedoch stimmen sie mit SMITH und Mitarbeitern in der Annahme überein, daß die Natriumrückresorption im proximalen Tubulusabschnitt ein aktiver Prozeß ist und die entsprechende Wassermenge „hinterherdiffundiert".

Darauf fußend ist die Annahme naheliegend, daß dem dünnen Teil der HENLEschen Schleife die Aufgabe zukommt, den notwendigen osmotischen Austausch, also die Rückdiffusion von Wasser, stattfinden zu lassen, da einerseits die cytologische Struktur dieses Nephronabschnitts gegen die Fähigkeit zur Leistung osmotischer Arbeit spricht, andererseits aber die Bildung von Eiweißcylindern erst im aufsteigenden Anteil der HENLEschen Schleife, den Tubuli contorti II. Ordnung und den Sammelröhrchen als Folge der Eiweißkonzentration durch Wasserrückresorption beobachtet wird.

Die Untersuchungen von WESSON, ANSLOW und SMITH[5] lassen den Schluß zu, daß $^7/_8$ des Glomerulumfiltrates in dem proximalen Tubulusabschnitt rückresorbiert wird (Abb. 19). Ihrer Ansicht nach gelangt dann ein blutisotonischer Urin aus dem dünnen Schenkel der HENLEschen Schleife in das distale System. Da die Niere in der Lage ist, einen natriumfreien Urin zu produzieren, nehmen die Autoren für den distalen Tubulusabschnitt einen aktiven Rückresorptionsmechanismus für Natrium an, von dem sie glauben, daß er durch ein tubuläres Maximum begrenzt sei. Wie scharf diese Begrenzung sein mag, und unter welchen Umständen sie die distale Rückresorption von Natrium begrenzt, ist bisher unbekannt. Ein Teil der in den distalen Tubulus gelangten Natriummenge ist in die unabhängigen Ionenaustauschmechanismen mit Kalium und Wasserstoff eingeschaltet[6].

---

[1] AITKEN 1929, REHBERG 1926, MACKAY und MACKAY 1936.
[2] WESSON und ANSLOW 1948, WESSON, ANSLOW und SMITH 1948.
[3] WESSON und ANSLOW 1948. [4] MUDGE, FOULKS und GILMAN 1949.
[5] WESSON, ANSLOW und SMITH 1948, WESSON und ANSLOW 1952.
[6] SMITH 1952.

Neuerdings konnte von HOSHIKO, SWANSON und VISSCHER[1] eine tubuläre Sekretion von Natrium und Kalium wahrscheinlich gemacht werden. Sie durchströmten die isolierte Niere des Ochsenfrosches vom venoportalen Gefäßsystem aus mit Na^{22}- und K^{42}-haltiger Lösung, was zum Auftreten von Na^{22} und K^{42} im Urin führt. Durch Zusatz von Cyanid, Azid und 2,4-Dinitrophenol wird die Ausscheidung der beiden Ionen gesteigert; dies weist auf eine Hemmung der Rückresorption durch diese Gifte hin. Auf Grund von Berechnungen des Ionengleichgewichtes bei den verschiedenen Vergiftungen kann geschlossen werden, daß die Sekretions- und Rückresorptionsmechanismen für die beiden Ionen verschieden sein müssen, da sie sich gegenüber den einzelnen Giften verschieden verhalten.

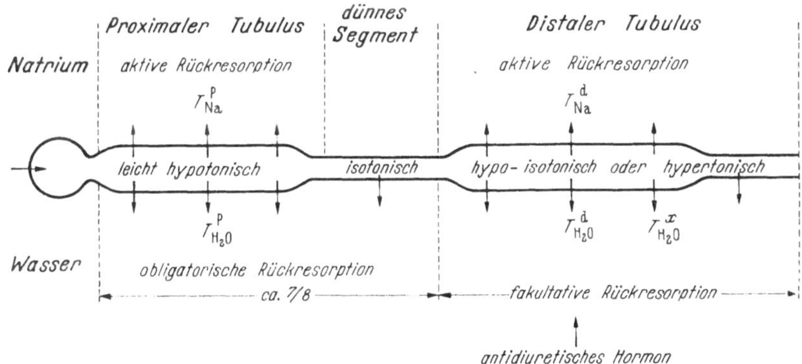

Abb. 19. Schematische Darstellung der Natrium- und Wasser-Rückresorption. (SMITH 1951.)

Die Chloridverteilung in der Niere mit histochemischen Methoden untersuchte LJUNGENBERG[2]. LJUNGENBERG konnte mit Hilfe einer Silberimprägnation nachweisen, daß die Intensität der Argentophilie von der Nierenrinde bis zum Mark zunimmt. Untersuchungen an Nierenschnitten zeigen, daß besonders die distalen Tubuli und die Sammelröhren mit Silber sehr intensiv imprägnierbar sind. Wenn auch die Spezifität dieser Methode für den Nachweis von intracellulärem Chlorid durch LISON[3] bezweifelt wurde, schließt LJUNGENBERG aus seinen Befunden, daß die intracelluläre Konzentration von Chlorid in dem distalen Tubulus und den Sammelröhrchen mit einer aktiven Chloridrückresorption in Beziehung gebracht werden kann. Nach Cyanidvergiftung der Niere sowie bei Masugi-Nephritis findet LJUNGENBERG keine derartig starke Anfärbbarkeit von distalen Tubuli und Sammelröhrchen.

α) *Extrarenale Beeinflussung der Natriumausscheidung.*

Über die extrarenalen Einflüsse bei der Retention von Natrium berichtet MERRILL[4]. Daß dekompensierte Herzfehler das klinische Beispiel par excellence für die Natriumretention darstellen, ist seit langem bekannt. Bei ihnen konnte nachgewiesen werden[5], daß die glomeruläre Filtrationsrate herabgesetzt ist. Daraus wurde geschlossen, daß es bei einer herabgesetzten Menge filtrierten Natriums und einer konstanten Menge tubulärer Rückresorption zu einer Natriumretention und zu Ödemen im Körper kommt. Weiterhin konnten MUELLER und Mitarbeiter[6] nachweisen, daß es bei leichter Drosselung einer Nierenarterie beim Hund zu einer erheblichen Senkung der Wasserausscheidung

[1] HOSHIKO, SWANSON und VISSCHER 1956.
[2] LJUNGENBERG 1947, LJUNGENBERG 1949, FEYEL und VIEILLEFOSSE 1939, GLIMSTEDT 1942.
[3] LISON 1936. [4] MERRILL 1954. [5] MERRILL 1946, MERRILL und CARGILL 1948.
[6] MUELLER, SURTSHIN, CARLIN und WHITE 1951.

bei unveränderten PAH- oder Inulin-Clearances kommt. POST[1] und EICHNA und Mitarbeiter konnten zeigen, daß eine gute Korrelation zwischen Herzfunktion und Natriumausscheidung besteht[2]. (Über Nierenfunktion bei Durchblutungsstörung s. auch Kapitel II, 6c, S. 28.)

Die Beziehungen der Anoxie zu der Ausscheidung von Elektrolyten ist durch eine Reihe von Untersuchern beobachtet worden. Die Befunde sprechen jedoch dafür, daß die Wirkung der Anoxie auf die menschliche und tierische Niere in einer Zunahme der Nierendurchblutung sowie in einer Zunahme der Ausscheidung von Elektrolyten und Wasser besteht[3]. Die Anoxie kann daher nicht die Ursache für die Natriumretention Herzkranker sein.

Die Verhältnisse bei experimentell erzeugten Klappenfehlern an Hunden sind kürzlich untersucht worden. Schwere Rechtsinsuffizienz durch Tricuspidalinsuffizienz und Pulmonalstenose führt zu einer erheblichen Retention von Natrium und Wasser, während leichtere, noch kompensierte Tricuspidalfehler nur zu einer geringeren Natriumretention ohne wesentliche Wasserretention führen. Auch bei Pulmonalinsuffizienz, die nicht mit einer Druckerhöhung im rechten Vorhof einhergeht, wurde eine Verzögerung der Natriumausscheidung gefunden, während Pulmonalstenosen mit geringer Steigerung des Druckes im rechten Vorhof nicht zu einer Natriumretention führen. Es besteht nach diesen Versuchen also weder ein Zusammenhang zwischen Natriumretention und venöser Drucksteigerung noch zwischen Natriumretention und Minutenvolumen[4].

HENRY, GAUER und REEVES[5] erbrachten neuerdings den Nachweis, daß sich im rechten Vorhof auf Dehnung ansprechende Receptoren befinden, die den Harnfluß steigern. Während sie durch Drucksteigerungen in der Pulmonalarterie (embolischer Verschluß der Arteriolen durch Plastikkügelchen) sowie durch Stauung im venösen Teil des Lungenkreislaufes durch Drosselung der Lungenvenen keinen Einfluß auf die Urinproduktion erzielten, kam es nach Dehnung des linken Vorhofs durch Verschluß der Mitralklappe mit einem in den Vorhof eingeführten Ballon zu einer Vermehrung der Harnproduktion, die das 2—5fache der Kontrollwerte betrug. Die erzielten Drucksteigerungen lagen bei allen Versuchsgruppen gleich zwischen 15 und 20 mm WS.

Einen Einfluß auf die tubuläre Rückresorption von Natrium hat nach Untersuchungen von WESSON, ANSLOW und Mitarbeitern[6] ebenfalls die bloße Ausdehnung des extracellulären Flüssigkeitsvolumens. Nach Verabfolgung von LOCKES-Lösung fanden sie bei gleicher Größe der filtrierten Natriummenge eine deutliche Abnahme der ausgeschiedenen, also eine Zunahme der Natriumrückresorption bis zu 6 Std nach Infusion.

Diese Befunde[6] erhalten durch die Untersuchungen von WELT und ORLOFF[7] sowie von PETERSDORF und WELT[8] gewisse Unterstützung, da diese Autoren fanden, daß es bei Ausdehnung des Plasmavolumens bei normalen Patienten durch hyperonkotische Albuminlösung zu einem Abfall der Natrium- und Wasserausscheidung kommt. Da die hyperonkotische Albuminlösung Flüssigkeit vom interstitiellen Raum in den intravasculären Teil zieht, mag die Ursache dieser Steigerung der Natriumrückresorption ebenfalls auf einer Vermehrung des extracellulären Flüssigkeitsvolumen beruhen.

[1] POST 1951.
[2] EICHNA, FARBER, BERGER, EARLE, RADER, PELLEGRINO, ALBERT, ALEXANDER, TAUBE und YOUNGWIRTH 1951.
[3] McDONALD und KELLEY 1948, AXELROD und PITTS 1952, BERGER, GALDSTON, HOROWITZ 1949. [4] BARGER, ROSS, PRICE 1955.
[5] GAUER und HENRY 1956, HENRY, GAUER und REEVES 1956.
[6] WESSON, ANSLOW, RAISZ, BOLOMEY und LADD 1950.
[7] WELT und ORLOFF 1951. [8] PETERSDORF und WELT 1953.

Im Gegensatz dazu führt die intravenöse Injektion von 500—1000 ml isotonischer oder leicht hypertonischer Mannitlösung an sitzende hydratisierte Versuchspersonen zu einer vermehrten Ausscheidung von Natrium und Chlorid durch die Nieren[1]. Da die entsprechende Ausdehnung des extracellulären Flüssigkeitsvolumens durch Kochsalzlösung diesen Effekt nicht hat, hat man hierin wohl eine spezifische Wirkung des Mannits (und verwandter Substanzen) zu sehen, die an den renalen Tubuli angreifen muß (s. dazu auch FREY in Kapitel III, 3b, S. 100). Immerhin geben weder die Versuche über die Anoxiewirkung noch die über die Wirkung der Vergrößerung des extracellulären Flüssigkeitsvolumens eine ausreichende Erklärung für die Natriumretention bei Herzkranken.

Auf den Einfluß der Körperhaltung auf die Natriumausscheidung weisen EPSTEIN u. a.[2] hin, die nach ruhigem Stehen eine Herabsetzung der Natriumausscheidung beobachteten. Die gesteigerte Na-Ausscheidung nach Mannitdiurese wird ebenfalls durch Orthostase weitgehend unterdrückt[3]. Diese Beobachtungen haben zu der Hypothese geführt, daß sich im Gehirn ein *Volumenreceptor* befindet, dessen Aufgabe es ist, die renale Natriumausscheidung auf der Basis des „effektiven Volumens" zu regulieren. Dieser Hypothese folgend ist die Na-Ausscheidung bei Patienten mit Lebercirrhose und Ascites deswegen herabgesetzt, weil sich die obere Thoraxhälfte und der Kopf in einem flüssigkeitsarmen Zustand befinden, so daß der Volumenreceptor nicht „bemerkt", was in der unteren Körperhälfte vorgeht. Eine Stützung dieser Hypothese erfolgte durch die Untersuchungen von VIAR und Mitarbeitern[4]. Durch Anlegen einer Staubinde um den Hals verminderten sie das Absinken der Natriumausscheidung in sitzender Haltung, ohne eine merkliche Veränderung der Herzaktion oder der Filtrationsrate. Die Tatsache, daß intrakranielle Leiden und chirurgische oder experimentelle Eingriffe im Bereich des Frontallappens und des Hypothalamus zu einer bedeutenden Retention von Natrium und Chlorid mit Hyperosmolarität des Plasmas führen, spricht ebenfalls für die Lokalisation dieses Volumenreceptors im Gehirn.

Bei Hunden reagieren die Nieren bereits auf sehr geringe Senkungen des Blutvolumens, wie sie Aderlässe darstellen, die eine Herabsenkung des Blutdruckes um weniger als 20 mm Hg bewirken, mit einer deutlichen Senkung der Natriumausscheidung und einer Abnahme des Harnminutenvolumens bei unveränderter Inulin- und PAH-Clearance. Dieser Effekt ist von der Nervenversorgung unabhängig[5]. Bei Normalpersonen bestehen etwa ähnliche Verhältnisse, dekompensierte Herzkranke reagieren jedoch meistens auf eine Herabsetzung der zirkulierenden Blutmenge durch Aderlässe oder durch venöse Stauung der Beine stärker antidiuretisch unter gleichzeitiger Abnahme von Glomerulumfiltrat, Nierendurchblutung und Herzminutenvolumen[6].

Die Wirkung der *Nebennierenrinde* auf die Natriumrückresorption durch die Tubuli hat man seit langem darin gesehen, daß Desoxycorticosteronacetat direkt die Natriumrückresorption durch die Tubuli fördert, und daß es einfach das Fehlen dieser positiven Wirkung ist, die zu einer Zunahme der Natriumausscheidung bei Nebennierenrindeninsuffizienz führt. Jedoch kommen SILVETTE und BRITTON[7] auf Grund ihrer Untersuchungen an adrenalektomierten Opossums zu dem Schluß, daß ein physiologischer Antagonismus zwischen der Nebennierenrinde und dem antidiuretischen Hormon der Neurohypophyse bestehe.

[1] WILLIAMS, HOLLANDER, STRAUSS, ROSSMEISL und MACLEAN 1955.
[2] EPSTEIN, GOODYER, LAWRASON und RELMAN 1951. [3] GOODYER und SELDIN 1953.
[4] VIAR, OLIVER, EISENBERG, LOMBARDO, WILLIS und HARRISON 1951.
[5] GOODYER und JAEGER 1955.
[6] JUDSON, HATCHER, HOLLANDER, HALPERIN und WILKINS 1955.
[7] SILVETTE und BRITTON 1938.

Die Annahme dieses Antagonismus wird gestützt durch die Tatsache, daß durch die Adrenalektomie die Polyurie bei hypophysektomierten Ratten verhindert wird[1]. Der Nachweis, daß Desoxycorticosteronacetat die Natriumausscheidung reduziert, während diese durch Pitressin gesteigert wird[2], führte zu der Annahme, daß der Antagonismus zwischen Nebennierenrinde und Neurohypophyse auch für die Rückresorption von Natrium besteht. PITTS und Mitarbeiter[3] haben gezeigt, daß der adrenalektomierte Hund nach der Verabfolgung von Salzlösung im gleichen Maße konzentriert wie das normale Tier. Sie fanden weiter eine Herabsetzung der Wasser- und Salzausscheidung nach Salzlösungsverabfolgung und führen die Herabsetzung der Wasserdiurese auf eine Überproduktion von ADH oder auf eine Steigerung der Empfindlichkeit der renalen Tubuli diesem Hormon gegenüber zurück. Nach ihrer Ansicht führt die Steigerung der ADH-Sekretion zu einer Steigerung der Wasserrückresorption, und die daraus entstehende Oligurie führt auf Grund eines bisher ungeklärten Mechanismus zu einer zunehmenden Rückresorption von Natrium. Sie beziehen den Verlust von Natrium aus dem Körper bei Nebenniereninsuffizienz auf den natriurischen Effekt von ADH und meinen, daß dieser die wesentliche Ursache für den Natriumverlust bei Nebennierenrindeninsuffizienz darstellt[4]. Dieser Annahme stimmen auch SARTORIUS und ROBERTS[5] zu, wenn sie auf Grund ihrer Untersuchungen an mit Wasser belasteten Hunden zu dem Schluß kommen, daß zwar Desoxycorticosteronacetat keinen diuretischen Effekt hat, daß aber die Natriumausscheidung zum mindesten in gewissen Grenzen durch das Gleichgewicht zwischen dem natriurischen Effekt von ADH und der natriumkonservierenden Wirkung der Nebennierenrinde bestimmt wird. Bei Nebennierenrindeninsuffizienz führt gesteigerte Pitressinsekretion zum Natriumverlust des Körpers durch Verhinderung der Natriumrückresorption.

Auf Grund ihrer Untersuchungen an Patienten mit dekompensierten Vitien nehmen BRIGGS u. a.[6] an, daß die tubuläre Rückresorption von Natrium vielleicht durch einen Nebennierenrindenmechanismus oder eine Veränderung der Filtrationsrate gesteigert wird.

Ein interessantes Beispiel für den Einfluß der Nebenniere auf Retention und Ausscheidung von Natrium bei chronischer Glomerulonephritis mit nephrotischem Einschlag bringt MERRILL[7]. Bei einem derartigen Patienten wurde wegen einer gleichzeitig bestehenden malignen Hypertension eine vollständige doppelseitige Adrenalektomie durchgeführt. Die Therapie mit ACTH und Cortison hatte völlig versagt, die Filtrationsrate betrug 20 ml/min und der renale Plasmafluß 170 ml. Nach der doppelseitigen Adrenalektomie kam es zu einer massiven Natriumdiurese, die zu einem vollständigen Verlust der Ödeme führte. Diese Ausscheidung von Natrium war mit 5 mg Desoxycorticosteronacetat intramuskulär zu unterdrücken, was dafür spricht, daß der Ausfall der Nebennierenrinde das primum movens bei dieser Natriumausschwemmung war.

An adrenalektomierten Hunden konnte eine direkte Beziehung zwischen der glomerulären Filtrationsrate einerseits und der extracellulären Hydratation und der Natriumausscheidung andererseits nachgewiesen werden[8]. In dieser Versuchsanordnung bewirken Cortison und Hydrocortison die Aufrechterhaltung der normalen glomerulären Filtrationsrate, während DOCA die exzessive

[1] COREY, SILVETTE und BRITTON 1939. [2] COREY und BRITTON 1941.
[3] ROEMMELT, SARTORIUS und PITTS 1949.
[4] Siehe auch BIRNIE, JENKINS, EVERSOLE und GAUNT 1949, GAUNT, BIRNIE und EVERSOLE 1949. [5] SARTORIUS und ROBERTS 1949.
[6] BRIGGS, FARRELL, HAMILTON, REMINGTON, WHEELER und WINSLOW 1948.
[7] MERRILL 1954. [8] GARROD, DAVIES und CAHILL 1955.

Natriumausscheidung unterbindet (über die Beziehungen zwischen Cortison und ADH s. Kapitel III 3c, S. 104).

Die Verabfolgung von DOCA als Injektion oder als Implantat führt zu einer deutlichen Anreicherung von Natrium in den Körperzellen unter Bevorzugung der Muskulatur. Jedoch wird dieser Anstieg nach vorausgehender Nephrektomie nicht beobachtet. Dieser Befund spricht dafür, daß der Angriffspunkt des DOCA in der Niere liegt[1].

Die Bedeutung der Halosteroide der Nebennierenrinde in Wirkung auf die Natriumretention bei mit Ödemen einhergehenden Krankheitsbildern konnte in den letzten Jahren einer weitgehenden Klärung zugeführt werden. So konnten bei Patienten mit kardialer Stauung[2], Lebercirrhosen mit Ascites[3], Nephrosen[4] und Graviditätstoxikosen[5] erheblich vermehrte Mengen an natriumretinierenden Nebennierenrindenhormonen im Blut und Urin nachgewiesen werden. Nachdem es dann LUETSCHER[6] gelang, aus dem Urin eines nephrotischen Patienten das Halosteroid *Aldosteron* („Sodium retaining factor") zu kristallisieren, das eine 50—100fach stärkere natriumretinierende Wirkung als Desoxycorticosteron besitzt, konnten die Ödeme bei den oben erwähnten Krankheitsbildern als Folgezustände einer Hyperaldosteronämie gedeutet werden[7]. Neue Zusammenfassung der Aldosteron-Literatur[8].

Zusammenfassend läßt sich zur Retention von Natrium im Organismus sagen, daß diese theoretisch durch 3 Vorgänge in der Niere realisiert werden kann: 1. durch eine Herabsetzung der Filtrationsrate bei gleichbleibender Rückresorption, 2. durch eine Steigerung der Rückresorption bei gleichbleibender Filtrationsrate, 3. durch eine herabgesetzte Filtrationsrate und gesteigerter Rückresorption. Dabei mag Punkt 1 für die Natriumretention bei Nierenkrankheiten und Punkt 2 und 3 für die Natriumretention bei Herzinsuffizienz, Lebercirrhosen und intracerebralen Störungen in Frage kommen.

β) Renale Störungen der Natriumrückresorption.

Zum Schluß soll noch auf die großen Salzverluste des Organismus hingewiesen werden, die infolge tubulärer Schädigung auftreten können. HUNTER und MUIRHEAD[9] beschreiben 2 Fälle von akuter tubulärer Insuffizienz (im englischen Schrifttum häufig „lower nephron nephrosis" genannt), die im Anschluß an unverträgliche Bluttransfusionen auftraten. Bei beiden Patienten wurde nach einer Anfangszeit der Anurie bzw. einer Oligurie eine längere Phase hochgradiger Diurese zwischen 6 und 10 Liter je Tag mit einer Ausscheidung von 20—48 g „Kochsalz" je Tag beobachtet. Über den Salzverlust bei akuter tubulärer Insuffizienz sind mehrere Arbeiten erschienen[10].

Unter „salt losing nephritis" verstehen die Angloamerikaner eine nicht allzu seltene Nierenerkrankung, in deren Mittelpunkt ein exzessiver Elektrolyt- und Wasserverlust steht. Hierbei kommt es zu addisonähnlichen Bildern. Neben Rest-N-Steigerungen werden Hyponatriämie, Hypernatriurie, Hypotonie, Adynamie, Dehydratation und zunehmende Hautpigmentierungen beobachtet. Gelegentlich kommt es auch zu Entkalkungen des Skeletes mit erheblicher metastatischer Verkalkung im Bindegewebe sowie in den Arterien[11]. Echte Nebenniereninsuffizienz kann durch das therapeutische Versagen von Desoxycorticosteron

---

[1] GREEN, REYNOLDS und GIRERD 1955. [2] SINGER und WERNER 1953.
[3] CHART und SHIPLEY 1953. [4] LUETSCHER und JOHNSON 1954.
[5] CHART, SHIPLEY und GORDON 1951. [6] LUETSCHER, NEHER und WETTSTEIN 1954.
[7] CONN 1955. [8] GROSS 1956. [9] HUNTER und MUIRHEAD 1952. [10] MUIRHEAD 1953, WOLLHEIM 1952, MOELLER 1952, CALLAWAY und ROEMMICH 1952, VAN SLYKE 1954.
[11] ERICSON und SVANBORG 1956.

sowie durch normalen THORN-Test und normale Ausscheidung von 17-Ketosteroiden ausgeschlossen werden. Dieses Syndrom wird vor allem bei chronisch fortschreitenden Nierenerkrankungen gefunden, z. B. Pyelonephritis, interstitielle Nephritis, ist aber auch bei akutem Verlauf von Nierenerkrankungen beobachtet worden. Dabei besteht häufig das Bild einer ausgeprägten Nebennierenrindeninsuffizienz. Das Syndrom wird bedingt durch einen excessiven Kochsalzverlust durch die Nieren infolge einer Unfähigkeit der Tubuli zur Natriumrückresorption. Das Krankheitsbild geht einher mit Niereninsuffizienz, Azotämie und hypochlorämischer Urämie, Dehydratation und Fehlen von Ödemen[1]. Eine andere Erklärungsweise dieses Krankheitsbildes ist vielleicht nach den Befunden von FREY[2] möglich. Danach wäre die starke Kochsalzausscheidung Ausdruck einer einsetzenden Filtrationsdiurese, die ihrerseits ihre Ursache in einer zunehmenden tubulären Insuffizienz hat. Eine Filtrationsdiurese setzt nach FREY[2] immer dann ein, wenn die Tubuli relativ zu den geforderten Leistungen insuffizient werden. (Zum Begriff der „Filtrationsdiurese" s. Kapitel III, 3b, S. 99).

γ) Störungen der Nierenfunktion durch Kochsalzmangel.

Es ist seit BLUM[3] und GLASS[4] bekannt, daß Funktionsstörungen der Niere, die bis zur echten Urämie führen können[5], sowohl klinisch nach unstillbarem Erbrechen und Pylorusverschluß als auch experimentell durch Chloridverarmung zur Beobachtung kommen[6] („Azotémie par manque de sel", BLUM 1930). Daneben führt die Hypochlorämie nach länger dauerndem HCl-Verlust zu einer erheblichen Alkalose, die wiederum durch die mangelhafte Ionisierung des Calciums zu tetanischen Zuständen führen kann. Der bei diesen Krankheitsbildern ausgeschiedene Urin kann chloridfrei sein[7].

Ähnliche Funktionsstörungen lassen sich auch bei über sehr lange Zeit kochsalzarm ernährten bzw. mit Kationenaustauschern behandelten Herz- und Nierenpatienten beobachtet[8]. Daß es sich hierbei um eine funktionelle Nierenstörung handelt, erhellt daraus, daß eine Therapie mit Kochsalzinfusionen zur Normalisierung von Nierenfunktion und Rest-N-Werten im Blut führt. Wieweit dabei eine Störung der Glomerulumfiltration mitspielt, oder ob die Nierenfunktion durch eine durch die Verschiebung im Plasmaelektrolytgehalt veränderte Funktion der Nebennierenrinde alteriert wird, ist nicht bekannt.

Während durch die Untersuchungen von OLIVER und Mitarbeitern (1951) die Art der Schädigung der Nieren durch Vergiftung einerseits und Schock andererseits geklärt wurde, wurde bis vor kurzem noch die Frage aufgeworfen, ob die Tubulusschädigungen, Nekrosen und Verkalkungen bei bestimmten Vergiftungen wie z. B. der Sublimatintoxikation nicht eventuell durch die Hypochlorämie hervorgerufen wären, die bei solchen Vergiftungen wohl durch die sog. Transmineralisation vorkommen und die andererseits per se (z. B. bei der Pylorusstenose und gehäuftem Erbrechen) zu akuter schwerster Niereninsuffizienz und Tubulusnekrosen mit Verkalkungen führen können. STEMMLER (1956) konnte aber zeigen, daß bei Sublimatnephrosen bei Ratten eine schwere nekrotisierende Tubulusschädigung mit Verkalkungen ohne gröbere Verschiebungen des Kochsalzgehaltes des Blutes auftritt. Auch eine experimentelle Anreicherung des Blutes an Kochsalz konnte die Sublimatnephrose nicht verhindern. Es muß also wohl die Vergiftung als solche und nicht die damit zuweilen einhergehende Hypochlorämie zu Tubulusnekrose und Verkalkung führen können. Der Sitz der

[1] JOINER und THORNE 1952, MURPHY, SETTIMI und KOZOKOFF 1953.
[2] FREY und FREY 1950. [3] BLUM 1928, 1930, BLUM und GRABAR 1928.
[4] GLASS 1932. [5] GSELL 1936. [6] ROTH und SZENT-GYOERGYI 1934, 1937.
[7] KUGELMEIER 1955. [8] HARVALD und ASTRUP 1953.

Schädigung wurde dabei hauptsächlich in den Epithelien der Hauptstücke gefunden, wo auch eine Speicherung kolloidaler Quecksilberlösung festgestellt werden konnte. Eine vorher erzeugte Hydronephrose blieb interessanterweise von der Sublimatvergiftung verschont. FARAH, CAFRUNY und DI STEFANO (1955) vermuten, daß Quecksilber eine Hemmung der proteingebundenen Sulfhydrilgruppen der Nieren verursacht. Sie fanden mit histochemischen Methoden eine dosisabhängige Reduktion der proteingebundenen SH-Gruppen im Cytoplasma der terminalen Anteile des proximalen Tubulus und der mit Bürstensaum versehenen Zellen. Mit Cystin oder BAL behandelte Tiere zeigten nach Quecksilberinjektion eine normale SH-Konzentration (Methode von BARRNETT und SELIGMAN 1952).

Der direkte Einfluß von Verschiebungen des Ionenmilieus auf den tubulären Transport ist durch in-vitro-Untersuchungen über die PAH-Aufnahme von Nierenschnitten nachgewiesen worden. Zwar hat die Veränderung der Osmolarität des Mediums bei gleichbleibender Zusammensetzung keinerlei Einfluß auf die PAH-Aufnahme[1], doch konnten TAGGART und Mitarbeiter[2] zeigen, daß ein maximaler PAH-Transport nur bei normaler Zusammensetzung sowohl der kationischen als auch der anionischen Seite des Ionenmilieus gewährleistet ist. Dabei ist das richtige Verhältnis von Kalium und Natrium zueinander besonders wichtig. Aber auch der richtige Chloridgehalt scheint eine wesentliche Rolle für die Tubulusfunktion zu spielen, denn bei Ersatz des Chloridions durch andere Anionen nimmt die PAH-Aufnahme beträchtlich ab. Dabei lassen sich die untersuchten Anionen nach ihrer Fähigkeit, Chlorid zu ersetzen und die Tubulusfunktion zu erhalten, folgendermaßen aufreihen: $PO_4 > SO_4 > Br > NO_3 > J > SCN$. Diese Reihenfolge entspricht der HOFMEISTERschen Reihe und deutet auf Vorgänge an den Zellmembranen hin.

Abgesehen von noch zu diskutierenden Einflüssen auf die Glomerulumfunktion sowie von Wirkungen der Nebennierenrinde hat die Veränderung des normalen Ionenmilieus bei Kochsalzmangel als Ganzes eine die tubuläre Leistung vermindernde Wirkung, wobei sicher sowohl die Vorgänge beim Transport durch die Zellmembranen als auch beim Transport durch die Zelle selbst in ihren fermentativen Abläufen gestört sein werden.

Eine Übersicht der Ursachen, die zu einer Retention harnpflichtiger Substanzen *ohne Störungen der Nierenfunktion* führen, bringt HEINTZ[3]. Er versteht unter „extrarenalen Azotämien" Reststickstoffsteigerungen bei intakter Nierenfunktion, die er vom extrarenalen Nierensyndrom NONNENBRUCHs abzugrenzen sucht. Hierzu sind diejenigen Azotämien zu zählen, die ihre Ursache in einem Mangel an Lösungswasser haben. Wieweit jedoch ein Überangebot an harnpflichtigen Substanzen, wie es der Autor annimmt, auch ohne Oligurie zur Azotämie führt, ist zweifelhaft, da eine gesunde Niere in der Lage ist, große parenteral zugeführte Mengen an Harnstoff und Aminosäuren in einem Tag auszuscheiden. Es scheinen hier „vegetative Gesamtumschaltungen" (HOFF[4]) eine Rolle zu spielen oder Oligurie durch Dehydratation oder Schock, wie z. B. nach einem Infarkt.

d) Die Ausscheidung von Kalium.

Da die Kalium-Clearance unter normalen Bedingungen etwa $^1/_4$ der Inulin-Clearance beträgt[5], und da Kalium völlig ultrafiltrabel ist, ist stets angenommen worden, daß Kalium von den Tubuli rückresorbiert wird. Jedoch war die

[1] CROSS und TAGGART 1950. [2] TAGGART, SILVERMAN und TRAYNER 1953.
[3] HEINTZ 1955. [4] HOFF 1952, 1953. [5] WINKLER und SMITH 1942.

Regulation der Ausscheidung dieses Kations immer recht unklar, da niemals ein Absinken des Urinplasmaquotienten unter 1 beobachtet wurde[1] und die Kalium-Clearance bei normalem Plasmaspiegel beim Menschen unabhängig von der Urinproduktion ist[2]. Durch Erzeugung eines Kaliumdefizits mittels Kationenaustausches konnte FOURMAN zeigen, daß Kalium von den Nieren maximal rückresorbiert werden kann[3]. Erste Befunde über die Beobachtung einer Kalium-Clearance, die größer als die Inulin-Clearance war, wurden bei schwerer Niereninsuffizienz[4], bei Alkalose[5] und bei adrenalektomierten Katzen[6] gemacht. Diese Beobachtungen sind jedoch wenig beachtet worden, bis MUDGE, FOULKS und GILMAN[7] und BERLINER und KENNEDY[8] unabhängig voneinander nachweisen konnten, daß die Kalium-Clearance die Kreatinin-Clearance übersteigt. MUDGE und Mitarbeiter machten diese Beobachtungen an Hunden unter Harnstoffdiurese, während BERLINER und KENNEDY ihre Beobachtungen an mit oraler Verabfolgung von Kaliumchlorid belasteten Hunden durchführten. Diese Befunde konnten von WESSOW und ANSLOW[9] bestätigt werden. Auf Grund dieser Beobachtungen muß eine Sekretion von Kalium durch die Tubuluszellen als gesichert angenommen werden. Es ist dies der erste Fall, daß für eine Substanz ein dreiphasiger Vorgang: Filtration, Rückresorption und Sekretion bewiesen wurde. Es wurde damit ein Prozeß nachgewiesen, wie ihn BARCLEY und Mitarbeiter[10] bereits 1947 postulierten. Die aktive Kaliumsekretion konnte kürzlich auch für den Ochsenfrosch unter Verwendung von K^{42} bestätigt werden[11].

BERLINER, KENNEDY und HILTON[12] konnten nun weiterhin zeigen, daß durch die Zufuhr von Natriumferrocyanid und Natriumthiosulfat, deren Anionen nur geringfügig rückresorbiert werden, die Kaliumausscheidung erheblich gesteigert wird. Da das Anion hier also nicht rückresorbiert werden kann, erfolgt die Rückresorption von Natrium größtenteils durch Austausch gegen Kalium[13]. Die obigen Autoren wiesen nach[12], daß der Mechanismus der Kaliumionensekretion mit demjenigen der Ausscheidung der titrierbaren Säure (s. Kapitel III, 2e, S. 82) verknüpft ist, und daß dabei Kaliumionen gegen Natriumionen ausgetauscht werden, wenn keine Wasserstoffionen zur Verfügung stehen. Auf diese Weise hat Kalium Beziehungen zu den Vorgängen bei der Regulation des Säure-Basenhaushaltes.

Wir wissen, daß es bei der Hypokaliämie zu einer erhöhten Bicarbonatrückresorption kommt. Wenn diese auch nicht unbedingt die Ursache der „*hypokaliämischen Alkalose*" sein muß, so muß sie doch zur Aufrechterhaltung der erhöhten Konzentration im Plasma vorhanden sein. Es konnte gezeigt werden, daß die Bicarbonatrückresorption bei hypokaliämischen Patienten ansteigt, die jedoch nicht auf einen Anstieg des Plasma pCO_2 zurückzuführen ist, da bei Hunden mit erhöhtem pCO_2 die Rückresorption von Bicarbonat durch Kaliumchlorid ohne Veränderung durch pCO_2 gesenkt werden kann. Daraus wird geschlossen, daß eine p_H-Veränderung in der Tubuluszelle die Ursache dafür sein mag, durch die die Veränderung des Kaliums und des pCO_2 die Bicarbonatrückresorption beeinflußt[14].

Damit in Übereinstimmung steht der Befund, daß die Aktivität sowohl der Glutaminase als auch der Carbanhydrase in den Nieren von Kaliummangelratten

[1] TARAIL und ELKINTON 1949. [2] CHESLEY 1938, HALL und LANGELEY 1940.
[3] FOURMAN 1952. [4] KEITH, KING und OSTERBERG 1943.
[5] McCANCE und WIDDOWSON 1937. [6] WIRZ 1945.
[7] MUDGE, FOULKS und GILMAN 1949. [8] BERLINER und KENNEDY 1948.
[9] WESSON und ANSLOW 1948. [10] BARCLEY, COOKE und KENNY 1947.
[11] HOSHIKO, SWANSON und VISSCHER 1956. [12] BERLINER, KENNEDY und HILTON 1949.
[13] BERLINER, KENNEDY und HILTON 1950, dazu auch RAPOPORT und WEST 1950.
[14] ROBERTS, RANDALL, SANDERS und HOOD 1955.

signifikant erhöht ist[1]. Eine Kaliumabnahme im Muskel und eine erhebliche Ausscheidung von Kalium wurde an durch Peritonealdialyse chloridarm und alkalotisch gemachten Ratten beobachtet, was zu einer vermehrten Natriumaufnahme im Muskel führt, die durch Natriumverabfolgung noch verstärkt wird[2].

Der enge Zusammenhang zwischen dem Kalium- und dem Bicarbonathaushalt erhellt aus dem Befunde, daß kaliumarme Diät ebenso wie DOCA-Injektionen eine Serumalkalose mit hohem Bicarbonat- und niedrigem Chloridspiegel verursacht. Sie geht einher mit einem Abfall des Muskelkaliumgehaltes bei gleichzeitigem Ansteigen des intracellulären Natriumteiles[3].

Bei kaliumarmer Ernährung führt Natriumzufuhr zu einer Retention von Natrium und Wasser. Die Ödeme verschwinden wieder bei Natriumentzug. Die Kaliumkonservierung des Organismus wird durch gleichzeitigen Natriummangel der Kost gefördert[4].

Auch die Verabfolgung von Desoxycorticosteronacetat führt zu einer negativen Kaliumbilanz und zur Hypokaliämie. Bei natriumarmer Diät führt DOCA nicht zu einer vermehrten Kaliumausscheidung. Vielleicht wird bei Natriummangel schon proximal die Natriumrückresorption derartig gesteigert, daß für einen Austausch von Natrium gegen Kalium im distalen Tubulusabschnitt kein Natrium mehr zur Verfügung steht[5].

Andererseits konnten FRANGLEN, MCGARRY und SPENCER[6] nach experimenteller Alkalose (durch Bicarbonatinjektionen oder Chloridverlust mittels intermittierender Peritonealdialyse) erhebliche Kaliumausscheidungen am narkotisierten Hund nachweisen, und zwar erhöhte sich die Ausscheidungsrate auf das Dreifache des Normalen, während das Plasmakalium auf fast die Hälfte abfiel. Die Kaliumausscheidung ist dabei vorwiegend auf eine tubuläre Kaliumsekretion zurückzuführen. Nach Ansicht der Autoren überschreitet die filtrierte Bicarbonatmenge die tubuläre Ausscheidungskapazität von H-Ionen bei Alkalose. Zur Erhaltung der Elektroneutralität werden dann sekundär Natrium- und Kaliumionen zur Bicarbonatausscheidung herangezogen. Nach ihren Untersuchungen ist also die erhöhte Bicarbonatausscheidung die Ursache für den Kaliumverlust.

Daß es jedoch auch hypokaliämische Zustände bei acidotischer Stoffwechselrichtung gibt, zeigen LABHART und SPÜHLER[7]. Die Hypokaliämie geht dabei mit Niereninsuffizienz nach Pyelonephritis, Glomerulonephritis oder interstitieller Nephritis nach Saridonabusus einher, und die Autoren heben hervor, daß es sich hier nicht ausschließlich um eine gestörte Rückresorption handelt, sondern daß hier wesentliche Störungen der Ammoniakbildung und der Carbanhydrase vorliegen müssen. Auch die hyperchlorämische Acidose (Morbus Albright) geht mit einer Hypokaliämie einher.

Umgekehrt muß bei der *hyperkaliämischen Acidose*, hervorgerufen durch exzessive Zufuhr von Kaliumsalzen, die verminderte tubuläre Bicarbonatrückresorption die Entwicklung der Acidose begünstigen. Es führt aber auch eine akute respiratorische Acidose bei Hunden zur Hyperkaliämie durch Austritt von Kalium aus den Zellen. Infundiertes Kalium tritt bei acidotischen Hunden im Gegensatz zu normalen nicht in die Zelle hinein, was ebenfalls für eine Beeinflussung des intracellulären Kaliums durch p_H-Verschiebungen spricht[8]. Die Infusion von Kalium als Chlorid und Bicarbonat führt zu der gleichen Senkung der Bicarbonatrückresorption wie die Verabfolgung von Diamox (Acetazolamid), dabei ist die Abnahme der Bicarbonatrückresorption der Kaliumausscheidung

[1] JACOBELLIS, MUNTWYLER und GRIFFIN 1954. [2] HOLLIDAY 1955.
[3] DARROW, COOKE und COVILLE 1953. [4] WOMERSLEY und DARRACH 1955.
[5] HOWELL und DAVIS 1955. [6] FRANGLEN, MCGARRY und SPENCER 1953.
[7] LABHART und SPÜHLER 1953. [8] SCRIBNER, FREMONT-SMITH und BURNELL 1955.

im wesentlichen proportional. Etwa 2/3 des infundierten Kaliums verschwindet aus der Extracellularflüssigkeit und tritt als Folge von Ionenaustauschmechanismen in die Körperzellen ein. Wird durch Bicarbonatinfusion die filtrierte Bicarbonatmenge aufrechterhalten, so gelingt es weder durch Kaliuminfusion, noch durch Verabfolgung von Diamox, noch durch Kombination von beiden, die Bicarbonatrückresorption unter 60% des Ausgangswertes herabzudrücken[1].

Die Abhängigkeit der Bicarbonatrückresorption von der in den Tubuluszellen verfügbaren Kaliummenge folgt aus der Tatsache, daß Kalium- und Wasserstoffionen im Austauschprozeß miteinander in Wettstreit treten können[2].

Berliner[3] nimmt jetzt an, daß das gefilterte Kalium vollständig rückresorbiert wird, und daß das im Harn erscheinende Kalium ebenso wie Wasserstoff ausschließlich vom tubulären Austausch gegen Natrium stammt. Aus dem Gesagten erhellt, daß 1. die sezernierte Menge von Kalium- und Wasserstoffionen durch die Menge der im Tubulus zum Austausch zur Verfügung stehenden Natriummenge bestimmt wird, daß 2. die Kaliumsekretion daher von der Wirkung der Nebennierenrindenhormone abhängig ist, und daß 3. die Verteilung zwischen Kalium und Wasserstoffionen während des Austausches durch ihr Konzentrationsverhältnis zueinander bei einer bisher unbekannten gemeinsamen Reaktion im Sekretionsprozeß bestimmt wird[4]. Die Befunde von Mudge[5] deuten darauf hin, daß der Kaliumtransport in der Zelle durch Bildung eines relativ stabilen Carrier-Komplexes stattfindet. Für den Natriumaustausch konnte Mudge jedoch keinen derartigen Prozeß wahrscheinlich machen.

e) Die Ausscheidung titrierbarer Säure und die Säuerung des Urins.

Die Wasserstoffionenkonzentration des Blutes bei p_H 7,4 wird vom Körper in besonders sorgfältiger Weise aufrechterhalten. Diese Aufrechterhaltung geschieht durch die Pufferkapazität der Salze der schwachen Säuren. Wegen ihrer großen Wichtigkeit bei der Neutralisation von Säuren wird das Plasmabicarbonat häufig die „Alkalireserve“ genannt. Dabei ist die Bicarbonatkonzentration des Plasmas lediglich ein Ausdruck für die Verfügbarkeit der sie begleitenden Kationen, die zur Neutralisation von Säuren im Plasma bereitstehen (vorwiegend Natrium). Neben dem Puffersystem Kohlensäure/Bicarbonat kommen im Plasma noch Phosphat, Eiweiß und Hämoglobin als Puffersysteme in Betracht, doch spielen diese drei bei Störungen des Säure-Basengleichgewichts keine so große Rollen, da durch seine Variabilität durch Atmung und Ausscheidung das Kohlensäure/Bicarbonatsystem das bei weitem bedeutendste ist.

Die bei normalem Stoffwechsel im Körper des Menschen gebildeten Säuren Phosphorsäure, Schwefelsäure, Milchsäure und β-Oxybuttersäure erfordern je Tag zu ihrer Neutralisation etwa 150—200 mÄquiv. von an Bicarbonat gebundenen Basen. Obwohl auch mit der Nahrung beträchtliche Mengen an Natriumbicarbonat zugeführt werden, übersteigen die im Stoffwechsel gebildeten sauren Valenzen die zugeführte Menge an Bicarbonat gebundener Base um 50 bis 100 mÄquiv. je Tag, zu deren Neutralisation die Alkalireserve des Blutes herangezogen werden muß. Würden die genannten Säuren in dieser neutralisierten Form vom Körper durch die Nieren eliminiert werden, so wären bald die basischen Valenzen des Organismus erschöpft. Es ist daher die Aufgabe der Niere, die Konzentration der Basen in den Körperflüssigkeiten auf einen Spiegel von 25 bis 27 mÄquiv. je Liter oberhalb der Summe aller fixierten, nicht veränderlichen Anionen zu stabilisieren[6]. Diese 25—27 mÄquiv. je Liter sind an Bicarbonat gebunden.

---

[1] Fuller, MacLeod und Pitts 1955. [2] Berliner 1952. [3] Berliner 1954.
[4] Berliner, Kennedy und Orloff 1954. [5] Mudge 1953. [6] Pitts 1950.

Der Aufgabe der Basenkonservierung wird die Niere in verschiedener Weise gerecht: 1. durch fast vollständige Rückresorption des durch die Glomerula filtrierten Bicarbonats (etwa 400 g Natriumbicarbonat je Tag); 2. durch Austausch des mit den Säuren ausgeschiedenen Natriums gegen Wasserstoffionen und 3. durch Neutralisation eines Teiles dieser Wasserstoffionen durch Ammoniak (Bildung von NH_4^+). Die Bicarbonatrückresorption und die Ammoniakausscheidung werden in eigenen Kapiteln behandelt (s. Kapitel III, 2 f, g, S. 85 und 88).

Die Untersuchungen von MONTGOMERY und PIERCE[1] stellten die späteren Erkenntnisse über den Prozeß, durch den die Nierentubuli das leicht alkalische Glomerulumfiltrat in sauren Urin verwandeln, auf eine morphologische Basis. Die Untersucher konnten durch Tubuluspunktion am Amphibiennephron nachweisen, daß eine Säuerung des Urins erst in dem distalen Tubulusabschnitt erfolgt, während der proximale Abschnitt dem Plasma in der Reaktion gleichbleibt. Auch beim Nekturus nimmt der proximale Tubulus nicht an der Urinsäuerung teil[2]. Ob dieses allerdings auch für die Säugetierniere zutrifft, ist bisher niemals direkt bewiesen worden. Es läßt sich sogar aus den Untersuchungen von WALKER, BOTT, OLIVER und MACDOWELL[3] an Säugetiernieren schließen, daß der größte Teil des Filtratbicarbonats bereits im proximalen Tubulusabschnitt rückresorbiert wird, was zu einer Säuerung des Urins schon in diesem Abschnitt führen würde. Zu dieser Säuerung des Glomerulumfiltrates führen generell gesehen 2 Vorgänge: einerseits die Rückresorption der alkalischen Komponente der Puffergemische, andererseits die Sekretion von Wasserstoffionen[4].

Die Phosphatrückresorptionstheorie[5]. Wenn aus dem in das Glomerulumfiltrat gelangenden Gemisch aus monobasischem und dibasischem Phosphat das diphasische Phosphat rückresorbiert wird, wird das monobasische als titrierbare Säure im Urin ausgeschieden.

Die Kohlensäurefiltrationstheorie. Das Glomerulumfiltrat enthält Bicarbonat und Kohlensäure in einem Verhältnis von 20:1. Wird Bicarbonat aktiv rückresorbiert, und sind die Tubuli impermeabel für Kohlensäure und Kohlendioxyd, so bestimmt das Verhältnis von Kohlensäure zu dem übriggebliebenen Bicarbonat die Wasserstoffionenkonzentration im Urin[6].

Jedoch reichen diese beiden Theorien der Pufferrückresorption nach PITTS[4] nicht aus, um die bekannte hohe Kapazität der Niere, titrierbare Säure auszuscheiden, zu erklären. Nach den Untersuchungen von PITTS und ALEXANDER[7] ist die *Ionenaustauschtheorie* von H. W. SMITH[8] die einzige, die die von ihnen gefundene Ausscheidung titrierbarer Säure bei acidotischen Hunden erklären kann. Hierbei wird angenommen, daß die Tubuluszelle basische Kationen rückresorbieren und diese durch H-Ionen durch einen Ionenaustauschmechanismus ersetzen kann, der unabhängig von den im Urin vorhandenen Anionen arbeitet. Auf diese Weise werden folgende 4 Reaktionen ermöglicht (B = Base, S = fixe Säure):

1. $H^+ + B\,HCO_3 = H_2CO_3 + B^+ = CO_2 + B^+ + H_2O$,
2. $H^+ + B_2\,HPO_4 = B\,H_2PO_4 + B^+$,
3. $H^+ +$ B-Lactat $=$ Milchsäure $+ B^+$,
4. $H^+ + B\,S = HS + B^+$.

[1] MONTGOMERY und PIERCE 1937. [2] GIEBISCH 1956.
[3] WALKER, BOTT, OLIVER und MACDOWELL 1941.
[4] PITTS, LOTSPEICH, SCHIESS und AYER 1948. [5] PETERS und VAN SLYKE 1946.
[6] SENDROY, SEELIG und VAN SLYKE 1934.
[7] PITTS und ALEXANDER 1945. [8] SMITH 1937.

Der intracelluläre Mechanismus der zur Sekretion dieser Wasserstoffionen führt, ist folgender[1] (Abb. 20): Auf Grund ihrer eigenen Stoffwechselaktivität, und da sie ebenfalls dem renalen capillären Blutstrom angeschlossen ist, steht der Tubuluszelle ausreichend Kohlendioxyd zur Verfügung. Wegen ihres hohen Gehaltes an Carbanhydrase[2] ist die Zelle in der Lage, dieses gelöste Gas schnell in Kohlensäure zu überführen. Die entstandene Kohlensäure dissoziiert in Wasserstoffionen und Bicarbonationen, von denen die Wasserstoffionen im Austausch gegen basische Kationen ins Tubuluslumen hineinsezerniert werden und gemeinsam mit den dort vorhandenen Anionen im Urin als titrierbare Säure erscheinen. Die rückresorbierten basischen Kationen werden gemeinsam mit dem aus der Dissoziation der Kohlensäure entstandenen Bicarbonat der Alkalireserve des Blutes zugeführt. Jedoch kommt es auch ohne Veränderung des Säuren-Basengleichgewichtes zu einer Säuerung des Urins und vermehrter Ammoniakausscheidung, wenn bei gesteigerter Natriumretention (durch Natriummangeldiät und Verabfolgung von Nebennierenrindenhormon) Natriumsulfat infundiert wird. Hier treten Wasserstoff-, Ammonium- und Kaliumionen als Kationen zur Ausscheidung von Sulfat hinzu[3].

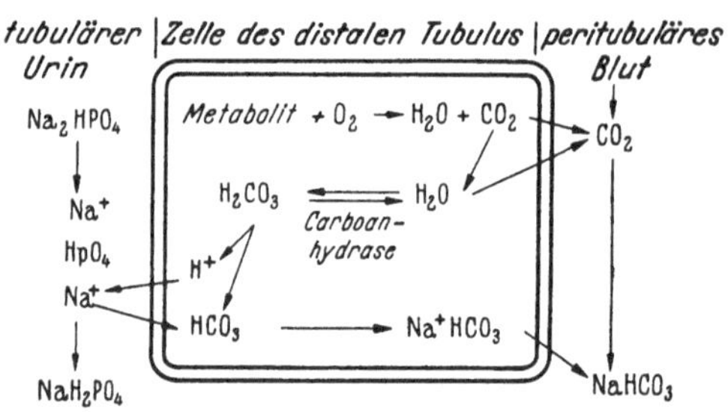

Abb. 20. Der intracelluläre Vorgang bei der Säuerung des Urins. Eine einzelne Zelle des distalen Tubulus ist dargestellt. (PITTS und ALEXANDER 1945.)

Da es nach PITTS und Mitarbeitern[4] nicht möglich ist, die saure Reaktion des Urins über ein p_H von 4,4 hinaus zu steigern, ist der Wasserstoffionentransport begrenzt, so daß höchstens ein Konzentrationsunterschied von 1000:1 zwischen Harn und Blut aufgerichtet werden kann[5]. Wären im Urin keine Puffersubstanzen vorhanden, so wäre diese Konzentrationsdifferenz sehr schnell erreicht, und nur wenig saure Valenzen könnten auf diese Weise ausgeschieden werden.

Tatsächlich aber werden durch die sezernierten H^+-Ionen die neutralen Salze der schwachen Säuren in deren saure Salze oder sogar freie Säuren umgewandelt, wodurch innerhalb des genannten H^+-Ionenkonzentrationsunterschiedes große Mengen H^+-Ionen in nicht dissoziierte Bindung übergeführt werden:

$$Na^+ + Na^+ + HPO_4^{--} + H^+_{(\text{sezern.})} \rightarrow Na^+ + H_2PO_4^- + Na^+_{(\text{resorb.})}\,.$$

Die Abklärung der oben dargelegten Zusammenhänge zwischen der Säuerung des Urins und der Wirkung der Carbanhydrase konnte erst auf Grund der Untersuchungen von MANN und KEILIN[6] erfolgen, die im Sulfanilamid einen spezifischen Carbanhydrasehemmstoff nachweisen konnten. Auf diese Weise ging auch der Befund von SOUTHWORTH[7] einer Klärung entgegen, der nach Sulfonamidverabfolgung eine Alkalisierung des Urins bei allgemeiner Acidose beobachtete. Durch Untersuchungen an acidotischen Hunden konnten nämlich PITTS und ALEXANDER[1] zeigen, daß die Verabfolgung von Sulfanilamid zu einer beträchtlichen Senkung der Ausscheidung titrierbarer Säure unter gleichzeitigem Anstieg des Urin-p_H auf alkalische Werte führte. Da also Sulfanilamid den tubulären Austausch von Natriumionen gegen Wasserstoffionen durch Unterbindung der Bildung der letzteren verhindert, fördert es den Verlust von Basen, so daß sowohl Kalium als auch Natrium bei Carbanhydrasehemmung vermehrt im Urin ausgeschieden

[1] PITTS und ALEXANDER 1945. [2] DAVENPORT und WILHELMI 1941.
[3] SCHWARTZ, JENSON und RELMAN 1955. [4] PITTS, AYER und SCHIESS 1949.
[5] PITTS 1955. [6] MANN und KEILIN 1940. [7] SOUTHWORTH 1937.

werden[1]. Dabei übersteigt nach den Untersuchungen von BERLINER, KENNEDY und ORLOFF die ausgeschiedene Kaliummenge wesentlich die filtrierte Rate[2].

Auf diese engen Zusammenhänge zwischen den Kaliumausscheidung und der Urinsäuerung haben BERLINER, KENNEDY und ORLOFF[3] besonders hingewiesen. Die Autoren konnten nachweisen, daß es bei einer Kaliumbelastung des Organismus zu einer vermehrten Kaliumausscheidung im Urin unter gleichzeitigem Anstieg des Urin-p_H kommt. Diese Alkalisierung des Urins ist unabhängig von dem das Kalium begleitenden Anion. Weiterhin fanden die Autoren, daß es bei Carbanhydrasehemmung durch Diamox (Acetazolamid) zu einer erheblichen Mehrausscheidung von Kalium im Urin kommt unter gleichzeitiger Herabsetzung der Wasserstoffionenkonzentration des Urins. Die Injektion von Salyrgan hat wohl einen Einfluß auf die Ausscheidung von Natrium, Chlorid und Bicarbonat, jedoch nicht auf die Ausscheidung von Kalium. Wird nach der Salyrganinjektion Diamox verabfolgt, so kommt es zu einem erheblichen Anstieg der Natrium- und Bicarbonatausscheidung (s. auch Kapitel III, 2 f) als Folge der fehlenden Wasserstoffionensekretion, jedoch zu keiner Vermehrung der Kaliumausscheidung, wie sie sonst von den Autoren nach Diamoxgabe regelmäßig beobachtet wurde. Erst wenn der Quecksilbereffekt durch BAL (2,3-Dimercaptopropanol), zu dem Quecksilber eine hohe Affinität besitzt, unterdrückt wird, tritt die vermehrte Ausscheidung von Kalium in Erscheinung. Aus diesen Beobachtungen ist zu schließen, daß Kaliumionen und Wasserstoffionen miteinander in der Weise in Wettstreit treten können, daß ein übermäßiges Angebot von Kaliumionen zu einer Senkung der Ausscheidung von Wasserstoffionen führen kann, daß andererseits aber auch Kaliumionen bei fehlenden Wasserstoffionen z. B. durch Carbanhydrasehemmung statt dieser sezerniert werden können.

Jedoch scheint dieses nicht der einzige Zusammenhang zwischen Kalium und dem Säure-Basenhaushalt zu sein, da es nach den Untersuchungen von BLACK und MILNE[4] bei hypokaliämischer Alkalose nicht zu einer vermehrten Säureausscheidung kommt. Weiterhin erholten sich hypokaliämisch-alkalotische Ratten durch Verabfolgung von Kalium, obwohl sie vorher nephrektomiert waren[5]. Nach den Untersuchungen von ROBERTS, MARGIDA und PITTS[6] führt die Infusion von Kaliumsalzen zu einer Verschiebung des Bicarbonats von der extracellulären Flüssigkeit in die Zellen hinein.

Diese Beobachtungen scheinen darauf hinzuweisen, daß kaliumarme Zellen saurer und kaliumreiche Zellen alkalischer als normale sind. Jedoch sind bei gleichzeitiger Berücksichtigung der im Kapitel III, 2 d (S. 79) angestellten Betrachtungen die Zusammenhänge zwischen dem Kaliumstoffwechsel und dem Säure-Basenhaushalt, was Ursache und Wirkung der Beziehungen anbetrifft, noch recht unklar[7].

f) Die Rückresorption von Bicarbonat und die Alkalose.

Auf die Bedeutung des Bicarbonations bei der Aufrechterhaltung der Pufferkapazität des Blutes (Alkalireserve) sowie auf seinen engen Zusammenhang mit der Ausscheidung von Wasserstoffionen ist bereits im vorigen Kapitel hingewiesen worden. Es ist dabei gezeigt worden, daß der Niere die Aufgabe zufällt, die Bicarbonatkonzentration im Plasma um 25—28 mÄquiv. je Liter aufrechtzuerhalten. Die quantitative Bedeutung des Problems folgt dabei aus der Tatsache,

[1] SCHWARTZ 1949. [2] BERLINER, KENNEDY und ORLOFF 1951.
[3] BERLINER, KENNEDY und ORLOFF 1954. [4] BLACK und MILNE 1952.
[5] ORLOFF, KENNEDY und BERLINER 1953. [6] ROBERTS, MARGIDA und PITTS 1953.
[7] Siehe dazu auch MILNE, JONES und EVANS 1954.

daß bei einem Glomerulumfiltrat von 190 Litern je Tag eine Gesamtmenge von 4750 mMol HCO_3-Ionen filtriert werden, von denen 99,9% rückresorbiert werden müssen. Jedoch kann nach Verabfolgung großer Mengen Natriumbicarbonat die Bicarbonatausscheidung auf 1000 mMol oder mehr je Tag ansteigen. Dabei steigt dann die Urinkonzentration bis auf 220 mMol je Liter an, jedoch wird der Urin niemals alkalischer als p_H 8,3, da der CO_2-Partialdruck des Urins unter diesen Umständen niemals unterhalb, sondern stets oberhalb dem des Blutes liegt.

Nach Ansicht von SMITH[1] erfolgt die Rückresorption von Bicarbonat in 2 Schritten:

1. Etwa $^4/_5$ des filtrierten Bicarbonats werden im proximalen Tubulus ohne Änderung der Wasserstoffionenkonzentration des tubulären Urins rückresorbiert,
2. $^1/_5$ ist im distalen Tubulus in die Ionenaustauschvorgänge und die Urinsäuerung eingeschaltet.

Die quantitativen Beziehungen zwischen Bicarbonatplasmaspiegel und Bicarbonatausscheidung untersuchten PITTS und LOTSPEICH[2] an Hunden und PITTS, AYER und SCHIESS[3] an Menschen. Dabei wurde die Senkung des Plasmabicarbonatspiegels unter den normalen Wert durch Ammoniumchloridacidose und seine Erhöhung durch Verabfolgung von Natriumbicarbonat erreicht. Bei Plasmaspiegeln zwischen 10 und 20 mÄquiv. je Liter wurde alles filtrierte Bicarbonat rückresorbiert. Zwischen 22 und 28 mÄquiv. je Liter wurde freie Ausscheidung von Bicarbonat beobachtet, und oberhalb 28 mÄquiv. je Liter wurde eine konstante Rückresorptionsrate festgestellt in der Höhe von im Mittel 2,6 mÄquiv. je 100 ml Glomerulumfiltrat. Wird die Filtrationsrate durch Verfütterung von Fleisch oder durch Hungern verändert, so ist die Bicarbonatrückresorption der Veränderung der Filtrationsrate direkt proportional. PITTS und LOTSPEICH schließen daraus, daß die proximale Rückresorption von Bicarbonat durch einen Konzentrationsgradienten begrenzt ist. Es sei darauf hingewiesen, daß es sich hier also um eine andere Art von Transportmaximum handelt, das mit dem für Glucose nicht exakt vergleichbar ist.

Diese Ansicht blieb jedoch nicht unwidersprochen; da WESSON und ANSLOW[4] sowie MUDGE, FOULKS und GILMAN[5] nachweisen konnten, daß es während osmotischer Diurese durch Mannit oder Harnstoff nicht zu einer wesentlichen Verminderung der Bicarbonatrückresorption kommt. Weiterhin konnten THOMPSON und BARRETT[6] zeigen, daß es bei reduzierter Nierenfunktion durch teilweise Unterbindung des Blutzuflusses zu den Nieren zu einer Vermehrung des rückresorbierten Bicarbonatanteiles kommt. RELMAN, ETSTEIN, SCHWARZ[7] untersuchten den Einfluß des Plasma-p_Hs und des Plasma-CO_2-Partialdruckes (pCO_2) auf die Bicarbonatausscheidung von alkalotischen Hunden. Auf Grund ihrer Untersuchungen kommen die Autoren zu dem Schluß, daß die Bicarbonatrückresorption und der pCO_2 miteinander verknüpft sind, „in der Weise, daß sie danach streben, die Neutralität des Reabsorbats und der extracellulären Flüssigkeit aufrechtzuerhalten". Ähnliche Untersuchungen stellten BRAZEAU und GILMAN[8] an und fanden, daß die Bicarbonatrückresorption der Tubuli über einen weiten Bereich dem Plasma-CO_2-Partialdruck direkt proportional ist. Weitere Arbeiten über dieses Problem stammen aus dem Arbeitskreis um PITTS[9]. Die

---

[1] SMITH 1951. [2] PITTS und LOTSPEICH 1946. [3] PITTS, AYER und SCHIESS 1949.
[4] WESSON und ANSLOW 1948. [5] MUDGE, FOULKS und GILMAN 1949.
[6] THOMPSON und BARRETT 1954. [7] RELMAN, ETSTEIN und SCHWARZ 1953.
[8] BRAZEAU und GILMAN 1953.
[9] DORMAN, SULLIVAN und PITTS 1954, SULLIVAN und DORMAN 1954, PITTS, SULLIVAN und DORMAN 1954.

ausgedehnten Untersuchungen der Autoren können hier im einzelnen nicht wiedergegeben werden, es sollen daher nur ihre Schlußfolgerungen aufgezeigt werden. Nachdem sie im akuten Versuch an Hunden, die mit einem Luft-Kohlendioxydgemisch beatmet wurden, hatten nachweisen können, daß die Rückresorption von Bicarbonat sowohl mit einem Anstieg des Plasma-p_H als auch mit einem Anstieg des arteriellen pCO_2 verknüpft ist, konnten sie an Hunden, die sie über 14 Tage kohlendioxyd-acidotisch gehalten hatten, den Beweis erbringen, daß bei gleichbleibendem Plasma-p_H die Rückresorption von Bicarbonat durch einen Anstieg der Kohlendioxydspannung im Plasma gesteigert wird. Dabei konnte eine Rückresorptionsaktivität von 5,6 mÄquiv./100 ml Glomerulumfiltrat erreicht werden, eine Menge, die im akuten Versuch niemals hatte nachgewiesen werden können, und die zeigt, daß chronische Exposition zu einem erhöhten Kohlendioxyddruck und zu einer weiteren renalen Adaptation führt[1].

Da etwa die Hälfte des normalerweise von den Tubuli rückresorbierten Bicarbonats unter Einfluß von Carbanhydrasehemmung durch Diamox ausgeschieden wird, halten PITTS und Mitarbeiter die Hydratation von Kohlendioxyd zu Kohlensäure für einen wesentlichen Prozeß im Bicarbonatrückresorptionsmechanismus (Abb. 21). Hierbei entspricht der Vorgang im Prinzip der Sekretion von H-Ionen bei der Säuerung des Urins. Die durch die Carbanhydrase beschleunigt gebildete Kohlensäure dissoziiert in H-Ionen und Bicarbonationen, von denen die H-Ionen in das Lumen der Tubuli im Austausch gegen die das Bicarbonation begleitenden basischen Ionen sezerniert werden. Auf diese Weise wird im Urin H_2CO_3 gebildet, die nur zum Teil sofort in Kohlendioxyd und Wasser zerfällt. Das so im Tubuluslumen entstandene Kohlendioxyd diffundiert frei durch die Tubuluswände in das Blut zurück. Der andere Teil der gebildeten Kohlensäure kann erst im unteren Nephronabschnitt oder im Nierenbecken dehydratisiert werden, wo keine CO_2-Rückdiffusion stattfindet, da sonst der hohe CO_2-Druck alkalischer Urine[2] nicht erklärbar ist[3]. Durch Carbanhydrase-Dauerinfusion wird der pCO_2 des alkalischen Urins dem des Plasmas angeglichen. Der Anstieg des CO_2-Partialdruckes im Blut würde also zu einer beschleunigten Kohlensäurebildung führen, während ein Abfall die Hydratation von Kohlensäure verzögern würde. Da jedoch auch unter Carbanhydrasehemmung eine Steigerung des pCO_2 im Plasma zu einer Vermehrung der Rückresorption führt, schließen PITTS und Mitarbeiter, daß ein Teil der Kohlensäurebildung auch unabhängig von der Carbanhydrase auf rein physikalischem Wege erfolgt.

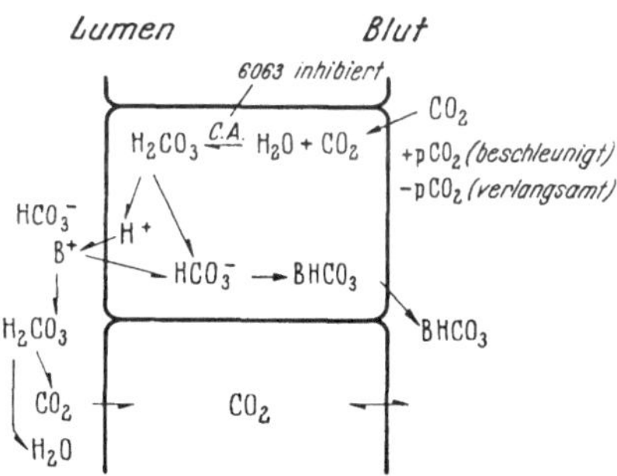

Abb. 21. Der intracelluläre Vorgang bei der Rückresorption der an Bicarbonat gebundenen Basen. Er ist wahrscheinlich nicht nur in den distalen, sondern auch in den proximalen Tubulus zu lokalisieren. (PITTS, SULLIVAN und DORMAN 1954.)

OCHWADT[4] fand bei Hyperventilationsalkalose eine deutliche Verminderung der Bicarbonatrückresorption mit gleichzeitiger Verminderung der Plasmabicarbonatkonzentration bis auf Werte, bei denen sonst kein Bicarbonat ausgeschieden wird. OCHWADT hielt den p_H-Anstieg im Blut für die auslösende Ursache dieses Mechanismus. Jedoch lassen sich die Versuche ebensogut nach der Theorie von PITTS erklären, wonach der herabgesetzte CO_2-Partialdruck

[1] SULLIVAN und DORMAN 1955. [2] SARRE 1937.
[3] OCHWADT und PITTS 1956. [4] OCHWADT 1950.

zu einer Verlangsamung der Kohlensäurebildung in den Tubuluszellen führt und damit zu einer Verminderung der Bicarbonatrückresorption und zu den beobachteten Bicarbonatverlusten. (Über den Zusammenhang zwischen Kaliumsekretion und Bicarbonatrückresorption s. Kapitel III, 2d.)

g) Die Ausscheidung von Ammoniak.

Bereits im Jahre 1921 konnten NASH und BENEDICT[1] nachweisen, daß das Ammoniak des Urins in der Niere gebildet wird, und sie vermuteten im Harnstoff dessen Ausgangsprodukt. Nach PITTS[2] kommt jedoch der durch die Glomerula filtrierte Harnstoff als Grundstoff der Ammoniakbildung nicht in Frage, da die Differenz zwischen Harnstoff-Clearance und Kreatinin-Clearance beim Hund bei einem konstanten Harnfluß weder durch extreme Acidose noch durch extreme Alkalose verändert wird, und da weiterhin die Stickstoff-Clearance (Harnstoff- + Ammoniak-Clearance) in der Acidose die Filtrationsrate beträchtlich übersteigen kann. Daraus folgt, daß die Ammoniakbildung durch die Nierentubuli erfolgen muß, und daß die dazu benötigten Substanzen aus dem postglomerulären Blut stammen müssen, wobei nun nicht nur Harnstoff allein in Frage kommt. Diese Beobachtungen von PITTS wurden von ALVING und GORDON[3] bestätigt.

Als Ort der Bildung und Ausscheidung von Ammoniak in den Harn kommt nach den Punktionsversuchen von WALKER[4] bei Amphibien der distale Tubulus in Betracht. ARCHIBALD[5] konnte den relativ hohen Gehalt an Glutaminase in der Niere sowie die Gegenwart von zirkulierendem Glutamin im Plasma nachweisen. VAN SLYKE und Mitarbeiter[6] fanden, daß das Glutamin durch die Nieren aus dem Blut in einer viel größeren Menge entfernt wird, als im Urin erscheint, und daß der Stickstoff der Amidgruppe genügt, um sowohl den gesamten Ammoniakgehalt der Nierenvenen als auch 60% des im Urin ausgeschiedenen Ammoniaks zu stellen. Die restlichen 40% können auf das Verschwinden von α-Aminostickstoff bezogen werden. Die Desamidierung von Glutamin zu Glutaminsäure und Ammoniak wird durch die in den Nierentubuli vorhandene Glutaminase katalysiert. Als Donatoren für die nicht aus dem Glutamin stammenden Ammoniakmengen kommen nach LOTSPEICH und PITTS[7] die Aminosäuren Glykokoll, Alanin, Leucin und Asparaginsäure in Frage, während Arginin, Lysin und Glutaminsäure keine Steigerung der Ammoniakausscheidung bei acidotischen Hunden bewirken. Die Fähigkeit dieser Aminosäuren zur Ammoniakbildung stimmt mit ihrer Möglichkeit zur oxydativen Desaminierung in vitro durch renale Aminosäureoxydasen überein und zeigt, daß solche Aminosäureoxydasen bei der Synthese von Ammoniak durch die Tubuluszellen eine Rolle spielen. Da die oxydative Desaminierung der Aminosäuren sowohl in den tubulären Rückresorptionsmechanismus eingeschaltet ist als auch die Ammoniakbildung bewirkt, besteht die Möglichkeit, daß die rückresorbierten Aminosäuren zur Ammoniakbildung benutzt werden. Doch übersteigt der rückresorbierte Aminostickstoff bei weitem den, der zur Ammoniaksynthese benötigt wird. Der Nachweis der Aminosäureoxydasen in der Niere wurde bereits 1933 von KREBS erbracht[8].

SARTORIUS, ROEMMELT und PITTS[9] konnten zeigen, daß die Ammoniakausscheidung bereits wenige Minuten nach Einsetzen der Acidose zunimmt. Die

[1] NASH und BENEDICT 1921. [2] PITTS 1936. [3] ALVING und GORDON 1937.
[4] WALKER 1940. [5] ARCHIBALD 1944.
[6] VAN SLYKE, PHILLIPS, HAMILTON, ARCHIBALD, FUTCHER und HILLER 1943.
[7] LOTSPEICH und PITTS 1947. [8] KREBS 1933.
[9] SARTORIUS, ROEMMELT und PITTS 1949, PITTS 1948.

Autoren glauben, daß die Ursache der ansteigenden Ammoniakausscheidung dieselbe ist, die zu der Ansäuerung des Urins führt, nämlich die als Folge der Senkung der Plasmabicarbonatkonzentration auftretende Herabsetzung der dem distalen Tubulus zugeführten Bicarbonatmenge. Ihrer Ansicht nach ist die Ammoniakbildung ein mehr oder weniger kontinuierlicher Vorgang, wobei die Richtung der Ausscheidung (Tubuluslumen oder Blut) abhängig von der Stoffwechsellage (Acidose oder Alkalose) ist. Dieser Vorstellung entspricht der Befund von NASH und BENEDICT[1], daß der Ammoniakgehalt der renalen Venen größer ist als der des arteriellen Blutes. Da die Ammoniakausscheidung dem Urin-p_H umgekehrt proportional ist, scheint die Ammoniakausscheidung einen Diffusionsvorgang von freiem Ammoniak von der Bildungsstelle in den Tubuluszellen in das Tubuluslumen mit niedriger Ammoniakkonzentration darzustellen, wo es zum Ammoniumion umgewandelt wird, für das die Tubuluszellmembran nicht permeabel ist.

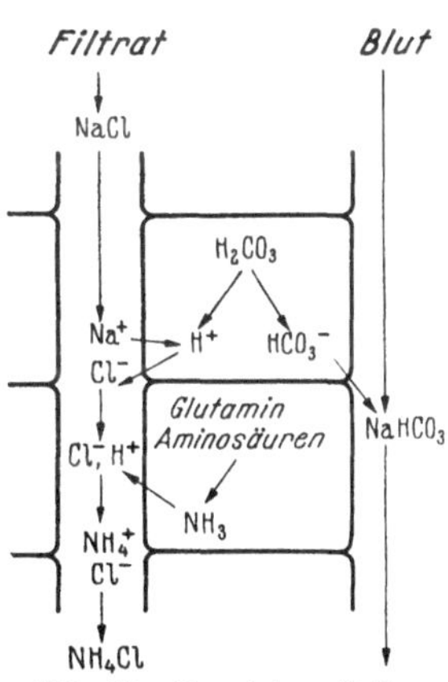

Abb. 22. Der intracelluläre Vorgang bei der Ammoniakausscheidung. (PITTS 1948.)

Damit wäre also die Ammoniakausscheidung im Urin einerseits mit der Ausscheidung titrierbarer Säure verbunden, andererseits führt die Ammoniakausscheidung Mol für Mol zu einer Rückerstattung von Basen als Bicarbonat an den Körper. Diese Befunde führen PITTS zu der Annahme von folgendem Mechanismus für die Ammoniakausscheidung (Abb. 22). Wenn der tubuläre Urin lediglich Salze der starken Säuren wie z. B. Natriumchlorid enthält, kann der Austausch von Wasserstoffionen gegen Natriumionen nur bis zu einem sehr begrenzten Maße stattfinden, da die gebildete Salzsäure vollkommen dissoziiert ist. Die hohe Wasserstoffionenkonzentration des Urins würde jeden weiteren Austausch verhindern, da die H-Ionensekretion bei einer Konzentrationsdifferenz von 1000:1 begrenzt ist. Die Sekretion von Ammoniak in den Urin neutralisiert diese Säure durch Bindung der Wasserstoffionen als Ammoniumionen und ermöglicht so den weiteren Austausch von Wasserstoffionen gegen Basen. Jedes ausgeschiedene Ammoniakmolekül bindet also ein Wasserstoffion und erlaubt die Rückresorption eines Natriumions. Auf diese Weise wird Ammoniak, wenn auch indirekt, gegen Alkalien ausgetauscht und die Ausscheidung der fixen Säuren ermöglicht.

Diese PITTSsche Theorie wird durch die Befunde von FERGUSON[2] unterstützt, während RYBERG[3] eine positive Korrelation zwischen der Ammoniakausscheidung in der Acidose und der Natriumausscheidung findet, woraus er schließt, daß das Ammoniumion wie das Wasserstoffion, im Austausch für Natrium sezerniert wird und die Bildung von NH_4 also bereits in der Tubuluszelle erfolgt. Diese Annahme von RYBERG findet neuerdings Unterstützung durch SCHWARTZ und Mitarbeiter[4], die die Ammoniumausscheidung an acidotischen Personen mit natriumarmer Diät untersuchten. Sie fanden nach der Verabfolgung von Säuren, daß die Ammoniakausscheidung größer war und schneller einsetzte als bei Normalpersonen, und daß die initiale renale Ammoniumexkretion direkt proportional dem zugeführten Säureanion war, jedoch nicht abhängig vom Serum- oder Urin-p_H. Auch NICHOLSON[5] schließt aus seinen Versuchen, daß das Urin-p_H

[1] NASH und BENEDICT 1921. [2] FERGUSON 1951. [3] RYBERG 1948.
[4] SCHWARTZ, JENSON und RELMAN 1954. [5] NICHOLSON 1953.

nicht den maßgeblichen Faktor in der Bestimmung der Ammoniakausscheidung durch die Niere darstellen kann.

Der PITTSschen Ansicht wird weiterhin von RECTOR, SELDIN, ROBERT und COPENHAVER[1] widersprochen. Bei chronischer Carbanhydrasehemmung durch Diamox wurde nach anfänglicher Reduktion eine über die Ausgangswerte hin gesteigerte Ammoniumausscheidung festgestellt. Die Glutaminaseaktivität im Nierengewebe stieg um das Dreifache an. Da bei Carbanhydrasehemmung die Freisetzung von Wasserstoffionen gehemmt ist, wird geschlossen, daß das Wasserstoffion, das zur Bildung von Ammonium notwendig ist, aus der γ-Hydroxylgruppe des Glutamins stammt, die bei physiologischem p_H ionisiert ist. Die Steigerung der Glutaminaseaktivität hat nach Ansicht der Autoren ihre Ursache in dem durch Carbanhydrasehemmung bedingten Anstieg des Kohlensäurepartialdruckes. Die Carbanhydrase hat demnach also keinen Einfluß auf den Ammoniumtransport, und die PITTSsche Ansicht der Abhängigkeit vom Urin-p_H trifft nach Ansicht der Autoren lediglich bei gleichbleibender Glutaminaseaktivität zu.

h) Acidose.

Von den extrarenal bedingten Acidosen ist die experimentelle Ammoniumchloridacidose in ihrer Wirkung auf die Ausscheidungsleistung der Niere am besten bekannt. Sie soll hier nach den Befunden von PITTS und Mitarbeitern[2] besprochen werden. Sie ist insofern der diabetischen Acidose nahe verwandt, als es sich bei beiden um eine Überlastung des Organismus mit Säuren (im ersteren Fall mit Salzsäure, im zweiten Fall mit β Oxybuttersäure und Acetessigsäure) bei sonst normalem Elektrolythaushalt und normaler Nierenfunktion handelt. Wegen der großen Ähnlichkeit in der Ursache der acidotischen Stoffwechselrichtung zwischen Ammoniumchloridacidose und diabetischer Acidose sei hier auf die gesonderte Darstellung der letzteren verzichtet. Es sei hier des weiteren nur angedeutet, daß der bei Niereninsuffizienz beobachteten Acidose ein sehr komplexer Vorgang zugrunde liegt. Er beruht einerseits auf der Unfähigkeit der Niere, die ihr angebotenen alimentären und durch vermehrten Eiweißabbau entstandenen Säuren auszuscheiden. Die acidotische Stoffwechselrichtung wird weiterhin durch die zum Erliegen kommende Ammoniakbildung sowie durch den Verlust an Alkali und Bicarbonat bei der sich entwickelnden Filtrationsdiurese[3] (Aufhebung von Konzentrations- und Verdünnungsfähigkeit und Angleichung des definitiven an den provisorischen Harn) begünstigt.

α) Die Ammoniumchloridacidose.

Die Entwicklung der *Ammoniumchloridacidose* kommt dadurch zustande, daß das Ammoniak des Ammoniumchlorids sofort in Harnstoff umgewandelt wird und die dabei entstehende Salzsäure mit Natriumbicarbonat derart reagiert, daß sich Kochsalz und Kohlendioxyd bilden, von denen das letztere von den Lungen ausgeschieden wird. Im Plasma findet also ein äquimolarer Austausch zwischen Bicarbonat und Chlorid bei gleichbleibender Natriumkonzentration statt. Eine entsprechende Veränderung des Chlorid/Bicarbonatquotienten erfährt dann auch das Glomerulumfiltrat, und bei gleichbleibender Natrium- und Wasserrückresorption müssen Chlorid und Bicarbonat in dem entsprechenden Verhältnis rückresorbiert werden. Bei Beginn der Ammoniumchloridacidose kommt es als Ausdruck einer osmotischen Diurese in den ersten 4—5 Tagen zu einer erheblichen Ausscheidung vonNatriumchlorid und Wasser. Diese initiale Wasserausschei-

[1] RECTOR, SELDIN, ROBERTS und COPENHAVER 1954.
[2] SARTORIUS, ROEMMELT und PITTS 1949, PITTS 1948. [3] FREY und FREY 1950.

dung hat man sich bei der Behandlung von Ödemen zunutze gemacht. Da nach der Annahme von SARTORIUS, ROEMMELT und PITTS[1] die Sekretion von Wasserstoffionen mit stets gleichbleibender Geschwindigkeit erfolgt, muß es bei der durch die erniedrigte Plasmabicarbonatkonzentration bedingten erniedrigten Bicarbonatfiltration zu einem Überschuß an H-Ionen im Urin und damit zu einer Säuerung des Urins und zu einer vermehrten Ausscheidung titrierbarer Säure kommen. Wasserstoff reagiert also entsprechend den Formeln 2—4 im Kapitel III, 2e, S. 82. Entsprechend der im Kapitel III, 2 g, S. 88 dargelegten Anschauung von PITTS über die Ausscheidung von Ammoniak kommt es durch die Senkung des Urin-p_H zu einer vermehrten Ausscheidung von Ammoniak, die wiederum (direkt oder indirekt) mit einer vermehrten Rückresorption von Natrium verbunden ist. Auf diese Weise resultiert ein saurer (p_H um 5,0), natriumarmer und bicarbonatfreier Urin, der reich an Ammonium und Chlorid ist. So bildet sich bei gleichbleibender acidotischer Stoffwechselrichtung durch Anstieg der Ammoniakausscheidung und Anstieg der Ausscheidung titrierbarer Säure im Organismus ein Gleichgewicht, wodurch kein weiterer Bicarbonatverlust erfolgt. Wird die Verabfolgung von Ammoniumchlorid eingestellt, so wird die normale Bicarbonatkonzentration im Plasma dadurch wiederhergestellt, daß jedes Mol ausgeschiedener freier Säure oder Ammoniak zur Rückresorption von 1 Mol Base führt, das dann mit dem Kohlendioxyd des Plasmas via Carbanhydrase Bicarbonat bildet.

Ebenso wie die Verabfolgung von Ammoniumchlorid führt auch die Verabfolgung von Ammoniumthiosulfat zur Acidose[2]. Da die Ausscheidung von Thiosulfat obligatorisch ist, führt die Verabfolgung von Ammoniumthiosulfat nach der Umwandlung des Ammoniaks zu Harnstoff zur Ausscheidung von Natriumthiosulfat oder seinem Abkömmling Natriumsulfat. Auf diese Weise kommt es zu einem erheblichen Natriumverlust des Organismus, der dadurch noch verstärkt wird, daß ein Thiosulfation durch Oxydation 2 Sulfationen ergibt. So führen wiederholte Dosen gewöhnlicherweise zur Acidose und zur Ausscheidung großer Mengen von Ammoniak. Gleichzeitig steigt auch die Phosphatausscheidung an. Fortlaufende Verabfolgung über 6 Std führt zum Tode mit niedrigem Natriumserumspiegel und hohem Kaliumspiegel.

Weiterhin ist für diese Frage die Tatsache von Interesse, daß es durch die Verabfolgung einer einmaligen Dosis von Diamox an schwer acidotische Hunde zu keinem der bekannten Effekte (Vermehrung des Harnvolumens, Anstieg des Harn-p_H, Vermehrung der Ausscheidung von Natrium, Kalium und Bicarbonat) kommt[3]. Derselbe Befund konnte auch an Patienten mit renaler Acidose erhoben werden, während nierenkranke Patienten ohne Acidose normal auf die Diamoxmedikation reagierten[4]. Er erklärt sich dadurch, daß bei Acidose nur eine geringe Menge an Bicarbonat filtriert wird, deren durch Diamox verminderte Rückresorption nicht ausreicht, um den normalerweise beobachteten Effekt zu erzielen.

β) Die distale tubuläre Insuffizienz.

(Hyperchlorämische Acidose Lightwood-Albright.)

Bereits 1935 berichtete LIGHTWOOD[5] über Verkalkungen renaler Tubuli bei Kindern (Kalkinfarzierung), und ALBRIGHT[6] beschrieb 1940 einen Fall von Nephrocalcinose bei einem 13jährigen Mädchen mit „Rachitis“ und Zwergwuchs. ALBRIGHT und Mitarbeiter[7] glauben, daß die Erkrankung renaler Genese ist und mit einer Schädigung des distalen Tubulusabschnittes bei normaler glomerulärer

[1] SARTORIUS, ROEMMELT und PITTS 1949, PITTS 1948.
[2] FRANKLIN, GENEST und NEWMAN 1947. [3] MAREN, WADSWORTH 1954. [4] KAYE 1955.
[5] LIGHTWOOD 1935. [6] ALBRIGHT, CONSOLAZIO, COOMBS, SULKOWITCH und TALBOT 1940.
[7] ALBRIGHT und REIFENSTEIN 1948.

Funktion einhergeht. Die Insuffizienz des distalen Tubulus zeigt sich in der Unfähigkeit der Niere, Urin zu konzentrieren (Polyurie, Isosthenurie) und in dem Unvermögen, einen sauren Urin trotz allgemeiner Acidose zu produzieren. Letzteres hat seine Ursache sicher in einer Unfähigkeit der Tubuli zur Bicarbonatrückresorption, während der anderen diskutierten Möglichkeit, der fehlenden Amomniakbildung[1] wohl keine pathogenetische Bedeutung zukommt[2]. Die Ammoniakbildung wurde teilweise normal[3], teilweise herabgesetzt gefunden[4].

Durch den chronischen Alkalimangel, der durch den Verlust von Natrium und Kalium als Bicarbonat bedingt ist, wird Calcium als Kation zur Säureausscheidung benutzt, wodurch es zu einer Entkalkung des Skeletes („renale Rachitis"), sekundärem Hyperparathyreoidismus und bei Kindern zu Wachstumsstörungen kommt. Bei Erwachsenen führt die gleiche Störung zur Osteoporose mit Pseudofrakturen[5].

Die vermehrte Calciumausscheidung im Urin verursacht eine histologisch und eventuell auch röntgenologisch nachweisbare Verkalkung des geschädigten Nierengewebes.

Ein wichtiges Symptom, das zur Stellung der Diagnose unumgänglich ist, ist die *Hyperchlorämie*. Jedoch stellt diese einen Befund dar, der in seiner Ursache noch nicht vollständig geklärt ist. Eine Erklärung bietet sich einerseits durch die Annahme, daß die Tubulusschädigung so weit auf den distalen Abschnitt beschränkt ist, daß die vorwiegend proximal erfolgende Chloridresorption unbeeinflußt bleibt. Andererseits kann aber auch das Chloridion als physiologisch indifferentes Anion an die Stelle des meistens bis weit unter 20 mÄquiv./Liter reduzierten Bicarbonats treten.

De Toni[6] berichtet, daß es bei der renalen Acidose wegen der Hypokaliämie zu ausgesprochener Muskelasthenie mit vorübergehenden hypokaliämischen Muskelparalysen kommen kann.

Als ätiologischer Faktor spielt die chronische Pyelonephritis eine wichtige Rolle. Andererseits kommt aber auch bei gewissen Fällen mit Fanconi-Syndrom die Heredität in Frage[7]. Auch Mißbildungen sind häufig mit renaler Acidose vergesellschaftet. Hier kann die Disposition zur chronischen Pyelonephritis von Bedeutung sein[8].

Weiterhin hat die häufige Verabfolgung von Sulfonamiden (Sulfathiazolen und Sulfapyrimidinen) eine schädigende Wirkung auf den distalen Tubulus. Von manchen Untersuchern[9] wird den Sulfonamiden die wichtigste ätiologische Rolle zugeschrieben, wobei auch diejenigen Sulfonamide in Frage kommen, bei denen keine Carbanhydrase-Hemmwirkung vorliegt[10]. In den meisten Fällen sind hier die Sulfonamide nicht wegen chronischer Pyelonephritiden verabfolgt worden. Durch prolongierte Verabfolgung von Sulfonamiden gelang es im Tierversuch ebenfalls, Nierenverkalkungen zu erzeugen[11]. Ähnliche Befunde über den schädigenden Einfluß von Sulfonamiden auf den distalen Tubulusabschnitt mit damit einhergehender Verkalkung berichten zahlreiche Autoren[12]. Eine ausführliche Diskussion der Ursachen der Nierenverkalkung siehe im Kapitel III, 2i α, S. 94.

---

[1] Albright und Reifenstein 1948, Haensel 1954.
[2] Greenspan 1949, Doxiadis 1952, Smith und Schreiner 1954.
[3] Latner und Burnard 1950.
[4] Greenspan 1949. [5] Lundbaek 1951. [6] De Toni 1954.
[7] Sirota, Hamerman und Jaffe 1954. [8] Linneweh 1951.
[9] Greenspan 1949, Engel 1951 u. a.
[10] Luetscher und Blackman 1943, Greenspan 1949, Engel 1951.
[11] Antopol, Lehr, Churg und Sprinz 1941.
[12] Plummer und McLellan 1940, Prien, Crabtree und Frondel 1941, Hellwig und Reed 1942, Long und Bliss 1939, Climenko und Wright 1941, Gross, Cooper und Levis 1939, Trueta Barclay, Franklin, Daniel und Prichard 1946.

Auf den Unterschied zwischen der renalen hyperchlorämischen Acidose und dem FANCONI-Syndrom weisen MILNE und Mitarbeiter[1] hin. Der Unterschied zwischen beiden Syndromen besteht darin, daß bei den von FANCONI beschriebenen Kranken eine kongenitale Fermentanomalie vorwiegend des proximalen Tubulusabschnittes vorliegt, während bei der renalen Acidose eine meistens erworbene distaltubuläre Rückresorptionsstörung für Bicarbonat sowie ein Unvermögen zur H-Ionensekretion nachgewiesen wurde.

i) Die Rückresorption von Calcium.

Da vom normalen Calciumgehalt des menschlichen Plasmas (9—11 mg-%) etwa nur die Hälfte ultrafiltrabel ist[2], ist es mit Hilfe von Clearance-Methoden ohne Bestimmung des filtrablen Anteils nicht möglich, Aussagen über die Behandlung von Calcium durch die Nieren zu machen. Ein großer Teil des Plasmacalciums liegt als Proteinat vor, das wesentlich weniger ionisiert ist als die entsprechenden Natrium- und Kaliumproteinate. Die Dissoziation der Calciumproteinate wird durch die Protein- und Calciumionenkonzentration sowie durch das p_H, die Temperatur und den Albumin-Globulinquotienten beeinflußt. Weiterhin bildet Calcium mit Citronensäure, Weinsäure, Glycerophosphorsäure und anderen Oxy- oder Dicarbonsäuren wenig ionisierte Salze. Auch Calciumcarbonate und Phosphate sowie der Carbonatphosphatkomplex $Ca_2(PO_4)(CO_3)$ liegen nur in gering dissoziierter Form vor[3]. Ein variabler Calcium-Phosphorkomplex, der nicht filtrierbar ist, bildet sich, wenn das Produkt Calcium $\times$ Phosphor den Wert 100 überschreitet[4]. Der nicht ionisierte und nicht an Eiweiß gebundene Calciumanteil des Plasmas wurde von den meisten Untersuchern recht groß angenommen[5], jedoch scheint er nach Untersuchungen von McLEAN und HASTINGS[6] normalerweise nicht größer als 0,5 mg-% zu sein[7].

Da also Calcium im Plasma einerseits in ionisierter Form, andererseits in nicht filtrierbarer undissoziierter Form und weiterhin in filtrierbarer, undissoziierter Form (Calciumcitrat) vorliegt, ist es zu erwarten, daß die den Nieren angebotenen verschiedenen Calciumfraktionen von diesen in verschiedener Weise ausgeschieden werden.

Mit Hilfe von Ultrafiltration durch Cellophanmembranen konnten kürzlich CHEN und NEUMAN[8] nachweisen, daß beim Hund etwa 49% des Serumcalciums ultrafiltrabel sind. Auf Grund dieser Befunde durchgeführte Clearance-Untersuchungen ergaben eine Rückresorption des filtrierten Calciums von über 99%. Protrahierte Infusionen von Calciumgluconat führen zu einem Anstieg der Calcium-Clearance und des Calcium/Kreatinin-Clearance-Quotienten, sowie zu einer Abnahme der glomerulären Filtrationsrate. Weiterhin kommt es zu einem Anstieg des Serumphosphates bei kompensatorischem Abfall des Lipoidphosphors in den Erythrocyten. Obwohl die Ausscheidung von Calcium also gesteigert ist, sinkt die Phosphatausscheidung ab. Die aktive Rückresorption von Calcium wird durch Dinitrophenol, Phlorrhizin und Natriumazid vermindert, Diamox hat keinen Einfluß[8].

Der wichtigste Faktor bei der Regulation des Calciumhaushaltes ist das Hormon der Nebenschilddrüsen, welches das Gleichgewicht zwischen dem Plasmacalcium und dem Calcium der Knochen beeinflußt. Die Calcifikation der Knochen steht wiederum in engem Zusammenhang mit dem Vitamin D. Physiologischerweise

[1] MILNE, STANBURY und THOMSON 1952. [2] LUDEWIG, CHANUTIN und MASKET 1942.
[3] GREENWALD 1945. [4] EICHHOLTZ und STARLING 1925, BRULL 1930, GOVAERTS 1948.
[5] FREEMAN und CHANG 1950, KLINKE 1928, THOMSON und COLLIP 1932.
[6] McLEAN und HASTINGS 1935. [7] Siehe auch HANDLER und COHN 1951.
[8] CHEN und NEUMAN 1955.

scheint die Steuerung des Plasmacalciums so zu erfolgen, daß nicht die Gesamtcalciummenge im Plasma, sondern das physiologisch aktive Calcium konstant erhalten wird[1].

Die Verabfolgung von Nebenschilddrüsenhormon an normale Hunde führt zu einer Steigerung des Serumcalciums und des filtrierbaren Calciums und steigert sowohl die tubuläre Rückresorption als auch die Exkretion von Calcium. Jedoch scheint das Nebenschilddrüsenhormon keinen direkten Effekt auf die Tubuli zu haben, da die gesteigerte Rückresorption auf eine Zunahme der filtrierten Menge bezogen werden kann. Die Hypercalcämie und die Hypercalcurie sind also lediglich Folgen der Mobilisierung von Calcium aus den Körpervorräten[2]. Doch wird die Calciumausscheidung indirekt durch das Parathormon dadurch beeinflußt, daß es das *Tm* für Phosphat senkt, damit zu einer Vermehrung der Phosphatausscheidung und zu einer sekundären Vermehrung der Calciumausscheidung führt[3].

α) *Die Nephrocalcinose.*

In dem vorausgehenden Abschnitt über die hyperchlorämische Acidose ist bereits ein Krankheitsbild abgehandelt worden, das mit einer diffusen Verkalkung der Nieren einhergeht. In diesem Abschnitt soll eine weitere Reihe von Krankheitsbildern Erwähnung finden, die ebenfalls zu diffusen Verkalkungen des Nierenparenchyms führen können.

Ätiologische Klassifikation der diffusen Nierenverkalkungen.

A. *Primäre Nierenerkrankungen mit Niereninsuffizienz und eventuell sekundärem Hyperparathyreoidismus.*
   1. Chronische Glomerulonephritis, renale Hypoplasie, renale Verschlußleiden.
   2. Pyelonephritis.
   3. Cystenniere.
   4. Distal tubuläre Störungen (idiopathische hyperchlorämische Acidose LIGHTWOOD-ALBRIGHT)
   5. Interstitielle Nephritis.

B. *Stoffwechselstörungen mit Kalkmobilisierung.*
   1. Primärer Hyperparathyreoidismus.
   2. Akute oder chronische hypochlorämische Alkalose (Pylorusverschluß, Erbrechen, Tetanie, Milchtrinkersyndrom).
   3. Chronische Acidose (Ammoniumchlorid, Natriumphosphat).
   4. Vitamin D-Hypervitaminose.
   5. Diabetes insipidus.
   6. Knochencarcinose.
   7. AT-10-Überdosierung.

C. *Toxische Nierenschädigungen.*
   1. Quecksilber (unterer Abschnitt des proximalen Tubulus).
   2. Uraniumnitrat (unterer Abschnitt des proximalen Tubulus).
   3. Sulfonamide (distaler Tubulus und Sammelröhrchen).
   4. Oxalat, Äthylenglykol (oberer Abschnitt des proximalen Tubulus).
   5. Kaliumbichromat (oberer Abschnitt des proximalen Tubulus).
   6. Safranin-0.
   7. Tetrachlorkohlenstoff.
   8. Crush-Niere.

Aus den in der Tabelle modifiziert nach GREENSPAN[4] dargestellten zahlreichen mit Nephrocalcinose einhergehenden Krankheitsbildern lassen sich im wesentlichen 3 pathogenetische Faktoren herausarbeiten:

1. vermehrtes Calciumangebot an die Nieren,
2. alkalotische Stoffwechsellage,
3. Schädigungen der Tubuluszelle (entzündlich, toxisch oder hypoxydotisch).

[1] THOMSON und COLLIP 1932. [2] JAHAN und PITTS 1948.
[3] EGER 1956. [4] GREENSPAN 1949.

Von diesen ist das vermehrte Calciumangebot derjenige pathogenetische Faktor, der am häufigsten zur Verkalkung des Nierenparenchyms führt. Nach Untersuchungen der Mayo-Klinik an 91 röntgenologisch sichtbaren Nephrocalcinosen stellt derjenige, der durch primären Hyperparathyreoidismus ausgelöst ist, mit 41,7% den größten Anteil dar[1]. Als nächstgrößter ätiologischer Faktor folgt die hyperchlorämische Acidose mit 18,8%, bei der ebenfalls das vermehrte Calciumangebot an die Nieren der pathogenetisch wirksame Faktor für die Nephrocalcinose darstellt. Daß bei chronischen extrarenalen Acidosen (Ammoniumchlorid- oder Natriumphosphatacidose) ebenfalls Kalkablagerungen in den Nieren beobachtet werden, hat seine Ursache darin, daß nach Erschöpfung der Alkalireserven des Organismus Calcium zur Neutralisation der Säuren durch die Nieren vermehrt ausgeschieden wird.

Ein Syndrom, bei dem sicherlich neben dem vermehrten Calcium die Alkalizufuhr die Hauptrolle für die Verkalkung der Nieren spielt, stellt das sog. Milchtrinkersyndrom dar. Hierbei führt der übermäßige Milch- und Alkalikonsum (Ulcuskranke mit falscher extremer Diäteinstellung) zu einer alkalotischen Stoffwechselrichtung mit gleichzeitiger Hypercalcämie[2]. Jedoch kommt es auch allein durch eine alkalotische Stoffwechselrichtung, durch Salzsäureverlust bei Pylorusverschluß oder Erbrechen sowie bei Tetanie zur Nephrocalcinose. Hier ist die Ursache der Nierenverkalkung in der Alkalose selbst zu suchen, da Calciumsalze in alkalischem Medium schwerer löslich sind als in saurem.

Bei den chronischen Schädigungen der Tubuluszellen stehen die durch die chronische Pyelonephritis mit distaler Tubulusschädigung an erster Stelle (14,5% der Fälle der Mayo-Klinik). Jedoch wurden auch bei chronischer Glomerulonephritis Kalkablagerungen in den Lumina und gelegentlich auch in den Epithelien der Tubuli contorti gefunden[3]. Daß es durch toxische Schädigungen mit Hilfe verschiedener Zellgifte, durch Vitamin D-Hypervitaminose sowie nach Schädigung der Nierentubuli durch Hämoglobin oder Myoglobin ebenfalls zu einer Nierenverkalkung kommen kann, sei hier nur erwähnt.

β) Der sekundäre Hyperparathyreoidismus.

Den Beziehungen zwischen Calciumstoffwechsel und renaler Acidose ist Eger[4] in interessanten experimentellen Untersuchungen nachgegangen. Er fand an nierengeschädigten Ratten (Cellophaneinkapselung, Metallvergiftungen) beträchtliche Vergrößerungen der Epithelkörperchen und generalisierte Knochenveränderungen, die man als Ostitis fibrosa ansehen kann; ferner fand er bei jugendlichen Ratten Zwergwuchs. Durch die Nierenschädigung entsteht eine chronische Niereninsuffizienz mit einer relativen Acidose. Die kranke Niere ist nicht mehr fähig, genügend Ammoniak zur Absättigung und Ausscheidung retinierter Säuren zu bilden. Es wird dazu das Calcium des Blutes und des Gewebes herangezogen, wodurch vermehrt Calcium ausgeschieden wird und der Calciumspiegel im Blute sinkt. Andererseits kommt es zu einer Phosphatstauung, die bei Niereninsuffizienz im Blut unter Erhöhung des Phosphatspiegels auftritt und die Nebenschilddrüse zu stärkerer Tätigkeit anregt (sekundärer Hyperparathyreoidismus). Diese vermehrte Hormonbildung führt zur Aktivierung der Osteoklasten und Förderung der Phosphatausscheidung. Ersteres hat am Skeletsystem die Entwicklung einer Osteodystrophia fibrosa zur Folge, die nach Herausnahme der Epithelkörperchen nicht mehr zur Beobachtung kommt. Eger[5] findet dies vor allem bei jugendlichen Tieren, die offenbar eher

[1] Mortensen, Emmett und Baggenstoss 1953. [2] Kessler 1955, Dworetzky 1954. [3] Arons, Christensen und Sosman 1955. [4] Eger 1953. [5] Eger 1956.

mit Epithelkörperchenüberfunktion reagieren. Entsprechend wird auch in der menschlichen Pathologie sekundärer Hyperparathyreoidismus mit schweren Knochenveränderungen hauptsächlich bei jugendlichen Nierenkranken beobachtet, während Erwachsene mit chronischer Niereninsuffizienz solche Störungen nur in sehr geringem Maße zeigen.

UEHLINGER[1] unterscheidet renale Ostitis fibrosa und renale Osteomalacie. Die renale Osteomalacie ist Folge einer Störung der Calcium/Phosphat-Relation im Serum. Sowohl Calcium- wie Phosphatmangel können eine Osteomalacie zur Folge haben. Diese ist jedoch unabhängig vom Funktionszustand der Epithelkörperchen. Dagegen ist die Fibroosteoklasie bei Ostitis fibrosa an die Hyperplasie der Epithelkörperchen gebunden, ohne daß eine Acidose bestehen muß. Die häufige Kombination von Fibroosteoklasie und Osteomalacie bei Niereninsuffizienz beruht darauf, daß in der Regel eine Beeinträchtigung sowohl der glomerulären wie auch der tubulären Funktion vorliegt, so daß sowohl die Grundlagen für die Entwicklung eines Hyperparathyreoidismus (Hyperphosphatämie) wie auch einer Osteomalacie (Calciumverlust) gegeben sind.

Für die mit sekundärem Hyperparathyreoidismus einhergehende Fibroosteoklasie kommt in erster Linie als Grundkrankheit die interstitielle Nephritis in Betracht, daneben spielen aber auch die echte chronische Glomerulonephritis, Mißbildungen der Nieren und der ableitenden Harnwege wie Hypoplasien, Blasenspalten und Cystennieren mit Infekten, aber auch mit einer Pyelonephritis verbundene Hydronephrosen eine Rolle. Die pathogenetische Ursache für die Hypertrophie der Nebenschilddrüsen soll dabei in erster Linie die ungenügende Phosphatausscheidung sein, die durch die Hypocalcämie und Calcurie begünstigt wird.

FANCONI[2] deutet die Fibroosteoklasie als typische „Anpassungskrankheit". Die Hyperphosphatämie führt zum sekundären Hyperparathyreoidismus. Das vermehrte Parathormon senkt zwar den Phosphatspiegel, was eine günstige Anpassung ist, fördert aber gleichzeitig die Tätigkeit der Osteoclasten, wodurch es als Zeichen überschießender Anpassung zur Fibroosteoklasie kommt.

k) Die Rückresorption von Phosphat.

Die Untersuchungen über die Ausscheidungen von Phosphat werden in ihrer Deutung durch eine Reihe von Faktoren kompliziert. 1. Liegt Phosphat im Plasma in organischer und anorganischer Form vor, die in ihrem Ausscheidungsmechanismus in der Niere nach den Untersuchungen von TAUGNER, BUBNOFF und BRAUN[3] streng voneinander zu unterscheiden sind. 2. Ist es noch unklar, wie groß der Anteil an nicht filtrierbarem anorganischem Phosphat am Gesamtphosphat im Plasma ist, und wie sehr sich dieser Anteil bei Erhöhung des Phosphatplasmaspiegels ändert.

Auf Grund von Untersuchungen mit radioaktivem Phosphor und Calcium bestätigte GOVAERTS[4] die Ergebnisse von BRULL[5], nach denen sich im Plasma ein nicht filtrierbarer Calcium-Phosphorkomplex[6] bildet, wenn das Produkt Calcium $\times$ Phosphor den Wert 100 überschreitet. Jedoch ist dieser Ansicht von GOVAERTS von HANDLER und COHN[7] widersprochen worden. Versuche über die Ultrafiltration des Serums ergeben je nach der Beschaffenheit der verwendeten Membrane verschiedene Werte, die sich nicht ohne weiteres auf die Filtration durch die Glomerulummembran übertragen lassen. Bei Verwendung von Cellophan sollen bis zu 10% des

[1] UEHLINGER 1953. [2] FANCONI 1954. [3] TAUGNER, BUBNOFF und BRAUN 1953.
[4] GOVAERTS 1948. [5] BRULL 1930.
[6] EICHHOLTZ und STARLING 1925. [7] HANDLER und COHN 1951.

Plasmaphosphates nicht ultrafiltrabel sein[1]. Jedoch scheint das anorganische Plasmaphosphat normalerweise ultrafiltrabel zu sein[2]. Da der Urin aber unter bestimmten Umständen fast phosphatfrei sein kann, müssen entweder sekundäres oder primäres Phosphat oder beide von den Tubuli rückresorbiert werden können. Dabei wird nach SMITH[3] Phosphat in Abhängigkeit zur Stoffwechsellage des Organismus ausgeschieden und das Verhältnis von $H_2PO_4^-$ zu HPO_4^{--} im Urin ist direkt abhängig von der Wasserstoffionenausscheidung in den Urin hinein. Die Ausscheidung von Phosphat beim Hund ist von HARRISON und HARRISON[4] und von PITTS und ALEXANDER[5] ausführlich untersucht worden. Beide Untersuchergruppen stimmen darin überein, daß die Rückresorption von Phosphat durch ein tubuläres Maximum begrenzt ist, welches bei einem Plasmaspiegel von etwa 7 mg-% erreicht wird. Dieses ist für den einzelnen Hund konstant und unabhängig von der Filtrationsrate[6]. Das *Tm* für Phosphat ist weiter weder beeinflußbar durch eine Salzsäureacidose noch durch eine Bicarbonatalkalose. Die prolongierte Infusion von Glucose senkt das *Tm* für Phosphat bedeutend[7], jedoch hat Phlorrhizin keinen Einfluß auf die Rückresorption von Phosphat[8]. Neuerdings zeigten jedoch TAUGNER, SCHMID, BUBNOFF, HOCHREIN und DORSCHNER (1956) an trainierten nicht narkotisierten Hunden, daß das Phosphat-Tm von der Infusionsgeschwindigkeit abhängig ist. Bei langsamer Infusion lag die Rückresorptionsrate über dem von PITTS u. Mitarb. gefundenen Tm, bei schneller Infusion war eine Begrenzung der Rückresorptionskapazität nicht mehr nachweisbar, so daß sich die Frage erhebt, ob die Existenz eines Phosphat-Tm noch als gesichert gelten kann.

Spezifische biochemische Prozesse, die für die Phosphatrückresorption verantwortlich sind, sind bisher nicht bekannt, jedoch scheinen die energetischen Grundlagen für die Rückresorption von Glucose und Phosphat auf einer frühen Stufe gemeinsam zu sein, die jedenfalls vor dem Angriffspunkt des Phlorrhizins liegen muß. Die Verabfolgung von Vitamin D an junge rachitische Hunde steigert das *Tm* für Phosphat, jedoch soll das Parathormon keinen Einfluß auf die Phosphatrückresorption haben[9]. Dem steht die Auffassung EGERS[10] gegenüber, daß das Parathormon direkt an den Tubuli angreift, zu einer Senkung des Phosphat-Tm und damit zu einer vermehrten Phosphatausscheidung führt. Das Vitamin D beeinflußt die Phosphatrückresorption in einer Weise, die von der jeweiligen Ausgangslage abhängig ist[11], bei Rachitis steigert Vitamin D die Phosphatrückresorption. Die in Experimenten an Hunden gewonnenen Ergebnisse über die relative Konstanz des tubulären Maximums für Phosphat konnte von LAMBERT und Mitarbeitern[12], EGGLETON und HABIB[13], sowie MICHIE und MCCONNELL[14] für den Menschen bestätigt werden. Einen Hinweis auf energetische Zusammenhänge zwischen Phosphatrückresorption und PAH-Sekretion bringen WEST und RAPOPORT[15], die zeigen konnten, daß die Phosphatrückresorption durch hohe PAH-Gaben gedrosselt wird (s. hierzu auch Kapitel III, 1 f α, S. 58). Anders scheinen jedoch nach den Untersuchungen von EGGLETON und HABIB[13] sowie von

[1] ELLIOT, HAHN und HEVESY 1948, HOGBEN und BOLLMANN 1951, SMITH, OLLAYOS und WINKLER 1943.
[2] SMITH, OLLAYOS und WINKLER 1943, FAY, BEHRMANN und BUCK 1942, GROLLMAN 1927, OLLAYOS und WINKLER 1943, PITTS 1933, WALKER 1933, WALKER und HUDSON 1937, WHITE 1932.
[3] SMITH 1951. [4] HARRISON und HARRISON 1941. [5] PITTS und ALEXANDER 1944.
[6] PITTS und ALEXANDER 1944, AYER, SCHIESS und PITTS 1947.
[7] PITTS und ALEXANDER 1944. [8] SHANNON, JOLLIFFE und SMITH 1932.
[9] FAY, BEHRMANN und BUCK 1942, JAHAN und PITTS 1948, BRULL 1939, HOGBEN und BOLLMANN 1949.
[10] EGER 1956. [11] FANCONI 1956. [12] LAMBERT, v. KESSEL und LEPLAT 1947.
[13] EGGLETON und HABIB 1950. [14] Zit. nach SMITH 1951.
[15] WEST und RAPOPORT 1949.

TAUGNER, BUBNOFF und BRAUN[1] die Verhältnisse bei der Katze zu liegen. Beide Untersuchergruppen konnten bei der Katze keinen Anhalt für ein tubuläres Maximum für anorganisches Phosphat finden. Auch konnte eine tubuläre Phosphatsekretion ausgeschlossen werden. Was die Ausscheidung von anorganischem Phosphat nach Infusionen von Phosphatestern wie Fructose-1,6-diphosphat, Glycerophosphat und Phosphorglycerinsäure anbetrifft, konnten TAUGNER und Mitarbeiter[1] nachweisen, daß es neben der Filtration auch zu einer tubulären Sekretion von anorganischem Phosphat kommt. Die genannten Phosphatester können als solche ebenfalls tubulär sezerniert werden.

In bezug auf den Ort der Rückresorption für Phosphat sind die Untersuchungen von WALKER und HUDSON[2] am Necturus von Interesse, die nachweisen konnten, daß Phosphat im proximalen Tubulus rückresorbiert wird. Weitere Hinweise auf den proximalen Tubulus geben die Untersuchungen von DARMADY und Mitarbeitern sowie die klinischen Beobachtungen, daß häufig die Aminoacidurie mit einer Störung der Phosphatrückresorption verknüpft ist (s. auch Kapitel III, 1 c, S. 51).

Die Vitamin D-resistente Rachitis (Phosphatdiabetes).

Es handelt sich um eine seltene, jedoch gut umschriebene Stoffwechselstörung im Kindesalter, die mit einem Fehlen der Phosphatrückresorption einhergeht[3]. Die große Phosphatausscheidung führt zur Hypophosphatämie. Der Blutcalciumwert bleibt normal, so daß das Produkt Ca $\times$ P sinkt und es zu einer Calcium- und Phosphormobilisation aus dem Knochen kommt. Dies führt beim Kind zur Rachitis, beim Erwachsenen zur Osteomalacie. Der Körper ist in diesem Zustand naturgemäß gegen normale Dosen von Vitamin D resistent. Dagegen führt die Verabfolgung von hohen Vitamin D-Dosen (2—2,5 mg/Tag) zur Heilung der Knochenveränderungen. Die fehlende Phosphatrückresorption wird häufig in Kombination mit Aminoacidurie und renalem Diabetes beobachtet (FANCONI-Syndrom, s. Kapitel III, 1 c α, S. 51).

l) Die Rückresorption von Sulfat.

Da Störungen in der Ausscheidung des anorganischen Sulfates in der Klinik und Pathologie keine große Rolle spielen, soll hier in der Darstellung der Physiologie der Sulfatausscheidung nur auf einige wenige neuere Arbeiten eingegangen werden. Nachdem sich bisher zahlreiche Untersucher mit der Ausscheidung von Sulfat befaßt haben[4], untersuchte LOTSPEICH[5] die Ausscheidung von Sulfat beim Hund und zeigte, daß bei normalen Plasmakonzentrationen und normaler Filtrationsrate Sulfat fast vollständig rückresorbiert wird. Dagegen führt schon ein leichter Anstieg in der filtrierten Menge zu einer völligen Absättigung der Rückresorptionskapazität, d. h. die Nierenschwelle für Sulfat ist sehr scharf und niedrig. Von einer Plasmakonzentration von 1,2 m Mol/Litern an ist die ausgeschiedene Sulfatmenge dem Plasmaspiegel proportional. LOTSPEICH schließt daraus, daß Sulfat von einem aktiven Prozeß rückresorbiert wird und definiert eine maximale Rate tubulärer Rückresorption (Sulfat-Tm). Da das Plasmasulfat nur aus dem laufenden Stoffwechsel stammt und nicht in irgendeinem Organ wesentlich gespeichert wird, ist der Sulfatspiegel im Plasma eine Funktion des Gleichgewichts zwischen der Filtrationsrate und dem Sulfat-Tm. Diese Situation ist

[1] TAUGNER, BUBNOFF und BRAUN 1953. [2] WALKER und HUDSON 1937.

[3] CHRISTENSEN 1941, FREEMAN und DUNSKY 1950, MCCUNE 1949.

[4] MAYRS 1922, MAYRS und WATT 1922, WHITE 1923, HAYMAN und JOHNSTON 1932, COPE 1932, MACY 1933, WHITE und MONOGHAN 1933, KEITH, POWER und PETERSON 1934, GOUDSMIT, POWER und BOLLMANN 1939, BJERING und ØLLGAARD 1939, SCHWARTZ, SMITH und WINKLER 1942, SCHOU 1943.

[5] LOTSPEICH 1947.

bei der Glucose und den Aminosäuren verschieden, da bei diesen die Plasmakonzentration durch extrarenale Regulationsmechanismen so tief gehalten wird, daß sie niemals unter physiologischen Bedingungen das *Tm* erreichen würden.

3. Der Wasserhaushalt.

a) Vorbemerkung.

Auf die engen Beziehungen zwischen der Ausscheidung von Wasser und der der Elektrolyte ist bereits im vorigen Kapitel mehrfach hingewiesen worden. Auch die Probleme der Wasserausscheidung müssen vermehrt unter dem Aspekt der Aufrechterhaltung eines Mindestgehaltes des Körpers an Wasser betrachtet werden, da dieser für Leben und Stoffwechsel unerläßlich ist, und da innerhalb weiter Grenzen Wassergehalt, Stoffwechselgröße und Vitalität parallel gehen[1].

b) Intrarenale Vorgänge.

Die Verschiedenheit der Ansichten über die Behandlung des Wassers durch die Nieren ergibt sich aus der Differenz der Auffassungen über die Funktionsweise der Nieren überhaupt, die hier insbesondere in bezug auf die Funktion der Glomerula in Betracht kommen. Je nach der Annahme, ob in den Glomerula sezerniert (HEIDENHAIN und PUETTER) oder filtriert wird (LUDWIG und CUSHNY), oder ob das Glomerulumfiltrat groß (SMITH) oder klein ist (FREY und FREY) ergeben sich für die Tubulusfunktion völlig unterschiedliche Folgerungen. Da jedoch die Annahme des Glomerulumfiltrates von 125 ml/min diejenige Theorie ist, die von den meisten Untersuchergruppen für wahrscheinlich gehalten wird, soll hier zunächst der Ansicht von SMITH[2] gefolgt werden.

Bei der Annahme eines Glomerulumfiltrates von etwa 180 Litern je Tag müssen etwa 99% dieses Filtrates von den Tubuli rückresorbiert werden. Durch Mikropunktionsversuche an Amphibien[3] sowie an Ratten und Meerschweinchen[4] konnte gezeigt werden, daß die Chloridkonzentration und der osmotische Druck im Verlaufe des proximalen Tubulus dem des Plasmas gleichbleibt, daß die Kreatininkonzentration (bei Ratten und Meerschweinchen) in der ersten Hälfte des proximalen Tubulus auf das $2^1/_2$fache ansteigt, und daß sich für das Ende des proximalen Tubulus eine 5fache Kreatininkonzentration errechnen läßt. Hieraus folgt einerseits, daß die Rückresorption von Wasser im proximalen Tubulus ein isoosmotischer Vorgang ist, daß also Wasser gemeinsam mit Natrium und Chlorid rückresorbiert wird. Weiterhin ist daraus der Schluß möglich, daß bereits 80% des filtrierten Wassers im proximalen Tubulus rückresorbiert werden. Untersuchungen über die Konzentrierung von Inulin bzw. Kreatinin an Menschen und Hunden, die einer maximalen Wasserdiurese ausgesetzt worden sind[5] sowie an Menschen und Hunden mit Diabetes insipidus[6] ergaben im Durchschnitt Urinplasmaquotienten für Inulin usw. von 8. Dies bedeutet, daß auch bei maximaler Wasserdiurese das Glomerulumfiltrat auf das 8fache konzentriert wird, oder daß etwa $^7/_8$ des ursprünglichen Filtrates rückresorbiert werden. Aus den angeführten Untersuchungen hat SMITH[7] geschlossen, daß etwa 85% des Glomerulumfiltrates in den proximalen Tubuli wieder rückresorbiert werden, daß dieser Vorgang ein passiver Diffusionsvorgang ist und als Begleiterscheinung oder Folge einer aktiven Rückresorption von Elektrolyten, Glucose usw. verstanden werden muß. Auch der dünne Teil der HENLEschen Schleife sei möglicherweise in diesen passiven Prozeß eingeschaltet (s. dazu die Ausführungen im Kapitel III, 2c und Abb. 19 auf S. 73). Da dieser Rückdiffusionsvorgang im proximalen Tubulusabschnitt

[1] KUEHNAU 1954. [2] SMITH 1952. [3] WALKER, HUDSON, FINDLEY und RICHARDS 1937.
[4] WALKER, BOTT, OLIVER und MACDOWELL 1941.
[5] CHASIS und SMITH 1938, SHANNON 1936.
[6] HARE 1940, SHANNON 1942, FORSSMAN 1945, WINER 1942. [7] SMITH 1937.

auch durch eine maximale Diurese nicht beeinflußt wird, hat SMITH ihn die „obligatorische Wasserrückresorption“ genannt.

Da es sich hierbei jedoch um einen osmotischen Vorgang handelt, kann diese proximale Wasserrückresorption durch Belastung des Organismus mit *osmotisch aktiven* Substanzen wie Glucose, Mannit, Harnstoff, Sulfat so weit eingeschränkt werden, daß die Hälfte und mehr des Glomerulumfiltrates im Urin erscheint[1].

Über diese *obligatorische* passive Wasserrückresorption hinaus postuliert SMITH einen weiteren *fakultativen* Rückresorptionsmechanismus, der durch das antidiuretische Hormon des Hypophysenhinterlappens gesteuert wird. Hierbei handelt es sich um einen aktiven Prozeß, bei dem osmotische Arbeit zur Konzentrierung des Urins geleistet wird. Daß dieser aktive Prozeß wahrscheinlich in

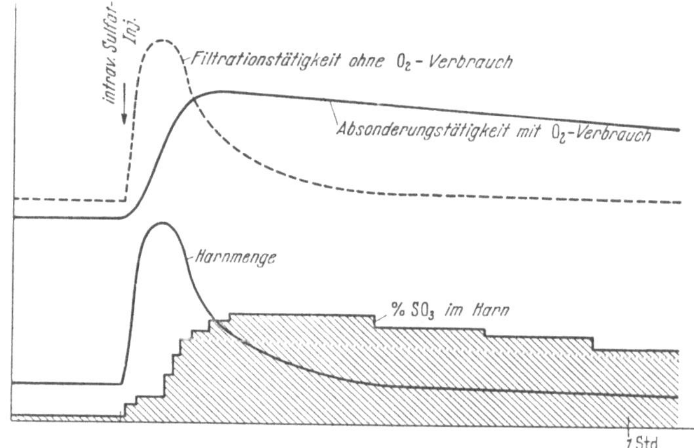

Abb. 23. Die 2 Arten der Stoffausscheidung durch die Nieren, hier gezeigt am Beispiel der Sulfatausscheidung (Kurve nach den experimentellen Ergebnissen konstruiert): 1. Filtrationstätigkeit (- - -), die *ohne*, und 2. Absonderungstätigkeit (—), die *mit* Sauerstoffverbrauch einhergeht. Je nach der Art des auszuscheidenden Stoffes und seiner Konzentration kann einmal die Filtrations-, das andere Mal die Absonderungstätigkeit der Niere im Vordergrund stehen. Liegt letzteres vor, so bleibt die Glomerulumdiurese aus oder ist unbedeutend. Mißt man den O_2-Verbrauch der Niere, so ist er bei ansteigender Glomerulumdiurese gar nicht oder kaum erhöht, während er bei fallender Diurese schon erheblich in Erscheinung treten kann. Es hängt sowohl von der Phase als auch von der Art des auszuscheidenden Stoffes ab, inwieweit ein Sauerstoffmehrverbrauch bei einer Diurese merklich wird. (J. FREY.)

dem distalen Tubulusabschnitt und den Sammelröhrchen lokalisiert werden muß, erhellt daraus, daß Indicatoren, Eiweiß und Hämoglobin, vorwiegend in den distalen Tubuli und in den Sammelröhrchen niedergeschlagen werden[2]. Im Gegensatz hierzu wird von einigen der dünne Schenkel der HENLEschen Schleife als der Ort der Wasserrückresorption bezeichnet[3]. (Vergl. aber S. 102, WIRZ u. a.)

Im Gegensatz zu SMITH haben FREY und FREY[4] eine vollkommen anders geartete Auffassung über die Wasserbearbeitung durch die Niere. Die Autoren nehmen an, daß das Glomerulumfiltrat 2,5—3 ml/min (3,6—4,3 Liter je Tag) nicht überschreitet. Diese Annahme stützt sich darauf, daß die von der Niere zu leistende osmotische Arbeit bei einer Harnmenge von 3,8 Liter je Tag am kleinsten ist, und daß so weder eine Kochsalzrückresorption noch eine Kochsalzsekretion angenommen zu werden braucht[5], so daß das im Harn erscheinende Kochsalz

[1] MUDGE, FOULKS und GILMAN 1949, SCHOU 1943, SHANNON 1938, WESSON, ANSLOW und SMITH 1948, SMITH 1943, SMITH, GOLDRING, CHASIS, RANGES und BRADLEY 1943, KORR 1939.

[2] BENSLEY und STEEN 1928, DUNN und POLSON 1926, EDWARDS 1930, 1933, GERSH 1934, 1936, GERSH und STIEGLITZ 1934, HOLTON und BENSLEY 1931, VIMTRUP 1949, WALKER, BOTT, OLIVER und MACDOWELL 1941.

[3] PETERS 1909, 1927, DEAN und MCCANCE 1948, BURGESS, HARVEY und MARSHALL 1933.

[4] FREY und FREY 1950, E. FREY 1951. [5] FREY 1911.

nur durch Filtration dorthin gelangt. Tatsächlich ist nach J. FREY die Kochsalzdiurese die einzige natürliche Diureseform, die ohne vermehrten O_2-Verbrauch einhergeht. Aus einem so niedrigen Glomerulumfiltrat folgt notwendigerweise, daß die infraglomerulären Nephronabschnitte in der Lage sein müssen, sowohl Wasser zu reabsorbieren als auch (bei Wasserdiurese) freies Wasser in den Tubulusharn zu sezernieren.

Auf Grund ihrer Beobachtungen sind 2 Diureseformen zu unterscheiden: *die Wasserdiurese*, die einen tubulären Prozeß mit erheblichem O_2-Verbrauch bei fehlender Adiuretinwirkung des Hypophysenhinterlappens darstellt, und *die Filtrationsdiurese*, der ein reiner glomerulärer Vorgang zugrunde liegt.

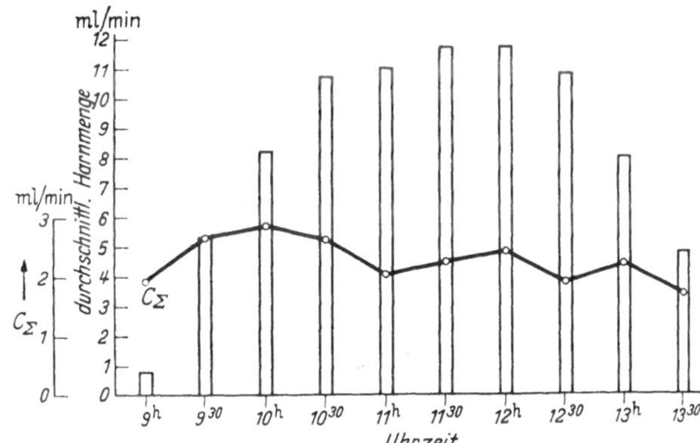

Abb. 24. C_Σ während des Ablaufs einer Wasserdiurese. (FREY, SCHIRRMEISTER, HENNING 1954.)

Während die Kochsalzdiurese ein einheitlicher glomerulärer Prozeß ist, sind die durch Harnstoff, Sulfat und Purinderivate verursachten Filtrationsdiuresen zweiphasische Vorgänge. In der ersten Phase kommt es zur Absonderung eines Glomerulumfiltrates, was ohne Sauerstoffverbrauch vor sich geht, und in der zweiten Phase folgt die Ausscheidung einer kleinen, aber sehr konzentrierten Harnmenge, die von einem erheblichen Sauerstoffverbrauch begleitet wird (Abb. 23).

Aus diesen Beobachtungen schließt J. FREY[1], daß alle diejenigen Stoffe, die eine Filtrationsdiurese verursachen (außer Kochsalz), auch tubulär ausgeschieden werden. Dieses trifft seiner Ansicht nach auch für das Inulin zu, dessen diuretische Wirkung er nachweisen konnte.

Durch Einführung des Begriffes der Clearance der Harnfixasumme (C_Σ)[2]

$$C_\Sigma = \frac{\Delta \text{ Harn} \times \text{Harnminutenvolumen}}{\delta\text{-Plasma}}$$

konnten die Verhältnisse der Wasserausscheidung bei den verschiedenen Diureseformen (Wasserdiurese und Filtrationsdiurese) erneut unter dem obigen Gesichtswinkel untersucht werden[3].

Beim Konzentrationsversuch ist C_Σ unterhalb einem Wert von 2,5 ml/min von dem Harnminutenvolumen abhängig. Dieser Wert entspricht der Größe des von den Autoren postulierten Golmerulumfiltrates. Bei der Wasserdiurese bleibt C_Σ auf diesem Wert konstant bis zu einem Harnminutenvolumen von 10 ml/min (Abb. 24). Bei der durch Salyrgan und Coffein erzeugten Filtrationsdiurese kommt es zu einem Anstieg von C_Σ über 2,5 ml/min hinaus infolge Mitausscheidung großer Kochsalzmengen. Bei Steigerung der Wasserdiurese über 10 ml/min hinaus kommt es zu einem Anstieg von C_Σ über 2,5 ml/min, was auf das Hinzutreten einer Filtrationsdiurese zur Wasserdiurese (Mischdiurese) bezogen wird (Abb. 25). Die Entwicklung dieser Mischdiurese beziehen die Autoren auf eine Absättigung des tubulären Wassertransportes (T_{H_2O}), dessen Maximum (Tm_{H_2O}) mit 9 ml/min angegeben wird. Eine Filtrationsdiurese kommt also immer dann zur Beobachtung, wenn die maximale tubuläre Leistungsfähigkeit

[1] FREY, persönliche Mitteilung 1955. [2] FREY 1952.
[3] FREY, SCHIRMEISTER und HENNING 1954, FREY und SCHIRMEISTER 1954.

überschritten ist. Dieser Schluß muß insofern relativ betrachtet werden, als es auch bei zunehmender Niereninsuffizienz zu einer Abnahme der tubulären Leistungsfähigkeit kommt, die — dann schon den normalen Anforderungen nicht mehr genügend — eine Filtrationsdiurese mit Isosthenurie als Dauerzustand hervorbringt. Die Filtrationsdiuresen wären also als „Notstandsfunktion" der Nieren zu denken (FREY). Die Berechnung von T_{H_2O} erfolgt unter der Annahme, daß C_Σ dem Glomerulumfiltrat entspricht, aus der Differenz von C_Σ und Harnminutenvolumen. Dieser Wert ist bei tubulärer Rückresorption negativ und bei Wassersekretion (Wasserdiurese) positiv. Die Steuerung der tubulären Wasserverarbeitung erfolgt auch nach diesen Autoren durch das antidiuretische Hormon. Die Annahme einer tubulären Wassersekretion ist neuerdings auch von anderer Seite wieder gestützt worden[1]. Mit Hilfe von Deuteriumoxyd (D_2O) konnte kürzlich eine tubuläre Wassersekretion an der isolierten doppelt durchströmten Niere des Ochsenfrosches von SWANSON, HOSHIKO und VISSCHER (1956) nachgewiesen werden. Sie fanden bei Durchströmung des venoportalen Gefäßsystems mit D_2O-haltiger Ringerlösung im Urin D_2O-Konzentrationen von 80—90% der D_2O-Konzentration des Perfusats.

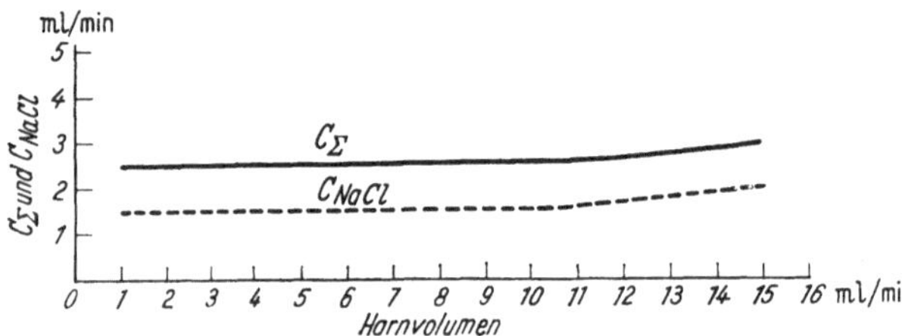

Abb. 25. Verhalten der „Clearance der Harnfixasumme" (C_Σ) und der NaCl-Clearance (C_{NaCl}) bei kleinen, mittleren und großen Wasserdiuresen des Menschen: mit zunehmendem Harnzeitvolumen bleibt C_Σ auf 2,5 ml/min und C_{NaCl} auf 1,5 ml/min, um erst bei großen Wasserdiuresen (ab 10 ml/min Harn) langsam anzusteigen. (FREY, SCHIRRMEISTER 1954.)

Einen der Clearance der Harnfixa-Summe (C_Σ) ähnlichen Begriff (C_{osm}) haben neuerlich SMITH und Mitarbeiter[2] eingeführt. Da sich die Untersuchungen auf hydropenische Patienten unter osmotischer (Mannit-)Diurese beziehen, mit Harnminutenvolumina zwischen 10 und 40 ml, sind die Ergebnisse mit denen von FREY nicht direkt vergleichbar. Die tubuläre Rückresorption liegt bei den 21 untersuchten Versuchspersonen im Mittel bei 5,1 ml/min, erreicht also nicht das von FREY berechnete Tm_{H_2O}. Jedoch widersprechen diese Befunde der Auffassung von FREY nicht, da dieser bei einer Zunahme der Filtrationsdiurese über 5 ml/min das zusätzliche Auftreten einer Wasserdiurese nachweisen konnte. Eine Erschöpfung des Hormonvorrates an ADH als Ursache des Hinzutretens der Wasserdiurese zur Filtrationsdiurese scheint jedoch nicht in Betracht zu kommen, da die Wasserrückresorption durch Pitressingaben nur gering gesteigert werden konnte.

Über die Veränderungen des osmotischen Druckes im einzelnen Nephron mit zugehörigen Sammelrohren haben WIRZ und Mitarbeiter[3] eindrucksvolle Untersuchungen angestellt. Sie fanden: „Isotonie im ganzen proximalen Konvolut, ebenso Isotonie im gesamten distalen Konvolut. Dagegen Hypertonie an zwei Stellen, nämlich eine vorübergehende Hypertonie in der Henleschen Schleife und dann die definitive Konzentrierung des endgültigen Harnes im Sammelrohr." Bei diesen Untersuchungen an der Niere des Goldhamsters fanden sich in der ganzen Niere keine steilen osmotischen Gradienten und bei Harnkonzentrierung wurde nicht nur der Kanälcheninhalt, sondern auch das Blut und das Interstitium zunehmend gegen die Papillenspitze zu hypertonisch. (Direkte Kryoskopie an Nierenschnitten und Punktionen an der Papille.)

[1] PLATT 1952, BRODSKY und RAPOPORT 1951, DUTZ und HAUSCHILD 1955.
[2] ZAK, BRUN und SMITH 1954. [3] WIRZ, HARGITAY und KUHN 1951, WIRZ 1953.

Diese Arbeiten finden eine gute Bestätigung und Ergänzung durch die Untersuchungen von ULLRICH und Mitarbeitern[1]. Sie untersuchten den osmotischen Druck von Nierenzellen an frisch entnommenen Schnitten von Hundenieren. Der osmotische Druck der Markzellen änderte sich mit dem Funktionszustand der Niere. Bei Bildung eines konzentrierten Urins stiegen die osmotischen Drucke von der äußeren Markzone zur Papillenspitze fortlaufend an, und zwar etwa bis zu dem osmotischen Druck des gleichzeitig ausgeschiedenen Harns. Dabei bestimmt die Konzentration des Harnstoffs zum größten Teil den Anstieg des osmotischen Druckes im Nierengewebe, dann folgen Natrium und Chlorid. Die Konzentrationen von Natrium, Kalium, Calcium, Magnesium, Chlorid, Phosphat, Harnstoff, Aminosäuren und Kreatinin im Gewebe der Papillenspitze zusammengerechnet ergeben einen osmotischen Druck, der nur wenig von dem des ausgeschiedenen Urins abweicht. Die Harnstoffkonzentrationen im Gewebe der Papillenspitze und im ausgeschiedenen Urin wurden gleich gefunden, was für einen völligen Ausgleich der Harnstoffkonzentrationen zwischen Inhalt der beteiligten Gewebe und der Lumina spricht[2]. Dagegen fand sich bei Harnverdünnung eine konstante Osmolarität der Markzellen. Der osmotische Druck sank nicht unter den des Blutes ab. Nach diesen Untersuchungen kann also das „Haarnadelgegenstromprinzip" von WIRZ[3] nur im Falle der Harnkonzentrierung verwirklicht sein, dagegen nicht im Falle der Harnverdünnung. Die Konzentrierung muß also in den distalen Tubulusabschnitten und hauptsächlich in den Sammelröhrchen, und zwar kontinuierlich zunehmend erfolgen. Das rückresorbierte Wasser muß dabei so schnell an das Blut weitergegeben werden, daß die Osmolarität der angrenzenden Tubuluszellen in ihrer hohen Konzentration nicht verändert wird. Andererseits kann die Verdünnung des Harnes nach diesen Untersuchungen vielleicht auch weiter oben erfolgen.

In engem Zusammenhang mit diesen Befunden und Überlegungen stehen die Ergebnisse von VOGEL und Mitarbeitern[4], die die energetischen Zusammenhänge bei der Flüssigkeitsrückresorption untersuchten. Sie durchströmten die Nieren von Fröschen vom renoportalen Gefäßsystem aus mit dextranhaltigen Mines-Lösungen und fanden gegenüber Vergleichsuntersuchungen ohne Kolloidzusatz eine deutliche Abnahme des Harnflusses, was nicht auf einer Abnahme des Glomerulumfiltrates (Inulin + Kreatinin-Clearance) beruhen kann. Sie schließen, daß an der Flüssigkeitsrückresorption das Bestehen einer kolloidosmotischen Druckdifferenz zwischen Blut (Tubuluscapillaren) und Primärharn als wirkende Kraft beteiligt ist.

Bei akuter Glomerulonephritis fanden SMITH und Mitarbeiter[5] bei herabgesetzter Inulin-Clearance auf etwa 60 cm^3/min eine Steigerung der Wasserrückresorption auf übernormale Werte. Erst im Verlauf der chronischen Glomerulonephritis nimmt die Fähigkeit der Tubuli, Wasser rückzuresorbieren, erheblich ab. Bei 3 Patienten, die ein akutes Nierenversagen durchgemacht hatten (Quecksilber-, Tetrachlorkohlenstoffvergiftung, Transfusionsschädigung) wurden ganz außerordentlich niedrige Wasserrückresorptionsraten gefunden.

Eine ganz andere Ansicht über die Ausscheidung von Wasser durch die Nieren hat PUETTER[6]. Er sieht in den Glumerula ein drüsiges Organ, dem die Sekretion einer außerordentlich hypotonischen Flüssigkeit obliegt. Diese hat einen Kochsalzgehalt von 0,08% und eine von der Größe der ausgeschiedenen Wassermenge abhängige Kolloidmenge. Der Sekretionsdruck der Wasserdrüse wird auf 40—50 mm Hg geschätzt und als treibende Kraft für die Austreibung des Harnes durch die Kanälchen hindurch angesehen. In etwa 20—30 sec soll ein Glomerulum so viel Flüssigkeit sezernieren, wie dem Inhalt des Hauptstückes

[1] ULLRICH, DRENCKHAHN und JARAUSCH 1955. [2] ULLRICH und JARAUSCH 1956.
[3] WIRZ, HARGITAY und KUHN 1951. [4] VOGEL, HEYM und ANDERSSOHN 1955.
[5] BALDWIN, BERMAN, HEINEMANN und SMITH 1955. [6] PÜTTER 1926, 1929.

entspricht. Der Flüssigkeitsstrom in den Hauptstücken hat während der Tätigkeit des Glomerulum eine Geschwindigkeit von 0,5 mm/sec. In dem Sekret des Glomerulum ist Harnstoff und Traubenzucker in der gleichen Konzentration enthalten wie Plasma. Die Gesamtabsonderung der Wasserdrüse soll beim Menschen 600 cm³/Tag betragen und bei maximaler Absonderung auf das etwa 80fache, allerdings nur über relativ kurze Zeit, gesteigert werden können.

c) Die extrarenalen, hormonalen Steuerungen der Wasserausscheidung.

α) Das antidiuretische Hormon.

Die Beziehungen zwischen der Neurohypophyse und dem Hypothalamus einerseits und dem klinischen und experimentellen Diabetes insipidus andererseits sind der Gegenstand zahlreicher Untersuchungen mit sich häufig widersprechenden Ergebnissen gewesen. Die Methoden, um einen experimentellen Diabetes insipidus zu erzeugen, beruhen auf einer Unterbrechung der bilateralen marklosen Nervenfasern, die von den Nuclei paraventriculares und Nuclei supraoptici zur Neurohypophyse verlaufen oder aber in einer Exstirpation des Hypophysenstiels und der medianen Eminenz[1]. Diese Läsionen müssen jedoch vollständig sein, denn etwa 3—5% des funktionellen Gewebes reichen zur Aufrechterhaltung einer normalen Harnproduktion aus[2]. Bei experimentellem Diabetes insipidus beobachtet man eine Degeneration der Zellen der Neurohypophyse und ein Verschwinden fast der gesamten extrahierbaren antidiuretischen Aktivität[3].

In den Nuclei supraoptici und paraventriculares des Hypothalamus fand SCHARRER[4] sekretorische Erscheinungen und vermutete einen Transport von Neurosekret aus den hypothalamischen Kernen zum Hypophysenhinterlappen. BARGMANN[5] fand eine „neurosekretorische Bahn" zwischen Hypothalamus und Neurohypophyse (Tractus supraopticohypophyseus) und wies nach, daß der Transport von Neurosekret aus dem Hypothalamus in die Neurohypophyse stattfindet. Wahrscheinlich ist das Neurosekret als Trägersubstanz für die Hormone Adiuretin und Oxytocin anzusehen.

Nach der Operation kommt es innerhalb von 24 Std zu einer erheblichen Zunahme der Wasserausscheidung auf 3—10 Liter je Tag. Diese transitorische Phase hält etwa 5—11 Tage an[1] und wird auf eine traumatische Schädigung des sekretorischen Gewebes zurückgeführt[6]. Darauf folgt eine nur wenige Tage dauernde Periode mit normaler Urinproduktion, bis sich nach 6—18 Tagen nach der Operation der Diabetes insipidus mit permanenter Polyurie manifestiert. In 2 Fällen mit traumatischem Diabetes insipidus beim Menschen entwickelte sich die Polyurie 8—12 Tage nach dem Trauma[1].

Sowohl die transitorische als auch die permanente Phase der Polyurie können durch die Verabfolgung des aus der Neurohypophyse extrahierbaren antidiuretischen vasopressorischen Prinzips (ADH, Pitressin, Adiuretin, Vasopressin) unterdrückt werden[7]. Das antidiuretische Hormon konnte in den letzten Jahren in seiner Struktur aufgeklärt werden: Es handelt sich um ein Octapeptid bestehend aus den Aminosäuren Phenylalanin, Tyrosin, Prolin, Arginin, Glycin, Asparaginsäure und Cystin[8]. DU VIGNEAUD gelang es kürzlich, aus diesen 8 Aminosäuren

[1] FISHER, INGRAM und RANSON 1938.
[2] O'CONNOR und VERNEY 1941/42, HEINBECKER und WHITE 1941, MAGOUN, FISHER und RANSON 1939.
[3] FISHER und INGRAM 1936, GERSH 1939, GERSH und BROOKS 1941, RASMUSSEN und GARDNER 1940, WEAVER und BUCY 1940.
[4] SCHARRER 1933, SCHARRER und SCHARRER 1954. [5] BARGMANN 1949 und 1954, BARGMANN und HILD 1949.
[6] HEINBECKER und WHITE 1941. [7] RICHTER 1935.
[8] STEIN und MOORE 1948, MOORE und STEIN 1949.

ein cyclisches Octapeptid zu synthetisieren, daß sowohl in seiner biologischen Wirkung wie auch in seinem Verhalten bei der Gegenstromverteilung sich wie das aus dem Hypophysenhinterlappen extrahierte verhält[1] (Abb. 26). Eine ausführliche Übersichtsarbeit stammt von HELLER[2].

Da weiterhin nachgewiesen wurde, daß die beim Diabetes insipidus auftretende Polydypsie eine Folge der Polyurie ist, kann geschlossen werden, daß die Polyurie beim experimentellen Diabetes insipidus die Folge des Mangels an antidiuretischem Hormon ist.

Die Sekretion von ADH steht in engem Zusammenhang mit dem Hydratationsstadium des Organismus. Bei Aufnahme von Flüssigkeitsmengen, die zu einer erheblichen Diurese führen, kommt es zu einer Verdünnung des Plasmas, die sich in einem deutlichen Absinken des osmotischen Druckes kennzeichnet[3]. Der spezifische Reiz für die Hypophyse zur Abgabe des ADH scheint eher in einer Zunahme des osmotischen Druckes als in der Veränderung irgendeines spezifischen Plasmaanteiles zu bestehen[4]. Die Verabfolgung von hypertonischer Kochsalzlösung an Ratten führt zu einer Ausschüttung von ADH aus der Hypophyse und zu einer vermehrten Exkretion durch den Urin[5] sowie zu einer Zunahme der Mitosen in der Neurohypophyse auf das 15fache[6].

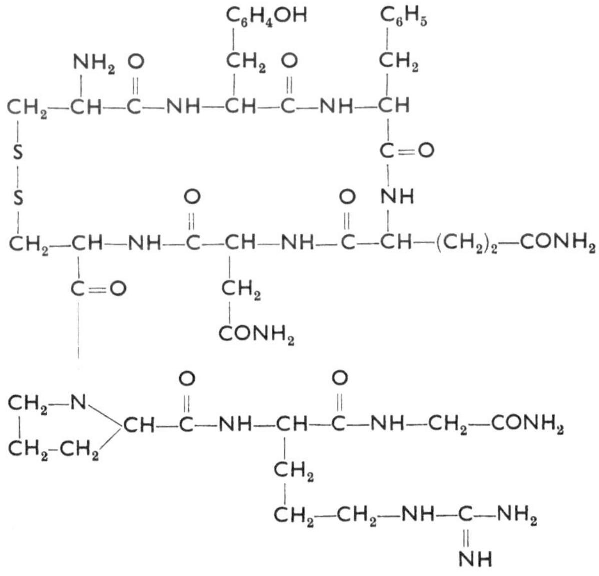

Abb. 26. Vasopressin-Arginin. (DU VIGNEAUD 1954.)

Auf diesen Ergebnissen aufbauend, konnte VERNEY[7] durch Injektion von gering hypertonischen Kochsalzlösungen in die A. carotis von Hunden zeigen, daß die Tiere auf diese Applikationsart bereits eine Antidiurese zeigen, wenn die intravenöse Verabfolgung der jeweiligen Lösung noch keine Wirkung zeigt. Glucose und Harnstoff haben keinen derartigen Effekt auf die postulierten *Osmoreceptoren des Gehirns*, da diese Substanzen durch Zellmembranen leicht permeieren. Da die Nuclei paraventriculares und supraoptici eine besonders reiche Blutversorgung haben, wurde ihnen die Funktion als Chemoreceptoren zugeschrieben[8]. VERNEY hält eine Reihe von flüssigkeitsgefüllten Bläschen mit Durchmessern zwischen 10 und 100 μ im Nucleus supraopticus, deren Oberfläche auf beiden Seiten zusammen etwa 2 mm^2 beträgt, für die Osmoreceptoren.

SCHWIEGK und Mitarbeiter[9] untersuchten die Beziehung zwischen der Osmolarität des Blutes und dem Gehalt an ADH (Krötentest von BUCHBORN 1955) an

[1] DU VIGNEAUD, GISH und KATSOYANNIS 1954. [2] HELLER 1954.
[3] BALDES und SMIRK 1934, FINDLEY und WHITE 1937, WHITE und FINDLEY 1937, GOVAERTS und VERNIORY 1947. [4] CHAMBERS, MELVILLE, HARE und HARE 1945.
[5] GILMAN und GOODMAN 1937. [6] CHAMBERS 1945. [7] VERNEY 1946, 1947, 1948.
[8] FINDLEY 1940. [9] SCHWIEGK 1956, BUCHBORN 1956.

Gesunden und Kranken. Es konnte zum ersten Mal gezeigt werden, daß sowohl beim Gesunden wie auch beim Kranken der Adiuretinspiegel des Plasmas umgekehrt proportional dem Logarithmus der Serumwasserkonzentration und damit der Osmolarität des Serums korreliert ist[1], wobei nicht die Gesamtosmolarität, sondern der effektive osmotische Druck (Gesamtosmolarität minus Osmolarität der der frei diffusiblen Nichtelektrolyte) die ADH-Ausschüttung zu steuern scheint (BUCHBORN 1957). GAUER[2] nimmt nach seinen tierexperimentellen Untersuchungen Volumreceptoren im linken Vorhof an, die bei Lagewechsel, Unterdruck, Bluttransfusionen, Aderlaß u. a. zu Diurese bzw. Oligurie führen können.

Das antidiuretische Hormon wirkt sofort und konstant. Der Nachweis des Hormones erfolgt durch die Bestimmung der Wirkung auf die Wasserdiurese hydratisierter Säugetiere (Ratten)[3]. Zwar hat ADH keinen Einfluß auf die Wasserrückresorption bei Fischen, beim Frosch und beim Alligator[4], jedoch konnte die Kröte als hochempfindlich gegen ADH nachgewiesen werden[5], eine Tatsache, die zu einem quantitativen biologischen Adiuretintest ausgearbeitet wurde[6].

In adäquater Dosierung verhindert ADH jegliche Diurese, unabhängig von der Wasserbelastung und führt zu erheblicher Blutverdünnung[7], die bei Ratten zu hämolytischer Anämie führen kann[8]. Das Hormon beeinflußt nicht die Wasserresorption aus dem Darm[9] und die denervierte Niere ist genau so empfindlich gegen ADH wie die normale[10].

Als niedrigst wirksame antidiuretische Dosis von ADH wurde am Hund 0,1—0,3 mEinh./kg/Std[11], beim Menschen etwa 0,2 mEinh./kg/Std gefunden[12]. Im Blut gesunder Frauen wurde ein ADH-Spiegel von 1—2 mEinh./ml gefunden, bei Schwangeren lag er mit 4—6 mEinh./ml wesentlich höher und stieg bis zum Ende der Schwangerschaft leicht an. Der hohe Gehalt an ADH im Blut von Schwangeren mag also eine wesentliche Ursache für den erhöhten Wassergehalt des schwangeren Organismus sein[13]. Es konnte weiterhin gezeigt werden, daß das ADH in der Leber[14] und durch das Blut inaktiviert werden kann[15]. Durch in vitro-Versuche wurde weiterhin nachgewiesen, daß der antidiuretische Effekt des Harnes von Ratten, die Vasopressin intravenös erhalten hatten, durch Nierengewebeschnitte nicht vermindert, durch Leberschnitte aber völlig aufgehoben wurde[16].

β) Diabetes insipidus.

Ein Diabetes insipidus kann sich beim Menschen als eine Folge traumatischer oder pathologischer Zerstörung der Nuclei supraoptici entwickeln, aber nicht der Zerstörung des Hinterlappens selber[17], jedoch tritt die Polyurie nicht auf, wenn gleichzeitig eine schwere Schädigung des Hypophysenvorderlappens stattgefunden hat. Die Notwendigkeit eines intakten Hypophysenvorderlappens für die Entstehung der Polyurie ist klinisch und experimentell nachgewiesen worden[18].

---

[1] BUCHBORN 1956. [2] GAUER und HENRY 1956.

[3] JEFFERS, LIVEZEY und AUSTIN 1942, DICKER 1953, CRAWFORD und PIKHAM 1954, BIRNIE, EVERSOLE, BOSS, OSBORN und GAUNT 1949.

[4] BURGESS, HARVEY und MARSHALL 1933. [5] STEGGERDA 1937.

[6] BUCHBORN 1955. [7] GILMAN und GOODMAN 1937.

[8] DODDS, LIU und NOBLE 1938, GILMAN und GOODMAN 1937.

[9] HELLER und SMIRK 1932, KLISIECKI, PICKFORD, ROTHSCHILD und VERNEY 1933, SMIRK 1933.

[10] BAYLISS und BROWN 1940, KLISIECKI, PICKFORD, ROTHSCHILD und VERNEY 1933, SAMAAN 1935.

[11] SHANNON 1942. [12] LAUSON, EDER, CHINARD, COTZIAS und GREIF 1948, LAUSON 1951.

[13] HAWKER 1952. [14] EVERSOLE, BIRNIE und GAUNT 1949. [15] FEHER 1954.

[16] DICKER und GREENBAUM 1954. [17] FISHER, INGRAM und RANSON 1938.

[18] FISHER, INGRAM und RANSON 1938, BAYLISS und BROWN 1940, BIGGART und ALEXANDER 1939, CHEN und GEILING 1943, HEINBECKER und WHITE 1939, 1941, PENCHARZ, HOPPER und RYNEARSON 1936, RICHTER 1934, SCHWEIZER, GAUNT, ZINKEN und NELSON 1941.

Neben diesen wenigen Fällen mit traumatischer Genese ist der Diabetes insipidus in den weitaus meisten Fällen, insbesondere im jugendlichen Alter, eine angeborene Krankheit. Dabei müssen zentrale und nephrogene Formen unterschieden werden. Bei den zentralen Formen liegt meistens ein dominanter Erbgang vor[1]; daneben wurde auch eine geschlechtsgebundene recessive Form beschrieben[2]. Der zentrale Diabetes insipidus zeichnet sich dadurch aus, daß er durch Verabfolgung von ADH kontrolliert werden kann. Ein kleinerer Teil des hereditären Typs (5—15%) ist jedoch völlig unempfindlich gegen Hypophysenhinterlappenextrakte, eine Tatsache, die auf ein Nichtansprechen der renalen Tubuli auf das Hormon bezogen wird. Für eine Reihe dieser als nephrogener Diabetes insipidus bezeichneten Fälle konnte FORSSMAN[3] einen geschlechtsgebundenen recessiven Erbgang nachweisen. Vielleicht besteht bei derartigen Formen eine erbliche Fehlbildung der Tubuli, denen die Wasserbearbeitung obliegt[4].

Neben diesen echten Fällen von Diabetes insipidus gibt es sicher noch Fälle von neurogener oder psychogener Polydypsie[5]. Bei ihnen liegt der Quotient aus osmotischem Druck im Urin und Blut stets über 1, während er bei unbehandelten Fällen von Diabetes insipidus immer darunter gefunden wurde[6].

Die Diureseform bei Diabetes insipidus ist kürzlich eingehend untersucht worden[7]. Die Ergebnisse führen zu dem Schluß, daß bei Diabetes insipidus eine „basale" Produktion von verdünntem Urin (Wasserdiurese) besteht, und daß die Zunahme der Harnproduktion nach Belastung mit Mannit auf eine zusätzliche Sekretion von isotoner Flüssigkeit durch die proximalen Tubuli bezogen werden muß. Es wird der indirekte Beweis erbracht, daß die distalen Tubuli ein besonderes Organ für den Wassertransport darstellen, und daß die Ausscheidung von hypotonischem Urin auf eine Wassersekretion, die Ausscheidung von hypertonischem Urin auf eine Wasserrückresorption in den distalen Tubuli zu beziehen sein kann.

γ) Hormonale Beziehungen zur Wasserretention.

Abgesehen von seiner maßgebenden Bedeutung in der Pathogenese des Diabetes insipidus spielt das antidiuretische Hormon der Neurohypophyse bei einigen Krankheitszuständen, die mit einer Retention von Wasser einhergehen, eine pathogenetisch wichtige Rolle. Die Untersuchung der Fehlregulationen, die zum Hungerödem führen, hat gezeigt, daß bei chronischem Eiweißmangel das gleiche Hormon in stark vermehrter Menge im Körper kreist, und so zur Entwicklung des Eiweißmangelödems beiträgt[8]. Weiterhin ist durch zahlreiche Beobachtungen nachgewiesen worden, daß bei Serumhepatitis und Lebercirrhose mit Neigung zu Ascites, antidiuretische Wirkstoffe im Blut kreisen und im Harn ausgeschieden werden[9].

Jedoch kann der Entzündungszustand der Leber sowohl bei Hungerödem als auch bei Hepatitis und Lebercirrhose nicht die Ursache der Vermehrung des ADH im Blute sein, da die cirrhotische Leber im gleichen Umfang wie die normale imstande ist, ADH zu inaktivieren[10]. Diese Frage konnte dadurch einer weiteren Klärung zugeführt werden, daß der Nachweis erbracht wurde, daß das Ferritin, ein außerordentlich eisenreicher Eiweißkörper unter pathologischen Bedingungen, die mit Wasserretention verknüpft sind, in die Blutbahn ausgeschüttet wird[11],

[1] WEIL 1884, ELLERMANN 1939. [2] FORSSMAN 1945, 1954.
[3] FORSSMAN 1954. [4] WILLIAMS und HENRY 1947.
[5] FISHER, INGRAM und RANSON 1938, PASQUALINI und AVOGADRO 1942.
[6] DREIFUS, FRANK und BELLET 1954. [7] BRODSKY und RAPOPORT 1951.
[8] DICKER 1950, DELORME und CAROIT 1954.
[9] THEOBALD und WHITE 1933, RALLI, ROBSON, CLARKE und HOAGLAND 1945.
[10] WHITE, RUBIN und LEITER 1951, NELSON und WELT 1952, MILLER und TOWNSEND 1954.
[11] SHORR, BAEZ, ZWEIFACH, PAYNE, MAZUR und METZ 1950.

von wo aus es den Hypothalamus zu einer vermehrten Ausschüttung von ADH aus dem Hypophysenhinterlappen anregt[1]. Es wird darum vermutet, daß die zu Wasserretention führende ADH-Vermehrung im Blut bei Leberschäden und Eiweißmangel indirekt durch eine Unfähigkeit der geschädigten Leber bedingt ist, Ferritin in normalem Umfang zu fixieren und zu inaktivieren.

Dieser Vorgang der Ferritinantidiurese ist jedoch nicht der einzige bisher bekannte Mechanismus, der zur Antidiurese durch ADH-Vermehrung führt. Bei Nebenniereninsuffizienz besteht eine verlängerte und verstärkte Vasopressinwirkung, und nach Adrenalektomie erlischt die Fähigkeit der Leber, Vasopressin zu inaktivieren[2]. Bei Wasserdiurese und bei Diabetes insipidus findet man eine hohe Corticoidausscheidung und bei Addison-Kranken eine geringe Diurese[3]. Dieses Verhalten des antidiuretischen Hormons bei Nebenniereninsuffizienz ist offenbar an die Wirkungsweise der Glykosteroide (Gruppe des Cortisons) geknüpft. Die Aktivierung von ADH in der Leber scheint an die Glykosteroide und an einen durch ihre Wirkung garantierten Mindestglykogengehalt der Leber gebunden zu sein, da Cortison den erhöhten Vasopressingehalt des Blutes adrenalektomierter Hunde schnell zur Norm herabsetzt[4]. Weiterhin besteht ein gewisser Antagonismus zwischen den Glykosteroiden und den Halosteroiden (Gruppe des Aldosterons), die eine Retention von Natrium und dadurch sekundär eine solche von Wasser bewirken.

Bei mit Wasserretention einhergehenden Krankheitszuständen: kardiale Stauung[5], Lebercirrhosen mit Ascites[6], Nephrose[7] und Graviditätstoxikosen[8] konnten erheblich vermehrte Mengen an natriumretinierenden Nebennierenrindenhormonen in Blut und Urin nachgewiesen werden. Die Kristallisation von *Aldosteron* gelang aus dem Urin eines Nephrosepatienten[9]. Die Hyperaldosteronämie bei Nephrosekranken kann sowohl durch Cortison[10], als durch ACTH[11] günstig beeinflußt und dadurch die Wasser- und Kochsalzausscheidung normalisiert werden. Die mit Natrium- und Wasserretention einhergehenden Krankheiten (Herzinsuffizienz, Nephrose und Lebercirrhose) wurden von Conn[12] als „sekundärer Aldosteronismus" bezeichnet. Bei natriumarmer Kost findet sich ein hoher, bei natriumreicher Kost ein niederer Aldosterongehalt[13].

Bei experimentell erzeugter Wasserintoxikation ist der natriumretinierende Effekt des Aldosterons jedoch nicht nachweisbar[14]. Es wirkt in gleich hohen Dosen qualitativ und quantitativ nahezu gleich wie Hydrocortison und Cortison und ist wie diese — wie auch Kochsalz — in der Lage, die Erscheinungen der Wasserintoxikation zu unterdrücken, was wahrscheinlich nicht auf der natriumretinierenden Wirkung der Corticoide beruht, sondern auf einem Antagonismus gegenüber der Funktion der Neurohypophyse. (Neue Übersicht über Aldosteron bei Gross 1956.)

Nach all diesen Untersuchungen scheint der Mineral- und Wasserhaushalt durch ADH und Aldosteron in sehr genauer Weise reguliert zu werden. Es wird angenommen, daß die Regulierung über Volumreceptoren im Thalamus ausgelöst wird[15]. Jedoch kann es offenbar bei Ödembildung, gleich aus welchen Ursachen, zu Fehlregulationen kommen. So fanden Wolff, Koczorek und

[1] Baez, Mazur, Shorr 1952. [2] Birnie 1950.
[3] Gaunt, Birnie und Eversole 1949. [4] Birnie, Jenkins, Eversole und Gaunt 1949.
[5] Singer, Werner 1953. [6] Chart, Shipley 1953.
[7] Luetscher und Johnson 1954. [8] Chart, Shipley und Gordon 1951.
[9] Luetscher, Neher und Wettstein 1954. [10] Luetscher und Deming 1950.
[11] Luetscher, Deming und Johnson 1951, Luetscher, Piel und Curtis 1955.
[12] Conn 1955. [13] Wettstein 1956.
[14] Renzi, Renzi, Chart und Gaunt 1956. [15] Wettstein 1956.

Buchborn[1] bei Patienten mit Lebercirrhose nach Ascitespunktion während der Neubildung des Ascites ein starkes Ansteigen der Aldosteronausscheidung. Bei der Ödembildung wandert Kochsalz und Wasser aus der Blutbahn in die Gewebe. Volumenverminderung des Blutes und eventuell Hyponatriämie führen zu ADH- und Aldosteronausschüttung, die nun durch Natrium- und Wasserretention in einem Circulus vitiosus weitere Ödembildung unterhalten.

IV. Nervale Beeinflussung der Harnausscheidung.

1. Sekretorische Wirkungen der Nierennerven.

Die Ansichten über die Beeinflussung der Harnausscheidung der Nieren von seiten der Nierennerven sind im Laufe der Jahre erheblichen Wandlungen unterlegen. Während noch Ludwig[2] glaubte, daß die Aufgabe der Nierennerven die Bereitung des Harnes sei, so kam bereits Heidenhain[3] zu dem Schluß, daß ein sicherer Nachweis spezifischer Sekretionsnerven der Niere noch nicht erbracht sei. Dennoch unterschied Nagel[4] ausdrücklich vasomotorische und sekretorische Nervenfasern. Spätere Autoren führen die Veränderungen des Harnes, seien sie quantitativ oder qualitativ, im Verlauf ihrer Reizversuche in erster Linie auf eine veränderte Nierendurchblutung zurück. Nur Ellinger und Hirt[5] legen den einzelnen Nierennerven jeweils bestimmte sekretorische Funktionen bei. So soll der Splanchnicus major ohne Mengenbeeinflussung die Wasserstoffionenkonzentration regulieren, die Ammoniakbildung, die Gesamtsäure- und Phosphatausscheidung fördern und zum Teil beträchtlich die Gesamtstickstoffausscheidung hemmen. Die oberen Grenzstrangfasern und die Nn. splanchnici minores regulieren die Wasser- und Elektrolytausscheidung ohne Beeinflussung der übrigen Harnfixa. Die unteren Grenzstrangfasern beeinflussen die Wasserstoffionenkonzentration, hemmen die Ammoniakbildung, die Gesamtsäure- und Phosphatausscheidung, fördern die Gesamtstickstoffausscheidung in geringem Maße, regulieren aber nicht die Ausscheidungsmenge. Der Vagus fördert die Diurese[6].

Den Untersuchungen von Ellinger und Hirt stehen jedoch zahlreiche andere Befunde entgegen. Cushny[7] spricht den Nierennerven jegliche sekretorische Bedeutung ab. Er hält alle Änderungen der Diurese sowie der Harnzusammensetzung nach Nervenreizung in erster Linie für kreislaufdynamisch bedingt. Seine Ansicht stützt sich auf die Untersuchungen von Carrel und Guthrie[8], die durch Verpflanzung der Niere an die Halsarterie den Nachweis erbringen konnten, daß auch die aus ihrem nervalen Zusammenhang genommene Niere vollauf ihre Funktion zu erfüllen vermag. Entsprechende Ergebnisse erzielten auch Verney und Mitarbeiter[9], die nach Verlagerung der Ureteren in die Haut bei Unterbindung der Nierennerven auf einer Seite eine quantitativ wie qualitativ gleiche Harnausscheidung beiderseits beobachten konnten. Entsprechende Ergebnisse erzielten mit anderen Versuchsanordnungen Lobenhofer[10] und Brull[11]. Sogar die isolierte und künstlich durchblutete Niere vermag noch normalen Harn abzusondern[12].

[1] Wolff, Koczorek und Buchborn 1956. [2] Ludwig 1844.
[3] Heidenhain 1883. [4] Nagel 1906. [5] Ellinger und Hirt 1925.
[6] Rhode und Ellinger 1913, Kusakari 1930, Merklen, Roux und Vidacovitch 1938.
[7] Cushny 1926. [8] Carrel und Guthrie 1906.
[9] Klisiecki, Pickford, Rothschild und Verney 1931, Theobald und Verney 1935.
[10] Lobenhofer 1913. [11] Brull 1939.
[12] Bock und Bornstein 1931, Gremels und Poulsson 1931.

2. Vasomotorische Wirkungen.

Eine Bestätigung der Ansicht, daß die beobachteten Veränderungen bei Reizung der Nierennerven lediglich Ausdruck einer veränderten Durchblutung der Niere seien, erbrachten in neuerer Zeit die Untersuchungen von BLOCK, WAKIM und MANN [1], die den Einfluß einer einseitigen Reizung der Nierennerven auf Nierendurchblutung, Kreatinin-Clearance und PAH-Clearance untersuchten. Wechselströme von 20—30 Hz waren hinsichtlich ihres vasoconstrictorischen Effektes an der Niere am wirksamsten. Bereits 15 sec nach Reizbeginn wurde die gereizte Niere blaß, darauf zeigten sich arterielle und venöse umschriebene Hyperämien, bis schließlich nach 10—45 min die Niere ihr normales Aussehen wieder erlangte. Während der Reizung stieg die arteriovenöse Sauerdifferenz bis zu 12% (normal 2,9%) an, während die Clearances für Kreatinin und PAH unmittelbar nach Reizbeginn beträchtlich absanken und erst im Verlauf von 1—2 Std die Ausgangswerte wieder erreichten. Während der Reizung schieden die Tiere einen mengenmäßig geringen, aber hochgestellten Harn ab, der etwas Hämoglobin, Albumin und Fett enthielt. Bei Reizungen bis zu 24 Std kam es oft zu einer Anurie, die meistens 10—20 min, in einzelnen Fällen bis zu 70 min andauerte. Das gleichzeitige Absinken der PAH-Extraktion während der elektrischen Reizung führen die Autoren auf eine Beeinträchtigung der Tubulusaktivität als Folge der durch den Strom erzeugten Vasoconstriction zurück; ihre Untersuchungen zeigen aber, daß selbst eine lang andauernde Reizung keine länger anhaltende Anurie verursacht. Zu ähnlichen Ergebnissen kam HOUCK [2].

3. Psychophysische Einwirkungen.

a) Schmerz, Schreck, Kälte.

Die Beeinflussung der Nierenfunktion durch Schmerz, Kälte und Schreck führt nicht zu verwertbaren Unterschieden zwischen der normalen und der denervierten Niere [3]. Die durch Schmerz beobachtete Hemmung der Diurese scheint neurohormonal bedingt zu sein [4], und MIRSKY und STEIN [5] wiesen direkt nach, daß durch starken Muskelschmerz die ADH-Wirkung im Blut stark zunimmt. Ferner gelang die Feststellung, daß die eine Diurese beeinflussenden bedingten Reflexe durch Denervation des Nierengefäßstieles nicht ausgeschaltet werden [6].

b) Urina spastica.

Bei den verschiedensten vegetativen Krisen (Migräne, Commotio cerebri, Epilepsie, paroxysmale Tachykardie [7], Stenokardie [8]) und auch bei seelischen Erregungen kann es zu einer plötzlichen Ausscheidung von hochgradig verdünntem Harn, der „Urina spastica" kommen. HOFF [9] vermutet, daß diese Harnflut auf nervalem-humoralem Wege durch Mitwirkung des Hypophysenzwischenhirnsystems ausgelöst wird, so wie experimentell Polyurien durch die klassische Piqûre in der Medulla oblongata von CLAUDE BERNHARD oder durch Reizungen des Tuber cinereum [10] oder des lateralen Teiles der Medulla oblongata [11] oder durch Luftfüllung der Hirnventrikel zustande kommen können. Es müßte sich hier also um eine Hemmung der Ausschüttung des ADH handeln. Es ist aber auch an eine Ausschüttung von Adrenalin gedacht worden, das in kleiner Dosis

[1] BLOCK, WAKIM und MANN 1952. [2] HOUCK 1951.
[3] SURTSHIN, MUELLER und WHITE 1952, BROD und SIROTA 1949.
[4] KELSALL 1949, 1951. [5] MIRSKY und STEIN 1953.
[6] BYKOW und ALEXEJEW-BERKMANN 1931.
[7] BORST, DE VRIES, MOLHUYSEN, GERBRANDY und BLOMHERT 1952. [8] KISS 1949.
[9] HOFF 1955. [10] LESCHKE 1918, 1919. [11] KAHLER 1885, zit. nach HOFF 1955.

zur Diurese führt[1]. Die neuro-humorale Steuerung des Wasserhaushaltes wurde in Kapitel III, 3c besprochen. Umgekehrt wird eine Hemmung der Wasserdiurese beim Menschen durch Flackerlicht[2] vorwiegend auf eine vermehrte Ausschüttung von antidiuretischem Hormon zurückgeführt. KOELLA[3] reizte den Hypothalamus nach der Methode von R. W. HESS und zeigte, daß die Harnausscheidung sowohl bei der intakten wie bei der denervierten Niere beeinflußt werden konnte, jedoch trat der Reizeffekt am denervierten Organ deutlich verzögert ein.

4. Innervierung und Denervierung unter pathologischen Bedingungen.

Wenn auch die denervierte Niere gegenüber der normalen unter physiologischen Bedingungen zu gleicher Leistung befähigt zu sein scheint, so haben doch viele Untersuchungen erwiesen, daß unter pathologischen Zuständen die denervierte Niere ganz anders reagiert als die normale[4]. So gehen bei experimentell erzeugter Hypochlorämie die Tiere mit entnervten Nieren schneller zugrunde als die mit erhaltener Innervation[5].

a) Schockniere.

Unter bestimmten pathologischen Bedingungen kann jedoch die denervierte Niere vor schweren Schädigungen eher geschützt sein als die innervierte Niere. So wurde beim Entblutungsschock und anderen Schockzuständen experimentell gefunden, daß transplantierte und somit denervierte Nieren funktionsfähig blieben, während die in situ belassene Niere funktionell schwer gestört war[6] (s. auch Kapitel II, 6, c). Auch die in diesem Kapitel erwähnten anderen Arbeiten lassen es wahrscheinlich erscheinen, daß die schweren morphologischen und funktionellen Veränderungen bei der Schockniere durch nerval ausgelösten Angiospasmus oder andere nervale Einwirkungen zustande kommen, was durch Denervierung gehindert werden kann.

b) Nervaler Dauerreiz.

Im Hinblick auf diese Ergebnisse der experimentellen Pathologie sind Untersuchungen von Bedeutung, die den Effekt von elektrischem oder chemischem Dauerreiz an den Nierennerven auf Funktion und Morphologie der Niere untersucht haben. SPINELLI[7] setzte bei Hunden durch Einziehung kleiner Seidenfäden in die Gegend des Ganglion coeliacum und Ganglion renale eng umschriebene Entzündungen. Er erzielte damit histologisch nachweisbare degenerative Tubulusveränderungen der gleichseitigen Niere. Durch Injektion von Silicaten und anderen Reizstoffen im Bereich des Ganglion coeliacum und des Nierengefäßstieles glaubten REILY und Mitarbeiter[8] „Nephritiden" zu erzeugen. Wie jedoch die mitgeteilten Abbildungen der Autoren selbst und die Nachuntersuchungen von SARRE und MOENCH[9] zeigten, handelte es sich wie bei SPINELLI um degenerative Tubulusschäden ohne Beteiligung der Glomerula. Eine Nephritis ist auf diese Weise niemals erzielt worden, was im Hinblick auf angiospastische und neuralpathologische Hypothesen über die Entstehung der Nephritis betont sei.

SARRE und MOENCH[9] erzeugten einen chronischen Dauerreiz durch Applikation von Crotonöl in der Gegend des linken Ganglion renale oder Ganglion coeliacum.

---

[1] HOLTZ, CREDNER und HEEPE 1947. [2] HOFMANN-CREDNER 1953.
[3] KOELLA 1949. [4] BARIETY 1939, GRABFIELD und SWANSON 1939.
[5] DOGLIOTTI und BOGETTI 1930, MILLES, MÜLLER und PETERSON 1931, 1932, MICHELSON 1934.
[6] BALINT, FEKETE, LAZLO und PINTER 1954. [7] SPINELLI 1932.
[8] REILY, COMPAGNON, LAPORTE und BUIT 1942. [9] SARRE und MOENCH 1951.

In einer zweiten Serie[1] erfolgte eine elektrische Dauerreizung durch Anlegung von Elektroden an die die Nierenarterien begleitenden Nerven. Es wurde mit 0,2—0,6 mA bei einer Frequenz von 4 Hz über 12—24 Std gereizt. Beim chemischen wie beim elektrischen Reiz kam es zur Oligurie bis Anurie, zur Albuminurie, Cylindrurie und Hämaturie, beim chemischen Dauerreiz zum Teil auch zu Blutdrucksteigerung. Parallel damit entwickelte sich in den ersten

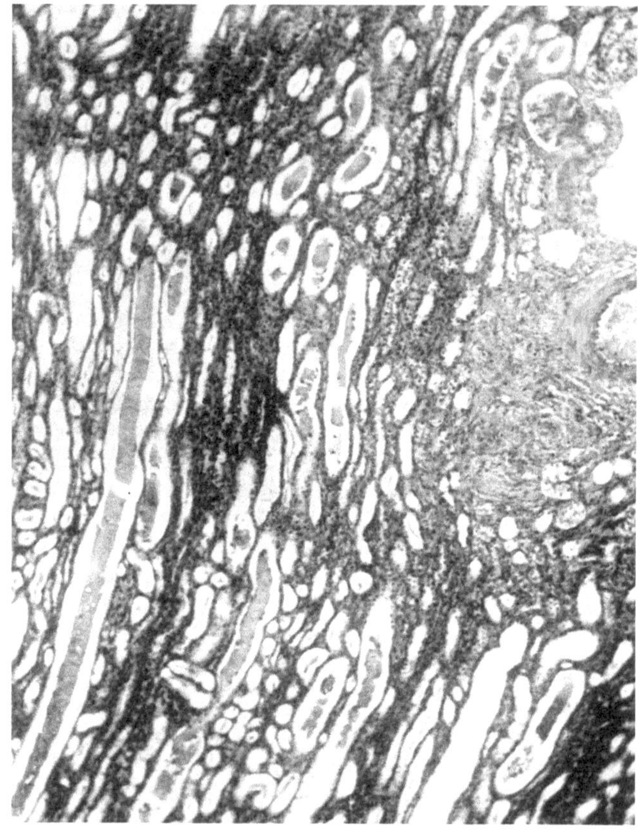

Abb. 27. Kaninchen mit nervalem Dauerreiz behandelt. Blutdruck systolisch 200 mm Hg. Linke Niere. Im Lumen der Hauptstücke, der stark erweiterten Zwischenstücke und der maximal erweiterten Sammelröhren Ablagerung von Eiweiß. Rechts oben: A. interlobaris mit deutlicher Medianekrose und periarteriellem Ödem, teilweise bereits von jungem Organisationsgewebe ausgefüllt. Formalin-Goldner, etwa 120fach. (SARRE und MOENCH 1951.)

Tagen eine schwere nekrotisierende Nephrose der gereizten Niere, die hauptsächlich in den distalen Abschnitten des Nephron lokalisiert war und im Bereich der HENLEschen Schleifen (Abb. 27). Die histologischen Befunde erinnerten sehr an die Veränderungen bei der Schockniere (s. Kapitel II, 6, c, S. 28). Diese Veränderungen klangen trotz Bestehenbleibens des chemischen Dauerreizes der Nierenganglien in 12—14 Tagen vollständig ab, so wie dies ja auch bei der Schockniere beobachtet werden kann. Es sei noch erwähnt, daß die gegenseitige Niere gar nicht oder nur minimal befallen war, und daß bei subcutaner oder subperitonealer Gabe des Crotonöls sich eine nekrotisierende Nephrose niemals beobachten ließ. Die Nierendurchblutung, mit der REINschen Stromuhr gemessen, nahm nur in den ersten

[1] MOENCH 1952.

Stunden nach der Reizsetzung ab, um später wieder normal zu werden. Ebenso zeigte die Benzidinfärbung des Blutgehaltes der gereizten Nieren eine Ischämie mit einem Maximum bei 2 Std, die jedoch nach 12 Std wieder vollständig abgeklungen war. Auch KOTTKE, KUBICEK und VISSCHER[1] fanden bei elektrischer Reizung beider Nierenstiele (Frequenz 2 Hz) über einen Zeitraum bis zu 28 Tagen nur während der ersten 2 Std eine Senkung der Nierendurchblutung bis zu 75%, die sich dann wieder vollständig normalisierte, wobei sich eine allgemeine leichte Blutdruckerhöhung einstellte. Es wird darum vermutet, daß nicht allein Durchblutungsstörungen beim chronischen Nervenreiz zur nekrotisierenden Nephrose führen, sondern auch ein „dystrophischer" Nervenreiz, der durch Überaktivität und Erschöpfung der Tubulusepithelien zum Zelltod führt. Im Zusammenhang mit dem oben erwähnten „nervalen Faktor" bei der Schockniere und der experimentell erwiesenen Tatsache, daß denervierte Nieren beim Schock nicht so schwer erkranken als innervierte, sind diese Untersuchungen von besonderem Interesse.

Zusammenfassung.

Zusammenfassend betrachtet ist die Funktion und Aufgabe der Nierennerven noch keineswegs geklärt. Die früher vielfach vermutete Bedeutung der Nierennerven bei der Steuerung der Nierensekretion ist durch neuere Untersuchungen stark erschüttert worden. Es scheint, daß die Nierennerven hauptsächlich vasomotorische Bedeutung haben. Eine besondere Bedeutung kommt jedoch der Innervierung der Niere bei verschiedenen pathologischen Zuständen zu. Der nervale Einfluß kann sich dabei sowohl günstig im Sinne zweckmäßiger Regulationen wie auch außerordentlich ungünstig durch Auslösung von Gefäßspasmen und anderen uns noch unbekannten Fehlregulationen auswirken, wie sie vor allen Dingen bei der Schockniere beobachtet worden sind. Darüber hinaus hat chronische Reizung der Nierennerven schwere funktionelle und morphologische Störungen zur Folge, die wohl über vasomotorische Effekte hinausgehen.

Literatur.

ABDERHALDEN, E.: Familiäre Cystindiathese. Z. physiol. Chem. **38**, 557 (1903). — ACHARD, C., J. LÉVY et Z. MARINOWSKI: Sur l'acide urique ultrafiltrable. C. r. Soc. Biol. **111**, 366 (1932). — ADDIS, T.: The renal lesion in Brigth's disease. Amer. J. Med. Sci. **176**, 617 (1928). ~ Glomerular nephritis: Diagnosis and treatment. New York: Macmillan & Co. 1948. — ADLERSBERG, D.: Newer advances in gout. Bull. New York Acad. Med. **25**, 651 (1949). — ADLERSBERG, D., E. GRISHMAN and H. SOBOTKA: Uric acid partition in gout and in hepatic disease. Arch. Int. Med. **70**, 101 (1942). — AITKEN, R. S.: On the renal threshold for chloride in man. J. of Physiol. **67**, 199 (1929). — ALBRIGHT, F., W. V. CONSOLAZIO, F. S. COOMBS, H. W. SULKOWITSCH and J. H. TALBOT: Metabolic studies and therapy in case of nephrocalcinosis with rickets and dwarfism. Bull. Johns Hopkins Hosp. **66**, 7 (1940). — ALBRIGHT, F., and E. C. REIFENSTEIN: Parathyroid gland and metabolic bone disease. Baltimore: Williams & Wilkins Company 1948. — ALLEN, T. H., and P. D. ORAHOVATS: Spectrophotometric measurements of traces of dye T 1824 by extraction with cellophane from both blood serum and urine of normal dogs. Amer. J. Physiol. **154**, 27 (1928). — ALVING, A. S., and B. F. GORDON: Studies of urea, creatinine and ammonia excretion in dogs in acidosis. J. of Biol. Chem. **120**, 103 (1937). — ALVING, A. S., and A. E. MIRSKY: The nature of plasma and urinary protein in nephrosis. J. Clin. Invest. **15**, 215 (1936). — AMBERSON, W. R., T. P. NASH, A. G. MULDER and D. BINNS: The relationship between tissue chloride and plasma chloride. Amer. J. Physiol. **122**, 224 (1948). — ANTOPOL, W., D. LEHR, J. CHURG and H. SPRINZ: Changes in the urinary tract and other organs after administration of three sulfanilamid derivates. Arch. of Path. **31**, 592 (1941). — ARCHIBALD, R. M.: The enzymatic determination of glutamine. J. of Biol. Chem. **154**, 643 (1944). ~ Preparation and assay of glutaminase for glutamine determinations. J. of Biol. Chem. **154**, 657 (1944). — ARKIN, A., and H. POPPER: Urea reabsorption and relation between creatinine

[1] KOTTKE, KUBICEK und VISSCHER 1945.

and urea clearance in renal disease. Arch. Int. Med. **65**, 627 (1940). — ARONS, W., W. CHRISTENSEN and M. SOSMAN: Nephrocalcinosis visible by X-ray associated with chronic glomerulonephritis. Ann. Int. Med. **42**, 260 (1955). — ASCHOFF, L.: Über Nierenerkrankungen mit BRIGHTschem Symptomenkomplex. Med. Klin. **1927**, 1477. — AUSTIN, J. H., E. STILLMAN and D. D. VAN SLYKE: Factors governing the excretion rate of urea. J. of Biol. Chem. **46**, 91 (1921). — AXELROD, D. R., and R. F. PITTS: Effects of hypoxia on renal tubular function. J. Appl. Physiol. **4**, 593 (1951/52). — AYER, J. L., W. A. SCHIESS and R. F. PITTS: Independence of phosphate reabsorption and glomerular filtration in the dog. Amer. J. Physiol. **151**, 168 (1947).

BAEZ, S., A. MAZUR and E. SHORR: Hepatorenal factors in circulatory homeostasis. XX. Antidiuretic action of hepatic vasodepressor, VDM (ferritin). Amer. J. Physiol. **162**, 198 (1950). ~ Role of neurohypophysis in ferritin-induced antidiuresis. Amer. J. Physiol. **169**, 123 (1952). — BALDES, E. J., and F. H. SMIRK: The effect of water drinking, mineral starvation and salt administration on the total osmotic pressure of the blood in man, chiefly in relation to the problems of water absorption and water diuresis. J. of Physiol. **82**, 62 (1934). BALDWIN, D. S., H. J. BERMAN, H. O. HEINEMANN and H. W. SMITH: The elaboration of osmotically concentrated urine in renal disease. J. Clin. Invest. **34**, 800 (1955). — BALINT, P.: Persönliche Mitteilung 1956. — BALINT, P., u. M. BALINT: Über die chemische Zusammensetzung der menschlichen Bluteiweißkörper. Biochem. Z. **305**, 310 (1940); **308**, 83 (1941); **313**, 192 (1942); **315**, 49 (1943). — BALINT, P., A. FEKETE, K. LAZLO u. G. PINTER: Nervous factors in the genesis of posthaemorrhagic anuria. Acta physiol. (Budapest) **6**, 69 (1954). — BARCLEY, J. A., W. J. COOKE u. R. A. KENNY: Evidence for a threecomponent system of renal excretion. Acta med. scand. (Stockh.) **128**, 500 (1947). — BARCROFT, J., and A. T. G. BRODIE: The gaseous metabolism of the kidney. J. of Physiol. **32**, 18 (1904). ~ The gaseous metabolism of the kidney. J. of Physiol. **33**, 52 (1905). — BARCROFT, J., and H. STRAUB: The secretion of urine. J. of Physiol. **41**, 145 (1910). — BARGER, A. C., R. S. ROSS and H. L. PRICE: Reduced sodium excretion in dogs with mild valvular lesions of the heart and in dogs with congestive failure. Amer. J. Physiol. **180**, 249 (1955). — BARGMANN, W.: Über die neurosekretorische Verknüpfung von Hypothalamus und Neurohypophyse. Z. Zellforsch. **34**, 610 (1949). ~ Das Zwischenhirn-Hypophysensystem. Berlin-Göttingen-Heidelberg: Springer 1954. — BARGMANN, W., u. W. HILD: Über die Morphologie der neurosekretorischen Verknüpfung von Hypothalamus und Neurohypophyse. Acta anat. (Basel) **8**, 264 (1949). — BARIETY, M.: L'énervation rénale expérimentale. Considérations physiopathologiques et pharmacodynamiques. Presse méd. **1939**, 1609. — BARKER, M. H., and E. J. KIRK: Experimental edema in dogs in relation to edema of renal origin in patients. Arch. Int. Med. **45**, 319 (1930). — BARRNETT, R. J., and A. M. SELIGMAN: Histochemical demonstration of protein-bound sulfhydryl groups. Science (Lancaster, Pa.) **116**, 323 (1952). BAYLISS, L. E., and A. BROWN: The part played by the renal nerves in the production of water diuresis in the hypophysectomized and decerebrated dog. J. of Physiol. **98**, 190 (1940). BEARN, A. G., and H. G. KUNKEL: Abnormalities of copper metabolism in Wilsons' disease and their relationship to the aminoaciduria. J. Clin. Invest. **33**, 400 (1954). — BELL, E. T.: Renal diseases. Philadelphia: Lea a. Febiger 1947, 1950. — BENNHOLD, H.: Die Serumelektrophorese in Klinik und Forschung, Möglichkeiten und Ausblick. Med. Klin. **1954**, 8. — BENNHOLD, H., E. KYLIN u. S. RUSNYAK: Die Eiweißkörper des Blutplasmas. Dresden u. Leipzig 1938. — BENSLEY, R. R., and W. B. STEEN: The functions of the differentiated segments of the uriniferous tubule. Amer. J. Anat. **41**, 75 (1928). — BERGER, E. Y., S. J. FARBER and D. P. EARLE jr.: Renal excretion of mannitol. Proc. Soc. Exper. Biol. a. Med. **66**, 62 (1947). — BERGER, E. Y., M. GALDSTON and S. HOROWITZ: Effect of anoxic anoxia on human kidney. J. Clin. Invest. **28**, 648 ((1949). — BERGLUND, H., and A. R. FRISK: Uric acid elimination in man. Acta med. scand. (Stockh.) **86**, 233 (1935). — BERLINER, R. W.: Renal excretion of potassium and hydrogen ions. Federat. Proc. **11**, 695 (1952). ~ The realtionship between potassium excretion and urine acidification. The Kidney, Ciba Foundation Symposium, S. 147, 1954. — BERLINER, R. W., J. G. HILTON, T. F. YÜ and T. J. KENNEDY: The renal mechanism for urate excretion in man. J. Clin. Invest. **29**, 396 (1950). — BERLINER, R. W., and T. J. KENNEDY jr.: Renal tubular secretion of potassium in the normal dog. Proc. Soc. Exper. Biol. a. Med. **67**, 542 (1948). — BERLINER, R. W., T. J. KENNEDY jr. and J. G. HILTON: Studies in the renal mechanisms for the excretion of potassium. J. Clin. Invest. **28**, 770 (1949). ~ Renal mechanism for excretion of potassium. Amer. J. Physiol. **162**, 348 (1950). — BERLINER, R. W., T. J. KENNEDY and J. ORLOFF: Relationship between acidification of the urine and potassium metabolism. Effect of carbonic anhydrase inhibition on potassium excretion. Amer. J. Med. **11**, 274 (1951). ~ Factors affecting the transport of potassium and hydrogen ions by the renal tubules. Arch. internat. Pharmacodynamie **97**, 299 (1954). — BERNARD, C.: Leçons sur la chaleur animale. Paris 1876. — BEYER, K. H.: New concept of competitive inhibition of the renal tubular excretion of penicillin. Science (Lancaster, Pa.) **105**, 94 (1947). — BEYER, K. H., P. A. MATTIS, E. A. PATCH and H. F. RUSSO: Para-aminohippuric acid: Its pharmacodynamic actions. J. of Pharmacol. 84, 136 (1945). — BEYER, K. H., S. E. MCKINNEY, E. K. TILLSON and C. W. GREEN: 4-Carboxyphenylmethanesulfonanilide (caronamide): Its toxicologic effects. J. of Pharmacol. 91, 263 (1947). — BEYER, K. H., A. K. MILLER, H. F. RUSSO, E. A. PATCH and W. F. VERWEY: The inhibitory effect of caronamide on the renal elimination of penicillin. Amer. J. Physiol. 149, 355 (1947). — BEYER, K. H., L. PETERS, R. WOODWARD and W. F. VERWEY: The enhancement of the physiological economy of penicillin in dogs by the simultaneous administration of para-aminohippuric acid. J. of Pharmacol. 82, 310 (1944). — BEYER, K. H., H. F. RUSSO, E. A. PATCH, E. K. TILLSON and G. SHANER: Certain pharmacologic properties of 4-carboxyphenylmethanesulfonanilide (caronamide), including its effect on the renal clearance of compounds other than penicillin. J. of Pharmacol. 91, 272 (1947). — BEYER, K. H., W. F. VERWEY, R. WOODWARD, L. PETERS and P. A. MATTIS: The enhancement of the plasma concentration of penicillin in dogs by the simultaneous administration of para-aminohippuric acid. III. Amer. J. Med. Sci. 209, 608 (1945). — BEYER, K. H., V. D. WIEBELHAUS, E. K. TILLSON, H. F. RUSSO and K. M. WILHOYTE: „Benemid", p-(di-n-propyl-sulfamyl)-benzoic acid: Inhibition of glycine conjugative reactions. Proc. Soc. Exper. Biol. a. Med. 74, 772 (1950). — BEYER, K. H., L. D. WRIGHT, F. H. RUSSO, H. R. SKEGGS and E. A. PATCH: The renal clearance of essential amino acids: tryptophane, leucine, isoleucine, and valine. Amer. J. Physiol. 146, 330 (1946). — BEYER, K. H., L. D. WRIGHT, H. R. SKEGGS, H. F. RUSSO and G. A. SHANER: Renal clearance of essential amino acids: their competition for reabsorption by the renal tubulus. Amer. J. Physiol. 151, 202 (1947). — BIER, A.: Die Entstehung des Kollateralkreislaufs. I. Teil: Der arterielle Kreislauf. Arch. path. Anat. 147, 256, 444 (1897). ~ Die Entstehung des Kollateralkreislaufs. Teil II: Der Rückfluß des Blutes aus ischämischen Körperteilen. Arch. path. Anat. 153, 306, 434 (1898). — BIETER, R. N.: The secretion pressure of the aglomerular kidney. Amer. J. Physiol. 97, 66 (1931). ~ Excretion of phenol red by the aglomerular kidney. Proc. Soc. Exper. Biol. a. Med. 30, 981 (1933). — BIETER, R. N., and A. D. HIRSCHFELDER: The excretion of dyes and other substances in the frogs kidney and its bearing upon the theories of renal secretion, Amer. J. Physiol. 68, 326 (1924). — BIGGART, J. H., and G. L. ALEXANDER: Experimental diabetes insipidus. J. of Path. 48, 405 (1939). — BING, J., and P. EFFERSÖE: Comparative tests of thiosulphate and creatinine clearance in rabbits and cats. Acta physiol. scand. (Stockh.) 15, 231 (1948). — BIRNIE, J. H.: Inactivation of posterior pituitary antidiuretic hormone by liver extracts. Federat. Proc. 9, 12 (1950). — BIRNIE, J. H., W. J. EVERSOLE, W. R. BOSS, C. M. OSBORN and R. GAUNT: Properties of the antidiuretic substance in the blood of normal and adrenal-ectomized rats. Federat. Proc. 8, 12 (1949). — BIRNIE, J. H., W. J. EVERSOLE and R. GAUNT: The extra-renal action of desoxycorticosteron. Survival and water intoxication studies. Endocrinology 42, 412 (1948). — BIRNIE, J. H., R. JENKINS, W. J. EVERSOLE and R. GAUNT: Antidiuretic substance in blood of normal and adrenalectomized rats. Proc. Soc. Exper. Biol. a. Med. 70, 83 (1949). — BISHOP, C., R. RAND and J. H. TALBOTT: The effect of benemid (p-(di-n-propylsulfamyl)-benzoic acid) on uric acid metabolism in one normal and one gouty subject. J. Clin. Invest. 30, 889 (1951). — BJERING, T., u. E. ØLLGAARD: Studies in sulfate clearance. Acta med. scand. (Stockh.) 102, 55 (1939). — BLACK, D. A. K., and M. D. MILNE: Experimental potassium depletion in man. Clin. Sci. 11, 397 (1952). — BLACK, D. A. K., R. PLATT, ROWLANDS and VARLEY: Renal hemodynamics in acute nephritis. Clin. Sci. 6, 295 (1948). — BLAINEY, J. D., J. HARDWICKE and A. G. W. WHITFIELD: The nephrotic syndrome associated with trombosis of the renal veins. Lancet 1954 II, 1208. — BLAUCH, M. B., and C. F. KOCH: A new method for the determination of uric acid in blood with uricase. J. of Biol. Chem. 130, 443 (1939). — BLEGEN, E., H. N. HAUGEN and K. AAS: Endogenous creatinine clearance. Scand. J. Clin. a. Labor. Invest. 1, 191 (1949). — BLOCK, M. A., K. G. WAKIM and F. C. MANN: Circulation through kidney during stimulation of renal nerves. Amer. J. Physiol. 169, 659 (1952). ~ Renal function during stimulation of renal nerves. Amer. J. Physiol. 169, 670 (1952). ~ Observations of neoprene casts of vascular bed of kidney. Proc. Soc. Exper. Biol. a. Med. 78, 610 (1952). ~ Reactions of vessels of rat kidney after experimental occlusion of renal artery for various periods. Proc. Soc. Exper. Biol. a. Med. 80, 465 (1952). ~ Certain features of vascular beds of corticomedullary and medullary regions of kidney. Arch. of Path. 53, 437 (1952). — BLUM, L.: L'azotémie par manque de chlorure de sodium. Ann. de Physiol. 4, 660 (1928). ~ L'azotémie par manque de sel. Paris: Masson & Cie. 1930. — BLUM, L., et P. GRABAR: Troubles de la fonction rénale par hypochloruration. Monde méd. 1928, 731. ~ Presse méd. 1928, 135. ~ Troubles de la sécrétion rénale par manque de chlorure de sodium. C. r. Soc. Biol. Paris 48 (1928). — BOCK, H. E., u. A. BORNSTEIN: Die humoral intakte, überlebende Niere. Pflügers Arch. 229, 187 (1931). — BOGER, W. P., and J. W. CROSSON: Effect of caronamide on excretion of phenolsulfonphthalein. Amer. J. Clin. Path. 19, 381 (1949). — BOGER, W. P., u. R. T. SMITH: Role of probenecid in the therapy of gout. Sv. Läkartidn. 51, 2021 (1954). — BOGER, W. P., and S. C. STRICKLAND: Probenecid (Benemid). Its use and side-effects in 2502 patients. Arch. Int. Med. 95, 83 (1955). — BOHLE, A.: Kritischer Beitrag zur

Morphologie einer endokrinen Nierenfunktion und deren Bedeutung für den Hochdruck. Arch. Kreislaufforsch. **20**, 193 (1954). — BOHN, H.: Untersuchungen zum Mechanismus des blassen Hochdruck. Z. klin. Med. **119**, 100 (1932). — BOHN, H., u. W. SCHLAPP: Weitere Erfahrungen über den Nachweis pressorischer Stoffe im Blute beim blassen Hochdruck. Z. Klin. Med. **127**, 233 (1935). — BONOMINI, V., G. GUNELLA e B. MAGNANI: Contibuto allo studio dei rapporti cardiorenali nella patogenesi dello scompenso. Arch. Pat. e Clin. med. **31**, 338 (1954). — BONSNES, R., L. DILL and E. DANA: The effect of diodrast on the normal uric acid clearances. J. Clin. Invest. **23**, 776 (1944). — BORDLEY, J., and A. N. RICHARDS: Quantitative studies of the composition of glomerular urine. VIII. The concentration of uric acid in glomerular urine of snakes and frogs, determined by an ultramicro-adaption of Folin's method. J. of Biol. Chem. **101**, 193 (1933). — BORST, J., L. DE VRIES, J. MOLHUYSEN, J. GERBRANDY u. G. BLOMERT: Die drei Grundformen von Diurese und Polyurie bei paroxysmaler Tachycardie. Nederl. Tijdschr. Genessk. **1952**, 2235. — BRADLEY, S. E.: The validity of the clearance technique in the measurement of renal blood flow in normal man and in patients with essential hypertension. Josiah Macy jr. Foundation Conference, Factors regulating blood pressure. Trans. First Conference. April 24—25, S. 119 (1947). — BRADLEY, S. E., and G. P. BRADLEY: The effect of increased intraabdominal pressure on renal function in man. J. Clin. Invest. **26**, 1010 (1947). — BRADLEY, S. E., G. P. BRADLEY, C. J. TYSON, J. J. CURRY and W. D. BLAKE: Renal function in renal diseases. Amer. J. Med. **9**, 766 (1950). — BRADLEY, S. E., J. J. CURRY and G. P. BRADLEY: Renal extraction of p-aminohippurate in normal subjects and in essential hypertension and chronic diffuse glomerulonephritis. Federat. Proc. **6**, 79 (1947). — BRADLEY, S. E., and M. H. HALPERIN: Renal oxygen consumption in man during abdominal compression. J. Clin. Invest. **27**, 635 (1948). — BRADLEY, S. E., and C. J. TYSON: The „nephroticsyndrome". New England J. Med. **238**, 223 (1948). — BRAND, E., B. KASSELL and L. J. SAIDEL: Chemical, clinical and immunological studies on products of human plasma fractionation. III. Amino acid composition of plasma proteins. J. Clin. Invest. **23**, 437 (1944). — BRANDFONBRENNER, M., and H. M. GELLER: Effect of dibenamine on renal blood flow in hemorrhagic shock. Amer. J. Physiol. **171**, 482 (1952). — BRAUN-MENÉNDEZ, E.: Hypophysis and blood pressure. Cardiologia (Basel) **21**, 272 (1952). — BRAUN-MENÉNDEZ, E., J. C. FASCIOLO, L. F. LELOIR, J. M. MUNOZ and A. C. TAQUINI: Renal hypertension. Springfield: Ch. C. Thomas 1946. — BRAZEAU, P., and A. GILMAN: Effect of CO_2-tension on renal tubular reabsorption of bicarbonate. Amer. J. Physiol. **175**, 33 (1953). — BREED, E. S., M. H. MAXWELL and H. W. SMITH: Significance of the renal juxtamedullary circulation in man. Amer. J. Physiol. **9**, 216 (1950). — BRICK, J. B.: The clinical significance of aminoaciduria. New England J. Med. **247**, 635 (1952). — BRIGGS, A. P., D. M. FARRELL, W. F. HAMILTON, I. R. REMINGTON, N. C. WHEELER and J. A. WINSLOW: Renal and circulatory factors in edema formation of congestive heart failure. J. Clin. Invest. **27**, 810 (1948). — BRINKMAN, R., R. MAGARIA, N. U. MELDRUM and F. J. W. ROUGHTON: The CO_2-catalyst present in blood. J. of Physiol. **75**, 3 (1932). — BRØCHNER-MORTENSEN, F. B.: Uric acid in blood and urine. Acta med. scand. (Stockh.) Suppl. **84** (1937). — BROD, J., and J. H. SIROTA: The renal clearance of endogenous „creatinine" in man. J. Clin. Invest. **27**, 645 (1948). ~ Effects of emotional disturbance on water diuresis and renal blood flow in rabbit. Amer. J. Physiol. **157**, 31 (1949). — BRODSKY, W. A., and S. RAPOPORT: The mechanism of polyuria of diabetes insipidus in man. The effect of osmotic loading. J. Clin. Invest. **30**, 282 (1951). — BRONSKY, D., A. DUBIN and D. S. KUSHNER: Diuretic action of benemid. Amer. J. Med. **18**, 259 (1955). — BROWN, R. J. K.: A clinico-pathological study of cystinosis on two siblings. Arch. Dis. Childh. **27**, 428 (1952). — BRULL, L.: Contribution à l'étude de l'état physico-chimique des constituants minéraux et du glucose plasmatiques. Arch. internat. Physiol. **32**, 138 (1930). ~ Het werkingsmechanisme der bijschildklier. Bull. Acad. roy. Méd. **4**, 135 (1939). ~ Reins non anesthésiés transportés au cou. C. r. Soc. Biol. Paris **130**, 813 (1939). — BRUN, C.: Thiosulfate determination in kidney function tests; simple method for determination of thiosulfate in blood and urine. J. Labor. a. Clin. Med. **35**, 152 (1950). — BRUN, C., T. HILDEN u. F. RAASCHOU: The maximum tubular excretion of diodrast in the normal human kidney. Acta med. scand. (Stockh.) **127**, 464 (1947). ~ On the excretion of p-aminohippuric acid through the kidneys. Acta med. scand. (Stockh.) **127**, 471 (1947). — BRUN, C., E. O. E. KNUDSEN u. F. RAASCHOU: The influence of posture on the kidney function. II. Glomerular dynamics in the passive erect posture. Acta med. scand. (Stockh.) **122**, 332 (1945). ~ Post syncopal oliguria. Kidney function and circulatory collapse. Acta med. scand. (Stockh.) **122**, 381 (1945). — BUCHBORN, E.: Ein quantitativer biologischer Adiuretin- (Vasopressin-) Nachweis an der Kröte. Z. exper. Med. **125**, 614 (1955). ~ Adiuretin und Serumosmolarität. Klin. Wschr. **1956**, 953. ~ Effektiver osmotischer Plasmadruck und Adiuretinproduktion. Klin. Wschr. **1957**, 717. — BUCHT, H., L. WERKÖ and B. JOSEPHSON: The oxygen consumption of the human kidney during heavy tubular excretory work. Scand. J. Clin. a. Labor. Invest. **1**, 272 (1949). — BULGER, H. A., and H. E. JOHNS: The determination of plasma uric acid. J. of Biol. Chem. **140**, 427 (1941). — BURCH, G. E., P. REASER and J. CRONVICH: Rates of sodium turnover in normal subjects and in patients with congestive heart failure. J. Labor. a. Clin. Med. **32**, 1169 (1947). — BURGESS, W. W., A. M. HARVEY and E. K. MARSHALL jr.: The site of the antidiuretic action of pituitary extract. J. of Pharmacol. **49**, 237 (1933). — BURTON, OPITZ u. LUCAS: Über die Blutversorgung der Tiere. I. Der Einfluß der Erhöhung des Druckes in den Harnwegen sowie der Reizung und Durchschneidung der den Plexus renalis bildenden Nervenfasern. Arch. ges. Physiol. **123**, 553 (1908); **127**, 143, 148 (1908). — BYERS, S. O., and M. FRIEDMAN: Rate of entrance of urate and allantoin into the cerebrospinal fluid of the dalmatian and non dalmatian dog. Amer. J. Physiol. **157**, 394 (1949). — BYKOW, K. M., u. J. A. ALEXEJEW-BERKMANN: Die Ausbildung bedingter Reflexe auf die Harnausscheidung; bedingte Reflexe bei denervierter Niere. Pflügers Arch. **227**, 301 (1931).

CALLAWAY, J. J., and W. ROEMMICH: Lower nephron nephrosis: Development of hypokaliaemia during recovery. Ann. Int. Med. **37**, 784 (1952). — CARGILL, W. H.: The measurement of glomerular and tubular plasma flow in the normal and diseased human kidney. J. Clin. Invest. **28**, 533 (1949). — CARREL, A. C., and C. C. GUTHRIE: Anastomosis of blood vessels by the patching method and transplantation of the kidney. J. Amer. Med. Assoc. **47**, 1648 (1906). — CASTEX, M. R., A. BIASOTTI y A. PATALANO: La reabsorcion tubular de glucosa en la diabetes renal. Rev. Soc. argent. Biol. **18**, 351 (1942). — CASTLEMAN, B., and R. H. SMITHWICK: The relation of vascular disease to the hypertension state. Based on an study of renal biopsy from one hundred hypertensive patients. J. Amer. Med. Assoc. **121**, 1256 (1948). ~ New England J. Med. **239**, 129 (1948). — CHAMBERS, G. H.: Changes in the rat's posterior pituitary following sodium chloride administration. Anat. Rec. **92**, 391 (1945). CHAMBERS, G. H., E. V. MELVILLE, R. S. HARE and K. HARE: Regulation of the release of pituitrin by changes in the osmotic pressure of the plasma. Amer. J. Physiol. **144**, 311 (1945). CHANTRENNE, H.: The requirement for coencym A in the enzymatic synthesis of hippuric acid. J. of Biol. Chem. **189**, 227 (1951). — CHAPMAN, C. B., and A. HENSCHEL: The effect of water diuresis on renal plasma flow. Science (Lancaster, Pa.) **109**, 232 (1939). — CHAPMAN, C. B., A. HENSCHEL, J. MINCKLER, A. FORSGREN and A. KEYS: The effect of exercise on renal plasma flow in normal male subjects. J. Clin. Invest. **27**, 639 (1948). — CHART, J. J., and E. S. SHIPLEY: The mechanism of sodium retention in cirrhosis of the liver. J. Clin. Invest. **32**, 560 (1953). — CHART, J. J., E. S. SHIPLEY and E. G. GORDON: Evidence for sodium retaining factor in toxemia of pregnancy. Proc. Soc. Exper. Biol. a. Med. **78**, 244 (1951). — CHASIS, H., H. A. RANGES, W. GOLDRING and H. W. SMITH: The control of renal blood flow and glomerular filtration in normal man. J. Clin. Invest. **17**, 683 (1938). — CHASIS, H., J. REDISH, W. GOLDRING, H. A. RANGES and H. W. SMITH: The use of sodium-p-aminohippurate for the functional evaluation of the human kidney. J. Clin. Invest. **24**, 583 (1945). — CHASIS, H., and H. W. SMITH: The excretion of urea in normal man and in subjects with glomerulonephritis. J. Clin. Invest. **17**, 347 (1938). — CHEN, G., and E. M. K. GEILING: Antidiuretic effect of posterior pituitary extract in completely and partially hypophysectomized rats. Proc. Soc. Exper. Biol. a. Med. **52**, 152 (1943). — CHEN, P. S., and W. F. NEUMAN: Renal excretion of calcium by the dog. Amer. J. Physiol. **180**, 623 (1955). ~ Renal reabsorption of calcium through its inhibition by various chemical agents. Amer. J. Physiol. **180**, 632 (1955). — CHESLEY, L. C.: The validity of the calculation of standard urea clearances form low urine volumes. J. Clin. Invest. **16**, 653 (1937). ~ Renal excretion at low urine volumes an the mechanism of oliguria. J. Clin. Invest. **17**, 591 (1938). — CHESLEY, L. C., and E. R. CHESLEY: The diodrast clearance and renal blood flow in normal pregnant and non pregnant women. Amer. J. Physiol. **127**, 731 (1939). — CHINARD, F. P., H. D. LAUSON, H. A. EDER, R. L. GREIF and A. HILLER: A study of the mechanism of proteinuria in patients with the nephrotic syndrome. J. Clin. Invest. **33**, 621 (1954). — CHRISTENSEN, J. F.: Three famillial cases of atypal late rickets. Acta paediatr. (Stockh.) **28**, 247 (1941). — CHRISTMAN, A. A., P. W. FORSTER and M. B. ESTERER: Allantoin content of blood. J. of Biol. Chem. **155**, 161 (1944). — CLARK, J. K., and H. G. BARKER: Effect of work on renal oxygen utilization. Federat. Proc 8, 26 (1949). — CLAUSEN, H.: Clearancesysteme, Halbwertszeitmethode nach DOST und klinische Ergebnisse. Med. Mschr. **6**, 568 (1952). ~ Über die Clearancezeit (Halbwertszeit nach DOST). Z. inn. Med. **9**, 305 (1954). — CLAY, R. D., E. M. DARMADY and M. HAWKINS: The nature of the renal lesion in the Fanconi-Syndrome. J. of Path. a. Bact. **65**, 551 (1953). — CLEVE, H., u. F. HARTMANN: Zur Entstehung der Nephrosen durch Plasmapherese am Hund. Arch. exper. Path. u. Pharmakol. **223**, 198 (1954). — CLIMENKO, D. R., and A. W. WRIGHT: Effect of continued administration of sulfathiazole and sulfapyridine on monkeys. Arch. of Path. **32**, 794 (1941). — CONN, J. W.: Primary aldosteronism a new clinical syndrome. J. Labor. a. Clin. Med. **45**, 6 (1955). — COOKE, W. T., J. A. BARCLEY, A. P. T. GOVAN and L. NAGLEY: Osteoporosis associated with low serum phosphorus and renal glycosuria. Arch. Int. Med. **80**, 147 (1947). — COOMBS, F. S., L. J. PECORA, E. THOROGOOD, W. V. CONSOLAZIO and J. H. TALBOTT: Renal function in patients with gout. J. Clin. Invest. **19**, 525 (1940). — COOPER, A. M., R. D. ECKARDT, W. W. FALOON and C. S. DAVIDSON: Investigation of the aminoaciduria in Wilson's disease (hepatolenticular degeneration):

Demonstration of a defect in renal function. J. Clin. Invest. **29**, 265 (1950). — COPE, C. L.: Inorganic sulfate excretion by the human kidney. J. of Physiol. **76**, 329 (1932). — COPENHAVER, J. H., and R. P. FORSTER: Relation of intracellular accumulation of actively transported substances in thin slices of renal cortex to rate of secretion in vivo. Amer. J. Physiol. **183**, 605 (1955). — CORCORAN, A. C., H. W. SMITH and I. H. PAGE: The removal of diodrast from blood by the dog's explanted kidney. Amer. J. Physiol. **134**, 333 (1941). — CORCORAN, A. C., R. D. TAYLOR and I. H. PAGE: Circulatory responses to spinal and caudal anesthesia in hypertension. Relation to the effect of sympathectomy II. Effect on renal function. Amer. Heart J. **36**, 226 (1948). — COREY, E. L., and S. W. BRITTON: The antagonistic action of desoxycorticosterone and post-pituitary extract on chloride and water balance. Amer. J. Physiol. **133**, 511 (1941). — COREY, F., H. SILVETTE and S. W. BRITTON: Hypophyseal and adrenal influence on renal function in rats. Amer. J. Physiol. **125**, 644 (1939). — CORNEAL, F. B., G. HILDICK-SMITH, M. G. FELL and T. F. MCNAIR SCOTT: The evaluation of an effective dosage of caronamide (4-Carboxyphenylmethane-sulfonanilide) for the suppression of tubular excretion of penicillin in children. J. Clin. Invest. **27**, 628 (1948). — COYE, R. D., D. L. MAUDE, R. F. DIBBLE and C. L. YUILE: Experimental proteinuria. An electrophoretic study of three different types in dogs. Arch. of Path. **60**, 548 (1955). — CRAWFORD, J. D., and B. PIKHAM: An assay method for antidiuretic hormone based on a more specific response index. Endocrinology **55**, 521 (1924). — CROSS, R. J., and J. V. TAGGART: Renal tubular transport: accumulation of p-aminohippurate by rabbit kidney slices. Amer. J. Physiol. **161**, 181 (1950). — CROSS, R. J., J. V. TAGGART, G. A. COVO and D. E. GREEN: Studies on the cyclophorase system. VI. The coupling of oxydation and phosphorylation. J. of Biol. Chem. **177**, 655 (1949). — CROSSON, J. W., W. P. BOGER, C. C. SHAW and A. K. MILLER: Caronamide for increasing penicillin plasma concentrations in man. J. Amer. Med. Assoc. **134**, 1538 (1947). — CUSHNY, C. A. R.: The secretion of the urine, 2. Aufl. London: Longmans, Green & Co. 1926.

DANIEL, P. M., M. M. L. PRICHARD and J. N. WARD-MCQUAID: Removal of the clip on the renal artery in rabbits with experimental chronic hypertension. Quart. J. Exper. Physiol. **39**, 101 (1945). — DARMADY, E. M.: Renal lesions in relation to aminoaciduria and water-diuresis. The kidney. Ciba-Foundation-Symposion, S. 27. London: J. A. Churchill 1954. — DARROW, D. C., R. E. COOKE and F. E. COVILLE: Kidney elektrolytes in rats with alcalosis associated with potassium deficiency. Amer. J. Physiol. **172**, 55 (1953). — DAVENPORT, H. W., and A. E. WILHELMI: Renal carbonic anhydrase. Proc. Soc. Exper. Biol. a. Med. **48**, 53 (1941). — DAVIES, D. F., and N. W. SHOCK: Age changes in glomerular filtration rate, effective renal plasma flow and tubular excretory capacity in adult man. J. Clin. Invest. **29**, 496 (1950). — DEAN, R. F. A., and R. A. MCCANCE: Phosphate clearances in infants and adults. J. of Physiol. **107**, 182 (1948). — DEBRÉ, R., J. MARIE, F. CLÈRET et R. MESSIMY: Rachitisme tardif coexistant avec une néphrite chronique et une glycosurie. Arch. Méd. Enf. **37**, 597 (1934). — DELAVILLE, M., et C. JONES: Uric acid content of blood plasma. C. r. Soc. Biol. Paris **92**, 522 (1925). — DELL'ORO, y E. BRAUN-MENÉNDEZ: Dosaye de renina in la sangre de peros hipertensos por isquemia renal. Rev. Soc. argent. Biol. **18**, 65 (1942). — DELORME, M. L., et M. CAROIT: Étude de la diurèse et recherche d'un principe antidiurétique au cours des hépatites provoquées par le régime hypoprotidique chez le rat. Arch. Sci. physiol. **8**, 329 (1954). — DEMING, Q. B., and J. A. LUETSCHER jr.: Bioassay of desoxycorticosterone-like material in urine. Proc. Soc. Exper. Biol. a. Med. **73**, 171 (1950). — DEMPSTER, W. J., M. G. EGGLETON and S. SCHUSTER: The effect of hypertonic infusions on glomerular filtration rate and glucose reabsorption in the kidney of the dog. J. of Physiol. **132**, 213 (1956). — DENT, C. E., and G. A. ROSE: Aminoacid metabolism in cystinuria. Quart. J. Med. **20**, 205 (1951). — DEUTSCH, E.: Mitteilungen zur Nierenclearance. 3. Zur Bestimmung des Glomerulumfiltrates mit Hilfe der Inulin- und Kreatininclearance. Klin. Med. (Wien) **7**, 385 (1952). — DEXTER, L., and F. HAYNES: Relation of renin to human hypertension with particular reference to eclampsia, praeeclampsia and acute glomerulonephritis. Proc. Soc. Exper. Biol. a. Med. **55**, 288 (1944). — DIAZ, C. J.: Nature et signification de la dite néphrose chronique ou lipoidique. Schweiz. med. Wschr. **1950**, 965. — DICKER, S. E.: Changes in water and ion metabolism and in kidney functions during developement of edema in rats fed on proteindeficient diets. Biochemic. J. **46**, 53 (1950). ~ A method for the assay of very small amounts of antidiuretic activity with a note on the antidiuretic titre of rats blood. J. of Physiol. **122**, 149 (1953). — DICKER, S. E., and A. L. GREENBAUM: The degree of inactivation of the antidiuretic activity of vasopressin by the kidneys and the liver of rats. J. of Physiol. **126**, 116 (1954). — DIRR, K., u. G. GÖTZ-SCHRIEVER: Myelom- und Nephroseeiweiß im Urin und ihre Erkennung durch Aminosäurebestimmung. Z. klin. Med. **145**, 186 (1949). — DOCK, W.: Proteinuria and associated renal changes. New England J. Med. **227**, 633 (1942). — DODDS, E. C., S. H. LIU and R. L. NOBLE: Water balance and blood changes following posterior pituitary extract administration. J. of Physiol. **94**, 124 (1938). — DOGLIOTTI, A. M., e M. BOGETTI: Sull'esistenza di influenze nervose specifiche sulla secrezione renale del cloruro di sodio. Boll. Soc. ital. Biol. sper. **5**, 876 (1930). — DOLE, V. P.: Back-diffusion of urea in the mammalian kidney. Amer. J. Physiol. **139**, 504 (1943). — DOOLAN, P. D., H. A. HARPER, M. E. HUTCHIN and W. W. SHREEVE: Renal clearance of 18 individual amino acids in human subjects. J. Clin. Invest. **34**, 1247 (1955). — DORMAN, P. J., W. J. SULLIVAN and R. F. PITTS: The renal response to acute respiratory acidosis. J. Clin. Invest. **33**, 82 (1954). ~ Factors determining carbon dioxide tension of urine. Federat. Proc. **13**, 38 (1954). — DOST, F. H.: Klinischer Beitrag zur Kenntnis der Potentialgifte. Klin. Wschr. **26**, 545 (1948). ~ Die Clearance. Klin. Wschr. **27**, 257 (1949). ~ Der Blutspiegel. Kinetik der Konzentrationsabläufe in der Kreislaufflüssigkeit. Leipzig: Georg Thieme 1953. ~ Halbwertszeit und totale Clearance. Z. inn. Med. **9**, 546 (1954). — DOTY, J. R.: Reabsorption of certain amino acids and dervatives by the kidney tubules. Proc. Soc. Exper. Biol. a. Med. **46**, 129 (1941). — DOXIADIS, S. A.: Idiopathic renal acidosis in infancy. Arch. Dis. Childh. **27**, 409 (1952). — DREIFUS, L. S., M. N. FRANK and S. BELLET: Determination of osmotic pressure in diabetes insipidus. A new diagnostic test. New England J. Med. **251**, 1091 (1954). — DUNN, J. S., W. W. KAY and H. L. SHEEHAN: The elimination of urea by the mammalian kidney. J. of Physiol. **73**, 371 (1931). — DUNN, J. S., and C. J. POLSON: Experimental uric acid nephritis. J. of Path. a. Bact. **29**, 337 (1926). — DUTZ, H., u. W. HAUSCHILD: Zum Mechanismus der Salyrgandiurese beim Diabetes insipidus. Z. exper. Med. **126**, 504 (1955). — DWORETZKY, M.: Reversible metastatic calcification (Milk drinkers syndrom). J. Amer. Med. Assoc. **155**, 830 (1954). — DZIEMIAN, A. J.: The effects of burns on kidney function. Federat. Proc. **7**, 29 (1948).

EARLE, D. P., J. V. TAGGART and J. A. SHANNON: Glomerulonephritis; survey of functional organization of kidney in various stages of diffuse glomerulonephritis. J. Clin. Invest. **23**, 119 (1944). — EATON, A. G., F. P. FERGUSON and F. T. BYER: The renal reabsorption of amino acids in dogs: valine, leucine and isoleucin. Amer. J. Physiol. **145**, 491 (1946). — EBBECKE, U.: Die lokale vasomotorische Reaktion der Haut und der inneren Organe. Pflügers Arch. **169**, 1 (1917). ~ Über Gefäßreaktionen der Niere und den Antagonismus von Glomerulus- und Tubulusdurchblutung. Pflügers Arch. **226**, 761 (1931). — ECKARDT, R. R., A. M. COOPER, W. W. FALOON and C. S. DAVIDSON: Urinary excretion of amino acids in man. Trans. New York Acad. Sci. **10**, 284 (1948). — EDELMAN, I. S., B. W. ZWEIFACH, D. J. ESCHER, J. GROSSMAN, R. MOKOTOFF, R. E. WESTON, L. LEITER and E. SHORR: Studies on VEM and VDM in blood in relation to renal hemodynamics and renal oxygen extraction in chronic congestive heart failure. J. Clin. Invest. **29**, 925 (1950). — EDWARDS, J. G.: The renal tubule and glomerulus. Amer. J. Physiol. **95**, 493 (1930). ~ Functional sites and morphological differentiation in the renal tubule. Anat. Rec. **55**, 343 (1933). — EGER, W.: Ein Beitrag über die Beziehungen der chronischen Niereninsuffizienz zu innersekretorischen Drüsen an Hand experimenteller Untersuchungen. Klin. Wschr. **1953**, 409. ~ Der experimentelle Hyperparathyreoidismus. Verh. Dtsch. Ges. inn. Med. **62**, 403 (1956). — EGGLETON, M. G., and Y. A. HABIB: Urinary excretion of phosphate in man and the cat. J. of Physiol. **111**, 423 (1950). — EICHHOLTZ, F., and E. H. STARLING: The action of inorganic salts on the secretion of the isolated kidney. Proc. Roy. Soc. Lond., Ser. B **98**, 93 (1925). — EICHNA, L. W., S. F. FARBER, A. R. BERGER, D. P. EARLE, B. RADER, E. PEILEGRINO, R. E. ALBERT, J. D. ALEXANDER, H. TAUBE and S. YOUNGWIRTH: The interrelationship of the cardiovascular, renal and elektrolyte effects of intravenous digoxin in congestive heart failure. J. Clin. Invest. **30**, 1250 (1951). — EKEHORN, G.: XV. The quantitative nature of renal research and other concluding remarks. Acta med. scand. (Stockh.) **126**, 3 (1946), Suppl. 185. — ELLERMANN, M.: Le diabète insipide héréditaire. Acta psychiatr. (København.) **14**, 233 (1939). — ELLINGER, P., u. A. HIRT: Zur Funktion der Nierennerven. Arch. exper. Path. u. Pharmakol. **106**, 135 (1925). — ELLIOT, G. DE C., L. HAHN u. G. HEVESY: Note on inorganic phosphate of blood plasma. Acta physiol. scand. (Stockh.) **16**, 20 (1948). — ELSOM, K. A., P. A. BOTT and E. H. SHIELS: On the excretion of skiodan, diodrast and hippuran by the dog. Amer. J. Physiol. **115**, 548 (1936). — ELSOM, K. A., P. A. BOTT and A. M. WALKER: The simultaneous measurement of renal blood flow and the excretion of hippuran and phenol red by the kidney. Amer. J. Physiol. **118**, 739 (1937). — ENGEL, W. J.: Nephrcalcinosis. J. Amer. Med. Assoc. **145**, 288 (1951). — ENGER, R.: Über den chemischen Mechanismus des renalen Hochdruckes. Dtsch. Arch. klin. Med. **189**, 75 (1942). — ENGER, R., u. H. GERSTNER: Der Einfluß der Niere auf den Blutdruck nach ihrer völligen Lösung aus dem Gewebszusammenhang des Organismus. Z. exper. Med. **102**, 413 (1938). — ENGER, R., W. GERSTNER u. H. SARRE: Die Abhängigkeit der Nierendurchblutung vom Ureterendruck. Zbl. inn. Med. **58**, 865 (1937). — ENGER, R., F. LINDER u. H. SARRE: Erzeugung eines renalen Hochdruckes bei hypophysen- und nebennierenlosen Hunden. Z. exper. Med. **104**, 10 (1938). ~ Wirkung quantitativ abgestufter Drosselung der Nierendurchblutung auf den Blutdruck. Z. exper. Med. **104** (1938). — EPSTEIN, A. A.: Concerning the causation of edema in chronic parenchymatons nephritis. Methods for its alleviation. Amer. J. Med. Sci. **154**, 638 (1917). ~ Further observations on the nature and treatment of the chronic nephrosis. Amer. J. Med. Sci. **163**, 167 (1922). — EPSTEIN, F. H., A. V. N. GOODYER, F. D. LAWRASON and A. S. RELMAN: Studies of the antidiuresis of quiet standing: The importance of changes in plasma volume and glomerular filtration-rate. J. Clin. Invest. **30**, 63 (1951). — ERICSON, E., u. A. SVANBORG: Salt losing syndrom in nephropathy. Acta med. scand. (Stockh.) **153**, 283 (1956). — EVERSOLE, W. J., J. H. BIRNIE and R. GAUNT: Inactivation of posterior pituitary antidiuretic hormone by the liver. Endocrinology **45**, 378 (1949).

FAHR, T.: Beiträge zur Frage der experimentellen Glomerulonephritis. Verh. dtsch. path. Ges. **28**, 179 (1935). ~ Über experimentelle Glomerulonephritis. Klin. Wschr. **1936**, 505. ~ Zur Frage der sogenannten Feldnephritis. Klin. Wschr. **1944**, 125. — FANCONI, G.: Die nichtdiabetischen Glykosurien und Hyperglykämien des älteren Kindes. Jb. Kinderheilk. **133**, 257 (1931). ~ Der frühinfantile nephrotisch-glykosurische Zwergwuchs mit hypophosphatämischer Rachitis. Jb. Kinderheilk. **147**, 1299 (1936). ~ Der nephrotisch-glykosurische Zwergwuchs mit hypophosphatämischer Rachitis. Dtsch. med. Wschr. **1936**, 1169. ~ Die tubuläre Insuffizienz und verwandte Störungen. Med. Klin. **1954**, 209. ~ Nebenschilddrüsen, Knochen und Nieren mit besonderer Berücksichtigung der Nieren. Verh. Dtsch. Ges. inn. Med. **62**, 423 (1956). — FARAH, A., E. J. CAFRUNY and H. S. DI STEFANO: Histochemical studies on the site of action of mercurial diuretics. J. Histochem. a. Cytochem. **3**, 271 (1955). — FARAH, A., F. KODA and M. FRAZER: Studies on the control of the renal tubular transport of p-amino-hippurate by the anterior pituitary. Endocrinology **58**, 399 (1956). — FARBER, S. J., E. Y. BERGER and D. P. EARLE: Effect of diabetes and insulin on the maximum capacity of the renal tubules to reabsorb glucose. J. Clin. Invest. **30**, 125 (1951). — FASCIOLO, J. C., B. A. HOUSSAY and A. C. TAQUINI: The blood-pressure raising secretion of the ischemic kidney. J. of Physiol. **94**, 281 (1938). — FAY, M., V. G. BEHRMANN and D. M. BUCK: The parathyreoids and the clearance of inorganic phosphate. Amer. J. Physiol. **136**, 716 (1942). — FEHER, L.: Die periphere Inaktivierung des Adiuretins. Acta med. (Budapest) Suppl. I, **6**, 33 (1954). — FERGUSON, E. B.: A study of the regulation of the rate of urinary ammonia excretion in the rat. J. of Physiol. **112**, 420 (1951). — FERGUSON, M. H., O. OLBRICH, J. L. ROBSON and C. P. STEWART: The use of inulin clearances as a measure of glomerular filtration. Quart. J. Exper. Physiol. **35**, 251 (1950). — FEYEL, T., et R. VIEILLEFOSSE: Les sécrétions rénales de l'urée et des chlorures; étude cytophysiologique. Archives Anat. microsc. **35**, 5 (1939). — FINDLEY, K. H.: Angio-architecture of the hypothalmus and its peculiarities. Chapter 8 in vol. XX, Res. Publ. Assoc. Res. Nerv. Ment. Dis. Baltimore: Williams & Wilkins Company 1940. — FINDLEY, T., J. C. EDWARDS, E. CLINTON and H. L. WHITE: Clearance of diodrast, phenolsulfonphthalein and inulin in hypertension and in nephritis. Arch. Int. Med. **70**, 935 (1942). — FINDLEY jr., T., and H. L. WHITE: The response of normal individuals and patients with diabetes insipidus to the ingestion of water. J. Clin. Invest. **16**, 197 (1937). — FINGL, E.: Tubular excretion of creatinine in the rat. Amer. J. Physiol. **169**, 357 (1952). — FISHER, C., and W. R. INGRAM: The effect of interruption of the supraopticohypophyseal tracts on the antidiuretic, pressor and oxytocic activity of the posterior lobe of the hypophysis. Endocrinology **20**, 762 (1936). — FISHER, C., W. R. INGRAM and S. W. RANSON: Diabetes insipidus and the neuro-hormonal control of water balance: A contribution to the structure and function of the hypothalamicohypophyseal system. Ann Arbor, Mich.: Edwards Brothers 1938. — FLASHER, J., and D. R. DRURY: Effects of removal of ischemic kidney in rabbits with unilateral renal hypertension as comparet to unilateral nephrectomy in normal rabbits. Amer. J. Physiol. **158**, 438 (1949). — FOA, P. P., and N. L. FOA: A simple method for determining effective renal blood flow and tubular excretory mass in man. Proc. Soc. Exper. Biol. a. Med. **51**, 375 (1942). — FOA, P. P., W. W. WOODS, M. M. PEET and N. L. FOA: Effective renal blood flow, glomerular filtration rate and tubular excretory mass in arterial hypertension. Arch. Int. Med. **69**, 822 (1942). — FORSSMAN, H.: On hereditary diabetes insipidus with special regard to a sexlinked form. Acta med. scand. (Stockh.) Suppl. **159** (1945). ~ Form of diabetes insipidus characterized by sex linked inheritance and unresponsiveness to the antidiuretic hormone. New genotypic entity. Act. Endocrinol. (Copenh.) **16**, 355 (1954). — FORSTER, R. P.: A renal clearance analysis of phenol red elimination in the frog. J. Cellul. a. Comp. Physiol. **16**, 113 (1940). ~ Use of thin kidney slices and isolated renal tubules for direct study of cellular transport kinetics. Science (Lancaster, Pa.) **108**, 65 (1948). — FORSTER, R. P., and J. V. TAGGART: Use of isolated renal tubules for examination of metabolic processes associated with active tubular transport. J. Cellul. a. Comp. Physiol. **36**, 251 (1950). — FOURMAN, P.: The ability of the normal kidney to conserve potassium. Lancet **1952 I**, 1042. — FRANGLEN, G. T., E. MCGARRY and A. G. SPENCER: Renal function and the excretion of potassium in acute alcalosis. J. of Physiol. **121**, 35 (1953). — FRANK, E., u. J. FRANKO: Sur la forme grave du diabète rénal avec cétose. Istanbul Contrib. Clin. Sci. **1**, 191 (1951). — FRANKLIN, H. J., L. E. MCGEE and E. A. ULLMANN: Effects of the severe asphyxia on the kidney and urine flow. J. of Physiol. **112**, 43 (1951). — FRANKLIN, J., J. GENEST and E. NEWMAN: The mechanism of excretion of ammonium thiosulfate. Bull. Johns Hopkins Hosp. **81**, 168

(1947). — FREEMAN, F., and I. DUNSKY: Resistant rickets. Amer. J. Dis. Childh. **79**, 409 (1950). — FREEMAN, S., and T. S. CHANG: Role of the kidney and of citric acid in production of a transient hypercalcemia following nephrectomy. Amer. J. Physiol. **160**, 335 (1950). — FREUDENBERG, E.: Knochenanalyse eines Falles von Cystinkrankheit. Ann. paediatr. (Basel) **156**, 335 (1941). — FREY, E.: Die Rückresorption von Wasser in den Harnkanälchen der Gesamtkonzentration entsprechend. Pflügers Arch. **139**, 465 (1911). ~ Der Mechanismus der Harneindickung und der Harnverdünnung. Arch. exper. Path. u. Pharmakol. **177**, 134 (1935). ~ Schaltstelle des Blutstromes in der Niere und Hypophysenhinterlappenhormon. Arch. exper. Path. u. Pharmakol. **182**, 633 (1936). ~ Nierentätigkeit und Wasserhaushalt. Lehrbuch der Physiologie, herausgegeben von W. TRENDELENBURG u. E. SCHÜTZ. Berlin-Göttingen-Heidelberg: Springer 1951. — FREY, E., u. J. FREY: Die Funktionen der gesunden und kranken Niere. Berlin-Göttingen-Heidelberg: Springer 1950. — FREY, J.: Die Filtrationsdiuresen in ihrer klinischen Bedeutung. Verh. dtsch. Ges. Inn. Med. **58**, 200 (1952). ~ Pathophysiologische Grundlagen der Nierenfunktionsprüfungen. Urologia **6**, 467 (1952). ~ Pathophysiologische Fragen über Tubulusfunktionen. Pathologische Physiologie und Klinik der Nierensekretion. 3. Freiburger Symposion. S. 136. Berlin: Springer 1955. — FREY, J., u. J. SCHIRMEISTER: Die renale Wasserausscheidung bei oraler Aufnahme größerer Wassermenge (Wasserdiurese). Arch. exper. Path. u. Pharmakol. **223**, 117 (1954). ~ Über Besonderheiten der Filtrationsdiurese. Arch. exper. Path. u. Pharmakol. **223**, 122 (1954). — FREY, J., J. SCHIRMEISTER u. H. HENNING: Die „Clearance der Harnfixasumme" (C_{Σ}) unter verschiedenen Absonderungsarten der gesunden Nieren und ihre Beziehungen zur renalen Wasserbearbeitung. Arch. exper. Path. u. Pharmakol. **223**, 107 (1954). — FREY, W.: Nieren und ableitende Harnwege. In Handbuch der inneren Medizin Bd. VIII. Berlin: Springer 1951. — FRIEDMAN, M.: The effect of glycine on the production and excretion of uric acid. J. Clin. Invest. **26**, 815 (1947). ~ Observations concerning the effects of (1) sodium salicylate and (2) sodium salicylate and glycine upon the production and excretion of uric acid and allantoin in the rat. Amer. J. Physiol. **152**, 302 (1948). — FRIEDMAN, M., D. BERNSTEIN and S. O. BYERS: Role of the adrenal cortex in the excretion of purines. Federat. Proc. 8, 52 (1949). — FRIEDMAN, M., and S. O. BYERS: Effect of sodium salicylate upon the uric acid clearance of the dalmatian dog. Amer. J. Physiol. **154**, 167 (1948). — FRIEDMAN, M., S. O. BYERS and P. ABRAHAM: Renal clearance of allantoin as a measure of glomerular filtration rate. Amer. J. Physiol. **155**, 278 (1948). — FRIEDMAN, M., and A. KAPLAN: Studies concerning the site of renin formation in the kidney. IV. The renin content of the mammalian kidney following specific necrosis of proximal convoluted tubular epithelium. J. of Exper. Med. **77**, 65 (1943). — FRIEDMAN, M., A. SELZER, H. ROSENBLUM, P. MCLEAN and W. PICARD: The renal blood flow in coarctation of the aorta. J. Clin. Invest. **20**, 107 (1941). — FRIEDMAN, M., A. SELZER, J. SUGARMAN and M. SOKOLOW: The renal blood flow, glomerular filtration rate and degree of tubular reabsorption of glucose in renal glycosuria. Amer. J. Med. Sci. **204**, 22 (1942). — FRIEDMAN, S., K. MACKENZIE and C. FRIEDMAN: Renal clearance of allantoin as a measure of glomerular filtration rate. Amer. J. Physiol. **155**, 278 (1948). — FUCHS, F., u. H. POPPER: Blut- und Saftströmung in der Niere. Erg. inn. Med. **54**, 1 (1938). — FULLER, G. R., M. B. MACLEOD and R. F. PITTS: Influence of administration of potassium salts on the renal tubular reabsorption of bicarbonate. Amer. J. Physiol. **182**, 111 (1955).

GÄNSSLEN, M.: Der feinere Gefäßaufbau gesunder und kranker menschlicher Nieren. Erg. inn. Med. **47**, 275 (1934). — GARROD, D., S. A. DAVIES and G. CAHILL: The action of cortisone and desoxycorticosterone-acetate on glomerular filtration rate and sodium and water exchange in the adrenalectomized dog. J. Clin. Invest. **34**, 761 (1955). — GAUER, O. H., u. J. P. HENRY: Beiträge zur Homöostase des extraarteriellen Kreislaufs. Volumenregulation als unabhängiger physiologischer Parameter. Klin. Wschr. **1956**, 356. — GAUNT, R., J. H. BIRNIE and W. J. EVERSOLE: Adrenal cortex and water metabolism. Physiologic. Rev. **29**, 281 (1949). — GAYER, J.: Über die Speicherung von Inulin im Nierenparenchym. XX. Internat. Kongr. für Physiologie, Brüssel 1956. ~ Über die vasopressorische Aktivität im Plasma essentieller Hypertoniker. Verh. dtsch. Ges. inn. Med. **62**, 565 (1956). — GAYER, J., u. J. KRAMER: Die tubuläre Sekretion von endogenem Kreatinin. Klin. Wschr. **1957**. — GAYER, J., u. H. SARRE: Über die vasopressorische Aktivität im Plasma essentieller Hypertoniker. Vorl. Mitt. Klin. Wschr. **1956**, 334. — GERARD, P.: Comparative histopathology of the vertebrate nephron. J. of Anat. **70**, 354 (1936). — GERARD, P., et R. CORDIER: Sur l'interprétation des altérations morphologiques observées dans le rein au cours de la néphrose lipoïdique. Arch. internat. Méd. expér. belg. 8, 225 (1933). — GERSH, I.: Reabsorption of water during pituitary antidiuresis. J. of Pharmacol. **52**, 231 (1934). ~ The site of renal elimination of hemoglobin in the rabbit. Anat. Rec. **65**, 371 (1936). ~ The structure and function of the parenchymatous glandular cells in the neurohypophysis of the rat. Amer. J. Physiol. **64**, 407 (1939). — GERSH, I., and C. M. BROOKS: Correlation of physiological and cytological changes in the neurohypophysis of rats with experimental diabetes insipidus. Endocrinology **28**, 6 (1941). — GERSH, I., and E. J. STIEGLITZ: Studies on the mammalian kidney. I. Anat. Rec. **58**, 349

(1934). — GIBBS, O. S.: The secretion of uric acid by the fowl. Amer. J. Physiol. 88, 87 (1929). — GIEBISCH, G.: Measurement of pH, chloride and inulin concentrations in proximal tubule fluid of necturus. Amer. J. Physiol. 185, 171 (1956). — GILLIGAN, D. R., M. D. ALTSCHULE and E. M. KATERSKY: Studies of hemoglobinemia and hemoglobinuria produced in man by intranvenous injektion of hemoglobin solutions. J. Clin. Invest. 20, 177 (1941). — GILMAN, A., and L. GOODMAN: Pituitrin anemia. Amer. J. Physiol. 118, 241 (1937). ~ The secretory response of the posterior pituitary to the need for water conservation. J. of Physiol. 90, 113 (1937). — GILMAN, A., F. PHILIPS and A. KOELLE: The renal clearance of thiosulfate with observations on its volume distribution. Amer. J. Physiol. 146, 348 (1946). — GILSON, S. B.: Studies on proteinuria in rat. Proc. Soc. Exper. Biol. a. Med. 72, 608 (1949). — GIROUD, A., and C. P. LEBLOND: Histological study of renal elimination of ascorbic acid. Anat. Rec. 68, 113 (1937). — GITLIN, D., and C. A. JANEWAY: Immunological study of the albumins of serum, urine, ascitic fluid, and edema fluid in the nephrotic syndrome. J. Clin. Invest. 31, 223 (1952). — GLASS, J.: Untersuchungen über die experimentelle Chlorverarmung, ihre Folgen und die Ursache des Dechlorurationstodes. Z. exper. Med. 82, 776 (1932). — GLIMSTEDT, G.: Quantitativ-histochemische Untersuchung über die Nieren. Z. mikrosk.-anat. Forsch. 52, 335 (1942). — GOETTSCH, E., J. D. LYTTLE, W. M. GRIM and P. DUNBAR: The renal amino acid clearance in the normal dog. Amer. J. Physiol. 140, 688 (1944). — GOETSCH, E., and E. B. REEVES: Observations on the nature of serum proteins in nephrosis. J. Clin. Invest. 15, 173 (1936). — GOLDBLATT, H.: Studies on experimental hypertension. III. The production of persistent hypertension in monkeys (Macaque) by renal ischemia. J. of Exper. Med. 65, 671 (1937). ~ Experimental hypertension induced by renal ischemia. The Harvey Lectures Bull. New York Acad. Med. 1938. ~ Studies on experimental hypertension V. The pathogenesis of experimental hypertension due to renal ischemia. Ann. Int. Med. 11, 69 (1937). ~ The renal origin of hypertension. Physiologic. Rev. 27, 120 (1947). — GOLDBLATT, H., J. LYNCH, R. F. HANZAL and W. W. SUMMERVILLE: Studies on experimental hypertension. I. The production of persistent elevation of systolic blood pressure by means of renal ischemia. J. of Exper. Med. 59, 347 (1934). — GOLDRING, W., and H. CHASIS: Hypertension and hypertensive disease, S. 56. Commonwealth Fund. New York 1944. — GOLDRING, W., H. CHASIS, H. A. RANGES and H. W. SMITH: Relations of effective renal blood flow and glomerular filtration to tubular excretory mass in normal man. J. Clin. Invest. 19, 739 (1940). ~ Effective renal blood flow in subjects with essential hypertension. J. Clin. Invest. 20, 637 (1941). — GOLDRING, W., R. W. CLARKE and H. W. SMITH: The phenol red clearance in normal man. J. Clin. Invest. 15, 221 (1936). — GOLDSTEIN, A.: The interactions of drugs and plasma proteins. J. of Pharmakol. 95, 102 (1949). — GOMEZ, D. M.: Evaluation of renal resistances with special reference to changes in essential hypertension. J. Clin. Invest. 30, 1143 (1951). — GOODYER, A. V. N., and C. A. JAEGER: Renal response to nonshocking hemorrhage. Role of the autonomic nervous system and of the renal circulation. Amer. J. Physiol. 180, 69 (1955). — GOODYER, A. V. N., and D. W. SELDIN: The effects of quiet standing on solute diuresis. J. Clin. Invest. 32, 242 (1953). — GOUDSMIT jr., A., M. H. POWER and J. L. BOLLMANN: The excretion of sulfates by the dog. Amer. J. Physiol. 125, 506 (1939). — GOVAERTS, J.: Etude de l'état physico-chimique de l'ion phosphorique dans le plasma à l'aide du radiophosphore 15 P 32 en rapport avec le seuil d'élimination urinaire de l'ion phosphorique. Arch. internat. Pharmacodynamie 75, 261 (1948). — GOVAERTS, P.: Interprétation physiologique des relations mathématiques existant entre le taux du glucose sanguin et le débit urinaire de cette substance. Acta clin. belg. 5, 1 (1950). — GOVAERTS, P., et P. LAMBERT: Pathogénie du diabète rénal. Acta clin. belg. 4, 341 (1949). — GOVAERTS, P., et A. VERNIORY: Variations de la densité du sang artériel et de sa teneur en hémoglobine au cours de la diurèse aqueuse, chez l'homme. Rev. belge Path. 18, 78 (1947). — GRABFIELD, G. P., and D. SWANSON: Studies on denervated kidney; effects of unilateral denervation in acute experiments on sodium chloride excretion. Arch. internat. Pharmacodynamie 61, 92 (1939). — GRAY, J. D., and S. T. LAUFER: BERNHEIM's syndrome terminating in nephrosis. Canad. Med. Assoc. J. 73, 947 (1955). — GREEN, D. M., T. B. REYNOLDS and R. J. GIRERD: Mechanism of desoxycorticosteron action. X. Effects on tissue sodium concentration. Amer. J. Physiol. 181, 105 (1955). — GREENSPAN, E. M.: Hyperchloraemic acidosis and nephrocalcinosis. Arch. Int. Med. 38, 271 (1949). — GREENWALD, I.: The effect of phosphate on the solubility of calcium carbonate and of bicarbonate on the solubility of calcium and magnesium phosphates. J. of Biol. Chem. 161, 697 (1945). — GREGORY, R., W. LEVIN, G. T. ROSS and A. BENNETT: Studies on hypertension. VI. Effect of lowering the blood pressures of hypertensive patients by high spinal anesthesia on the renal function as measured by inulin and diodrast clearance. Arch. Int. Med. 77, 385 (1946). — GREMELS, H.: Über den Einfluß von Diureticis auf den Sauerstoffverbrauch am STARLINGschen Nierenpräparat. Arch. exper. Path. u. Pharmakol. 140, 205 (1929). — GREMELS, H., u. L. T. POULSSON: Zur Physiologie der isolierten Niere. Arch. exper. Path. u. Pharmakol. 162, 86 (1931). — GROLLMAN, A.: The combination of phenol red and proteins. J. of Biol. Chem. 64, 141 (1925). ~ The relation of the filteribility of dyes to their excretion and behavior in the animal body. Amer. J. Physiol. 75, 287 (1926). ~ The condition of the inorganic phosphorus of the blood with special reference to the calcium concentration. J. of Biol. Chem. 72, 565 (1927). — GROSS, F.: Nebennierenrinde und Wasser-Salzstoffwechsel unter besonderer Berücksichtigung von Aldosteron. Klin. Wschr. 1956, 929. — GROSS, P., F. P. COOPER and M. LEVIS: Urinary concretions caused by sulfapyridine. Proc. Soc. Exper. Biol. a. Med. 40, 448 (1939). — GRUPP, G.: Diskussionsbemerkungen im 3. Freiburger Symposion: Pathologische Physiologie und Klinik der Nierensekretion. Berlin-Göttingen-Heidelberg: Springer 1955. — GRUPP, G., u. K. HEYN: Der Wärmeverlust der Niere über die Oberfläche. Z. Biol. 1956. — GRUPP, G., u. K. HIERHOLZER: Der Sauerstoffverbrauch von Nierengewebe verschiedener Zonen. Z. Biol. 1956. — GSELL, O.: Beiträge zur Hypochlorämie. II. Hypochlorämische Urämie mit Kalknephrose. Helvet. med. Acta 3, 197 (1936). — GUILD, H. G., J. A. PIERCE and J. L. LILIENTHAL: An unfamiliar rachitic syndrome. Amer. J. Dis. Childh. 54, 1186 (1937). — GUTMAN, A. B.: In combined staff clinic on uric acid metabolism and gout. Amer. J. Med. 9, 799 (1950). ~ Some recent advances in the study of uric acid metabolism and gout. Bull. New York Acad. Med. 27, 144 (1951). ~ Gout, a derangement of purine metabolism. Adv. Int. Med. 5, 227 (1952). — GUTMAN, A. B., and T. F. YÜ: Benemid (p-(di-n-propylsulfamyl)-benzoic acid) as a uricosuric agent in chronic gouty arthritis. Trans. Assoc. Amer. Physicians 64, 279 (1951).

HAENSEL, W.: Über einen Fall von Nephrokalzinose mit Hyperchlorämie und Azidose. Z. Urol. 47, 416 (1954). — HALL, C. V.: Studies of normal glomerula structur by electron microscopy. Proc. Fifth Ann. Conf. Nephrotic Syndrome. The Childrens Hospital Philadelphia, Nov. 1953. Proc. Nation. Nephrosis Foundation, New York, 1954. — HALL, P. W., and E. SELKURT: Effects of partial graded venous obstruction on electrolyte clearance by the dog's kidney. Amer. J. Physiol. 164, 143 (1951). — HALL, V. E., and L. L. LANGELEY: Influence of rate of urine formation on potassium excretion. Proc. Soc. Exper. Biol. a. Med. 44, 425 (1940). — HAMILTON, P. B., R. A. PHILLIPS, A. HILLER, E. G. STANLEY, W. H. BECKER and J. PLAZIN: Duration of renal ischemia required to produce uremia. Amer. J. Physiol. 152, 517 (1948). — HANDLER, P., and D. V. COHN: Use of radiophosphorus in studies of glomerular permeability of plasma inorganic phosphate. Amer. J. Physiol. 164, 646 (1951). HARE, K.: Water metabolism: neurogenic factors. Chapt. 13 in vol. XX, Res. Publ. Assoc. Res. Nerv. a. Ment. Dis. Baltimore: Williams & Wilkins Company 1940. — HARRIS, H.: Aminoaciduria in man. 3. Internat. Kongr. für Biochemie, Brüssel 1955, S. 34. — HARRISON, H. E., and H. C. HARRISON: The renal excretion of inorganic phosphate in the relation to the action of vitamin D and parathyroid hormone. J. Clin. Invest. 20, 47 (1941). ~ The effect of acidosis upon the renal tubular reabsorption of phosphate. Amer. J. Physiol. 134, 781 (1941). — HARTMANN, F., u. W. SCHRÖDER: Die Aminosäurenzusammensetzung der Serumeiweißkörper bei Gesunden und Kranken. Dtsch. Arch. klin. Med. 202, 228 (1955). — HARTMANN, H., S. L. ØRSKOV u. H. REIN: Die Gefäßreaktionen der Niere im Verlaufe allgemeiner Kreislaufregulationsvorgänge. Pflügers Arch. 238, 239 (1936). — HARTMANN, M. E.: Direct visualization of glomeruli in the immature mouse. Amer. J. Physiol. 180, 163 (1955). — HARTWICH, A.: Der Blutdruck bei experimenteller Urämie und partieller Nierenausschaltung. Z. exper. Med. 69, 462 (1930). — HARVALD, B., u. P. ASTRUP: The development of the „low salt syndrome" during dehydratation in patients with cardiac decompensation. Nord. Med. 50, 1499 (1953). — HARVEY, C. C., and M. K. HORWITT: Excretion of essential amino acids by men on a controlled protein intake. J. of Biol. Chem. 178, 953 (1949). — HAWKER, R. W.: Antidiuretic substance in human serum. Lancet 1952 II, 1108. — HAYMAN jr., J. M., and S. M. JOHNSTON: The excretion of inorganic sulfates. J. Clin. Invest. 11, 607 (1932). — HAYMAN jr., J. M., and C. F. SCHMIDT: The gazeous metabolism of the dog's kidney. Amer. J. Physiol. 83, 502 (1928). — HAYMAN jr., J. M., N. P. SHUMWAY, P. DUMKE and M. MILLER: Experimental hyposthenuria. J. Clin. Invest. 18, 195 (1939). — HAYNES, F. W., and L. DEXTER: Renin, hypertensinogen and hypertensinase concentration of blood of dogs during the development of hypertension by constriction of the renal artery. Amer. J. Physiol. 150, 190 (1947). — HAYNES, F. W., L. DEXTER and R. SEIBEL: Renin content of renal venous blood of normal and hypertensive patients ad rest. Amer. J. Physiol. 150, 198 (1947). — HEIDELMANN, G., E. KOCH u. M. HAAKE: Die Abhängigkeit der Ausscheidung des endogenen Kreatinin und des Phenolrot von der Diurese. Verh. dtsch. Ges. inn. Med. 62, 621 (1956). — HEIDENHAIN, H. R.: Die Harnabsonderung. In HERMANNS Handbuch der Physiologie, Bd. V/1, S. 279, 310. 1883. — HEILMEYER, L., u. O. LIPPROSS: Über doppelseitige Nierenvenenthrombose bei Erwachsenen. Dtsch. Arch. klin. Med. 179, 80 (1937). — HEIN, A.: Über die Entstehung und Bedeutung der hyalinen Tropfen in den Hauptstücken der Niere auf Grund von Experimenten an Salamandra maculosa. Virchows Arch. 301, 339 (1938). — HEINBECKER, P., and H. L. WHITE: The role of the pituitary gland in water balance. Ann. Surg. 110, 1037 (1939). ~ Hypothalamico-hypophyseal system and its relation to water balance in the dog. Amer. J. Physiol. 133, 582 (1941). — HEINTZ, R.:

Extrarenale Azotämie und extrarenales Nierensyndrom. Erg. inn. Med., N. F. **6**, 334 (1955). — HEINTZ, R., F. GÖRLITZ u. E. SCHNEIDER: Untersuchungen über die renale Harnstoff- und Inulinausscheidung bei akuten Harnstoffanstieg im Serum. Klin. Wschr. **1956**, 1227. — HELLER, B. I., and W. E. JACOBSON: Renal hemodynamics in heart disease. Amer. Heart J. **39**, 188 (1950). — HELLER, H.: The active principles of the neurohypophysis. J. of Pharmacy a. Pharmacol. **7**, 225 (1954). — HELLER, H., and F. H. SMIRK: Studies concerning the alimentary absorption of water and tissue hydration in relation to diuresis. III. The influence of posterior pituitary hormone on the absorption and distribution of water. J. of Physiol. **76**, 283 (1932). — HELLWIG, C. A., and H. J. REED: Fatal anuria following sulfathiazine therapy. J. Amer. Med. Assoc. **119**, 561 (1942). — HENRY, J. P., O. H. GAUER and J. L. REEVES: Evidence of the atrial location of receptors influencing urine flow. Circulation Res. **4**, 85 (1956). — HERRIN, R. C.: Tests of kidney function. Physiologic. Rev. **21**, 529 (1941). — HERTZ, M.: Studies on twenty-four hour urea clearance. Acta med. scand. (Stockh.) **113**, 215 (1943). — HESSEL, G.: Über Renin. Klin. Wschr. **1938**, 843. — HEYMANN, N. W., and D. B. HACKEL: The early development of anatomic and blood chemistry changes in the nephrotic syndrome in rats. J. Labor. a. Clin. Med. **39**, 429 (1952). — HEYMANS, C., J. J. BOUCKAERT, L. ELAUT, F. BAYLESS et A. SAMAAN: Hypertension artérielle chronique par ischémie rénale chez le chien totalement sympathectomisé. C. r. Soc. Biol. Paris **126**, 434 (1937). — HIATT, E. P.: Extreme hypochloremia in dogs induced by nitrate administration. Amer. J. Physiol. **129**, 597 (1940). — HILDEN, T.: Diodrast clearance in acute nephritis. Acta med. scand. (Stockh.) **116**, 1 (1943). ~ Diodrastclearance ved essential hypertension og glomerulonephritis. Kobenhavn: Rosenkilde og Baggers Forlag 1946. — HOFF, F.: Untersuchungen über den Einfluß von Laktoflavin und Corticosteron auf den künstlichen renalen Diabetes. Klin. Wschr. **1938**, 1535. ~ Klinische Physiologie und Pathophysiologie. Stuttgart: Georg Thieme 1952. ~ Kritische Betrachtungen zum Grundproblem der Krankheitslehre. Dtsch. med. Wschr. **1953**, 504. ~ Über Urina spastica. Medizinische **1955**, 65. — HOFMANN-CREDNER, D.: Die Beeinflussung der Wasserdiurese beim Menschen durch Flackerlicht. Helvet. med. Acta, Ser. A **20**, 1 (1953). — HOGBEN, C. A. M., and J. L. BOLLMANN: Renal excretion of phosphate in the dog; influence of potassium, action of parathyroid extract. Federat. Proc. **8**, 357 (1949). ~ Renal reabsorption of phosphate: normal and thyroparathyroidectomized dog. Amer. J. Physiol. **164**, 670 (1951). — HOGEMAN, O.: Clearance test in renal disorders and hypertension. Acta med. scand. (Stockh.) Suppl. **216** (a) (1948). — HOLDEN jr., R. F., and H. A. BULGER: The nature of volume effects in renal clearances. Amer. J. Physiol. **145**, 638 (1946). — HOLLIDAY, M. A.: Acute metabolic alkalosis: its effect on potassium and acid excretion. J. Clin. Invest. **34**, 428 (1955). — HOLMAN, R. I.: Observations on the urea clearance in dogs. Amer. J. Physiol. **104**, 615 (1933). — HOLTON, C., u. P. B. REHBERG: Studies on the pathological function of the kidneys in renal disease, especially Bright's disease. I. Acta med. scand. (Stockh.) **74**, 479 (1931). — HOLTON, S. G., and R. R. BENSLEY: The functions of the differentiated parts of the uriniferous tubule in the mammal. Amer. J. Anat. **47**, 241 (1931). — HOLTZ, P.: Experimentelle Grundlagen der renalen und essentiellen Hypertonie. Klin. Wschr. **1946**, 65. — HOLTZ, P., K. CREDNER u. F. HEEPE: Über die Beeinflussung der Diurese durch Oxytyramin und andere sympathicomimetische Amine. Arch. exper. Path. u. Pharmakol. **204**, 85 (1947), — HOSHIKO, T., R. E. SWANSON and M. B. VISSCHER: Excretion of Na^{22} and K^{42} by the perfused bullfrog kidney and the effects of some poisons. Amer. J. Physiol. **184**, 542 (1956). — HOUCK, C. R.: Alterations in renal hemodynamics and function during the intravenous injection of epinephrine in the dog. Amer. J. Physiol. **166**, 649 (1951). ~ Alterations in renal hemodynamics and function during intravenous injection of epinephrine in dog. Amer. J. of Physiol. **167**, 523 (1951). — HOUSSAY, B. A., u. I. C. FASCIOLO: La sécrétion hypertensive du rein ischémié. 16. Internat. physiol. Congr., Zürich, Bd. 2, S. 279. 1938. — HOWELL, D. S., and J. O. DAVIS: Relationship of sodium retention to potassium excretion by the kidney during administration of desoxycorticosterone acetate to dogs. Amer. J. Physiol. **189**, 359 (1955). — HUBBARD, R., u. F. GRIFFITH jr.: The excretion of urea by normal subjects under basal conditions. Amer. J. Physiol. **141**, 469 (1944). — HUFFMAN, L. D.: Renal function in the aged. California Med. **50**, 16 (1939). — HUNTER, R. E., and E. E. MUIRHEAD: Prolonged renal salt vastage in lower nephron nephrosis. Ann. Int. Med. **36**, 1297 (1952). — HWANG, W., L. C. AKMAN, A. J. MILLER, E. N. SILBER, J. STAMLER and L. N. KATZ: Effects of sustained elevation of renal venous pressure on sodium excretion in unanesthetized dog. Amer. J. Physiol. **162**, 649 (1950).

INSULL jr., W., I. G. TILLOTSON and J. M. HAYMAN jr.: Distribution of blood in the rabbits kidney. Amer. J. Physiol. **163**, 676 (1950).

JACOBELLIS, M., E. MUNTWYLER and G. E. GRIFFIN: Enzyme concentration changes in the kidneys of protein- and/or potassium-deficient rats. Amer. J. Physiol. **178**, 477 (1954). — JAHAN, I., and R. F. PITTS: Effect of parathyroid on renal tubular reabsorption of phosphate and calcium. Amer. J. Physiol. **155**, 42 (1948). — JAHNKE, K., u. W. SCHOLTAN: Zum Mechanismus der Proteinurie. Dtsch. Arch. klin. Med. **200**, 821 (1953). — JANSSEN,

S., u. G. GRUPP: Die Verteilung der Temperatur und der Wärmebildung in der Niere. XX. Internat. Kongr. für Physiologie, Brüssel 1956. — JANSSEN, S., u. H. REIN: Über die Zirkulation und Wärmebildung der Niere. Z. Biol. **1927**, 87. — Ber. ges. Biol. B, **42**, 567 (1928). ~ Über die Zirkulation und Wärmebildung der Niere unter Einfluß von Giften. Arch. exper. Path. u. Pharmakol. **128**, 107 (1928). — JEFFERS, W. A., M. M. LIVEZEY and J. H. AUSTIN: Method for demonstrating antidiuretic action of minute amounts of pitressin: statistical analysis of results. Proc. Soc. Exper. Biol. a. Med. **50**, 184 (1942). — JOINER, C. L., and M. C. THORNE: Salt losing nephritis. Lancet **1952 II**, 454. — JOLLIFFE, N., J. A. SHANNON and H. W. SMITH: The excretion of urine in the dog. III. The use of the glomerular filtrate. Amer. J. Physiol. **100**, 301 (1932). — JOLLIFFE, N., and H. W. SMITH: The excretion of urine in the dog. II. The urea and creatinine clearance on cracker meal diet. Amer. J. Physiol. **99**, 101 (1931). — JOSEPHSON, B., u. O. LINDAHL: On the reliability of the inulin clearance, together with a comparison between this and the creatinin-clearance. Acta med. scand. (Stockh.) **115**, 20 (1943). — JUDSON, W. E., J. D. HATCHER, W. HOLLANDER, M. H. HALPERIN and R. W. WILKINS: The effects of venous congestion of the limbs and phlebotomy upon renal clearances and the excretion of water and salt. II. Studies in patients with congestive failure. J. Clin. Invest. **34**, 1591 (1955).

KAPLAN, B., and H. W. SMITH: Excretion of inulin, creatinine, xylose and urea in the normal rabbit. Amer. J. Physiol. **113**, 354 (1935). — KAY, W. W., and H. L. SHEEHAN: The renal elimination of injected urea and creatinine. J. of Physiol. **79**, 359 (1933). — KAYE, M.: The effect of a single oral dosis of the carbonic anhydrase inhibitor, acetazoleamide, in renal disease. J. Clin. Invest. **34**, 277 (1955). — KEILIN, D., and T. MANN: Sulfanilamide as specific inhibitor of carbonic anhydrase. Biochemic. J. **34**, 1163 (1940). — KEITH, N. M., H. E. KING and A. E. OSTERBERG: Serum concentration and renal clearance of potassium in severe renal insufficiency in man. Arch. Int. Med. **71**, 675 (1943). — KEITH, N. M., M. H. POWER and R. D. PETERSON: The renal excretion of sucrose, xylose, urea, and inorganic sulfates in normal man. Comparison of simultaneous clearances. Amer. J. Physiol. **108**, 221 (1934). — KELLEY, N. C., M. R. ZIEGLER, D. DOEDEN and J. MCQUARRIE: Labeled methionine as an indicator of protein formation in children with lipoid nephrosis. Proc. Soc. Exper. Biol. a. Med. **75**, 153 (1950). — KELLEY, V. C., and R. K. MCDONALD: Further observations on effects of altitude anoxia on renal function. Amer. J. Physiol. **154**, 201 (1948). — KELSALL, A. R.: Inhibition of water diuresis in man by ischemic muscle pain. J. of Physiol. **109**, 150 (1949). ~ Urinary excretion of creatine during inhibition of water diuresis in man by ischemic muscle pain. J. of Physiol. **112**, 54 (1951). — KESSLER, E.: Hypercalcemia and renal insufficiency secondary to excessive milk and alkali intake. Ann. Int. Med. **42**, 324 (1955). — KINTER, W. B. and J. R. PAPPENHEIMER: Renal extraction of PAH and of Diodrast-J[131] as a function of arterial red cell concentration. Amer. J. Physiol. **185**, 391 (1956). ~ Role of red blood corpuscles in regulation of renal blood flow and glomerular filtration rate. Amer. J. Physiol. **185**, 399 (1956). — KIRK, E.: Studies on the amino-acid clearance. Acta med. scand. (Stockh.) **89**, 450 (1936). — KIRSNER, J. B., A. L. SHEFFNER and W. L. PALMER: Studies on amino acid excretion in men. III. Amino acid levels in plasma and urine of normal men fed diets of varying protein content. J. Clin. Invest. **28**, 716 (1949). — KISS, A.: Über Urina spastica bei Herzkranken. Wien. Z. inn. Med. **30**, 484 (1949). — KLEINSCHMIDT, A.: Die Stellung der Niere im Kohlenhydratstoffwechsel. Klin. Wschr. **1953**, 873. — KLEMPERER, F., and W. BAUER: Influence of aspirin on urate excretion. J. Clin. Invest. **23**, 950 (1944). — KLINKE, K.: Neuere Ergebnisse der Calciumforschung. Erg. Physiol. **26**, 235 (1928). — KLISIECKI, A., M. PICKFORD, P. ROTHSCHILD and E. B. VERNEY: Functional division of the splanchnic nerve under local anaesthesia in the dog. J. of Physiol. **72**, 26 P (1931). ~ The absorption and excretion of water by the mammal. II. Factors influencing the response of the kidney to water-ingestion. Proc. Roy. Soc. Lond., Ser. B **112**, 521 (1933). — KLOSTERMAN, A. M., J. E. HAINES, H. M. HAUCK and A. B. KLINE: The renal treshold for ascorbic acid. A modified method for estmation with results of 12 adult subjects. J. Nutrit. **33**, 505 (1947). — KLUPP, H., et B. WATSCHINGER: Clearanceuntersuchungen mit Thiosulfat an Ratten. Arch. internat. Pharmacodynamie **82**, 297 (1950). — KOELLA, W.: Die Beeinflussung der Harnsekretion durch hypothalamische Reizung. Helvet. physiol. Acta **7**, 498 (1949). — KOLETSKY, S., and B. J. DILLON: Survival of rats after temporary complete renal ischemia. Proc. Soc. Exper. Biol. a. Med. **70**, 15 (1949). — KORR, I. M.: The osmotic function of the chicken kidney. J. Cellul. a. Comp. Physiol. **13**, 175 (1939). — KOTTKE, J. F., W. G. KUBICEK and M. G. VISSCHER: The production of arterial hypertension by chronic renal artery-nerve stimulation. Amer. J. Physiol. **145**, 38 (1945). — KRAMER, K.: Zur Vasomotorik des intrarenalen Kreislaufs. Sitzgsber. Ges. Naturwiss. Marburg **75**, 26 (1952). — KRAUSE, F.: Rhythmische Veränderungen im Zustand der Glomeruli. Z. Biol. **86**, 99 (1927). — KREBS, H. A.: Untersuchungen über den Stoffwechsel der Aminosäuren im Tierkörper. Z. physiol. Chem. **217**, 191 (1933). ~ Inhibition of carbonic anhydrase by sulfonamides. Biochemic. J. **43**, 525 (1948). — KROGH, A.: Some new methods for the tonometric determination of gas-tensions in fluids. Skand. Arch. Physiol. (Berl. u. Lpz.) **20**, 259 (1908). ~ The respiratory exchange of animals and man. Monographs on biochemistry. London: Longmans, Green & Co. **1916**. ~ Anatomie und Physiologie der Kapillaren, 2. Aufl. Berlin 1929. — KUEHNAU, J.: Neue Erkenntnisse in der Pathophysiologie des Wasserhaushaltes. Regensburger Jb. ärztl. Fortbildg **4**, 69 (1955). — KUGELMEIER, L. M.: Sekundäre Tetanie bei hypochlorämischen Zuständen. Therapiewoche **5**, 349 (1955). — KUSAKARI, H.: Über die Beziehungen der Nierenfunktion zum vegetativen Nervensystem. Tohoku J. Exper. Med. **16**, 509, 546, 553 (1930).

LABHART, A., u. O. SPÜHLER: Alkalotische und acidotische Hypokaliämie als Ursache und als Folge von Nierenfunktionsstörungen. Schweiz. med. Wschr. **1953**, 349. — LAMBERT, P. P.: A study of the mechanism by which toxic tubular demage changes the renal threshold for glucose. Ciba-Foundation-Symposium on the Kidney. S. 97. London: J. A. Churchill 1954. — LAMBERT, P. P., E. VAN KESSEL u. C. LEPLAT: Etude sur l'élimination des phosphates inorganiques chez l'homme. Acta med. scand. (Stockh.) **128**, 386 (1947). — LAMBERT, P. P., J. LEBRUN et C. DE HEINZELIN DE BRAUCOURT: Influence du glucoside de désoxycorticostérone sur la résorption rénale du glucose. Acta clin. belg. **3**, 1 (1948). ~ Influence du glucoside de désoxycorticostérone sur la résorption rénale du glucose. Acta clin. belg. **3**, 529 (1948). — LAMY, H., A. MAYER et F. RATHERY: Etudes sur la diurèse. J. Physiol. et Path. gén. **8**, 624 (1906). — LANDIS, E. M.: Hypertension and the pressor activity of heated extracts of human kidney. Amer. J. Med. Sci. **202**, 14 (1941). — LANDIS, E. M., K. A. ELSOM, P. A. BOTT and E. H. SHIELS: Simultaneous plasma clearance of creatinine and certain organic compounds of iodine in relation to human kidney function. J. Clin. Invest. **15**, 397 (1936). — LANDOWNE, M., A. S. ALVING and W. ADAMS: Renal dynamics in „essential" hypertension, the effect of sympathectomy. Amer. Heart J. **37**, 644 (1949). — LASSEN, H. C., and E. HUSFELDT: Kidney function and blood pressure. J. Clin. Invest. **13**, 263 (1934). — LASZT, L.: Die Phosphorylierung verschiedener Zucker durch Darmschleimhautextrakte. Biochem. Z. **276**, 44 (1935). — LASZT, L., u. H. SÜLLMANN: Nachweis der Bildung von Phosphorsäureestern in der Darmschleimhaut bei der Resorption von Zuckern und Glycerin. Biochem. Z. **278**, 401 (1935). — LATNER, A. L., and E. D. BURNARD: Idiopathic hyperchloraemie acidosis of infants (nephrocalcinosis infantum); observations on site and nature of lesions. Quart. J. Med., N. S. **19**, 285 (1950). — LAUSON, H. D.: The problem of estimating the rate of secretion of antidiuretic hormone in man. Amer. J. Med. **11**, 135 (1951). — LAUSON, H. D., S. E. BRADLEY and A. COURNAND: The renal circulation in shock. J. Clin. Invest. **23**, 381 (1944). — LAUSON, H. D., H. A. EDER, F. P. CHINARD, G. C. COTZIAS and R. L. GREIF: Estimation of the rate of antidiuretic hormone secretion in normal man. Federat. Proc. **7**, 69 (1948). — LEBLOND, C. P.: Mécanisme de l'élimination rénale de la vitamine C. C. r. Soc. Biol. Paris **127**, 208 (1938). — LEE, Y. C.: Cellular mechanism of protein metabolism in the nephron. III. The histochemical characteristics of amino acid droplets. J. of Exper. Med. **99**, 621 (1954). — LELOIR, L. F., J. M. MUNOZ, E. BRAUN-MENENDEZ y J. C. FASCIOLO: Dosaye de la renina. Rev. Soc. argent. Biol. **16**, 635 (1940). — LESCHKE, E.: Über die Durstempfindung. Arch. f. Psychiatr. **59**, 773 (1918). ~ Beiträge zur klinischen Pathologie des Zwischenhirns. I. Mitt. Klinische und experimentelle Untersuchungen über Diabetes insipidus seine Beziehungen zur Hypophyse und zum Zwischenhirn. Z. klin. Med. **87**, 201 (1919). — LEVINE, R., W. Q. WOLFSON and R. LENEL: Concentration and transport of true urate in the plasma of azotemic chicken. Amer. J. Physiol. **151**, 186 (1947). — LEWIS, S. E., R. A. LIGHT and A. BLALOCK: The blood flow and oxygen consumption of the kidney in experimental renal hypertension. Amer. J. Physiol. **122**, 38 (1938). — LEWIS, T., and R. GRANT: Observations upon reactive hyperemia in man. Heart **12**, 73 (1925). — LICHTWITZ, L.: Die Praxis der Nierenkrankheiten. Berlin: Springer 1923. — LICHTY jr., J. A., W. H. HAVILL and G. H. WHIPPLE: Renal thresholds for hemoglobin in dogs. Depression of threshold due to frequent hemoglobin injections and recovery during rest periods. J. of Exper. Med. **55**, 603 (1932). — LIGHTWOOD, R.: Calcium infarction of kidneys in infants. Arch. Dis. Childh. **10**, 205 (1935). — LIGNAC, G. O. E.: Nierenabweichungen, mangelhaftes Wachstum, Rhachitis und Störung des Zystinstoffwechsels. Münch. med. Wschr. **1937**, 821. — LINDEMANN: Zur Lehre von den Funktionen der Niere. Erg. Physiol. **14**, 637 (1914). — LINNEWEH, F.: Beitrag zur Frage der chronischen Aminoacidurie. Vergleichende Untersuchungen über Cystinurie und Cystinspeicherkrankheit. Klin. Wschr. **1951**, 633. — LIPMANN, F.: Harvey Lect. **44**, 99 (1948). — LIPPMAN, R. W.: Mechanism of proteinuria. Effect of parenteral bovine albumin injections on hemoglobin excretion in rats. Amer. J. Physiol. **154**, 532 (1948). — LIPPMAN, R. W., H. J. UREEN and J. OLIVER: Mechanism of proteinuria. III. A comparison of the functional and structural aspects of the effects of certain intraperitoneally administered proteins on hemoglobin excretion in the rat. J. of Exper. Med. **93**, 325 (1951). — LISON, L.: Histochimie animale, 6. Aufl. Paris: Gauthier-Villars 1936. — LITTLE, J. M., H. D. GREEN and J. E. HAWKINS: Evidence from cross-transfusion experiments that the diminished urine flow accompanying ischemic compression shock is not due to humoral factors. Amer. J. Physiol. **151**, 554 (1947). — LJUNGENBERG, E.:

On the reabsorption of chlorides in the kidney of the rabbit. Acta med. scand. (Stockh.) Suppl. **186**, 282, 345 (1947). ~ Chlorides in the kidney, the blood, and the urine in experimental nephritis. Scand. J. Clin. a. Labor. Invest. **1**, 266 (1949). — LOBENHOFER, W.: Funktionsprüfungen an transplantierten Nieren. Mitt. Grenzgeb. Med. u. Chir. **26**, 197 (1913). — LOEWE, L., P. ROSENBLATT, E. ALTURE-WERBER and M. KOZAK: The prolonging action of penicillin by para-amino-hippuric acid. Proc. Soc. Exper. Biol. a. Med. **58**, 299 (1945). — LONG, P. H., and E. A. BLISS: The clinical and experimental use of sulfanilamid, sulfapryidine and allied compounds. New York: Macmillan & Co. 1939. — LOTSPEICH, W. D.: Renal tubular reabsorbtion of inorganic phosphates in the normal dog. Amer. J. Physiol. **151**, 311 (1947). — LOTSPEICH, W. D., and R. F. PITTS: The role of amino acids in the renal tubular secretion of ammonia. J. of Biol. Chem. **168**, 611 (1947). — LUDEWIG, S., A. CHANUTIN and A. V. MASKET: Studies on the calcium-protein relationship with the aid of the ultracentrifuge. II. Observations on serum. J. of Biol. Chem. **143**, 753 (1942). — LUDWIG, C. L.: In WAGNERS Handwörterbuch der Physiologie, Bd. 2, S. 634. 1844. — LUETSCHER, J. A.: Electrophoretic analysis of plasma and urinary proteins. J. Clin. Invest. **19**, 313 (1940). ~ The effect of a single injection of concentrated human serum albumin on circulating proteins and proteinuria in nephrosis. J. Clin. Invest. **23**, 365 (1944). — LUETSCHER, J. A., and S. S. BLACKMAN: Severe injury to kidney and brain following sulfathiazole administration: High serum sodium and chlorid levels and persistant cerebral damage. Ann. Int. Med. **18**, 741 (1943). — LUETSCHER, J. A., and Q. B. DEMING: Treatment of nephrosis with cortisone. J. Clin. Invest. **29**, 1576 (1950). — LUETSCHER, J. A., Q. B. DEMING and B. B. JOHNSON: Treatment of nephrosis with pituitary adrenocorticotropin. J. Clin. Invest. **30**, 1530 (1951). — LUETSCHER, J. A., and B. B. JOHNSON: Chromatographic seperation of the sodium-retaining corticoid from the urine of children with nephrosis, compared with observations on normal children. J. Clin. Invest. **33**, 276 (1954). ~ Observations on the sodium-retaining corticoid (Aldosterone) in the urine of children and adults in relation to sodium balance and edema. J. Clin. Invest. **33**, 1441 (1954). — LUETSCHER, J. A., B. B. JOHNSON, B. J. AXELRAD, J. E. CATES and G. SALA: Apparent identity of electrocortin with the sodium retaining corticoid extracted from human urine. J. Clin. Endocrin. a. Metabolism **14**, 812 (1954). — LUETSCHER, J. A., R. NEHER and A. WETTSTEIN: Isolation of crystalline aldosterone from the urine of a nephrotic patient. Experientia (Basel) **10**, 456 (1954). — LUETSCHER, J. A., C. F. PIEL and R. H. CURTIS: The nephrotic syndrome. J. Chron. Dis. **1**, 442 (1955). — LUKE, B.: Lower nephron nephrosis. Mil. Surgeon **1946**, 371. — LUNDBAEK, K.: Renal anacidogenesis. Lancet **1951 I**, 419. — LYNEN, F.: Acetyl coenzyme A and the fatty acid cycle. Harvey Lect. **48**, 210 (1953). — LYNEN, F., E. REICHERT u. L. RUEFF: Zum biologischen Abbau der Essigsäure. VI. „Aktivierte Essigsäure", ihre Isolierung aus Hefe und ihre chemische Natur. Liebigs Ann. **574**, 1 (1951).

MACKAY, E. M., and L. L. MACKAY: Relation of the urine chloride rate to the plasma chloride concentration before and after administration of sodium chloride. Amer. J. Physiol. **115**, 455 (1936). — MACY, J. W.: The significance of the inorganic sulfate clearance in renal disease. Proc. Staff Meet. Mayo Clin. **8**, 643 (1933). — MAGOUN, H. W., C. FISHER and S. W. RANSON: The neurohypophysis and water exchange in the monkey. Endocrinology **25**, 161 (1939). — MALMEJAC, J., et A. GROSS: Réactions vaso-motrices rénales d'origine centrale et sécretion urinaire. C. r. Soc. Biol. Paris **145**, 1166 (1951). — MANN, T., and D. KEILIN: Sulfanilamide as a specific inhibitor of carbonic anhydrase. Nature (Lond.) **146**, 164 (1940). — MAREN, T. H., and B. C. WADSWORTH: Blocking of renal effect of diamox, 2-acetylamino-1,3,4-thiadiazole-5-sulfonamide, by metabolic acidosis. Federat. Proc. **13**, 383 (1954). — MARSH, J. B., D. L. DRABKIN and W. B. GODDARD: Kidney phosphatase in alimentary hyperglycemia and phlorizin. A dynamic mechanism for renal threshold for glucose. J. of Biol. Chem. **168**, 61 (1947). — MARSHALL jr., E. K.: The secretion of phenol red by the mammilian kidney. Amer. J. Physiol. **99**, 77 (1931). — MARSHALL, E. K., and M. M. CRANE: The influence of temporary closure of the renal artery on the amount and composition of Urine. Amer. J. Physiol. **64**, 387 (1923). ~ The secretory function of the renal tubules. Amer. J. Physiol. **70**, 465 (1924). — MARSHALL jr., E. K., and J. L. VICKERS: The mechanism of the elimination of phenolsulphonephthalein by the kidney; a proof of secretion by the convoluted tubules. Bull. Johns Hopkins Hosp. **34**, 1 (1932). — MARSHALL, M. E., and H. F. DEUTSCH: Clearance of some proteins by the dog kidney. Amer. J. Physiol. **163**, 461 (1950). — MARTIN, G. J.: The effect of various agents on the excretion of uric acid and allantoin. Exper. Med. a. Surg. **6**, 24 (1948). — MASUGI, M.: Über das Wesen der spezifischen Veränderungen der Niere und der Leber durch das Nephrotoxin, bzw. das Hepatotoxin. Zugleich ein Beitrag zur Pathogenese der Glomerulonephritis und der eklamptischen Lebererkrankung. Beitr. path. Anat. **91**, 82 (1933). ~ Über die experimentelle Glomerulonephritis durch das spezifische Antinierenserum. Beitr. path. Anat. **92**, 429 (1934). — MATTIS, P. A., K. H. BEYER, S. E. MCKINNEY and E. A. PATCH: Toxicological manifestations and pathological findings following the administration of paraaminohippuric acid. J. of Pharmacol.

84, 147 (1945). — MAYRS, E. B.: The relativ excretion of urea and some other costituents of the urine. J. of Physiol. **56**, 58 (1922). ~ Secretion as factor in elimination by bird's kidney. J. of Physiol. **58**, 276 (1924). — MAYRS, E. B., and J. M. WATT: Renal blood flow and glomerular filtration. J. of Physiol. **56**, 120 (1922). — MCCANCE, R. A., and E. M. WIDDOWSON: Alkalosis with disordered kidney functions. Lancet **1937 II**, 247. — MCCUNE, D. J.: Refractory rickets. Amer. J. Dis. Childr. **77**, 112 (1949). — MCDONALD, R. K., and V. C. KELLEY: Effects of altitude anoxia on renal funktion. Amer. J. Physiol. **154**, 193 (1948). — MCDONALD, R. K., N. W. SHOCK and M. J. YIENGST: Effect of lactate on renal tubular transfer of p-aminohippurate in man. Proc. Soc. Exper. Biol. a. Med. **77**, 686 (1951). — MCLEAN, F. C., and A. B. HASTINGS: Clinical estimation and significance of calcium-ion cencentration in the blood. Amer. J. Med. Sci. **189**, 601 (1935). — MELDRUM, N. U., and F. J. M. ROUGHTON: Carbonic anhydrase; its preparation and properties. J. of Physiol. **80**, 143 (1933). — MENDELSOHN, M. L., and C. SZUTU: Relationship of renal function to blood pressure during ganglionic bloackade in the anestetized dog. Amer. J. Physiol. **173**, 355 (1953). — MERKLEN, L., J. ROUX et M. VIDACOVITCH: A propos de l'innervation rénale. C. r. Soc. Biol. Paris **127**, 305 (1938). — MERRILL, A. J.: Edema and decreased renal blood flow in patients with chronic congestive heart failure: evidence of „forward failure" as primary cause of edema. J. Clin. Invest. **25**, 389 (1946). — MERRILL, A. J., and H. W. CARGILL: Effect of exercise on renal plasma flow and filtration rate of normal and cardiac subjects. J. Clin. Invest. **27**, 272 (1948). — MERRILL, A. J., J. L. MORRISON and E. S. BRANNON: Concentration of renin in renal venous blood in patients with chronic heart failure. Amer. J. Med. **1**, 468 (1946). — MERRILL, J. P.: Mechanisms of sodium retention. The Kidney. Ciba-Foundation-Symposion, London 1954, S. 177. METTCOFF, J., and W. M. WALLACE: The nephrotic syndrome in children: response to intravenous sodium loads. J. Clin. Invest. **29**, 835 (1950). — MEYER, F.: Renale und extrarenale Clearance. Klin. Wschr. **1952**, 987. — MEYERSON, R. M., and B. H. PASTOR: The Fanconi syndrome and its clinical variance. Amer. J. Med. Sci. **228**, 378 (1954). — MICHELSON, A. A.: Vergleichendes Studium der Funktion normaler und entnervter Nieren. Izv. Nauc. Inst. Lesgafte **17/18**, 183 (1934). — MILES, B. E., F. E. WARDENER and R. R. MCSWINEY: Renal function during emotional diuresis. Amer. J. Med. **12**, 659 (1952). — MILLER, B., A. ALVING and J. RUBIN: The renal excretion of inulin at low plasma concentrations of the compound and its relationship to the glomerular filtration rate in normal, nephrotic and hypertensive individuals. J. Clin. Invest. **19**, 89 (1940). — MILLER, G. E., and C. E. TOWNSEND: The in vitro inactivation of pitressin by normal and cirrhotic human liver. J. Clin. Invest. **33**, 549 (1954). — MILLER, J. H.: Changes in tubular transport maxima associated with renal vasodilatation. J. Appl. Physiol. **6**, 129 (1953). — MILLER, J. H., and R. K. MCDONALD: The effect of hemoglobin on renal function in the human. J. Clin. Invest. **30**, 1033 (1951). — MILLES, G., E. F. MÜLLER and E. F. PETERSON: Studies in renal denervation; roentgenographic demonstration of vascular alteration. Proc. Soc. Exper. Biol. a. Med. **28**, 354 (1931). ~ Renal denervation; effect of snake venom and chilling on renal vascularisation. Arch. of Path. **13**, 233 (1932). — MILNE, M. D., N. C. H. JONES and B. M. EVANS: Electrolyte excretion in states of potassium depletion in man. The Kidney, Ciba-Foundation-Symposium 1954, S. 212. — MILNE, M. D., S. W. STANBURY and A. T. THOMSON: Observations on the Fanconi-syndrome and renal hyperchroraemic acidosis in the adult. Quart. J. Med., N. S. **21**, 61 (1952). — MIRSKY, I. A., and M. STEIN: The effect of a noxious stimulus on the antidiuretic activity of the blood. Science (Lancaster, Pa.) **118**, 602 (1953). — MÖLLER, E., J. F. MCINTOSH and D. D. VAN SLYKE: Studies of urea excretion. II. Relationship between urine volume and the rate of urea excretion by normal adults. J. Clin. Invest. **6**, 427 (1929). — MOELLER, J.: Humorale Faktoren in der Pathogenese des menschlichen Hochdruckes. Arch. Kreislaufforsch. **18**, 249 (1952). ~ Nierenfunktionsprüfungen bei tubulärer Insuffizienz. Verh. dtsch. Ges. inn. Med. **58**, 216 (1952). ~ Zur Frage der Nierenschädigung bei Hämolyse. Die Bluttransfusion. Beil. z. Dtsch. med. Wschr. **1954**, 9. — MOELLER, J., u. L. ABT: Zur Vereinfachung der PAH-Clearance nach H. WITTKOPP. Klin. Wschr. **1952**, 340. — MOELLER, J., u. J. STEGER: Die Eiweißausscheidung bei der Nephrose. Z. klin. Med. **153**, 205 (1955). — MOELLER, J., u. A. WEDL: Dosierte Blutdrucksenkung und Nierenfunktion. Klin. Wschr. **1955**, 10. — MOENCH, A.: Zur Wirkung langanhaltender elektrischer Impulse auf den Hauptnervenstrang des linksseitigen Nierengefäßstieles auf Funktion und Struktur der Niere. Verh. dtsch. Ges. inn. Med. **58**, 221 (1952). ~ Untersuchungen zur Pathogenese des nephrotischen Syndroms, zugleich ein Beitrag zur Pathogenese der genuinen Lipoidnephrose. Habil.-Schr. Freiburg i. Br. 1956. — MOKOTOFF, R., G. ROSS and L. LEITER: Renal plasma flow and sodium reabsorption and excretion in congestive heart failure. J. Clin. Invest. **27**, 1 (1948). — MONKE, J. V., and C. L. YUILE: The renal clearance of hemoglobin in the dog. J. of Exper. Med. **72**, 149 (1940). — MONTGOMERY, H.: Quantitative studies of the composition of the glomerular urine. XII. The reaction of glomerular urine in frogs and necturi. J. of Biol. Chem. **110**, 749 (1935). — MONTGOMERY, H., and J. A. PIERCE: The site of acidification of the urine within the renal tubule in amphibia. Amer. J. Physiol. **118**, 144 (1937). — MOORE, S., and W. H. STEIN: Photometric ninhydrin method for use in the chromatography of amino acids. J. of Biol. Chem. **176**, 367 (1948). ~ Chromatography of amino acids on starch columns. Solvent mixtures for the fractionation of protein hydrolysates. J. of Biol. Chem. **178**, 53 (1949). — MORTENSEN, J. T., J. L. EMMETT and A. H. BAGGENSTOSS: Clinical aspect of nephrocalcinosis. Proc. Staff Meet. Mayo Clin. **28**, 305 (1953). — MOYER, J. H., and C. A. HANDLEY: The problem of renal vascular shunts. Amer. J. Physiol. **165**, 548 (1951). — MUDGE, G. H.: Electrolyte metabolism of rabbit kidney slyces: Studies with radioactive potassium and sodium. Amer. J. Physiol. **173**, 511 (1953). — MUDGE, G. H., J. G. FOULKS, A. AMES III and A. GILMAN: Studies on the renal secretion of potassium in the dog. Federat. Proc. **8**, 115 (1949). — MUDGE, G. H., J. FOULKS and A. GILMAN: Effect of urea diuresis on renal excretion of electrolytes. Amer. J. Physiol. **158**, 218 (1949). — MUDGE, G. H., and J. V. TAGGART: Effect of 2,4-dinitrophenol on renal transport mechanisms in dog. Amer. J. Physiol. **161**, 173 (1950). ~ Effect of acetate on renal excretion of p-aminohippurate in dog. Amer. J. Physiol. **161**, 191 (1950). — MUELLER, C. B., A. SURTSHIN, M. R. CARLIN and H. L. WHITE: Glomerular and tubular influences on sodium and water excretion. Amer. J. Physiol. **165**, 411 (1951). — MÜTING, D.: Der Aminosäureaufbau der Bluteiweißkörper Nephrose- und Nephritiskranker. Verh. dtsch. Ges. inn. Med. **58**, 304 (1952). — MUIRHEAD, E. E.: Patterns of renal salt loss in acute renal failure. Geriatrics **8**, 471 (1953). — MURPHY, F. D., H. L. SETTIMI and N. J. KOZOKOFF: Renal disease with the salt losing syndrome. Report of 4 cases of socalled „salt losing-nephritis". Ann. Int. Med. **38**, 1160 (1953). — MYLON, E., and L. R. FREEMAN: On occurrence of renin in blood of hypertensive patients. Amer. Heart J. **38**, 509 (1949).

NAEGELE, E.: Der primäre und der sekundäre Hyperparathyreoidismus. Über Beziehungen zwischen Epithelkörperchen, Nierenerkrankungen und Osteopathien. Dtsch. med. Wschr. **1955**, 1400. — NAGEL, W. N.: Handbuch der Physiologie des Menschen, Bd. 1. Braunschweig: F. Vieweg & Sohn 1906. — NASH jr., T. P., and S. R. BENEDICT: The ammonia content of the blood and its bearing on the mechanism of acid neutralisation in the animal organism. J. Biol. Chem. **48**, 463 (1921). — NEDELJKOVIĆ, R.: Cellular storage of para-aminohippuric acid (PAH) and indirect measurement of the renal blood flow. Arch. Internat. Physiol. **64**, 46 (1956). — NELSON, W. P., and L. G. WELT: The effects of pitressin on the metabolism and excretion of water and electrolytes in normal subjects and patients with cirrhosis and ascites. J. Clin. Invest **31**, 392 (1952). — NEWMAN, E. V., A. GILMAN and F. S. PHILIPS: The renal clearance of thiosulfate in man. Bull. Johns Hopkins Hosp. **79**, 229 (1946). — NI, T. G., and P. B. REHBERG: On the mechanism of sugar excretion. I. Glucose. Biochemic. J. **24**, 1039 (1930). — NICHOLSON, T. F.: Renal function as affected by experimental unilateral kidney lesions. II. The effect of cyanide. Biochemic. J. **45**, 112 (1949). ~ Renal function as affected by experimental unilateral renal lesions. III. The relationship of urinary acidity to ammonia formation in mild tartrate nephrosis. XIX. Internat. Physiol. Congr. Abstr. comm. S. 646, Montreal 1953. — NIELSON, A. L.: On the mechanism of glycosuria. I. Acta med. scand. (Stockh.) **130**, 219 (1948). — NONNENBRUCH, W.: Das „Nephrotische Syndrom". Klin. Wschr. **1942 I**, 805, 815.

OCHWADT, B.: Über Rückresorption und Ausscheidung von Bicarbonat durch die Niere während der Hyperventilationsalkalose. Pflügers Arch. **252**, 529 (1950). ~ Zur Selbststeuerung des Nierenkreislaufs. Pflügers Arch. **262**, 207 (1956). — OCHWADT, B., and R. F. PITTS: Effects of intravenous infusion of carbonic anhydrase on carbon dioxyde tension of alkaline urine. Amer. J. Physiol. **185**, 426 (1956). — OCHWADT, B., u. J. SCHMIER: Über Temperatur- und Kreislaufzeitmessungen in verschiedenen Abschnitten der Hundeniere. Pflügers Arch. **258**, 261 (1954). — O'CONNOR, W. J., and E. B. VERNEY: The effect of removal of the posterior lobe of the pituitary on the inhibition of water-diuresis by emotional stress. Quart. J. Exper. Physiol. **31**, 393 (1941/42). — OLIVER, J.: The structure of the metabolic process in the nephron. J. Mt. Sinai Hosp. **15**, 175 (1948). ~ New directions in renal morphology: a method, its results and its future. Harvey Lect. **40**, 102 (1944/45). — OLIVER, J., M. MACDOWELL and Y. C. LEE: Cellular mechanisms of protein metabolism in the nephron. I. The structural aspects of proteinuria; tubular absorption, droplet formation, and the disposal of proteins. J. of Exper. Med. **99**, 589 (1954). — OLIVER, J., M. MACDOWELL and A. TRACY: The pathogenesis of acute renal failure associated with traumatic and toxic injury. Renal ischemia, nephrotoxic damage and the ischemuric episode. J. Clin. Invest. **30**, 1305 (1951). — OLIVER, J., M. J. MOSES, M. C. MACDOWELL and Y. C. LEE: Cellular mechanism of protein metabolism in the nephron. II. The histochemical characteristics of protein absorption droplets. J. of Exper. Med. **99**, 605 (1954). — OLLAYOS, R. W., and A. W. WINKLER: Urinary excretion and serum concentration of inorganic phosphate in man. J. Clin. Invest. **22**, 147 (1943). — ORLOFF, J., T. J. KENNEDY and R. W. BERLINER: The effect of potassium in nephrectomized rats with hypokalemic alkalosis. J. Clin. Invest. **32**, 538

(1953). — OTTENBERG, R., and C. L. FOX: The rate of removal of hemoglobin from the circulation and its renal threshold in human beings. Amer. J. Physiol. **123**, 516 (1938).

PAGE, J. H.: Pressor substances from body fluids of man in health and disease. J. of Exper. Med. **61**, 67 (1935). ~ The relationship of the extrinsic renal nerves to the origin of experimental hypertension. Amer. J. Physiol. **112**, 166 (1935). ~ The effect of bilateral adrenalectomy on arterial blood pressure of dogs with experimental hypertension. Amer. J. Physiol. **122**, 352 (1938). — PAGE, J. H., and J. E. SWEET: Effect of exstirpation of pituitary gland on arterial blood pressure of dogs with experimental hypertension. Proc. Soc. Exper. Biol. a. Med. **34**, 260 (1936). — PAPPENHEIMER, J. R.: Passage of molecules through capillary walls. Physiologic. Rev. **33**, 387 (1953). ~ Über die Permeabilität der Glomerulummembranen in der Niere. Klin. Wschr. **1955**, 362. — PAPPENHEIMER, J. R., and W. B. KINTER: Unequal distribution of red cells and plasma in renal cortex; significance for renal hemodynamics. Federat. Proc. **14**, 110 (1955). ~ Hematocrit ratio of blood within mammalian kidney and its signification for renal hemodynamics. Amer. J. Physiol. **185**, 377 (1956). — PASCALE, L. R., A. DUBIN and W. S. HOFFMAN: Therapeutic value of probenecid (benemid) in gout. J. Amer. Med. Assoc. **149**, 1188 (1952). — PASQUALINI, R. Q., y A. AVOGADRO: Accion de la pitresina sobre la sed en la diabetes insipida. Rev. Soc. argent. Biol. **18**, 88 (1942). — PEART, W. S.: Analyse des Hypertensins. Biochemic. J. **62**, 520 (1956). — PENCHARZ, R. I., J. HOPPER jr. and E. H. RYNEARSON: Water metabolism of the rat following removal of the anterior lobe of the hypophysis. Proc. Soc. Exper. Biol. a. Med. **34**, 14 (1936). — PERSKY, L., J. P. STORAASLI and G. AUSTEN jr.: Mechanism of hydronephrosis: never investigative techniques. J. of Urol. **73**, 740 (1955). — PETERMANN, M. L., and N. V. HAKALA: Molecular kinetic and electrophoretic studies on carbonic anhydrase. J. of Biol. Chem. **145**, 701 (1942). — PETERS, J. D., and D. D. VAN SLYKE: Quantitative clinical chemistry. I. Interpretations. II. Methods. 2. Aufl. Baltimore: Williams & Wilkins Company 1946. — PETERS, K.: Untersuchungen über Bau und Entwicklung der Niere. Jena: Gustav Fischer, Bd. I 1909; Bd. II 1927. — PETERSDORF, R. G., and L. G. WELT: The effect of an infusion of hyperoncotic albumin on the excretion of water and solutes. J. Clin. Invest. **32**, 283 (1953). — PHILLIPS, R. A., V. P. DOLE, P. B. HAMILTON, K. EMERSON, R. M. ARCHIBALD and D. D. VAN SLYKE: Effect of acute hemorrhagic and traumatic shock on renal function of dogs. Amer. J. Physiol. **145**, 314 (1946). — PHILLIPS, D. M., and K. HARE: Antidiuretic potency of the neurohypophysis of the cat following pituitary stalk section. Endocrinology **37**, 29 (1945). — PIANTONI, C.: Mechanism of renal excretion of vitamin C. Rev. Soc. argent. Biol. **16**, 175 (1940). — PIANTONI, C., and O. ORIAS: Effect of progesterone and desoxy-corticosterone on renal excretion of vitamin C, creatinine, and water. Rev. Soc. argent. Biol. **17**, 153 (1941). — PICKERING, G. W.: The peripheral resistance in persistant arterial hypertension. Clin. Sci. **2**, 209 (1936). ~ The rôle of the kidney in acute and chronic hypertension following renal artery constriction in the rabbit. Clin. Sci. **5**, 229 (1945). ~ High blood pressure. London: J. A. Churchill 1955. — PICKERING, G. W., M. PRINZMETAL and A. R. KELSALL: The assay of renin in rabbits with experimental renal hypertension. Clin. Sci. **4**, 401 (1942). — PITTS, R. F.: The excretion of urin in the dog. VII. Inorganic phosphate in relation to plasma phosphate level. Amer. J. Physiol. **106**, 1 (1933). ~ The comparison of urea with urea + ammonia clearances in acidotic dogs. J. Clin. Invest. **15**, 571 (1936). ~ The excretion of phenol red by the chicken. J. Cellul. a. Comp. Physiol. **11**, 99 (1938). ~ A renal reabsorptive mechanism in the dog common to glycin and creatine. Amer. J. Physiol. **140**, 156 (1943). ~ A comparison of the renal reabsorptive processes for several amino acids. Amer. J. Physiol. **140**, 535 (1944). ~ Renal excretion of acid. Federat. Proc. **7**, 418 (1948). ~ Acid-base regulation by the kidneys. Amer. J. Med. **9**, 356 (1950). ~ Über aktive Transportmechanismen in den Tubuli der Niere. Klin. Wschr. **1955**, 365. — PITTS, R. F., and R. S. ALEXANDER: The renal reabsorptive mechanism for inorganic phosphate in normal and acidotic dogs. Amer. J. Physiol **142**, 648 (1944). ~ The nature of the renal tubular mechanism for acidifying the urine. Amer. J. Physiol. **144**. 239 (1945). — PITTS, R. F., J. L. AYER and W. A. SCHIESS: The renal regulation of acid-base balance in man. III. The reabsorption and excretion of bicarbonate. J. Clin. Invest. **28**, 35 (1949). — PITTS, R. F., and W. D. LOTSPEICH: Bicarbonate and the renal regulation of acid-base balance. Amer. J. Physiol. **147**, 138 (1946). — PITTS, R. F., W. D. LOTSPEICH, W. A. SCHIESS and J. L. AYER: The renal regulation of acid base balance in man. I. The nature of the mechanism for acidifying the urine. J. Clin. Invest. **27**, 48 (1948). — PITTS, R. F., W. J. SULLIVAN and P. J. DORMAN: Regulation of the content of bicarbonate boud base in body fluids. The Kidney. Ciba-Foundation-Symposion 1954, S. 125. — PLATT, R.: Structural and functional adaptation in renal failure. Brit. Med. J. **1952**, No 4773, 1372. — PLÜCKTHUN, H., K. SCHREIER u. H. HAUSS: Untersuchungen zur Pathogenese des Eiweißstoffwechsels beim „Nephrotischen Syndrom." Klin. Wschr. **1953**, 558. — PLUMMER, N., and F. McLELLAN: Production of sulfapyridin renal calculi in man following administration of sulfapyridin. J. Amer. Med. Assoc. **114**, 943 (1940). — POPPER, H., u. E. MANDEL: Filtrations- und Resorptionsleistung in der Nierenpathologie. Erg. inn. Med. **53**, 685 (1937). — PORTO, J.: Estructura del aparato venenoso de las aranas del genero. Rev. Soc. argent. Biol. **18**, 346 (1942). — POST, R. S.: Decrease of cardiac output by acute pericardial effusion and its effect on renal hemodynamics and electrolyte excretion. Amer. J. Physiol. **165**, 278 (1951). — POULSSON, L. T.: Über Hypophysenhinterlappen und Wasserausscheidung. Klin. Wschr. **1930**, 1245. — POWER, M., and C. H. GREENE: The state of the blood sugar as shown by compensation dialysis in vivo. J. of Biol. Chem. **94**, 281 (1931). — PRIEN, E. L., E. G. CRABTREE and C. FRONDEL: The mechanism of the urinary tract obstruction in sulfathiazole therapy: Identification of crystals in tissue by polarized light. J. of Urol. **46**, 1020 (1941). — PRINZMETAL, M., and C. WILSON: The nature of the peripheral resistance in arterial hypertension with special reference to the vasomotor system. J. Clin. Invest. **15**, 63 (1936). — PÜTTER, A.: Die Dreidrüsen-Theorie der Harnbereitung. Berlin: Springer 1926. ~ Die Sekretionsmechanismen der Niere. Berlin: W. de Gruyter & Co. 1929.

RAASCHOU, F.: Studies of chronic pyelonephritis with special reference to the kidney function. Copenhagen: Ejnar Munksgaard 1948. — RAGAN, C., J. W. FEREBEE, P. PHYFE, A. ATCHLEY and R. F. LOEB: A syndrome of polydipsia and polyuria induced in normal animals by desoxycorticosterone acetate. Amer. J. Physiol. **131**, 73 (1940). — RALLI, E. P., M. BROWN and A. PARIENTE: The urea clearance test in normal dogs. Amer. J. Physiol. **97**, 432 (1931). — RALLI, E. P., G. J. FRIEDMAN and S. H. RUBIN: The mechanism of the excretion of vitamin C by the human kidney. J. Clin. Invest. **17**, 765 (1938). — RALLI, E. P., J. S. ROBSON, D. CLARKE and C. L. HOAGLAND: Factor influencing ascites in patients with cirrhosis of the liver. J. Clin. Invest. **24**, 316 (1945). — RAMMELKAMP, C. H., and S. E. BRADLEY: Excretion of penicillin in man. Proc. Soc. Exper. Biol. a. Med. **53**, 30 (1943). — RANDERATH, E.: Über den Ort der Eiweißausscheidung in der Niere bei nephrotischen Nierenkrankheiten, nebst Bemerkungen über den Begriff und die Einteilung der Nephrosen. Beitr. path. Anat. **95**, 403 (1935). ~ Die Entwicklung der Lehre von den Nephrosen in der pathologischen Anatomie. Erg. Path. **32**, 91 (1937). ~ Nephrose — Nephritis. Klin. Wschr. **1941**, 281. — RANTZ, L., and W. KIRBY: The absorption and excretion of penicillin following continuous intravenous and subcutaneous administration. J. Clin. Invest. **23**, 789 (1944). — RAPOPORT, S., and C. D. WEST: Excretion of sodium and potassium during osmotic diuresis in the hydropenic dog. Amer. J. Physiol. **163**, 175 (1950). — RASMUSSEN, A. T., and W. J. GARDNER: Effects of hypophyseal stalk resection on the hypophysis and hypothalamus of man. Endocrinology **27**, 219 (1940). — RATHER, L. J.: On the problem of renal tubular reabsorption of protein. Stanford Med. Bull. **6**, 117 (1948). ~ Filtration, resorption, and excretion of protein by the kidney. Medicine **31**, 357 (1952). — RECTOR, F. C., D. W. SELDIN, A. D. ROBERTS and J. H. COPENHAVER: Relation of ammonia excretion to urine-pH. Amer. J. Physiol. **179**, 353 (1954). — REHBERG, P. B.: Studies on kidney function. I. The rate of filtration and reabsorption in the human kidney. Biochemic. J. **20**, 447 (1926). ~ Studies on kidney function. II. The excretion of urea and chloride analyzed according to a modified filtration-reabsorption theory. Biochemic. J. **20**, 461 (1926). — REHM, W. S., C. R. CRAWFORD, P. A. WOLFF, D. O. DEMUNBRUM, H. HODGES and H. S. SCHLESINGER: The effect of carbonic anhydrase inhibitor 6063 on acid secretion and gastric potential. Amer. J. Physiol. **171**, 759 (1952). — REILY, J., A. COMPAGNON, A. LAPORTE et H. DU BUIT: Le rôle de système nerveux en pathologic rénale. Paris: Masson & Cie. 1942. — REIN, H.: Physiologie des Menschen, 7. Aufl. Berlin: Springer 1943. — REIN, H., u. D. SCHNEIDER: Erfahrungen über Narkosen zu wissenschaftlichen Versuchszwecken. Klin. Wschr. **1934**, 870. — RELMAN, A. S., B. ETSTEIN and W. B. SCHWARZ: The regulation of renal bicarbonate reabsorption by plasma carbon dioxyde tension. J. Clin. Invest. **32**, 972 (1953). — RENKIN, E. M.: Filtration diffusion, and molecular sieving through pourous cellulose membranes. J. Gen. Physiol. **38**, 225 (1955). — RENZI, A. A., M. RENZI, J. J. CHART u. R. GAUNT: The effects of aldosteron and other steroids on water intoxication and renal function. Acta endocrinol. (Copenh.) **21**, 47 (1956). — REUBI, F. C.: Le flux sanguin rénal et le filtrat glomérulaire au stade initial de la glomérulonéphrite aiguë. Schweiz. med. Wschr. **1949**, 896. ~ Le flux sanguin rénal. Helvet. med. Acta, Ser. A **17**, Suppl. **26**, H. 2 (1950) und Benno Schwabe & Co., Basel, 1950. — REUBI, F. C.: Glucose titration in renal glycosuria. The Kidney. Ciba-Foundation-Symposium, London 1954, S. 96. — REUBI, F. C., et A. SCHMID: L'hyperlipidémie du syndrome néphrotique est-elle d'origine rénale? J. d'Urol. **61**, 304 (1955). — REUBI, F. C., and H. A. SCHROEDER: Can vascular shunting be induced in the kidney by vasoactive drugs? J. Clin. Invest. **28**, 114 (1949). — REUBI, F. C., H. A. SCHROEDER, P. H. FUTCHER and C. REUBI: A discrepancy between renal extraction and urinary excretion of various substances (p-aminohippurate, mannitol, creatinine, thiosulfate) in man. J. Appl. Physiol. **3**, 63 (1950/51). — REUBI, F. C., et F. WUETHRICH: Glycosurie rénale massive consécutive à l'ingestion de ferricyanure de potassium. Acta clin. belg. **10**, 198 (1955). — RHOADS, C. P., A. S. ALVING, A. HILLER and D. D. VAN SLYKE: The functional effect of explanting one kidney and removing the other. Amer. J. Physiol. **109**, 329 (1934). — RHODE, E., u. P. ELLINGER: Über die Funktion der Nierennerven. Zbl. Physiol. **27**, 12 (1913). — RICHARDS, A. N., P. A. BOTT and B. B. WESTFALL: Experiments concerning the possibility that inulin is secreted by the renal tubules. Amer. J. Physiol. **123**, 281 (1938). — RICHARDS, A. N., and C. F. SCHMIDT: The glomerular circulation in the frog's kidney. Amer. J. Physiol. **59**, 489 (1922). ~ A description of the glomerular circulation in the frogs kidney and observations concerning the action of adrenalin and various other substances upon it. Amer. J. Physiol. **71**, 178 (1924). — RICHARDS, A. N., and A. M. WALKER: The accessibility of the glomerular vessels to fluids perfused through the renal portal system of the frog kidney. Amer. J. Physiol. **79**, 419 (1927). ~ Quantitative studies of the glomerular elimination of phenole red and indigo carmin in frogs. J. of Biol. Chem. **87**, 479 (1930). ~ Urine formation in the amphibian kidney. Amer. J. Med. Sci. **190**, 727 (1935). — RICHARDS, A. N., B. B. WESTFALL and P. A. BOTT: Renal excretion of inulin, creatinine and xylose in normal dogs. Proc. Soc. Exper. Biol. a. Med. **32**, 73 (1934). — RICHTER, C. P.: Experimental diabetes insipidus: its relation to the anterior and posterior lobes of the hypophysis. Amer. J. Physiol. **110**, 439 (1934). ~ The primary of polyuria in diabetes insipidus. Amer. J. Physiol. **112**, 481 (1935). — RIGAS, D. A., and C. G. HELLER: The amount and nature of urinary proteins in normal human subjects. J. Clin. Invest. **30**, 853 (1951). — RITTEL, W., B. ISELIN, H. KAPPELER, B. RINIKER u. R. SCHWYZER: Synthese von Hypertensin-II-Peptiden. Angew. Chem. **69**, 179 (1957). — RITTER, E. R.: Pressure, flow relations in kidney: alleged effects of pulse pressure. Amer. J. Physiol. **168**, 84 (1952). — ROBERTS, K. E., M. G. MAGIDA and R. F. PITTS: Relationship between potassium and bicarbonate in blood and urine. Amer. J. Physiol. **172**, 47 (1953). — ROBERTS, K. E., H. T. RANDALL, H. L. SANDERS and M. HOOD: Effects of potassium on renal tubular reabsorbtion of bicarbonate. J. Clin. Invest. **34**, 666 (1955). — ROBLIN jr., R. O., and J. W. CLAPP: The preparation of heterocyclic sulfonamides. J. Amer. Chem. Soc. **72**, 4890 (1950). — ROEMMELT, J. C., O. W. SARTORIUS and R. F. PITTS: Excretion and reabsorption of sodium and water in the adrenalectomized dogs. Amer. J. Physiol. **159**, 124 (1949). — ROESEN, U.: Die PAH-Clearance im Vergleich mit üblichen Untersuchungsmethoden bei Hypertonikern. Diss. Freiburg 1953. — ROSCOE, H. H.: The endogenous creatinine clearance in normal subjects. J. Clin. Path. **7**, 327 (1954). — ROTH, J., u. N. SZENT-GYÖRGYI: Plasmaeiweißbildung, oncotischer Druck, Ödembereitschaft bei der Sublimatniere. Klin. Wschr. **1934**, 726, 1792. ~ Extrarenale Vorgänge bei Sublimatnephrose. Heilung eines Falles. Klin. Wschr. **1937**, 895. — ROTHER, K., H. SARRE, R. KLUTHE, E. FISCHER u. A. SCHÜTTE: Über immunserologische und spektralphotometrische Untersuchungen von Serumproteinen bei experimentellem nephrotischem Syndrom. Z. exper. Med. **129**, 87 (1957). — ROTHLIN, E., and A. CERLETTI: Experimental studies on renal circulation. J. Mt. Sinai Hosp. **19**, 138 (1952). — ROUGHTON, F. J. W.: Harvey Lect. **39**, 96 (1943). — ROUGHTON, F. J. W., u. A. M. CLARK: Carbonic anhydrase. In J. B. SUMNER u. K. MYRBÄCK, The Enzymes. Bd. I, Teil II, S. 1250. — ROWNTREE, L. G., R. FITZ and J. T. GERAGHTY: The effects of experimental chronic passive congestion on renal function. Arch. int. Med. **11**, 121 (1913). — RUSSO, H. F., L. D. WRIGHT, H. R. SKEGGS, E. K. TILLSON and K. H. BEYER: Renal clearence of essential amino acids: Threonine and phenylalanine. Amer. J. Physiol. **149**, 130 (1947). — RYBERG, C.: The importance of sodium ions for the excretion of ammonium and hydrogen ions in the urine. Acta physiol. scand. (Stockh.) **15**, 161 (1948).

SAMAAN, A.: The effect of pituitary (posterior lobe) extract upon the urinary flow in non-anaesthetized dogs. J. of Physiol. **85**, 37 (1935). — SANDERSON, P. H.: Renal failures following abdominal catastrophe and alkalosis. Clin. Sci. **6**, 207 (1948). — SANDKÜHLER, S.: Über Proteinurie. Ärztl. Laborat. **1**, 51 (1955). ~ Über Proteinurie bei Nierenkranken. Dtsch. med. Wschr. **1951**, 462. — SARGENT, F., II, and R. GOLDEN: Interactions between ascorbic acid and plasma and amino acids: failure to find bound ascorbic acid in plasma. Federat. Proc. **9**, 369 (1950). — SARRE, H.: Untersuchungen über die Sauerstoff- und Kohlensäurespannung im Harn und ihre Beziehung zum Nierengewebe und zur Nierenfunktion. Pflügers Arch. **239**, 377 (1937). ~ Über normale und pathologische Sauerstoffversorgung des Gewebes, insbesondere der Niere. Klin. Wschr. **1938**, 1716. ~ Die Bedeutung der experimentellen Forschung zur Pathogenese der menschlichen diffusen Glomerulonephritis. Deutsch. med. Wschr. **1939**, 1661. ~ Die Durchblutung der Niere bei der experimentellen diffusen Glomerulonephritis. Dtsch. Arch. klin. Med. **183**, 515 (1939). ~ Untersuchungen über Beziehungen zwischen Hochdruck, Nebennierenrindenhormon und Kochsalz. Dtsch. Arch. klin. Med. **192**, 167 (1944). ~ Zur Pathogenese und Therapie des nephrotischen Syndroms. Dtsch. med. Wschr. **1954**, 1652, 1713. ~ Nierenkrankheiten, Physiologie, Pathophysiologie. Klinik und Therapie. Stuttgart: Georg Thieme 1958. — SARRE, H., u. E. ANSORGE: Die reaktive Hyperämie der Niere. Pflügers Arch. **242**, 79 (1939). — SARRE, H., R. ENGER u. W. GERSTNER: Die Abhängigkeit der Nierendurchblutung vom Ureterendruck. Zbl. inn. Med. **1937**, 865. — SARRE, H., R. ENGER u. F. LINDER: Wirkung quantitativ abgestufter Drosselung der Nierendurchblutung auf den Blutdruck. Z. exper. Med. **104**, 1 (1938). — SARRE, H., u. A. MOENCH:

Funktionelle und morphologische Veränderungen der Niere durch chronischen Nervenreiz. Verh. dtsch. Ges. inn. Med. **56**, 187 (1950). ~ Über den Einfluß einer chronischen Entzündung im Gebiet der Nierennervenversorgung auf Funktion und Struktur der Niere. Acta neurovegetativa (Wien) **3**, 219 (1951). ~ Funktionelle und morphologische Veränderungen der Niere durch chronischen Nervenreiz. Z. exper. Med. **117**, 49 (1951). ~ Funktionelle und morphologische Veränderungen der Niere bei anhaltender elektrischer Reizung der vegetativen Nerven im Bereich des Nierengefäßstieles. Acta neurovegetativa (Wien) **4**, 316 (1952). — SARRE, H., u. H. WIRTZ: Durchblutung der Niere bei der experimentellen diffusen Glomerulonephritis und Folgen ihrer Denervierung. Verh. dtsch. Ges. Kreislaufforsch. **1939**, 280. — SARTORIUS, O. W., and K. ROBERTS: The effects of pitressin and desoxycorticosteron in low dosage on the excretion of sodium, potassium, and water by the normal dog. Endocrinology **45**, 273 (1949). — SARTORIUS, O. W., J. C. ROEMMELT and R. F. PITTS: The renal regulation of acid-base balance in man. IV. The nature of the renal compensations in ammonium chloride acidosis. J. Clin. Invest. **28**, 423 (1949). — SCHACHTER, D., and J. V. TAGGART: Benzoyl coenzyme A and hippuric synthesis. J. of Biol. Chem. **203**, 925 (1953). — SCHAFFER, N. K., L. V. DILL and H. J. STANDER: The effect of renin on the uric metabolism of the pregnant and non-pregnant dalmatian dog. Endocrinology **29**, 243 (1941). — SCHER, A. M.: Focal blood flow measurements in cortex and medulla of kidney. Amer. J. Physiol. **167**, 539 (1951). — SCHETTLER, G.: Nierenfunktionsdiagnostik mit Clearance-Methoden. Klin. Wschr. **1952**, 59. — SCHETTLER, G., F. DIETRICH, H. DUDAS u. R. SCHUBERT: Klinische Ergebnisse mit Clearance-Methoden. Dtsch. med. Wschr. **1952**, 705. — SCHLEGEL, M., and J. B. MOSES: A method for visualisation of kidney bloodvessels applied to studies of the crush-syndrome. Proc. Soc. Exper. Biol. a. Med. **74**, 832 (1950). — SCHMIDT-NIELSEN, B.: Renal tubular excretion of urea in kangaroo-rats. Amer. J. Physiol. **170**, 45 (1952). ~ Excretion of endogenous creatinine and of mannitol in the kangaroo-rat. Amer. J. Physiol. **178**, 177 (1954). — SCHMIDT-NIELSEN, B., D. SCHMIDT-NIELSEN, T. R. HOUPT and S. A. JARNUM: Urea excretion in the camel. Amer. J. Physiol. **188**, 477 (1957). — SCHNEIDER, M.: In H. REIN, Einführung in die Physiologie des Menschen, herausgeg. von M. SCHNEIDER. Berlin: Springer 1955. — SCHNEIDER, M., u. E. WILDBOLZ: Dekapsulation und Enervation der Niere und Nierendurchblutung. Z. urol. Chir. u. Gynäk. **43**, 1 (1937). — SCHOU, P.: Experimental studies on kidney function during sulphate diuresis. I. Investigations on the diuresis of rabbits during infusion of a hypertonic sulphate solution. Amer. J. Dis. Childr. **45**, 41 (1933). ~ Experimental studies on kidney function during sulfate diuresis. III. Investigations on the tubular function of rabbit-kidney during infusion of a hypertonic sulfate solution. Acta physiol. scand. (Stockh.) **7**, 183 (1944). — SCHRADE, W., E. BÖHLE u. G. BECKER: Über die Ausscheidung von Lipoproteiden im Urin bei den sogenannten Albuminurien. Dtsch. Arch. klin. Med. **202**, 415 (1955). — SCHREIER, K.: Die angeborenen Stoffwechselanomalien des Menschen. Klin. Wschr. **1953**, 729. — SCHWALB, H.: Clearance-Untersuchungen bei Nierenkrankheiten und Hochdruck. Münch. med. Wschr. **95**, 1001 (1953). — SCHWARTZ, B. M., P. K. SMITH and A. W. WINKLER: Renal excretion of sulfate. Amer. J. Physiol. **137**, 658 (1942). — SCHWARTZ, W. B.: The effect of sulfanilamid on salt and water excretion in congestive heart failure. New England J. Med. **240**, 173 (1949). SCHWARTZ, W. B., R. L. JENSON and A. S. RELMAN: The disposition of acid administered to sodium-depleted subjects: The renal response and the role of the whole body buffers. J. Clin. Invest. **33**, 587 (1954). ~ Acidification of the urine and increased ammonium excretion without change in acid-base equilibrium: sodium reabsorption as a stimulus to the acidifying process. J. Clin. Invest. **34**, 673 (1955). — SCHWEIZER, M., R. GAUNT, N. ZINKEN and O. NELSON: The role of the adrenal cortex and the anterior pituitary in diabetes insipidus. Amer. J. Physiol. **132**, 141 (1941). — SCHWIEGK, H.: Die Auswirkungen von Funktionsstörungen des Herzens auf die Peripherie. Z. Kreislaufforsch. **45**, 634 (1956). — SCOTT, D. A., and A. M. FISHER: Carbonic anhydrase. J. of Biol. Chem. **144**, 371 (1942). — SCRIBNER, B. H., K. FREMONT-SMITH and J. M. BURNELL: The effect of acute respiratory acidosis on the internal equilibrium of potassium. J. Clin. Invest. **34**, 1276 (1955). — SEITZ, W., E. ZIMMER u. P. E. ALBERTI: Papierelektrophoretische Untersuchungen der Proteine im Harn Gesunder und Kranker. Z. klin. Med. **152**, 196 (1953). — SELKURT, E. E.: The influence of glucose renal tubular reabsorption and p-aminohippuric acids tubular excretion on the simultaneous clearance of ascorbic acid. Amer. J. Physiol. **142**, 182 (1944). ~ Influence of hypoxia on renal circulation and on excretion of electrolytes and water. Amer. J. Physiol. **172**, 700 (1953). ~ Nierenfunktion bei veränderten Kreislaufverhältnissen. In 3. Freiburger Symposion, Pathologische Physiologie und Klinik der Nierensekretion, S. 23. Berlin-Göttingen-Heidelberg: Springer 1955. ~ Der Nierenkreislauf. Klin. Wschr. **1955**, 359. — SELKURT, E. E., M. BRANDFONBRENER and H. M. GELLER: Effect of ureteral pressure increase on renal hemodynamics and the handling of electrolytes and water. Amer. J. Physiol. **170**, 61 (1952). — SELKURT, E. E., P. W. HALL and M. P. SPENCER: Influence of graded aterial pressure decrement on renal clearance of creatinine, p-amino-hippurate and sodium.

Amer. J. Physiol. **159**, 369 (1949). — SELKURT, E. E., and C. R. HOUCK: The effect of sodium and potassium chloride on the renal clearance of ascorbic acid. Amer. J. Physiol. **141**, 423 (1944). — SELKURT, E. E., L. J. TALBOT and C. R. HOUCK: The effect of the administration of oestrogen on the mechanism of ascorbic acid excretion in the dog. Amer. J. Physiol. **140**, 260 (1943). — SELLERS, A. L., N. GRIGGS, J. MARMORSTON and H. C. GOODMAN: Filtration and reabsorption of protein by the kidney. J. of Exper. Med. **100**, 1 (1954). — SENDROY jr., J., J. S. SEELIG and D. D. VAN SLYKE: Studies of acidosis. XXIII. The carbon dioxide tension and acid-base balance of human urine. J. of Biol. Chem. **106**, 479 (1934). — SHANNON, J. A.: The excretion of inulin by the dogfish. Squalus acenthias. J. Cellul. a. Comp. Physiol. **5**, 301 (1934). ~ The excretion of inulin by the dog. Amer. J. Physiol. **112**, 405 (1935). ~ Excretion of phenol red by the dog. Amer. J. Physiol. **113**, 602 (1935). ~ Glomerular filtration and urea excretion in relation to urine flow in the dog. Amer. J. Physiol. **117**, 206 (1936). ~ The excretion of uric acid by the chicken. J. Cellul. a. Comp. Physiol. **11**, 135 (1938). ~ The renal excretion of phenol red by the aglomerular fishes Opsanus tau and Lophius piscatorius. J. Cellul. a. Comp. Physiol. **11**, 315 (1938). ~ Urea excretion in the normal dog during forced diuresis. Amer. J. Physiol. **122**, 782 (1938). ~ The renal reabsorption and excretion of urea under conditions of extreme diuresis. Amer. J. Physiol. **123**, 182 (1938). ~ Renal tubular excretion. Physiologic. Rev. **19**, 63 (1939). ~ The control of the renal excretion of water. I. The effect of variations in the state of hydration on water excretion in dogs with diabetes insipidus. J. of Exper. Med. **76**, 371 (1942). ~ The control of the renal excretion of water. II. The rate of liberation of the posterior pituitary antidiuretic hormon in the dog. J. Exper. Med. **76**, 387 (1942). — SHANNON, J. A., S. FARBER and L. TROAST: The measurement of glucose Tm in the normal dog. Amer. J. Physiol. **133**, 752 (1941). — SHANNON, J. A., and S. FISHER: The renal tubular reabsorption of glucose in the normal dog. Amer. J. Physiol. **122**, 765 (1938). — SHANNON, J. A., N. JOLLIFFE and H. W. SMITH: The excretion of urine in the dog. IV. The filtration and secretion of exogenous creatinine. Amer. J. Physiol. **102**, 534 (1932). — SHANNON, J. A., and H. W. SMITH: The excretion of inulin, xylose and urea by normal and phlorizined man. J. Clin. Invest. **14**, 393 (1935). — SHANNON, J. A., and F. R. WINTON: The renal excretion of inulin and creatinine by the anaesthetized dog and the pump-lung-kidney preparation. J. of Physiol. **98**, 97 (1940). — SHEEHAN, H. L.: The renal elimination of phenol red in the dog. J. of Physiol. **87**, 237 (1936). — SHEFFNER, A. L., J. B. KIRSNER and W. L. PALMER: Studies on amino acid excretion in man. I. Amino acids in urine. J. of Biol. Chem. **175**, 107 (1948). — SHERRY, S., G. J. FRIEDMAN, K. PALEY, J. BERKMAN and E. RALLI: The mechanism of the excretion of vitamin C by the dog kidney. Amer. J. Physiol. **130**, 276 (1940). — SHIPLEY, R. E., and R. S. STUDY: Changes in renal blood flow, extraction of inulin, glomerular filtration rate, tissue pressure and urine flow with acute alterations of renal artery blood pressure. Amer. J. Physiol. **167**, 676 (1951). — SHORR, E., S. BAEZ, W. B. ZWEIFACH, PAYNE, A. MAZUR and METZ: Antidiuretic action of hepatic vasodepressor ferritin (VDM) and its occurence in conditions associated with antidiuresis in man. Trans. Assoc. Amer. Physicians **63**, 39 (1950). — SILVETTE, H., and S. W. BRITTON: Renal function in the opossum and the mechanism of cortico-adrenal and postpituitary action. Amer. J. Physiol. **128**, 747 (1938). — SINGER, B., and J. WERNER: Excretion of sodium-retaining substance in patients with congestive heart failure. Amer. Heart J. **45**, 795 (1953). — SIROTA, J. H.: Carbon tetrachloride poisoning in man. I. The mechanism of renal failure and recovery. J. Clin. Invest. **28**, 1412 (1949). — SIROTA, J. H., D. HAMERMAN and E. E. JAFFE: Renal function studies in an adult subject with Fanconi-syndrome. Amer. J. Med. **16**, 138 (1954). — SIROTA, J. H., T. F. YÜ and A. B. GUTMAN: Effect of benemid (p-(di-n-propylsulfamyl)-benzoic acid) on urate clearance and other discrete renal functions in gouty subjects. J. Clin. Invest. **31**, 692 (1952). — SKEGGS, L. T., J. R. KAHN and N. P. SHUMWAY: The isolation of hypertensin from the circulating blood of normal dogs with experimental renal hypertension by dialysis in an artificial kidney. Circulation (New York) **3**, 384 (1951). — SKEGGS jr., L. T., K. E. LENTZ, J. R. KAHN, N. P. SHUMWAY and K. R. WOODS: The amino acid sequence of hypertensin. J. of Exper. Med. **104**, 193 (1956). — SLYKE, D. D. VAN: Urea. Harvey Lect. **11**, 146 (1915/16). ~ The effect of shocks in the kidney. Ann. Int. Med. **28**, 701 (1948). ~ L'insufficienzia renale tubulare nello shock e nella nephrite. Minerva med. (Torino) **1954**, 1501. — SLYKE, D. D. VAN, A. HILLER and B. F. MILLER: The clearance extraction percentage and estimated filtration of sodium ferrocyanide in the mammalian kidney. Comparison with inulin, creatinine and urea. Amer. J. Physiol. **113**, 611 (1935). — SLYKE, D. D. VAN, R. A. PHILLIPS, P. B. HAMILTON, R. M. ARCHIBALD, P. H. FUTCHER and A. HILLER: Glutamine as source material of urinary ammonia. J. of Biol. Chem. **150**, 481 (1943). — SLYKE, D. D. VAN, C. P. RHOADS, A. HILLER and A. S. ALVING: Relationship between urea excretion, renal blood flow, renal oxygen consumption and diuresis. The mechanism of urea excretion. Amer. J. Physiol. **109**, 336 (1934). — SMIRK, F. H.: The influence of posterior pituitary hormone on the absorption and distribution of water in man.

J. of Physiol. **78**, 147 (1933). — SMITH, H. W.: The excretion of the non-metabolized sugars in the dogfish, the dog and man. In H. BERGLUND, G. MEDES, G. HUBER, W. LONGECOPE u. A. RICHARDS, The Kidney in Health and Disease, S. 92. Philadelphia: Lea a. Febiger 1935. ~ Studies in the physiology of the kidney. Lawrence: University of Kansas 1939. ~ Lectures on the kidney. University Extension Division. Lawrence: University of Kansas 1943. ~ The physiology of the kidney. Oxford University Press 1937. ~ The Kidney, Structure and Function in Health and Disease. New York: Oxford University Press 1951. ~ Renal excretion of sodium and water. Federat. Proc. **11**, 701 (1952). — SMITH, H. W., and R. W. CLARKE: The excretion of inulin and creatinine by the anthropoid apes and other infrahuman primates. Amer. J. Physiol. **122**, 132 (1938). — SMITH, H. W., N. FINKELSTEIN, L. ALIMINOSA, B. CRAWFORD and M. GRABER: The renal clearance of substituted hippuric acid derivatives and other aromatic acids in dog and man. J. Clin. Invest. **24**, 388 (1945). — SMITH, H. W., W. GOLDRING and H. CHASIS: The measurement of the tubular excretory mass, effective blood flow and filtration rate in the normal human kidney. J. Clin. Invest. **17**, 263 (1938). — SMITH, H. W., W. GOLDRING, H. CHASIS, H. A. RANGES and S. E. BRADLEY: The application of saturation methods to the study of glomerular and tubular function in the human kidney. J. Mt. Sinai Hosp. **10**, 59 (1943). — SMITH, L. H., and G. E. SCHREINER: Studies on renal hyperchloraemic acidosis. J. Labor. a. Clin. Med. **43**, 347 (1954). — SMITH, P. K., R. W. OLLAYOS and A. W. WINKLER: Tubular reabsorption of phosphate in the dog. J. Clin. Invest. **22**, 143 (1943). — SMITH, W., N. FINKELSTEIN and H. W. SMITH: Renal excretion of hexitols and their derivates and of endogenous creatinine-like chromogen in dog and man. J. of Biol. Chem. **135**, 231 (1940). — SMITH, W. W.: The excretion of phenol red in the dogfish, Squalus acanthias. J. Cellul. a. Comp. Physiol. **14**, 357 (1939). — SMITH, W. W., and H. W. SMITH: Protein binding of phenol red, diodrast and other substances in plasma. J. of Biol. Chem. **124**, 107 (1938). — SOULIER, J. P.: Étude électrophorétique de 86 cas de protéinurie (albuminurie). (Protéinurie des myélomes et des néphropathies.) Presse méd. **1953**, 49. — SOUTHWORTH, H.: Acidosis associated with administration of paraaminobencene sulfonamide (Prontylin). Proc. Soc. Exper. Biol. a. Med. **36**, 58 (1937). — SPANNER, R.: Der Abkürzungskreislauf der menschlichen Niere; Beitrag zur Kenntnis der Leistungszweiteilung ihres Gefäßsystems. Klin. Wschr. **1937**, 1421. ~ Die Kleisterinjektion, ihre praktische Anwendung und Verbesserung für Aufhellungspräparate. Anat. Anz. **85**, 299 (1938). — SPERBER, I.: The excretion of some glucoronic acid derivates and phenol sulfuric esters in the chicken. Ann. Roy. Agricult. Coll. Sweden **15**, 317 (1948). ~ The excretion of piperidine, guanidine, methylguanidine and N-methylnicotinamid in the chicken. Ann. Roy. Agricult. Coll. Sweden **16**, 49 (1948). ~ Competitive inhibition and specificity of renal tubular transport mechanism. Arch. internat. Pharmacodynamie **97**, 221 (1954). — SPINELLI, A. S.: Lesioni del reue consecutive ad irritazione dei nervi del peduncolo. Ann. ital. Chir. **11**, 585 (1932). — SPRINGORUM, P. W.: Über die Unabhängigkeit hormonaler und zentralnervöser Diuresehemmung von der Nierengesamtdurchblutung und dem arteriellen Druck. Pflügers Arch. **240**, 342 (1938). — SPRINGORUM, P. W., u. D. CENTENERA: Die verschiedene Beteiligung beider Nieren an Diureseänderungen und vasomotorischen Reaktionen. Pflügers Arch. **239**, 440 (1937). — SPÜHLER, O.: Zur Patho-Physiologie der Niere. Bern: H. Huber 1946. — SPÜHLER, O., u. H. U. ZOLLINGER: Die diabetische Glomerulosklerose. Dtsch. Arch. klin. Med. **190**, 321 (1943). — STADTMAN, E. R.: The net enzymatic synthesis of acetyl coenzyme A. J. of Biol. Chem. **196**, 535 (1952). — STARLING, E. H., and E. B. VERNEY: The secretion of urine as studied on the isolated kidney. Proc. Roy. Soc. Lond., Ser. B **97**, 321 (1925). — STEGGERDA, F. R.: Comparative study of water metabolism in amphibians injected with pituitrin. Proc. Soc. Exper. Biol. a. Med. **36**, 103 (1937). — STEIN, W. H.: Excretion of amino acids in cystinuria. Proc. Soc. Exper. Biol. a. Med. **78**, 705 (1951). — STEIN, W. H., and S. MOORE: Chromatography of amino acids on starch columus. Separation of phenylalanin, leucine, isoleucine, methionine, tyrosine, valine. J. of Biol. Chem. **176**, 337 (1948). — STEINITZ, K.: A colorimetric method for the determination of inulin in blood plasma and urine. J. of Biol. Chem. **126**, 589 (1938). ~ Studies on the conditions of glucose excretion in man. J. Clin. Invest. **19**, 299 (1940). ~ Zur Frage der Nierendurchblutung bei Normalen, Hypertonikern und Nierenkranken. Acta med. scand. (Stockh.) **109**, 95 (1941). — STEMMLER, M.: Die akuten Nephrosen. 1. Mitt. Die Sublimatnephrose. Arch. f. Anat. **328**, 1 (1956). — STERN, J. R., B. SHAPIRO, E. R. STADTMAN and S. OCHOA: Enzymatic synthesis of citric acid. J. of Biol. Chem. **193**, 703 (1951). — STIERLEN, G.: Untersuchungen über die Nierengefäßreaktion bei Mangeldurchblutung. Pflügers Arch. **238**, 727 (1937). — STILL, Z., and E. WHITCOMB: An investigation of renal shunts in rats. Amer. J. Physiol. **178**, 399 (1954). — STOLL, J. E., and A. J. CARLSON: The anuria following temporary anemia of the kidneys. Amer. J. Physiol. **67**, 153 (1923). — STOWERS, J. M., and C. E. DENT: Studies on mechanism of Fanconi-Syndrome. Quart. J. Med. **16**, 275 (1947). — STRAUS, W., and J. OLIVER: Cellular mechanisms of protein metabolism in the nephron. VI. The immunological demonstration of egg white in droplets and other cellular fractions of the rat kidney after intraperitoneal injection. J. of Exper. Med. **102**, 1 (1955). — STUDY, R. S., and R. E. SHIPLEY: Comparison of direct with indirect renal blood flow, extraction of inulin and diodrast, before and during acute renal nerve stimulation. Amer. J. Physiol. **163**, 442 (1950). — SULLIVAN, W. J., and P. J. DORMAN: Effects of chronic respiratory acidosis on renal tubular reabsorption of bicarbonate. Federat. Proc. **13**, 148 (1954). ~ The renal response to chronic respiratory acidosis. J. Clin. Invest. **34**, 268 (1955). — SUMMERVILLE, W. W., R. F. HANZAL and H. GOLDBLATT: Urea clearance in normal dog. Amer. J. Physiol. **102**, 1 (1932). — SURTSHIN, A., C. B. MUELLER and H. L. WHITE: Effect of acute changes in glomerular filtration rate on water and electrolyte excretion: mechanism of denervation diuresis. J. of Physiol. **169**, 159 (1952). — SVANBORG, A.: Studies on renal hyperlipemia. Acta med. scnad. (Stockh.) **141**, Suppl. Bd. 264 (1951). — SWANSON, R. E., T. HOSHIKO and M. B. VISSCHER: Transtubular water movement in the isolated doubly-perfused bullfrog kidney. Amer. J. Physiol. **184**, 535 (1956).

TAGGART, J. V.: Encymatic processes in tubular secretory transport. Renal function. Transaction of the 3. conference. Josiah Macy jun. Foundation, New York 1952, S. 201. ~ Some bichemical features of tubular transport mechanism. The Kidney. Ciba-Foundation-Symposin, London 1954. — TAGGART, J. V., and D. R. DRURY: The action of renin on rabbits with renal hypertension. J. of Exper. Med. **71**, 857 (1940). — TAGGART, J. V., L. SILVERMAN and E. M. TRAYNER: Influence of renal electrolyte composition on the tubular excretion of p-aminohippurate. Amer. J. Physiol. **173**, 345 (1953). — TALBOTT, J. H.: Gout. Chapt. 4, Oxford Medicine 4. New York: Oxford University Press 1948. ~ Clinical and metabolic effects of benemid in gout. Bull. Rheumat. Dis. **2**, 1 (1951). — TALBOTT, J. H., C. BISHOP, B. M. NORCROSS and L. M. LOCHIE: The clinical and metabolic effects of benemid in patient with gout. Trans. Assoc. Amer. Physicians **64**, 372 (1951). — TALBOTT, J. H., B. CASTLEMAN, R. H. SMITHWICK and R. S. MELVILLE: Renal biopsy studies correlated with renal clearance observations in hypertensive patients treated with radical sympathectomy. J. Clin. Invest. **22**, 387 (1943). — TARAIL, R., and J. R. ELKINTON: Potassium deficiency and the role of the kidney in its production. J. Clin. Invest. **28**, 99 (1949). — TASHIRO, K., and H. ABE: The dependence of the nature of caffeine diuresis upon the dose used. I. Renal oxygen consumption and blood flow during caffeine diuresis. Tohoku J. exper. Med. **3**, 142 (1924). — TAUGNER, R., M. v. BUBNOFF u. W. BRAUN: Gibt es eine tubuläre Phosphatsekretion? Über die Ausscheidung von anorganischem und organischem Phosphat bei der Katze. Pflügers Arch. **258**, 133 (1953). — TERBRÜGGEN, A.: Über das Vorkommen hyaliner Tropfen in der Niere in Abhängigkeit vom Auftreten körperfremden Eiweißes. Beitr. path. Anat. **86**, 235 (1931). — TERRY, R., D. R. HAWKINS, E. H. CHURCH and G. H. WHIPPLE: Proteinuria related to hyperproteinemia in dogs following plasma given parenterally. A renal threshold for plasma proteins. J. of Exper. Med. **87**, 561 (1948). — THEOBALD, G. W., and E. B. VERNEY: Inhibition of water diuresis by afferent nerve stimuli after complete denervation of kidney. J. of Physiol. **83**, 341 (1935). — THEOBALD, G. W., and M. WHITE: An antidiuretic substance extracted from the liver. J. of Physiol. **78**, 18 P (1933). THOMPSON, D. D., and M. J. BARRETT: Renal reabsorption of bicarbonate. Amer. J. Physiol. **176**, 201 (1954). — THOMPSON, D. D., M. J. BARRETT and R. F. PITTS: Significance of glomerular perfusion in relation to variability of filtration rate. Amer. J. Physiol. **167**, 546 (1951). — THOMPSON, D. D., and R. F. PITTS: Effects of alterations of renal arterial pressure on sodium and water excretion. Amer. J. Physiol. **168**, 490 (1952). — THOMSON, D. L., and J. B. COLLIP: The parathyroid glands. Physiologic. Rev. **12**, 309 (1932). — TIGERSTEDT, R., u. P. G. BERGMANN: Niere und Kreislauf. Skand. Arch. Physiol. (Berl. u. Lpz.) 8, 223 (1898). — TONI, G. DE: Remarks on relations between renal rickets (renal dwarfism) and renal diabetes. Acta paediatr. (Stockh.) **16**, 479 (1933). ~ Un nouveau syndrome dysmétabolique et dysendocrine: Acidose rénale idiopathique avec néphrocalcinose et pseudoparalyse hypopotassiémique, nanisme, rachitisme tardif, dystrophie adiposogénitale. Ann. paediatr. (Basel) **182**, 63 (1954). — TRIBE, E. M., and J. BARCROFT: The vascular metabolic conditions of the normal kidney in rabbits. Proc. Physiol. Soc. London **50**, 10 (1915/16). — TRUETA, J., A. E. BARCLAY, P. DANIEL, K. J. FRANKLIN and M. M. L. PRITCHARD: Studies of the renal circulation. Spriengfield: Ch. C. Thomas 1947. — TRUETA, J., A. E. BARCLAY, K. L. FRANKLIN, P. DANIEL and M. M. L. PRICHARD: Renal pathology in the light of recent neurovascular studies: Preliminary communication. Lancet **1946 II**, 237.

UEHLINGER, E.: Renale Osteo-dystrophia fibrosa und renale Osteomalacie. Schweiz. Z. Path. u. Bakter. **16**, 997 (1953). ~ Pathogenese des Hyperparathyreoidismus. 62. Tagg der Dtsch. Ges. Inn. Med. 1956. — ULLRICH, K. J., F. O. DRENCKHAHN u. K. H. JARAUSCH: Untersuchungen zum Problem der Harnkonzentrierung und -verdünnung. Über das osmotische Verhalten von Nierenzellen und die begleitende Elektrolytanhäufung im Nierengewebe bei verschiedenen Diuresezuständen. Pflügers Arch. **261**, 62 (1955). — ULLRICH, K. J., u. K. H. JARAUSCH: Über die Verteilung von Elektrolyten (Na, K, Ca, Mg, Cl, anorganischem Phosphat), Harnstoff, Aminosäuren, exogenem Kreatinin und organischen Phosphorverbindungen in Rinde und Mark der Hundeniere bei verschiedenen Diuresezuständen. XX. Internat. Kongr. Physiol. Brüssel 1956. — UZMAN, L. L.: On the relationship of urinary copper excretion to the aminoaciduria in Wilson's disease (Hepatolenticular degeneration). Amer. J. Med. Sci. **226**, 645 (1953). — UZMAN, L. L., and D. DENNY-BROWN: Aminoaciduria in hepatolenticular degeneration (Wilson's disease). Amer. J. Med. Sci. **215**, 599 (1948).

VEHNIÄINEN, E., u. G. TÖTTERMAN: Clearence determinations in a case of renal diabetes. Ann. med. int. fenn. **37**, 68 (1948). — VERNEY, E. B.: Absorption and excretion of water: antidiuretic hormone. Lancet **1946 II**, 781. ~ Agents determining and influencing the functions of the pars nervosa of the pituitary. Brit. Med. J. **1948**, 119. ~ Antidiuretic hormone and the factors which determine its release. Proc. Roy. Soc. Lond., Ser. B **135**, 25 (1947). — VERNEY, E. B., and F. R. WINTON: The action of caffeine on the isolated kidney of the dog. J. of Physiol. **69**, 153 (1930). — VERWEY, W. F., and A. K. MILLER: Effect of caronamide upon penicillin therapy of experimental pneumococcus and thyphoid infections in mice. Proc. Soc. Exper. Biol. a. Med. **65**, 222 (1947). — VIAR, W. N., B. B. OLIVER, S. EISENBERG, P. A. LOMBARDO, K. WILLIS and T. R. HARRISON: Effect of posture and of compression of neck on excretion of electrolytes and glomerular filtration: further studies. Circulation (New York) **3**, 105 (1951). — VIGNEAUD, V. DU, D. T. GISH and P. G. KATSOYANNIS: A synthetic preparation possessing biological properities associated with arginine-vasopressin. J. Amer. Chem. Soc. **76**, 4751 (1954). — VIMTRUP, B.: On the number, shape, structure and surface area of the glomeruli in the kidney of man and mammals. Amer. J. Anat. **41**, 123 (1928). ~ Histological examinations of kidneys of heteromyidae. Scand. J. Clin. a. Labor. Invest. **1**, 339 (1949). — VOGEL, G., E. HEYM u. K. ANDERSSOHN: Versuche zur Bedeutung kolloidosmotischer Druckdifferenzen für einen passiven Transportmechanismus in den Nierenkanälchen. Z. exper. Med. **126**, 485 (1955). — VOLHARD, F.: Die Pathogenese der Nephritis. Krkh.forsch. **1**, H. 4 (1925). ~ Nieren und ableitende Harnwege. In Handbuch der inneren Medizin (BERGMANN-STAEHELIN), 2. Aufl., Bd. VI, Teil 2. Berlin: Springer 1931. ~ Über die Nephrose. Verh. des 3. Internat. Kongr. vergl. Pathologie, Athen 1936. ~ Nierenerkrankungen und Hochdruck. Leipzig: Johann Ambrosius Barth 1942. — VOLHARD, F., G. BERGMANN u. R. STAEHELIN: Die doppelseitigen hämatogenen Nierenerkrankungen. In Handbuch der inneren Medizin, 2. Aufl., Bd. VI/1 u. 2. Berlin: Springer 1931.

WAKERLIN, G. E.: Factors regulating blood pressure. 1950. Zit. nach A. BOHLE 1954. — WALKER, A. M.: Ammonia formation in the amphibian kidney. Amer. J. Physiol. **131**, 187 (1940). — WALKER, A. M., P. A. BOTT, J. OLIVER and M. C. MACDOWELL: The collection and analysis of fluid from single nephrons of the mammilian kidney. Amer. J. Physiol. **134**, 580 (1941). — WALKER, A. M., and C. L. HUDSON: The reabsorption of glucose from the renal tubule in amphibia and the action of phlorhizin upon it. Amer. J. Physiol. **118**, 130 (1937). ~ The role of the tubule in the excretion of inorganic phosphates by the amphibian kidney. Amer. J. Physiol. **118**, 153 (1937). — WALKER, A. M., C. L. HUDSON, T. FINDLEY jr. and A. N. RICHARDS: The total molecular concentration and the chloride concentration of fluid from different segments of the renal tubule of amphibia: the site of chloride reabsorption. Amer. J. Physiol. **118**, 121 (1937). — WALKER, A. M., and J. OLIVER: Methods for the collection of fluid form single glomeruli and tubules of the mammalian kidney. Amer. J. Physiol. **134**, 562 (1941). — WALKER, A. M., and J. A. REISINGER: Quantitative studies of the composition of glomerular urine from frogs and necturi determined by an ultramicroadaptation of the method of Summer. Observations on the action of phlorizin. J. of Biol. Chem. **101**, 223 (1933). — WALLENIUS, G.: Renal clearance of dextran as a measure of glomerular permeability. Acta Soc. Med. upsal. **59**, Suppl. 4, 91 (1954). — WARREN, J. V., E. S. BRANNON and A. J. MERRILL: A method of obtaining renal venous blood in unanesthetized persons with observations on the extraction of oxygen and sodium para-aminohippurate. Science (Lancaster, Pa.) **100**, 108 (1944). — WEARN, I. T., and A. N. RICHARDS: Observations on the compostion of glomerular urine, with particular reference to the problem of reabsorption in the renal tubules. Amer. J. Physiol. **71**, 209 (1924). ~ The concentration of chloride in the glomerular urine of frogs. J. of Biol. Chem. **66**, 247 (1925). — WEAVER jr., T. A., and P. C. BUCY: The anatomical relationships of the hypophyseal stem and the median eminence. Endocrinology **27**, 227 (1940). — WEIL, A.: Über die hereditäre Form des Diabetes insipidus. Arch. f. Anat. **95**, 70 (1884). — WELT, L. G., and J. ORLOFF: The effects of an increase in plasma volume on the metabolism and excretion of water and electrolytes by normal subjects. J. Clin. Invest. **30**, 751 (1951). — WERKÖ, L., H. BUCHT and B. JOSEPHSON: The renal extraction of para-amino-hippuric acid and oxygen in man during postural changes of the circulation. Scnad. J. Clin. a. Labor. Invest. **1**, 321 (1949). — WESSON jr., L. G., and W. P. ANSLOW: Excretion of sodium and water during osmotic diuresis in the dog. Amer. J. Physiol. **153**, 465 (1948). ~ Effect of osmotic and mercurial diuresis on simultaneous water-diuresis. Amer. J. Physiol. **170**, 255 (1952). ~ Relationship of changes in glomerular filtration, plasma chloride and bicarbonate concentrations and urinary osmotic load to renal excretion of chloride. Amer. J. Physiol. **180**, 237 (1955). — WESSON jr., L. G., W. P. ANSLOW jr., L. G. RAISZ, A. A. BOLOMEY and M. LADD: Effect of sustained expansion of extracellular fluid volume upon filtration rate, renal plasma flow and electrolyte and water excretion in the dog. Amer. J. Physiol. **162**, 677 (1950). — WESSON jr., L. G., W. P. ANSLOW jr. and H. W. SMITH: The excretion of strong electrolytes. Bull. New York Acad. Med. **24**, 586 (1948). — WEST, C. D., and S. RAPOPORT: Urinary excretion of phosphate following the injection of sodium p-aminohippurate. Proc. Soc. Exper. Biol. a. Med. **71**, 322 (1949). — WETTSTEIN, A.: Chemie und Biologie neuer Corticoide. Verh. dtsch. Ges. inn. Med. **62** (1956). — WHITE, A. G., G. RUBIN and L. LEITER: Studies in edema. III. The effect of pitressin on the renal excretion of water and electrolytes in patients with and without liver disease. J. Clin. Invest. **30**, 1287 (1951). — WHITE, H. L.: Studies on renal tubule function. I. A comparison of the concentration ratio of various urinary costituents. Amer. J. Physiol. **65**, 200 (1923). ~ Studies on renal tubule function. II. A comparison of the plasma concentrations and rates of excretion of various urinary costituents. Amer. J. Physiol. **65**, 212 (1923). ~ Studies on renal tubule function. III. Observations on the excretion of sulfate, with a modified technic for the determination of inorganic sulfate in blood or plasma. Amer. J. Physiol. **65**, 537 (1923). ~ Further observations on the glomerular function. Amer. J. Physiol. **102**, 222 (1932). ~ Observations on the behavior of diodrast in the dog. Amer. J. Physiol. **130**, 454 (1940). — WHITE, H. L., and T. FINDLEY jr.: Time relations in renal excretion of threshold and no-threshold substances. Amer. J. Physiol. **119**, 740 (1937). — WHITE, H. L., and B. MONAGHAN: A comparison of the clearences of various urinary consistuents. Amer. J. Physiol. **104**, 412 (1933). — WHITE, H. L., and F. O. SCHMITT: The site of reabsorption in the kidney tubule of Necturus. Amer. J. Physiol. **76**, 483 (1926). — WILBRANDT, W., u. L. LASZT: Untersuchungen über die Ursachen der selektiven Resorption der Zucker aus dem Darm. Biochem. Z. **259**, 398 (1933). — WILLIAMS, R. H., and C. HENRY: Nephrogenic diabetes insipidus: transmitted by females and appearing during infancy in males. Ann. Int. Med. **27**, 84 (1947). — WILLIAMS, T. F., W. HOLLANDER, M. B. STRAUSS, E. C. ROSSMEISL and R. MACLEAN: Mechanism of increased renal sodium excretion following mannitol infusion in man. J. Clin. Invest. **34**, 595 (1955). — WILLIAMSON, D. A. J.: Cystinosis. Arch. Dis. Childh. **27**, 356 (1952). — WINER, N. J.: Renal function in diabetes insipidus. Arch. Int. Med. **70**, 61 (1942). — WINKLER, A. W., and P. K. SMITH: Renal excretion of potassium salts. Amer. J. Physiol. **138**, 94 (1942). — WINTON, F. R.: The glomerular pressure in the isolated mammalian kidney. J. of Physiol. **72**, 361 (1931). ~ The controle of the glomerular pressure by vascular changes within the isolated mammalian kidney, demonstrated by the action of adrenaline. J. of Physiol. **73**, 151 (1931). ~ Physical factors involved in the activities of the mammalian kidney. Harvey Lect. **47**, 21 (1951/52). — WIRZ, H.: Untersuchungen über die Nierenfunktion bei adrenalektomierten Katzen. Helvet. physiol. Acta **3**, 589 (1945). ~ Der osmotische Druck des Blutes in der Nierenpapille. Helvet. physiol. Acta **11**, 20 (1953). ~ Heutige Ansichten der Nierenphysiologie. Pathologische Physiologie und Klinik der Nierensekretion, S. 1. 3. Freiburger Symposion. Berlin: Springer 1955. — WIRZ, H., B. HARGITAY u. W. KUHN: Lokalisation der Konzentrationsprozesse in der Niere durch direkte Nierenkryoskopie. Helvet. physiol. Acta **9**, 196 (1951). — WITTKOPF, H.: Eine Vereinfachung der Nierenfunktionsprüfung mit PAH nach der Clearancemethode. Klin. Wschr. **1951**, 191. — WOLF, A. V.: The urinary function of the kidney. New York: Grune & Stratton 1950. — WOLF, A. V., and S. M. BALL: Effect of intravenous calcium salts on renal excretion in the dog. Amer. J. Physiol. **158**, 205 (1949). — WOLFF, H. P., K. H. KOCZOREK u. E. BUCHBORN: Klinische Aldosteronuntersuchungen. Verh. dtsch. Ges. inn. Med. **62** (1956). — WOLFSON, W. Q., C. COHN, R. LEVINE and B. HUDDLESTUN: The transport and excretion of uric acid in man. III. Physiological significance of the uricosuric effect of caronamide. Amer. J. Med. **4**, 774 (1948). — WOLFSON, W. Q., B. HUDDLESTUN and R. LEVINE: The transport of excretion of uric acid in man. II. The endogenous uric acid-like chromogen of biological fluids. J. Clin. Invest. **26**, 995 (1947). — WOLFSON, W. Q., R. LEVINE and M. TINSLEY: The transport and excretion of uric acid in man. I. True uric acid in normal cerebrospinal fluid, in plasma and in ultrafiltrates of plasma. J. Clin. Invest. **26**, 991 (1947). — WOLLHEIM, E.: Über die tubulären Funktionsstörungen der Niere. Verh. dtsch. Ges. inn. Med. **58**, 211 (1952). — WOMERSLEY, R. A., and J. H. DARRACH: Potassium and sodium restriction in the normal human. J. Clin. Invest. **34**, 456 (1955). — WRIGHT, L. D.: Symposium: amino acid excretion. Renal clearances of essential amino acids. Trans. New York Acad. Sci., Ser. II **10**, 271 (1948). — WRIGHT, L. D., H. F. RUSSO, H. R. SKEGGS, E. A. PATCH and K. H. BEYER: The renal clearance of essential amino acids: arginine, histidine, lysine, and methionine. Amer. J. Physiol. **149**, 130 (1947). — WUETHRICH, F., u. F. REUBI: Renale Glykosurie beim Menschen und Kaninchen nach Vergiftung mit Ferricyankalium und anderen Fe^{III} Verbindungen. Helvet. med. Acta **22**, 389 (1955). — WUHRMANN, F., u. C. WUNDERLY: Neuere klinische Untersuchungen über die Proteinurie. Bull. schweiz. Akad. Med. Wiss.

6, 254 (1950). ~ Die Bluteiweißkörper des Menschen. Basel: Bruno Schwabe & Co. 1947 u. 1952.

YEH, H. L., W. FRANKL, M. S. DUNN, P. PARKER, B. HUGHES and P. GYORGY: Urinary excretion of amino acids by cystinuric subjects. Amer. J. Med. Sci. **214**, 507 (1947). — YUILE, C. L., and W. F. CLARK: Myohemoglobinuria: a study of the renal clearance of myohemoglobin in dogs. J. of Exper. Med. **74**, 187 (1941).

ZAHN, K., u. H. LANGENDORF: Die Abscheidungsgeschwindigkeit des Primärharnes im Glomerulus der Froschniere. Pflügers Arch. **251**, 177 (1949). — ZAK, G. A., C. BRUN and H. W. SMITH: The mechanism of formation of osmotically concentrated urine during the antidiuretic state. J. Clin. Invest. **33**, 1494 (1954). — ZENKER, R., H. SARRE, K. H. PFEFFER u. H. H. LÖHR: Die Sympathektomie beim Nochdruck und ihre Ergebnisse. Erg. inn. Med. **3**, 1 (1952). — ZOLLINGER, H. U.: Die Anurie bei Chromoproteinurie. Stuttgart: Georg Thieme 1952.

Die Pathomorphologie der Nierenausscheidung*.

Von

E. RANDERATH-Heidelberg und A. BOHLE-Heidelberg.

Mit 67 Abbildungen.

Einleitung.

Bei der Darstellung der allgemeinen Pathomorphologie der Nierenausscheidung gehen wir, in Anlehnung an den Beitrag von SARRE und GAYER, von den klinischen Symptomen der Ausscheidungsstörungen aus und versuchen, den klinischen Befunden, soweit das möglich ist, morphologische Grundlagen zu geben. Dabei ist es notwendig, sowohl die Nierenveränderungen aufzuzeigen, die bei quantitativen Ausscheidungsstörungen auftreten, d. h. bei zu geringer oder überschießender Ausscheidung physiologischer Substanzen, als auch die bei qualitativen Ausscheidungsstörungen mit den derzeitigen morphologischen Methoden darstellbaren Befunde zu registrieren. Darüber hinaus sind diejenigen morphologischen Veränderungen darzustellen, die primär renal bedingten Ausscheidungsstörungen zugrunde liegen.

I. Die Pathomorphologie der Ausscheidung corpusculärer Bestandteile.

(Literatur s. S. 261—263.)

1. Hämaturie.

Die Ausscheidung von Erythrocyten mit dem Harn wird als Hämaturie, die Mikrohämaturie als Erythrocyturie bezeichnet und von der Exkretion des roten Blutfarbstoffes der Hämoglobinurie abgetrennt.

Die Hämaturie kann sowohl Symptom einer krankhaften Störung der harnbereitenden als auch der harnausscheidenden Organe darstellen, d. h. sie entsteht entweder innerhalb der Niere oder im Bereich der ableitenden Harnwege. Im Rahmen der allgemeinen pathologischen Anatomie der Ausscheidung durch die Niere sind nur die Formen der Hämaturie zu behandeln, die durch einen Übertritt von Erythrocyten in den Harn innerhalb der Niere entstehen.

Eine Exkretion von 130000—500000 Erythrocyten innerhalb von 24 Std soll physiologisch sein und wird nicht als Hämaturie bezeichnet[1].

Die der Hämaturie zugrunde liegenden Störungen lassen sich von der Grundkrankheit aus in

a) entzündlich bedingte,

b) nichtentzündliche einteilen.

Außerdem kann man vom Gesichtspunkt der Lokalisation des Blutaustrittes in den Harn *glomeruläre* und *extraglomeruläre* Blutungen unterscheiden.

---

* Aus dem Pathologischen Institut der Universität Heidelberg (Direktor: Prof. Dr. med. E. RANDERATH.

[1] BELL 1947, ADDIS 1948, ALLEN 1951.

a) Entzündliche Hämaturien.

Schon im älteren Schrifttum ist die Ansicht vertreten worden, daß bei allen diffusen und herdförmigen Glomerulonephritiden Erythrocyten aus den Glomerulumcapillaren in den provisorischen Harn übertreten[1]. Die glomeruläre Genese ist auch morphologisch nachweisbar (Abb. 1). Die Intensität der Hämaturie wechselt dabei sowohl bei den diffusen als den herdförmigen Nephritiden. Bei den diffusen Glomerulonephritiden ist die Hämaturie vor allem in den ersten Krankheitstagen am stärksten ausgeprägt[2]. Die Formen diffuser Glomerulonephritis mit schwerer Hämaturie werden von BELL[3] als benigne hämorrhagische Glomerulonephritis bezeichnet. Von FAHR[4] sowie ALLEN[2] wird darauf hingewiesen,

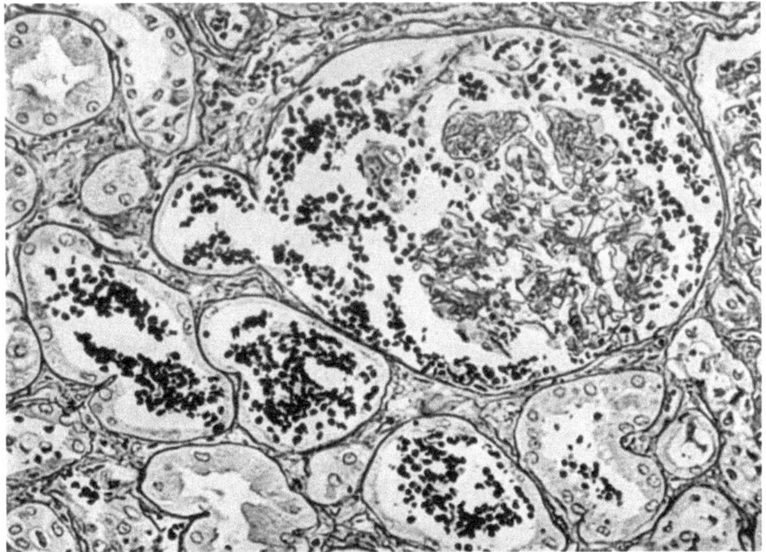

Abb. 1. SN 817/57, weibl., 6 Jahre. Subakute intracapilläre Glomerulonephritis. Glomerulärer Erythrocytenaustritt. Perjodsäure-Silber-Reaktion nach Jones. Vergr. 275fach.

daß von der Intensität der Hämaturie nicht auf den Grad der Schwere der Glomerulonephritis geschlossen werden kann. Andere Autoren[5] betonen, daß die Blutung besonders stark wird, wenn die Entzündung etwas nachläßt. Sind durch funktionelle oder gewebliche Prozesse alle Capillarlumina verschlossen, so fehlt auch bei der akuten Glomerulonephritis die Hämaturie. BELL sah unter 51 Fällen von akuter proliferativer Glomerulonephritis nur 2 Fälle mit großer Hämaturie[3]. Bei dem Übertritt der Erythrocyten in den Bowmanschen Kapselraum handelt es sich nach BARTHELS um eine Exsudation[6]. Nach FAHR blutet es vorwiegend aus geborstenen oder sonstwie durchlässig gewordenen Glomerulumcapillaren. FREY spricht von Diapedese-Blutungen[7]. Je nach der Intensität der Blutung sind der Bowmansche Kapselraum oder Teile der Harnkanälchenlumina prall mit Erythrocyten angefüllt, oder aber es bedarf langen Suchens, um einige Erythrocyten im Kapselraum oder in den Lichtungen der Tubuli zu finden.

---

[1] BARTHELS 1877, LÖHLEIN 1907, HERXHEIMER 1918, VOLHARD und TH. FAHR 1914, VOLHARD 1918, 1931.
[2] ALLEN 1951. [3] BELL 1947. [4] TH. FAHR 1934.
[5] LÖHLEIN 1906, 1907, HERXHEIMER 1918, VOLHARD 1918.
[6] BARTHELS 1877. [7] W. FREY 1951.

Bei den chronischen diffusen Glomerulonephritiden ist die Hämaturie geringgradig. Kommt es im Verlauf derselben zu massiver Hämaturie, so spricht das für einen akuten Schub der Erkrankung[1].

Die meisten Fälle von sog. Kriegs- oder Feldnephritis zeigen ebenfalls nur eine geringfügige Hämaturie[2]. Massive glomeruläre Blutungen werden als Ausdruck hochgradiger Kreislaufstörungen bei der durch Fleckfieber komplizierten Feldnephritis beschrieben[2].

Bei der sog. Lipoidnephrose, die im amerikanischen Schrifttum als membranöse oder lobuläre Glomerulonephritis bezeichnet wird[3], ist die Hämaturie gewöhnlich gering[4]. Bell[5] fand unter 49 Fällen nur einmal eine größere Hämaturie und in 43 von 49 Fällen nur vereinzelt Erythrocyten im Urin. Nach Frey[6] fehlt bei der sog. Lipoidnephrose die Hämaturie „bis zum Schluß".

Bei der herdförmigen Glomerulonephritis steht die Hämaturie klinisch im Vordergrund der Symptomatik, und zwar bedingt durch die „Alteration" der Schlingen[7]. Diese „Alteration" zeigt sich nach Fahr[5] in Form von Verdickungen, Nekrosen und Rupturen der Capillarwände. Persistierende bzw. rekurrierende Hämaturien werden von Bell[5] und Allen[4] bei der Löhleinschen Herdnephritis beschrieben.

Bei der *Masugi-Nephritis* der Ratte fehlt die *Hämaturie* oder ist geringfügig[8]; auch bei der Masugi-Nephritis des Hundes wird nur vereinzelt eine Hämaturie beobachtet[9]. Das an einer Masugi-Nephritis erkrankte Kaninchen zeigt dagegen häufiger Hämaturien[10]. Sie können durch Caseosangaben verstärkt werden. Letterer und Seybold[11] haben bei der Masugi-Nephritis des Frosches schwere glomeruläre Kreislaufstörungen, jedoch keinen Erythrocytenaustritt aus den Capillaren beobachtet.

Goldring und Chasis[12] sahen Hämaturien bei 50% der Fälle von maligner Hypertonie, und zwar nicht in jedem Falle infolge von Capillarwandnekrosen sondern nach Allen[4] z.T. infolge der hämorrhagischen Diathese bei vorhandener Urämie. Fahr[7] fand bei der malignen Nephrosklerose Blutungen in den Bowmanschen Kapselraum.

Entzündliche Hämaturien *extraglomerulären* Ursprungs können bei der interstitiellen Nephritis[13], insbesondere bei der Scharlachfrühnephritis[14], beobachtet werden. Sie sind gewöhnlich geringfügig[15]. Die Erythrocyten treten dabei aus den intertubulären Capillaren in die Harnkanälchenlumina. Voraussetzung ist eine Schädigung der Tubulusepithelien, besonders eine Ruptur der Basalmembran. Zollinger[13] u. a. sahen sog. tubulo-venöse Anastomosen.

Zu den entzündlichen Hämaturien müssen auch die teilweise glomerulären, teilweise extraglomerulären Hämaturien bei der Periarteriitis nodosa der Niere gezählt werden[16].

b) Nichtentzündliche Hämaturien.

Nichtentzündliche glomeruläre Erythrocyturien sind bei der Diphtherie[17] (Abb. 2), der Sublimatvergiftung[18] und nach Vergiftungen mit Guajacol[19],

[1] W. Frey 1951. [2] Randerath 1943, 1947, Arnold 1944, Wepler 1949.
[3] Ellis 1942, Bell 1947, Allen 1951.
[4] Allen 1951, Wilbur und Brown 1930, Davison und Salinger 1927.
[5] Bell 1947. [6] W. Frey 1951. [7] Th. Fahr 1925.
[8] Hieronymi, Bohle und Hartmann 1952, Bohle und Hieronymi 1953, Ehrich 1953.
[9] Heymann 1953. [10] Moers und Lessnig 1944. [11] Letterer und Seybold 1950.
[12] Goldring und Chasis 1944. [13] Zollinger 1945, 1950, 1952.
[14] Reichel 1905, Huebschmann 1929. [15] Th. Fahr 1925, Zollinger 1945, 1950, 1952.
[16] Th. Fahr 1925, Gruber 1925, Günther 1950.
[17] Randerath 1933, Stiepel 1939. [18] Suzuki 1912. [19] Benoit 1928.

Urotropin sowie nach Carbol, Sulfonamid- und Streptomycingaben beschrieben[1]. Bezüglich des Ortes des Erythrocytenaustrittes in den Harn bestehen bei den Vergiftungen keine ausreichenden, morphologisch gestützten Kenntnisse. Das gleiche gilt für die gelegentlich erwähnten Mikrohämaturien bei dem sog. hepatorenalen Syndrom[2].

Bei der sekundären Amyloidose der Niere wird gelegentlich eine Erythrocyturie beschrieben, die aus nicht amyloidveränderten Capillaren stammen soll[3].

Zu den nichtentzündlichen glomerulären Hämaturien sind die bei *chronischer Nierenstauung* zu rechnen[4]. Nach BELL[3] kommt es bei schwerer passiver Blutstauung der Niere zur Überdehnung der Capillarwände sowie zum lokalen Sauerstoffdefizit. Dadurch kann es zur Capillarruptur und zu Austritten des Blutes in

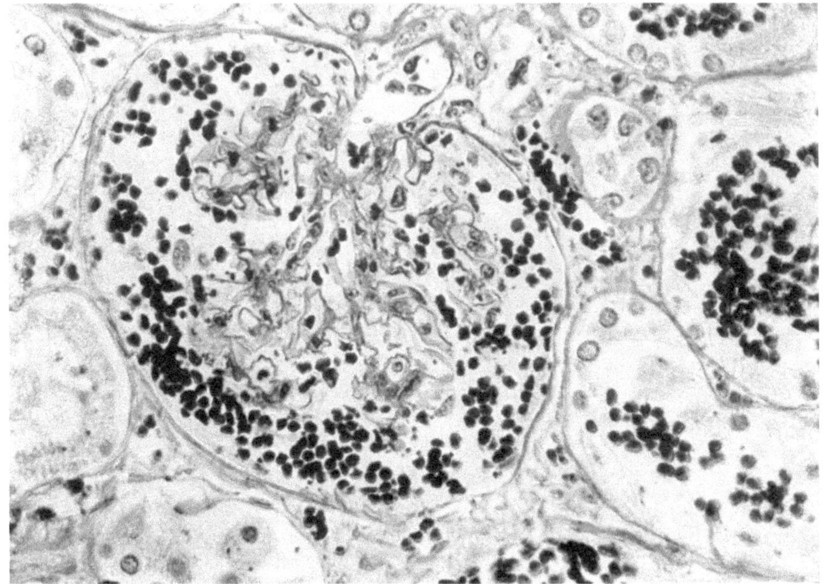

Abb. 2. SN 110/58, weibl., 38 Jahre. Erythrocyten im Bowmanschen Kapselraum und in den Lumina der Harnkanälchen bei toxischer Rachendiphtherie. Perjodsäure-Silber-Reaktion nach Jones. Vergr. etwa 400fach.

den Bowmanschen Kapselraum kommen. Capillarschäden durch Sauerstoffmangel dürften die Ursache der nach verschiedenen Schockzuständen beobachteten Hämaturien sein[5]. Nach ALLEN[6] handelt es sich bei den Mikrohämaturien der Hypertoniker mit benigner Nephrosklerose gewöhnlich um *Stauungshämaturien*. Von FAHR[7] wird auch für die Marschhämaturie eine venöse Stauung als Ursache diskutiert. Das gleiche dürfte für die vorübergehende Hämaturie der Fußballspieler[8] und Boxer[9] gelten.

Stauungshämaturien sind auch die Hämaturien nach akuten Nierenvenenthrombosen bei Kindern[10] und Erwachsenen[11].

---

[1] SUNDAL 1954. [2] NONNENBRUCH 1949.
[3] BELL 1947. [4] TH. FAHR 1925.
[5] MOON 1948, BLOCK, WAKIM, MANN und BENNETT 1952, BERG, LEVINSON und WANN 1951.
[6] ALLEN 1951. [7] TH. FAHR 1925.
[8] BOONE, HALTIWANGER und CHAMBERS 1955.
[9] AMELAR und SOLOMON 1954.
[10] TRAGIS und ELLISON 1956, SMITH 1955.
[11] EIKNER und BOBECK 1956.

Auch die meist schweren Hämaturien bei der *Sichelzellerkrankung*[1] gehören wahrscheinlich in die Gruppe der Stauungshämaturien. MOSTOFI u. Mitarb.[2] berichten über 22 Fälle dieses Krankheitsbildes mit Stase der Erythrocyten in kleinen Gefäßen, besonders des Nierenmarkes und umschriebenen Blutungen in

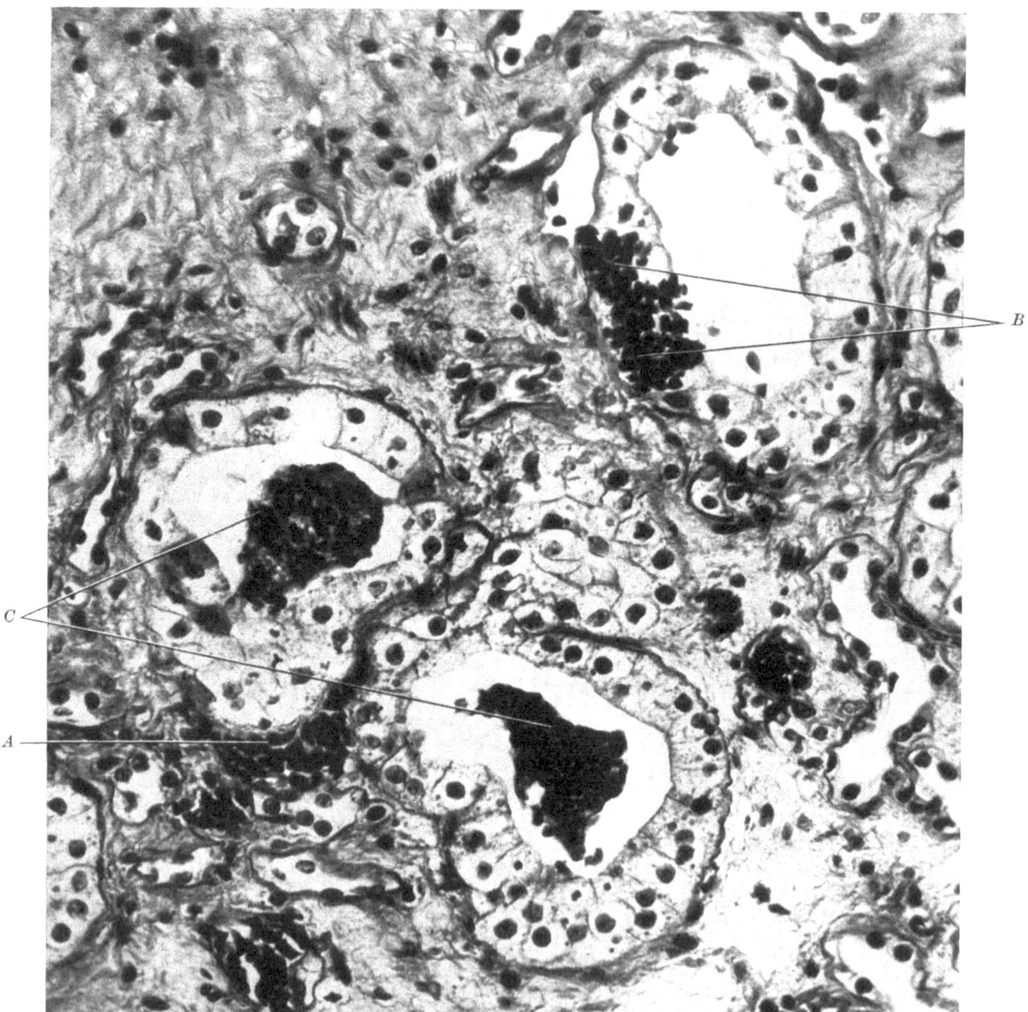

Abb. 3. Hämaturie bei Sichelzellerkrankung. *A* Peritubuläre Blutung, *B* intraepitheliale Blutung, *C* intratubuläre Sichelzellansammlung. [Nach MOSTOFI, VORDERBRUEGGE und DIGGS. Arch. of. Path. **63**, 336 (1957).]

das Niereninterstitium, z. T. mit Ablösung der Tubulusepithelien von der Basalmembran (Abb. 3). Bei einem Teil der Fälle fiel außerdem eine Stase in den Glomerulumcapillaren mit Austritt der Erythrocyten in den Bowmanschen Kapselraum auf. Die Erythrocyten sollen jedoch vorwiegend im Bereich der Sammelröhren in die Harnkanälchenlumina gelangen (Abb. 4). TELLEM u.

[1] ABEL und BROWN 1948, GOODWIN, ALSTON und SEMANS 1950, GOLDMAN, CHAPMAN und CROSS 1955, EARLE 1957, MOSTOFI, VORDERBRUEGGE und DIGGS 1957, CRONE, JEFFERSON, PILEGGI und LOWRY 1957.

[2] MOSTOFI, VORDERBRUEGGE und DIGGS 1957.

Mitarb.[1] berichten über einen Fall von *Sichelzellanämie* mit schwerster Hämaturie im Bowmanschen Kapselraum und dadurch bedingter Kompression der Glomerula. Die Stase soll einen Sauerstoffmangel der Gefäßwände und infolgedessen den Blutaustritt in die Bowmanschen Kapselräume bzw. in das Niereninterstitium

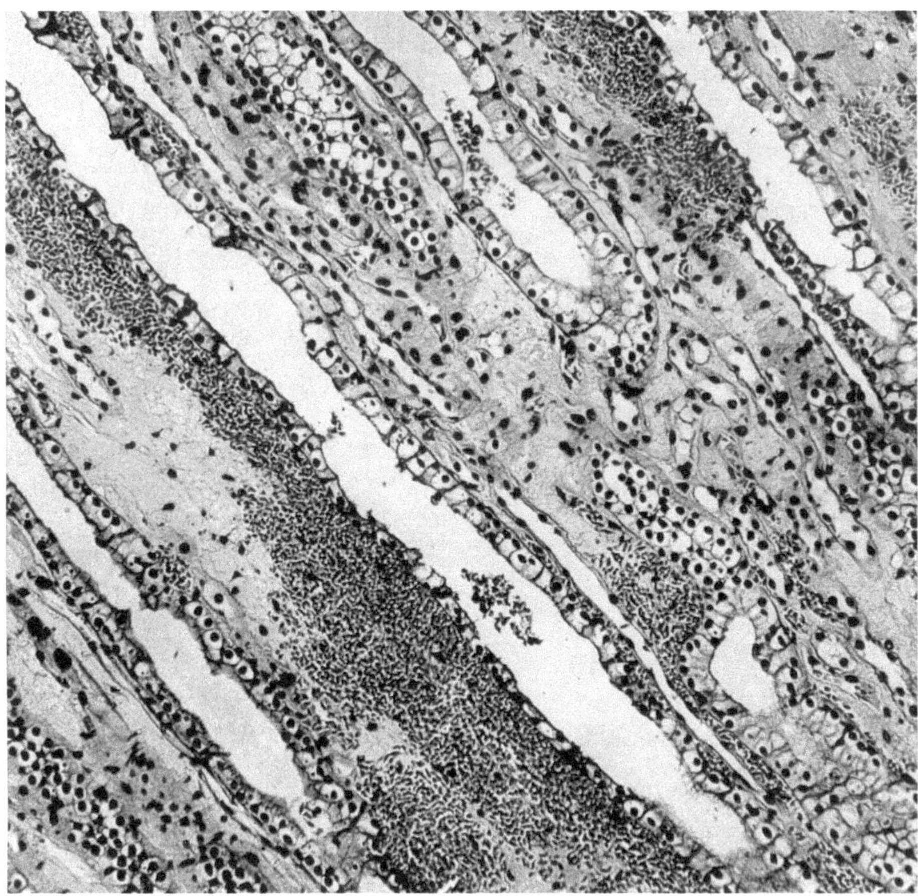

Abb. 4. Peritubuläre Blutungen im Nierenmark mit umschriebener Erythrocytenansammlung, zwischen tubulärer Basalmembran und Tubulusepithelien bei Sichelzellerkrankung. (Nach MOSTOFI, VORDERBRUEGGE und DIGGS 1957. Vergr. etwa 230fach.)

bedingen. Die Ursache der Stase sehen MOSTOFI u. Mitarb.[2] in der atypischen Form der Erythrocyten, die die Capillaren schwerer passieren sollen als normale Blutkörperchen (Abb. 5). Außerdem soll das Blut bei der Sichelzellerkrankung viscöser sein. Schließlich scheinen für das Zustandekommen der Stase Besonderheiten in der Anatomie des venösen Abflusses der Nieren eine Rolle zu spielen, da 19 von 22 Kranken eine linksseitige Hämaturie zeigten. Der rezidivierende Charakter der Hämaturie bei der Sichelzellerkrankung bringt es mit sich, daß die Nieren, die meist wegen Tumorverdacht entfernt werden, Zeichen älterer Blutungen mit Hämosiderinspeicherungen in den Tubulusepithelien und im interstitiellen Bindegewebe erkennen lassen.

[1] TELLEM, RUBENSTONE und FRUMIN 1957.
[2] MOSTOFI, VORDERBRUEGGE und DIGGS 1957.

Über *kongenitale hereditäre Hämaturien* berichtete wahrscheinlich erstmalig ATTLE[1]. Es handelte sich um eine Familie, in der der Vater mit 40 Jahren an Urämie gestorben war und dessen drei 2, 4 und 5 Jahre alte Kinder wiederholt Anfälle großer Hämaturie mit Müdigkeit und Fieber zeigten. Zwischen den Anfällen waren die Kinder gesund, der Urin enthielt jedoch im Intervall Spuren von Albuminen, Erythrocyten und granulierten Cylindern. 1902 berichtete GUTHRIE[2] über eine ähnliche Familie, die später von KENDALL und HERTZ[3] sowie von HURST[4] und ALPORT[5] untersucht wurde. Aus den Angaben dieser Autoren geht

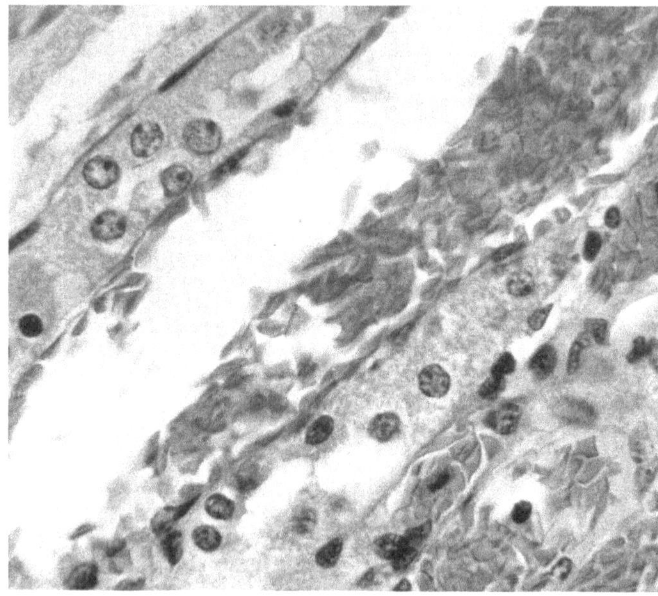

Abb. 5. Sichelzellen in einer intertubulären Capillare bei Sichelzellerkrankung. (Nach MOSTOFI, VORDERBRUEGGE und DIGGS 1957.)

hervor, daß das männliche Geschlecht von dem Leiden häufiger befallen wird als das weibliche. REYERSBACH u. Mitarb.[6] berichten über 8 Patienten mit kongenitaler erblicher Hämaturie, sieben von ihnen zeigten außerdem Albuminurie und Cylindrurie. Die Stärke der Hämaturie variierte von einzelnen Erythrocyten bis zu rotbraunem Urin. Drei der 8 Kranken zeigten zugleich Innenohrtaubheit. Auch HURST[4] und ALPORT[5] war bei ihren Fällen die häufige Entwicklung einer Taubheit aufgefallen. Rest-N, Clearance-Untersuchungen, Blutproben, Prothrombin-, Gerinnungs- und Blutungszeit waren bei den von REYERSBACH u. Mitarb.[6] untersuchten Fällen normal. Bei einem 2 Jahre alten Patienten wurde eine Nierenbiopsie vorgenommen, dabei fand man lediglich „einige unentwickelte" Glomerula. Die restlichen waren auch nach Anwendung von Spezialfärbungen unauffällig. In den Tubuli contorti und Henleschen Schleifen waren z.T. Erythrocyten nachweisbar. Der Verlauf der über 18 Jahre beobachteten 8 Erkrankungen ist bisher gut. Ein Patient hatte mit 16 Jahren eine Hypertonie. Die Ursache der Hämaturie ist nicht geklärt. STURTZ und BURKE[7] berichteten über erbliche

[1] ATTLE 1901. [2] GUTHRIE 1902. [3] KENDALL und HERTZ 1912.
[4] HURST 1923. [5] ALPORT 1927. [6] REYERSBACH und BUTLER 1954.
[7] STURTZ und BURKE 1956.

Hämaturie mit Taubheit bei einem 7 Jahre alten Jungen, dessen Mutter ebenfalls häufig Hämaturien aufwies. SOHAR[1] untersuchte 10 Mitglieder einer jüdischen Familie. Die Mutter von 7 Kindern war taub und zeigte Albuminurie und Cylindrurie. Vier Söhne hatten eine Albuminurie mit geringgradiger Hämaturie und beträchtlicher Innenohrtaubheit. Auch von diesem Verfasser wird betont, daß der Mechanismus der Entstehung der kongenitalen erblichen Hämaturie nicht geklärt sei.

Ungeklärt ist ferner die Genese der erst kürzlich wieder ausführlich diskutierten[2] *sog. essentiellen Hämaturie*, und zwar trotz der Angaben von GÜNTHER[3], nach denen es sich dabei um pyelonephritische Hämaturien handeln soll[4]. Es besteht zwar kein Zweifel, daß ein Teil der klinisch als sog. essentielle Hämaturie imponierenden Erkrankungen in Wirklichkeit pyelonephritische oder sogar glomerulonephritische[5] Hämaturien sind bzw. Hämaturien bei Nieren- oder Nierenbeckentumoren. Damit ist jedoch nicht widerlegt, daß renale Hämaturien vorkommen können, deren Ursache wir auch bei gründlicher feingeweblicher Untersuchung der Nieren nicht klären können. Ob derartige Hämaturien so selten sind, wie ISRAEL[6] annahm — von ISRAEL werden aus dem damaligen Schrifttum nur 2 Fälle als „essentielle Hämaturie" anerkannt —, erscheint uns nicht geklärt. Die Untersuchungen von HEINSEN[7], nach denen von 2000 auf Fliegertauglichkeit untersuchten Männern im Alter von 20—30 Jahren 16—18% Hämaturien zeigten, sprechen vielleicht dagegen und zwar auch wenn angegeben wird, $^2/_3$ der untersuchten Patienten seien Vagotoniker gewesen, und die bei ihnen beobachtete Hämaturie als „angioneurotische Nierenblutung" (KLEMPERER[8]) bezeichnet wird. Es fehlen allerdings von diesen Fällen Nierenuntersuchungen, so daß nicht geklärt werden konnte, ob es aus den Nierenkörperchen oder aus Erosionen der Nierenbeckenschleimhaut bzw. den ableitenden Harnwegen geblutet hat. Das gilt auch für den kürzlich mitgeteilten Fall sog. angioneurotischer Hämaturie[9], bei dem Hämaturien und Hautrötungen nach Aufregungen und Anstrengungen beobachtet wurden, sowie für die Hämaturie bei *„Periodischer Krankheit"*[10].

Eine glomeruläre Genese der Hämaturie bei feingeweblich unauffälligen Glomerula konnte dagegen von BOGLIOLO u. Mitarb.[11] beobachtet werden. Verfasser diskutieren für ihren Fall einen Zusammenhang zwischen einer von ihnen beschriebenen Vermehrung der epitheloiden Zellen der Vasa afferentia und der Hämaturie. Wir[12] können jedoch aus eigener Erfahrung sagen, daß zwischen einer Hyperplasie der epitheloiden Zellen und einer Hämaturie keine kausalen Beziehungen bestehen. Das ändert jedoch nichts an der Tatsache, daß durch obigen Fall erneut bewiesen ist, daß es im Gegensatz zur Ansicht von GÜNTHER[13] glomeruläre Hämaturien gibt, die, solange ihre Ursache nicht geklärt ist, am besten weiter als essentielle Hämaturien bezeichnet werden sollten.

2. Leukocyturie.

Eine Leukocyturie besteht nach ADDIS[14], wenn im 12 Std-Urin mehr als 10^6 Leukocyten einschließlich differentialdiagnostisch im Sediment nicht abgrenzbarer Epithelien vorhanden sind. Nicht alle Leukocyten des Harns stammen aus der Niere. Deshalb ist für den Kliniker die diagnostische Verwertung einer Leukocytenvermehrung im Harn heikler als die einer Hämaturie[15].

[1] SOHAR 1954. [2] BLOCH 1957. [3] GÜNTHER 1950. [4] FUCHS 1927, 1931, CEELEN 1929.
[5] KARLI-JORGENSON, zit. nach BLOCH 1957, ORTH 1952.
[6] ISRAEL 1914. [7] HEINSEN 1940. [8] KLEMPERER 1897.
[9] ILLINGWORTH und HOLT 1957. [10] SHWAYRI und TUTUNJI 1955, WUHRMANN 1957.
[11] BOGLIOLO und SILVA DE ASSIS 1954. [12] BOHLE 1954.
[13] GÜNTHER 1950. [14] ADDIS 1948. [15] W. FREY 1951.

Im Gegensatz zur Hämaturie ist jedoch die Leukocyturie, gleich welcher Genese, wohl regelmäßig Symptom einer Entzündung. Der Ort des Austrittes der Leukocyten aus dem Blut in den Harn wird von der Lokalisation des entzündlichen Prozesses bestimmt. Die aus der Niere stammenden Leukocyten werden nach dem Übertritt vom Blut in den Harn, unabhängig von dem Ort des Geschehens, passiv mit der Harnflut weitertransportiert.

Bei den verschiedenen Formen der *glomerulären Entzündung* treten die Leukocyten aus den Glomerulumcapillaren in den Bowmanschen Kapselraum und von dort in die Harnkanälchenlumina. Der Grad der Leukocytenemigration aus den

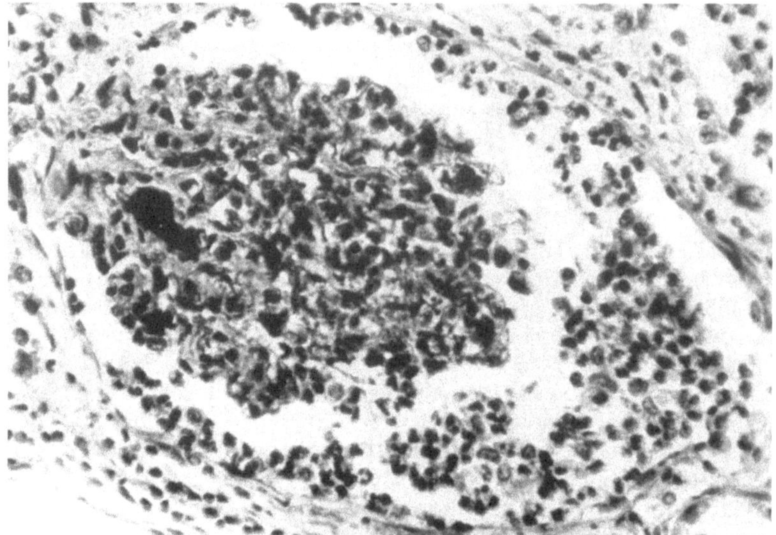

Abb. 6. SN 799/57, weibl., 65 Jahre. Embolisch eitrige Glomerulonephritis bei Staphylokokken-Allgemeininfektion. Goldner-Trichrom-Färbung. Vergr. etwa 400fach.

Glomerulumcapillaren richtet sich nach dem Charakter des entzündlichen Prozesses. Bei starker Endothelproliferation tritt die Anschoppung der Glomerulumcapillaren mit Leukocyten und damit die Exsudation in den Harn zurück. Es ist daher verständlich, wenn MUNK[1] bei der sog. Lipoidnephrose meist zahlreiche Leukocyten im Urin fand.

Zu einer ausgesprochen starken glomerulären Emigration weißer Blutkörperchen in den Bowmanschen Kapselraum kommt es nach BELL[2] und ALLEN[3] bei der im Verlauf von Staphylokokken-Allgemeininfektionen auftretenden „exsudativen Glomerulonephritis", die der embolischen eitrigen Glomerulonephritis des deutschen Schrifttums[4] nahesteht (Abb. 6). STOERK[4] spricht von einem Leukocytenstrom aus den Glomerulumcapillaren. FAHR[5] und BELL[6] weisen auf das Vorkommen von Leukocytencylindern in den tiefen Harnkanälchen hin. Im Verlauf der embolischen eitrigen Glomerulonephritis können mit dem Harn verschleppte Eitererreger die Ursache einer sekundären mykotischen Ausscheidungsnephritis werden, wobei die Lokalisation im Bereich der Sammelröhren den Übertritt der Leukocyten aus den intertubulären Capillaren in die Harnkanälchen mit sich bringt.

Bezüglich der glomerulären Leukocytenemigration bei entzündlichen Prozessen in den Nierenkörperchen sei auf die Experimente von LETTERER und SEY-

[1] MUNK 1916. [2] BELL 1947. [3] ALLEN 1951. [4] STOERK 1925.
[5] TH. FAHR 1934. [6] BELL 1947.

BOLD[1] hingewiesen, die bei der Masugi-Nephritis des Frosches während 8—10-stündiger Lebendbeobachtung den Austritt der Leukocyten aus den Glomerulumcapillaren gesehen haben. Von manchen Autoren[2] ist eine glomeruläre Leukocytose als morphologisches Kriterium einer Glomerulonephritis gewertet worden. Von GRÄFF[3] wurde das Vorhandensein von 25 Leukocyten je Nierenkörperchen noch als normal bezeichnet. Dieses Kriterium ist jedoch mit Vorsicht zu beurteilen. Oft finden sich bei bakteriellen Allgemeininfektionen in den Glomerulumcapillaren sehr viele Leukocyten, ohne daß eine Glomerulonephritis besteht. Auch die Nierenkörperchen neugeborener Kinder sind relativ leukocytenreich, ohne daß eine Glomerulonephritis vorliegt[4]. Schließlich spricht, wie aus dem oben Angeführten hervorgeht, das Fehlen von Leukocyten in den Glomerula nicht gegen das Bestehen einer Glomerulonephritis. Eine glomeruläre Emigration von Leukocyten wird nicht nur bei den verschiedenen Stadien der diffusen Glomerulonephritis beobachtet, auch bei der *malignen Nephrosklerose* sowie bei der *Löhleinschen Herdnephritis* kann es zum glomerulären Austritt von Leukocyten in den Harn kommen.

Bei den verschiedenen Formen der sog. *interstitiellen Nephritis* (extraglomerulären Nephritis RANDERATH) treten Leukocyten bzw. Lymphocyten und Plasmazellen aus den intertubulären Capillaren bzw. den interstitiellen Infiltraten in den Harn über[5]. Gewöhnlich ist die auf diese Weise entstehende Leukocyturie geringfügig[6].

Schwere Leukocyturien, *sog. Pyurien,* werden im Verlauf von hämatogenen oder pyelonephritischen Nierenabscessen beobachtet. Nach SCHWARZ[7] sollen Pyurien bei Säuglingen auch nach interstitiellen Nephritiden vorkommen.

Auch chronische entzündliche Erkrankungen unspezifischer oder spezifischer Natur mit Einschmelzungen und Abscedierungen von Nierengewebe[8], wie Tuberkulose, Aktinomykose und Lues können zur Leukocyturie führen. Von ISRAEL[9] sind Pyurien bei zerfallenen Nierentumoren beschrieben.

Nach intrarenalen Konkrementbildungen mit sekundären entzündlichen Veränderungen interstitieller Natur können ebenfalls Leukocyturien auftreten. Auch aus entzündlichen Umgebungsreaktionen können Leukocyten in den Harn übertreten. In allen diesen Fällen wird die Genese der Leukocyturie von der Lokalisation und der Art der Grundkrankheit bestimmt.

3. Bakteriurie.

Die Frage, ob eine Ausscheidung von Bakterien aus dem Blut in den Harn bei morphologisch intakter Niere möglich ist, war jahrzehntelang Gegenstand der Diskussion. Während COHNHEIM[10] die Ansicht vertrat, daß nicht nur lösliche, sondern auch unlösliche Substanzen des Blutes von der Niere „sezerniert" werden könnten, und BIEDL[11] u. a.[12] aus ihren Experimenten schlossen, Bakterien könnten von der gesunden Niere ausgeschieden werden, ist diese Möglichkeit von zahlreichen Autoren[13] bestritten worden.

Besonders eingehend sind HELMHOLZ u. Mitarb.[14] diesem Problem nachgegangen.

[1] LETTERER und SEYBOLD 1950. [2] GRÄFF 1916, HERXHEIMER 1918. [3] GRÄFF 1916.
[4] v. TROSSEL 1926. [5] TH. FAHR 1925. [6] TH. FAHR 1925, ZOLLINGER 1945, 1950, 1952.
[7] SCHWARZ 1927, 1928. [8] BELL 1947. [9] ISRAEL 1914. [10] COHNHEIM 1882.
[11] BIEDL und KRAUS 1896. [12] v. ROLLY 1909.
[13] WYSSOKOWITSCH 1886, SITTMANN 1899, ASCH 1902, DYKE 1923, HELMHOLZ und MILLIKIN 1925, HELMHOLZ und FIELD 1925, HELMHOLZ und BOWERS 1926, HELMHOLZ und FIELD 1926, PUTSCHAR 1934.
[14] HELMHOLZ und MILLIKIN 1925, HELMHOLZ und FIELD 1925, HELMHOLZ und BOWERS 1926, HELMHOLZ und FIELD 1926.

Nach ihren Experimenten werden intravenös injizierte virulente und avirulente Streptokokken, Staphylokokken und Colibacillen frühestens 4 Std post injectionem im Urin ausgeschieden. Häufig kommt es erst 24 Std nach Versuchsbeginn zu Bakteriurie. Eine Ausnahme machen lediglich virulente Staphylokokken. Sie konnten regelmäßig 7 Std nach der intravenösen Injektion aus dem Harn gezüchtet werden. In den Glomerula waren die Eitererreger bereits 10 min nach der Injektion nachzuweisen. Eine Stunde post injectionem sei ihre Zahl geringer gewesen als nach 10 min, was nach Ansicht der Verfasser zu der Vermutung berechtigt, daß die meisten Bakterien von den Endothelien der Capillaren phagocytiert würden[1]. Durch Steigerung der Diurese soll das „Nierenfilter" für Bakterien nicht durchlässiger werden[2]. Auch nach Erzeugung einer Hydronephrose traten Bacillen nicht eher im Urin auf als bei Kontrollen. Selbst wenn die Versuchsanordnung so gewählt wurde[3], daß virulente Colibacillen 24 Std nach der Injektion von virulenten Staphylokokken injiziert wurden, sollen Colibakterien nicht eher im Urin aufgetreten sein als bei gesunden Versuchstieren, denen nur Colikeime injiziert worden waren[4].

Wurde die Nierenvene kurzfristig (3 min) unterbunden[5], so kam es dagegen bereits 40 min nach intravenöser Staphylokokken- und Coliinjektion zur Bakteriurie.

Aus diesen Experimenten folgern HELMHOLZ u. Mitarb., wie bereits von WYSSOKOWITSCH[6] angenommen, daß die Bakterien erst Läsionen im Bereich der Glomerulumcapillaren erzeugen müssen, ehe sie in den Harn übertreten können.

Nach STOERK[7] sollen Strömungsverlangsamungen in einzelnen Glomerulumcapillaren bzw. das Haften von Erregern an den Glomerulumendothelien die Voraussetzung für die Entstehung einer lokalen Wandschädigung sein. Infolge örtlicher Keimvermehrung in den Glomerulumcapillaren können glomeruläre Nierenabscesse, besonders häufig bei Staphylokokken-Allgemeininfektionen, jedoch auch bei anderen bakteriellen Infektionen entstehen[8]. Histologisch können die von Leukocyten umgebenen Bakterien in den Glomerulumcapillaren sichtbar sein. In den abscedierenden oder abscedierten Glomerula gelangen die Leukocyten in die Harnkanälchen. Die zugehörigen Tubuli sind mit Leukocyten, z.T. auch mit Bakterien angefüllt. Der intracanaliculäre Abtransport der Eitererreger begünstigt besonders bei Harnstauungen die Entstehung von Ausscheidungsabscessen[9], bevorzugt im Bereich der Sammelröhren. (Mykotische Ausscheidungsnephritis Orth). Mikroskopisch erkennt man in Schnitten durch derartige Ausscheidungsprozesse in bestimmten Entwicklungsphasen zentrale Kokkenhaufen, die von einer Nekrose und einem breiten Leukocytenwall umgeben sind.

Indessen sind glomeruläre Abscesse nicht die Voraussetzung für die Entstehung von Ausscheidungsabscessen. Häufig passieren Eitererreger die Glomerulumcapillaren „ohne auffällige Schäden zu hinterlassen"[7], und erst im Verlauf ihres Transportes durch den intrarenalen Harnstrom kommt es zur Entstehung der Ausscheidungsabscesse.

Mit der Entwicklung von Nierenabscessen muß auch nach Absiedlung von Eitererregern in den intertubulären Capillaren gerechnet werden. Auch hier kann eine Schädigung der Capillarwände und der angrenzenden Epithelien zum Übertritt von Bakterien in den Harn mit den beschriebenen Folgen führen. Nach den Experimenten von HELMHOLZ u. Mitarb. ist dies jedoch offenbar ein relativ seltenes Ereignis.

Die Ausscheidung von *Typhus*- oder *Diphtherie*bacillen führt nicht zu glomerulären oder tubulären Ausscheidungsabscessen. Ob die Nekrosen der Epithelien der Tubuli contorti I bei Diphtherie die Folge der Giftwirkung ausgeschiedener Erreger oder die Folge der Allgemeinerkrankung sind, ist mit morphologischen Methoden allein nicht zu entscheiden. Die glomeruläre Ausscheidung von *Spirochäten* ist ebenfalls nicht von der Entwicklung einer embolischen eitrigen Nephritis begleitet. Die Nierenveränderungen bei der *Weilschen Krankheit* sind

[1] HELMHOLZ und MILLIKIN 1925. [2] HELMHOLZ und FIELD 1925.
[3] HELMHOLZ und FIELD 1926. [4] HELMHOLZ und BOWERS 1926.
[5] HELMHOLZ und FIELD 1925a. [6] WYSSOKOWITSCH 1886.
[7] STOERK 1925. [8] BELL 1947, ALLEN 1951. [9] ALLEN 1951.

nicht Folge der Ausscheidung der Spirochaeta icterohaemorrhagica, sondern Symptome der schweren Allgemeininfektion.

Für die Ausscheidung der *Tuberkelbakterien* durch die Niere gilt ebenfalls, daß Tuberkelbakterien eine gesunde Niere nicht zu passieren vermögen. Daher führt nicht jede Tuberkelbacillämie zur Tuberkelbacillurie. Zu einer Eliminierung der Bakterien aus dem Blut in den Harn kommt es erst, wenn das „Nierenfilter“ geschädigt ist[1]. Die Ausscheidung der Tuberkelbakterien erfolgt nach den Untersuchungen von STOERK[2] und MEDLAR[3] vorwiegend glomerulär. Das feingewebliche Bild der Nierenveränderungen, die infolge der Ausscheidung von Tuberkelbakterien entstehen können, unterscheidet sich von dem durch unspezifischen Erreger hervorgerufenen im wesentlichen dadurch, daß die Giftwirkung der Tuberkelbakterien im Bereich der Glomerulumcapillaren zur Umwandlung des Nierenkörperchens in einen epitheloidzelligen Tuberkel führen kann. Dadurch wird die Ausscheidung von Tuberkelbakterien in diesem Nephron blockiert. Eine Eliminierung der Tuberkelbakterien aus intertubulär gelegenen Tuberkeln infolge Einwachsens derselben in die Harnkanälchenlumina soll nach STOERK extrem selten sein, weil diese Kanälchen keine Ausscheidungsfunktion mehr ausüben können.

Indessen besteht auch bei der Tuberkulose die Möglichkeit, daß Tuberkelbakterien die glomerulären Capillaren passieren, ohne erkennbare Schäden zu hinterlassen[2], und erst im Verlauf der Ausscheidung kommt es gewöhnlich im Bereich der Henleschen Schleife[3] bzw. der Sammelröhren[4] zur Ausscheidungstuberkulose.

Wenn ausgeführt wurde, daß nicht bei jeder Tuberkelbakteriämie Tuberkelbakterien im Harn zu finden sind, sondern eine Tuberkelbakteriurie die Folge einer Nierentuberkulose ist, so bedeutet das nicht, daß die Tuberkelbakteriurie zum konstanten Symptom einer Nierentuberkulose gehört. Nach STOERK[2] und MEDLAR[3] fehlt die Tuberkelbakteriurie bei allen chronischen produktiven Nierentuberkulosen. In dem eigenen Material fand MEDLAR in 20% der Fälle die morphologischen Voraussetzungen für die Bakteriurie. Sie sind stets dann gegeben, wenn tuberkulöse Käseherde offene Verbindungen mit den Harnkanälchenlumina bzw., was häufiger ist, mit dem Nierenbecken zeigen.

Es ist daher verständlich, daß bei allen chronischen verkäsenden und einschmelzenden Nierentuberkulosen die Tuberkelbakterien des Urins aus den bakterienreichen Käseherden der Niere stammen.

II. Die Pathomorphologie der Eiweißausscheidung.

(Literatur s. S. 263—269.)

1. Proteinurie.

Seit der Diskussion über den Morbus Bright hat die Frage nach der Genese der Proteinurie unter allen Ausscheidungsstörungen der Niere die größte Aufmerksamkeit auf sich gezogen. Da sehr früh erkannt worden ist, daß es sich bei dem Urineiweiß um Serumeiweißkörper handelt[5], stand zunächst die Frage nach dem Ort des Übertrittes der Bluteiweißkörper in den Harn im Vordergrund des Interesses. Dieses Problem ist in den vergangenen Jahrzehnten in Anpassung an die jeweilig herrschende Lehre der Nierenphysiologie verschieden beantwortet worden[6]. Die Proteinurie wurde entweder glomerulär oder tubulär entstanden

---

[1] KIELLEUTHNER 1912, STOERK 1925, MEDLAR 1926, HARRIS 1928/29, WILDBOLZ 1936, DIMTZA und KARTELL 1932, STENHOLM 1935.
[2] STOERK 1925. [3] MEDLAR 1926. [4] STOERK 1925, MEDLAR 1926.
[5] MERTENS 1901. [6] BOWMAN 1842, LUDWIG 1872, CUSHNY 1917, 1926, HEIDENHAIN 1937.

aufgefaßt. Die ausschließlich glomeruläre Genese ist schon im vergangenen Jahrhundert[1] diskutiert worden. Demgegenüber hat VOLHARD[2] lange Zeit und haben LICHTWITZ[3] sowie TH. FAHR[4] neben der glomerulären Eiweißelimination einen sekretorischen Mechanismus der Proteinausscheidung im Bereich des Tubulus contortus I angenommen. Aufgrund morphologischer Untersuchungen wurde endlich auch die These von einer ausschließlich tubulären Protein„sekretion" diskutiert[5]. TH. FAHR deutete sogar die glomeruläre Eiweißausscheidung als Sekretion. Die dualistische glomeruläre und tubuläre Genese der Proteinurie wird bis in die neueste Zeit von W. FREY[6], SARRE[7] sowie RUHRMANN[8] vertreten bzw. diskutiert. Von der Mehrzahl der Autoren[9] wird diese Vorstellung jedoch abgelehnt.

NUSSBAUM[10] hatte schon 1877 in Experimenten am Frosch nachweisen können, daß Fremdeiweißgaben in die Bauchhöhle nur dann zur Proteinurie führen, wenn die Nierenarterie durchgängig ist. Nach Unterbindung derselben kommt es nicht zu einer Proteinurie, und zwar auch dann nicht, wenn der Nierenpfortaderkreislauf des Frosches intakt bleibt. 1931 beobachtete BIETER[11], daß bei Fischen mit aglomerulären Nieren weder durch Asphyxie noch durch Eieralbumingaben noch durch Quecksilberchloridvergiftungen eine Proteinurie zu erzeugen ist. GÉRARD und CORDIER[12], LAMBERT[13] sowie RANDERATH[14] u. Mitarb.[15] erbrachten ferner in Salamanderexperimenten den Beweis, daß Eiweiß von den Epithelien der Harnkanälchen *nur* aus den Tubuluslumina aufgenommen wird. In neuerer Zeit sind diese am Kaltblüter durchgeführten Experimente an der Ratte unter Verwendung markierter Albumine bestätigt worden[16].

Zweifel an der *glomerulären Genese der Proteinurie* sind deshalb nicht mehr berechtigt, auch dann nicht, wenn dieselbe morphologisch nicht oder nur schwer nachweisbar ist. Das liegt in der Mehrzahl der Fälle an der geringen Konzentration gerinnungsfähiger Kolloide im Glomerulumfiltrat. Die Konzentration derselben nimmt jedoch in den Lumina der Harnkanälchen in distaler Richtung zu. Infolgedessen sind die Bowmanschen Kapselräume häufig kolloidfrei, die Tubuluslumina dagegen proteinhaltig. Durch künstliche Fällung von Plasmakolloiden im Glomerulumfiltrat kann der Nachweis ihrer Exkretion aus den Glomerulumcapillaren jedoch erbracht werden[17]. Die künstliche Gerinnung der Harnkolloide innerhalb der Bowmanschen Kapselräume zum Nachweis ihrer glomerulären Ausscheidung ist um so weniger notwendig, je höher der Grad der Proteinurie und je hochmolekularer und grobdisperser sie im Einzelfalle ist[18].

Es darf somit heute als gesichert angenommen werden, daß alle im Harn erscheinenden Eiweißkörper aus den Glomerulumcapillaren ausgeschiedene Bluteiweißkolloide darstellen.

Die Frage nach den *Ursachen der Proteinurie* ist dadurch nicht geklärt. Von der Mehrzahl der Autoren wird unter dem Eindruck der Arbeiten von CUSHNY[19],

[1] LEHMANN 1864. [2] VOLHARD 1931. [3] LICHTWITZ 1925. [4] TH. FAHR 1925, 1934.
[5] TERBRÜGGEN 1931, 1933, 1935, TERBRÜGGEN und WÄCHTER 1934, LAAS 1932.
[6] W. FREY 1951. [7] SARRE und MOENCH 1951. [8] RUHRMANN 1955.
[9] GÉRARD und CORDIER 1933, GÉRARD 1936, LAMBERT 1936, 1936/37, 1938, GOVAERTS 1934, BING 1933, RANDERATH 1935, 1937, 1941, 1947, HEIN 1938, HAVEMANN 1941, OLIVER 1948, OLIVER, MACDOWELL und LEE 1954, OLIVER, MOSES und MACDOWELL 1954, OLIVER, STRAUS, KRETSCHMER, LEE, DICKERMAN und CHEROT 1955, RATHER 1948, 1952, WUHRMANN 1948, ZOLLINGER 1950, 1951, 1955, SELLERS, ROBERTS, RASK, SMITH, MARMORSTON und GOODMAN 1952, SELLERS 1956, CHINARD, LAUSON, EDER, GREIF und HILLER 1954.
[10] NUSSBAUM 1877. [11] BIETER 1931. [12] GÉRARD und CORDIER 1933.
[13] LAMBERT 1936, 1936/37, 1938. [14] RANDERATH 1937.
[15] HEIN 1938, HAVEMANN 1941. [16] DOCK 1942, SPECTOR 1954.
[17] POSENER 1880, RANDERATH 1935, BRÖDER 1935.
[18] RANDERATH 1935. [19] CUSHNY 1917, 1926.

WEARN[1], WEARN und RICHARDS[2] die Ansicht vertreten, daß das Glomerulumfiltrat eiweißfrei sei, und daß Eiweiß nur dann im Primärharn auftrete, wenn die Permeabilität der Glomerulumcapillaren erhöht sei bzw. niedermolekulare Eiweißprodukte zur Ausscheidung gelangen[3].

Dabei wird jedoch gewöhnlich übersehen, daß WEARN und RICHARDS bei ihren Glomerulumpunktionen an Frosch und Nekturus (amerikanischer Furchenmolch) methodisch nur dann Eiweiß nachweisen konnten, wenn der Primärharn mehr als 50 mg-% Protein enthielt. Die Experimente dieser Autoren beweisen somit strenggenommen nicht, daß der Primärharn eiweißfrei ist.

Tatsächlich hat schon wenige Jahre später EKEHORN[4] in der Bowmanschen Kapsel von Fröschen mit halb quantitativen Methoden Eiweiß nachweisen können. Bei diesen Untersuchungen ergab sich, daß der physiologische Primärharn mehr Eiweiß enthält als der physiologische Blasenharn. EKEHORN folgerte aus diesen Experimenten, daß auch unter musterhaften Bedingungen Eiweiß in den Harnkanälchen rückresorbiert werden müsse.

Die Experimente obiger Autoren sind inzwischen auch am Warmblüter durchgeführt[5]. Bei der Punktion der Bowmanschen Kapsel von Ratten und Meerschweinchen zeigten 14 von 41 Tieren weniger als 200 mg-%, 9 weniger als 80 mg-% Eiweiß im Primärharn. Die Tiere, bei denen kein Eiweiß gefunden wurde, mußten weniger als 30 mg-% im Primärharn enthalten.

Aufgrund dieser Befunde folgert OLIVER[6], daß das Ultrafiltrat der Glomerula „weniger eiweißfrei ist, als der Idealismus der Physiologen uns glauben lehrt".

Die Richtigkeit der Vorstellungen von WEARN und RICHARDS[2] über die Impermeabilität der Glomerulumcapillaren gegenüber Eiweiß ist auch von ADDIS[7] aufgrund eigener Experimente bestritten worden. Nach ihm ist es durchaus möglich, daß auch unter normalen Bedingungen Eiweiß im Urin ausgeschieden wird.

Bei weiblichen Ratten beobachtete ADDIS[7] physiologischerweise Eiweiß im Harn mit einer Erhöhung der Eiweißausscheidung in der Pubertät. GILSON[8] fand bei männlichen Ratten in 24 Std 3,3 mg-% Globuline und 3,3 mg-% Albumine im Urin. Auch DOCK[9] erwähnt die physiologische Eiweißausscheidung bei Ratten. Er konnte nachweisen, daß bei gesunden Ratten, deren Albumine mit Evans-Blau markiert waren, physiologisch geringe Mengen von Albuminen glomerulär ausgeschieden und in den Tubuli contorti I rückresorbiert werden. ESSER u. Mitarb.[10] wiesen im Urin nierengesunder Menschen Substanzen nach, die sich elektrophoretisch zum geringen Teil wie Albumine bzw. γ-Globuline, im übrigen wie α- und β-Globuline verhielten. Auch HARDWICKE u. Mitarb.[11] halten es für möglich, daß beim Menschen geringe Mengen von Albuminen und Globulinen die gesunden Glomerulumcapillarwände passieren. SELLERS u. Mitarb.[12] fanden im Urin gesunder Ratten α- und β-Globuline. Nach ihren Berechnungen soll der Primärharn der Ratten durchschnittlich 7,6 mg-% Eiweiß enthalten[13]. Die Ratte müßte danach in 24 Std 120 mg Protein, d. h. $^1/_3$ der zirkulierenden Plasmaproteine ausscheiden, um den Hauptteil derselben im Tubulus contortus I wieder rückzuresorbieren.

SELLERS u. Mitarb.[14] folgern daraus, daß die Niere ein wichtiges Organ der Regulation des Plasma-Eiweißstoffwechsels darstellt. Ähnliche Gedanken werden auch von SARRE u. Mitarb.[15] geäußert. SELLERS u. Mitarb. stützen diese These damit, daß es ihnen[16] gelang, im Nierenvenenblut der Ratte einen höheren Polypeptid- und Aminosäuregehalt als im Blut anderer Körpervenen oder der Nierenarterien nachzuweisen.

Wenn somit als sicher angenommen werden darf, daß physiologischerweise im Primärharn geringe Mengen von Albumin und Globulinen enthalten sind, und

[1] WEARN 1922. [2] WEARN und RICHARDS 1924.
[3] TOOKEY-KERRIDGE und BAYLISS 1932. [4] EKEHORN 1931.
[5] WALKER, BOTT, OLIVER und MACDOWELL 1941. [6] OLIVER 1948.
[7] ADDIS 1931/32, 1949. [8] GILSON 1949. [9] DOCK 1942.
[10] ESSER, HEINZLER und WILD 1952. [11] HARDWICKE und SQUIRE 1955.
[12] SELLERS, ROBERTS, RASK, SMTIH, MARMORSTON und GOODMAN 1952.
[13] SELLERS, GRIGGS, MARMORSTON und GOODMAN 1954.
[14] SELLERS, GRIGGS, MARMORSTON, GOODMAN 1954, SELLERS 1956.
[15] SARRE 1954, MOENCH 1954, MOENCH, SARTORIUS und PÜTTER 1954.
[16] ELIASCH, SELLERS, ROSENFELD und MARMORSTON 1955.

damit neue Gesichtspunkte bezüglich der Bedeutung der Niere für den Eiweißstoffwechsel auftauchen, so ist die Bedeutung der früheren Untersuchungen von TOOKEY-KERRIDGE und BAYLISS u. a.[1] über die Beziehungen zwischen Molekülgröße auszuscheidender Substanzen des Blutes und Permeabilität der Glomerulumcapillaren nur wenig eingeschränkt.

Sie ist in Deutschland besonders von RANDERATH[2] betont worden. Selbst SELLERS[3], der bezüglich der Permeabilität der Glomerulumcapillaren für Eiweiß am weitesten geht, sagt, daß das aus den Glomerulumcapillaren ausgeschiedene Eiweiß überwiegend aus Albuminen besteht. Außerdem hebt er[4] hervor, daß die Ratte physiologischerweise mehr Urineiweiß ausscheidet als der Mensch. Im Urin besteht, wie RIGAS und HELLER u. a.[5] für den Menschen zeigten, ein reziprokes Verhältnis zwischen dem Albumin- und Globulingehalt gegenüber dem Blut. Das soll nach SELLERS[3] daran liegen, daß die Albumine im Gegensatz zu den Globulinen quantitativ völlig oder fast völlig rückresorbiert werden.

Trotzdem sind die Befunde von SELLERS u. Mitarb. geeignet, unser Augenmerk bei der Deutung der Genese der Proteinurie auch auf den Tubulus zu richten. Wenn physiologischerweise eine bestimmte Menge von Eiweiß das Glomerulum verläßt, ist es denkbar, daß eine Proteinurie nur durch eine fehlende oder ungenügende Rückresorption von Eiweiß, d. h. durch eine tubuläre Insuffizienz zustande kommen kann. Bei der Deutung der Befunde von TERRY u. a.[6] über die linearen Beziehungen zwischen der Höhe des Serumalbuminspiegels und dem Grad der Proteinurie nach großen Gaben homologen Albumins bzw. Proteins muß dieser Umstand mit berücksichtigt werden, wenn man nicht zu falschen Schlußfolgerungen kommen will. Ob man indessen so weit gehen kann, mit FREEMAN und JOEKES[7] in der Proteinurie beim nephrotischen Syndrom ausschließlich die Folge einer tubulären Rückresorptionsinsuffizienz für Eiweiß zu sehen, scheint nach unseren bisherigen Kenntnissen sehr zweifelhaft. Die Möglichkeit einer Proteinurie ausschließlich aufgrund einer Tubulusinsuffizienz darf vielmehr lediglich für besondere Fälle in Erwägung gezogen werden. Sie ist z. B. zu diskutieren bei den Beobachtungen von GOODMAN und BAXTER[8]. Diese Autoren fanden in Rattenexperimenten eine Proteinurie 2—3 Tage nach Uranylacetatgaben. Die Tubulusepithelien sollen zu diesem Zeitpunkt nekrotisch, die Glomerula morphologisch intakt gewesen sein.

Im übrigen ist der Faktor Glomerulumpermeabilität von entscheidender Bedeutung. Das geht unter anderem überzeugend aus den Experimenten über die Hämoglobinausscheidung von LIPPMAN[9] hervor.

Von der Mehrzahl der Autoren[10] wird daher angenommen, daß bei der Proteinurie als Symptom einer Nierenkrankheit eine Permeabilitätsstörung im Sinne einer Permeabilitätserhöhung der Glomerulumcapillaren die dominierende Rolle spielt. Neuere Untersuchungen von CHINARD u. Mitarb.[11] unterstützen diese These. Sie fanden durch Clearance-Untersuchungen bei Patienten mit massiver

[1] TOOKEY-KERRIDGE und BAYLISS 1932, BAYLISS, TOOKEY-KERRIDGE und RUSSELL 1933, BOTT und RICHARDS 1941.

[2] RANDERATH 1935, 1937, 1941, 1947. [3] SELLERS 1956.

[4] SELLERS, GOODMAN, MARMORSTON und SMITH 1950.

[5] RIGAS und HELLER 1951, MCGARRY, SEHON und ROSE 1955.

[6] TERRY, HAWKINS, CHURCH und WHIPPLE 1948, WATERHOUSE und HOLLER 1948.

[7] FREEMAN und JOEKES 1957. [8] GOODMAN und BAXTER 1956.

[9] LIPPMAN 1948, LIPPMAN, UREEN und OLIVER 1951.

[10] RANDERATH 1935, 1937, 1941, 1947, ZOLLINGER 1950, 1951, 1955, BRADLEY und TYSON 1948, LETTERER 1952, GOEBEL-SCHMITT 1950, HARTMANN und SCHULZE 1952, HARDWICKE und SQUIRE 1955, STICKLER, WAKIM und MCKENZIE 1956, SQUIRE, BLAINEY und HARDWICKE 1957.

[11] CHINARD, LAUSON, EDER, GREIF und HILLER 1954.

Proteinurie die Permeabilität der Glomerulumcapillaren erhöht. GOODMAN und BAXTER[1] bewiesen mittels Markierung der Serumalbumine mit Evans-Blau eine erhöhte Permeabilität der Glomerulumcapillaren der Ratte nach Nephrotoxingaben. Nach SQUIRE u. Mitarb.[2] besteht aufgrund vergleichender Untersuchungen der Albumin-α_2- und γ-Globulin-Clearance bei der akuten Glomerulonephritis ein Verlust der selektiven Permeabilität der Glomerulumcapillaren.

Die Ursachen der Permeabilitätserhöhung der Glomerulumcapillaren sind indessen bis heute nur ungenügend geklärt. Das gilt vor allem für die Permeabilitätserhöhungen bei einem Fehlen entzündlicher Prozesse in den Nierenkörperchen.

LEHMANN[3], der beim Menschen nach intravenöser Gabe von Hühnereiweiß im Urin auch menschliche Serumeiweißkörper fand, war der Ansicht, durch Fremdeiweiß würden die Glomerulumcapillaren derart geschädigt, daß Serumeiweißkörper mit durchzutreten vermöchten. Diese Auffassung, auch von ASCOLI[4] aufgrund eigener Experimente vertreten, hat in abgewandelter Form bis heute ihre Anhänger, obwohl die Experimente von TOOKEY-KERRIDGE und BAYLISS[5] ergeben hatten, daß Fremdeiweißgaben nicht zur Proteinurie führen müssen. Der Durchtritt durch die Glomerulumcapillaren soll nach diesen Autoren vielmehr ausschließlich von der Größe der Eiweißmoleküle abhängen.

So wird von v. WACEK und RAFF[6] angenommen, daß bei Eiweißzerfall freiwerdende Amine durch permeabilitätssteigernde Wirkung auch die Permeabilität der Glomerulumcapillaren erhöhen. Nach BERGSTRAND[7] soll die Permeabilitätserhöhung der Glomerulumcapillaren in Verbindung mit einer primären Stoffwechselstörung entstehen. WUHRMANN[8] vermutet, daß eine primäre Störung der Eiweißbildung über eine Veränderung des Bluteiweißspektrums sekundär zu einer Steigerung der Permeabilität der Glomerulumcapillaren zu führen vermag. GOETSCH und LYTTLE[9] glaubten sogar pathologisch veränderte Albumine beim nephrotischen Syndrom mit immunologischen Methoden nachgewiesen zu haben. Ihre Befunde sind jedoch nicht bestätigt worden[10]. LETTERER[11] glaubt, daß eine Dysproteinämie bei längerer Dauer eine Schädigung der Capillarwände hervorruft und dadurch ihre Durchlässigkeit erhöht. Im Prinzip die gleiche Ansicht wird von GOEBEL-SCHMITT u. a.[12] vertreten. Wir[13] haben dagegen unter Hinweis auf das Fehlen einer Nephrose bei der Hungerkrankheit betont, daß nicht jede Dysproteinämie zu einer gesteigerten Permeabilität der Glomerulumcapillaren führen muß. Das geht auch aus Befunden von LINNEWEH u. Mitarb.[14] bzw. SARRE[15] hervor. LINNEWEH u. Mitarb.[14] beobachteten bei Nierengesunden keine Proteinämie, wenn sie Blut von nephrotischen Patienten erhielten. SARRE[15] sah bei länger dauernden Dysproteinämien, wie sie bei schweren Lebererkrankungen auftreten können, keine Eiweißausscheidung im Urin. Es müssen daher im wesentlichen noch unbekannte Faktoren für die nicht entzündlich bedingten Permeabilitätssteigerungen der Glomerulumcapillaren verantwortlich gemacht werden.

Wieweit dabei Änderungen des Hydratationsvermögens bzw. der elektrischen Ladung von Bluteiweißkörpern oder der Wand der Glomerulumcapillaren[16] bzw. Änderungen der Oberflächenspannung[17] eine Rolle spielen, entzieht sich bis heute unserer Kenntnis. Desgleichen ist nicht bekannt, ob sich die Proteinurie

[1] GOODMAN und BAXTER 1956. [2] SQUIRE, BLAINEY und HARDWICKE 1957.
[3] LEHMANN 1864. [4] ASCOLI 1902. [5] TOOKEY-KERRIDGE und BAYLISS 1932.
[6] v. WACEK und RAFF 1935. [7] BERGSTRAND 1949. [8] WUHRMANN 1948.
[9] GOETSCH und LYTTLE 1940. [10] GITLIN und JANEWAY 1952.
[11] LETTERER 1952. [12] GOEBEL-SCHMITT 1950, ZOLLINGER 1951.
[13] RANDERATH 1953. [14] LINNEWEH und MANEKE 1951. [15] SARRE 1954.
[16] MAINZER 1931. [17] RUSZNIAK und NÉMETH 1930.

beim nephrotischen Syndrom auf dem Boden einer „Abwehrschwäche des Endothels" entwickelt[1].

Leichter verständlich ist dagegen, daß es im Verlauf örtlicher Entzündungen in den Nierenkörperchen und den damit verbundenen Zirkulationsstörungen[2] zu Steigerungen der Permeabilität der Glomerulumcapillaren kommen kann. Welche Bedeutung dabei der Überdehnung der Capillarwand bzw. einer Schädigung der Endothelien[2] oder der Basalmembran durch dort ablaufende Antigen-Antikörperreaktionen[3] zukommt, wissen wir bis heute nicht.

Eine Erweiterung von Poren in der Basalmembran der Glomerulumcapillaren (Lamina densa nach Hall)[4] scheint zumindest ganz allgemein bei der Proteinurie keine Rolle zu spielen, da entgegen früheren Ansichten dieses Autors die intakte Basalmembran keine Poren enthält[5]. Selbst bei der experimentellen Amyloidose der Maus[6], der Masugi-Nephritis der Ratte[7] bzw. des Kaninchens[8] werden elektronenmikroskopisch keine Poren gesehen, auch dann nicht, wenn die Versuchstiere bei einer Proteinurie Globuline im Harn aufweisen.

Auch eine Erweiterung der Poren des Endothelcytoplasmas dürfte kaum zu einer Permeabilitätssteigerung führen, da die Poren des Endothels einen Durchmesser von etwa 800 Å[4] haben und daher physiologischerweise für hochmolekulare Eiweißkörper durchgängig sein müssen.

Es fragt sich daher, ob durch eine irgendwie geartete Alteration der Glomerulumdeckzellen Änderungen der Permeabilität im Sinne einer Permeabilitätssteigerung zu erklären sind. Auf diese Frage glaubt Hall[9] eine Antwort geben zu können. Hall[9] vertritt neuerdings die Ansicht, daß der Grad der Permeabilität der Glomerulumcapillaren vom Funktionszustand der Glomerulumdeckzellen abhängig ist. Der Abstand der an der Basalmembran der Glomerulumcapillaren inserierenden Deckzellfüßchen bestimmt nach ihm die Weite von jeweils zwischen benachbarten Deckzellfüßchen liegenden „Schlitzporen", die im Mittel einen Durchmesser von 100 Å haben sollen. Gewöhnlich weite Schlitzporen sind nach Hall für Albumine und höher molekulare Eiweißkörper nicht durchgängig.

Ihr Durchmesser sowie ihre Zahl stimmen nach Hall[9] mit den Pappenheimerschen[10] Berechnungen über Porenweite und -dichte ungefähr überein.

Jede Schädigung, die die Lebenstätigkeit der Deckzellen in der Weise beeinflußt, daß sie die Weite der Schlitzporen nicht aufrechtzuerhalten vermögen, kann nach Hall zum Austritt von Albuminen und höhermolekularen Eiweißkörpern in den Primärharn führen. Als Beispiel nennt Hall eine Schädigung durch Ischämie unter Hinweis auf die Proteinurien nach vorübergehender Unterbindung der Nierenarterie. Bei der Masugi-Nephritis der Ratte sah er eine Schädigung der Deckzellmitochondrien. Auch bei Patienten mit nephrotischem Syndrom will Hall bestimmte, im einzelnen nicht beschriebene Veränderungen an den Deckzellen beobachtet haben, durch die die Proteinurie nach seiner Ansicht erklärt werden kann.

Sollten sich die Befunde von Hall bestätigen lassen, so könnte die Frage nach den Ursachen, die zur Permeabilitätserhöhung der Glomerulumcapillaren führen, so weit beantwortet werden, daß alle Faktoren, die die Lebenstätigkeit der Deck-

---

[1] Linneweh und Maneke 1951. [2] Letterer 1952.
[3] Pressman 1949, Pressman und Eisen 1950, Krakower und Greenspon 1954, Ortega und Mellors 1956.
[4] Hall 1953, 1955.
[5] Pease 1955, Rhodin 1955, Yamada 1955, Sakaguchi 1955, Bergstrand 1957.
[6] Miller und Bohle 1956.
[7] Miller und Bohle 1957, Piel, Dong, Modern, Goodman und Moore 1955.
[8] Sakaguchi 1957. [9] Hall 1957. [10] Pappenheimer 1955.

zellen zu schädigen vermögen, die Voraussetzung für die Entstehung einer Proteinurie schaffen.

Weitere systematische Untersuchungen über Schlitzporenweite bei verschiedenen mit Permeabilitätserhöhung einhergehenden Glomerulumerkrankungen scheinen uns jedoch noch notwendig, um zu klären, wieweit die Hallschen Befunde einen gültigen morphologischen Beitrag zum Verständnis der Proteinurie darstellen.

Sollten sie sich als richtig erweisen, so bestätigen sie unsere[1] früheren Behauptungen, daß mit Hilfe des Lichtmikroskops bei Betrachtung der Capillarwand über den Grad ihrer Permeabilitätsänderung im Grunde genommen nichts ausgesagt werden kann, da selbst deutlich erweiterte Schlitzporen nur mit dem Elektronenmikroskop erkennbar sind.

Eine lichtoptisch „intakte Capillarwand“[2] kann somit ohne weiteres in erhöhtem Maße für Eiweißkörper durchlässig sein.

Durch die zitierten Hallschen Konzeptionen über die Ursachen der Permeabilitätserhöhung der Glomerulumcapillaren ist allerdings nicht geklärt, warum es bei der Proteinurie zu Verdickungen der Capillarwand kommen kann. TH. FAHR[3] hat diese Verdickung der Capillarwand bei der Lipoidnephrose beschrieben und als Glomerulonephrose bezeichnet. Eine Verdickung der Capillarwand, wahrscheinlich erstmals von GIL Y GIL[4] erwähnt, ist außer bei der Lipoidnephrose noch bei der Sublimat-[5], Uran-, Kaliumbicarbonat-[6], Guajacol- und Saponinvergiftung[7] beobachtet.

Glomerulonephrotische Veränderungen sind ferner in Experimenten nach Injektionen von Di-Toxin[8], Dick-Toxin[9], nach intravenöser Injektion von Fremdeiweiß[10] und von Bence-Jonesschem Eiweiß[11] erzeugt worden. BOHLE u. Mitarb.[12] beobachteten eine Glomerulonephrose bei Experimenten zur sog. Cavelti-Nephritis. Bei der experimentellen Amyloidose der Maus konnte im Elektronenmikroskop nachgewiesen werden[13], daß bei länger bestehender Proteinurie die Basalmembran der Glomerulumcapillaren an Dicke zunimmt. Auch bei der mit Proteinurie einhergehenden Masugi-Nephritis der Ratte[14] und des Kaninchens[15] wird eine Verbreiterung der Basalmembran im Elektronenmikroskop beschrieben.

Neuerdings haben FARQUHAR u. Mitarb.[16] im Prinzip die gleichen Befunde bei der elektronenmikroskopischen Untersuchung der Lipoidnephrose und der diffusen Glomerulonephritis des Menschen (Abb. 7) erhoben. Nach ihren Beobachtungen nimmt die Dicke der Basalmembran im Verlauf der Lipoidnephrose langsam zu. Bei der diffusen Glomerulonephritis sahen sie nur unregelmäßige Verdickungen (Abb. 8).

Es ist wahrscheinlich, daß diese Verdickungen der Basalmembran sich im Verlauf der Proteinurie entwickeln. Wir[17] haben daher seit vielen Jahren angenommen, zu einer Verbreiterung der Capillarwand bei der Glomerulonephrose käme es durch Einlagerungen von Blutplasmabestandteilen im Gefolge einer pathologischen Filtration kolloidaler Substanzen. Wir möchten diese Ansicht auch heute noch aufrechterhalten, wenn sie auch insofern in gewissem Widerspruch zu den zitierten Hallschen[18] Vorstellungen über die Ursache der Proteinurie zu stehen scheint, als es unverständlich bleibt, warum es bei gleichsam weit geöffneten Schleusen zu Stauungen kommt.

---

[1] RANDERATH 1935, 1937, 1941, 1947. [2] STAEMMLER 1956.
[3] TH. FAHR 1925, 1934. [4] GIL Y GIL 1924.
[5] PATRASSI 1932, RANDERATH 1934, ZOLLINGER 1955. [6] HUNTER und ROBERTS 1932.
[7] BENOIT 1928, KOLLERT und REZEK 1926. [8] PATRASSI 1932. [9] HÜCKEL 1931, 1932.
[10] RANDERATH 1935, 1937, ZOLLINGER 1955. [11] RANDERATH 1934.
[12] BOHLE, KRECKE, KLEINMAIER und GOERGEN 1954. [13] MILLER und BOHLE 1956.
[14] MILLER und BOHLE 1957, PIEL, DONG, MODERN, GOODMAN und MOORE 1955.
[15] SAKAGUCHI 1957. [16] FARQUHAR, VERNIER und GOOD 1957.
[17] RANDERATH 1935, 1937, 1941, 1947. [18] HALL 1957.

Es fragt sich jedoch, ob die Hallschen Ansichten über die Ursachen der Proteinurie — die bisher nicht bewiesene Richtigkeit bzw. richtige Deutung seiner Befunde vorausgesetzt — umfassend genug sind. Die vielfach auch elektronenoptisch bestätigte Verbreiterung der Basalmembran der Glomerulumcapillaren bei länger bestehender Proteinurie spricht vielleicht dagegen.

Die morphologischen Veränderungen an den Harnkanälchenepithelien bei Proteinurien sind noch heute Gegenstand zahlreicher Untersuchungen. Die Deutung war jahrzehntelang mit der Frage nach dem *Ort der Eiweißausscheidung* in den Nieren verknüpft. Es handelt sich um die Deutung der bei der Proteinurie auftretenden hyalinen Tropfen in den Hauptstückepithelien. Die dadurch gekennzeichnete Veränderung der Harnkanälchenepithelien wurde als hyalin-

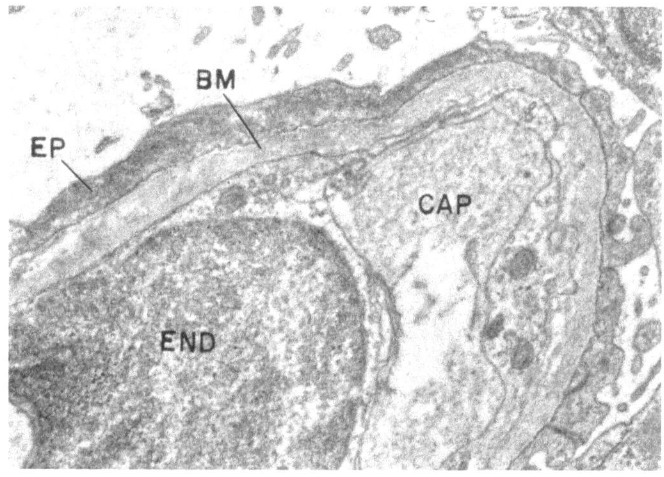

Abb. 7. Teil einer Glomerulumcapillare bei Lipoidnephrose eines Kindes. Unregelmäßige Verdickung der Basalmembran der Glomerulumcapillare. END Endothelzelle, CAP Capillarlumen, BM Basalmembran, EP Cytoplasmafortsätze der Glomerulumdeckzellen. Vergr.-Maßstab 1:12300. (Nach FARQUHAR, VERNIER und GOOD 1957.)

tropfige Degeneration bzw. tropfige Entmischung bezeichnet. TH. FAHR[1] und LAAS[2], die die Vorstellung der tubulären Eiweißsekretion vertreten haben, unterschieden dabei „infiltrative" und „degenerative" Tropfenansammlungen. Bei der „infiltrativen" Bildung der Tropfen sollte es sich um eine Eiweißaufnahme von den intertubulären Capillaren aus handeln, die zu einer tropfigen Eiweißspeicherung führe. Eine „degenerative" Tropfenansammlung nahm LAAS[2] an, wenn, wie er meinte, die Epithelien die Fähigkeit verloren hätten, angebotenes Eiweiß zu speichern oder zu verarbeiten. TERBRÜGGEN[3] deutete die hyalinen Tropfen als intracelluläre Sekrettropfen. Er beobachtete sie mit großer Regelmäßigkeit bei nierenfernen Eiweißzerfallsprozessen im Organismus und bezeichnete das den Nieren hämatogen zugeleitete körpereigene, in den Tubulusepithelien „zum Zwecke der Sekretion" in Tropfen umgebildete Zerfallseiweiß als „Ausscheidungshyalin". Daneben sollten Tropfen auch durch Entmischung aus dem Protoplasmaeiweiß der Tubulusepithelien entstehen können. Das wurde als tropfiger Zerfall bezeichnet. Wir haben demgegenüber zuerst auf Grund von Untersuchungen an menschlichen Nieren die Meinung vertreten, daß die hyalinen Tropfen nach einer glomerulären Eiweißausscheidung infolge Rückresorption eines eiweißhaltigen Kanälcheninhaltes entstünden[4]. Diese Ansicht wurde von

[1] TH. FAHR 1925, 1934. [2] LAAS 1932.
[3] TERBRÜGGEN 1931, 1933, TERBRÜGGEN und WÄCHTER 1934. [4] RANDERATH 1935, 1937

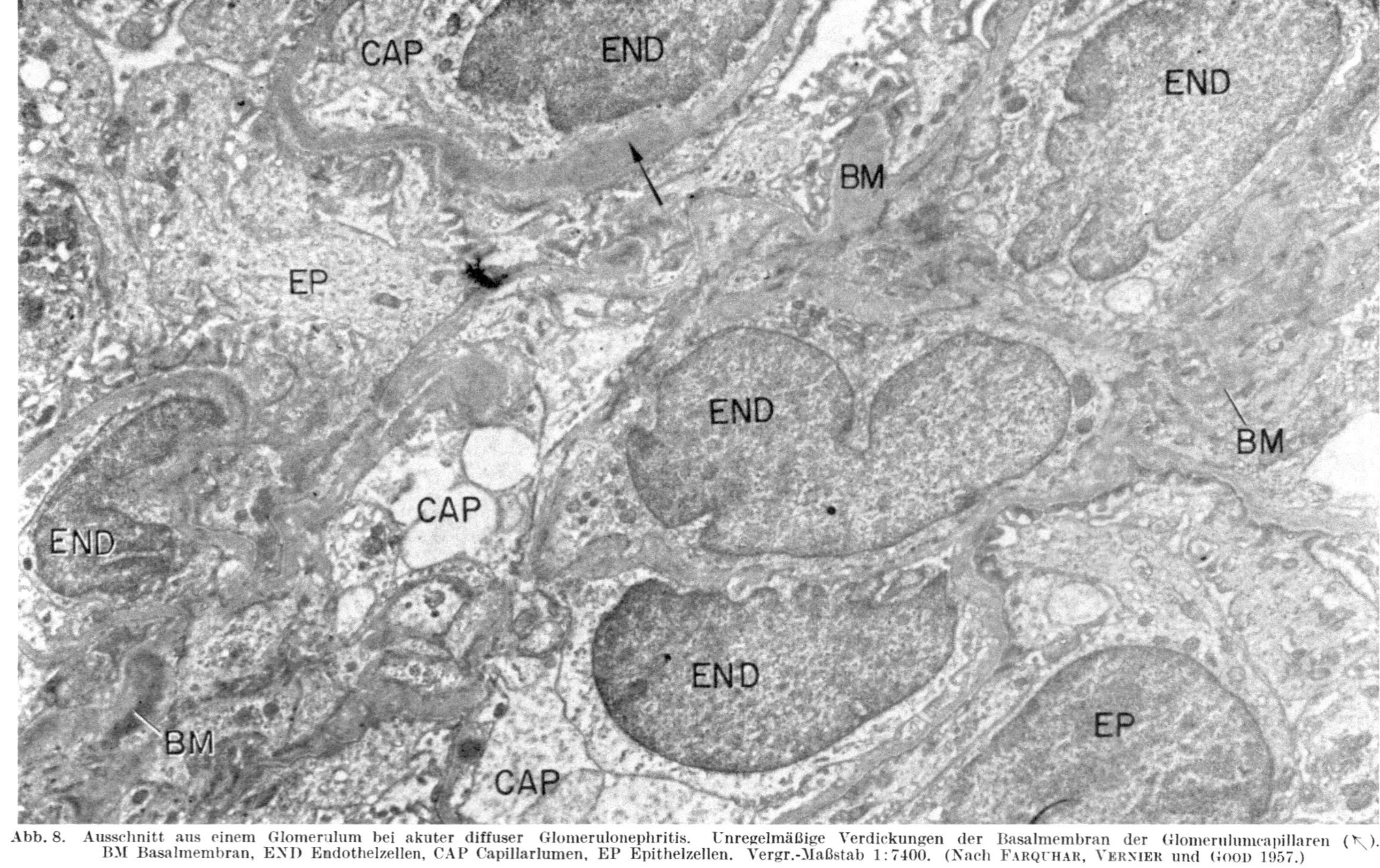

Abb. 8. Ausschnitt aus einem Glomerulum bei akuter diffuser Glomerulonephritis. Unregelmäßige Verdickungen der Basalmembran der Glomerulumcapillaren (↖). BM Basalmembran, END Endothelzellen, CAP Capillarlumen, EP Epithelzellen. Vergr.-Maßstab 1:7400. (Nach FARQUHAR, VERNIER und GOOD 1957.)

uns[1] durch Tierexperimente gestützt, die an Farbstoffversuche von GÉRARD und CORDIER[2] sowie LAMBERT[3] an Salamandern anknüpften. Die Experimente ergaben, daß beim Salamander menschliches Plasmaeiweiß, in die Leibeshöhle injiziert, in den Epithelien der offenen Nephrone in Form von hyalinen Tropfen gespeichert wird. Mit HEIN[4] konnte gezeigt werden, daß nach Applikation verschiedenster Eiweiße (Eiereiweiß, Albumosen, Peptone, menschliches Albumin oder Globulin) hyaline Tropfen in den Tubulusepithelien von Salamandernieren auftreten, und zwar in den geschlossenen und offenen Nephronen, wenn die z.T. in der Bauchhöhle resorbierten und den Nieren also auch hämatogen zugeleiteten

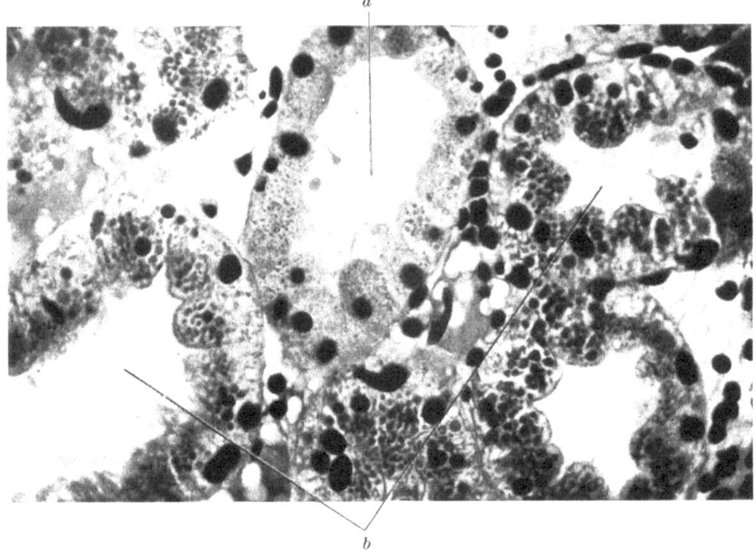

Abb. 9. Salamandra maculosa. Tropfige Eiweißspeicherung in den Hauptstückepithelien der offenen Nephrone nach Injektion von 6mal 0,5 cm³ menschlichen Serumalbumins in die Leibeshöhle. *a* Proximalerer Kanälchenabschnitt mit feintropfiger Speicherung, *b* distalere Teile mit grobtropfiger Speicherung, vorwiegend in der supranucleären Zone. Vergr. 253fach. (Nach HEIN 1938.)

Eiweißkolloide infolge ihres niedrigen Molekulargewichtes die Glomerulumcapillaren zu passieren vermochten (Abb. 9). Eiereiweiß, Albumosen, Pepton, z.T. auch Hämoglobin wurden infolgedessen sowohl in den Epithelien der offenen als auch der geschlossenen Nephrone tropfig gespeichert. Die gleichen Befunde wurden unabhängig von uns von LAMBERT u. Mitarb[5]. erhoben. HAVEMANN[6] beobachtete dagegen nach intraperitonealer Injektion von salamandereigenem Serumeiweiß keine hyalinen Tropfen in den Kanälchenepithelien. Daraus wurde geschlossen, daß hyaline Tropfen nur bei der Ausscheidung und Rückresorption von plasmafremden bzw. nierenzellfremden Eiweißsubstanzen entstünden, während homologe Albumine und Globuline nach der Rückresorption keine intraepithelialen Tropfen bilden. Mit diesen Befunden und ihrer Deutung stand einerseits das Fehlen von hyalinen Tropfen bei Stauungsproteinurien, andererseits das häufige Auftreten derselben nach Eiweißzerfallsprozessen[7] im Einklang.

KLEIER[8] ist mit RANDERATH der Frage des Abbaues der hyalinen Tropfen nachgegangen. Es wurde festgestellt, daß die hyalinen Tropfen im Salamanderexperiment bald nach Beendigung der intraperitonealen Eiweißinjektionen wieder

[1] RANDERATH 1935, 1937, KLEIER 1939, HEIN 1938, HAVEMANN 1941.
[2] GÉRARD und CORDIER 1933, GÉRARD 1936. [3] LAMBERT 1936.
[4] HEIN 1938. [5] LAMBERT und CAMBIER 1938. [6] HAVEMANN 1941.
[7] TERBRÜGGEN 1931, 1933, BRÖDER 1935, YAJIMA 1953. [8] KLEIER 1939.

verschwinden. Die Zeit bis zum Verschwinden der Tropfen ist verschieden. Sichere Beziehungen zwischen der Art des injizierten Eiweißes und der Schnelligkeit des Abbaues ließen sich nicht feststellen.

Die wieder tropfenfrei gewordenen Epithelien wiesen keinerlei Merkmale einer definitiven Zellschädigung an Kern oder Protoplasma auf. RANDERATH und HEIN[1] haben jedoch eindeutig dargetan, daß eine maximale tropfige Eiweißspeicherung die speichernden Tubulusepithelien bis zur Auflösung von Kern und Plasma schädigen kann, wobei die intracellulär gebildeten Tropfen durch Zellzerfall passiv frei werden und in die Lumina der Harnkanälchen gelangen können.

Mit z.T. in der Nachkriegszeit entwickelter neuer Untersuchungstechnik (Phasenkontrastmikroskopie, Histochemie und Elektronenmikroskopie) sind die eigenen Untersuchungen an den hyalinen Tropfen in den letzten Jahren wieder aufgegriffen, nachgeprüft und ergänzt worden[2]. OLIVER[3] zeigte an Ratten, daß nach Gaben verschiedener Eiweißstoffe die Größe der hyalinen Tropfen und die Zahl derselben mit zunehmender Molekülgröße des injizierten Materials abnimmt. Von ihm wird in Übereinstimmung mit uns[4] der Ansicht, die hyalinen Tropfen seien das morphologische Substrat einer Tubulusdegeneration, entschieden widersprochen.

Er zeigte vielmehr[5], daß Rattennieren nach Schädigung der Hauptstückepithelien durch Uranacetat eine nachfolgende Fremdeiweißinjektion nicht mit einer Tropfenbildung beantworteten bzw. eine Tropfenbildung nur in den nicht geschädigten Tubulusabschnitten auftritt. Auch regenerierende Tubulusepithelien sollen nicht in der Lage sein, angebotenes Fremdeiweiß in Tropfenform zu speichern[6].

Interessante Befunde in bezug auf die Beeinflussung der Rückresorptionsfähigkeit der Tubulusepithelien stammen von LIPPMAN und OLIVER[7]. Diese Autoren beobachteten in Rattenexperimenten, daß eine gleichzeitige Injektion von Rinderalbumin und Hämoglobin zu einer stärkeren Hämoglobinurie führt, als die alleinige Zufuhr von Hämoglobin[8]. Während nach isolierter Hämoglobingabe eine Hämoglobinurie erst beobachtet wurde, wenn der Hb-Spiegel des Serums 25 mg-% überschritt, fand sich nach gleichzeitiger Rinderalbumin- und Hb-Gabe bereits unterhalb dieses Spiegels Hämoglobin im Urin. Insgesamt war die Hb-Ausscheidung nach kombinierter Hb- und Rinderalbumininjektion größer als bei Kontrollen, die die doppelte Menge Hb erhalten hatten. Die Autoren nehmen daher an[7], durch Rinderalbumin werde die Rückresorption von Hb gehemmt, während Eiereiweiß, Ovomucoid und Ovalbumin die Rückresorption von Hb nicht beeinflusse. Die feingewebliche Untersuchung der Tubuli zeigte außerdem, daß die Rückresorptionshemmung durch Rinderalbumin offenbar nicht mit einer „Absättigung" der Tubulusepithelien durch hyaline Tropfen zu erklären ist, da auch nach Eiereiweißgaben die Tubulusepithelien mit hyalinen Tropfen angefüllt waren. Es fiel sogar auf, daß die Anzahl der hyalinen Tropfen bei den mit Eiereiweiß behandelten Tieren am größten war. Trotzdem war der „Blockade-Effekt" bei den letzteren nur unbedeutend. Dieses

---

[1] HEIN 1938.

[2] OLIVER 1945, 1948, LIPPMAN 1948/49, ZOLLINGER 1948, 1950, RÜTTIMANN 1951, LIPPMAN, UREEN und OLIVER 1951, SMETANA 1947, RATHER 1948, 1952, OLIVER, MOSES und MACDOWELL 1954, OLIVER, MACDOWELL und LEE 1954, LEE 1954, STRAUS 1954, 1956, OLIVER, STRAUS, KRETSCHMER, LEE, DICKERMAN und CHEROT 1955, KRETSCHMER und DICKERMAN 1954, KRETSCHMER und CHEROT 1954.

[3] OLIVER 1945, 1948.

[4] RANDERATH 1935, 1937, 1941, 1947, HEIN 1938, KLEIER 1939, HAVEMANN 1941.

[5] OLIVER 1948, 1950. [6] OLIVER 1948, 1950, STAEMMLER 1956.

[7] LIPPMAN 1948, 1949, LIPPMAN, UREEN und OLIVER 1951. [8] LIPPMAN 1948, 1949.

Phänomen wird damit zu erklären versucht, daß die Eiweiß enthaltenden Tropfen sich aus unbekannten Gründen nicht mit dem Hb verbinden könnten.

Beim Studium der *Frühphase der Rückresorption* von Hämoglobin, Eiereiweiß und Aminosäuren[1] ergab sich, daß diese Substanzen zunächst diffus im Cytoplasma der Hauptstückepithelien auftreten. Eine Bildung hyaliner Tropfen wurde frühestens 45 min nach Hämoglobin, 15 min nach Aminosäuregaben[2] und 2 Std nach Eiweißgaben beobachtet. Nach einmaliger Injektion von Rattenserum wurden dagegen innerhalb der ersten 18 Std post injectionem keine Tropfen gesehen. Nur wenn den Ratten innerhalb von 3 Tagen 3mal Rattenserum gespritzt worden war, wurden 18 Std nach der letzten Serumgabe ebenfalls Tropfen in den Hauptstückepithelien gefunden, jedoch bei weitem nicht so zahlreich wie nach entsprechenden Fremdeiweißgaben. Daraus folgern die Verfasser in Anerkennung und Erweiterung unserer[3] früheren Untersuchungen, daß neben qualitativen auch quantitative Faktoren bei der Entstehung der Tropfen eine Rolle spielen.

Bezüglich der *Lokalisation der hyalinen Tropfen* der Tubuli besteht keine vollkommene Übereinstimmung zwischen den Ergebnissen von Randerath u. Mitarb.[3] und den Ergebnissen von Oliver und seiner Schule. Randerath u. Mitarb. hatten eine den Farbstoffversuchen von Gérard und Cordier[4] und Lambert[5] entsprechende Abhängigkeit zwischen der Molekülgröße der rückresorbierten Substanz einerseits und den rückresorbierenden Kanälchenstrecken andererseits gefunden. Wie bei Farbstoffen wurden zu resorbierende Kolloide um so weiter proximal im Tubulus contortus I gespeichert, je kleiner die Molekülgröße, um so weiter distal, je größer die Molekülgröße war, in den eigenen Versuchen an Salamandern also in der Reihenfolge: Eiereiweiß, Albumosen, Peptone, Albumine, Globuline.

Die gleichzeitige Bedeutung quantitativer Faktoren, die Grenzüberschreitungen und Verschiebungen des Resorptionsortes bedingen, wurde betont. Oliver[6] schreibt dagegen, daß die Rückresorption injizierten Fremdeiweißes unabhängig von der Molekülgröße in dem mittleren Abschnitt der Hauptstücke beginne und sich, je nach dem Angebot des Fremdeiweißes, nach proximal und distal ausdehne. Lediglich für Aminosäuren wird angegeben, sie würden nur in den proximalen Abschnitten der Hauptstücke rückresorbiert[7].

Die Untersuchungen der *färberischen Eigenschaften verschiedener hyaliner Tropfen* ergibt, daß die positive Gramfärbung der Tropfen — die Mitochondrien sind gramnegativ — möglicherweise auf physikalischen Differenzierungen in der Organisation und der Zusammensetzung der Tropfensubstanz beruhen[8]. Die färberischen Eigenschaften hängen mit von dem Gehalt an protoplasmatischen Bestandteilen ab. Mit Weigerts Fibrin färben sich die hyalinen Tropfen z.T. blau[9], nach Trichromfärbung leuchtend rot. Sie sind PAS-positiv (Abb. 10). Die Intensität der PAS-Reaktion soll dem Gehalt der Tropfen an mucoiden Substanzen parallel gehen[10]. Tropfen nach Ovalbumingaben seien schwächer PAS-positiv als solche nach Eiereiweißinjektionen. Ihr Gehalt an mucoiden Substanzen bestimme den Wassergehalt und daher mit der Quellungsfähigkeit die Größe der Tropfen. Die Tropfen färben sich schließlich mit Janus-Grün, Neutralrot und Methylenblau[11]. Straus[12] stellte fest, daß aus Tubulusepithelien isolierte Tropfen gleiche Farbreaktionen wie die intracellulären Tropfen zeigen.

[1] Oliver, MacDowell und Lee 1954, Lee 1954. [2] Kretschmer und Cherot 1954.
[3] Randerath 1935, 1937, 1941, Hein 1938, Kleier 1939, Havemann 1941.
[4] Gérard und Cordier 1933. [5] Lambert 1936, Lambert und Cambier 1938.
[6] Oliver 1948, 1950, Oliver, MacDowell und Lee 1954. [7] Lee 1954.
[8] Oliver, Moses, MacDowell und Lee 1954. [9] Randerath 1952, Zollinger 1950.
[10] Oliver 1948, 1950, Oliver, Moses, MacDowell und Lee 1954.
[11] Oliver, Moses, MacDowell und Lee 1954, Straus 1954. [12] Straus 1954.

Bei der Untersuchung des *Fermentgehalts der hyalinen Tropfen* ergab sich, daß die Tropfen gewöhnlich mehr Phosphorlipide enthalten als Mitochondrien und das umgebende Zellplasma[1]. In den Tropfen wurden außerdem in relativ hoher Konzentration saure Phosphatase, in geringerer Konzentration alkalische Phosphatase, Succinoxydase und -dehydrogenase, Cytochrom c-Oxydase, Katalase und, wie in den Mitochondrien, in hoher Konzentration proteolytische Fermente und SH-Radikale gefunden[2]. Eine prinzipielle Übereinstimmung zwischen dem Fermentgehalt von hyalinen Tropfen und Mitochondrien soll nicht bestehen[3].

Zur Klärung der *Beziehungen zwischen hyalinen Tropfen und Mitochondrien* der Hauptstückepithelien wurden in den letzten Jahren eingehende Untersuchungen

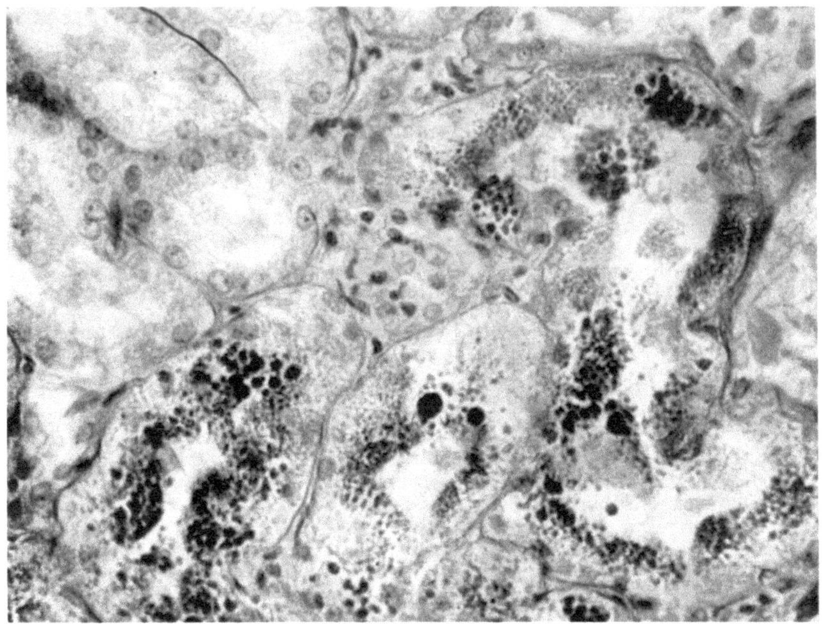

Abb. 10. SN 129/57, männl., 19 Jahre. Hyalintropfige Eiweißspeicherung in den Hauptstückepithelien bei subakuter diffuser intracapillärer Glomerulonephritis. PAS-Reaktion. Vergr. 400fach.

durchgeführt[4]. Übereinstimmend konnte dabei zunächst festgestellt werden, daß mit dem Auftreten der hyalinen Tropfen die normale Mitochondrienstruktur verschwindet, um beim Verschwinden der Tropfen wieder erkennbar zu werden. Im einzelnen wird dazu angegeben[5], daß die Mitochondrien in den Speicherungsprozeß einbezogen würden. Es käme zu kolbenförmigen Anschwellungen bzw. spindelförmigen Auftreibungen der Mitochondrien. Die hyalinen Tropfen entsprächen Mitochondrien, die mit absorbiertem Protein vollgepfropft seien[6]. Nach Oliver u. Mitarb[7]. handelt es sich bei den Tropfen dagegen nicht um mit absorbiertem Fremdmaterial vollgepfropfte Mitochondrien. Die Tropfenbildung soll vielmehr mit der Anschwellung und dem schließlichen Zerfall der Mitochondrien parallel gehen. Erst nach dem Zerfall der Mitochondrien komme es zu einer

[1] Oliver, Moses, MacDowell und Lee 1954. [2] Straus 1954. [3] Straus 1956.

[4] Oliver 1948, Zollinger 1950, Rüttimann 1951, Lee 1954, Oliver, MacDowell und Lee 1954, Kretschmer und Dickerman 1954, Kretschmer und Cherot 1954.

[5] Zollinger 1950, Rüttimann 1951. [6] Zollinger 1951, 1955.

[7] Oliver 1948, Oliver, MacDowell und Lee 1954, Kretschmer und Dickerman 1954 Lee 1954.

Vereinigung von aufgenommenem Eiweiß und dem Fermente enthaltenden Mitochondrienmaterial.

Nach KRETSCHMER und DICKERMAN[1] zerfallen die Mitochondrien, sobald Eiweiß aufgenommen wird, in Partikel von mikrosomalen Dimensionen mit hoher Enzymaktivität. Gleichzeitig werde das zunächst diffus aufgenommene Eiweiß in kleine Tropfen von Mitochondriengröße umgewandelt. Diese kleinen Eiweißtropfen verbänden sich mit dem zerfallenen Mitochondrienmaterial und bildeten dabei die hyalinen Tropfen. Ergänzend wird dazu in neuester Zeit von dem OLIVERschen Arbeitskreis[2] auch die Möglichkeit der Entstehung der hyalinen Tropfen aus besonderen 0,5—1,5 μ großen, normalerweise in den Nierenepithelien vorkommenden Cytoplasmagranula diskutiert. Diese sollen nicht mit den Mitochondrien identisch sein, sondern den von RHODIN[3] im Elektronenmikroskop beobachteten dicken Granula („big granules") entsprechen. Zu dieser Vermutung kommt STRAUS[4], weil nach seinen Untersuchungen der Fermentgehalt von Cytoplasmagranula und hyalinen Tropfen, nicht aber der von Mitochondrien und hyalinen Tropfen, im Prinzip übereinstimmen soll. Von STRAUS[4] wird allerdings betont, daß weitere Untersuchungen, vor allem an Nierenepithelien während der Rückresorption von Fremdeiweiß, notwendig seien, um zu klären, wie weit die bisherigen Vorstellungen über die Entstehung der hyalinen Tropfen ergänzt werden müßten.

Die Untersuchungen über die Beziehungen zwischen Mitochondrien und hyalinen Tropfen bzw. das Verhalten der Mitochondrien der Hauptstückepithelien nach Fremdeiweißgaben sind in den letzten Jahren durch elektronenmikroskopische Untersuchungen ergänzt und dabei im Prinzip bestätigt worden[5].

Im Elektronenmikroskop wird wenige (2) Stunden nach Eiereiweißgaben in den Hauptstückepithelien von Mäusenieren eine Anschwellung der Mitochondrien, etwas später ein Konfluieren mehrerer Mitochondrien zu großen Komplexen[6] unter Auflösung ihrer äußeren Doppelmembranen beobachtet, „die schließlich als Tropfen erscheinen"[7]. RHODIN[8] fand die Tropfen von einer fein granulierten Substanz umgeben.

Die Zahl intakter Mitochondrien ist zu diesem Zeitpunkt wie bereits im Lichtmikroskop beobachtet, deutlich vermindert[9]. Von RHODIN wird außerdem eine Zunahme und Vergrößerung von dicken Granula („big granules") beschrieben. Die Beziehungen derselben zu den hyalinen Tropfen scheinen indessen, soweit den Befunden von RHODIN entnommen werden kann, nicht völlig geklärt. Von MILLER und SITTE[7] wird über die dicken Granula nicht berichtet.

Über den *Abbau der hyalinen Tropfen* schreibt OLIVER[10], in weitgehender Bestätigung und Ergänzung unserer[11] Untersuchungen, artfremdes Eiweiß werde langsamer als körpereigenes Eiweiß abgebaut. Der Abbau der Tropfen, unter der Einwirkung der Mitochondrienfermente[12], stelle einen Prozeß intracellulärer Verdauung[13] dar.

Bei Ratten verschwänden die meisten Tropfen nach Eiereiweißgaben innerhalb von 8 Tagen[14]. KLEIER[11] hatte den Abbau der Tropfen bei Salamandern im Durchschnitt nach 6 Tagen festgestellt. RÜTTIMANN[15] beobachtete 60 Std nach Eiweißinjektion eine rapide

[1] KRETSCHMER und DICKERMAN 1954. [2] STRAUS 1954, 1956. [3] RHODIN 1954.
[4] STRAUS 1954, 1956. [5] RHODIN 1954, GANSLER 1955, MILLER und SITTE 1956.
[6] GANSLER 1955, MILLER und SITTE 1956. [7] MILLER und SITTE 1956.
[8] RHODIN 1954. [9] RHODIN 1954, MILLER und SITTE 1956.
[10] OLIVER 1948, OLIVER, MACDOWELL und LEE 1954, OLIVER, STRAUS, KRETSCHMER, LEE, DICKERMAN und CHEROT 1955.
[11] KLEIER 1939.
[12] OLIVER 1948, OLIVER, MACDOWELL und LEE 1954, OLIVER, STRAUS, KRETSCHMER, LEE, DICKERMAN und CHEROT 1955, RATHER 1948, 1952, ZOLLINGER 1950, RÜTTIMANN 1951.
[13] OLIVER 1948, OLIVER, MACDOWELL und LEE 1954, OLIVER, STRAUS, KRETSCHMER, LEE, DICKERMAN und CHEROT 1955, KLEIER 1939, RATHER 1948, 1952, ZOLLINGER 1950, RÜTTIMANN 1951, RANDERATH 1937, 1941, 1947.
[14] OLIVER 1948. [15] RÜTTIMANN 1951.

Abnahme von Größe und Zahl der Granula. RATHER[1] fand 6 Tage nach Hämoglobingaben kaum noch Tropfen in den Tubulusepithelien. MILLER und SITTE[2] fanden im Elektronenmikroskop 26—49 Std nach Eiereiweißinjektion einen wolkigen Zerfall der Tropfen mit Vacuolenbildung. Die basalen Cytoplasmafächer der Tubulusepithelien waren zu dieser Zeit mit wolkigem Material angefüllt, was nach den Verfassern möglicherweise die Richtung des Abtransportes des Fremdeiweißes andeutet.

Von denen der bisher zitierten Autoren abweichende Ergebnisse bezüglich des Abbaues injizierten Fremdeiweißes wollen SMETANA[3] sowie MAYERSBACH und PEARSE[4] beobachtet haben. Nach SMETANA, der in seinen Experimenten markierte Fremdeiweiße verwandte, bleiben die aufgenommenen Farbstoffeiweißkomplexe in den Nierenepithelien bis diese desquamieren.

MAYERSBACH und PEARSE[5], die das Schicksal rückresorbierten Fremdeiweißes durch Markierung mit fluoreszierenden Antikörpern verfolgten, berichten, daß das rückresorbierte Fremdeiweiß zunächst nur in unmittelbarer Nähe der Zellkerne der Hauptstückepithelien nachweisbar sei. Später soll es teilweise vom Zellkern aufgenommen werden. Hyaline Tropfen waren bemerkenswerterweise durch die fluorescierenden Antikörper nicht darstellbar. Das spricht nach Ansicht dieser Autoren dafür, daß die von den Tubulusepithelien aufgenommenen Proteine sehr schnell so weit abgebaut würden, daß sie nicht mehr mit fluorescierenden Antikörpern zu reagieren vermöchten. Kürzlich haben WOLLENSAK und SEYBOLD[6] ähnliche Befunde im gleichen Sinne gedeutet.

Die Befunde von SMETANA[7] sind indessen nicht geeignet, die unsere[8] Befunde weitgehend bestätigenden und ergänzenden Untersuchungsergebnisse der übrigen Autoren in Frage zu stellen. *Es kann vielmehr heute kein Zweifel mehr daran bestehen, daß die hyalinen Tropfen als Produkte von rückresorbiertem Eiweiß und zelleigenem Eiweiß unter dem Einfluß der in ihnen enthaltenen Fermente ihre chemische und physikalische Beschaffenheit so lange ändern, bis sie völlig verdaut sind.* Die Bezeichnung „Koazervate“ (BUNGENBERG DE JONG 1932) für die hyalinen Tropfen[9] hat daher nach wie vor ihre Berechtigung.

2. Paraproteinurie.

Die Darstellung der allgemeinen Pathologie der Eiweißausscheidung durch die Nieren kann man nicht abschließen, ohne diejenigen Nierenveränderungen zu erwähnen, die bisher in ihrer klassischen Ausprägung nur in den Nieren von manchen Plasmocytomkranken beobachtet worden sind[10], und die weniger eindrucksvoll und noch weniger regelmäßig in Amyloidnieren[11] und bei der diabetischen Glomerulosklerose[12] vorkommen.

Es handelt sich um z.T. schon lange bekannte Befunde, z.T. um Untersuchungsergebnisse der letzten 10—15 Jahre. Daß unter den infolge einer Eiweißausscheidung auftretenden Nierenveränderungen diejenigen beim Plasmocytom aus verschiedenen Gründen eine Sonderstellung einnehmen, ist am längsten bekannt. DECASTELLO[13] hat zuerst über eine größere Zahl von Plasmocytomnieren

[1] RATHER 1948, 1952. [2] MILLER und SITTE 1956. [3] SMETANA 1947.
[4] MAYERSBACH und PEARSE 1956. [5] MAYERSBACH und PEARSE 1956.
[6] WOLLENSAK und SEYBOLD 1957. [7] SMETANA 1947.
[8] RANDERATH 1935, 1937, 1941, 1947, HEIN 1938, KLEIER 1939, HAVEMANN 1941.
[9] APITZ 1940, RANDERATH 1935, 1937, 1941, 1947, BRASS 1943, ZOLLINGER 1950.
[10] DECASTELLO 1909, THANNHAUSER und KRAUSS 1920, LÖHLEIN 1921, KLEINE 1928, MAGNUS-LEVY 1931, 1932, 1934, 1937, BUSCHKE 1932, EHRICH 1932, BELL 1933, 1947, ELLENBECK 1937, APITZ 1940, BRASS 1943, 1944, 1947/48, 1948, RANDERATH 1947, 1950, ARNOLD 1948, ŠIKL 1950, ALLEN 1951, TVERDY 1952, VALACH 1957.
[11] RANDERATH 1935, 1947, APITZ 1940. [12] RANDERATH 1952.
[13] DECASTELLO 1909.

berichtet. Andere Autoren[1] haben dann auf charakteristische, mit der besonderen Eiweißausscheidung beim Plasmocytom (Pl.) im Zusammenhang stehende Nierenveränderungen hingewiesen.

Im einzelnen wurde hervorgehoben, daß beim Pl. Cylinder in den Harnkanälchenlumina auftreten, die sich von den sonstigen Eiweißcylindern nicht nur durch ihre Größe — nach Magnus-Levy[2] sind sie bis 10fach so breit wie die normalen Harnkanälchenlumina —, sondern auch durch ihre eigentümlich

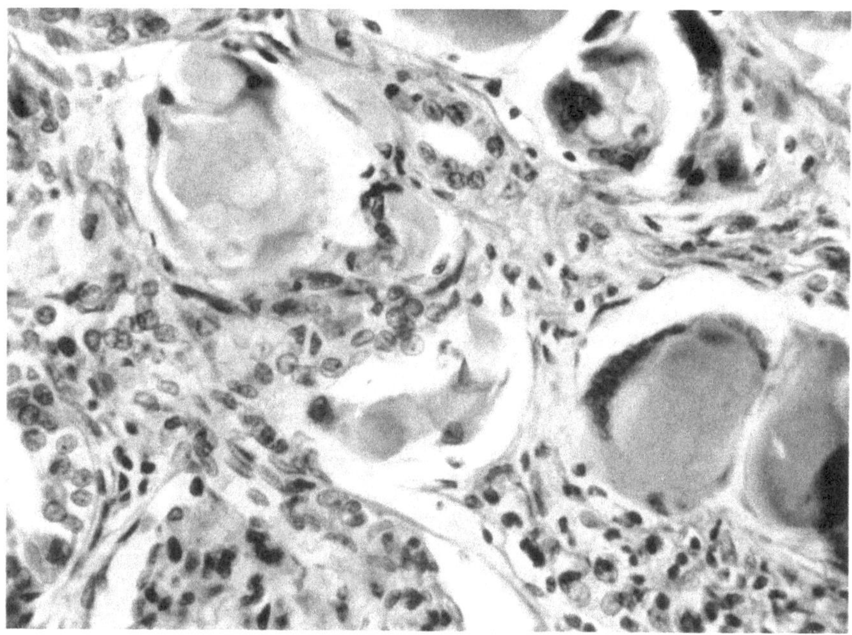

Abb. 11. E. 6101/54, männl., 57 Jahre. Eiweißreiche Zylinder in Harnkanälchenlumina mit Resorptionsriesenzellen bei Plasmocytomnephrose. v. Gieson-Färbung. Vergr. etwa 250fach.

konzentrische Schichtung und ihren Gehalt an mehrkernigen Riesenzellen vom Typ der Resorptionsriesenzellen unterscheiden (Abb. 11).

Außerdem wurden wiederholt in den Harnkanälchenepithelien oder in den Kanälchenlumina Eiweißkristalle bzw. kristalloide Riesenzellencylinder nachgewiesen[3].

Schon die ersten Beschreiber sahen in den Riesencylindern mit Resorptionsriesenzellen sowie in den Kristallen in den Tubuluslumina und in den Epithelien etwas Besonderes. Löhlein[4] und später Brass[5] glaubten, daß es sich bei den Eiweißkristallen um kristallisiertes Bence Jones-Eiweiß handle. Auch von Kleine[6] wurde angenommen, daß die kristalloiden Riesencylinder Fremdeiweiß darstellen. Von Magnus-Levy[7] wurde die Auffassung vertreten, daß die Riesen-

[1] Thannhauser und Krauss 1920, Löhlein 1921, Kleine 1928, Magnus-Levy 1931, 1932, 1934, 1937, Buschke 1932, Ehrich 1932, Bell 1933, 1947, Ellenbeck 1937, Apitz 1940, Brass 1943, 1944, 1947/48, 1948, Randerath 1947, 1950, Arnold 1948, Šikl 1950, Allen 1951, Tverdy 1952, Valach 1957.

[2] Magnus-Levy 1931, 1932, 1934, 1937.

[3] Löhlein 1921, Kleine 1928, Gunn und Mahle 1938, Apitz 1940, Brass 1943, 1944, 1947, 1948, Mücke 1944, Randerath 1950, Arnold 1948, Šikl 1950, Valach 1957.

[4] Löhlein 1921. [5] Brass 1943, 1944, 1947, 1948.

[6] Kleine 1928. [7] Magnus-Levy 1931.

zellencylinder in der Hauptsache aus Bence Jones-Protein bestünden. Diese Vermutung lag nahe, nachdem erkannt war[1], daß Bence Jones-Eiweiß im Harn besonders leicht auskristallisiert.

Die Untersuchungen vor allem der letzten Jahre haben jedoch ergeben, daß die Bence Jones-Proteinurie beim Plasmocytom relativ häufig — die Angaben schwanken zwischen 45 und 80% [2]—, Kristalle dabei in den Nieren jedoch nur selten gefunden werden. Außerdem gibt es Plasmocytomfälle mit z.T. massenhaften Kristallen in den Nieren, ohne daß eine Bence Jones-Proteinurie bestanden hat[3]. Šikl[4] stellt 14 Fälle von Pl. mit Eiweißkristallen in den Nieren aus dem Schrifttum zusammen, von denen nur 6 eine Bence Jones-Proteinurie aufwiesen.

Hartmann[5] hat außerdem beim Pl. im Harn kristallisierende Eiweißstoffe nachgewiesen, wenn keine Bence Jones-Proteinurie bestanden hatte. In diesem Zusammenhang verdient schließlich die Tatsache Berücksichtigung, daß beim Pl. relativ häufig vorkommende Kryoglobuline nicht nur im Blut, sondern auch in der Niere auskristallisieren können[6]. (Bezüglich der Kryoglobuline s. unten.) Daraus resultiert, daß es, wie von uns aufgrund morphologischer Befunde betont[7], nicht ohne weiteres möglich ist, die Eiweißkristalle in den Nieren mit dem Bence Jones-Protein bzw. den Bence Jones-Proteinen zu identifizieren[8]. Daß die Riesencylinder mit Resorptionsriesenzellen nicht nur aus Bence Jones-Protein bestehen können[9], wurde von uns schon früher betont[7].

Durch diese Einschränkungen ist jedoch die Tatsache, daß es beim Pl. zum Auftreten von Riesencylindern mit Fremdkörperriesenzellen und zur Eiweißkristallbildung in den distalen Tubuluslumina bzw. -epithelien kommen kann, nicht wegzuleugnen.

Die Frage nach den Ursachen und dem Mechanismus der Entstehung von intrarenalen Eiweißkristallen und Riesenzellencylindern ist vielmehr erneut gestellt. Es ist daher zu erörtern, aus welchem Grunde sich die Morphologie der Nieren bei der Proteinurie beim Pl. hinsichtlich der erwähnten Befunde von den Nierenbefunden bei gewöhnlicher Proteinurie so sehr unterscheidet, daß es dem Geübten möglich ist, aus der anatomischen Struktur der Bence Jones-Nephrose, besser Plasmocytomnephrose[7], die Diagnose eines Plasmocytoms zu stellen.

Bei der Deutung der morphologischen Nierenbefunde beim Plasmocytom hatte Apitz[10] angenommen, beim Pl. bestehe eine endogene, durch den Tumor ausgelöste Eiweißstoffwechselstörung. Sie sei bedingt durch von den Tumorzellen produzierte fehlerhafte Eiweißkörper, für die er die Bezeichnung Paraproteine vorschlug. In den intrarenalen, z.T. in den Tubulusepithelien gefundenen Kristallen beim Pl. sah Apitz die Zeichen einer geweblichen Paraproteinspeicherung. Die Voraussetzung der Paraproteinspeicherung sei eine glomeruläre Ausscheidung von im Blut kreisenden Paraproteinen in den Harn, d. h. die Entstehung einer Paraproteinurie. Apitz vertrat die Auffassung, daß die Eiweißkristalle in den Tubulusepithelien und -lumina dasselbe Eiweiß darstellten, das von ihm u. a.[11]

---

1 Thannhauser und Krauss 1920, Hektoen und Welker 1940, Brass 1943, 1944, 1947, 1948.
2 Magnus-Levy 1931, Bayrd und Heck 1947, Wuhrmann und Wunderly 1952, Bell 1947, Sandkühler 1948.
3 Brass 1943, 1944, 1947, 1948, Mücke 1944, Šikl 1950, Tverdy 1952.
4 Šikl 1950. 5 Hartmann 1949.
6 Lerner und Watson 1947, Lerner, Barnum und Watson 1947, Barr, Reader und Wheeler 1950, Ohlhagen 1948, Hill, Dunlop und Mulligan 1949, Hardy und Putnam 1955, Valach 1957.
7 Randerath 1950.
8 Riva, Dialer und Hässig 1951, Rundles, Cooper und Willet 1951, Putnam 1955a, 1957.
9 Magnus-Levy 1931, 1932, 1934. 10 Apitz 1940.
11 Abrikosoff und Wulff 1922, Glaus 1917, Petzhold 1941, Ågren 1952.

in kristalliner Form auch im Plasmocytom selbst gefunden wurde. Apitz sah außerdem die in der Niere beim Pl. in den Tubulusepithelien auftretenden hyalinen Tropfen als Äquivalente zu den Russellschen Körperchen an. Auch die Cylinder in den distalen Harnkanälchenlumina wurden von Apitz als Fällungsprodukte glomerulär ausgeschiedener Paraproteine gedeutet. Ursache der Paraproteinurie sei „die blutfremde Beschaffenheit des Bence Jones-Eiweiß und verwandter, von den Zellen des Pl. gebildeter Eiweißkörper sowie das Vermögen der Niere, blutfremde Eiweiße elektiv aus dem Blutstrom auszulesen". Es wurde dabei angenommen, daß von den Paraproteinen im wesentlichen Bence Jones-Protein in den Harn ausgeschieden werde. Da die beim Pl. in den Harnkanälchenepithelien auftretenden Eiweißkristalle auch in den distalen Abschnitten der gewundenen Harnkanälchen nachgewiesen werden können, wurde von Brass[1] die Ansicht vertreten, daß es sich um gespeicherte hochmolekulare Paraproteine, wahrscheinlich Paraglobuline handeln müsse. Diese, an die Untersuchungen von Randerath[2] u. Mitarb.[3] anknüpfende Deutung ist freilich nicht zwingend, da Bence Jonessche Eiweißkörper zwar ein niedriges Molekulargewicht (24000—90000)[4] besitzen, sich jedoch in vieler Hinsicht wie Eiweißkörper vom Typ der Globuline verhalten[5].

Auch im Niereninterstitium beobachtete Kristalle und tropfige Niederschläge wurden als Paraproteine bezeichnet[1]. Von Apitz[6] ist außerdem die Vermutung geäußert worden, daß auch das sekundäre Amyloid Ausdruck einer Fehlsynthese von im Blut kreisenden und in den Geweben zur Fällung kommenden Eiweißkörpern, sog. Paraproteinen, darstelle. Randerath[7] und Fresen[8] haben bei der allgemeinen Amyloidose Kristallablagerungen in den Nieren nachgewiesen. Die Kristalle enthielten in erster Linie Cholesterinester, die jedoch an ein histochemisch nachweisbares Eiweißgerüst gebunden waren. Auch eiweißreiche Cylinder mit Kristallabscheidungen und Resorptionsriesenzellen wurden in den distalen Tubuluslumina beschrieben[7]. Weiter konnten gleichartige Kristalle in den Endothelien der interstitiellen Lymphgefäße der Niere dargestellt werden[9]. Schließlich beobachteten wir bei der allgemeinen Amyloidose, daß sich die Riesencylinder in den Kanälchenlumina z.T. als kongorotpositiv erwiesen[7].

Bezüglich der *Lokalisation der intraepithelialen Lipoideiweißkristalle* wurde darauf hingewiesen, daß sich dieselben in den geraden Hauptstückabschnitten befanden. Der Lipoidreichtum der Kristalle in den Nieren bei der Amyloidose im Gegensatz zu denen beim Pl. wurde besonders betont. Nach Fresen[8] enthalten sie auch Kohlenhydrate. Der Lipoidgehalt der Kristalle spricht ebenso wie ihre Lokalisation in den distalen Hauptstücken dafür, daß die Eiweißkomponente wahrscheinlich ein kristallines Globulin darstellt. Wir haben von Paraglobulin-Lipoidkristallen gesprochen[7].

Die Besonderheiten der Nierenveränderungen bei der Proteinurie der sekundären Amyloidose erschöpfen sich nicht mit den beschriebenen tubulären Veränderungen. Das Glomerulum zeigt in den Capillarwänden amorphes Amyloid. Ob es sich dabei um eine Fällung physiologischer Plasmaeiweißkörper in den Capillarwänden handelt[10] oder um eine Transsudation von Paraproteinen im Sinne von Apitz[6], Randerath[11] u. a., ist noch strittig.

---

[1] Brass 1944, 1947/1948. [2] Randerath 1935, 1937, 1941, 1947.
[3] Hein 1938, Kleier 1939, Havemann 1941. [4] Rundles, Cooper und Willet 1951.
[5] Magnus-Levy 1931, Korngold und Lipari 1956b, Schrade, Böhle, Biegler und Bruch 1957. [6] Apitz 1940. [7] Randerath 1935, 1947.
[8] Fresen 1943. [9] Randerath 1935, 1947, Fresen 1943.
[10] Letterer 1949/50, Letterer 1950, Schneider 1949, Letterer und Schneider 1953, Letterer, Gerok und Schneider 1955, Schneider 1955.
[11] Randerath 1947, 1950, Richter 1956.

Über die genaue Lokalisation der amorphen Amyloidpräcipitate innerhalb des glomerulären Capillarkonvolutes gehen die Meinungen auch heute noch auseinander. Das liegt z.T. an den divergierenden Ansichten über die Architektur der Nierenkörperchen[1]. Nach neueren lichtoptischen Befunden[2] soll die Ablagerung des Amyloids zwischen Endothelcytoplasma und subepithelialer Basalmembran der Glomerulumcapillaren erfolgen. Dabei werde das Endothel von der Basalmembran abgehoben. Es komme zu einer zunehmenden Einengung der Capillarlumina und bei Zugrundegehen der Endothelien zum Verschluß der Glomerulumcapillaren (Abb. 12). Ob darüber hinaus das Amyloid auch in die Basalmembran

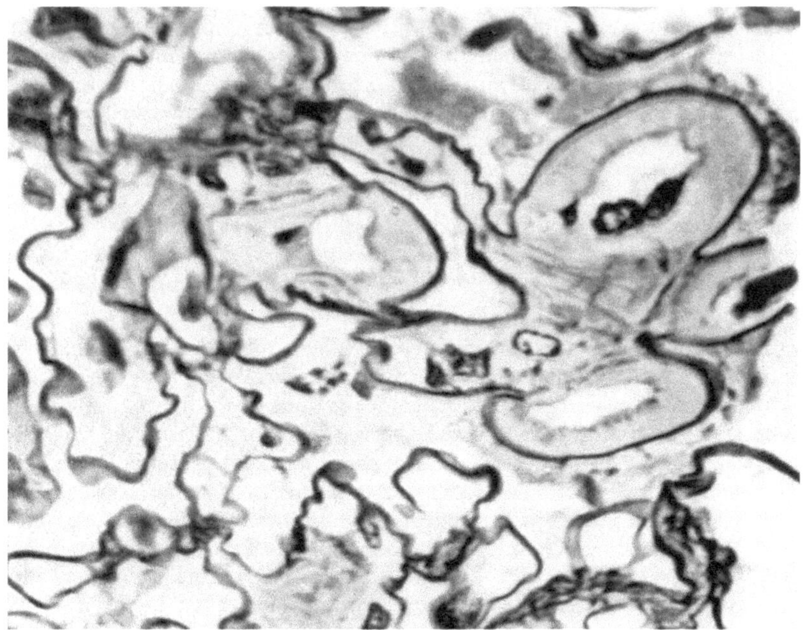

Abb. 12. SN. 47/54, weibl., 72 Jahre. Quergetroffene Glomerulumcapillaren mit Ablagerung von Amyloid zwischen subepithelialer Basalmembran und Endothelcytoplasma. Perjodsäure-Silber-Reaktion nach Jones. Vergr. 1045fach. (Aus Bohle u. Krecke 1955.)

präzipitiert wird, ist bis heute nicht sicher entschieden. Nach vergleichenden licht- und elektronenmikroskopischen Untersuchungen zum experimentellen Nierenamyloid der Maus ist die Möglichkeit nicht sicher auszuschließen, obwohl die lichtoptischen Untersuchungen bisher keinen Anhalt dafür ergeben haben[1].

Die Tatsache, daß die jeweils vorliegende pathologische Ausscheidung der Nieren, auch die der Proteinurie, das anatomische Bild bestimmt, macht es notwendig, auch auf einige Besonderheiten der diabetischen Glomerulosklerose (Kimmelstiel und Wilson) hinzuweisen.

Bei der diabetischen Glomerulosklerose treten Befunde auf, die in prinzipieller Hinsicht mit einem Teil der für die Proteinurie beim Pl. und der Amyloidose vorhandenen Veränderungen übereinstimmen[3]. So sind eiweißreiche Cylinder mit epithelialen Fremdkörperriesenzellen, intrarenale Proteinlipoidkristalle sowie intravasale Coacervate in interstitiellen Nierencapillaren, die Brass[4] beim Pl. in Blutgefäßen von Niere und anderen Organen beschrieben und als Paraproteine

[1] Miller und Bohle 1956. [2] Bohle und Krecke 1955.
[3] Randerath 1952. [4] Brass 1947.

gedeutet hat, auch die diabetische Glomerulosklerose charakterisierende Befunde[1]. Wir haben infolgedessen die Ansicht vertreten, daß das Wesen der diabetischen Glomerulosklerose in einer besonderen Änderung der diabetischen Stoffwechsellage bestehe, die mit der Glomerulosklerose nephrosklerotischer, mit den tubulären Befunden nephrotischer Natur ist. Ob der aus den beschriebenen Befunden abgeleitete Gedanke, die diabetische Glomerulosklerose in ihrer nephrotischen Komponente den paraproteinämischen Nephrosen zuzuordnen, richtig ist, bedarf noch weiterer morphologischer und stoffwechselpathologischer Untersuchungen.

Mit der Darstellung der Befunde, die zu neuen Gesichtspunkten in der Betrachtung besonderer, mit großer Proteinurie einhergehender Krankheitsbilder geführt haben, ist ihre Problematik keineswegs gelöst. Eine der wichtigsten Fragen bleibt z. B., warum es nur selten in Fällen von Plasmocytom zu einer charakteristischen Plasmocytomnephrose kommt, ja, warum nur in einem sehr geringen Prozentsatz die so typischen und auffälligen intraepithelialen Kristallisationen von Proteinen beobachtet werden. Wir erinnern daran, daß es seit langem bekannt ist, daß auch die allgemeine Amyloidose nicht regelmäßig mit einer sog. Amyloidnephrose als lipoidnephrotischem Syndrom verknüpft ist. Der Morphologe weiß, daß es auch nicht selten Beobachtungen von diabetischer Glomerulosklerose gibt, in denen das nephrotische — auch hier lipoidnephrotische — Syndrom fehlt.

Von morphologischer Seite sind schließlich bei der *Makroglobulinämie* WALDENSTRÖM[2] keine Nierenveränderungen beschrieben[3], wie sie nicht auch bei gewöhnlichen Proteinurien beobachtet werden, obwohl die bei der Makroglobulinämie Waldenström (M.W.) z.T. excessiv vermehrt auftretenden Makroglobuline von einem großen Teil der Autoren[4] als Paraproteine bzw. anormale Proteine bezeichnet werden. TISCHENDORF und HARTMANN[5] fanden bei der M.W. klinisch unter anderem das Bild einer Nephrose, wobei allerdings im Urin nur Albumine, keine Makroglobuline vorhanden waren. TERBRÜGGEN[6] sah bei dem von ihm obduzierten Fall nicht einmal eine hyalintropfige Eiweißspeicherung. LENNERT[7] berichtet weder über Riesencylinder noch über intrarenale Eiweißkristalle. LELBACH[8] beschreibt einige hyaline Cylinder in den Harnkanälchenlumina. Lediglich SCHAUB[9] erwähnt eine „geringgradige paraproteinämische Nephrose". Der Arbeit sind jedoch keine Abbildungen beigefügt. In einem von uns obduzierten Fall von M. W., bei dem das Molekülgewicht der Makroglobuline mit über 1 Million angegeben worden war, zeigten die Nieren keine pathologischen Veränderungen. Das Fehlen besonderer, durch die Ausscheidung und Rückresorption von Paraproteinen charakterisierter Nierenveränderungen bei der M.W. kann verschiedene Gründe haben. Einmal besteht die Möglichkeit, daß die Makroglobuline mit einem Molekulargewicht von „über 160000"[10] bis ungefähr 2000000[11] und einer Partikelgröße, die die normaler Serumproteine und der beim Pl. vorkommenden Paraproteine bei weitem übertrifft[12], das Glomerulumfilter nicht zu passieren vermögen. Die zitierten Befunde

[1] RANDERATH 1952. [2] WALDENSTRÖM 1944.
[3] LENNERT 1955, TERBRÜGGEN 1955, LELBACH 1957.
[4] JAHNKE und SCHOLTAN 1953, KANZOW 1954, KANZOW, SCHOLTAN und MÜTING 1955, KANZOW und OETTGEN 1956, SCHULTEN und KANZOW 1956, SONNET, LOUIS und HEREMANS 1955, HABICH und HÄSSIG 1953, KORNGOLD und v. LEEUWEN 1957a, b, PUTNAM 1955b.
[5] TISCHENDORF und HARTMANN 1950. [6] TERBRÜGGEN 1955. [7] LENNERT 1955.
[8] LELBACH 1957. [9] SCHAUB 1953. [10] WALDENSTRÖM 1944.
[11] WUHRMANN, WUNDERLY, NICOLA und HUGENTOBLER 1950, TISCHENDORF und HARTMANN 1950.
[12] ŠMARDA und WIEDERMANN 1957, WIEDERMANN, ŠMARDA und WIEDERMANN 1957.

von TISCHENDORF und HARTMANN[1] lassen diese Vermutung aufkommen. Zum andern ist zu berücksichtigen, daß die Frage, ob die bei der M.W. auftretenden Makroglobuline Paraproteine sind, bis heute nicht einheitlich beantwortet wird[2].

Es spricht zwar vieles für den Paraproteincharakter der Makroglobuline bei M.W., doch sind nach erst kürzlich mitgeteilten Untersuchungsbefunden von BURTIN u. Mitarb.[3] selbst mit Hilfe von Immunitätsreaktionen gewonnene Ergebnisse vieldeutig. Sollten sich die Befunde von BURTIN u. Mitarb. bestätigen, nach denen die Makroglobuline bei M. W. physiologische Proteine sind, und die Immunitätsreaktionen durch Spuren pathologischer γ-Globuline hervorgerufen werden, so wären selbst bei stark lädiertem Glomerulumfilter kaum besondere, durch die Ausscheidung von Paraproteinen charakterisierte Nierenveränderungen zu erwarten. Sollten die anderen Autoren[4] recht behalten, und es sich bei den Makroglobulinen um Paraproteine handeln, so wären durch Ausscheidung und Rückresorption derselben auftretende Nierenveränderungen nur zu erwarten, wenn die Makroglobuline bei eventuell erhöhter Permeabilität der Glomerulumcapillaren in den Primärharn überzutreten vermögen. Bisher sind Makroglobuline offenbar im Harn nicht beobachtet[5].

Dagegen sind die von zahlreichen Autoren[6] als Paraproteine bzw. anormale Eiweißkörper bezeichneten *Kryoglobuline*[7] vereinzelt im Harn nachgewiesen[8]. Von den Kryoglobulinen ist bekannnt, daß sie bei Kälte gelartig präzipitieren[9] oder kristallin ausfallen[10].

Kryoglobuline unterscheiden sich vom Bence Jones-Eiweiß durch ihren hohen Threoningehalt[11]. Von normalen Serumeiweißkörpern können sie durch ihren Oxyprolingehalt[12] abgegrenzt werden, desgleichen durch die Aminosäureendgruppenanalyse[13]. Das Molekülgewicht der Kryoglobuline wird mit 190000—200000[14] angegeben bzw. entspricht dem Molekülgewicht der γ-Globuline[15] oder auch dem der Makroglobuline[16]. Es soll sich bei den Kryoglobulinen um Lipoproteide[17] bzw. Glykolipoproteide[18] handeln. Eine Vermehrung der Kryoglobuline wurde bisher bei den verschiedensten Erkrankungen[19], besonders

[1] TISCHENDORF und HARTMANN 1950.

[2] KANZOW 1954, KANZOW, SCHOLTAN und MÜTING 1955, KANZOW und OETTGEN 1956, SCHULTEN und KANZOW 1956, HABICH und HÄSSIG 1953, KORNGOLD und v. LEEUWEN 1957a, b, TISCHENDORF und HARTMANN 1950, KRATOCHVIL und DEUTSCH 1956, BURTIN, HARTMANN, HEREMANS, SCHEIDEGGER, WESTENDORP-BOERMA, WIEME, WUNDERLY, FAUVERT und GRABAR 1957, PUTNAM 1955b.

[3] BURTIN, HARTMANN, HEREMANS, SCHEIDEGGER, WESTENDORP-BOERMA, WIEME, WUNDERLY, FAUVERT, GRABAR 1957.

[4] HABICH und HÄSSIG 1953, KANZOW 1954, KANZOW, SCHOLTAN und MÜTING 1955, KORNGOLD und v. LEEUWEN 1957a, b.

[5] KANZOW 1954, TISCHENDORF und HARTMANN 1950, JIM und STEINKAMP 1956.

[6] HILL, DUNLOP und MULLIGAN 1949, HARVIER, TURIAF und DELBARRE 1953, MANDEMA, v. D. SCHAAF und HUISMAN 1955, PUTNAM 1955, 1957, HARDY und PUTNAM 1955, SCHRADE, BÖHLE und BRUCH 1956, EMMERICH, LINKE, TRENCKMANN und SCHULTZE 1957.

[7] LERNER und WATSON 1947, LERNER, BARNUM und WATSON 1947, BARR, ENGLE und RUSS 1957.

[8] OHLHAGEN 1948. [9] BERNDT 1955.

[10] v. BONSDORFF, GROTH und PACKALÉN 1938, RÖRVIK 1950, BLADES 1951, PUTNAM 1955, 1957, VALACH 1957, WALDENSTRÖM 1954.

[11] HILL, DUNLOP und MULLIGAN 1949.

[12] MANDEMA, V. D. SCHAAF und HUISMAN 1955. [13] HARDY und PUTNAM 1955.

[14] LERNER und WATSON 1947, v. BONSDORFF, GROTH und PACKALÉN 1938. [15] PUTNAM 1957.

[16] BARR, READER und WHEELER 1950, BRAUNSTEINER, FALKNER, NEUMAYER und PAKESCH 1954, SCHRADE, BÖHLE und BRUCH 1956, KORNGOLD und v. LEEUWEN 1957a.

[17] LUCEY, LEIGH, HOCH, MARRACK, JOHNS, KEKWICK und HOLIDAY 1950, HILL, DUNLOP und MULLIGAN 1949.

[18] SCHRADE, BÖHLE und BRUCH 1956.

[19] LERNER, BARNUM und WATSON 1947, BERNDT 1955, EMMERICH, LINKE, TRENCKMANN und SCHULTZE 1957.

häufig und erstmalig beim Plasmocytom und der Makroglobulinämie Waldenström[1] beobachtet. Die erste Beschreibung eines Plasmocytoms mit der typischen Anamnese einer Kryoglobulinämie fanden wir bei WINTROBE u. BUELL[2].

Außerdem wird eine essentielle Kryoglobulinämie beschrieben[3]. Über autoptische Nierenbefunde bei Bestehen einer Kryoglobulinämie ist bisher nur vereinzelt berichtet worden. Zweimal lautete die Diagnose interstitielle Nephritis[4]. Ein

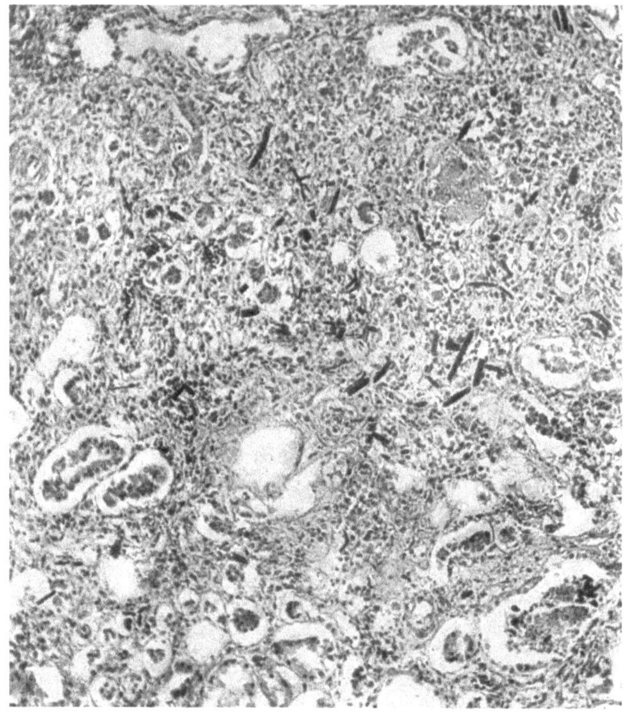

Abb. 13. Nadelförmige Eiweißkristalle im Interstitium der Niere bei Plasmocytomnephrose. Azan-Färbung, Vergr. 110fach. (Fall von W. ARNOLD 1948.)

Kranker mit Kryoglobulinämie und Bence Jones-Urie starb an Urämie, eine Obduktion erfolgte nicht[5]. Von klinischer Seite wird über normale Nierenfunktionsproben[6] bzw. das Bestehen einer geringgradigen Albuminurie[7] berichtet.

Anders werden die Verhältnisse, wenn man die morphologischen Nierenbefunde bisher publizierter Plasmocytomfälle kritisch wertet und dabei diejenigen herausgreift, die anamnestisch die Symptomatik einer Kryoglobulinämie (Kälteempfindlichkeit, schwerste Zirkulationsstörungen an den Acren mit Raynaud-artigen Symptomen, hämorrhagische Diathese) boten. Dabei zeigt sich, daß der von VALACH[8] erst kürzlich besonders herausgestellte Fall 3 als typisch für Plasmocytom mit Kryoglobulinämie betrachtet werden muß. Das gleiche gilt für einige der von BRASS[9] beschriebenen Plasmocytome (Fall 1 und 12) sowie wahrscheinlich für die Fälle von ARNOLD[10] und BIACHI u. Mitarb.[11]. Bei den

[1] KANZOW 1954, JAHNKE, KANZOW und SCHOLTAN 1956.
[2] WINTROBE und BUELL 1933. [3] GUNZ 1956, DOMZ und FEIGIN 1957.
[4] BARR, READER und WHEELER 1950, BRAUNSTEINER, FALKNER, NEUMAYER, PAKESCH 1954.
[5] HARDY und PUTNAM 1955. [6] EMMERICH, LINKE, TRENCKMANN und SCHULTZE 1957.
[7] HUTCHINSON und HOWELL 1953. [8] VALACH 1957. [9] BRASS 1947.
[10] ARNOLD 1948. [11] BIACHI, GIAMPALMO und MARMONT 1949.

genannten Mitteilungen dieser Autoren handelt es sich um diffuse Plasmocytome mit zahlreichen Kristallen in der Niere (Abb. 13) und in anderen Organen, wobei intrarenal Kristalle auch innerhalb der Bowmanschen Kapsel (Abb. 14) sowie im Bereich der Nierenpapille[1] beobachtet wurden. Die Kristalle werden in weitgehender Übereinstimmung als stäbchenförmig, reiskornähnlich, prismatisch, rhombisch bzw. vier- und mehrkantig beschrieben[2]. Die Nierenbefunde bei Kryoglobulinämie sind somit keineswegs regelmäßig so uncharakteristisch, wie aus den Befunden von BARR[3] u. a.[4] entnommen werden könnte. Die Ausscheidung

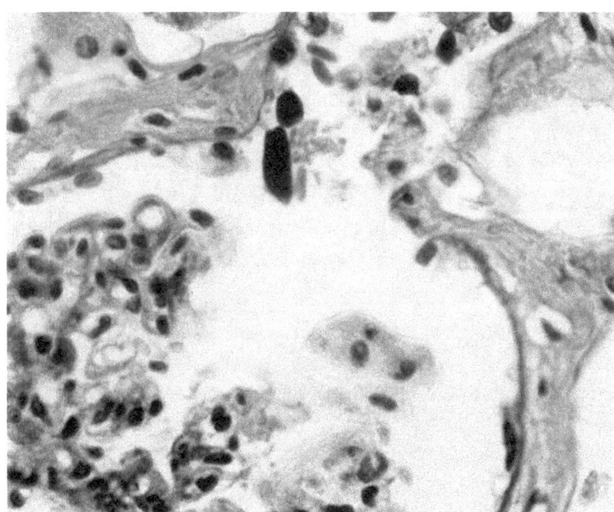

Abb. 14. Eiweißkristalle im Bowmanschen Kapselraum bei Plasmocytomnephrose. Azan-Färbung, Vergr. etwa 300fach. (Fall von W. ARNOLD 1948.)

der Kryoglobuline durch die Niere kann vielmehr durchaus zu Veränderungen führen, die sich von den bei gewöhnlicher Proteinurie beobachteten unterscheiden.

Ob ein von uns erst kürzlich beobachteter Plasmocytomfall (SN. 928/57, 61 Jahre, weibl.) mit generalisierter Eiweißkristallablagerung in die Gruppe der Plasmocytome mit Kryoglobulinvermehrung gehört, vermögen wir mangels klinischer Unterlagen nicht zu entscheiden. In diesem Fall (der an anderer Stelle ausführlich publiziert werden soll) fanden wir in der Niere rhombische und nadelförmige fibrinpositive (Abb. 15), PAS-negative doppeltbrechende Eiweißkristalle im Bowmanschen Kapselraum, in den Lumina der Harnkanälchen und im Niereninterstitium (Abb. 16).

Es sind indessen nicht bei jeder Kryoglobulinämie besonders kennzeichnende Nierenbefunde zu erwarten, da, wie erwähnt, ein Teil der Kryoglobuline zu den Makroglobulinen gehört, und daher das für die Ausscheidung der Makroglobuline bereits Gesagte auch für die makromolekularen Kryoglobuline zutrifft.

Es bleiben abschließend 2 Fragen:

1. Ob es sich bei den bisher beim Plasmocytom, der Amyloidose[5] und der diabetischen Glomerulosklerose[6] beobachteten Kristallen der Niere um Kryoglobuline handeln kann?

2. Ob Kryoglobuline Paraproteine sind?

Die erste Frage ist heute noch nicht endgültig zu beantworten. Es ist jedoch darauf hinzuweisen, daß eine Vermehrung der Kryoglobuline nicht nur beim

[1] VALACH 1957. [2] BRASS 1944, VALACH 1957. [3] BARR, READER und WHEELER 1950.
[4] BRAUNSTEINER, FALKNER, NEUMAYER, PAKESCH 1954.
[5] RANDERATH 1935, 1947, FRESEN 1943. [6] RANDERATH 1952.

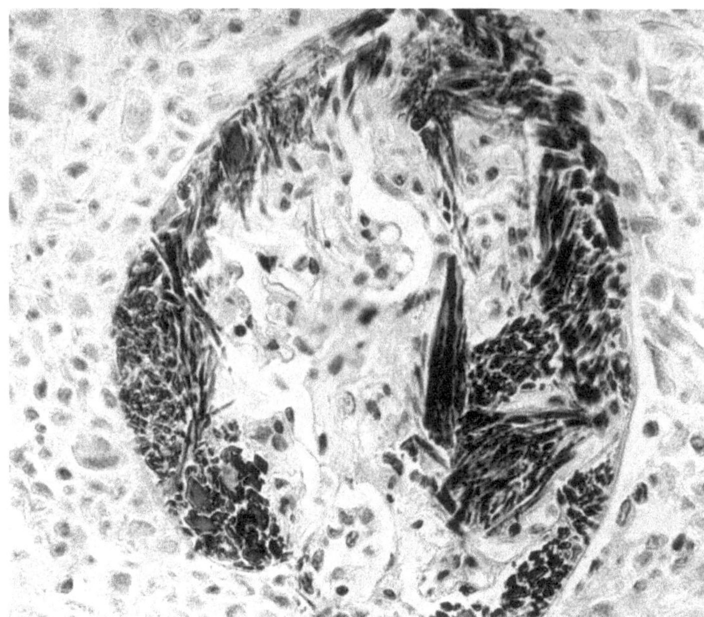

Abb. 15. SN 928/57, weibl., 61 Jahre. Eiweißkristalle im Bowmanschen Kapselraum bei Plasmocytomnephrose. Fibrin-Färbung, Vergr. 400fach.

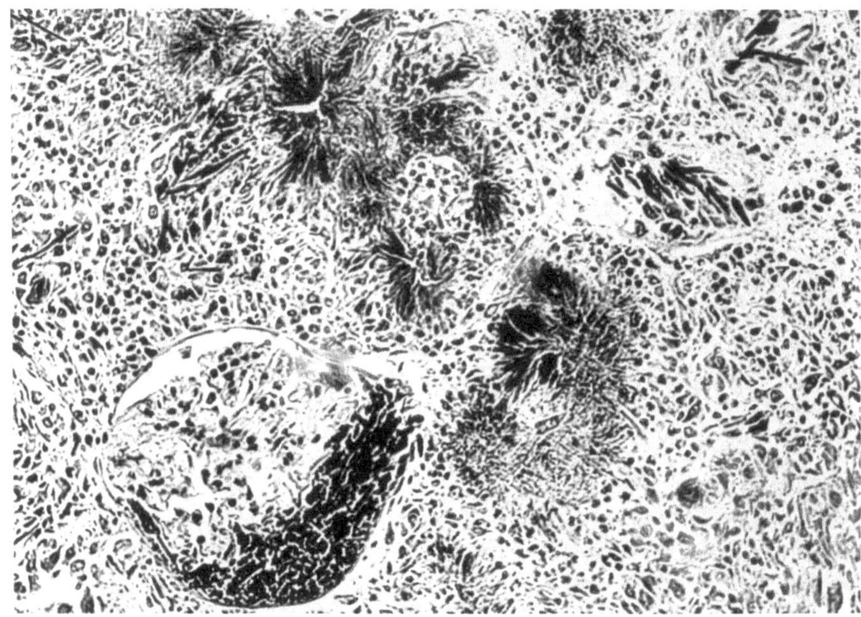

Abb. 16. SN 928/57, weibl., 61 Jahre. Nadelförmige und rhombische Eiweißkristalle im Bowmanschen Kapselraum und im Interstitium der Niere bei Plasmocytomnephrose. Goldner-Trichromfärbung. Vergr. 220fach.

Plasmocytom, sondern bei den verschiedensten Erkrankungen vorkommen kann, wobei besonders auf eine Kryoglobulinvermehrung bei chronischen Infektionskrankheiten hingewiesen wird[1]. Es ist daher denkbar, daß die bei Plasmocytom, Amyloidose und diabetischer Glomerulosklerose beobachteten Kristalle teilweise Kryoglobuline darstellen, zumal sie sich auch färberisch[1] z. T. wie die Kryoglobuline des Blutserums bei der Farbelektrophorese verhalten, d. h. als Lipo- bzw. Glykolipoproteide bezeichnet werden müssen[2].

Die zweite Frage kann nach den bisher zitierten Befunden dahingehend beantwortet werden, daß es sich zumindest bei einem Teil der Kryoglobuline um abnormale fehlsynthetisierte Eiweißkörper, d. h. um Paraproteine im Sinne von APITZ[3], RANDERATH[4] und BRASS[5] handelt.

Es sind jedoch noch weitere Untersuchungen notwendig, um zu klären, wieweit Kryoglobuline im geringen Maße auch physiologisch vorkommen, und ob sie sich von denen unterscheiden, die bei den verschiedenen Formen primärer und sekundärer Kryoglobulinämie zu beobachten sind. Wichtig erscheint uns vor allem eine Koordinierung klinischer, biochemischer sowie histologischer und histochemischer Untersuchungsmethoden bei weiteren Fällen von Plasmocytom, Makroglobulinämie Waldenström, sekundärer Amyloidose und diabetischer Glomerulosklerose. Vielleicht verstehen wir dann besser, warum die besonders herausgestellten histologischen Nierenbefunde bei den genannten Krankheitsbildern relativ selten sind.

III. Die Pathomorphologie der Ausscheidung körpereigener Farbstoffe.

(Literatur s. S. 270—276.)

1. Hämoglobinurie.

Nachdem durch PONFICK[6] zuerst nachgewiesen wurde, daß durch die Niere ausgeschiedenes Hämoglobin den Urin rot färbt, sind die Ansichten über den Ausscheidungsort des Hämoglobins (Hb) jahrzehntelang diametral auseinandergegangen.

Von zahlreichen Autoren wurde angenommen, Hb würde von den Tubulusepithelien, besonders den Henleschen Schleifen ausgeschieden[7]. MARCHAND u. a. nahmen neben der tubulären eine glomeruläre Hämoglobinexkretion an[8]. E. FAHR vertrat dabei aufgrund von Experimenten an Kaninchen die Ansicht, daß zwischen der Plasmakonzentration und dem Ausscheidungsort des Hb ein Zusammenhang bestünde[9]. Bei hoher Hb-Serumkonzentration finde die Hb-Ausscheidung zugleich im Glomerulum und im Tubulus statt; bei niedriger Konzentration des Hb im Serum komme es nur zu einer „tubulären Hb-Sekretion", weil dann kein Hb im Bowmanschen Kapselraum vorhanden sei.

Für eine ausschließlich glomeruläre Hb-Ausscheidung ist als erster RIBBERT[10] eingetreten, nachdem es ihm gelungen war, Hb im Bowmanschen Kapselraum nachzuweisen. Ihm haben sich zunächst nur wenige Autoren[11] angeschlossen.

[1] LERNER, BARNUM und WATSON 1947, BERNDT 1955, EMMERICH, LINKE, TRENCKMANN und SCHULTZE 1957.
[2] LUCEY, LEIGH, HOCH, MARRACK, JOHNS, KEKWICK und HOLIDAY 1950, HILL, DUNLOP und MULLIGAN 1949, SCHRADE, BÖHLE und BRUCH 1956.
[3] APITZ 1940. [4] RANDERATH 1941, 1947, 1950.
[5] BRASS 1943, 1944, 1947, 1948. [6] PONFICK 1875.
[7] CHRISTOMANOS 1898, LEVY 1904, J. E. SCHMIDT 1907, J. W. MILLER 1911, YORKE und NAUSS 1911, 1912, LEHNERT 1912, MARSCHALL 1939.
[8] MARCHAND 1879, LEBEDEFF 1883, TH. FAHR 1925, 1934, 1944, KÖSTER 1938, E. FAHR 1942.
[9] E. FAHR 1942. [10] RIBBERT 1881.
[11] BAEHR 1913, LEPEHNE 1919, CUSHNY 1917, 1926, HAVILL, LICHTY, TAYLOR und WHIPPLE 1932.

Inzwischen ist *die ausschließlich glomeruläre Hb-Filtration durch eine Fülle von Experimenten gesichert*[1]. Anhaltspunkte für eine tubuläre Hb-„Sekretion" konnten dabei nicht gefunden werden. Die Befunde, die nach KÖSTER[2] für eine Hb-„Sekretion" sprechen, haben einer kritischen Nachprüfung nicht standgehalten[3]. Zu den Experimenten von E. FAHR[4] haben wir[5] ausführlich Stellung genommen. In eigenen Versuchen wurde an Salamandern die glomeruläre Filtration des Hb gesichert. Ein Anhalt für eine tubuläre Exkretion des Hb konnte nicht gefunden werden. Im Rahmen dieser Experimente haben wir darauf hingewiesen, daß die Tubulusepithelien gelöstes Hb in Hämosiderin umwandeln und als solches speichern. Eine tubuläre Ausscheidung von Hb würde also entweder eine „Hämosiderinsekretion" bedeuten müssen, oder das Hämosiderin müßte vor der Exkretion aus den Tubuluszellen wieder in Hb zurückverwandelt werden. Beide Mechanismen sind nicht möglich. Auch Siderine werden nicht tubulär ausgeschieden, sondern durch die Glomerula (s. Kapitel Hämosiderinurie).

Auch eine örtliche Rückverwandlung von Hämosiderin in Hb findet in den Tubulusepithelien nicht statt. Sie ist, obwohl sie für den Fall einer tubulären Hb-Ausscheidung vorhanden sein müßte, von den Anhängern der Lehre der Hb-Sekretion durch den Tubulus auch nie behauptet worden. Gegen eine tubuläre Hb-Exkretion sprechen unter anderem auch die Experimente von BIETER[6]. Er fand bei Fischen mit aglomerulären Nieren nach Hb-Injektion kein Hb im Urin.

Die Voraussetzung für eine Hämoglobinurie (Hb-urie) ist eine Hämoglobinämie mit der Einschränkung, daß Spuren von Hb oder Hb-Abkömmlinge im Harn auch einmal nach intratubulärem Erythrocytenzerfall auftreten können[7] (Abb. 17).

Indessen führt nicht jede Hämoglobinämie zur Hämoglobinurie. Hb erscheint erst im Urin, wenn eine bestimmte Serumkonzentration überschritten ist[8]. Nach WHIPPLE[9] soll Hb im Urin auftreten, wenn 2% des gesamten Hb im Blut in gelöster Form vorhanden sind. HEGGLIN sah eine Hb-urie stets, wenn die Werte des freien Serum-Hb über 100 mg-% lagen[10].

Von der Niere aus betrachtet kommt es zur Hb-urie, wenn die Epithelien des Tubulus contortus I nicht in der Lage sind, das in einer bestimmten Zeiteinheit glomerulär filtrierte Hb quantitativ rückzuresorbieren[11]. Daraus resultiert, daß durch eine Beeinträchtigung der tubulären Rückresorptionskapazität die „Nierenschwelle" für Hb gesenkt werden kann. So ist gezeigt worden, daß nach wiederholten Hb-urien der Schwellenwert für Hb deutlich absinkt[12]. LIPPMAN u.

---

1 BAYLISS, TOOKEY-KERRIDGE und RUSSELL 1933, KLINGMÜLLER 1938, LISON 1938, RATHER 1948, LIPPMAN 1948, SUSMAN und KAYDEN 1948. RANDERATH und KRÜCKEMEYER 1949, LETTERER und MASSHOFF 1949, MASSHOFF 1949/50, ZINGG und ZOLLINGER 1951, LIPPMAN, UREEN und OLIVER 1951, LAMBERT, GRÉGOIRE, NAETS und DE HEINZELIN DE BRAUCOURT 1952, LAMBERT 1956.

2 KÖSTER 1938. 3 LISON 1938. 4 E. FAHR 1942.

5 RANDERATH und KRÜCKEMEYER 1949. 6 BIETER 1931.

7 DUNN, GILLESPIE und NIVEN 1941, MOON 1948, LETTERER und MASSHOFF 1949, BLOCK, WAKIM, MANN und BENNETT 1952.

8 TOOKEY-KERRIDGE und BAYLISS 1932, LICHTY, HAVILL und WHIPPLE 1932, HAVILL, LICHTY, TAYLOR und WHIPPLE 1932, MONKE und YUILE 1940, HEGGLIN 1944, LIPPMAN 1948, LIPPMAN, UREEN und OLIVER 1951, LAMBERT, GRÉGOIRE, NAETS und DE HEINZELIN DE BRAUCOURT 1952, LAMBERT 1956.

9 WHIPPLE, LICHTY und HAVILL 1932, HAVILL, LICHTY, TAYLOR und WHIPPLE 1932.

10 HEGGLIN 1944.

11 LIPPMAN 1948, LAMBERT, GRÉGOIRE, NAETS und DE HEINZELIN DE BRAUCOURT 1952, LAMBERT 1956, YUILE 1942.

12 WHIPPLE, LICHTY und HAVILL 1932, HAVILL, LICHTY, TAYLOR und WHIPPLE 1932, LIPPMAN 1948, LIPPMAN, UREEN und OLIVER 1951 a und b, YUILE 1942, SUSMAN und KAYDEN 1948.

Mitarb.[1] wiesen in Rattenexperimenten nach, daß auch nach Rinderalbumin- und anschließender Hb-Injektion eine Hb-urie bei niedrigerer Hb-Serumkonzentration auftritt, als wenn Hb allein injiziert wird. Die Hb-urie sei nach Rinderalbumin und Hb-Injektionen stärker als bei Kontrolltieren gewesen, die die doppelte Hb-Menge erhalten hatten. Beim Menschen wurde bei chronischer Proteinurie (sog. nephrotisches Syndrom) allerdings keine Erniedrigung der Nierenschwelle für Hb beobachtet[2].

Die Nierenschwelle für Hb kann außerdem durch eine Erhöhung der Permeabilität der Glomerulumcapillaren für Hb erniedrigt werden. So soll Rinderalbumin die Permeabilität der Glomerulumcapillaren für Hb erhöhen[3]. Auch nach

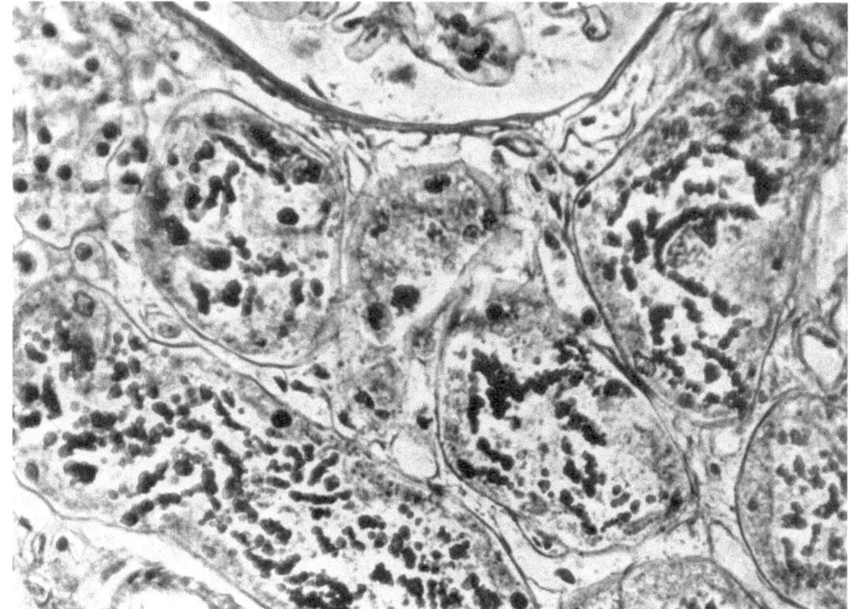

Abb. 17. SN 1015/56, weibl., 33 Jahre. Intrarenaler Erythrocytenzerfall bei Hämoglobinurie und Hämaturie nach intravasaler Hämolyse durch $KMnO_4$. Perjodsäure-Silber-Reaktion nach Jones. Vergr. etwa 450fach.

vorübergehender Unterbrechung der Nierendurchblutung ist eine gesteigerte Permeabilität der Glomerulumcapillaren für Hb beschrieben. Außerdem soll der Grad der Permeabilität insofern von der Höhe des Serum-Hb-Spiegels abhängen, als bei hoher Hb-Serumkonzentration eine Permeabilitätssteigerung zu beobachten sei[4]. Die Glomerulumcapillaren sind zwar physiologischerweise für Hb durchlässig; wegen seines hohen Molekülgewichtes (68000) wird Hb jedoch normalerweise langsamer filtriert als Inulin, Glucose oder Myoglobin. Der Hb-Spiegel des Ultrafiltrates soll bei normalen Permeabilitätsverhältnissen unter dem Serumspiegel liegen[5]. Erst oberhalb einer bestimmten Hb-Serumkonzentration bestehen lineare Beziehungen zwischen Serumkonzentration und Hb-Ausscheidung[6].

[1] Lippman 1948, Lippman, Ureen und Oliver 1951a und b.
[2] Brandt, Frank und Lichtman 1950.
[3] Lippman 1948, Lippman, Ureen und Oliver 1951a und b.
[4] McDonald, Müller und Roach 1951.
[5] Lambert und Mitarbeiter 1952.
[6] Lippman 1948, Lippman, Ureen und Oliver 1951a und b, Lambert, Grégoire, Naets und de Heinzelin de Braucourt 1952.

Hb erscheint nach intravenöser Injektion (entsprechend hoher zur Schwellenwertüberschreitung führender Dosen) in wenigen Minuten im Harn[1]. Nach intraperitonealer Hb-Injektion wurde eine maximale Hb-Exkretion erst nach 2 Std beobachtet[2]. Unmittelbar nach der Hb-Gabe soll es zu einer vorübergehenden Diurese[3] kommen. Von anderen Autoren wurde nach Injektion großer Hb-Mengen ein kurzdauernder Spasmus der Nierenarterien bzw. eine passagere Senkung der Inulin- und PAH-Clearance nachgewiesen[4].

Darüber hinaus braucht die Nierenfunktion durch eine Hb-Ausscheidung nicht beeinträchtigt zu werden.

Das geht auch aus der Tatsache hervor, daß in der menschlichen Pathologie bei verschiedenen Formen *sog. idiopathischer Hb-urien (Kälte-Hb-urie*[5] *bzw. Kälteagglutininkrankheit*[6], *nächtliche Hb-urie Marchiafava*[7], *Marsch-Hb-urie*[8], *Sport-Hb-urie*[9]*)* selten[10] eine Beeinträchtigung der Nierenfunktion beschrieben worden ist. Auch beim *konstitutionellen hämolytischen Ikterus*[11] bei der sog. *periodischen Krankheit*[12] sowie nach anderen schweren intravasalen Hämolysen[13] brauchen Nierenfunktionsstörungen bzw. morphologische Schädigungen des Nierenparenchyms nicht aufzutreten. ZOLLINGER[14] sah in den Nieren von Fällen mit *familiärem Morbus haemolyticus neonatorum* keine durch die Ausscheidung und Rückresorption des Hb hervorgerufenen Schäden.

Auch bei der morphologischen Untersuchung der Nieren von Versuchstieren, denen Hb injiziert worden war, konnten weder am Glomerulum noch an den Tubulusepithelien durch Hb-Filtration bzw. -Rückresorption entstandene Schäden festgestellt werden[15]. Hb wird vielmehr nach der glomerulären Filtration zunächst diffus rückresorbiert[16], anschließend in Tropfenform gespeichert[17]. Die Rückresorption des Hb erfolgt im Prinzip in der gleichen Weise wie die von injiziertem Fremdeiweiß. Es besteht deshalb auch hier keine Einigkeit über die Art und Weise der Mitochondrienbeteiligung an der Hb-Speicherung.

Während ZINGG und ZOLLINGER[18] die Ansicht vertreten, Hb werde von den Mitochondrien aufgenommen, sind OLIVER u. Mitarb.[19] der Auffassung, der Bildung der Hb-Tropfen gehe ein Mitochondrienzerfall voraus; die Tropfen entstünden danach aus Mitochondrienbestandteilen und Hb (s. dazu Kapitel Proteinurie). Übereinstimmung herrscht dagegen darüber, daß die Nierenepithelien durch die Hb-Aufnahme nicht geschädigt werden. Ferner konnte übereinstimmend nachgewiesen werden[20], daß das aufgenommene Hb-Eisen in den Nierenepithelien

[1] LIPPMAN 1948, LIPPMAN, UREEN und OLIVER 1951a und b. [2] RATHER 1948.
[3] LIPPMAN 1948, LIPPMAN, UREEN und OLIVER 1951a und b, YORKE und NAUSS 1911/12, SHIMAMINE 1956.
[4] MASON und MANN 1931, MILLER und McDONALD 1951.
[5] EHRLICH 1881, BURMEISTER 1921, STATS, WASSERMAN und ROSENTHAL 1948, SIEBENS, ZINKHAM und WAGLEY 1948.
[6] BAUMGARTNER 1955.
[7] DAMM und RATSCHOW 1948, HEILMEYER und BEGEMANN 1951, KLEIN 1956, DAVIS 1957.
[8] FOERSTER 1919, PORGES und STRISOWER 1915, VOGT, VOGEL und GEISELER 1943, LOWBURY und BLACKELY 1948.
[9] FEIGL und QUERNER 1916. [10] KLEIN 1956.
[11] BARTHA und GÖRÖG 1929, BATSCHAROFF 1938, M. B. SCHMIDT 1940.
[12] WUHRMANN 1957. [13] MOELLER 1954. [14] ZOLLINGER 1945.
[15] LIPPMAN 1948, LIPPMAN, UREEN und OLIVER 1951, RANDERATH und KRÜCKEMEYER 1949, ZINGG und ZOLLINGER 1951.
[16] RANDERATH und KRÜCKEMEYER 1949, OLIVER, McDOWELL und LEE 1954.
[17] LIPPMAN 1948, LIPPMAN, UREEN und OLIVER 1951a und b, RANDERATH und KRÜCKEMEYER 1949, ZINGG und ZOLLINGER 1951, OLIVER, McDOWELL und LEE 1954, RATHER 1948.
[18] ZINGG und ZOLLINGER 1951.
[19] OLIVER, McDOWELL und LEE 1954.
[20] ZINGG und ZOLLINGER 1951, OLIVER, McDOWELL und LEE 1954, RATHER 1948, RANDERATH und KRÜCKEMEYER 1949.

z.T. in Hämosiderin umgewandelt wird; das Globin soll von den Mitochondrienfermenten verdaut werden[1]. Eine positive Eisenfärbung wurde bereits 8 bzw. 9 Std nach Hb-Injektion in den Nierenepithelien von Mäusen gesehen[2], Eisengranula 15 Std nach intraperitonealer Injektion von hämolysiertem menschlichem Vollblut beobachtet. RATHER[3] sah nach wiederholten intraperitonealen Gaben von Hb eine starke Hämosiderose der Epithelien des Tubulus contortus I 56 Std nach Versuchsbeginn. Bei später getöteten Tieren sei nur noch wenig Eisen histochemisch nachzuweisen gewesen. Neben der tropfigen Hb-Speicherung unter teilweiser Umwandlung des Hb-Eisens in Hämosiderin sind im Tierexperiment Hb-Zylinder vor allem in den Henleschen Schleifen, in den distalen gewundenen Harnkanälchen und in den Sammelröhren beschrieben[3]. Von RICHTER[4] ist kürzlich die nach Hb-Rückresorption in den Hauptstückepithelien auftretende Hämosiderose im Elektronenmikroskop untersucht worden. Nach seinen Beobachtungen liegen die Hämosideringranula zum Teil im Cytoplasma, meist in umschriebenen Cytoplasmaorganellen, die von einer Doppelmembran umgeben sind und typische Cristae zeigen. Verfasser schlägt für diese Strukturen den Namen „Siderosome" vor. Sie sollen von den Mitochondrien abstammen, jedoch nicht mit ihnen identisch sein. In der Doppelmembran der sog. Siderosome stellten sich dem Verfasser Lücken dar, durch die das Eisen möglicherweise ausgeschüttet werden soll.

Bei der Beschreibung der Nierenveränderungen, wie sie nach intravasaler Hämolyse bzw. intravenöser oder intraperitonealer Hb-Injektion beobachtet werden können, haben wir bewußt eine Reihe von z.T. lange bekannten morphologischen Befunden nicht erwähnt, um zunächst klar herauszustellen, daß die Ausscheidung von Hb sowie die Hb-Rückresorption zu keinerlei regressiven Veränderungen an Glomerula und Harnkanälchen zu führen brauchen.

Es ist seit langem bekannt, daß nach intravasaler Hämolyse durch Kaliumchlorat, Pilzgifte, Arsen-Wasserstoff[5], SbH_3[6], Nitrogase und andere Blutgifte (Pyrogallol, Phenol, Lysol, Thresol, Chinin, $KMnO_4$, Sulfonamide, Tetrachlorkohlenstoff u.a.)[7] nicht nur eine Hb-urie mit den durch Ausscheidung und Rückresorption von Hb charakterisierten Befunden auftritt. Meist sind außerdem mehr oder weniger fleckförmige Nekrosen der Tubulusepithelien in allen Segmenten des Nephron mit bevorzugter Lokalisation in den distalen Hauptstücken, den Henleschen Schleifen und den Tubuli contorti II beobachtet worden. Vereinzelt konnten neben Hb-Zylindern in den Harnkanälchenlumina dreieckige bzw. tetraederförmige Hb-Kristalle nachgewiesen werden[8] (Abb. 18). Von klinischer Seite wird meist Oligurie, häufig Anurie beschrieben. Die gleichen Befunde wurden bei Schwarzwasserfieber[9], nach Transfusion unverträglichen Blutes[10], nach Verbrennungen[11], Abtreibungen, bestimmten Fällen von Schwangerschafts-

[1] ZINGG und ZOLLINGER 1951.
[2] RATHER 1948, ZINGG und ZOLLINGER 1951.
[3] RATHER 1948.
[4] RICHTER 1957.
[5] MARCHAND 1879, PONFICK 1882, BOSTRÖM 1882, J. W. MILLER 1911.
[6] BOSTRÖM 1882, DUNN und WEBSTER 1947.
[7] LUCKÉ 1946 (Literaturübersicht), ZOLLINGER 1952 (Literaturübersicht).
[8] MARCHAND 1879, PONFICK 1882, BOSTRÖM 1882, DUNN und WEBSTER 1947.
[9] TH. FAHR 1925, 1934, BORCHARDT und TROPP 1928, MARSCHALL 1939, MAEGRAITH und FINDLAY 1944.
[10] ZOLLINGER 1952, SCHWEITZER 1921, TH. FAHR 1925, AYER und GAULD 1942, FOY, ALTMANN, BARNES und KONDI 1943, MUIRHAED und STIRMAN 1952, MUELLER und MASON 1956.
[11] WERTHEIM 1868, PONFICK 1876, FRAENKEL 1889, ZINCK 1940, MARTINEAU und HARTMAN 1947 (Literaturübersicht), SEVITT 1956, HUESTON, HOSSACK und TAFT 1957.

toxikose[1], der allergischen Hb-urie[2] und anderen mit intravasaler Hämolyse einhergehenden Erkrankungen erhoben[3].

Durch diese Tatsache erfährt die anfängliche Behauptung, durch die Ausscheidung von Hb brauchten keine regressiven Nierenveränderungen aufzutreten, keine Einschränkung. Die beobachteten morphologischen und funktionellen Nierenläsionen sind vielmehr, wie gezeigt werden soll, nicht auf die Ausscheidung von Hb alleine, sondern im wesentlichen auf andere Faktoren zurückzuführen.

Das geht bereits aus den Experimenten von YORKE und NAUSS[4] hervor, in denen eine Nierenfunktionsstörung im Sinne einer Oligurie nach Hb-Injektion nur erzeugt werden konnte, wenn die Tiere vor Versuchsbeginn Trockenkost erhalten hatten, und ihnen außerdem durch wiederholte Aderlässe der Blutdruck gesenkt worden war.

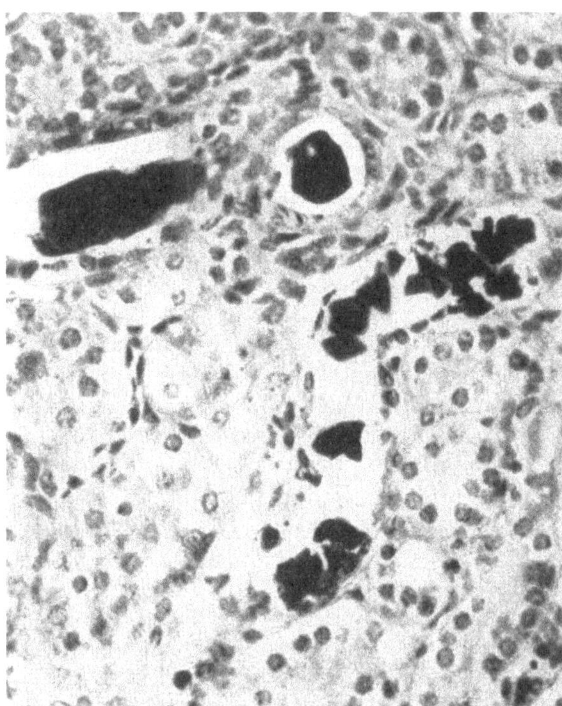

Abb. 18. Meerschweinchenniere. Hämoglobinkristalle in Harnkanälchenlumina nach Hämolyse durch SbH_3. Vergr. 390fach. (Aus DUNN und WEBSTER 1947.)

Auch BING[5] beschreibt, daß im Hundeexperiment nach Hb-Injektion selbst bei acidotischer Stoffwechsellage weder Oligurien noch regressive Nierenveränderungen zu erzeugen seien. Erst wenn er acidotischen Hunden kristallisiertes Methämoglobin injizierte, fielen Kreatinin und PAH-Clearance ab; außerdem traten Tubulusnekrosen auf, nach Ansicht von BING infolge einer renalen Ischämie. Die Untersuchungsergebnisse von BING sind im Prinzip wiederholt bestätigt worden[6].

LALICH[7], der Kaninchen nach 3tägigem Nahrungs- und Flüssigkeitsentzug wiederholt hohe Dosen von homologem Hb injizierte, beobachtete das Auftreten einer Niereninsuffizienz nur bei einem Drittel der Tiere. Die übrigen überlebten eine nach dem 11. Versuchstag durchgeführte Nephrektomie. Bei der Untersuchung der nephrektomierten Niere fiel vor allem der Reichtum an Hb-Zylindern in Henleschen Schleifen, Tubuli contorti II und Sammelröhren auf. Die Tubuluslumina seien im Bereich der Zylinder erweitert, die Epithelien abgeflacht gewesen. Nur ganz vereinzelt wurden bei den Tieren, die an Niereninsuffizienz gestorben waren, fleckförmige Tubulusepithelnekrosen gefunden.

Bedeutungsvoll ist an den Experimenten von LALICH[7], daß die Nieren nach Injektion großer Dosen von Hb nur vorübergehend das Bild einer sog.

---

[1] PRITCHARD, WEISMAN, RATNOFF und VOSBURGH 1954, OBER, REID, ROMNEY und MERRILL 1956, REID 1957.
[2] MCCRAE und ULLERY 1933. [3] WOODRUFF und FIRMINGER 1949, CREEVY 1947.
[4] YORKE und NAUSS 1911/12. [5] BING 1944.
[6] CORCORAN und PAGE 1945, FLINK 1947, BADENOCH und DARMADY 1949, LALICH 1949, SHIMAMINE 1956.
[7] LALICH 1949.

hämoglobinurischen Nephrose boten. Die verbliebene Niere der nephrektomierten Kaninchen zeigte 34—116 Tage nach der einseitigen Nephrektomie ein praktisch normales Bild. Selbst nach Injektion von hämolysiertem Menschenblut soll es bei der Ratte nur dann zum Nierenversagen kommen, wenn der Nierenkapseldruck künstlich erhöht wird[1]. Bei Hunden führt die intravenöse In-

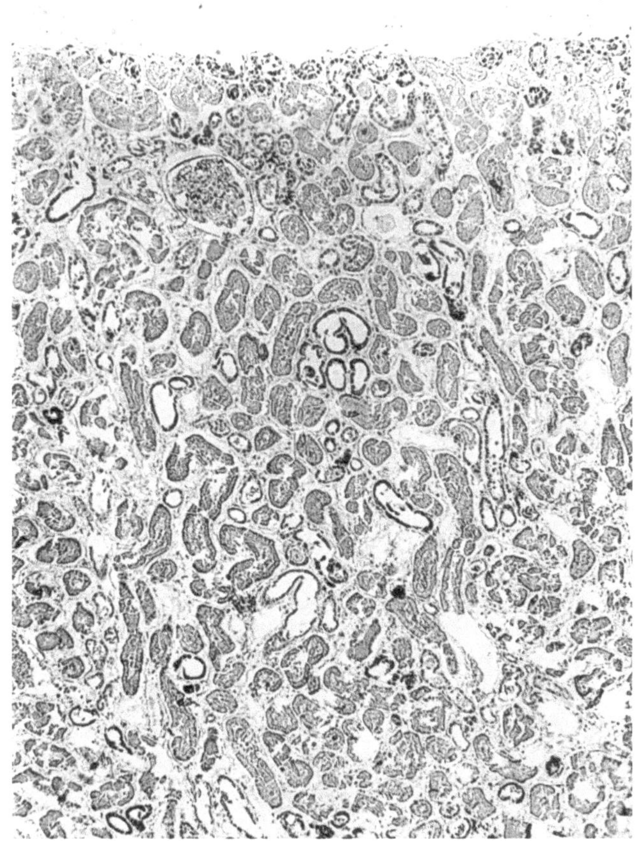

Abb. 19. SN 1042/56, weibl., 38 Jahre. Frische völlige Nierenrindennekrose nach intravasaler Hämolyse bei septischem Abort. Goldner-Trichrom-Färbung, Lupenvergrößerung.

jektion von gelöstem Kaninchenblut nur zu kurzdauernder Oligurie. Morphologisch seien an den Tubulusepithelien keine regressiven Veränderungen zu erkennen gewesen[2]. MASSHOFF[3] sah in Mäuseexperimenten nach Injektion von hämolysiertem Kaninchenblut zwar schwerste Tubulusdegenerationen, doch hatten die Tiere nach den Injektionen Schocksymptome gezeigt. Auch bei der Deutung der ausgedehnten Tubulusnekrosen nach Hämolyse durch subcutane Glycerin-Injektionen[4] müssen Schocksymptome berücksichtigt werden. Das gleiche gilt für die in der menschlichen Pathologie beschriebenen Fälle von Oligurie und Anurie bei ausgedehnten Tubulusnekrosen nach intravasaler Hämolyse[5].

[1] ZOLLINGER 1951. [2] MUELLER und MASON 1956. [3] MASSHOFF 1949.
[4] CAMERON und FINCKH 1956, FINCKH 1957.
[5] LUCKÉ 1946, MARTINEAU und HARTMAN 1947, MOON 1948, 1953, MUIRHEAD und STIRMAN 1952, ZOLLINGER 1952, HUESTON, HOSSACK und TAFT 1957.

Die Bedeutung des Schocks für die Entwicklung von Niereninsuffizienz und morphologischen Nierenveränderungen nach intravasaler Hämolyse wird noch dadurch unterstrichen, daß nach Kreislaufschock bzw. experimenteller Unterbrechung der Nierendurchblutung ähnliche morphologische und gleiche funktionelle Nieren-

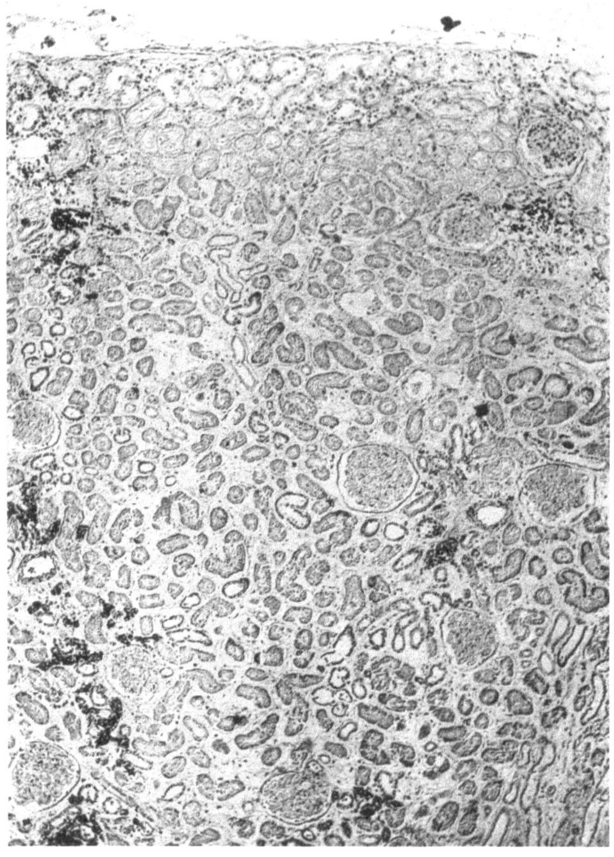

Abb. 20. SN 590/56, weibl., 50 Jahre. Frische, fast völlige Nierenrindennekrose nach postoperativem Schockzustand (keine Hämolyse). Goldner-Trichrom-Färbung, Lupenvergrößerung.

veränderungen beschrieben sind wie nach intravasaler Hämolyse, abgesehen von Hb-Zylinderbildung und Hb-Speicherung[1].

Das geht auch aus eigenen Untersuchungen hervor. So sahen wir fleckförmige Nekrosen der Tubulusepithelien in allen Segmenten des Nephron, bevorzugt in den distalen Abschnitten der Hauptstücke und den Henleschen Schleifen, nicht nur nach schweren Hämolysen, sondern auch nach postoperativen Schockzuständen ohne Hämolyse. Sowohl nach schwerer Hämolyse als auch nach postoperativem Schock wurden von uns gelegentlich völlige Nierenrindennekrosen beobachtet[2] (Abb. 19 und 20).

[1] Corcoran und Page 1943, Corcoran, Taylor und Page 1944, Scarff und Keele 1943, Lauson, Bradley und Cournand 1944, Phillips, Dole, Hamilton, Emerson, Archibald und van Slyke 1946, van Slyke 1948, 1954, Selkurt 1956, Block, Wakim, Mann und Bennett 1952, Burwell 1955, Opitz, Rotter und Hielscher 1953.

[2] Bohle 1957.

Von OLIVER u. Mitarb.[1] ist daher angenommen worden, daß Hb bei der Entwicklung des akuten Nierenversagens nach intravasaler Hämolyse keine Rolle spiele. Von OLIVER wird dabei darauf hingewiesen, daß die nach Hämolyse auftretenden Nierenveränderungen sich deutlich von den Schäden unterscheiden, die durch Einwirkung toxischer Substanzen auf das Nierenparenchym entstehen.

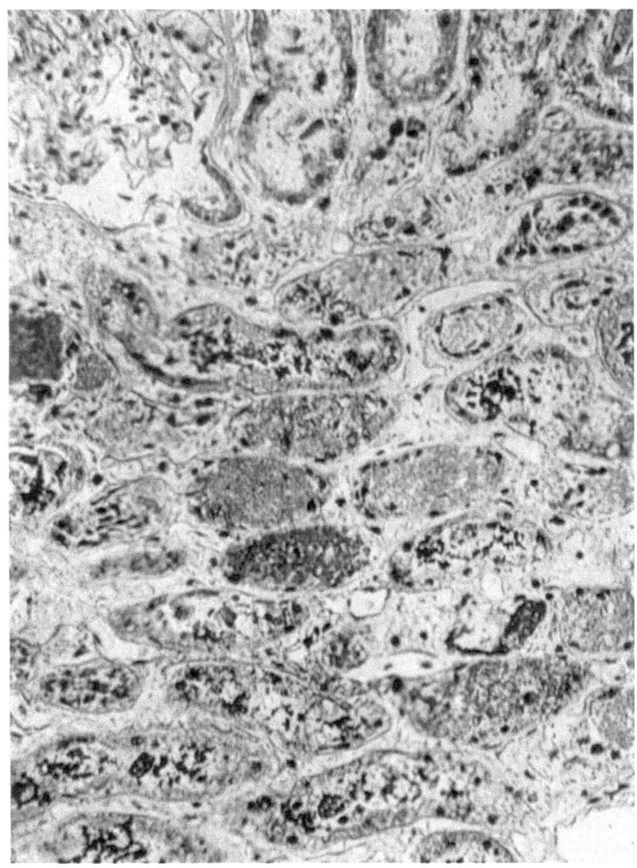

Abb. 21. SN 1015/56, weibl., 33 Jahre. Zerfallende Erythrocyten und Hämoglobinzylinder in Harnkanälchenlumina bei Hämoglobinurie und Hämaturie nach intravasaler Hämolyse durch $KMnO_4$. Goldner-Trichrom-Färbung, Vergr. etwa 200fach.

Von anderen Autoren wird dagegen die Möglichkeit einer Schädigung des Nierenparenchyms durch das ausgeschiedene Hb diskutiert. So sollen Tubulusepithelnekrosen durch Druck von Hb-Zylindern im Bereich der Henleschen Schleifen und in den distalen Abschnitten des Nephron bis zu den Sammelröhren auftreten[2]. Oberhalb der Zylinder soll es zu Tubulusrupturen und zum Austritt auch von Hb ins Interstitium kommen[3]. Außerdem wird eine direkte Schädigung der Tubulusepithelien (Henlesche Schleife, Tubulus contortus II) durch freiwerdendes Hämatin diskutiert[4].

[1] OLIVER, MCDOWELL und TRACY 1951.

[2] MARTINEAU und HARTMAN 1947, CORCORAN und PAGE 1945, 1947, RATHER 1948, FINKLE 1953, SEVITT 1956.

[3] RATHER 1948. [4] CORCORAN und PAGE 1945, 1947.

Die Entwicklung einer Anurie durch Verstopfung der Harnkanälchenlumina mit Hb-Zylindern[1] (Abb. 21) wird heute nur noch vereinzelt[2] angenommen, von der Mehrzahl der Autoren[3] dagegen abgelehnt.

Bereits von TH. FAHR[4] ist, auch nach unseren Befunden zu recht, darauf hingewiesen worden, daß keine Parallele zwischen dem Grad der Kanälchenverstopfung durch Hb-Zylinder und der Schwere der Oligurie bestehe. Andere Autoren[5] sehen in der Hb-Zylinder-Bildung nicht die Ursache der Anurie, sondern eine Folge eines Versagens der Glomerulumfiltration. Diese Ansicht wird durch die zitierten Tierexperimente weitgehend bestätigt.

Zusammenfassend kann somit gesagt werden, *daß die funktionellen und morphologischen Nierenveränderungen nach intravasaler Hämolyse im wesentlichen Folge von schweren, intrarenalen, schockbedingten Zirkulationsstörungen sind, und daß durch die zusätzliche Ausscheidung von Hb die Funktion der Niere kaum weiter beeinträchtigt werden dürfte.* Das morphologische Nierenbild unterscheidet sich zwar in manchen Fällen von einer sog. Schockniere[6] durch den wechselnden Reichtum an Hb-Zylindern in den distalen Segmenten des Nephron. Ob die Hb-Zylinder bzw. in den Harnkanälchenlumina freiwerdendes Hämatin die Tubulusepithelien zusätzlich zu schädigen vermögen und die beobachteten Tubulusrupturen mechanisch zu erklären sind, läßt sich nicht generell entscheiden. Es ist ebenso gut denkbar, und nach den Untersuchungen von OLIVER[7] naheliegend, anzunehmen, die Tubulusschäden einschließlich der Basalmembranrupturen seien Folgen einer Ischämie.

Eine ischämiebedingte Störung der Hauptstückepithelien erklärt vielleicht auch, daß bei Hämolysen, die mit Schocksymptomen einhergehen, die morphologischen Befunde einer Hb-Rückresorption weitgehend fehlen können.

2. Myoglobinurie.

Die Ausführungen über die allgemeine Pathologie der Hämoglobinausscheidung gelten im Prinzip auch für die Ausscheidung des Myoglobins (Mb). Voraussetzung für eine Myoglobinurie ist eine Myoglobinämie. Mb wird allerdings wegen seines relativ niedrigen Molekülgewichtes (16800[8] bzw. 17500[9]) erheblich schneller als Hämoglobin glomerulär filtriert. Die „Nierenschwelle" für Mb liegt deutlich unter der des Hb[10]. Das glomerulär filtrierte Mb wird teilweise im Tubulus contortus I rückresorbiert, ohne daß es dadurch zu einer Schädigung der Tubulusepithelien kommt. Auch eine Ausscheidung großer Mb-Mengen braucht weder die Nierenfunktion zu beeinträchtigen, noch zu regressiven Veränderungen an den Glomerula oder Tubuli zu führen[11].

Es sind indessen in der menschlichen und in der Veterinär-Pathologie Myoglobinurien mit schwersten morphologischen Nierenveränderungen und erheblichen Störungen der Ausscheidungsfunktion der Niere beschrieben. Besonders

---

1 PONFICK 1875, FRAENKEL 1889, BAKER und DODDS 1925, MARSCHALL 1939.
2 HEILMEYER und BEGEMANN 1951, SHIMAMINE 1956.
3 TH. FAHR 1925, 1926, 1934, AYER und GAULD 1942, DE NAVASQUEZ 1940, MAEGRAITH und FINDLAY 1944, LUCKÉ 1946, ZOLLINGER 1952.
4 TH. FAHR 1925.
5 DUNN, GILLESPIE und NIVEN 1941, BRASS 1944, MALLORY 1948, LETTERER und MASSHOFF 1949, MAEGRAITH und FINDLAY 1944.
6 VAN SLYKE 1948. 7 OLIVER, MCDOWELL und TRACY 1951.
8 PEARSON, BECK und BLAHD 1957. 9 LUCKÉ 1946.
10 YUILE und CLARK 1941. 11 BING 1944, BYWATERS 1944, CORCORAN und PAGE 1945.

gründlich sind die Nierenveränderungen bei *Myoglobinurien nach Verschüttungen oder anderen Muskeltraumen* untersucht[1].

Es ist darauf hingewiesen worden[2], daß das Nierenbild nach Verschüttung (d. h. beim *sog. Crush-Syndrom*) morphologisch und klinisch mit dem Nierenbefund bei schwerer intravasaler Hämolyse übereinstimmt mit der Ausnahme, daß die Zylinder in den Harnkanälchenlumina vorwiegend aus Mb oder Mb-Abkömmlingen bestehen.

Das gleiche gilt für die Nierenveränderungen und Nierenfunktionsstörungen bei der *CO-Myositis*[3], der sog. Myositis myoglobinurica[4], den tödlich verlaufenden Fällen von *paroxysmaler Mb-urie*[5] sowie für die Nierenbefunde bei *Mb-urie nach Haffkrankheit von Mensch und Tier*[6], ferner für den Nierenbefund bei der *Kreuzlähme der Pferde*[7], der *sog. paralytischen Hb-urie der Kälber und Rinder*[8] und für die erst kürzlich beschriebene *Mb-urie nach excessivem Alkoholabusus*[9].

Es wird ferner heute in weitgehender Übereinstimmung angenommen, daß die Nierenveränderungen bei den verschiedenen Formen schwerer Myolyse nicht durch die Ausscheidung des Mb allein erklärt werden können.

Im Tierexperiment konnten nach Mb-Injektionen, ähnlich wie nach Hb-Injektionen, Zeichen eines Nierenversagens nur dann beobachtet werden, wenn durch gleichzeitige Ammonchlorid-Gaben eine Acidose erzeugt worden war[10]. Bei Hunden sollen Mb-Injektionen selbst bei acidotischer Stoffwechsellage lediglich zu kurzdauernden Beeinträchtigungen der Ausscheidungsfunktion führen; zu morphologisch faßbaren Schädigungen der Harnkanälchenepithelien sei es nicht gekommen[11]. Bei Ratten wurde nach Muskelquetschung bzw. intramuskulärer Glycerin- oder Aqua dest.-Injektion das Bild einer Anurie nicht beobachtet, obwohl Mb im Harn nachgewiesen werden konnte[12]. STAEMMLER[13] fand fleckförmige Tubulusnekrosen bei Ratten nach intramuskulärer Glycerin-Injektion, wenn er gleichzeitig den Tieren im Verlauf des Versuches wiederholt Blut entzog. CORCORAN und PAGE[14] sahen bei Ratten erst nach Muskelquetschung und gleichzeitiger Mb-Injektion ausgedehnte Nekrosen im Bereich der distalen gewundenen Harnkanälchen. Die Tiere waren anurisch. Tubulusnekrosen sowie Anurie seien jedoch nicht auf die Mb-urie allein zurückzuführen, sondern Folge eines Zusammentreffens von vasoconstrictorischer Ischämie und Mb-urie[14].

Das gleiche gilt für die Nierenveränderungen bei den verschiedenen zitierten mit Mb-urie einhergehenden Erkrankungen von Mensch und Tier. Sie sind im wesentlichen Folgen von schockbedingten intrarenalen Zirkulationsstörungen. Dafür spricht, daß die fleckförmigen Tubulusnekrosen, die besonders im Bereich

---

[1] COLMERS 1909, FRANKENTHAL 1916, HACKRADT 1917, BREDAUER 1920, MINAMI 1923, BYWATERS und BEALL 1941, BYWATERS, DELORY, RIMINGTON und SMILES 1941, DUNN, GILLESPIE und NIVEN 1941, BYWATERS und DIBLE 1942, SELBERG 1942, BRASS 1944, BYWATERS 1944, TH. FAHR 1944, FEYRTER und WINKELBAUER 1945, LUCKÉ 1946, FISCHER und ROSSIER 1947, MALLORY 1947, BURCH und RAY 1949 (Literaturübersicht), LOUSTALOT 1950, ZOLLINGER 1952 (Literaturübersicht), DI BIASI 1953, SCHLEYER und PIOCH 1957.

[2] BYWATERS 1944. [3] GÜNTHER 1921. [4] GÜNTHER 1924, 1940, PAUL 1924.

[5] MEYER-BETZ 1910, GÜNTHER 1924, 1940, PAUL 1924, HITTMAIR 1925, BYWATERS und DIBLE 1943, BYWATERS und STEAD 1945, HED 1947, SCHAAR, LA BREE und GLEASON 1949 (Literaturübersicht), SCHAAR 1955, HIPP und SHUKERS 1955, BOWDEN, FRASER, JACKSON und WALKER 1956, PEARSON, BECK und BLAHD 1957 (Literaturübersicht).

[6] ROSENOW und TIETZ 1924, ASSMANN, BIELENSTEIN, HABS und ZU JEDDELOH 1933, KAISERLING 1934, W. MÜLLER 1941, BERLIN 1948.

[7] HOFER 1852, FRANCK 1873, FRÖHNER 1884, FRIEDBERGER und FRÖHNER 1904, CARLSTRÖM 1931.

[8] HJÄRRE und LILLEENGEN 1937. [9] HED 1955, FAHLGREN, HED und LUNDMARK 1957.

[10] BYWATERS und STEAD 1944. [11] BING 1944. [12] KOSLOWSKY 1951.

[13] STAEMMLER 1956. [14] CORCORAN und PAGE 1945b.

der Henleschen Schleifen und der Tubuli contorti II, jedoch auch im Bereich der Hauptstücke auftreten sollen, auch bei Schockzuständen beobachtet werden, wenn keine Mb-urie besteht. Im gleichen Sinne sprechen die Experimente von BYWATERS und seinem Arbeitskreis.

Bezüglich der Frage nach den Ursachen der Anurie nach schwerer Myolyse gilt insofern das bereits zur Anurie bei Hämolyse Ausgeführte, als eine Verstopfung der Harnkanälchenlumina durch Mb-Zylinder die Anurie nicht erklären kann[1].

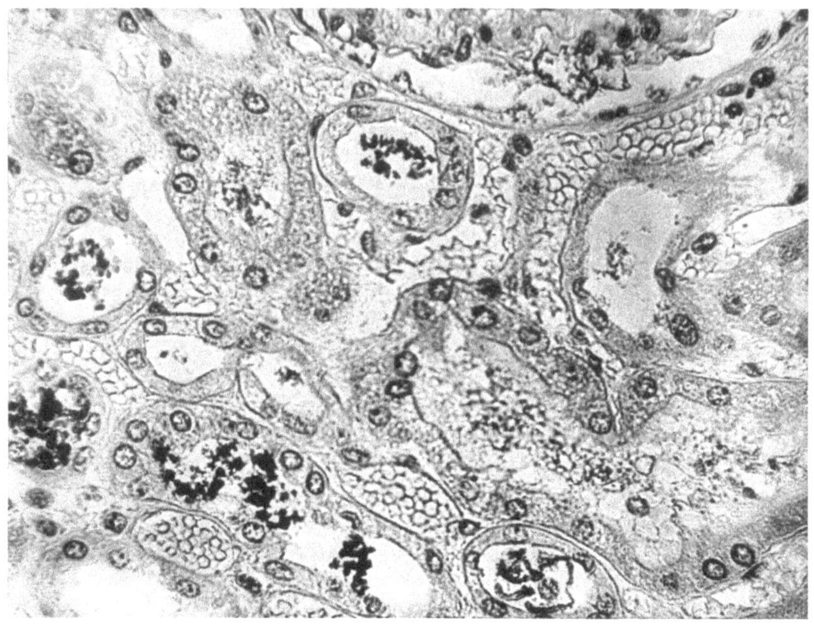

Abb. 22. SN 114/58, männl., 33 Jahre. Sog. Myositis myoglobinurica mit Metmyoglobinausscheidung durch die Niere. Feinkörniges Pigment im Bowmanschen Kapselraum und in den Lumina der Tubuli contorti I. Pigmentkondensationen in den Lumina der Tubuli contorti II. Goldner-Trichrom-Färbung, Vergr. etwa 400fach.

Die Frage, ob eine durch Ischämie geschädigte Niere zusätzlich durch Mb bzw. Met-Mb oder durch das daraus eventuell freiwerdende Hämatin geschädigt werden kann, ist wiederholt diskutiert worden[2]. Eine entscheidende Bedeutung wird derartigen Prozessen jedoch nicht zuerkannt werden können.

Ein kürzlich von uns beobachteter Fall von sog. Myositis myoglobinurica (S.-Nr. 114/58, männlich, 33 Jahre, über den an anderer Stelle ausführlich berichtet werden soll) zeigte zumindest keinerlei durch die Ausscheidung des Muskelfarbstoffes bedingte Veränderungen an den Tubulusepithelien (Abb. 22). Von klinischer Seite war bei diesem Patienten der 12 Tage nach Krankheitsbeginn an den Folgen einer Hyperkaliämie verstorben war, neben einer terminalen Rest-N-Erhöhung auf 78 mg-% eine Met-Mb-Ausscheidung nachgewiesen worden.

3. Porphyrinurie.

Von den im Blut physiologischerweise kreisenden geringen Porphyrinmengen wird ein Teil, nach ORBANEJA und MENDOZA[3] 42 γ, nach REMMER[4] 100 γ in

[1] BRASS 1944, BYWATERS und DIBLE 1942/43, DUNN, GILLESPIE und NIVEN 1941, FOY, ALTMANN, BARNES und KONDI 1943, MALLORY 1947, ZOLLINGER 1952, FAHLGREN, HED und LUNDMARK 1957.

[2] LUCKÉ 1946, CORCORAN und PAGE 1947, ZOLLINGER 1952.

[3] ORBANEJA und MENDOZA 1947. [4] REMMER 1958.

24 Std im Harn ausgeschieden. Nach GÜNTHER[1] besteht eine pathologische Porphyrinurie, wenn in einem Liter Harn mehr als 0,5 mg Porphyrine vorhanden sind. Bei den im Harn auftretenden Porphyrinen handelt es sich vorwiegend um Uro- bzw. Koproporphyrin. Zu einer deutlich vermehrten Porphyrinausscheidung durch die Niere kann es im Verlauf von Leberkrankheiten kommen[2]. Ferner sind pathologische Porphyrinurien bei der perniziösen Anämie, der Cooley-Anämie, der Erythroblastose[3], dem konstitutionellen hämolytischen Ikterus[4] und bei der Kältehämoglobinurie[5], außerdem bei anderen mit intravasaler Hämolyse einhergehenden Erkrankungen beschrieben[5]. Bei der Bleivergiftung gehört die pathologische Porphyrinurie zu den Frühsymptomen[6]. Eine erhöhte renale Porphyrinexkretion ist schließlich nach Quecksilber-, Zink-, Arsen-, Anilin-, Cocain-, Veronal-, Urethan-, Colchicin- und Sedormidvergiftung beschrieben[7].

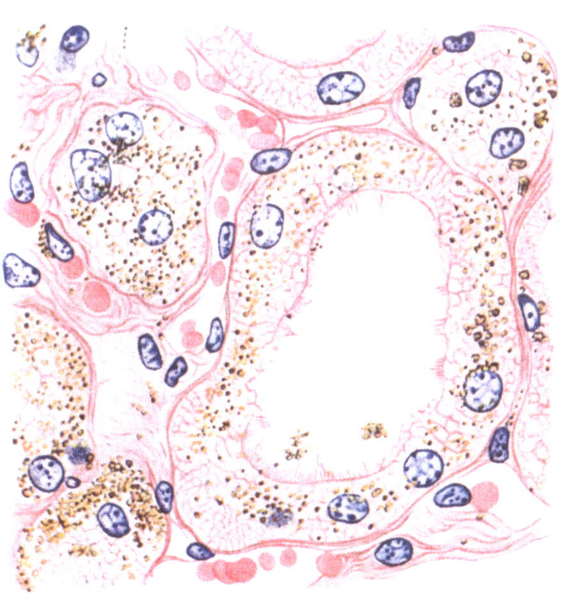

Abb. 23. Feinkörniges, größtenteils aus Uroporphyria bestehendes Pigment in den Harnkanälchenepithelien bei Porphyrin congenita. (Aus BORST und KÖNIGSDÖRFFER 1929.)

Von diesen Formen pathologischer Porphyrinurien[2] sind die *Porphyrinurien bei den sog. Porphyrien* (kongenitale-, idiopathische- und akute Porphyrie)[8] zu trennen[9], Erkrankungen, bei denen auf kongenitaler Basis die Hämsynthese gestört ist[9]. Nach VANNOTTI[8] soll die vermehrte Ausscheidung von Porphyrinen nur selten zu Nierenfunktionsstörungen führen. Dafür spricht unter anderem, daß nach BORST und KÖNIGSDÖRFFER[10] ein Patient mit kongenitaler Porphyrie erst mit 32 Jahren und dann offenbar nicht am Nierenversagen gestorben ist. VANNOTTI[11] berichtet über einen Kranken, der 8 Jahre lang eine schwere Porphyrinurie zeigte, ohne daß klinische Symptome im Sinne einer renalen Ausscheidungsinsuffizienz aufgetreten wären.

Bei Fällen akuter Porphyrie[12] soll indessen die intermittierende Exkretion großer Uro- und Koproporphyrinmengen nicht nur zur burgunderroten Verfärbung des Urins führen, es soll außerdem zu Oligurie, Rest-N-Steigerung und Blutdruckerhöhung kommen können[13]. Bei der feingeweblichen Untersuchung der

---

[1] GÜNTHER 1923/24. [2] VANNOTTI 1955. [3] HEILMEYER und BEGEMANN 1951.
[4] BRUGSCH 1947. [5] VANNOTTI 1937. [6] HYMANS V. D. BERG und HYMAN 1928.
[7] VANNOTTI 1955, GRAFE 1948, RIMINGTON 1957. [8] VANNOTTI 1955.
[9] GÜNTHER 1923/24, VANNOTTI 1937, 1955, HEGLER, FRAENKEL und SCHUMM 1913, BORST und KÖNIGSDÖRFFER 1929, A. H. MÜLLER 1935, WALDENSTRÖM 1937, 1957, M. B. SCHMIDT 1940, SCHMIED, SCHWARTZ und WATSON 1953, ELDAHL 1938a, b, LEVIT, NODINE und PERLOFF 1957.
[10] BORST und KÖNIGSDÖRFFER 1929. [11] VANNOTTI 1955.
[12] VANNOTTI 1955, WALDENSTRÖM 1937, WALDENSTRÖM und VAHLQUIST 1939, ELDAHL 1938a, b. [13] ELDAHL 1938a, b, GÜNTHER 1923/24, REINWEIN 1948.

Nieren von 2 Fällen mit akuter Porphyrie wird einmal eine „akute Nephrose mit entzündlichen Infiltraten im Interstitium", bei dem anderen Fall eine obliterierende Entzündung der Nierenvenen beschrieben[1]. Aus den beigefügten Abbildungen, der, wie Verfasser selbst zugibt, morphologisch nicht gründlich durchuntersuchten akuten Porphyrien, läßt sich leider nicht entnehmen, wie weit die Nierenveränderungen bei dem einen Fall Folgen von intrarenalen Zirkulationsstörungen sind, wie sie nach verschiedensten Schockzuständen bzw. vorübergehender Unterbrechung der Nierendurchblutung im Tierexperiment beobachtet wurden (s. Kapitel Hämoglobinurie). Berücksichtigt man die klinische Symptomatik der akuten Porphyrie, so muß mit dieser Möglichkeit durchaus gerechnet

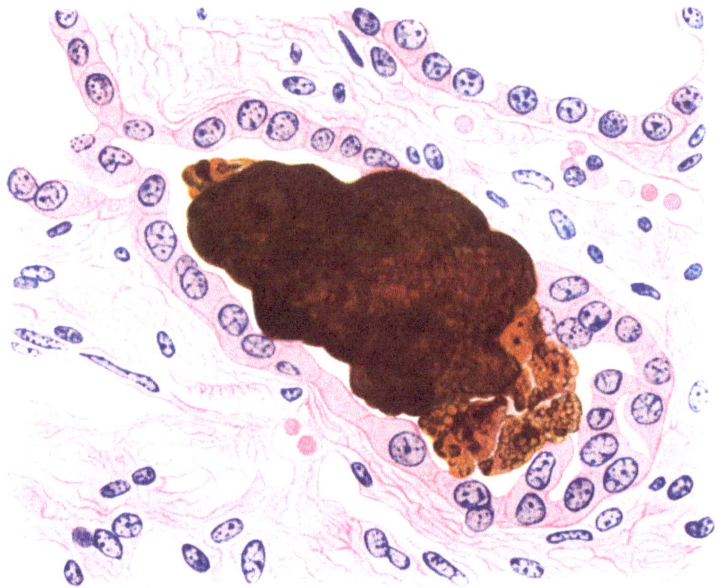

Abb. 24. Porphyrinzylinder im Lumen eines Harnkanälchens bei Porphyria congenita. (Aus BORST und KÖNIGSDÖRFFER 1929.)

werden. Das geht auch aus einer eigenen Beobachtung von akuter Porphyrie mit Nierenversagen hervor, bei der wir ausgedehnte fleckförmige Nekrosen vorwiegend im Bereich der Rindenmarkgrenze (d. h. der distalen Hauptstücke und der Henleschen Schleifen) fanden, bei hochgradiger Dilatation und Blutfülle der diese Harnkanälchen umgebenden Venen. Eine Porphyrinspeicherung oder Porphyrinzylinder sahen wir in dem von uns beobachteten Fall nicht. LÖFFLER[2] berichtet dagegen über braunrotes scholliges Pigment in den Lumina und Epithelien der dünnen Schenkel der Henleschen Schleifen.

FRAENKEL[3] konnte bei Meerschweinchen, Kaninchen und Hunden nach wiederholten Hämatoporphyrin-Injektionen Porphyrin nur chemisch in der Niere nachweisen. Über Nierenfunktionsstörungen oder Läsionen des Nierenparenchyms wird nichts erwähnt.

Ähnliche Befunde wie wir scheint GÜNTHER[4] wiederholt bei akuter Porphyrie erhoben zu haben. Sie wurden als „toxische Nephritis" bezeichnet. Eine Pigmentspeicherung scheint auch er nicht gesehen zu haben.

[1] WALDENSTRÖM 1937, WALDENSTRÖM und VAHLQUIST 1939.
[2] LÖFFLER 1919. [3] FRAENKEL 1924. [4] GÜNTHER 1923/24.

Aus diesen Befunden, vor allem aber aus dem von BORST[1] bei kongenitaler Porphyrie erhobenen Befund geht hervor, daß die Ausscheidung und Rückresorption von Porphyrinen weder die Nierenfunktion zu beeinträchtigen brauchen noch zu Läsionen an Glomerulum und Harnkanälchenepithelien führen.

BORST und KÖNIGSDÖRFFER fanden bei ihrem Fall neben einer ziemlich ausgeprägten Hämosiderose von Haupt-, Zwischen- und Schaltstücken bei Untersuchungen mittels primärer Fluorescenz Porphyrin diffus verteilt in einzelnen Glomerula, ferner eine besonders starke Porphyrinfluorescenz des Nierenmarkes. Außerdem beobachteten sie in den Epithelien der Hauptstücke, der aufsteigenden

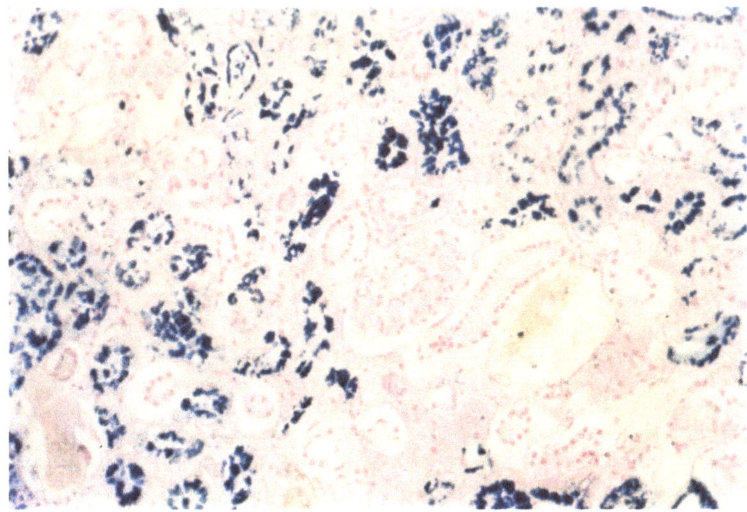

Abb. 25. SN 710/57, weibl., 45 Jahre. Hämolytische Anämie vom Typ MARCHIAFAVA. Hochgradige Hämosiderose der Hauptstückepithelien bei fehlender Hämosiderinspeicherung in den Epithelien der Tubuli contorti II. Berliner-Blau-Reaktion, Vergr. etwa 50fach.

Henleschen Schleifen und der Schaltstücke ein teils fein-, teils grobkörniges Pigment, das größtenteils aus Uroporphyrin bestanden haben soll (Abb. 23). In den Lumina der Henleschen Schleifen und der Schaltstücke fanden sie aus roten Klumpen bestehende Porphyrinzylinder sowie feine Porphyrinnadeln (Abb. 24). Im Niereninterstitium konnten schließlich neben Hämosiderin Porphyrin sowie ein „brauner Restkörper" nachgewiesen werden. Eine Schädigung der Glomerulumendothelien bzw. -deckzellen oder der Harnkanälchenepithelien durch die Porphyrinfiltration bzw. -rückresorption wird nicht beschrieben.

4. Hämosiderinurie.

Neben der Fülle von Krankheitsbildern, die mit einer Hämo- bzw. Myoglobinurie einhergehen, sind relativ selten Erkrankungen beschrieben, bei denen Bluteisen als Hämosiderin im Urin auftritt. Eine Hämosiderinurie wird bei der von STRÜBING 1882 zuerst beschriebenen sog. Marchiafava-Anämie[2] erwähnt. Sie soll während der anfallfreien Perioden auftreten. Die Nieren zeigen bei der sog. Marchiafava-Anämie, allerdings im wesentlichen infolge der periodischen

[1] BORST und KÖNIGSDÖRFFER 1929.

[2] STRÜBING 1882, MARCHIAFAVA und NAZARI 1911, MARCHIAFAVA 1928, MICHELI 1931, DAMM und RATSCHOW 1950, HEILMEYER und BEGEMANN 1951, HEFFERNAN und JASWOU 1955, DAVIS 1957.

Hämoglobinurien, eine meist schwere makroskopisch erkennbare Hämosiderose. Bei der feingeweblichen Untersuchung sind die Epithelien der Hauptstücke und der Henleschen Schleifen mit feinen bis mittelgroßen Hämosideringranula auf das dichteste beladen (Abb. 25). Vereinzelt lassen sich Hämosiderinkörnchen auch in den Epithelien des Tubulus contortus II nachweisen. Ganz selten sahen wir schließlich Hämosiderin in einzelnen Glomerulumdeckzellen. In den Harnkanälchenlumina finden sich häufig wolkige Massen, die eine positive Eisenreaktion geben. Eine Schädigung der Nierenepithelien durch die Hämosiderose wird nach eigenen Untersuchungen nicht beobachtet.

Eine Hypersiderinämie soll nach SCHUBOTHE und ALTMANN[1] auch bei ihrem Fall von chronischer hämolytischer Anämie durch Kälteagglutinine bestanden haben. Histologisch zeigte die Niere in diesem Falle eine ausgedehnte Hämosiderose von Haupt- und Zwischenstücken, enthielt jedoch kein Hämoglobin.

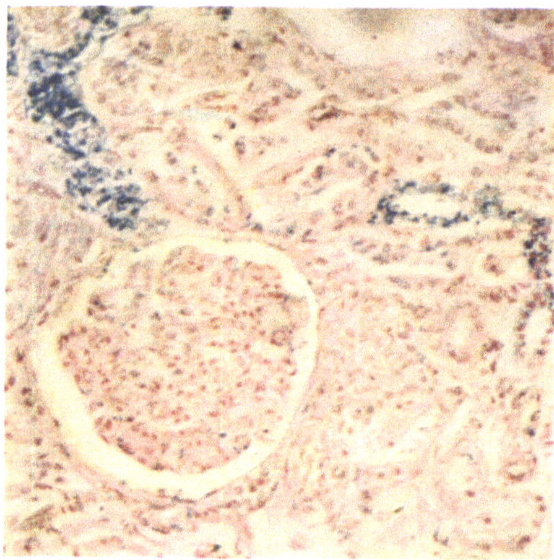

Abb. 26. SN 107/57 (Pathologisches Institut der Universität Frankfurt, Prof. Dr. LAUCHE). Hämosiderose der Schaltstückepithelien und der aufsteigenden Henleschen Schleife bei allgemeiner Hämochromatose. Berliner-Blau-Reaktion, Vergr. 85fach.

Über eine erhöhte Eisenausscheidung durch die Nieren berichten ferner NEUHOLD und WOLF[2] bei erworbener hämolytischer Anämie nach Transfusion von 60 Liter Vollblut innerhalb von 4 Jahren. Bei der mikroskopischen Untersuchung der Niere seien Hämosiderinkörnchen in Glomerulumdeckzellen, ferner in den Epithelien von Haupt- und Zwischenstücken nachweisbar gewesen. Der Inhalt des Bowmanschen Kapselraums habe sich nach der Eisenreaktion diffus blau angefärbt.

Während die bisher zitierten Fälle dadurch charakterisiert sind, daß die Eisenausscheidung gleichsam nur ein Randphänomen darstellt, und die *Hämosiderose der Niere im wesentlichen* Folge einer Hämoglobinrückresorption sein dürfte, ist eine *Hämosiderinspeicherung in der Niere bei der allgemeinen Hämochromatose* beschrieben, obwohl es bei dieser Erkrankung gewöhnlich nicht zur Hämolyse kommt[3]. Bei der Hämochromatose soll der Serumeisenspiegel allerdings erhöht sein. Bei der histologischen Untersuchung der Nieren findet sich bei allgemeiner Hämochromatose auch nach eigenen Beobachtungen Hämosiderin fast ausschließlich in den Epithelien der Schaltstücke bzw. der aufsteigenden Schleifenschenkel (Abb. 26). Die Epithelien des Tubulus contortus I sind, wie auch WALTHARD[4] betont, so gut wie frei von Eisen. Vereinzelt soll Hämosiderin auch in den Glomerulumdeckzellen vorkommen[5]. Nach WALTHARD[4] handelt es sich bei dem Hämosiderin in den Schaltstücken um ein Rückresorptionsprodukt glomerulär ausgeschiedenen Bluteisens. HEDINGER[6] diskutiert außerdem die Möglichkeit eines Sichtbarwerdens von zelleigenem Eisen in den Schaltstückepithelien.

[1] SCHUBOTHE und ALTMANN 1950. [2] NEUHOLD und WOLF 1956.

[3] BUTT und WILDER 1938, M. B. SCHMIDT 1940, HEDINGER 1953, WALTHARD 1946, 1947, CHESNER 1946, LAWRENCE 1949, ALTHAUSEN, DOIG, WEIDEN, MOTTERAM, TURNER und MOORE 1951, FINCH und FINCH 1955 (Literaturübersicht).

[4] WALTHARD 1946, 1947.

[5] WALTHARD 1946, 1947, HEDINGER 1953. [6] HEDINGER 1953.

Gleichartige Nierenbefunde wie bei der allgemeinen Hämochromatose sind bei der Transfusionssiderose beschrieben[1]. Auch hier soll Hämosiderin nur in den Schaltstücken bzw. im aufsteigenden Teil der Henleschen Schleife vorhanden sein. Zur glomerulären Hämosiderinausscheidung soll es bei der allgemeinen Hämochromatose kommen, wenn die Leberzellen mit Hämosiderin übersättigt sind[2]. Das gleiche gilt möglicherweise auch für die Hämosiderinausscheidung bei Transfusionssiderose. Ob ähnliche Überlegungen auch für die Hämosiderinurie bei sog. Marchiafava-Anämie gelten, kann nicht entschieden werden. Auffallend ist allerdings, daß die Leber bei sog. Marchiafava-Anämie aus unbekannten Gründen kein Hämosiderin speichert.

5. Bilirubinurie.

Die Ausscheidung des vorwiegend an Albumine[3] gebundenen Gallenfarbstoffes durch die Niere ist von der „Nierenfähigkeit" des Bilirubins abhängig. Nach SCHMID[4] ist der Gallenfarbstoff nierenfähig, wenn er durch Veresterung mit Glucuronsäure wasserlöslich geworden ist. Die Veresterung der Propionsäureradikale des Bilirubins mit der Glucuronsäure erfolgt in der Leber.

Nach VAN DEN BERGH indirekt reagierendes Bilirubin ist wasserunlöslich. Daher kommt es bei allen Formen eines *Hyperproduktionsikterus*[5] (z. B. bei hämolytischen Anämien, konstitutionellem hämolytischem Ikterus, Icterus neonatorum) sowie beim *Icterus intermittens juvenilis Meulengracht*[6], *der konstitutionellen Hyperbilirubinämie Gilberts*[7] und anderen Erkrankungen, bei denen die Leber nicht in der Lage ist das normalerweise anfallende Bilirubin durch Veresterung mit Glucuronsäure wasserlöslich zu machen, gewöhnlich nicht zu einer Bilirubinurie. Die Bilirubinurie wird auch dann nicht beobachtet, wenn bei diesen Erkrankungen der Serum-Bilirubinspiegel erheblich ansteigt[8].

Die Ausscheidung des durch Veresterung mit Glucuronsäure wasserlöslichen Gallenfarbstoffes erfolgt bei den verschiedenen Formen des Retentionsikterus entgegen der erst kürzlich wieder von MOELLER u. Mitarb.[9] vertretenen Ansicht nicht tubulär, sondern durch die Glomerula. Bei den nach Gallenfarbstoffausscheidung in den Hauptstückepithelien, z. T. auch in den Henleschen Schleifen[10] auftretenden körnigen Gallenfarbstoffpigmenten, handelt es sich daher nicht um ein „Sekretionszeichen", wie noch von TH. FAHR[11] angenommen, sondern um den Ausdruck einer Rückresorption.

Das ist experimentell von BÖRGER[12] an Salamandra maculosa gezeigt worden. BÖRGER[13] injizierte Salamandern Serum von ikterischen Menschen in die Leibeshöhle und fand danach Bilirubin als grünlich-braunen Farbstoff in körniger Form ausschließlich in den Hauptstückepithelien der offenen Nephrone. Der Gallenfarbstoff wurde dabei weiter proximal als das mit ausgeschiedene Fremdeiweiß rückresorbiert.

Die Ausscheidung des Gallenfarbstoffes führt bei Mensch und Tier im übrigen in wechselnd starkem Maße zum Auftreten von Gallenfarbstoffzylindern, die eine gelb-grünliche bis intensiv grüne Eigenfarbe zeigen und vorwiegend in den Lumina der distalen Harnkanälchen (Abb. 27) und in den Sammelröhren

[1] YATES und THALHIMER 1926, CAPPELL, HUTCHINSON und JOWETT 1957.
[2] WALTHARD 1946, 1947.
[3] BENNHOLD 1953, MARTIN 1949, WESTPHAL und GEDIGK 1948, WESTPHAL, GEDIGK und GEDIGK 1950/51, SCHMID 1957. [4] SCHMID 1957.
[5] BÜCHNER 1956. [6] MEULENGRACHT 1947. [7] GILBERT und LEREBOULLET 1901.
[8] SCHMID 1957, BÜCHNER 1956, MEULENGRACHT 1947, GILBERT und LEREBOULLET 1901, BELL 1947.
[9] MOELLER und SCHROEDER 1953, 1954. [10] ALLEN 1951. [11] TH. FAHR 1925, 1944.
[12] BÖRGER 1947. [13] BÖRGER 1947.

beobachtet werden[1]. TH. FAHR[2] sah darüber hinaus Gallenfarbstoff in körniger Form in den Schaltstückepithelien.

Die Frage, ob und wieweit durch die Ausscheidung des Gallenfarbstoffes die Nierenfunktion beeinträchtigt wird, bzw. durch die Rückresorption des Gallenfarbstoffes Zellschäden entstehen können, ist vor allem wegen des häufig beobachteten Nierenversagens bei Verschlußikterus, anderen schweren Leberparenchymschäden und nach operativen Eingriffen an den äußeren Gallenwegen, heute noch Gegenstand der Diskussion[3].

TH. FAHR[2] bezeichnete den Gallenfarbstoff als „relatives Nierengift". Nach ihm sollen die durch „Gallenfarbstoffsekretion" bedingten Nierenzellschäden stärker sein als nach „Hämoglobinsekretion".

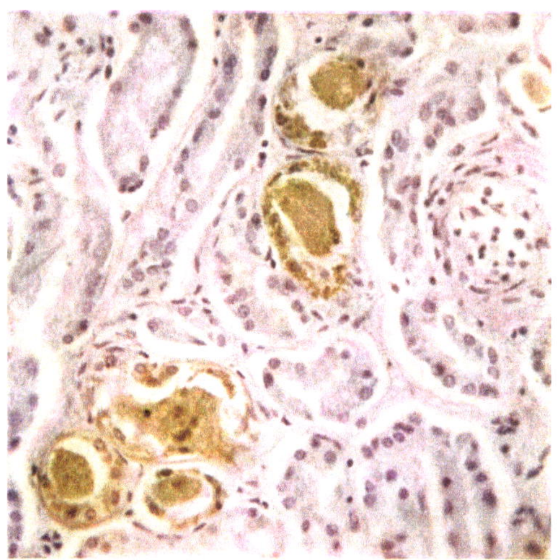

Abb. 27. Sog. cholämische Nephrose: Bilirubinzylinder in den Lumina der Henleschen Schleifen mit Bilirubinspeicherung in den angrenzenden Harnkanälchenepithelien. HE-Färbung, Vergr. 130fach.

Nach WARTMAN u. Mitarb.[4] kommt es durch die Filtration und Rückresorption von Gallenfarbstoff im Tierexperiment nicht zu regressiven Veränderungen an den Harnkanälchenepithelien. Ähnliche Beobachtungen stammen von FAJERS[5]. Er konnte darüber hinaus nachweisen, daß die Gallenfarbstoffausscheidung an sich auch nicht zu einer Beeinträchtigung der Nierenfunktion führt. Auch BÖRGER[6] hat in seinen Experimenten keinerlei Schäden der Harnkanälchenepithelien nach Bilirubinausscheidung bzw. durch Bilirubinrückresorption beschrieben. Erst, wenn vor dem experimentell erzeugten Verschluß des Ductus choledochus die Nierenarterien vorübergehend unterbunden werden, kommt es nach FAJERS[5] zur Schädigung des Nierenparenchyms, wie sie ähnlich auch allein durch Nierenischämie erzeugt werden kann[5]. Von FAJERS wird daher in der durch renale Ischämie erzeugten Schädigung der Nierenepithelien der wesentliche Faktor gesehen, der bei Bestehen einer Bilirubinausscheidung zum Nierenversagen führt. Das geht auch aus den zahlreichen Beobachtungen am menschlichen Untersuchungsgut hervor, in dem wiederholt über Schockzustände im Anschluß an Gallenwegsoperationen berichtet wird[7].

Es bleibt somit, wie bei den bereits beschriebenen Zuständen von Nierenversagen nach schwerer Hämo- oder Myolyse (s. dort), die Frage zu diskutieren, ob durch die Ausscheidung des Gallenfarbstoffes bzw. durch die bei Verschlußikterus mitausgeschiedenen Gallensäuren[8] das Nierenparenchym zusätzlich geschädigt wird. Eine Klärung dieser Frage ist Aufgabe weiterer Untersuchungen.

[1] TH. FAHR 1925, AYER 1940, ALLEN 1951, CAROLI und ANDRÉ 1953.
[2] TH. FAHR 1925.
[3] WALTERS und PARHAM 1922, FITZ-HUGH jr. 1929, HELWIG und ORR 1932, HELWIG und SCHUTZ 1932, MEYERS, BRINES und JULIAR 1935, LIEBER und STEWARD 1935, BOYCE und FETRIGDE 1936, ELSOM 1937, THOMSON, FRAZIER und RAVDIN 1940, AYER und GAULD 1942, GLENN und HAYS 1952, PARIS 1953, DEMEULENAERE, MORTIER und CANDAELE 1957.
[4] WARTMAN, RUSTERHOLZ und TUCKER 1950, WARTMAN, TUCKER und JENNINGS 1950.
[5] FAJERS 1956a—c, 1957. [6] BÖRGER 1947.
[7] HELWIG und SCHUTZ 1932, GLENN und HAYS 1952, CAROLI und ANDRÉ 1953, DEMEULENAERE, MORTIER und CANDAELE 1957. [8] RUDMAN und KENDALL 1957a, b.

6. Melanurie.

Eine Ausscheidung von Melanin durch die Niere wird bei metastasierenden melanotischen Tumoren beobachtet, wenn Tumorgewebe in größerem Umfang

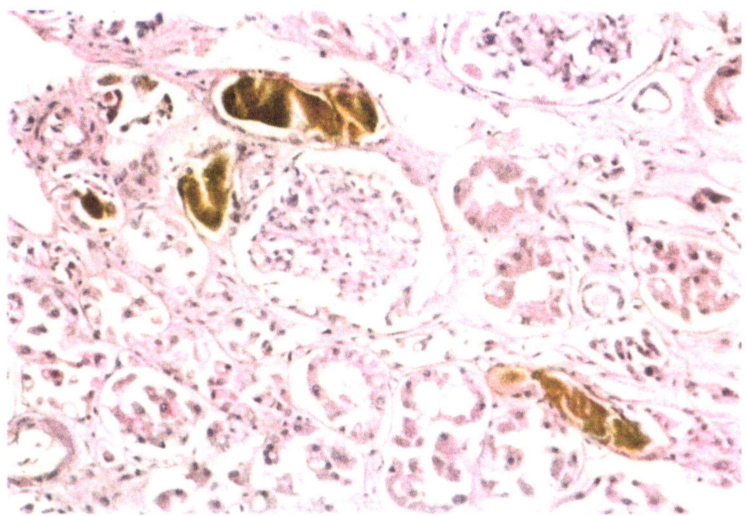

Abb. 28. SN 86/52, sog. melanurische Nephrose (Pathologisches Institut der Universität Frankfurt, Prof. Dr. LAUCHE). Melaninpigmentzylinder in den Lumina der Tubuli contorti II. HE-Färbung, Vergr. 85fach.

zerfällt und das aus den zerfallenen Zellen frei werdende Pigment ins Blut gelangt[1]. Nach WELLS[2] soll eine Melanurie bei 20% der Fälle von malignem Melanom, besonders bei Melanomen mit Lebermetastasen, beobachtet werden. JACOBSEN und KLINCK[3] wollen Melaninpigment auch in den Nieren alter Neger nachgewiesen haben.

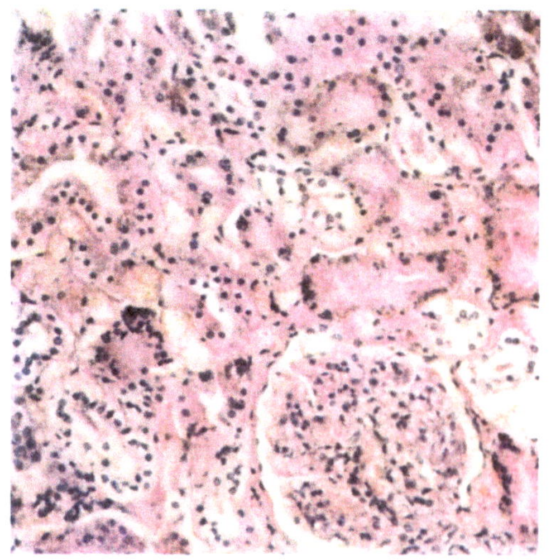

Abb. 29. SN 86/52, sog. melanurische Nephrose (Pathologisches Institut der Universität Frankfurt, Prof. Dr. LAUCHE). Feinkörnige Melaninspeicherung in den Hauptstückepithelien. HE-Färbung, Vergr. 90fach.

Melanin wird wie Hämoglobin, Myoglobin und Bilirubin glomerulär ausgeschieden. Die Rückresorption erfolgt in den Epithelien der Hauptstücke und in den Henleschen Schleifen. LUBARSCH[4] beschreibt Melaninpigment auch in den Schaltstückepithelien. LAMBERT[5] sah, wenn er Urodelen Melanin vom Tintenfisch in die Leibeshöhle injizierte, eine Melaninrückresorption in den distalen Hauptstückepithelien der offenen Nephrone. Dies spricht wahrscheinlich dafür, daß die Melaninfiltration durch die Glomerula eine erhöhte Permeabilität der Glomerulumcapillaren zur Voraussetzung hat, da nach LAMBERT[5] höher molekulare Substanzen von

[1] ZELLER 1883, LUBARSCH 1925. [2] WELLS 1926. [3] JACOBSEN und KLINCK 1934.
[4] LUBARSCH 1925. [5] LAMBERT 1936.

den Epithelien der distalen Hauptstücke rückresorbiert werden. Eine glomeruläre Ausscheidung des Melanin bei Melanurie muß alleine deshalb angenommen werden, weil das Melanin bei schwerer Melanurie im Bowmanschen Kapselraum sowie in den Glomerulumdeckzellen nachgewiesen werden kann[1]. Bei derartigen Fällen werden außer der Melanin-Speicherung in den Tubulusepithelien braun-schwarze Zylinder in den Lumina der Henleschen Schleifen beobachtet (Abb. 28). Diese Zylinder lassen sich wie die intraepithelialen Pigmentkörnchen nach Masson versilbern; sie sind eisennegativ. In den Tubulusepithelien liegen die braunschwarzen Melaninkörnchen nach eigenen Beobachtungen (Abb. 29) teils lumennahe, teils sind sie diffus im Cytoplasma der Hauptstückepithelien verteilt. Wir sahen einen Fall, in dem die Melaninkörnchen vorwiegend in den infranucleären Zonen der Epithelien zu erkennen waren.

Eine Schädigung der Glomerulumcapillaren und der Tubulusepithelien durch die Melaninausscheidung oder -rückresorption ist nach unserer Kenntnis bisher nicht beschrieben. Auch TH. FAHR[2] sah nach Melaninspeicherung keine „nennenswerten" Schädigungen der Nierenepithelien.

7. Alkaptonurie.

Bei der Alkaptonurie, einer gengebundenen Störung des Phenylalanin- und Tyrosinstoffwechsels, wird der Abbau von Homogentisinsäure in Fumarylacetessigsäure gehemmt, da das Ferment Homogentisinase fehlt. Daher tritt Homogentisinsäure, nicht Alkapton (!), im Urin auf. Die Homogentisinsäure kondensiert bei alkalischem p_H des Harns unter braun-schwärzlicher Verfärbung des Urins zu Alkapton.

Die Ochronose[3] stellt, wie von ALBRECHT[4] und OSLER[5] zuerst erkannt, eine Komplikation dieses teils als recessiv[6], teils als dominant[7] beschriebenen Erbleidens dar. Sie ist bei ungefähr der Hälfte der bisher publizierten 200 Fälle von Alkaptonurie beschrieben[8].

Die Stärke der Homogentisinsäureausscheidung ist bei der Alkaptonurie von dem Phenylalanin- und Tyrosingehalt der Nahrung[9], sowie von dem endogenen Eiweißumsatz abhängig.

Die Homogentisinsäure wird glomerulär ausgeschieden und teilweise in den Tubulusepithelien rückresorbiert. In den Tubulusepithelien, möglicherweise auch im Tubuluslumen, soll durch Polymerisation der Homogentisinsäure ochronotisches Pigment entstehen[10]. Das körnige Pigment hat eine dunkelgelbe bis braune, z.T. braun-schwärzliche Eigenfarbe. Es ist eisen- und fettfrei und läßt sich nach Levaditi nicht versilbern[11]. Es ist bis heute nicht bekannt, ob die Homogentisinsäure im Verlauf der Rückresorption quantitativ polymerisiert wird und ob es vor dem Auftreten der allgemeinen Ochronose überhaupt zur intratubulären Polymerisation unter Bildung von ochronotischem Pigment kommt.

Bei den bisher publizierten, autoptisch untersuchten Fällen von Alkaptonurie mit Ochronose wurde das ochronotische Pigment in den Epithelien der Hauptstücke und der Tubuli contorti II, bzw. in den Basalmembranen der Tubulusepithelien und im Interstitium der Niere[12] (Abb. 30) gefunden. Außerdem wurde

[1] ROSENBERG 1956. [2] TH. FAHR 1925. [3] VIRCHOW 1866. [4] ALBRECHT 1902.
[5] OSLER 1904. [6] SCHREIER 1955. [7] MILCH und MILCH 1957. [8] LAYMON 1953.
[9] BUNIM, MCGUIRE, HIBISH, LASTER, LA DU jr. und SEEGMILLER 1957, SCHREIER und PLÜCKTHUN 1952, OSLER 1904, GALDSTONE, STEELE und DOBRINER 1952.
[10] GALSTONE, STEELE und DOBRINER 1952, COOPER 1951 (Literaturübersicht).
[11] VIRCHOW 1866, POULSEN 1910, LUBARSCH 1925, GALDSTONE, STEELE und DOBRINER 1952. LICHTENSTEIN und KAPLAN 1954.
[12] COOPER und MORAN 1957.

ochronotisches Pigment in den Epithelien der Sammelröhren beobachtet[1]. PUHR[1] sah bei der Ochronose in den Lumina der „geraden Harnkanälchen“ und Sammelröhren aus braunen Pigmentkörnchen zusammengesetzte Zylinder. Pigmentzylinder in den Sammelrohren sind auch von GALDSTONE u. Mitarb.[2] beschrieben. KLEINSCHMIDT[3] beobachtete ochronotisches Pigment in den Lumina kleiner Nierencysten sowie in dem die Cysten auskleidenden Epithel. In den Glomerula sei kein Pigment vorhanden gewesen. Die Zylinder in den Sammelröhren hätten einen geschichteten Aufbau gezeigt. Von BOYD[4] wird eine makroskopisch erkennbare braune Verfärbung des Nierenmarkes, vor allem der Nierenpapillen bei Ochronose beschrieben.

Zu regressiven Veränderungen an den Tubulusepithelien scheint es durch die Pigmentspeicherung nicht zu kommen. Nierenfunktionsstörungen, die durch die

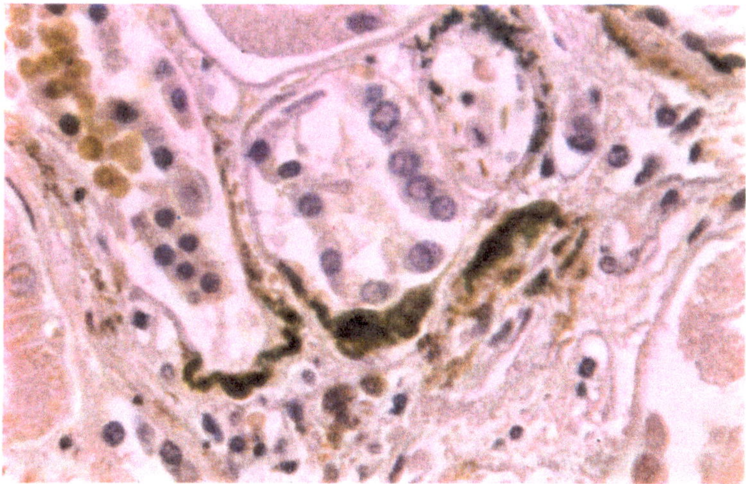

Abb. 30. Ablagerung von ochronotischem Pigment in Tubulusepithelien, in der tubulären Basalmembran und im Interstitium der Niere bei hereditärer Ochronose. HE-Färbung, Vergr. etwa 400fach. (Fall von COOPER und MORAN 1957.)

Pigmentspeicherung erklärt werden könnten, sind daher bei der Ochronose nach unserer Kenntnis bisher nicht beschrieben.

Von der endogenen Alkaptonurie mit Ochronose als chronischer Stoffwechselstörung sind Zustände temporärer „Alkaptonurie“ abzugrenzen. Über eine temporäre Homogentisinsäureausscheidung berichten SCHMIDT-GROSS und MÜTING[5] nach fieberhaftem Abort. SCHREIER[6] erwähnt temporäre „Alkaptonurien“ bei Leberschäden bzw. Skorbut. Ob es bei diesen Krankheitsbildern zum Auftreten von ochronotischem Pigment in der Niere kommt, ist nicht bekannt.

Ferner sind von der endogenen Alkaptonurie mit Ochronose die *exogene Ochronose*[7] und die sog. *Ochronose der Tiere*[8] abzugrenzen.

Erstere wurde früher nach chronischen Vergiftungen mit Phenylkörpern (z. B. Karbolwasserumschlägen) relativ häufig beobachtet.

Bei der exogenen Ochronose kommt es zur Phenylurie, nicht zur Homogentisinsäureurie. Die Nierenveränderungen sollen sich nicht von denen bei

[1] PUHR 1926, GALDSTONE, STEELE und DOBRINER 1952.
[2] GALDSTONE, STEELE und DOBRINER 1952. [3] KLEINSCHMIDT 1922.
[4] BOYD 1943. [5] SCHMIDT-GROSS und MÜTING 1952. [6] SCHREIER 1955.
[7] POPE 1906, PICK 1907, BEDDARD 1909/10, POULSEN 1910.
[8] POULSEN 1910, INGIER 1911, SCHMEY 1913.

endogener Ochronose unterscheiden[1]. Ob das bei der exogenen Ochronose in den Tubulusepithelien bzw. Harnkanälchenlumina gefundene Pigment mit dem bei der endogenen Ochronose identisch ist, bedarf indessen weiterer Klärung.

Bei der sog. Ochronose der Tiere handelt es sich nicht um eine Störung des Phenylalanin- und Tyrosinstoffwechsels. Das bei diesem Krankheitsbild im Skelet, nicht in den inneren Organen, abgelagerte Pigment ist eisenhaltig. Schmey[2] hat deshalb vorgeschlagen, die sog. Ochronose der Tiere als Osteohämochromatose zu bezeichnen.

8. Lipofuscinurie.

Es bleibt abschließend die Frage, ob auch Lipofuscin bzw. Vorstufen dieses Pigmentes durch die Niere ausgeschieden und im Verlauf der Rückresorption in den Tubulusepithelien gespeichert oder zum eigentlichen Pigment synthetisiert und gespeichert werden können. Gössner[3] ist diesem Problem aufgrund der Beobachtung einer exzessiven Lipofuscinspeicherung in der Niere eines 10 Jahre alten Jungen nachgegangen. Er glaubt, daß Lipofuscin nicht nur, wie vor allem im älteren Schrifttum beschrieben[4], autochthon im Sinne eines sog. Abnutzungspigmentes in den distalen Hauptstückepithelien und Henleschen Schleifen entstehen kann, sondern daß in seltenen Fällen hämatogenes Lipofuscin durch die Glomerula ausgeschieden wird. Die Rückresorption erfolgt nach Gössner[3] in den Abschnitten des Nephrons, die mit zunehmendem Alter durch ihren Gehalt an „autogenem Lipofuscin" auffallen. Voraussetzung für eine derartige Lipofuscinausscheidung ist nach Gössner eine abwegige Zusammensetzung des Blutes. Bei dem von ihm beobachteten Fall bestand ein ausgedehntes Hämatom des linken Nierenlagers.

An die Möglichkeit einer hämatogenen Lipofuscinausscheidung ist auch bei dem von Poeplau[5] mitgeteilten Fall eines exzessiven Lipofuscinreichtums fast der gesamten Harnkanälchenepithelien zu denken, zumal bei diesem Fall die Hauptstückepithelien am stärksten mit Lipofuscin beladen waren.

IV. Die Pathomorphologie der Kohlenhydratausscheidung.

(Literatur s. S. 276—278.)

1. Ausscheidung von Mono- und Disacchariden.

Seit den Untersuchungen von Richards[6], Marshall[7] und Clarke[8] besteht kein Zweifel mehr daran, daß der Blutzucker ausschließlich glomerulär ausgeschieden wird. Das gilt sowohl für die physiologische wie die pathologische Ausscheidung. Der Blutzuckerspiegel des Glomerulumfiltrates entspricht dabei dem des Blutplasmas[6]. Die Befunde, die nach Baehr[9], Fahr[10] u.a. für eine Zuckersekretion sprechen sollen, haben sich als Fehldeutungen herausgestellt. Das geht unter anderem daraus hervor, daß aglomeruläre Nieren nicht in der Lage sind, Zucker auszuscheiden[11] und zwar auch dann nicht, wenn Phlorrhizin gegeben[7] bzw. der Blutzuckerspiegel auf extreme Werte erhöht wird[8]. Clarke[8] fand bei Lophius piscatorius nach Erhöhung des Blutzuckers auf 540—1060 mg-% nur 1% Zucker im Urin.

---

[1] Puhr 1926, Galdstone, Steele und Dobriner 1952. [2] Schmey 1913.
[3] Gössner 1949. [4] Ribbert 1896, Lubarsch 1902, H. Schreyer 1914, Brock 1935.
[5] Poeplau 1941. [6] Richards 1929. [7] Marshall 1930.
[8] Clarke (zit. b. Wilmer 1944b. [9] Baehr 1913.
[10] Th. Fahr 1925. [11] Wilmer 1944a u. b.

Physiologischerweise wird der in den Glomerula ausgeschiedene Blutzucker quantitativ im Tubulus contortus I rückresorbiert[1]. Nach OLIVER[2] erfolgt die Rückresorption in den proximalen $^2/_3$ der Hauptstücke. Mikropunktionsversuche von WALKER und OLIVER[3] ergaben, daß die distalen Abschnitte des Tubulus contortus I kaum noch mit Zucker in Berührung kommen.

Bis in die jüngste Zeit galt es als weitgehend gesichert, daß bei der Rückresorption des Zuckers neben der Glucose-6-Phosphatase die alkalische Phosphatase der Hauptstückepithelien eine entscheidende Rolle spielt[4]. Erst in letzter Zeit werden Bedenken gegenüber der Richtigkeit dieser Vorstellungen angemeldet. So fand RASCHOU[5] bei Nierenbiopsien von Patienten mit „nephrotischem Syndrom" keine alkalische Phosphatase; trotzdem bestand keine Glykosurie. CORI[6] beschreibt das Fehlen von Glucose-6-Phosphatase bei der Glykogenspeicherungskrankheit, obwohl keine Glykosurie bestand. Auch von TAGGERT[7] wird bezweifelt, daß die Glucose-6-Phosphatase für die Rückresorption von Zucker im Tubulus contortus I von Bedeutung ist.

Für den Morphologen ist es wichtig festzustellen, daß die Rückresorption des Zuckers physiologischerweise nicht zu morphologisch faßbaren Veränderungen an den Tubulusepithelien führt. Eine vermehrte Zuckerausscheidung infolge erhöhten Blutzuckerspiegels hat eine *Glykosurie* zur Folge, wenn die Tubuli contorti I den in einer bestimmten Zeiteinheit glomerulär filtrierten Blutzucker nicht rückzuresorbieren vermögen. Bei experimenteller Zuckerbelastung soll eine Glykosurie auch nach Erreichen der maximalen tubulären Rückresorptionskapazität für Glucose (TM-Glucose) nicht sofort, sondern erst nach einer bestimmten Latenzzeit dem Blutzuckerspiegel proportional sein. Die Ursache für dieses Verhalten ist noch ungeklärt[8].

Dagegen ist dem Morphologen seit langem bekannt, daß die vermehrte Filtration von Blutzucker zu charakteristischen, von ARMANNI[9] und EBSTEIN[10] zuerst beschriebenen und von EHRLICH[11] richtig gedeuteten Veränderungen führen kann. Es handelt sich um eine Umwandlung der Epithelien der distalen Hauptstücke und der angrenzenden Henleschen Schleifen in große, bei Routinefärbung wasserklare Zellen (Abb. 31), die sog. *Armanni-Ebsteinschen* Zellen. EHRLICH[11] wies durch Färbung mit Bestschem Karmin nach, daß diese Zellen reich an Glykogen sind. Er deutete den Befund, im Gegensatz zu späteren Beobachtern[12], richtig, indem er annahm, daß beim Diabetes mellitus glomerulär ausgeschiedener Blutzucker in diesem Tubulussegment rückresorbiert und in Glykogen umgewandelt wird. FAHR[13] hat die daraus resultierenden Nierenveränderungen als *glykämische Nephrose* bezeichnet, ein Name, der heute noch gebräuchlich ist, obwohl die Synthese des rückresorbierten Zuckers zu Glykogen nicht zur Degeneration der Tubulusepithelien führt und daher keine Nephrose im ursprünglich definierten Sinne vorliegt.

Von OLIVER[14] ist darauf hingewiesen worden, daß die Epithelien der Übergangsstücke, die gewöhnlich nicht oder kaum mit Zucker in Berührung kommen, denselben nicht in Richtung auf den Blutstrom passieren lassen, sondern zu Glykogen synthetisieren, während die Zellen, die normalerweise den Zucker rückresorbieren, diese Fähigkeit nicht besäßen. Die unterschiedliche Reaktion der Epithelien der verschiedenen Abschnitte der Tubuli contorti I auf die Zuckerrückresorption sei möglicherweise durch eine unterschiedliche Lokalisation von Zellfermenten

[1] WHITE und SCHMITT 1926, WALKER und HUDSON 1937, RANDERATH 1941, FUCHS 1939.
[2] OLIVER 1950, 1955. [3] WALKER und OLIVER 1941. [4] MARSH und DRABKIN 1947.
[5] RASCHOU 1954. [6] CORI 1954. [7] TAGGERT 1954. [8] OLIVER 1955.
[9] ARMANNI 1876. [10] EBSTEIN 1881. [11] EHRLICH 1883.
[12] LOESCHCKE 1910, BAEHR 1913, FAHR 1925. [13] FAHR 1925. [14] OLIVER 1950, 1955.

zu erklären. RITCHIE und WAUGH[1] betonen dagegen, daß Armanni-Ebsteinsche Zellen nur in solchen Nephren gefunden werden, die ins Nierenmark hineinreichen. Sie sehen darin den Ausdruck eines erschwerten Glukosetransportes durch die Tubulusepithelien im Bereich der Rinden-Markgrenze infolge ungünstigerer Gefäßversorgung.

Veränderungen im Sinne einer sog. *glykämischen Nephrose* sind im Tierexperiment nach subtotaler Pankreatektomie[2], ferner beim *Alloxandiabetes*[3]

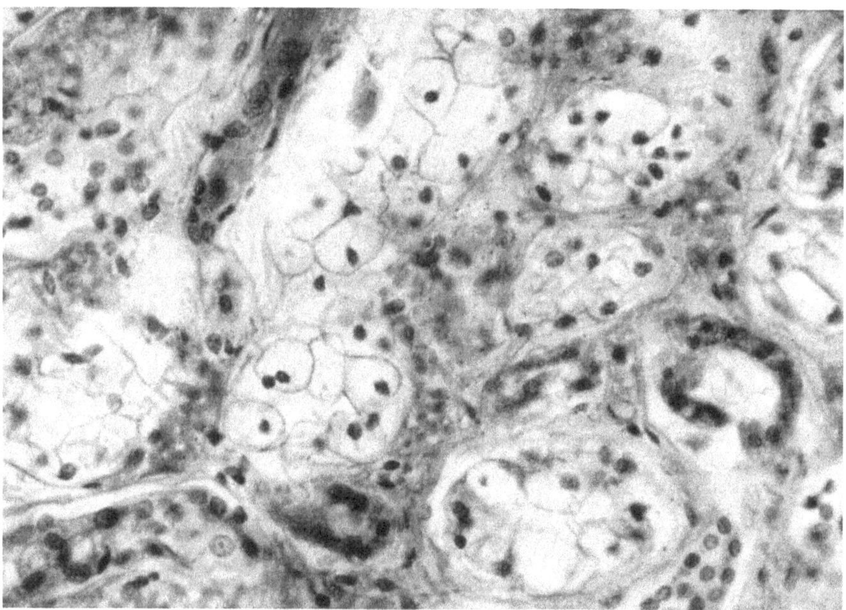

Abb. 31. SN 405/53, weibl., 50 Jahre. Diabetes mellitus: Glykogenspeicherung in den Epithelien der distalen Hauptstücke (sog. Armanni-Ebsteinsche Zellen). HE-Färbung, Vergr. 400fach.

beobachtet worden. CURTIS u. Mitarb.[4] beschreiben das Bild einer glykämischen Nephrose nur bei Tieren, die mindestens 5 Tage einen Zuckerspiegel von über 350 mg-% gezeigt hatten.

Die Nierenveränderungen nach Alloxangaben sind jedoch nicht völlig identisch mit den bei der „glykämischen Nephrose" beobachteten. Das geht allein aus der Tatsache hervor, daß durch hohe Alloxangaben langdauernde Nierenischämien mit entsprechenden Schädigungen der Tubulusepithelien erzeugt werden können[5]. DUNN und SHEEHAN[6] sowie INNES[7] gelang es, bei Kaninchen mit Alloxan Nierenrindennekrosen zu erzeugen. CREUTZFELDT[8] sowie BARGMANN und CREUTZFELDT[9] vergleichen die Nierenveränderungen nach Alloxaninjektion mit denen, die nach Quecksilbervergiftung beobachtet werden.

Über die Nierenveränderungen nach anderen experimentellen, mit Hyperglykämie einhergehenden Diabetesformen, z. B. nach *Dithizon*-[10], *Dihydroascorbin*-

[1] RITCHIE und WAUGH 1957. [2] MANCINI, CARDEZA und FOGLIA 1951.
[3] GOLDNER und GOMORI 1943, zit. bei BURWELL und PALEY 1955, GOMORI und GOLDNER 1943, zit. bei BURWELL und PALEY 1955, CURTIS, ROBBINS und GLICKMAN 1947.
[4] CURTIS, ROBBINS und GLICKMAN 1947.
[5] BURWELL und PALEY 1955, DUNN und SHEEHAN 1943, INNES 1950, CREUTZFELDT 1949, BARGMANN und CREUTZFELDT 1949.
[6] DUNN und SHEEHAN 1943. [7] INNES 1950. [8] CREUTZFELDT 1949.
[9] BARGMANN und CREUTZFELDT 1949. [10] KADOTA 1950, zit. bei OGILVIE 1952.

säure-[1], *Harnsäure-*[2], *ACTH-* und *Wachstumshormoninjektionen*[3], liegen keine ausreichenden morphologischen Befunde vor, so daß bis heute nicht geklärt ist, wieweit es hierbei zu Bildern kommt, die der sog. glykämischen Nephrose entsprechen oder ähneln.

Desgleichen fehlen heute ausreichende morphologische Befunde über Nierenveränderungen nach *Galaktosurie*[4]. Beim Hühnchen sollen nach galaktosereicher Diät Hyalinisierungen der Glomerula sowie „schwere Degenerationen der Tubulusepithelien" auftreten[5]. Leider fehlen jedoch genauere Angaben über die Lokalisation der Tubulusschäden sowie gute Abbildungen, die Aufschluß über den Charakter der pathologischen Nierenveränderungen geben könnten.

Dagegen sind ausgedehnte Glykogenspeicherungen in den Tubulusepithelien bei der *Glykogenspeicherungskrankheit*[6] beschrieben.

v. GIERKE sah bei diesem Krankheitsbild eine Schwellung aller Hauptstückepithelien. Ihr Cytoplasma wird als blasig bzw. wabig beschrieben. Im Cytoplasma stellten sich nach der Bestschen Carminfärbung bzw. der Jodreaktion massenhaft kleine und große Glykogentropfen dar. Auch die Glomerulumdeckzellen und die Epithelien des parietalen Blattes der Bowmanschen Kapsel hätten Glykogen enthalten. Desgleichen sei Glykogen im Bowmanschen Kapselraum darstellbar gewesen. Dagegen werden die Epithelien der Henleschen Schleifen als unauffällig beschrieben.

KIMMELSTIEL[7] fand bei der Glykogenspeicherungskrankheit Glykogen dagegen, ähnlich wie bei dem nicht mit Insulin behandelten Diabetes mellitus, nur in den distalen Anteilen der Hauptstückepithelien. Von ALLEN[8] wird darauf hingewiesen, daß bei der Glykogenspeicherungskrankheit, falls überhaupt ein Nierenbefund vorliege, das Glykogen in allen Teilen des Nephrons abgelagert sein könne. Er erwähnt neben den Hauptstückepithelien und den Henleschen Schleifen auch die Epithelien der Sammelröhren. Außerdem wird von ihm eine Glykogenablagerung „in den Glomerulumschlingen" beschrieben. Schließlich könne Glykogen außer im Bowmanschen Kapselraum in den Tubuluslumina nachgewiesen werden. HUMPHREYS und KATO 1934 sowie MASON und ANDERSON[9] beschreiben Glykogenablagerungen in den Tubuli contorti I und in den Henleschen Schleifen.

Eine Niereninsuffizienz entsteht durch die Glykogenspeicherung nicht[8].

In der menschlichen Pathologie wird seit der Insulintherapie die sog. glykämische Nephrose nur noch relativ selten beim Diatetes mellitus beobachtet. Auch bei der *diabetischen Glomerulosklerose* (KIMMELSTIEL und WILSON[10]) werden Armanni-Ebsteinsche Zellen gewöhnlich nicht gefunden. Von morphologischer Seite könnte das dahingehend gedeutet werden, daß bei ausgebildeter diabetischer Glomerulosklerose die distalen Hauptstückepithelien eventuell infolge verminderter Glucosefiltration durch das Glomerulum nicht mit Zucker in Berührung kommen. Es liegen indessen bis heute bezüglich der glomerulären Filtrationsleistung bei diabetischer Glomerulosklerose keine einheitlichen Befunde vor[11], so daß diese Frage nicht geklärt werden kann. Es muß ferner als ungeklärt bezeichnet werden, warum bei der diabetischen Glomerulosklerose die „Nierenschwelle" für Zucker ansteigt[12]. Wir haben an anderer Stelle bereits auf dieses Problem hingewiesen[13].

Ähnliche tubuläre Veränderungen, wie sie bei der „glykämischen Nephrose" im Bereich der Übergangsstücke bzw. der absteigenden Henleschen Schleifen-

[1] PATTERSON 1949, zit. bei OGILVIE 1952, PATTERSON und LAZAROW 1950, zit. bei OGILVIE 1952.
[2] GRIFFITHS 1950. [3] CONN 1949, zit. bei OGILVIE 1952, OGILVIE 1952.
[4] REUSS 1908, GÖPPERT 1917, FANCONI 1933, MASON und TURNER 1935, BRUCK und RAPOPORT 1945, SCHULTE-JENA und SCHAPER 1957 (Literaturübersicht).
[5] SØNDERGAARD, PRANGE, DAM und CHRISTENSEN 1957.
[6] v. GIERKE 1929, SIEGMUND 1938. [7] KIMMELSTIEL 1933. [8] ALLEN 1951.
[9] HUMPHREYS und KATO 1934, MASON und ANDERSON 1955.
[10] KIMMELSTIEL und WILSON 1936.
[11] MOELLER und REX 1952, BUCHT, EK und WERKÖ 1956.
[12] SPÜHLER 1946, WOLLHEIM und ZISSLER 1950, KLEINSCHMIDT 1951.
[13] RANDERATH 1952.

schenkel auftreten, wurden, wie ältere Untersuchungen von LAMY[1] u. a.[2] erstmals gezeigt haben, durch wiederholte Injektionen von hypertoner Glucose- bzw. Rohrzuckerlösung beobachtet. Es handelt sich dabei um eine hochgradige Schwellung entweder der proximalen oder der gesamten Hauptstückepithelien sowie der Epithelien der angrenzenden Henleschen Schleifen, wobei das Cytoplasma von zahlreichen „Vacuolen" gleichmäßig durchsetzt ist. Von ALLEN[3] ist darauf hingewiesen worden, daß trotz der „Vacuolisierung" die Bürstenbesätze der Hauptstückepithelien gewöhnlich intakt bleiben.

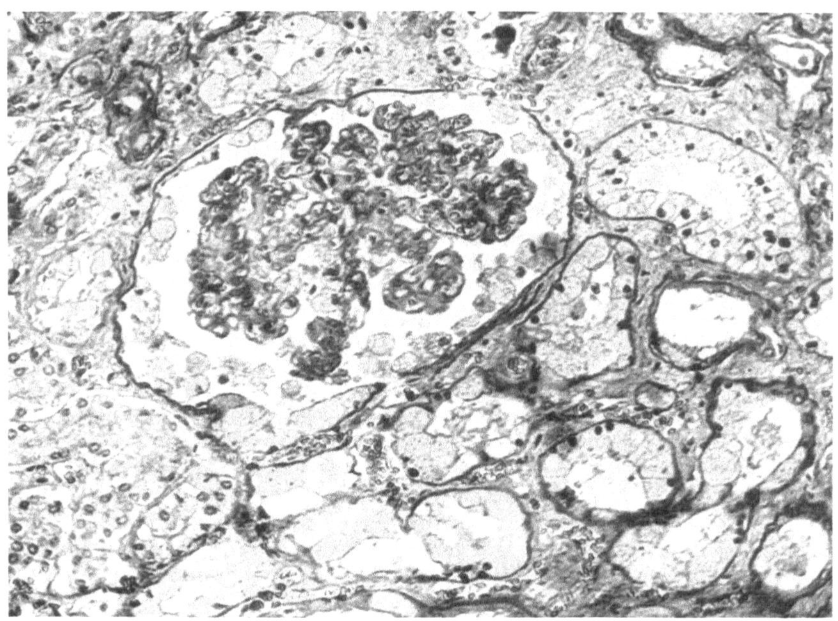

Abb. 32. SN 387/57, weibl., 49 Jahre. Sog. osmotische Nephrose nach Rohrzucker-Injektion. van Gieson-Färbung, Vergr. 290fach.

Die zunehmende Anwendung von hypertonen Zuckerlösungen aus therapeutischer Indikation hat dazu geführt, daß in den letzten Jahren auch beim Menschen den LAMY- bzw. HELMHOLZschen Befunden entsprechende tubuläre Veränderungen beobachtet worden sind[4] (Abb. 32). ALLEN[3] hat dieselben zu den „*osmotischen Nephrosen*" gerechnet.

Von ZINGG[5] wurden die Nieren von Mäusen und Ratten nach Injektion von 50%iger Rohrzuckerlösung eingehend untersucht, besonders im Hinblick auf die Frage nach der Entstehung der „Vacuolen" in den Hauptstückepithelien. Nach den Befunden dieses Autors treten die sog. Vacuolen bereits 30 min nach intraperitonealer Applikation von 0,2 cm³ einer 50%igen Rohrzuckerlösung auf. Nach 8—10 Std seien sie optimal ausgebildet, um in den folgenden Tagen langsam kleiner zu werden.

Nach ZINGG[5] handelt es sich bei diesen Vacuolen um bläschenförmig aufgetriebene, teilweise konfluierte Mitochondrien. Diese bläschenförmige Auftreibung

[1] LAMY, MAYER und RATHERY 1906, 1906a.

[2] LAMY, MAYER und RATHERY 1906, HELMHOLZ und FIELD 1925, HELMHOLZ 1933.

[3] ALLEN 1951.

[4] MURPHY, HERSBERG und KATZ 1936, HILTON und ALDERSON 1938, CUTLER 1939, RIGDON und CARDWELL 1942, ANDERSON und BETHEA 1940, ANDERSON 1941, LINDBERG, WALD und BARKER 1939, BELL 1947, PARMENTIER und CORVILAIN 1956, WILMER 1944, HAMBURGER, HALPERN und FUNK-BRENTANO 1954, LANZ und ZOLLINGER 1955, MORARD, RUTISHAUSER und CHATILLON 1955.

[5] ZINGG 1951.

stellt zwar nach ZINGG ein Kunstprodukt dar, sie sei jedoch insofern ein indirekter Hinweis auf die Zuckeraufnahme durch die Mitochondrien, als der dadurch bedingte erhöhte osmotische Druck in denselben bei der Fixierung der Zellen zur Wasseraufnahme und damit zur Schwellung der Mitochondrien führe. Von LANG u. Mitarb.[1] wird dagegen die Aufnahme von Rohrzucker durch die Mitochondrien

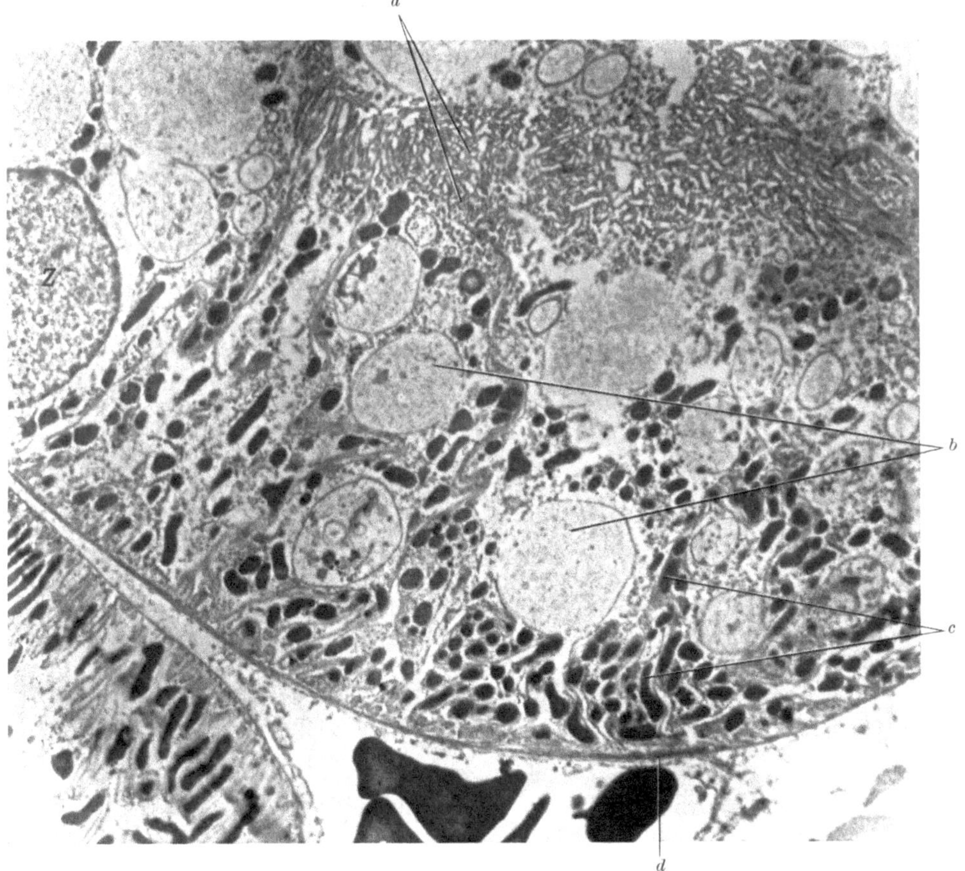

Abb. 33. Mäuseniere. Tubulus contortus I 4 Std nach intraperitonealer Injektion von 0,4 cm³ einer 50%igen Rohrzuckerlösung. *Z* Zellkern, *a* Bürstensaum, *b* intracytoplasmatische Vacuolen, *c* Mitochondrien, *d* Basalmembran des Tubulus. Elektronenoptisch 1:1500, Abbildungsmaßstab 1:6000.

bestritten. Auch wir[2] sahen in elektronenmikroskopischen Untersuchungen über Tubulusveränderungen nach Rohrzuckerspeicherung bisher keine Veränderungen an den Mitochondrien, dagegen zahlreiche, von einer zarten Membran umgebene Vacuolen im Cytoplasma der Hauptstückepithelien (Abb. 33). LANG u. Mitarb.[1] fanden nach Injektionen hypertoner Rohrzuckerlösungen bei Ratten in den durch Ultrazentrifugation gewonnenen Nierenmitochondrien keinen Rohrzucker. Die Hauptmenge desselben habe sich vielmehr im Cytoplasma bzw. in sog. Mikrosomen befunden. Die von ZINGG in seinen phasenoptischen Untersuchungen beobachtete Schwellung der Mitochondrien erklären LANG u. Mitarb.[1] damit, daß bei der Präparation für die phasenmikroskopischen Untersuchungen

[1] SIEBERT, TRAENCKNER und LANG 1954.
[2] BOHLE, SITTE und YOLAC (bisher unpubliziert).

das Cytoplasma der Zellen von Rohrzucker ausgewaschen worden sei, während die Mitochondrien den in ihnen enthaltenen zelleigenen Zucker in gewissem Umfang festgehalten hätten. Das dadurch entstandene Konzentrationsgefälle, das umgekehrt verlaufe wie in lebenden Zellen, hätte zu der von ZINGG beobachteten Schwellung der Mitochondrien geführt. Besonders gründlich hat ALLEN[1] die Frage nach der Entstehung der Vacuolen nach Injektion hypertoner Rohrzucker- bzw. Glucoselösung bzw. Injektion anderer hypertoner Flüssigkeiten (Kreatinin, Harnstoff, Natriumsulfat) untersucht und ist dabei zu der Überzeugung gekommen, daß es sich bei den Vacuolen in den Hauptstückepithelien nicht um echte Vacuolen handele. Die „Vacuolen" stellten vielmehr intracytoplasmatische Flüssigkeitsansammlungen dar. Durch die Flüssigkeit werden nach ALLEN[1] die „normalen Granula" des Cytoplasmas so auseinander gedrängt, daß die Vacuolisierung desselben vorgetäuscht werde. Im übrigen nimmt ALLEN[1] bei der Deutung der „Vacuolen"-Entstehung nach Injektion verschiedenster hypertoner Lösungen, darunter der verschiedenen Zuckerlösungen, eine Sonderstellung ein. Nach seiner Ansicht soll es stets dann zur Bildung von „Vacuolen" in den Hauptstückepithelien kommen, wenn sich in den Lumina derselben eine hypertone Flüssigkeit befindet. Durch diese soll sich das osmotische Gleichgewicht zwischen Tubuluszellen, Tubuluslumen und den umgebenden Capillaren derart ändern, daß von den Tubuluszellen Flüssigkeit aus den intertubulären Capillaren angesaugt wird. Die Möglichkeit einer Wasseraufnahme infolge vermehrter Rückresorption der glomerulär ausgeschiedenen Substanzen wird von ALLEN zwar diskutiert, jedoch abgelehnt, weil die nach Rohrzuckerinjektion auftretenden Vacuolen mehrere Tage bestehen bleiben sollen, während nach KEITH u. Mitarb.[2] der Rohrzucker innerhalb von 24 Std quantitativ ausgeschieden werden soll. Außerdem sollen nach Untersuchungen von WILMER[3] Phlorrhizingaben die Rückresorption des Zuckers hemmen, jedoch nicht das Auftreten von „Vacuolen" nach gleichzeitiger Injektion hypertoner Zuckerlösungen.

Daß diese Argumente heute nicht mehr als überzeugend angesehen werden können, geht alleine aus den angeführten Experimenten von LANG u. Mitarb.[4] über die Rohrzuckeraufnahme durch die Tubulusepithelien hervor.

Die als *„osmotische Nephrose"* bezeichnete Nierenveränderung stellt, wie unter anderem aus den Untersuchungen von ALLEN[1] entnommen werden kann, keine spezifische Tubulusveränderung nach Rohrzuckerinjektion dar. Sie läßt sich durch Rohrzuckerinjektionen allerdings besonders leicht, d. h. mit relativ niedrigen Mengen, erzeugen, offenbar weil es sich bei dem Rohrzucker um eine im Säugetierorganismus nicht vorkommende Zuckerart handelt, die vom Organismus nicht verwendet werden kann.

2. Ausscheidung von polymeren Kohlenhydraten.

Gleichartige bzw. ähnliche Veränderungen wie oben beschrieben sind, außer durch Glucose und Rohrzucker und die anderen bereits zitierten Substanzen, auch nach Injektion von *Dextran* beobachtet worden[5]. GOLDENBERG u. Mitarb.[6] sahen nach Dextraninjektionen im Tierexperiment (Hund, Kaninchen, Meerschweinchen) neben einer Schwellung der Hauptstückepithelien eine Schwellung der

[1] ALLEN 1951. [2] KEITH, WAKEFIELD und POWER 1932. [3] WILMER 1944.
[4] SIEBERT, TRAENCKNER und LANG 1954.
[5] GOLDENBERG, CRANE, POPPER, DEENIS und HESSE 1947, RAVDIN 1952, JOHNSTON, BENETT, LUNDY und JANES 1953, MOWRY, LONGLEY und MILLICAN 1952, MOWRY und MILLICAN 1953, VICKERY 1956.
[6] GOLDENBERG, CRANE, POPPER, DEENIS und HESSE 1947.

Glomerulumschlingen sowie Dextranzylinder in den Tubuluslumina. VICKERY[1] beschreibt neben der Schwellung der Hauptstückepithelien eine Granulierung und Vacuolisierung ihres Cytoplasmas. Von JOHNSTON u. Mitarb.[2] ist darauf hingewiesen worden, daß die Nierenveränderungen nach Dextraninjektionen reversibel sind. Sie fanden dieselben beim Menschen weniger stark ausgebildet, wenn zwischen der letzten Dextraninjektion und dem Tod eine längere Zeit vergangen war. Eine Dextranspeicherung wurde im Tierexperiment 1 bzw. 2 Std nach Dextraninjektion beobachtet[3].

Auch nach Gaben des Blutersatzmittels *Periston* sind Veränderungen im Sinne einer „osmotischen Nephrose" beschrieben worden[4]. Die Nierenveränderungen kommen dabei durch die Rückresorption von Kollidon, einem polymerisierten Venylpyrrolidon (Molekulargewicht 20000—80000) zustande.

TRAENCKNER[5] fand bei Peristoninfusionen eine teils fleckförmige, teils diffuse „osmotische Nephrose" besonders des proximalen Anteils der Hauptstückepithelien. Bei stärkerer Vergrößerung zeigte das Cytoplasma eine feinschaumige bis grob vacuoläre Struktur. Dieselben Veränderungen konnten von TRAENCKNER nach einmaliger Injektion bereits 5 Std später beobachtet werden, während andererseits die blasig umgewandelten Epithelien noch 4—8 Wochen nach Peristoninjektionen nachweisbar gewesen wären. BRASS[6] sah im Tierexperiment nach Peristoninjektionen auch glomeruläre Veränderungen, die nach seiner Ansicht Ähnlichkeit mit den bei der diabetischen Glomerulumsklerose beobachteten Glomerulumalterationen haben sollen. Von TRAENCKNER[5] werden die Nierenveränderungen nach Periston denen nach Fruchtzucker- bzw. Gelatine-Injektion an die Seite gestellt.

Daß nach *Gelatine-Injektion* entsprechende Nierenveränderungen auftreten können, geht aus den Untersuchungen von SKINSNES[7] hervor. SKINSNES fand nach Injektion wechselnder Mengen einer 8%igen Gelatine-Lösung als Plasmaersatz eine Schwellung der Hauptstückepithelien, weniger stark der Epithelien des Tubulus contortus II. Entsprechende Befunde an den Hauptstückepithelien sind außer nach Gelatine- auch nach *Pektin- oder Gummi arabicum*-Injektionen beschrieben[8]. HUEPER[9] sah nach Gummi arabicum-Injektionen eine Umwandlung der Glomerulumendothelien in Schaumzellen. Schaumzellen seien auch im periglomerulären Bindegewebe zu erkennen gewesen.

Eine Abgrenzung der hier als „osmotische Nephrose" bezeichneten Veränderungen von der „glykämischen Nephrose" des unbehandelten Diabetes mellitus ist allein auf Grund der unterschiedlichen Lokalisation der Tubulusveränderungen möglich. Darüberhinaus sind die „Vacuolen" bei den verschiedenen Formen der „osmotischen Nephrose" frei von Glykogen. Von MENTEN u. Mitarb.[10] wird zwar in den letzten Jahren angegeben, die Armanni-Ebsteinschen Zellen seien frei von Glykogen, doch steht dieser Befund alleine und erklärt sich leicht durch die Fixierung des untersuchten Materials in wäßrigen Medien.

Gemeinsam ist den tubulären Veränderungen beim unbehandelten Diabetes wie bei der sog. osmotischen Nephrose, daß es sich gewöhnlich um reversible Veränderungen handelt, die meist die Nierenfunktion nicht beeinträchtigen[11]. Bei

---

[1] VICKERY 1956. [2] JOHNSTON, BENETT, LUNDY und JANES 1953.
[3] MOWRY, LONGLEY, MILLICAN 1952, MOWRY und MILLICAN 1953, VICKERY 1956.
[4] FRESEN und WEESE 1952, TRAENCKNER 1954a—c, BRASS 1952.
[5] TRAENCKNER 1954a—c. [6] BRASS 1952. [7] SKINSNES 1947.
[8] HUEPER 1942, POPPER, VOLK, MEYER, KOZOLL und STEIGMANN 1945, RICHTER 1950.
[9] HUEPER 1942. [10] MENTEN und CARPENTER 1951.
[11] ALLEN 1951, BELL 1947.

schweren „osmotischen Nephrosen" fand HELMHOLZ[1] im Tierexperiment allerdings eine Rest-N-Steigerung. Auch HAMBURGER u. Mitarb.[2] fanden bei Kaninchen nach Rohrzuckergaben eine deutliche Verminderung der glomerulären Filtrationsleistung und des Nierenplasmaflusses. Ein Teil der Tiere zeigte völlige Anurie, nach Verfassern entweder bedingt durch einen Verschluß der Hauptstückepithelien infolge der hochgradigen Schwellung derselben, oder durch eine Steigerung des intrarenalen Druckes durch den gleichen Prozeß. Auch von LANZ und ZOLLINGER[3] ist über Anurie bei „hydropischer Degeneration der Nierentubuli" nach Zuckerspeicherung berichtet. Bei diesem Fall bestand allerdings die Anurie schon vor der Lävosaninjektion und dürfte deshalb nicht auf dieselbe zurückzuführen sein.

3. Diabetes renalis.

Glykosurien bei normalem Blutzuckerspiegel wurden erstmals von KLEMPERER[4] und LÉPINE[5] beschrieben und als *Diabetes renalis* bezeichnet. Diese Bezeichnung hat FAHR[6] für unzutreffend gehalten und nur von einem sog. Diabetes renalis gesprochen, weil nicht der geringste Beweis dafür vorliege, daß die Zuckerausscheidung mit einer morphologisch faßbaren Änderung des spezifischen Nierenparenchyms in Zusammenhang gebracht werden könne. FAHR stützte sich dabei auf eine entsprechende Mitteilung von BONEM und HECHT[7]. Die sich aus den Experimenten von HÄUSLER[8] anbietende Erklärung einer gestörten Zuckerrückresorption nach der Art, wie sie beim *Phlorrhizin-Diabetes* beobachtet wird, wurde von FAHR als reine Hypothese bezeichnet.

Die Frage nach einem typischen morphologischen Substrat beim Diabetes renalis ist allerdings auch heute noch nicht endgültig zu beantworten. Außer dem negativen Befund von GROTHE und HEILMANN[9] existiert lediglich der Fall von MONASTERIO[10], von dem FAHR ein bioptisch entnommenes Nierengewebsstück untersuchte. Diese Niere bot insofern einen auffälligen Befund, als bei intakten Glomerula die Tubuli contorti hochgradig erweitert waren und ein deutlich abgeflachtes, oft endothelartig aussehendes Epithel aufwiesen. Ob dieser Befund, der in gewisser Weise an Befunde bei der Cystinose bzw. beim DEBRÉ- DE TONI-FANCONI-Syndrom erinnert, regelmäßig bei den nur z.T. mit erniedrigter maximaler tubulärer Rückresorptionskapazität einhergehenden Formen des renalen Diabetes[11] zu erwarten ist, kann mangels weiterer Nierenuntersuchungen bisher nicht entschieden werden. Es ist bis heute ferner nicht bekannt, ob beim renalen Diabetes eine Glykogenspeicherung in den Übergangsepithelien vorkommt. Von ALLEN[12] wird es für möglich gehalten, daß die Glykosurie beim DEBRÉ- DE TONI-FANCONI-Syndrom zur Glykogenspeicherung in den distalen Hauptstückepithelien führt. In der Literatur ist allerdings bisher kein derartiger Fall beschrieben. Auch beim *Phlorrhizin-Diabetes*[13] ist eine Glykogenspeicherung in den Übergangsstücken bzw. Henleschen Schleifen nach unserer Kenntnis bisher nicht beobachtet.

---

[1] HELMHOLZ 1933.
[2] HAMBURGER, HALPERN und FUNK-BRENTANO 1954.
[3] LANZ und ZOLLINGER 1954. [4] KLEMPERER 1895.
[5] LÉPINE 1905. [6] TH. FAHR 1934.
[7] BONEM und HECHT 1928. [8] HÄUSLER 1930.
[9] GROTHE und HEILMANN 1935. [10] MONASTERIO 1939.
[11] REUBI 1954, LAMBERT 1954, KLEINSCHMIDT 1953, LUDER und SHELDON 1955.
[12] ALLEN 1951.
[13] MATTHÉE 1938, HIERONYMI 1950.

V. Die Pathomorphologie der Neutralfett- und Lipoid-Ausscheidung.

(Literatur s. S. 279—282.)

1. Lipurien und Lipoidurien im engeren Sinne.

Die zum überwiegenden Teil an Serumproteine angelagerten oder gebundenen Neutralfette[1] und Lipoide (Cholesterinester, Phosphorlipoide, Glykolipoide) des Blutes werden von der gesunden Niere nicht bzw. in so geringer Menge (Lipoide)[2] ausgeschieden, daß ihre Ausscheidung vernachlässigt werden kann[3].

Auch eine Erhöhung des Neutralfett- und Lipoidgehaltes des Blutserums führt nicht zu einer Eliminierung der Fette bzw. zur erhöhten Exkretion der Lipoide durch die Niere, wenn diese gesund ist. Das geht einmal aus den älteren Untersuchungen von GROSS[4] und BEUMER[5] über die Beziehungen zwischen Serumcholesterinspiegel und Cholesterinesterausscheidung bei Tier und Mensch hervor, zum andern aus der Tatsache, daß bei der *essentiellen Lipämie* und *-Hypercholesterinämie*[6] eine Lipurie oder Lipoidurie nur dann besteht, wenn die Niere geschädigt ist[7]. Das gleiche gilt für die alimentäre Hyperlipämie, die Hyperlipämie bei Hungerzuständen[8], Anämien[9] sowie für die Lipämie beim unbehandelten Diabetes mellitus[10] und für die Hypercholesterinämien beim Myxödem[11] bzw. nach Gallengangsverschluß[12].

Das Auftreten von Neutralfetten und Lipoiden im Harn[13] bzw. die vermehrte Exkretion von Lipoproteiden[14] setzt somit eine Nierenschädigung voraus.

Über die Art derselben gehen die Meinungen z.T. bis heute auseinander und zwar in Abhängigkeit von der jeweiligen Ansicht über den Ort der Fett- und Lipoidausscheidung in der Niere. Es ist vor allem die Schule von W. FREY[15], die aufgrund älterer Arbeiten der Literatur sowie eigener Befunde[16] heute noch glaubt, die alte, von pathologisch-anatomischer Seite durch TH. FAHR[17] verteidigte Ansicht vertreten zu müssen, im Urin nachweisbare Neutralfette und Lipoide seien tubuläre „Sekretionsprodukte". Nach W. FREY[15] haben die Untersuchungen von CAVELTI[18] „uns von der in der Literatur herrschenden Auffassung einer abnorm starken Diffusion lipoproteider Stoffe im Glomerulus befreit". In Wirklichkeit hatte CAVELTI, in Bestätigung älterer Untersuchungen von GROSS[19] u.a., lediglich nachgewiesen, daß der Urineiweiß- und -lipoidgehalt nicht das gleiche Verhältnis wie im Blutserum zeigen und daraus gefolgert, daß diese Diskrepanz dadurch erklärt werden müsse, daß die Lipoproteide wegen ihres hohen Molekular-

[1] BENNHOLD 1938, BENNHOLD und SEYBOLD 1952, M. B. SCHMIDT 1944, SVANBORG 1951, SCHETTLER 1955, BYERS, FRIEDMAN und ROSENMAN 1952, BLASS, ROUHI, LECOMTE und MACHEBOEUF 1953, SCHETTLER 1955.

[2] SCHRADE, BÖHLE und BECKER 1955. [3] PETERS und v. SLYKE 1946, W. FREY 1951.

[4] GROSS 1920. [5] BEUMER 1923.

[6] SCHETTLER 1955, OPITZ 1935, GOODMAN, SHUMAN und GOODMAN 1940, CHAPMAN und KINNEY 1941, THANNHAUSER 1950, BRUTON und KANTER 1951.

[7] CREMER 1937, BREHMER und LÜBBERS 1950.

[8] LUBARSCH 1925, DIBLE und POPJÁK 1945. [9] FISHBERG und FISHBERG 1927.

[10] BEUMER und LÖSCHKE 1933, BÜRGER 1932. [11] BÜRGER 1932.

[12] SVANBORG 1951, BYERS, FRIEDMAN und ROSENMAN 1952.

[13] KAISERLING und ORGLER 1902, FALK und SIEBENROCK 1911, LAWEYNOWICZ 1914, MUNK 1916a, b, FINGER und KOLLERT 1917, KOLLERT und FINGER 1918, GENCK 1918, BAUMAN und HANSMANN 1920, GROSS 1920, 1920/21, BEUMER 1921, M. B. SCHMIDT 1921, TIETZ 1922, MACMAHON und WEISS 1929, BING und STARUP 1935, LINNEWEH 1939, BELL 1947.

[14] SCHRADE, BÖHLE und BECKER 1955. [15] W. FREY 1951.

[16] R. CAVELTI 1948a, b, 1949, STREHLER zit. nach W. FREY 1951.

[17] TH. FAHR 1925, 1934, 1944. [18] R. CAVELTI 1948a, b, 1949. [19] GROSS 1920, 1920/21.

gewichtes (200000—1300000)[1] zu groß seien um das Glomerulumfilter zu passieren, auch wenn es lädiert ist.

Daß diese Folgerung, die sich unter anderem auch auf ältere Untersuchungen von PAGE[2] über die Diskrepanz zwischen dem Phosphatidgehalt von Blut- bzw. Harneiweiß stützt, nicht überzeugend ist, geht aus den Befunden von SCHRADE u. Mitarb.[13] hervor. Sie konnten nachweisen, daß bei allen Proteinurien sämtliche Bluteiweißkörper und damit auch Lipoproteide in den Harn übertreten können. Sie fanden sogar Lipoproteide im Harn gesunder Individuen, was nach dem im Kapitel „Die Pathomorphologie der Eiweißausscheidung" über die Permeabilität der Glomerula für Bluteiweißkörper Gesagten nicht mehr erstaunt. Von SCHRADE u. Mitarb.[3] ist zwar wie von CAVELTI[4] darauf hingewiesen worden, daß der Lipoidgehalt der Lipoproteide des Harnes erheblich geringer sei als im Blut und daß für diesen Befund eine befriedigende Erklärung noch ausstehe. Daraus kann jedoch keineswegs gefolgert werden, die Neutralfette und Lipoide würden tubulär sezerniert, wie FREY[5] und CAVELTI[4] annehmen.

Zu welchen Fehlschlüssen die Frey-Caveltische Konzeption über die tubuläre Fett- und Lipoidsekretion führt, geht allein aus der Tatsache hervor, daß FREY in der Lipoidämie bei der sog. Lipoidnephrose die Folge einer Rückstauung tubulär zu sezernierender Lipoide sieht und dabei schreibt: „Die Lipämie (Lipämie offenbar als Sammelbegriff für Neutralfett und Lipoide verwandt) ist Ausdruck tubulärer Insuffizienz, wie die Reststickstofferhöhung Zeichen eines Versagens der Glomeruli."

FREY glaubt seine Ansichten nicht nur durch eigene Untersuchungen, sondern auch durch die Ergebnisse anderer Autoren stützen zu können. So verweist er auf die Befunde von WELTMANN und BIACH[6] u. a.[7].

WELTMANN u. Mitarb.[8] sowie GENCK[9] und GROSS[10] war es gelungen, bei mit Urannitrat vergifteten Kaninchen nach Cholesterinfütterung eine sog. Lipoidnephrose zu erzeugen. STREHLER[11] hatte bei Kaninchen nach Cholesterinfütterung erst im Anschluß an eine Nephrotoxininjektion Lipoide in Niere und Harn nachweisen können. Von VALLERY-RADOT u. Mitarb.[12] war, wie vor und nach ihnen von anderen Autoren[13], nach chronischer Goldbehandlung die Entwicklung einer sog. Lipoidnephrose beobachtet worden.

Die Möglichkeit, daß durch Vergiftungen mit Gold- und Quecksilbersalzen[14] zuerst eine Schädigung der Glomerulumcapillaren entsteht, und die „Lipoidnephrose" sich infolge einer Rückresorption vermehrt ausgeschiedener Lipoproteide entwickelt — begünstigt durch eine Störung des Abbaus der rückresorbierten Fette infolge einer Schädigung der Tubulusfermente[15] —, wird von FREY[5] zwar diskutiert, jedoch verworfen.

Im Gegensatz zu FREY u. Mitarb.[5] haben wir[16] mit anderen Autoren[17] seit mehr als 20 Jahren die Ansicht vertreten, daß sowohl Neutralfette wie Lipoide, an Serumeiweißkörper angelagert oder gebunden[18], glomerulär ausgeschieden werden,

[1] COHN 1947. [2] PAGE 1936. [3] SCHRADE, BÖHLE, BECKER 1955.
[4] R. CAVELTI 1948a, b, 1949. [5] FREY 1951. [6] WELTMANN und BIACH 1913.
[7] GENK 1917, GROSS 1920, VALLERY-RADOT, MAURIC, WOLFROMM und GUIOT 1942, STREHLER zit. bei FREY 1951.
[8] WELTMANN und BIACH 1913. [9] GENCK 1917. [10] GROSS 1920.
[11] STREHLER zit. bei W. FREY 1951. [12] VALLERY-RADOT, MAURIC, WOLFROMM, GUIOT 1942.
[13] WEISSENBACH, MARTINEAU, BROCARD und MALINSKY 1936, RATHERY und HUREZ 1936, MATHERS 1945.
[14] WICHERT, JAKOWLEWA und POSPELOFF 1924, LEDERGERBER 1949, ZOLLINGER 1955.
[15] ZOLLINGER 1955. [16] RANDERATH 1935, 1941, 1947a, b, 1950, 1952.
[17] GOVAERTS und CORDIER 1928, GÉRARD und CORDIER 1933, GAÁL 1930, BING und STARUP 1935.
[18] SCHETTLER 1955.

und daß die Infiltration der Hauptstückepithelien mit Fetten und Lipoiden von der Seite der Harnkanälchenlumina aus erfolgt. Die Voraussetzung der „Verfettung" der Harnkanälchenepithelien ist dabei nicht, wie von FREY[1] angenommen, eine funktionelle Schädigung der Harnkanälchenepithelien, die „Verfettung" derselben auch nicht die Voraussetzung einer Lipoidausscheidung.

Die Exkretion der Neutralfette und Lipoide durch die Niere sowie die Verfettung der Harnkanälchenepithelien sind vielmehr primär Folge einer Permeabilitätsänderung der Glomerulumcapillaren[2].

Bezüglich der Permeabilität der Glomerulumcapillaren sind wir dabei mit BELL[3] und im Gegensatz zu FREY[1] der Ansicht, daß es durchaus möglich ist, daß die Basalmembran lichtoptisch unauffälliger Glomerulumcapillaren so geschädigt sein kann, daß selbst Moleküle von der Größe der (oder einzelner ?) Lipoproteide in den Harn übertreten bzw. vermehrt permeieren können[4]. Wenn es FREY andererseits schwerfällt zu glauben, daß eine Verdickung der Basalmembran der Glomerulumcapillaren mit einer erhöhten Permeabilität derselben einhergehen kann, so können auch diese Bedenken durch elektronenmikroskopische Untersuchungen von MILLER und BOHLE[5] zerstreut werden. MILLER und BOHLE wiesen nach, daß bei der Amyloidose der Maus bzw. der Masugi-Nephritis der Ratte trotz Verdickung der Basalmembran eine erhöhte Permeabilität besteht.

Die glomeruläre Ausscheidung von Neutralfetten und Lipoiden ist schließlich durch tierexperimentelle Untersuchungen bewiesen. GÉRARD und CORDIER[6] beobachteten bei Salamandern nach wiederholten Injektionen von Cholesterinestern in die Leibeshöhle eine Speicherung des Lipoids ausschließlich in den Epithelien der offenen Nephrone. Beim Frosch wiesen sie nach, daß Cholesterinester erst dann glomerulär ausgeschieden und tubulär rückresorbiert werden, wenn durch gleichzeitige Injektionen von Ovalbumin die Permeabilität der Glomerulumcapillaren erhöht wurde. Die Experimente obiger Autoren sind auf meine (RANDERATH) Veranlassung von HAVEMANN[7] nachgeprüft und in vollem Umfange bestätigt worden. LAMBERT[8] erbrachte darüberhinaus den Beweis, daß auch beim Warmblüter (Ratte) Neutralfette und Lipoide glomerulär ausgeschieden und von den Tubuluslumina aus rückresorbiert werden.

Die glomeruläre Ausscheidung von Neutralfetten und Lipoiden ist heute durch zahlreiche, auch am menschlichen Untersuchungsgut erhobene Befunde bewiesen. Bei der Amyloidose der Niere konnten wir (RANDERATH[9]), wie vor uns EHRICH[10], Fette und Lipoide im Bowmanschen Kapselraum nachweisen. Außerdem fanden wir Fette und Lipoide bei der chronischen Glomerulonephritis wie, in Übereinstimmung mit anderen Autoren[11], bei der diabetischen Glomerulosklerose im Bowmanschen Kapselraum (Abb. 34). Es muß allerdings darauf hingewiesen werden, daß der Nachweis einer glomerulären Fett- und Lipoidausscheidung insofern nicht immer leicht zu führen ist, als diese Substanzen als Lipoproteide bzw. an Eiweiß angelagert (Neutralfette) ausgeschieden werden und deshalb mit den verfügbaren Färbemethoden kaum quantitativ erfaßt werden können. Hinzu kommt, daß besonders bei dünnen Schnitten der Inhalt der Bowmanschen Kapsel oft herausfällt und deshalb nicht darstellbar ist. Gerade durch letzteren Umstand entsteht vor allem bei hochgradiger Verfettung bzw. Lipoidose der Niere insofern ein gleichsam paradoxes Bild, als Glomerulumschlingen und Bowmanscher Kapselraum frei von

[1] W. FREY 1951. [2] RANDERATH 1935, 1941, 1947a, b, 1952.
[3] BELL 1947. [4] SCHRADE, BÖHLE und BECKER 1955.
[5] MILLER und BOHLE 1956, 1957. [6] GÉRARD und CORDIER 1933.
[7] HAVEMANN 1941. [8] LAMBERT 1936/37.
[9] RANDERATH 1937 1941, 1947a, b, 1952. [10] EHRICH 1932.
[11] WILENS, ELSTER und BAKER 1951, ENGELBERG, GOFMAN und JONES 1952.

Fett und Lipoiden sein können, ein Eindruck, der, wie gezeigt, jahrzehntelang zu der falschen Deutung von der tubulären Fett- und Lipoid-,,Sekretion" geführt hat. Der Eindruck einer tubulären Fett- und Lipoidexkretion kann für den weniger Erfahrenen auch dadurch vorgetäuscht werden, daß immer wieder mit Fett- oder Lipoidtröpfchen beladene Tubulusepithelien absterben und in das Tubuluslumen abgestoßen werden. Derartige Tubulusepithelien können ebenso wie nichtverfettete zugrunde gegangene Epithelien im Harn erscheinen und dann den Eindruck erwecken, als handle es sich bei der Fett- und Lipoidausscheidung um ein tubuläres Geschehen.

Gerade der Nachweis der Fette und Lipoide enthaltenden Tubulusepithelien im Harn schien Jahrzehnte als wesentlichste Stütze der tubulären Fett- und Lipoid-,,Sekretion". Selbst in neuester Zeit wird von SCHRADE u. Mitarb.[1] neben einer glomerulären Lipoproteidausscheidung eine Exkretion von Lipoiden und Neutralfetten in Form einer Ausscheidung abgestorbener verfetteter Tubulusepithelien erwähnt. SCHRADE u. Mitarb. sind dabei der Ansicht, daß es sich bei den Lipurien bzw. Lipoidurien, ,,wie sie für bestimmte Nierenerkrankungen charakteristisch" sind, im wesentlichen um eine Exkretion von Lipoiden, ,,die ihren Ursprung in verfetteten Nierenzellen haben", handelt. Wir sind dagegen davon überzeugt, daß durch die Ausscheidung abgestorbener verfetteter Nierenepithelien allein rein quantitativ die bei Proteinurien vorkommende Fett- und Lipoidausscheidung nicht erklärt werden kann, ganz abgesehen davon, daß man diesen Vorgang weder als Sekretion noch als Exkretion bezeichnen dürfte.

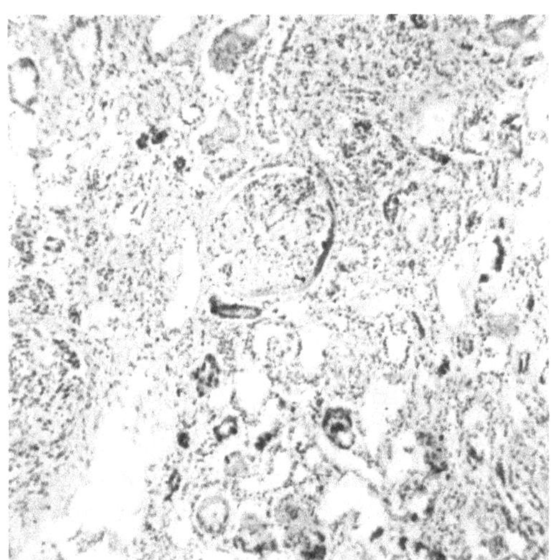

Abb. 34. SN 231/56, weibl., 73 Jahre. Diabetische Glomerulosklerose. Eiweißhaltiges sudanophiles Glomerulumfiltrat im Bowmanschen Kapselraum. Fleckförmige Verfettung mit Lipoidose der Hauptstückepithelien. Sudan III-Färbung, Vergr. etwa 80fach.

Die Rückresorption der glomerulär ausgeschiedenen Neutralfette und Lipoide erfolgt im wesentlichen durch die Hauptstückepithelien. Soweit den Experimenten von HAVEMANN[2] entnommen werden kann, geht der Tropfenbildung zunächst eine diffuse Durchtränkung der Tubulusepithelien mit Fett- bzw. Lipoideiweißverbindungen voraus. In den Tubulusepithelien werden nach der Ansicht von BENNHOLD u. Mitarb.[3], der wir[4] uns schon früher angeschlossen haben, die Fette und Lipoide von den Trägereiweißen ,,abgehängt". Ob die Rückresorption von Lipoproteiden bzw. Fetteiweißverbindungen in jedem Fall zur Tropfenbildung führt, ist nicht bekannt. Auch über die Beziehungen zwischen Mitochondrien und den Fett- und Lipoidtropfen liegen nach unserer Kenntnis bisher keine morphologischen Untersuchungen vor.

Zur Tropfenbildung kommt es bei der ,,*lipämischen Nephrose*", wie sie beim Diabetes mellitus sowie nach Phosphor-, Tetrachlorkohlenstoff-, Chloroform-,

[1] SCHRADE, BÖHLE und BECKER 1955. [2] HAVEMANN 1941.
[3] BENNHOLD 1938, BENNHOLD und SEYBOLD 1952. [4] RANDERATH 1941.

Tetrachloräthan- und Chloralhydratvergiftungen[1] beobachtet wird, vorwiegend bzw. primär in den basalen Abschnitten der Tubulusepithelien, d. h. nahe der Basalmembran. Bei starker Fettspeicherung können die Tropfen, deren Durchmesser mit 3—5 μ[2] angegeben wird, diffus im Cytoplasma der Tubulusepithelien verteilt liegen.

Bei den mit *lipoidnephrotischen Veränderungen* einhergehenden Nierenerkrankungen (intracapilläre Glomerulonephritis mit nephrotischem Einschlag bzw. chronische membranöse Glomerulonephritis ALLEN[1], diabetische Glomerulosklerose, Amyloidose) ist die Verfettung der Harnkanälchenepithelien gewöhnlich von vorneherein mehr diffus. Außerdem fällt bei diesen Erkrankungen der Reichtum an doppeltbrechenden Fetten (Lipoiden) auf. Ferner findet man bei diesen Krankheitsbildern wiederholt nadelförmige Lipoideiweißkristalle, die z.T. aus den Tubulusepithelien in das Tubuluslumen hineinragen. Wichtig erscheint es uns darauf hinzuweisen, daß bei der „lipämischen Nephrose" gewöhnlich alle Hauptstückepithelien sowie meist auch die Epithelien der absteigenden Schenkel der Henleschen Schleifen Fett gespeichert haben, während bei den verschiedenen Formen der Lipoidnephrose die Verfettung der Epithelien bei gleicher Lokalisation meist mehr oder weniger fleckförmig ist. Das heißt, man findet in diesen Nieren neben Nephronen, deren Hauptstückepithelien Lipoide gespeichert haben, andere, deren Epithelien frei von optisch darstellbaren Lipoiden sind.

Eine Schädigung der Tubulusepithelien tritt durch die Fett- und Lipoidspeicherung gewöhnlich nicht ein. Damit ist nicht gesagt, daß mit Fetten und Lipoiden beladene oder überladene Tubulusepithelien nicht absterben können und dann, wie alle abgestorbenen Tubulusepithelien, in die Harnkanälchenlumina desquamiert werden.

Dieser Umstand rechtfertigt es jedoch nicht, von einer sog. fettigen Degeneration der Tubulusepithelien zu sprechen. Die Verfettung der Tubulusepithelien ist vielmehr, worauf schon LUBARSCH[3] u. a.[4] aufgrund der von ihnen beobachteten reversiblen Verfettung der Tubulusepithelien nach Nahrungsentzug im Tierexperiment ausdrücklich hingewiesen haben, meist ein Durchgangsstadium.

Über das weitere Schicksal der rückresorbierten Fette und Lipoide ist bisher wenig bekannt. Es muß jedoch angenommen werden, wie auch aus den zitierten Experimenten von LUBARSCH[3] hervorgeht, daß Fette und Lipoide ganz oder teilweise abgebaut und auf dem Lymph- und Blutweg dem Körper wieder zugeführt werden. In diesem Zusammenhang verdient erwähnt zu werden, daß im Experiment gezeigt werden konnte, daß Nierenschnitte Fettsäuren zu oxydieren vermögen[5]. Der Abtransport der Fette, besonders der Lipoide, auf dem Lymphweg läßt sich bei den mit lipoidnephrotischen Veränderungen einhergehenden Nierenerkrankungen insofern gleichsam indirekt verfolgen, als bei der Amyloidose der Niere, der intracapillären Glomerulonephritis mit nephrotischem Einschlag und der diabetischen Glomerulosklerose häufig eine Speicherung der Fette und Lipoide in den Lymphgefäßendothelien der Niere beobachtet werden kann (Abb. 35)[6]. Eine excessive Speicherung von Neutralfetten und Lipoiden z. T. in den intrarenalen Lymphgefäßendothelien, z. T. in den intertubulären Histiocyten sahen wir bei einem Fall von generalisierter Xanthomatose mit essentieller Hyperlipämie (Abb. 36 und 37). Die Speicherung der erwähnten Substanzen führt dabei zu einer deutlichen

[1] ALLEN 1951. [2] POPJÁK 1945. [3] LUBARSCH 1925.
[4] DIBLE und POPJÁK 1942. [5] LEHNINGER 1946, GRAFFLIN und GREEN 1948.
[6] LÖHLEIN 1905, WAIL 1924, TH. FAHR 1925, 1934, FRESEN 1943, RANDERATH 1947a, b, 1952, KRÜCKEMEYER 1954.

Vergrößerung der Histiocyten und Endothelien, die mit ihrem bei Routinefärbung wabigen Cytoplasma wie Schaumzellen aussehen. Nicht selten findet man im Cytoplasma auch nadelförmige doppeltbrechende Lipoide [1] (Abb. 37).

Im übrigen werden nicht rückresorbierte Lipoide und Neutralfette mit dem Harn ausgeschieden. Vor allem in den Lumina der distalen Harnkanälchen können daher bei Proteinurien entweder hyaline oder körnige fett- und lipoidreiche Zylinder auftreten.

Darüberhinaus können bei der mit lipoidnephrotischen Veränderungen einhergehenden diabetischen Glomerulosklerose, wie wir [2] in Übereinstimmung mit M. B. SCHMIDT [3] nachweisen konnten, Verfettungen der Epithelien der Markkanälchen beobachtet werden, außerdem doppeltbrechende Lipoide enthaltende

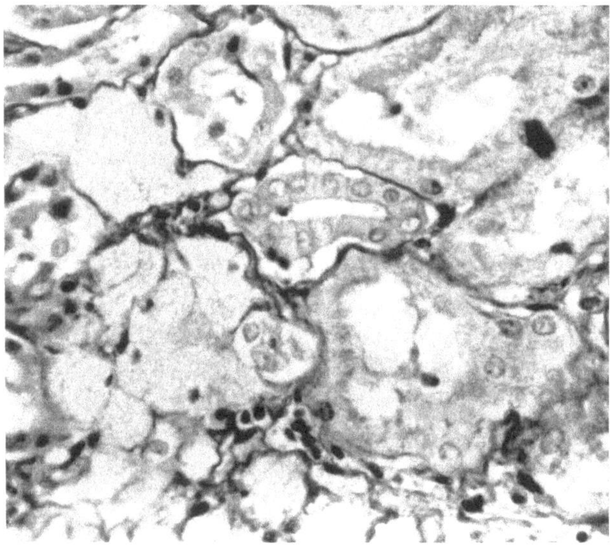

Abb. 35. SN 283/46. Lipoidose der intertubulären Histiocyten und Lymphgefäßendothelien bei Amyloidose der Niere. Azan-Färbung, Vergr. 440fach.

sudanophile Ergüsse zwischen von der Basalmembran abgehobenen Epithelien und der Basalmembran. Auch die Basalmembran kann in solchen Bezirken häufig Fetteinlagerungen aufweisen. Mit M. B. SCHMIDT sind wir zwei der Ansicht, daß sich die fett- bzw. lipoideiweißhaltigen Ergüsse von den Lumina der Kanälchen nach außen ausbreiten und daher in Abhängigkeit von der Fett- und Lipoidausscheidung entstehen.

Es bleibt die Frage, ob die Fett- und Lipoidspeicherung der Niere die Ausscheidungsfunktion derselben beeinträchtigt. Diese Frage kann zunächst in allgemeiner Form dahingehend beantwortet werden, daß eine Fett- und Lipoidspeicherung an sich, wie schon von TH. FAHR [4] und LUBARSCH [5] betont, die Leistungsfähigkeit der Niere als Ausscheidungsorgan nicht herabzusetzen braucht. Darüberhinaus muß im Gegensatz zu W. FREY [6] betont werden, daß die rückresorbierten Fette und Lipoide sicher nicht die Ursache der Hyperlipoid- bzw. Hyperlipämien bei Nierenerkrankungen sind, die mit einem nephrotischen Symptomenkomplex einhergehen. Gegen die Freysche Vorstellung spricht einmal, daß Neutralfette und Lipoide nicht sezerniert werden, und daher gar keine ,,Rück-

[1] FRESEN 1943. [2] RANDERATH 1952. [3] M. B. SCHMIDT 1944.
[4] TH. FAHR 1934. [5] LUBARSCH 1925. [6] FREY 1951.

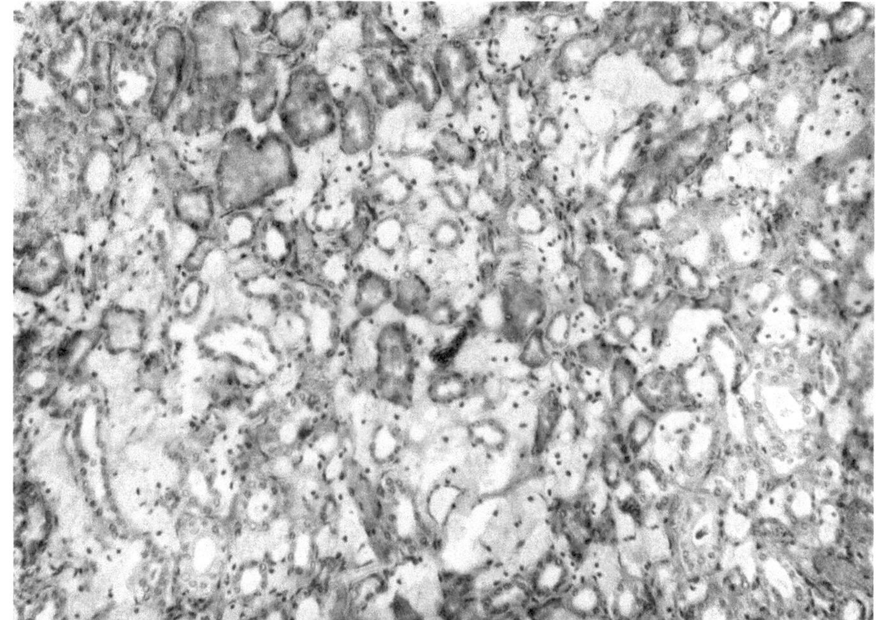

Abb. 36. SN 854/47, männl., 55 Jahre (Pathologisches Institut Lübeck, Prof. Dr. JECKELN). Hochgradige Lipoid- und Neutralfettspeicherung in den Histiocyten und Lymphgefäßendothelien der Niere bei generalisierter Xanthomatose mit essentieller Hyperlipämie. HE-Färbung, Vergr. 290fach. (Fall von BREHMER und LÜBBERS 1950.)

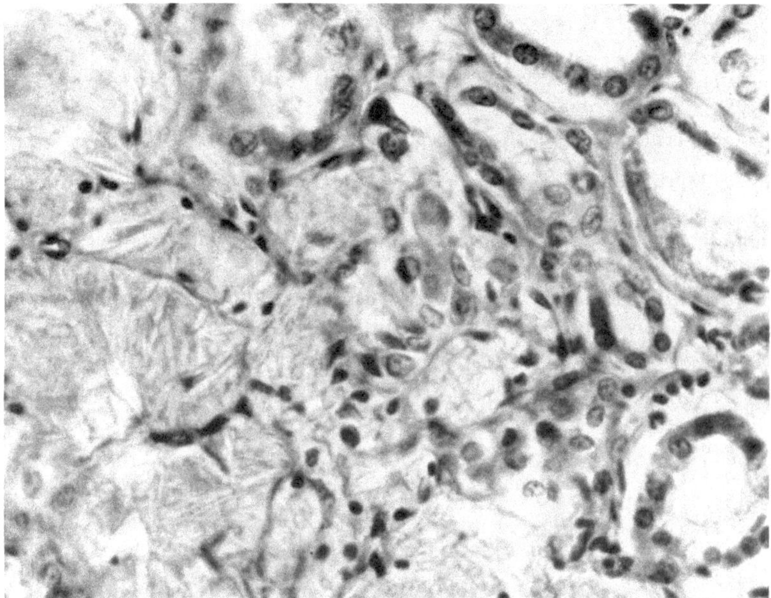

Abb. 37. SN 854/47, männl., 55 Jahre (Pathologisches Institut Lübeck, Prof. Dr. JECKELN). Doppeltbrechende zum Teil nadelförmig auskristallisierte Lipoide im intertubulären Mesenchym bei generalisierter Xanthomatose mit essentieller Hyperlipämie. HE-Färbung, Vergr. 350fach. (Fall von BREHMER und LÜBBERS 1950.)

stauung“ in der von FREY vermuteten Weise möglich ist. Zum anderen ist heute durch zahlreiche, unter anderem tierexperimentelle, Untersuchungen überzeugend dargetan, daß bei Beziehungen zwischen einer Erkrankung der Niere und der Erhöhung des Blutfett- oder Lipoidgehaltes diese insofern im Zusammenhang mit den die Hyperlipämie oder -lipoidämie begleitenden Proteinurien stehen, als vor allem ein Albuminverlust zum Ansteigen der Neutralfette und Lipoide im Blut führt[1]. Dies gilt auch weitgehend für die Hyperlipoidämie nach einseitiger Nierenvenenthrombose[2], da hierbei stets eine Proteinurie besteht.

Darüber hinaus muß betont werden, daß es für den Gesamtfettstoffwechsel keine entscheidende Rolle spielt, ob die Niere Neutralfette oder Lipoide ausscheidet, so daß auch aus diesem Grunde der Rückstauungstheorie von W. Frey[3] keine Berechtigung zugesprochen werden kann. Selbst wenn, wie in den letzten Jahren vor allem aufgrund der Experimente von Nekludow[4] u. a.[5] viel diskutiert wurde, die Niere bei der Regulation des Fett- und Lipoidstoffwechsels eine Rolle spielen sollte[6], so sicher nicht in dem Sinne, daß eine Verfettung bzw. Lipoidose der Harnkanälchenepithelien über eine Hemmung der Sekretion dieser Substanzen zur Neutralfett- bzw. Lipoiderhöhung im Blutplasma führt.

Abschließend sei bemerkt, daß natürlich nicht jede Verfettung der Harnkanälchenepithelien der Ausdruck einer Rückresorption glomerulär ausgeschiedener Neutralfette zu sein braucht[7] bzw., daß das Ausmaß der Fett- und Lipoidspeicherung nicht allein von dem Grad der Rückresorption bestimmt wird. So muß damit gerechnet werden, daß durch Sauerstoffmangel[8] bzw. durch die erwähnten Vergiftungen der Tubulusfermente mit Gold-, Quecksilber- und Uransalzen der Abbau aufgenommener Neutralfette und Lipoide erschwert werden kann. Der Grad der Verfettung bzw. Lipoidose der Harnkanälchenepithelien sagt daher nicht unbedingt etwas über die in einer Zeiteinheit glomerulär filtrierten Fett- oder Lipoideiweißverbindungen aus. Dazu kommt, daß durchaus mit der Möglichkeit gerechnet werden muß, daß bei einer Schädigung der Tubulusepithelien glomerulär ausgeschiedene Fette oder Lipoide nicht rückresorbiert werden können, so daß auf diese Art und Weise ein Mißverhältnis zwischen der Ausscheidung und der Rückresorption von Fetten und Lipoiden entstehen kann.

2. Fettembolie der Niere.

Im Rahmen der Diskussion um den Ort des Übertrittes von Neutralfetten aus dem Blut in den Harn ist von Paul und Windholz[9] die Ansicht vertreten worden, die Lipurie bei der Fettembolie der Niere sei Folge einer tubulären Fettausscheidung. Ribbert[10] sowie Gröndahl[11] glaubten, neben einer tubulären Exkretion der Neutralfette infolge einer sekundären Fettdegeneration der Harnkanälchenepithelien auch eine Eliminierung des Fettes durch rupturierte Glomerulumcapillaren[10] annehmen zu müssen.

Die heute allgemein anerkannte Auffassung von dem ausschließlich glomerulären Übertritt der Neutralfette in den Harn bei der renalen Fettembolie ist

[1] Popják 1945, Luetscher, Hall und Kremer 1949, Heymann und Lund 1948, Heymann und Hackel 1955, Schettler und Lukas 1951, Hartmann und Schulze 1952, Rosenman und Friedman 1957.

[2] Fishberg 1939, Derow, Schlesinger, und Savitz 1939, Moschkowitz 1948, Blainey, Hardwicke und Whitefield 1954, Brumfitt und O'Brien 1956, Harrison, Milne und Steiner 1956.

[3] W. Frey 1951. [4] Nekludow 1925.

[5] Ludewig und Chanutin 1938, Winkler, Durlacher, Hoff und Man 1943, Johnson, Bauer jr., Hirsch und Carbonaro 1951, Heymann 1945, Heymann und Clark 1945.

[6] Fresen 1943, Peters und v. Slyke 1946, Svanborg 1951, Rosenman, Friedman und Byers 1956.

[7] Staemmler 1957. [8] Büchner 1942/43. [9] Paul und Windholz 1924.

[10] Ribbert 1894, 1900. [11] Gröndahl 1911.

zuerst von SCRIBA vertreten worden[1]. SCRIBA hatte angenommen, das Fett könne durch intakte Glomerulumcapillaren ausgeschieden werden. Dieser Ansicht wird man heute kaum zustimmen können, wenn auch Capillarrupturen nicht die unbedingte Voraussetzung für die glomeruläre Fettausscheidung sein dürften. Näher liegt es anzunehmen, daß die Verstopfung der Glomerulumcapillaren mit Neutralfetttropfen infolge der relativ hohen Viscosität derselben zur Unterbrechung der Glomerulumzirkulation führt und durch anoxämische Schädigung der Capillarwand die Voraussetzung für den Austritt von Neutralfetten in den Bowmanschen Kapselraum geschaffen wird. Die Unterbrechung der glomerulären Zirkulation erklärt sehr wahrscheinlich außerdem, daß gerade bei praller Füllung der Glomerulumcapillaren mit Neutralfetten (Abb. 38) selten sog. Fettzylinder in den Harnkanälchenlumina beobachtet werden. WARREN[2], der 100 Fälle tödlicher Fettembolie untersuchte, beschreibt nur vereinzelt Fettzylinder in den Lichtungen der Harnkanälchen. Wir fanden bei den von uns untersuchten Fällen von renaler Fettembolie keine Fettzylinder.

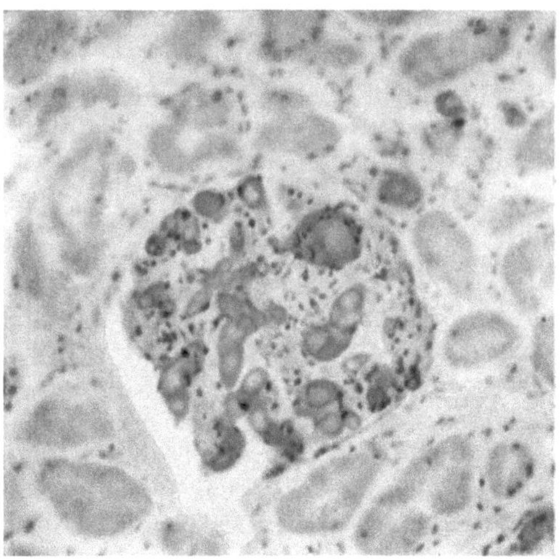

Abb. 38. SN 520/55, männl., 54 Jahre. Fettembolie der Niere nach multiplen Knochenfrakturen. Sudan III-Färbung, Vergr. etwa 90fach.

Über Fettzylinder in den Sammelröhren berichten dagegen MACMAHON und WEISS[3] bei Fettembolie der Niere nach Tetrachlorkohlenstoffvergiftung. LYNCH[4] sah Fetttropfen in den Harnkanälchenlumina bei Fettembolien der Niere nach akuter hämorrhagischer Pankreatitis. Von EBSTEIN[5], der eine Fettembolie beim Diabetes mellitus beschrieb, werden Fettzylinder nicht erwähnt. Desgleichen scheinen HARTROFT u. Mitarb. u. a.[6] bei den von ihnen nach „alkoholischer Fettcirrhose" beobachteten Fettembolien der Niere keine Fettzylinder gesehen zu haben. Auch EVANS und SYMMES[7], die eine Fettembolie der Niere nach Knochenmarkinfarkten bei der Sichelzellerkrankung beobachteten, erwähnen keine Fettzylinder.

FLICK und TRAUM[8] betonen ausdrücklich, daß bei der experimentellen Fettembolie (Hund) Fett nur in den Glomerulumcapillaren und in den intertubulären Capillaren der Niere nachweisbar gewesen wäre. Die Verfasser untersuchten die Nieren ihrer Versuchstiere allerdings erst 2—6 Wochen nach der intravenösen Fettinjektion.

Die Lipurie nach schwerer renaler Fettembolie, nach WARREN[2] ein seltenes Ereignis, wird vor allem bei Individuen beobachtet, die die Folgen der Fettembolie bzw. des der Fettembolie vorausgehenden Traumas einige Tage überleben. SCRIBA[1] sah eine Lipurie bei 80% der tödlich verlaufenden Fettembolien am 2.—6. Tage nach dem Trauma.

RÜCKERT[9] beobachtete Fettzylinder in den Harnkanälchenlumina und Fetttropfen im Harn nach experimenteller Fettembolie beim Hund in relativ kurzfristigen (9 Tage) Versuchen.

[1] SCRIBA 1880, WARREN 1946, KRÖNKE 1956. [2] WARREN 1946.
[3] MACMAHON und WEISS 1929. [4] LYNCH 1954. [5] EBSTEIN 1899.
[6] HARTROFT und RIDOUT 1951, LYNCH, RAPHAEL und DIXON 1957.
[7] EVANS und SYMMES 1957. [8] FLICK und TRAUM 1930.
[9] RÜCKERT 1932, 1934.

Funktionell können vor allem die schweren renalen Fettembolien zur allgemeinen Ausscheidungssperre führen. Oligurie und Anurie, sowie Urämie sind daher wiederholt bei der Fettembolie der Niere beschrieben[1].

3. Chylurie.

Von den beschriebenen Formen der Lipurie und Lipoidurie ist die sog. Chylurie, auch Lymphurie genannt, abzugrenzen. Bei der Chylurie enthält der Urin entweder dauernd, häufiger nur zeitweise, neben Fettsäuren und Seifen, Fette in kolloidal gelöster Form[2]. Er hat dabei, in Abhängigkeit von dem Fettgehalt, ein milchiges bis cremefarbenes Aussehen. Ob bei der Chylurie auch Lipoproteide im Harn auftreten, ist noch nicht geklärt[3], muß jedoch als wahrscheinlich angenommen werden.

Eine Chylurie kann, wie zuerst von CARTER[4] hervorgehoben, nach intraabdominalen bzw. pelvinen Lymphabflußstörungen auftreten. Auch nach Blokkierung des abdominalen Lymphabflusses durch Filaria bancrofti[5], Taenia nana eustrongylus gigas, ja sogar Malariaparasiten[6] sollen Chylurien beobachtet werden. Chylurien sind jedoch andererseits auch bei andersgearteten abdominalen Lymphabflußstörungen (sog. *Chyluria nostras*) beschrieben, z. B. nach Kompression der pelvinen Lymphgefäße durch einen graviden Uterus[7]. ABESHOUSE[6] erwähnt Chylurien bei abdominalen Tumoren bzw. einer abdominalen Lymphknotentuberkulose. MOHR[8] will das Auftreten einer Chylurie nach Rachenmandeldiphtherie bei einem 4 Jahre alten Kind beobachtet haben. Von KUTZMAN[9] wurde eine einseitige Chylurie bei einem gleichseitigen perirenalen in das Nierenbecken eingebrochenen Nierenabsceß diagnostiziert.

Die früher vereinzelt[10] vertretene Ansicht, der Chylus bzw. die Lymphe werde von den intrarenalen Lymphgefäßen durch die Nierenepithelien in den Harn „sezerniert", ist nie bewiesen worden und wird daher nicht mehr ernsthaft diskutiert. Nach den heutigen Kenntnissen tritt eine Chylurie auf, wenn, begünstigt durch intraabdominale Lymphabflußstörungen, direkte Kommunikationen zwischen den Lymphgefäßen von Niere, Nierenbecken, Ureteren und Blase mit den ableitenden Harnwegen entstehen[11]. Die Chylurien sind daher häufig einseitig. Ob und wieweit Fehlbildungen des renalen Lymphgefäßsystems die Entwicklung der Chylurie begünstigen können[6], erscheint uns nicht geklärt.

Zusammenfassend kann somit gesagt werden, daß die Chylurie nicht als Folge einer renalen Ausscheidungsstörung bezeichnet werden kann, und zwar nicht nur, weil der Chylus häufig erst im Nierenbecken bzw. in den Ureteren oder in der Blase in den Harn gelangt, sondern auch, weil selbst der eventuell intrarenale Übertritt des Chylus nicht aus dem Blut, sondern direkt aus den Lymphgefäßen in den Harn erfolgt. Die Bezeichnung Hämatochylurie[12] ist daher unrichtig und sollte nicht verwandt werden.

[1] PAUL und WINDHOLZ 1924, MACMAHON und WEISS 1929.
[2] LOGAN, SMITH und POOL 1948.
[3] SCHRADE, BÖHLE und BECKER 1955.
[4] CARTER 1862.
[5] HAVELBURG 1882.
[6] ABESHOUSE 1934.
[7] DAVIS 1913.
[8] MOHR 1909.
[9] KUTZMANN 1925.
[10] SANES und KAHN 1916.
[11] HAMPTON 1920, ABESHOUSE 1934, LOGAN, SMITH und POOL 1948.
[12] HAMPTON 1920.

VI. Die Pathomorphologie der Aminosäureausscheidung.

(Literatur s. S. 282—285.)

Die physiologischerweise glomerulär ausgeschiedenen Aminosäuren werden in der überwiegenden Mehrzahl in den proximalen Harnkanälchen wieder rückresorbiert[1]. Nur etwa 0,5—1,5 g sollen innerhalb von 24 Std im Harn auftreten[2]. Im Tierexperiment konnte nachgewiesen werden, daß die Aminosäuren sehr schnell rückresorbiert werden. Bereits 15 min nach parenteraler Aminosäureinjektion sei das Maximum der Aminosäurekonzentration in der Niere zu beobachten[3]. Die Rückresorption scheint zunächst in diffuser Form zu erfolgen. Nach Injektion relativ großer Aminosäuremengen wird eine Speicherung derselben in Tropfenform beschrieben[4]. Die größten Tropfen sollen einen Durchmesser von 1 μ haben (Abb. 39). Die Rückresorption der Aminosäuren erfolgt somit im Prinzip in der gleichen Weise wie die von parenteral injiziertem Eiweiß. Die nach Aminosäure-Rückresorption auftretenden Tropfen sollen sich nicht voneinander unterscheiden[5].

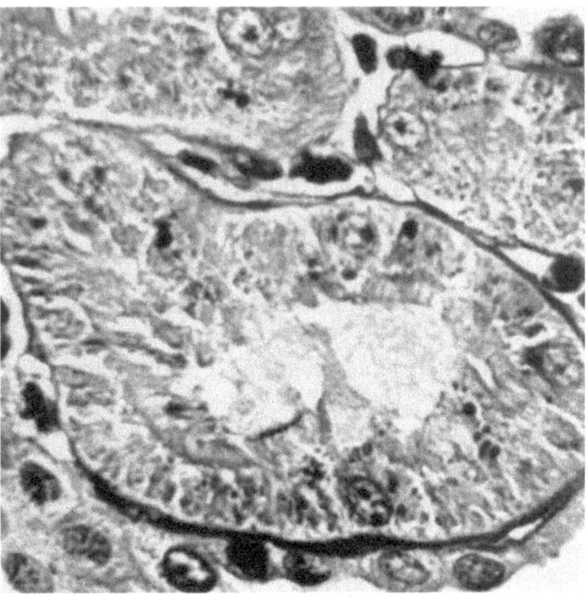

Abb. 39. Rattenniere. Tubulus contortus I mit hyalintropfiger Lysin-Speicherung 1 Std nach intravenöser Injektion von 0,7 cm³ einer gesättigten Lysin-Lösung. Gram-Färbung. Mikrophotogramm. Vergr. 1200fach.

In der *Pathologie der Aminosäureausscheidung* unterscheidet man verschiedene Formen der Hyperaminoacidurien (gewöhnlich Aminoacidurien genannt). Und zwar

1. Hyperaminoacidurien bei erhöhtem Aminosäurespiegel des Blutes und einem dadurch bedingten vermehrten Aminosäureangebot an die Niere;
2. Hyperaminoacidurien durch verschiedene Grade einer tubulären Rückresorptionsinsuffizienz bei normalem Aminosäurespiegel des Blutes.

1. Aminoacidurie bei erhöhtem Aminosäurespiegel des Blutes.

Aminoacidurien auf dem Boden eines erhöhten Aminosäurespiegels im Blut sind bei verschiedenen *Lebererkrankungen* (Leberkoma[6], Leberverletzung[7], Hepatitis[8]) beschrieben. Bei der Hepatitis wurde allerdings auch bei normalem Aminosäurespiegel des Blutes eine Aminoacidurie beobachtet, so daß als wahrscheinlich angenommen werden muß, daß bei Leberkrankheiten auch die Rück-

[1] H. Smith 1951. [2] Jonxis 1957. [3] Kretschmer und Cherot 1954.
[4] Oliver 1948, Kretschmer und Cherot 1954, Lee 1954. [5] Oliver 1948.
[6] Chung Wu, Bollman und Bult 1955.
[7] Jung und Graser 1947. [8] Hsia und Gellis 1954.

resorption der Aminosäuren gehemmt werden kann[1]. Außerdem ist darauf hinzuweisen, daß nicht bei jeder Hepatitis eine Aminoacidurie vorkommt[2].

Auch nach schweren *Verbrennungen* sind vereinzelt Aminoacidurien bei erhöhtem Serumspiegel für bestimmte Aminosäuren gefunden worden[3]. Die Aminoacidurien nach Verbrennungen dürften jedoch im wesentlichen Folge einer Rückresorptionsstörung sein[4].

Von SCHREIER[5] ist eine *Aminoacidurie bei der toxischen Ernährungsstörung* des Säuglings beschrieben. Die ausgeschiedenen Aminosäuren sollen im Blut vermehrt vorhanden gewesen sein. Auch bei der nach ACTH[6]- bzw. Cortison[7]-Injektion beobachteten Aminoacidurie handelt es sich wahrscheinlich um die Folge eines erhöhten Aminosäurespiegels im Blut.

Eine Aminoacidurie als Folge erhöhten Blutspiegels der Aminosäuren wird ferner nach Injektionen von Aminosäuren oder Eiweißhydrolysaten beobachtet[4].

Zu der Gruppe der Aminoacidurien bei erhöhtem Aminosäurespiegel gehören schließlich die Aminoacidurien bei der *Oligophrenia phenylpyruvica (Föllingsche Krankheit[8])* und der *Tyrosinose*[9]. Die Aminoacidurie bei der Föllingschen Krankheit ist die Folge einer Störung der Umsetzung von Phenylalanin in Tyrosin und einer dadurch bedingten Anhäufung von Phenylalanin im Blutplasma. Im Urin wird Phenylalanin vermehrt ausgeschieden, ferner Phenylbrenztraubensäure, Phenylessigsäure und verwandte Verbindungen.

Bei der *Tyrosinose* soll infolge einer Störung der Oxydation von para-Hydroxyphenylbrenztraubensäure Tyrosin in erhöhten Mengen ausgeschieden werden[4].

2. Aminosäureausscheidung bei tubulärer Rückresorptionsinsuffizienz.

Eine Aminoacidurie auf dem Boden einer Schädigung der tubulären Rückresorptionskapazität ist nach chronischer Bleivergiftung beschrieben[10], ferner nach Cadmium-, Quecksilber-, Uran-[11], Phosphor-, Chloroform-[12], Lysol-[13] und Paraaminosalicylsäurevergiftung beobachtet worden[14].

JONXIS u. Mitarb.[15] sahen eine Aminoacidurie bei der *Rachitis*, nach ihrer Ansicht infolge einer Rückresorptionsstörung, da der Aminosäurespiegel des Blutes normal, z. T. erniedrigt war. Auch bei Vitamin C- und D-Mangelsymptomen sind Aminoacidurien infolge tubulärer Rückresorptionsstörungen beschrieben[16], desgleichen beim sog. nephrotischen Syndrom[17] und nach vorübergehendem akutem Versagen der Nierenfunktion[18].

Unter den verschiedenen Formen der Aminoacidurien verdienen neben den bereits erwähnten Aminoacidurien bei der *Föllingschen Krankheit* und der *Tyrosinose* noch einige weitere, *bei erblichen Stoffwechselanomalien auftretende Aminoacidurien* besonders herausgestellt zu werden.

Das gilt einmal für die *Cystinurie*, einem zuerst von WOLLASTON[19] und später von MARGET[20] beschriebenen recessiven bzw. inkomplett recessiven Erbleiden[21], bei

[1] HEIM und KAFFANKE 1955.
[2] PETERS und v. SLYKE 1946, BAROW und HARTMANN 1956.
[3] ROSEN und LEVENSEN 1953, NARDI 1954, EADES, POLLACK und HARDY 1955.
[4] JONXIS 1957. [5] SCHREIER 1955. [6] SCHREIER und SATTELBERG 1951.
[7] MILHAUD und DORET 1951. [8] KNOK, DAVID und HSIA 1957.
[9] MEDES 1932. [10] WILSON, THOMSON und DENT 1953.
[11] ROTHSTEIN und BERKE 1949, CLARKSON und KENCH 1956.
[12] MARSHALL und ROWNTREE 1955. [13] SPENCER und FRANGLER 1952.
[14] JONXIS und HUISMAN 1954. [15] JONXIS und HUISMAN 1953.
[16] JONXIS und WADMAN 1951.
[17] SQUIRE 1953, BICKEL und SOUCHON 1955, STANBURY und MACAULAY 1957.
[18] LOWE, MOODIE und THOMSON 1954. [19] WOLLASTON 1810. [20] MARGET 1824.
[21] HARRIS, MITTWOCH, ROBSON und WARREN 1955, HARRIS und ROBSON 1957.

dem neben Cystin noch Lysin[1] sowie Ornithin und Arginin[2] vermehrt ausgeschieden werden. Hauptsymptom dieser Krankheit ist die Cystinsteinbildung in den Harnwegen, begünstigt durch die schwere Löslichkeit des Cystins. Als Ursache der Cystinurie wird seit DENT[3] eine Rückresorptionsstörung für die genannten 4 Aminosäuren angenommen[4]. Damit stimmt überein, daß die genannten Aminosäuren im Blutplasma nicht vermehrt sind[5]. Außerdem entspricht die Cystin-Clearance der von Inulin. Die Clearance von Ornithin, Lysin und Arginin soll etwas niedriger liegen. Für diese Aminosäuren scheint somit keine völlige Rückresorptionsstörung vorzuliegen. Die Ursachen, die zur Rückresorptionsstörung bei der Cystinurie führen, sind nicht bekannt, vor allem fehlen bisher morphologische Befunde, die die Rückresorptionsinsuffizienz zu erklären vermöchten. An der Cystinsteinbildung sind Arginin, Ornithin und Lysin wegen ihrer guten Löslichkeit nicht beteiligt.

Von der Cystinurie sind die *Aminoacidurien beim Debré-de Toni-Fanconi-Syndrom*[6] (Synonyme: frühinfantiler nephrotisch glykosurischer Zwergwuchs mit hypophosphatämischer Rachitis[7], Aminosäurediabetes[8]) sowie bei der *Cystinspeicherungskrankheit oder Cystinose*[9], einem Spezialfall des Aminosäurediabetes[10], abzugrenzen. Bei diesen Krankheiten besteht eine erbliche Aminosäurestoffwechselstörung sowie eine Aminoacidurie mit breitem Spektrum. Eine Cystinurie kann fehlen[11]. Außerdem werden beim sog. Aminosäurediabetes bzw. bei der Cystinose eine renale Glykosurie, eine Hyperphosphat- und Hyperkaliurie bei normalem oder erniedrigtem Serumphosphor- und Serumkaliumspiegel beobachtet[12]. Aufgrund dieser Symptome haben FANCONI und BICKEL[10] angenommen, bei den genannten Krankheitsbildern müsse von seiten der Nieren eine Rückresorptionsstörung im Bereich der Hauptstückepithelien bestehen. Diese Ansicht ist durch neuere morphologische Untersuchungen von CLAY bzw. DARMADY u. Mitarb.[13] bestätigt worden. Die genannten Autoren konnten an durch Mikrodissektion gewonnenen Nephren von insgesamt 11 Fällen obiger Krankheitsbilder (DARMADY unterscheidet die Cystinose nicht vom sog. Aminosäurediabetes) Fehlentwicklungen der Hauptstücke der Niere nachweisen.

Im einzelnen wird dazu ausgeführt, daß die Glomerula durch einen „engen verlängerten Nacken" mit dem Rest der Hauptstücke verbunden seien. Verfasser sprechen von „*Schwanenhalsläsionen*". Bei 8 der 11 Fälle seien außerdem die Tubuli contorti kürzer als normal gewesen, bei 3 Fällen werden die Hauptstücke als hypoplastisch beschrieben, einmal hätten Henlesche Schleifen in der Niere nicht nachgewiesen werden können.

Wir können die Befunde von CLAY, DARMADY u. Mitarb.[13] aufgrund zweier eigener Beobachtungen von Cystinspeicherungskrankheit (11 Monate bzw. $1^1/_2$ Jahre) bestätigen und nach Serienschnittuntersuchungen dahingehend ergänzen, daß im Bereich der proximalen

[1] ACKERMANN und KUTSCHER 1952.
[2] HARRIS und ROBSON 1957.
[3] DENT 1949.
[4] HARRIS, MITTWOCH, ROBSON und WARREN 1955, FANCONI und WALLGREN 1954.
[5] DENT, HEATHCOTE und JORON 1954, FOWLER, HARRIS und WARREN 1952, STEIN und MOORE 1954.
[6] DEBRÉ, MARIE, CLÉRET und MESSIMY 1934, DE TONI 1933, FANCONI 1936.
[7] FANCONI 1936.
[8] FANCONI 1945/46.
[9] ABDERHALDEN 1903, KAUFMANN 1922, LIGNAC 1924, 1926, 1945, BICKEL 1951, BEUMER und WEPLER 1937, BROWN 1952, BURGSTEDT und MARX 1956, FREUDENBERG und ROULET 1954, FREUDENBERG 1954, GATZIMOS, SCHULZ und NEWHUM 1955, DEBRÉ und ROYER 1954.
[10] FANCONI und BICKEL 1949.
[11] CAUSSADE, NEIMANN und PIERSON 1954, LAMY, AUSSANNAIRE, JAMMET und CARAMANIAN 1954, STIVAL 1955.
[12] DRABLØS 1951, DARMADY und STRANACK 1957.
[13] CLAY, DARMADY und HAWKINS 1953, DARMADY 1954, DARMADY und STRANACK 1957.

Hauptstückabschnitte die Tubulusepithelien endothelähnlich aussehen (Abb. 40). Ferner beobachteten wir wiederholt am distalen Ende der deutlich verengten proximalen Hauptstückabschnitte starke Dilatationen des Tubuluslumens (Abb. 41). Ferner fielen uns hernienartige

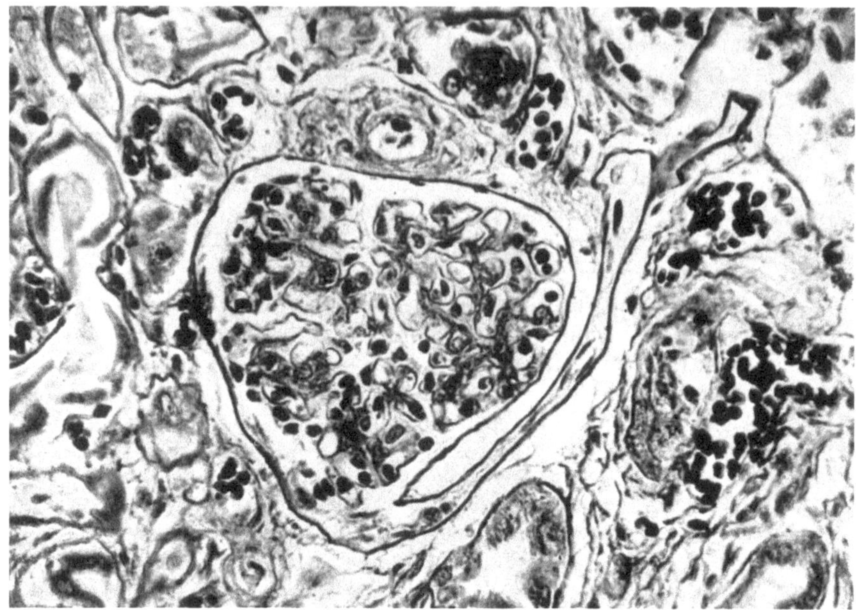

Abb. 40. SN 207/53, weibl., $1^1/_2$ Jahre. Hochgradige Verengerung des proximalen Hauptstückes mit endothelartigem Aussehen der Tubulusepithelien bei Cystinspeicherungskrankheit. Perjodsäure-Silber-Reaktion nach IONES. Vergr. 480fach.

Ausbuchtungen im Bereich des mittleren und distalen Hauptstückdrittels auf. Die Epithelien erschienen auch hier sehr flach bei z. T. erhaltenem Bürstenbesatz. Im Bereich des proximalen

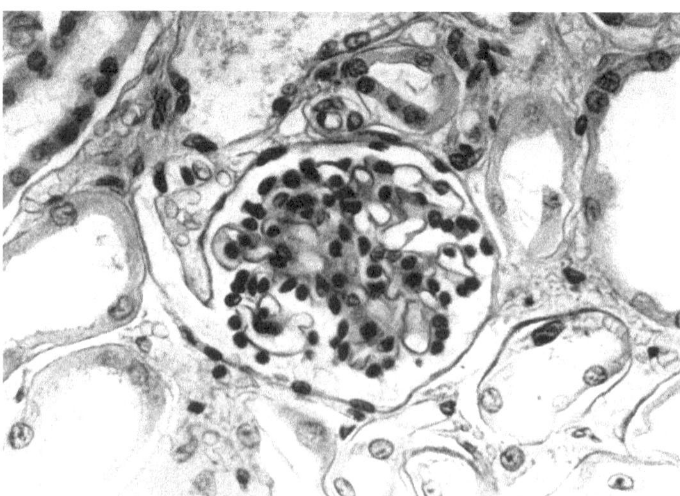

Abb. 41. SN 207/53, weibl., $1^1/_2$ Jahre. Hochgradige Verengerung des proximalen Hauptstückes mit anschließender hernienartigen Dilatation. Goldner-Trichrom-Färbung, Vergr. etwa 350fach.

engen Hauptstückanteils erschien die Basalmembran der Tubuli bei dem einen Fall z. T. verdickt. Im übrigen zeigten die Basalmembranen keine auffälligen Veränderungen. In den Lumina einzelner Tubuli befand sich wenig eiweißhaltige Flüssigkeit. An den Glomerula fiel der Chromatinreichtum der Glomerulumdeckzellen auf und erinnerte an Befunde, wie man sie in den Nieren von Neugeborenen regelmäßig beobachtet. Entzündliche Veränderungen sahen wir weder in den Glomerula noch im Niereninterstitium. Auch im Bereich der interstitiell abgelagerten hexagonalen sowie länglichen Cystinkristalle waren keinerlei Entzündungszeichen zu erkennen. (Abb. 42).

Aus den übereinstimmenden Befunden von CLAY, DARMADY und uns geht, wie wir glauben annehmen zu dürfen, hervor, *daß bei der Cystinose bzw. dem Debré-de-Toni-Fanconi-Syndrom eine angeborene Entwicklungsstörung der Niere vorliegt.* Diese ist vor allem durch eine mangelhafte Ausreifung der Glomerula sowie eine Fehlbildung der Hauptstücke charakterisiert.

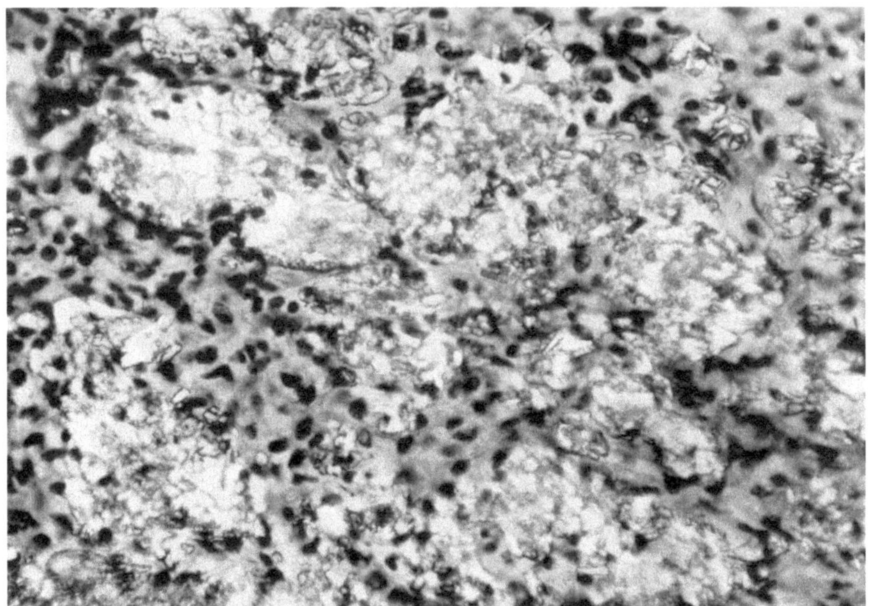

Abb. 42. SN 1441/40, weibl., 8 Jahre (Pathologisches Institut der Universität Zürich, Direktor Prof. Dr. E. UEHLINGER). Ablagerung von Cystinkristallen im Interstitium der Niere bei Cystinspeicherungskrankheit. HE-Färbung. Halbpolarisiertes Licht, Mikrophotogramm, Vergr. 450fach.

Es liegt nahe, in der Fehlentwicklung der Hauptstücke die wesentliche Ursache der Aminoacidurie, Glykosurie, Hyperphosphat- und Hyperkaliurie zu sehen, da diese Substanzen im Bereich der Hauptstücke rückresorbiert werden.

Ob ähnliche Entwicklungsstörungen der Niere auch bei den Fällen von Cystinose vorkommen, bei denen die Hyperphosphaturie[1] bzw. die Glykosurie[2] oder Glykosurie und Hyperphosphaturie[3] fehlen, ist heute noch nicht zu entscheiden.

Desgleichen fehlen bisher ausreichende histologische Befunde über Nierenveränderungen beim „*Fanconi-Syndrom des Erwachsenen*“[4], so daß z. Zt. nicht geklärt ist, ob und wieweit kongenitale oder erworbene Tubulusschäden als Ursache für die Funktionsstörung der Hauptstückepithelien angenommen werden müssen. Wahrscheinlich liegt dem „Fanconi-Syndrom des Erwachsenen“ kein einheitlicher morphologischer Nierenbefund zugrunde. Ob das von STOWERS und

[1] LUDER und SHELDON 1955. [2] WILLIAMSON 1952.
[3] GRISLAIN, LEMOINE, KERNERS und BRUNEAU 1956.
[4] MILKMAN 1934, MILNE, STANBURY und THOMSON 1952, SIROTA und HAMERMAN 1954, COGAN, KUWABARA, KINUSHITA und SHEEHAN 1957, ENGLE und WALLIS 1957.

DENT[1] bei dieser Erkrankung beobachtete Fehlen der alkalischen Phosphatase der Hauptstückepithelien ein regelmäßiger Befund ist, müssen weitere Untersuchungen ergeben.

Dagegen sind ähnliche Entwicklungsstörungen wie beim Aminosäurediabetes bzw. der Cystinose auch bei der *sog. kongenitalen Nephrose*[2] beschrieben. Es ist daher nicht wahrscheinlich, daß zwischen der Aminosäurestoffwechselstörung beim Aminosäurediabetes bzw. der Cystinose und der Fehlentwicklung der Niere kausale Beziehungen bestehen.

Es ist jedoch möglich, daß eine in ihrer Entwicklung und funktionellen Leistungsfähigkeit gestörte Niere durch zusätzliche Faktoren geschädigt wird und dadurch die z. T. bei der Cystinose beobachteten ausgedehnten, vorwiegend interstitiellen entzündlichen Veränderungen der Niere zu erklären sind[3]. Daß dabei der Cystinspeicherung bei der Cystinose eine entscheidende Bedeutung zukommt, halten wir für nicht wahrscheinlich.

LIGNAC[4] glaubte zwar, tierexperimentell nachgewiesen zu haben, daß die Ausscheidung großer Cystinmengen zu toxischen Nierenschäden führt. Auch COX u. Mitarb.[5] wollen bei Ratten nach cystinreicher Diät eine ,,akute toxische Nephrose" beobachtet haben. MAC KAY u. Mitarb[6] sahen dagegen nach cystinreicher Diät in Rattenexperimenten keine Schädigung des Nierenparenchyms, und LEWIS[7] beschreibt wie LIGNAC[4] lediglich eine trübe Schwellung der gewundenen Harnkanälchenepithelien, außerdem eine bei der menschlichen Cystinose nicht beobachtete Nekrose der Sammelröhren.

Die Ansichten über einen möglichen kausalen Zusammenhang zwischen toxischen Epithelschäden durch Cystin und einer dadurch induzierten interstitiellen Nierenentzündung[8] haben jedoch trotzdem wenig für sich, weil im Schrifttum außer den eigenen Beobachtungen Cystinosen beschrieben sind, bei denen entzündliche Nierenveränderungen bzw. toxische Epithelschäden trotz einer Cystinspeicherung im Niereninterstitium fehlten oder sehr geringfügig waren.

FREUDENBERG[9] beschreibt außerdem einen Fall von Cystinose mit normaler Nierenfunktion, abgesehen von den genannten charakteristischen Ausscheidungsstörungen.

Bezüglich der Tubulusläsionen bei Aminosäurediabetes bzw. Cystinose ist ferner zu berücksichtigen, daß bei beiden Krankheiten eine Hyperkaliurie und Hypokaliämie bestehen kann. Die wiederholt beschriebenen[10] und auch von uns beobachteten Vacuolen der Hauptstückepithelien sind daher wahrscheinlich Ausdruck eines intracellulären Kaliummangels und nicht die Folge einer toxischen Epithelschädigung durch Cystin. Von CONN[11] bzw. SIEBENMANN[12] sind ähnliche Tubulusveränderungen beim sog. primären Aldosteronismus beschrieben (Näheres Kapitel: Die Kaliumausscheidung). Wir kommen daher zusammenfassend zu dem Ergebnis, *daß die interstitielle Nephritis, auch die Glomerulonephritis, bei der Cystinose kaum durch die Ausscheidung, Rückresorption und Speicherung des Cystins erklärt werden können.* Wahrscheinlicher handelt es sich bei den beobachteten entzündlichen Prozessen um eine Folge latenter unspezifischer Infekte. Der progressive Charakter dieser Entzündung erklärt sich am

[1] STOWERS und DENT 1947.
[2] DARMADY und STRANACK 1957, GILES, PUGH, DARMADY, STRANACK und WOOLF 1957.
[3] RUSSELL und BARRIE 1936, ROULET 1941, WASER 1945/46, SCHWARZ 1954, WILLIAMSON 1952.
[4] LIGNAC 1926. [5] COX, SMYTHE und FISHBACK 1929.
[6] MACKAY und MACKAY 1926/27. [7] LEWIS 1925.
[8] ROULET 1941, BEUMER und WEPLER 1937, JACKSON und CLARKE 1953.
[9] FREUDENBERG 1954.
[10] FANCONI 1936, BEUMER und WEPLER 1937, DRABLØS 1951, KING und LOCHRIDGE 1951, STRIETZEL 1957.
[11] CONN 1955. [12] SIEBENMANN 1955.

ehesten, wenn man berücksichtigt, daß bei den an einer Cystinose leidenden Individuen der Stoffwechsel in vieler Hinsicht erheblich gestört ist[1], und es sich außerdem um eine Entzündung in einem kongenital minderwertigen Organ handelt. Ähnliche Gedanken sind bereits von ROULET[2] und SCHÜMMELFEDER[3] diskutiert.

Bei der *Galaktosämie*, einer angeborenen familiären Stoffwechselstörung[4], ist von HOLZEL u. Mitarb.[5] und später von anderen Autoren[6] eine Aminoacidurie beschrieben. Nach HOLZEL u. Mitarb. handelt es sich um eine renale Aminoacidurie, die, wie die bei der Galaktosämie beobachtete Galaktosurie und Proteinurie, in Abhängigkeit von dem Lactose- bzw. Galaktosegehalt der Nahrung auftritt.

HOLZEL u. Mitarb. konnten in Fütterungsexperimenten nachweisen, daß die Aminosäuren 5—6 Tage nach Galaktose- bzw. Milchzuckergaben plötzlich im Urin ansteigen, um nach Entzug dieser Substanzen innerhalb von 7—10 Tagen wieder zu verschwinden. Bei der Galaktosämie werden vor allem Serin, Glycin, Alanin, Threonin, Glutamin und Valin, in geringerem Maße Lysin, Cystin, Tyrosin und Glutaminsäure ausgeschieden.

Die Aminoacidurie soll nach einigen Autoren[7] die Folge einer toxischen Schädigung der Harnkanälchenepithelien durch die Galaktose sein. HOLZEL u. Mitarb.[8] sind dagegen heute der Ansicht, daß die der Galaktosämie zugrunde liegende Fermentstörung, aus der eine Blockierung der Umwandlung von Galaktose-1-Phosphat in Glucose-1-Phosphat resultiere, die eigentliche Ursache der Aminoacidurie darstelle. Das verzögerte Auftreten der Aminoacidurie sowie das langsame Abklingen derselben nach Galaktoseentzug sei dadurch zu erklären, daß die Zellfunktionen allgemein und damit auch die der Tubulusepithelien erst gestört werden bzw. so lange gestört bleiben, wie der intracelluläre Galaktose-1-Phosphatgehalt über einem bestimmten Schwellenwert liege. Einzelne morphologische Nierenbefunde bei der Galaktosämie stammen von BERGER[4]. Er fand eine Nephrolithiasis mit hyperchlorämischer Acidose und weist auf die Ähnlichkeit dieses Krankheitsbildes mit der *Lightwood-Albrightschen* Erkrankung hin (s. Kapitel: Die Calcium- und Phosphatausscheidung). Auf die *Nierenveränderungen nach experimenteller Galaktosebelastung* beim Hühnchen[9] haben wir an anderer Stelle hingewiesen (s. Kapitel: Die Pathomorphologie der Kohlenhydratausscheidung).

Auf das Vorkommen einer Aminoacidurie bei der *hepatolentikulären Degeneration Wilson* ist zuerst von DENT[10] und später von anderen Autoren[11] hingewiesen worden. Die Wilsonsche Erkrankung stellt jedoch keine Variante des Debré-de Toni-Fanconi-Syndroms dar[12]. Einmal besteht bei dieser Erkrankung keine Aminosäurestoffwechselstörung, zum andern unterscheidet sich das Aminosäurespektrum des Urins von dem bei der Cystinose bzw. dem Aminosäurediabetes durch eine gewisse Selektivität. Threonin und Cystin werden bevorzugt ausgeschieden. Ferner gibt es klassische Fälle von Wilsonscher Erkrankung ohne Aminoacidurie[13]. DARMADY[14] fand schließlich bei der Untersuchung zweier Fälle von Wilsonscher Erkrankung keine anatomischen Nierenveränderungen, die denen bei der Cystinose bzw. dem Aminosäurediabetes beobachteten entsprochen hätten.

[1] DEBRÉ, ROYER und LESTRADET 1956. [2] ROULET 1941. [3] SCHÜMMELFEDER 1951.
[4] BERGER 1955. [5] HOLZEL, KOMROWER und WILSON 1952.
[6] BICKEL und HICKMANS 1952, HSI, HSI, GREEN, KAY und GELLIS 1954, CUSWORTH, DENT und FLYNN 1955, DARLING und MORTENSEN 1954. SCHULTZE-JENA und SCHAPER 1957.
[7] HSI, HSI, GREEN, KAY und GELLIS 1954. CUSWORTH, DENT und FLYNN 1955.
[8] HOLZEL, KOMROWER und SCHWARZ 1957.
[9] SØNDERGAARD, PRANGE, DAM und CHRISTENSEN 1957. [10] DENT 1947.
[11] UZMAN und DENNY-BROWN 1948, COOPER, ECKHARDT, FALOON und DAVIDSON 1950, DENNY-BROWN und PORTER 1951, CUNNINGS 1951, UZMAN 1953, STEIN, BEARN und MOORE 1954.
[12] BEARN 1957. [13] STEIN, BEARN und MOORE 1954. [14] DARMADY 1954.

Auch ein von uns untersuchter Fall ließ entsprechende Nierenläsionen vermissen. Nach DARMADY[1] und BAAR[2] sollen in den Hauptstückepithelien die alkalische Phosphatase ,,und andere Enzyme" fehlen. Ob dadurch die Aminoacidurie erklärt werden kann, ist noch strittig. DARMADY[1] hält es für möglich, daß es durch die bei der Wilsonschen Erkrankung beobachtete Vermehrung des Kupfergehaltes in den Nierenepithelien[3] zu einer Lähmung von Zellenzymen und dadurch zu einer fehlerhaften Rückresorption von Aminosäuren bei normalem Aminosäurespektrum des Serum komme.

Als weitere Beispiele einer Aminoacidurie bei erblicher, im einzelnen nicht geklärter Stoffwechselanomalie sind die Aminoacidurien bei dem sog. *Lowe-Syndrom*[4] und bei der *Krankheit von Hartnup* sowie die erst kürzlich beschriebene *Glycinurie*[5] zu nennen.

Bei den von LOWE u. Mitarb.[6] beschriebenen Fällen bestand eine generalisierte Aminoacidurie, wahrscheinlich auf dem Boden einer tubulären Rückresorptionsstörung[7]. Morphologische Nierenbefunde sind bei diesem Krankheitsbild nach unserer Kenntnis bisher nicht beschrieben.

Auch bei der sog. *Hartnup-Krankheit* soll eine Rückresorptionsstörung fast aller Aminosäuren bestehen[7]. JONXIS[7] diskutiert die Möglichkeit einer Tryptophanhaushaltsstörung bei diesem Krankheitsbild. Nach seiner Ansicht braucht die Aminoacidurie nicht die Folge einer primären Rückresorptionsstörung zu sein, es sei ebensogut denkbar, daß eine Schädigung der Harnkanälchenepithelien als Ursache der Aminoacidurie in Frage käme. Morphologische Nierenbefunde sind bei diesem Krankheitsbild nicht bekannt.

Bei der *Glycinurie*[5], einem offenbar geschlechtsgebundenen Leiden mit dominantem Erbgang, wird infolge einer isolierten Rückresorptionshemmung für Glycin nur diese Aminosäure in excessivem Maße bei normalem Serumglycinspiegel ausgeschieden. Die Ursache der Rückresorptionsstörung ist im einzelnen noch nicht bekannt. Von DE VRIES u. Mitarb.[5] wird lediglich darauf hingewiesen, daß dieses Leiden häufig von Nierensteinbildungen begleitet ist. Die Nierensteine sollen im wesentlichen aus Oxalaten bestehen und nur Spuren von Glycin enthalten.

VII. Die Pathomorphologie der Harnsäureausscheidung.

(Literatur s. S. 285—286.)

Die Harnsäure, beim Menschen und anthropoiden Affen das Endprodukt des Purinstoffwechsels, wird als freie Säure, vorwiegend als Mononatriumurat[8], glomerulär ausgeschieden und zum größten Teil (90—92%) im Tubulus contortus I rückresorbiert[9]. Eine zusätzliche Harnsäureexkretion durch die Hauptstückepithelien wird zwar bis heute diskutiert, ist jedoch nicht bewiesen[10]. Da die Harnsäure bzw. ihre Salze die Glomerulumcapillaren ohne weiteres zu passieren vermögen, hängt die Höhe der Filtrationsrate in einer gesunden Niere von der Harnsäureplasmakonzentration ab. Nach den Berechnungen von YÜ und GUTMAN[10] bzw. GUTMAN und YÜ[11] werden bei einem Harnsäurespiegel des Blutes von 4,3 bis

[1] DARMADY 1954. [2] BAAR, zit. bei DARMADY 1954.
[3] WINTROBE, CARTWRIGHT, HODGES, GUBLER, MAHONEY, DAUM und BEAN 1954.
[4] LOWE, TERRY und MACLACHLAN 1952, DEBRÉ, ROYER und LESTRADET 1956.
[5] DE VRIES, KOCHWA, LAZEBNIK, FRANK und DJALDETTI 1957.
[6] LOWE, TERRY, MACLACHLAN 1952. [7] JONXIS 1957.
[8] WERLE und SCHIEVELBEIN 1957.
[9] COOMBS, PECORA, THOROGOOD, CONSOLAZIO, TALBOTT 1940, THANNHAUSER 1956, GUTMAN und YÜ 1957.
[10] YÜ und GUTMAN 1953. [11] GUTMAN und YÜ 1957.

5,6 mg-% von gesunden Nieren 5—6 mg (min) Harnsäure glomerulär filtriert. Eine Steigerung der Filtrationsrate durch exogene Harnsäurezufuhr führt zu einer Zunahme der Harnsäurerückresorption, bis die maximale Rückresorptionskapazität erreicht ist. Wird mehr als 10 mg (min) Harnsäure glomerulär filtriert, so kommt es zu einer gesteigerten Uratausscheidung im Urin. Unter physiologischen Bedingungen beträgt die tägliche Harnsäureausscheidung etwa 500 mg-% [1].

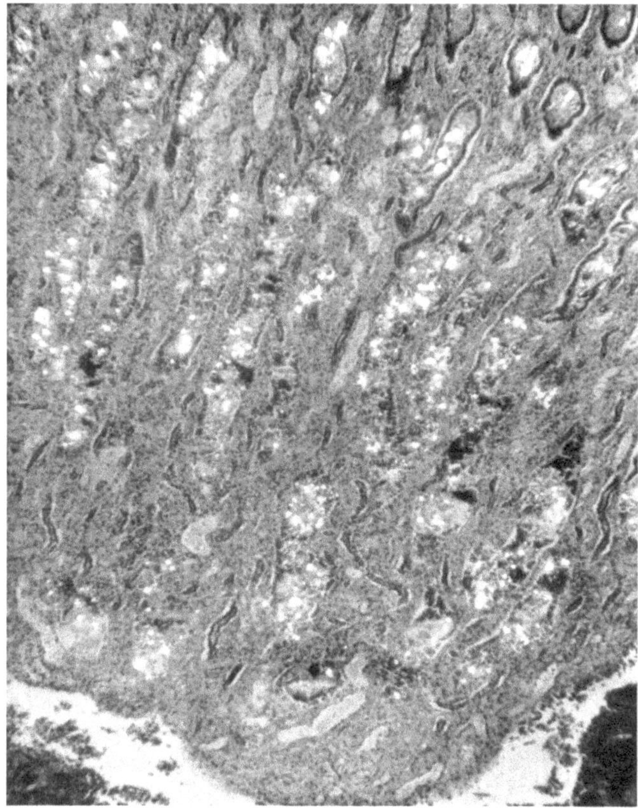

Abb. 43. SN 482/58, männl., 3 Tage (Pathologisches Institut der Universität Zürich, Prof. Dr. UEHLINGER). Sog. Harnsäureinfarkt der Niere des Neugeborenen. Best-Fränkel-Färbung. Übersichtsaufnahme halbpolarisiertes Licht.

Die Höhe des Harnsäurespiegels im Urin ist jedoch gewissen Schwankungen unterworfen, da nicht nur die endogene Harnsäure ausgeschieden wird, sondern auch die mit der Nahrung aufgenommenen Nucleoproteide zu Harnsäure abgebaut werden.

Daraus resultiert, daß sowohl eine nucleoproteidreiche Nahrung als auch eine vermehrte endogene Harnsäureproduktion zu einer erhöhten Harnsäureausscheidung führen kann.

1. Die symptomatischen Hyperuricurien.

Unter den morphologischen Nierenveränderungen infolge symptomatischer Hyperuricämie sind zunächst die sog. *Harnsäureinfarkte des Neugeborenen*, die durch Bilirubinbeimengung oft orangegelb aussehen, zu nennen (Abb. 43 u. 44).

[1] GUTMAN und YÜ 1957, FOLIN, BERGLUND und DERICK 1924.

Es handelt sich dabei um Präcipitationen von harnsaurem Ammoniak in den Sammelröhren und Ductus papillares. Die doppeltbrechenden Ammoniumuratkristalle haben einen Durchmesser von 10 bis 20 μ[1] und zeigen z. T. eine radiäre Streifung bei konzentrisch geschichteten Rändern[2]. Nach FAHR[3] und ALLEN[1] handelt es sich bei den sog. Harnsäureinfarkten um ein physiologisches Vorkommnis. ORTH[4] fand sie bei 53% der Neugeborenen. Ihre Entstehung hängt insofern von Veränderungen des Stoffwechsels beim Übergang vom intra- zum extrauterinen Leben ab, als der plötzliche Zerfall kernhaltiger Erythrocyten nach der Geburt zum stark erhöhten Harnsäureangebot an die Niere führt. Möglicherweise unterstützt die physiologische Anurie der ersten 2 Lebenstage die Präcipitation[5].

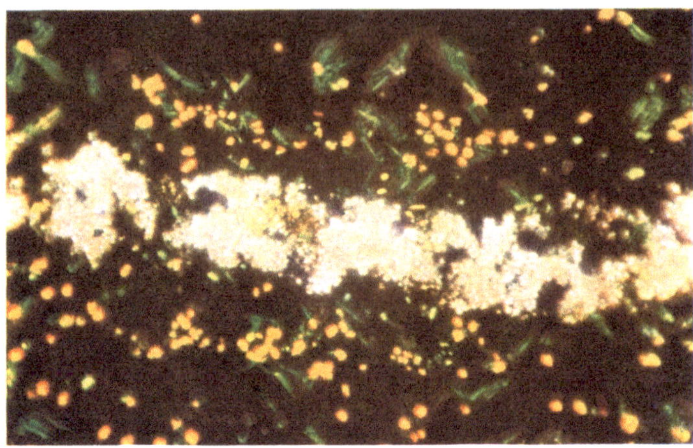

Abb. 44. SN 303/58, männl., 3 Tage. Ausschnitt aus einem sog. Harnsäureinfarkt des Neugeborenen. Dichte Ansammlung doppeltbrechender Kristalle von harnsaurem Ammoniak (weiß) in einem Sammelrohr mit umgebenden gelben und grünen Bilirubinkristallen. Polarisiertes Licht. Unfixierter und ungefärbter Gefrierschnitt. Originalvergr. etwa 100fach.

Symptomatische Hyperuricämien infolge erhöhten Blutharnsäurespiegels werden ferner nach Pneumonien, besonders im Stadium der Lösung, bei Leukämien und anderen Zuständen eines gesteigerten Nucleoproteidstoffwechsels beobachtet[6]. GOLD und FRITZ[7] u. a.[8] beschreiben bei Leukämien, vor allem nach Röntgenbestrahlung bzw. Behandlung mit Antimetaboliten, neben excessiven Hyperuricämien das Auftreten von obturierenden Uretersteinen bzw. intrarenalen Harnsäurepräcipitaten mit erheblichen Rest-N-Steigerungen.

Eine *gesteigerte Harnsäureausscheidung* bei normalem Harnsäureplasmaspiegel ist nach Behandlung mit Salicylaten, Salyrgan, Probenecid sowie nach Injektion von Phenolrot und Renin beschrieben[9], und zwar infolge einer partiellen Hemmung der tubulären Harnsäurerückresorption.

2. Die Hypouricurie.

Eine *verminderte Harnsäureausscheidung* mit sekundärem Ansteigen des Harnsäurespiegels im Blut ist erstmals von YAEGER u. Mitarb.[10] und später von anderen Autoren[11] nach Behandlung tuberkulöser Patienten mit Pyrazinamid beobachtet

[1] ALLEN 1951. [2] LUBARSCH 1925, STAEMMLER 1957. [3] TH. FAHR 1925, 1934.
[4] ORTH, J. zit. nach TH. FAHR 1925. [5] FANCONI und WALLGREN 1954.
[6] WERLE und SCHIEVELBEIN 1957, THANNHAUSER 1956, LÖFFLER und KOLLER 1955, GOLD und FRITZ 1957, SANDBERG, CARTWRIGHT und WINTROBE 1956. STAEMMLER 1957.
[7] GOLD und FRITZ 1957. [8] BEDRNA und POLCAK 1929, MERRILL 1940.
[9] TALBOTT 1951. WERLE und SCHIEVELBEIN 1957, [10] YAEGER, MUNROE und DESSAU 1952.
[11] SHAPIRO und HYDE 1957, CULLEN, LE VINE und FIORE 1957.

worden. Durch Pyrazinamid soll die tubuläre Rückresorption der Harnsäure bei normaler glomerulärer Filtrationsleistung gesteigert werden. Interessant ist, daß bei diesen Patienten mit dem Ansteigen des Harnsäurespiegels im Blut klinisch Symptome einer Gicht auftraten.

3. Die Uricurie bei der Gicht.

Im Rahmen der Diskussion über die renale Harnsäureausscheidung hat die Frage, welche Bedeutung der Niere bei der Entstehung der Gicht zukommt, seit den Untersuchungen von GARROD[1] eine besondere Rolle gespielt. GARROD hatte auf Grund der Tatsache, daß die von ihm untersuchten Gichtpatienten eine Hyperuricämie bei normalen bzw. erniedrigten Harnsäurewerten im Urin zeigten, die Ansicht vertreten, der Gicht liege eine primäre Ausscheidungsstörung für Harnsäure durch die Niere zugrunde. Von THANNHAUSER[2] wurden diese Vorstellungen zunächst dahingehend präzisiert, daß bei der Gicht eine „Sekretionsstörung“ für Harnsäure bestehe. Heute führt THANNHAUSER[3] die Hyperuricämie und die klinische Manifestation der Gicht auf eine konstitutionelle erhöhte tubuläre Harnsäurerückresorption zurück.

Nach der Ansicht der meisten Autoren liegt indessen der Gicht eine endogene Harnsäureüberproduktion zugrunde[4]. Infolge der daraus resultierenden Hyperuricämie wird Harnsäure vermehrt glomerulär filtriert und, in Abhängigkeit von der Filtrationsmenge, vermehrt rückresorbiert. Die gesteigerte Rückresorption von Harnsäure hat zur Folge, daß bei den meisten Gichtpatienten die Harnsäurewerte im Urin normal sind, auch wenn eine Hyperuricämie besteht. Die Hyperuricämie wird durch die erhöhte Rückresorption aufrechterhalten. Zu der in seltenen Fällen bei der Gicht im anfallsfreien Stadium, bzw. häufig nach akuten Anfällen, beobachteten Hyperuricurie[5] kommt es, wenn die Rückresorptionskapazität der Tubuli für Harnsäure überschritten wird[6].

Eine renal bedingte Erhöhung des Bluthamsäurespiegels ist nach GUTMAN und YÜ[6] stets die Folge einer Abnahme der glomerulären Filtrationsleistung, eine Reduktion der glomerulär ausgeschiedenen Harnsäure auch die Ursache der vor allem bei alten Gichtpatienten beobachteten Erniedrigung der Harnsäurewerte im Urin.

Die *morphologischen Nierenveränderungen bei der Gicht* sind, soweit sie eine Folge der Harnsäureausscheidung darstellen, charakterisiert durch wechselnd starke intrarenale Präcipitationen von Mononatriumurat. Außerdem wird gelegentlich bei der Gicht eine Uratsteinbildung in den ableitenden Harnwegen beobachtet[7]. Die Präcipitation der Harnsäure soll durch die vor allem während und nach dem akuten Gichtanfall bestehende Hyperuricurie begünstigt werden. Von HOFFMAN[8] ist jedoch darauf hingewiesen worden, daß die Faktoren, die die intrarenale Präcipitation der Harnsäure fördern, noch weitgehend unbekannt seien.

Das geht auch aus der Tatsache hervor, daß die Hyperuricämie bei der Gicht, vielleicht Einzelfälle ausgenommen[9], erst bei länger bestehender Erkrankung zur intrarenalen Uratpräcipitation führt. Die bei der Gicht beobachteten doppeltbrechenden intrarenalen Mononatriumuratkristalle werden als rhombische

---

[1] GARROD 1863. [2] THANNHAUSER und HEMKE 1923. [3] THANNHAUSER 1956.
[4] COOMBS, PECORA, THOROGOOD, CONSOLAZIO und TALBOTT 1940, LÖFFLER und KOLLER 1955, GUTMAN und YÜ 1957, WYNGAARDEN 1957.
[5] MAGNUS LEVY 1896, LÖFFLER und KOLLER 1955, FINEBERG und ALTSCHUL 1956, FRIEDMAN und BYERS 1950, FOLIN, BERGLUND und DERICK 1924.
[6] GUTMAN und YÜ 1957. [7] OEHLECKER 1951.
[8] HOFFMAN 1954. [9] EBSTEIN 1906, UMBER 1914.

Tafeln, Nadeln oder wetzsteinförmige Gebilde beschrieben bzw. zeigen eine garbenförmige Anordnung[1]. Außerdem sind feinkörnige Ablagerungen von Uraten vor allem in den Tubuluslumina beobachtet[2].

Als bevorzugte Lokalisation der Kristallablagerungen werden übereinstimmend die Nierenpyramiden angegeben[3]. Die Kristalle liegen vorwiegend in den Lumina der Sammelröhren, außerdem im Niereninterstitium[4]. Von einzelnen Autoren sind außerdem tophusartige Mononatriumuratablagerungen im Bereich der Nierenpyramiden gefunden worden[5]. Beim Alligator sahen

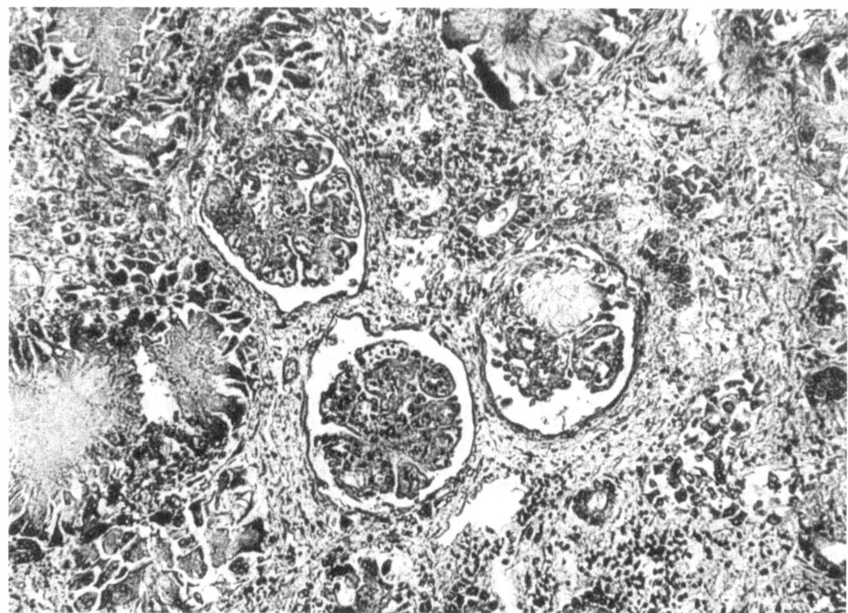

Abb. 45. Gichtniere (Alligator). Harnsäurekristalle in einem Glomerulum und in den Lumina der Harnkanälchen HE-Färbung, Vergr. 160fach.

RANDERATH und DIEZEL[6] Uratkristalle ausschließlich im Bowmanschen Kapselraum und in den Lumina der Harnkanälchen (Abb. 45 und 46). Die intratubulären Präcipitationen führen gewöhnlich zur Nekrose der angrenzenden Tubulusepithelien[7] mit sekundären entzündlichen Reaktionen. Im Verlauf dieser, zur völligen Verödung der Tubuluslumina führenden, entzündlichen Prozesse treten Fremdkörperriesenzellen an den Kristallen auf[8] (Abb. 46). Nach FAHR[9] sowie KOLLER und ZOLLINGER[10] sollen die intratubulären Uratpräcipitate nach Zerstörung der Tubulusepithelien teilweise auf dem Lymphwege in das Niereninterstitium gelangen. FAHR[9] diskutiert darüber hinaus die Möglichkeit einer

[1] TH. FAHR 1925, 1934, BROWN und MALLORY 1950, ALLEN 1951.
[2] TH. FAHR 1925, 1934, ALLEN 1951, KOLLER und ZOLLINGER 1945.
[3] EBSTEIN 1906, MINKOWSKI 1903, TH. FAHR 1925, 1934, BELL 1950, SPITZ, STEINBROCKER, SCHWARTZ und SCHITTONE 1949.
[4] GARROD 1863, MINKOWSKI 1903, TH. FAHR 1925, 1934, ALLEN 1951, KOLLER und ZOLLINGER 1945.
[5] EBSTEIN 1906, TH. FAHR 1925, 1934, BELL 1950, BROWN und MALLORY 1950.
[6] RANDERATH und DIEZEL 1956.
[7] MINKOWSKI 1903, EBSTEIN 1906, TH. FAHR 1925, 1934, TALBOTT 1951.
[8] TH. FAHR 1925, 1934, ALLEN 1951, RANDERATH und DIEZEL 1956, TALBOTT 1951.
[9] TH. FAHR 1925, 1934. [10] KOLLER und ZOLLINGER 1945.

hämatogenen Uratabscheidung im interstitiellen Bindegewebe der Niere bei der Gicht. Die Nierenfunktion soll durch die Uratablagerungen meist nur wenig beeinträchtigt werden[1].

Die Störung der intrarenalen Hämodynamik durch die Uratpräcipitation führt jedoch offenbar zur Infektdisposition im Sinne einer häufigen Entwicklung von teilweise abszedierenden Entzündungen im Bereich der Uratablagerungen[2]. Ob und wieweit die im Verlauf der Gicht häufig auftretende schwere Glomerulosklerose[3] als Folge der bei der Gicht bestehenden Stoffwechselstörung angesehen

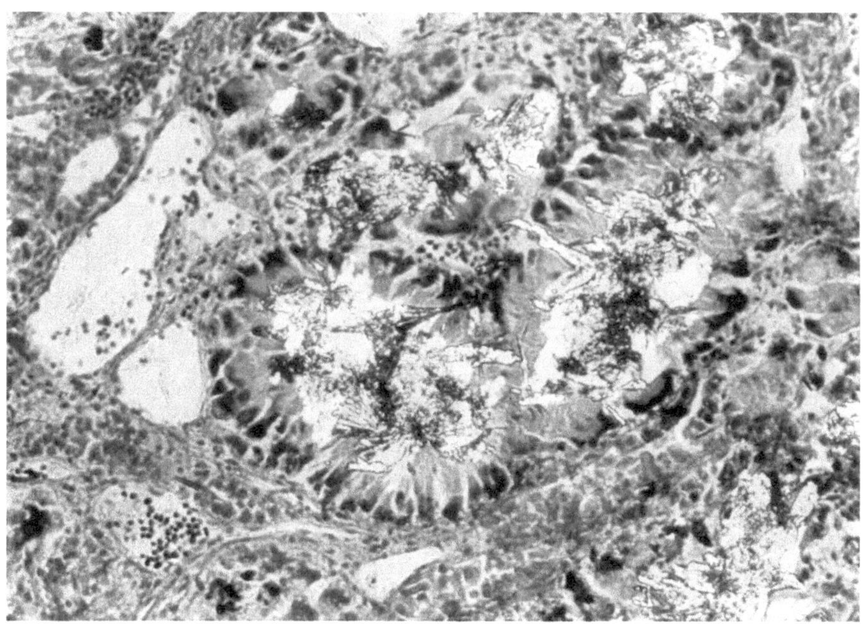

Abb. 46. Gichtniere (Alligator). Nadelförmige Harnsäurekristalle in einem erweiterten Tubuluslumen mit Fremdkörperriesenzellen. PAS-Reaktion, halbpolarisiertes Licht, Vergr. etwa 240fach. (RANDERATH u. DIEZEL 1956.)

werden muß, ist bis heute nicht völlig geklärt, d. h., es ist bis jetzt ebensowenig bewiesen, daß durch länger in den Glomerulumcapillaren verweilende Harnsäure die Capillaren der Nierenkörperchen geschädigt werden, wie FAHR[4] angenommen hatte, noch, daß ein chronischer Durchtritt pathologischer Eiweißkörper die Entwicklung der Glomerulosklerose begünstigt[5]. Bei der Beantwortung der Frage nach den Ursachen des häufig bei der Gicht beobachteten Nierenversagens sind vasculäre Prozesse in gleicher Weise wie die chronischen interstitiellen, insbesondere pyelonephritischen Entzündungen zu berücksichtigen. Darüber hinaus kann es, wie die Beobachtung von BELL[6] sowie der von uns[7] beim Alligator erhobene Befund zeigen, wahrscheinlich auch einmal allein durch ausgedehnte intratubuläre und interstitielle Mononatriumuratpräcipitationen zu einer so starken Beeinträchtigung der Ausscheidungsfunktion der Niere kommen, daß eine Urämie entsteht.

[1] TH. FAHR 1925, 1934, BROWN und MALLORY 1950, ALLEN 1951, KOLLER und ZOLLINGER 1945.

[2] SPITZ, STEINBROCKER, SCHWARTZ und SCHITTONE 1949, BROWN und MALLORY 1950, FINEBERG und ALTSCHUL 1956. TALBOTT 1951.

[3] TH. FAHR 1925, 1934 KOLLER und ZOLLINGER 1945. [4] TH. FAHR 1925 1934.

[5] KOLLER und ZOLLINGER 1945. [6] BELL 1950 [7] RANDERATH und DIEZEL 1956,

VIII. Die Pathomorphologie der Oxalsäureausscheidung.

(Literatur s. S. 286—287.)

Die mit der Nahrung aufgenommene bzw. als Produkt des Kohlenhydrat-, Eiweiß- und Ascorbinsäurestoffwechsels[1] entstehende Oxalsäure wird teilweise durch die Niere als Ca-Oxalat ausgeschieden. Die Ausscheidung erfolgt glomerulär. Nach HERKEL[2] bzw. WERLE u. Mitarb.[3] werden bei einem Oxalsäurespiegel des Blutes von 0,2—0,8 mg-% unter physiologischen Bedingungen in 24 Std 10—30 bzw. 20—50 mg-% Ca-Oxalat mit dem Harn eliminiert. (Die Angaben über den Oxalsäurespiegel des Blutes divergieren allerdings erheblich[4].)

Die oxalsauren Salze sollen gewöhnlich erst beim Stehen des Harns ausfallen. Die Oxalsäure kann andererseits bereits innerhalb der Harnkanälchen in Form von verschiedenen Ca-Oxalat-Hydraten kristallisieren, ohne daß dadurch Nierenparenchymschäden oder Störungen der Nierenfunktion aufzutreten brauchen. Die Möglichkeit der spontanen intrarenalen Kristallisation von Ca-Oxalat ist stets gegeben, da der Harn physiologischerweise eine in bezug auf die Oxalate übersättigte Lösung ist[5]. Durch den Schutz der Harnkolloide wird die Ausfällung der Oxalate gewöhnlich verhindert.

Zu einer vorübergehend erhöhten Oxalsäureausscheidung durch die Niere kommt es nach oxalsäurereicher Diät.

1. Die endogenen Hyperoxalurien.

Eine vermehrte Oxalsäureexkretion auf Grund gesteigerter endogener Oxalsäureproduktion ist bei verschiedenen Infektionskrankheiten[6], bei kardial bedingten Cyanosen und anderen hypoxämischen Zuständen[7] sowie beim Diabetes mellitus[8] und bei Kindern diabetischer Eltern[9] beschrieben. Außerdem wird ein rapides Ansteigen der täglichen Oxalsäuremenge des Harns bei sog. oxalurischen Anfällen beobachtet[10]. Hierbei treten Ca-Oxalat-Kristalle im frisch gelassenen Harn auf[11].

Als Komplikation der Oxalsäure-Ausscheidung ist die *Oxalat-Steinbildung* in den Nierenbecken bzw. den ableitenden Harnwegen zu nennen. Die Entstehung der Oxalatsteine soll weniger von der Menge der ausgeschiedenen Oxalsäure als von einem Fehlen von Schutzkolloiden abhängen[12]. Dagegen wird Verschiebungen des p_H im Harn keine wesentliche Bedeutung bei der Steinentstehung zuerkannt[13]. Nach KHOURI[9] gehen Oxalat-Kristalle bei stark saurem p_H in Lösung, während sie am leichtesten bei einem p_H von 5—6,5 ausfallen sollen[14]. HAMMARSTEN[14] beobachtete bei Ratten nach oxalsäurereicher und Magnesium- und Vitamin A-armer Diät Oxalatsteinbildungen. Welche Rolle eine konstitutionelle Diathese bei der Oxalatsteinbildung spielt, ist nicht geklärt[10].

Nach G. B. GRUBER[10] soll die Bedeutung konstitutioneller Faktoren bei der Oxalatsteinentstehung dadurch eingeschränkt werden, daß das Steinleiden häufig einseitig sei. Von GRAM[15] ist andererseits eine Familie beschrieben, bei der ein Nierensteinleiden in 5 Generationen auftrat, und zwar ausschließlich beim männlichen Geschlecht.

[1] KHOURI 1948, WERLE und SCHIEVELBEIN 1957.
[2] HERKEL und KOCH 1936. [3] WERLE und SCHIEVELBEIN 1957.
[4] KHOURI 1948, VISCHER 1947, NEIMAN, RAUBER, PIERSON, GENTIN, BÉNÉ und BÉNÉ 1957.
[5] LASSEN 1943.
[6] HERKEL und KOCH 1936, KHOURI 1948, WERLE und SCHIEVELBEIN 1957, VISCHER 1947.
[7] APONTE und FETTER 1954. [8] JÜRGENS und SPEHR 1933.
[9] KHOURI 1948. [10] G. B. GRUBER 1934. [11] WERLE und SCHIEVELBEIN 1957.
[12] G. B. GRUBER 1934, JEGHERS und MURPHY 1945, DUNN 1955.
[13] ALBRIGHT, zit. NEIMAN u. Mitarb. 1957.
[14] HAMMARSTEN 1929, 1935/36, 1937. [15] GRAM 1932.

Im Hinblick auf die Ausscheidungsfunktion der Niere kommt der Oxalatsteinbildung im Nierenbecken wie jeder anderen Steinbildung insofern erhebliche Bedeutung zu, als ein chronisches Nierensteinleiden einmal rein mechanisch zu Beeinträchtigungen des Harnabflusses führen kann. Zum andern wird durch Nierenbeckensteine der Boden für die Entwicklung von Nierenbeckenentzündungen und ascendierenden Pyelonephritiden bereitet, wodurch erhebliche Läsionen des Nierenparenchyms und dadurch bedingte Beeinträchtigung der Nierenfunktion entstehen können.

Von der Oxalatsteinbildung im Nierenbecken als einer Komplikation der Oxalsäure-Ausscheidung ist die sog. *Oxalose*[1] abzugrenzen. Bei dieser Erkrankung, die nach unserer Kenntnis erstmals von LEPOUTRE[2] beschrieben worden ist, besteht eine endogene, wahrscheinlich erbliche[3] Stoffwechselstörung, bei der eine erhebliche, von der Nahrungsaufnahme unabhängige Hyperoxalurie beobachtet worden ist[4], die jedoch vor allem durch eine Ablagerung von Ca-Oxalaten in den verschiedensten Organen des Körpers, vor allem in Niere und Skeletsystem, charakterisiert ist[5]. Eine Oxalatsteinbildung im Nierenbecken kann fehlen.

Die Ursache dieser generalisierten Ca-Oxalatpräcipitation in den Geweben ist im einzelnen noch nicht geklärt. Von ARCHER u. Mitarb.[6] ist kürzlich die Vermutung ausgesprochen worden, der Oxalose liege eine Abbaustörung des Glycins zugrunde, indem Glycin zu Oxalsäure oxydiert würde. Zur Stütze dieser These führen die Verfasser an, daß bei der Oxalose durch Na-Benzoat eine Verminderung der Oxalurie zu erreichen sei. Durch Na-Benzoat sollen die Glycinreserven des Körpers in Salze der Hippursäure umgewandelt werden. Im Hinblick auf die Klärung der Genese der Oxalose wäre es von Bedeutung, wenn die Befunde dieser Autoren bestätigt werden könnten. Von anderen Autoren[7] wird außerdem die Möglichkeit einer Manifestation der Oxalose durch vorausgehende Ausscheidungsstörungen der Niere diskutiert. Gegen diese Auffassung läßt sich allerdings anführen, daß es bei den verschiedensten Formen von Schrumpfnieren gewöhnlich nicht zur Oxalose kommt. *Die Nierenveränderungen* sind *bei der Oxalose* im einzelnen durch eine ausgedehnte intrarenale Ablagerung von Ca-Oxalat-Kristallen charakterisiert (Abb. 47). Die Rinde ist gewöhnlich stärker als das Nierenmark befallen.

Gleichzeitig besteht eine ziemlich schwere chronische interstitielle Nephritis mit fortgeschrittener Vernarbung des interstitiellen Nierenbindegewebes. Die Ca-Oxalat-Kristalle liegen vorwiegend intratubulär, und zwar vor allem in den Hauptstücken und Henleschen Schleifen, seltener in den Lumina der distalen Harnkanälchen. Außerdem sind Kristallablagerungen im Niereninterstitium beschrieben. Wir fanden in einem Fall vereinzelt Oxalatkristalle im Bowmanschen Kapselraum. NEIMAN u. Mitarb.[8] sahen Kristalle in den Nierenarteriolen, von HOLLÓSI[9] und BROŽ u. Mitarb.[10] sind intraepitheliale Kristallablagerungen erwähnt worden. Die Kristalle werden z.T. als rosetten-, semirosetten- bzw. fächerförmig

[1] YING CHOU und DONOHUE 1952. [2] LEPOUTRE 1925.
[3] YING CHOU und DONOHUE 1952, APONTE und FETTER 1954, NEWNS und BLACK 1953, DUNN 1955, ARCHER, DORMER, SCOWEN und WATTS 1957, 1958, BROŽ, ŠŤOVIČEK und ŠTĚPÁN 1957.
[4] APONTE und FETTER 1954, ARCHER, DORMER, SCOWEN und WATTS 1957, 1958.
[5] YING CHOU und DONOHUE 1952, APONTE und FETTER 1954, NEWNS und BLACK 1953, DUNN 1955, BURKE, BAGGENSTOSS, OWEN, POWER und LOHR 1955, HOLLÓSI 1957, SIMKÓ 1957, DAVIS, KLINGBERG und STOWELL 1950, LUND und RESKE-NIELSEN 1956, EDWARDS 1957.
[6] ARCHER, DORMER, SCOWEN und WATTS 1957, 1958. [7] HOLLÓSI 1957, SIMKÓ 1957.
[8] NEIMAN, RAUBER, PIERSON, GENTIN, BÉNÉ und BÉNÉ 1957. [9] HOLLÓSI 1957.
[10] BROŽ, ŠŤOVIČEK und ŠTĚPÁN 1957.

bezeichnet[1]. BROŽ u. Mitarb.[2] sprechen von kugelförmigen kristallinen Drusen. Außerdem erwähnen diese Verfasser nadelförmige Kristalle.

In dem von uns beobachteten Fall waren in der Niere neben büschel- und garbenförmigen Ca-Oxalat-Monohydrat-Kristallen (Abb. 48) auch sanduhrförmige Monohydratkristalle zu erkennen, außerdem durchsichtige z. T. strukturlose Tafeln mit abgerundeten bzw. scharfen Kanten (Abb. 49). Nach WERLE u. Mitarb.[3] handelt es sich bei letzteren Kristallformen wahrscheinlich um Ca-Oxalat-Trihydrat. In Form von „Sargdeckeln" auskristallisiertes $CaC_2O_4 \cdot 2\text{-}2{,}5\, H_2O$

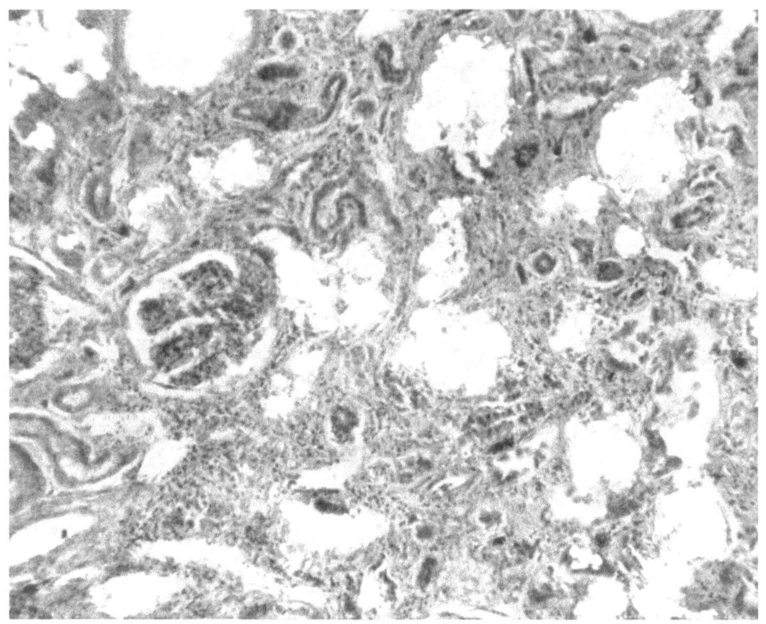

Abb. 47. SN 25/54, männl., 21 Jahre (Pathologisches Institut Dortmund, Prof. Dr. BOEMKE). Calciumoxalatkristalle in den Harnkanälchenlumina der Nierenrinde bei Oxalose. van Gieson-Färbung, halbpolarisiertes Licht, Vergr. 90fach.

(Weddellit) war in unserem Fall nicht nachzuweisen. Auch die anderen Autoren scheinen diese Kristallform nicht gesehen zu haben. Die ausnahmslos doppeltbrechenden Ca-Oxalate zeigen eine gelbliche bis gelblichgrüne Eigenfarbe, nach BROŽ u. Mitarb.[2] bedingt durch Beimengung farbiger Oxalate. Die z.T. nach akuten Vergiftungen mit Oxalsäure (s. unten) beobachtete sog. hydropische Degeneration der Tubulusepithelien ist bei der Oxalose nicht beschrieben und wurde auch von uns nicht beobachtet. Dagegen wird übereinstimmend darauf hingewiesen, daß im Bereich intratubulärer Kristallablagerungen die Tubuluslumina erweitert und die Tubulusepithelien zugrunde gegangen seien.

Die Kristalle grenzen dann an eine verdickte Basalmembran bzw. an narbiges Bindegewebe. Hin und wieder sind die intertubulären Kristalle von Fremdkörperriesenzellen umgeben, während die interstitiell abgelagerten Kristalle in einem relativ zellarmen, kollagenfaserreichen Bindegewebe liegen.

Die Frage, wieweit es bei der Oxalose zur interstitiellen Kristallablagerung kommt, ist im übrigen nicht restlos geklärt. Nach BROŽ u. Mitarb.[2] „scheint"

[1] NEIMAN, RAUBER, PIERSON, GENTIN, BÉNÉ und BÉNÉ 1957, HOLLÓSI 1957.
[2] BROŽ, ŠŤOVIČEK und ŠTĚPÁN 1957.
[3] WERLE und SCHIEVELBEIN 1957.

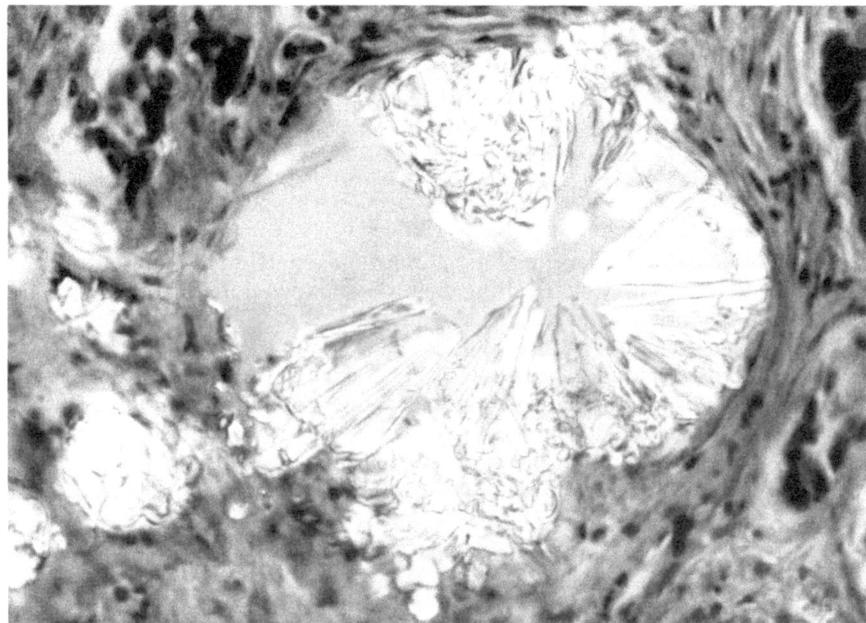

Abb. 48. SN 25/54, männl., 21 Jahre (Pathologisches Institut Dortmund, Prof. Dr. BOEMKE). Büschelförmige Ca-Oxalat-Monohydrat-Kristalle in einem Harnkanälchenlumen bei Oxalose. van Gieson-Färbung, halbpolarisiertes Licht, Vergr. 400fach.

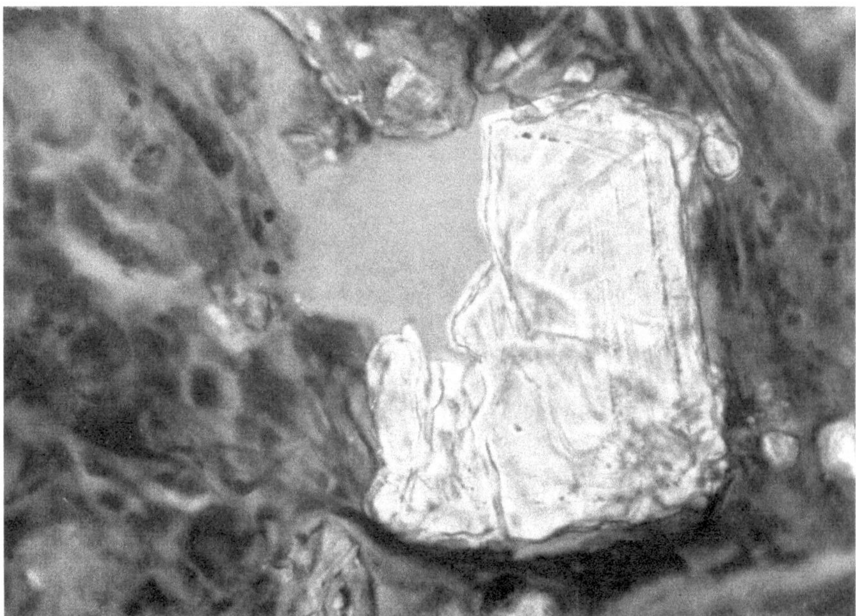

Abb. 49. SN 25/54, männl., 21 Jahre (Pathologisches Institut Dortmund, Prof. Dr. BOEMKE). Teilweise strukturlose Calcium-Oxalatkristalle (Ca-Oxalat-Trihydrat?), in einem Harnkanälchenlumen bei Oxalose. van Gieson-Färbung, halbpolarisiertes Licht, Vergr. 420fach.

ein Teil der Kristalle im Niereninterstitium zu liegen. Auch nach unserer Beobachtung wird die interstitielle Kristallablagerung häufig dadurch vorgetäuscht, daß Kristalle im Bereich völlig verödeter Tubuluslumina liegenbleiben. Zusammenfassend kann somit gesagt werden, daß die Nierenveränderungen bei der Oxalose denen der sog. Ca-Oxalat-Nephritis bzw. „Ca-Oxalat-Schrumpfniere“[1] entsprechen.

Sie unterscheiden sich dagegen grundsätzlich von dem Nierenbefund, den LAAS[2] bei einem 25 Jahre alten Mann beobachtete, der an den Folgen eines Bauchschusses gestorben war. LAAS fand bei diesem Fall ausgedehnte Ca-Oxalat-Ablagerungen in den distalen Harnkanälchenlumina, vor allem in den Sammelröhren der Nierenpapillen, mit Nekrosen des angrenzenden Harnkanälchenepithels.

Die Frage nach der Bedeutung der beschriebenen Nierenveränderungen für die Funktion der Niere läßt sich dahingehend beantworten, daß sowohl durch die intratubulären Kristallabscheidungen als auch durch die chronische interstitielle Nephritis die Ausscheidungsfunktion der Niere erheblich beeinträchtigt wird. Ob die Kristallabscheidungen oder die chronischen entzündlichen Prozesse für die terminal bei der Oxalose auftretende Urämie entscheidend sind, läßt sich naturgemäß nicht klären, da beide Veränderungen stets gleichzeitig beobachtet werden. Es ist jedoch kaum zu bezweifeln, daß die Nierenveränderungen bei der Oxalose eine Folge der diesem Leiden zugrunde liegenden Stoffwechselstörung darstellen.

2. Die exogenen Hyperoxalurien.

Während bis heute nur relativ wenige Beobachtungen über die Entwicklung von schweren Ausscheidungsstörungen der Niere bei endogenen Oxalsäurestoffwechselstörungen vorliegen, ist seit vielen Jahren bekannt, daß nach exogener Zufuhr von Oxalsäure, insbesondere nach Vergiftungen mit dem sauren Kaliumsalz der Oxalsäure (Kleesalz), schwere Nierenveränderungen und hochgradige Störungen der Ausscheidungsfunktionen der Niere auftreten können.

KOBERT und KÜSSNER[3] fanden im Tierexperiment nach Oxalsäurevergiftung die Harnkanälchenlumina mit Ca-Oxalat-Kristallen „ausgegossen“. Die Tiere sollen oligurisch bzw. anurisch gewesen sein. Ähnliche Beobachtungen stammen von zahlreichen Autoren[4]. HEUBNER und HÜCKEL[5] beobachteten bei Hunden nach chronischer Vergiftung mit Na-Oxalat büschel- und garbenförmige Ca-Oxalat-Kristalle in den Tubuluslumina, außerdem eine Nekrose der Hauptstückepithelien. Auch innerhalb der Tubulusepithelien seien Kristallbüschel nachweisbar gewesen. DOERR[6] fand nach Kalium-Oxalatvergiftung in den Nieren durchschnittlich 26 Tage überlebender Katzen „schwere Nierendegenerationen“ vergesellschaftet mit Ca-Oxalat-Infarkten. KLINGE[7] und TÖBBEN[8] sahen in den Nieren einer nach Kleesalzvergiftung verstorbenen Frau Nierenepithelnekrosen „wie bei der Quecksilbervergiftung“. Gleichartige Befunde erhob TÖBBEN[8] an den Nieren von Kaninchen, die mit Kleesalz vergiftet worden waren.

Über ähnliche Nierenveränderungen, wie sie nach Kleesalz bzw. Na- und Ca-Oxalatvergiftung auftreten, ist vor allem während des letzten Weltkrieges nach Vergiftungen mit verschiedenen Glykolen, vor allem nach Vergiftung mit dem als *Frostschutzmittel* verwandten Äthylenglykol[9] (Abb. 50) bzw. dem anfänglich zur Lösung von Sulfonamiden benutzten Diäthylenglykol[10] berichtet worden. Glykole werden im Organismus über Glykolsäure zu Oxalsäure oxydiert[11]. Die Eliminierung der Oxalsäure erfolgt teilweise durch die Niere, und zwar in Form von Ca-Oxalat.

[1] VISCHER 1947, ZOLLINGER und ROSENMUND 1952.
[2] LAAS 1941. [3] KOBERT und KÜSSNER 1879.
[4] EBSTEIN und NIKOLAIER 1897, HEUBNER und HÜCKEL 1935, KLINGE 1938, TÖBBEN 1938, DOERR 1949.
[5] HEUBNER und HÜCKEL 1935. [6] DOERR 1949. [7] KLINGE 1938. [8] TÖBBEN 1938.
[9] WALTHER 1942, BOEMKE 1943, DOERR 1944, DOERR, KRAFT und RAUSCHKE 1947, PONS und CUSTER 1946, MILLES 1946, DOTZAUER 1948, SMITH 1951, ALLEN 1951.
[10] GEILING und CANNON 1938, CHIRAY, JUSTIN-BESANÇON, ALBOT und DIERYCK 1939.
[11] DOERR 1944.

Nach DOERR[1], der im Tierexperiment die Wirkung verschiedenster Glykole untersuchte, kommt es allerdings nach Glykolvergiftungen, auch beim Menschen, be-

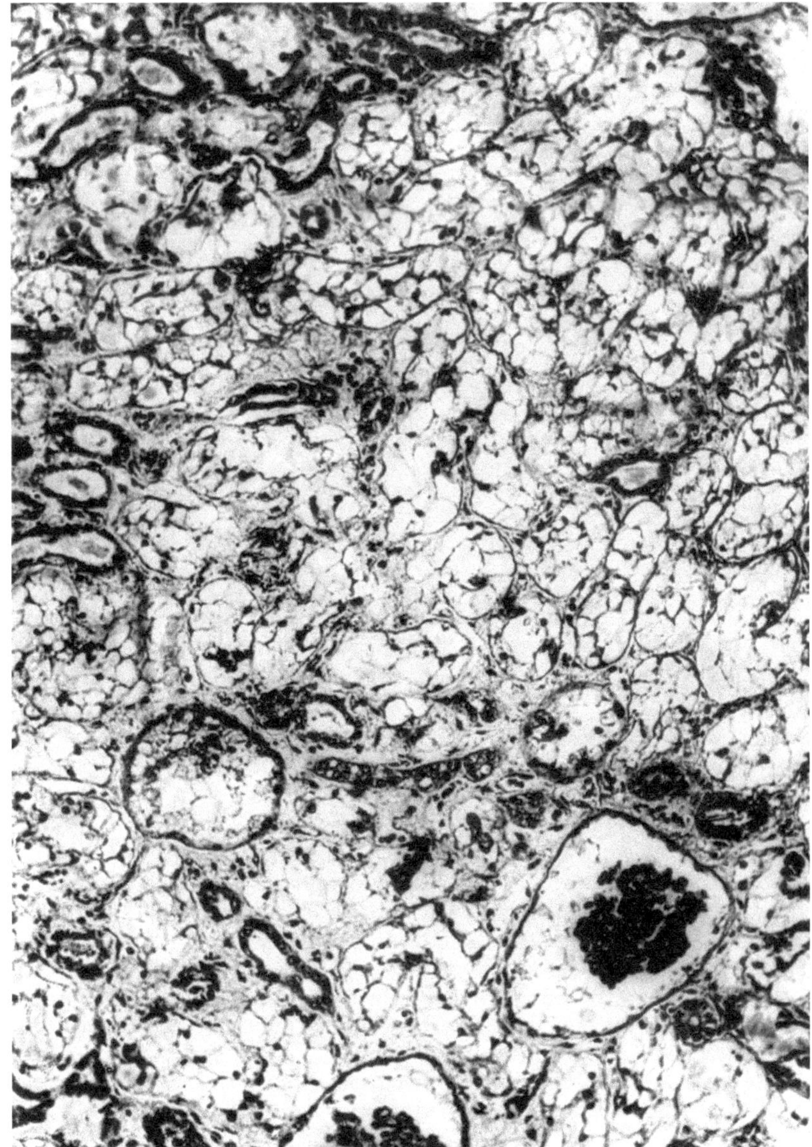

Abb. 50. Sog. hydropische Degeneration der Harnkanälchenepithelien nach Äthylenglykol-Vergiftung beim Menschen. Fall 2 von W. DOERR (1944).

sonders nach Äthylenglykolvergiftung, zu stärkeren hydropisch vacuolären Entartungen der Tubulusepithelien als nach Oxalsäurevergiftung. DOERR[1] beobachtete im Tierexperiment auch nach K-Oxalatvergiftung eine hydropische Entartung der Tubulusepithelien (Abb. 51). Auch von ALLEN[2], SMITH[3] u. a. wird über eine

[1] DOERR 1949. [2] ALLEN 1951. [3] SMITH 1951.

hydropische Degeneration vor allem der Hauptstückepithelien berichtet. Im Tierexperiment sah DOERR[1] nach Glyoxalvergiftung die stärksten hydropischen Entartungen in den Epithelien der distalen Hauptstückabschnitte.

Es muß jedoch darauf hingewiesen werden, daß die „hydropischen Entartungen" der Tubulusepithelien zumindest beim Menschen nicht zu den Frühveränderungen der Glykolvergiftung gehören, und daß ähnliche Veränderungen auch nach hochgradigem Kaliummangel beobachtet worden sind (s. Kapitel: Die Kaliumausscheidung).

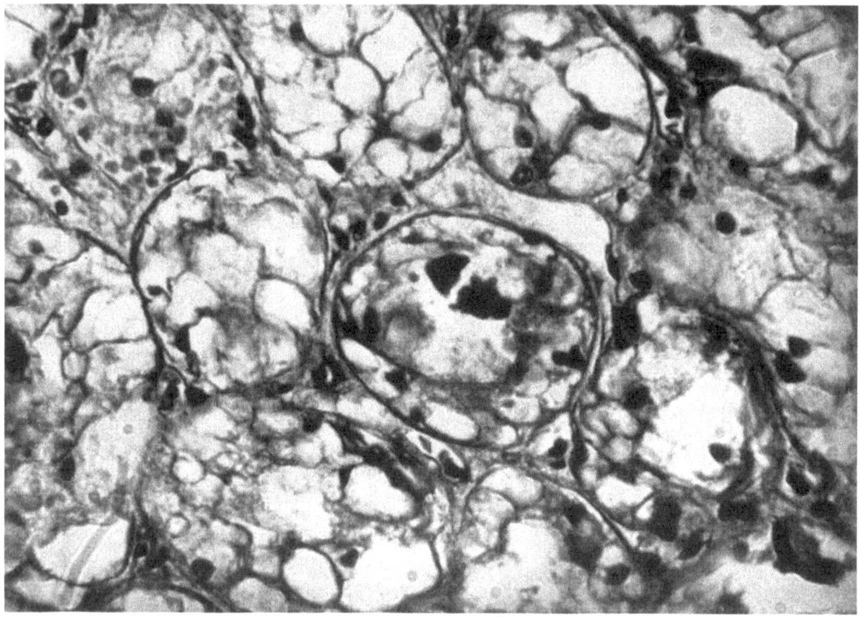

Abb. 51. Katzenniere nach Kalium-Oxalat-Vergiftung. Starke hydropische Epithelentartungen und Nekrosen Die schwarzen Schollen entsprechen der Ablagerung von Calcium-Oxalat. HE-Färbung, Vergr. 420fach. Nach W. DOERR (1949).

Wir sahen kürzlich eine schwere sog. hydropische Degeneration aller Harnkanälchenepithelien mit Ausnahme der Epithelien einzelner Tubuli contorti II bei einem Kranken, der an einer sog. Thrombocytenleukämie (Abb. 52) gestorben war. PONS und CUSTER[2] beschreiben in den Nieren wenige Tage nach Äthylenglykol-Vergiftung verstorbener Patienten lediglich vereinzelte Epitheldesquamationen. Einen ähnlichen Befund erhob BOEMKE[3] in der Niere eines 10 Tage nach Äthylenglykol-Vergiftung Verstorbenen. Von DOERR[4] wurden bei Frühtodesfällen ausgedehnte Nierenrindennekrosen diagnostiziert. Im Hinblick auf die Lokalisation der Kristallablagerungen und die Form der Kristalle stimmen die Veränderungen, die bei den Glykolvergiftungen beobachtet wurden, mit den anderen Oxalsäurevergiftungen überein. Stärkere entzündliche Veränderungen werden nach akuten Vergiftungen mit Oxalsäure oder Glykolen meist nicht beobachtet. Zu einer Ablagerung von Ca-Oxalat-Kristallen im Interstitium kommt es gewöhnlich nicht.

Das nach Frostschutzmittelvergiftung beobachtete Versagen der Nierenfunktion läßt sich nicht allein auf eine Verstopfung der Harnkanälchenlumina mit

[1] DOERR 1949. [2] PONS und CUSTER 1946.
[3] BOEMKE 1943. [4] DOERR 1944.

Ca-Oxalat-Kristallen zurückführen, da keine Parallelität zwischen dem Grad der intratubulären Kristallablagerungen und der Stärke der Störung der Ausscheidungsfunktion der Niere besteht. Bei der Beantwortung der Frage nach den Ursachen der Urämie infolge Oxalsäurevergiftung ist im übrigen zu berücksichtigen, daß zu den Vergiftungssymptomen schwere Störungen des Calcium-

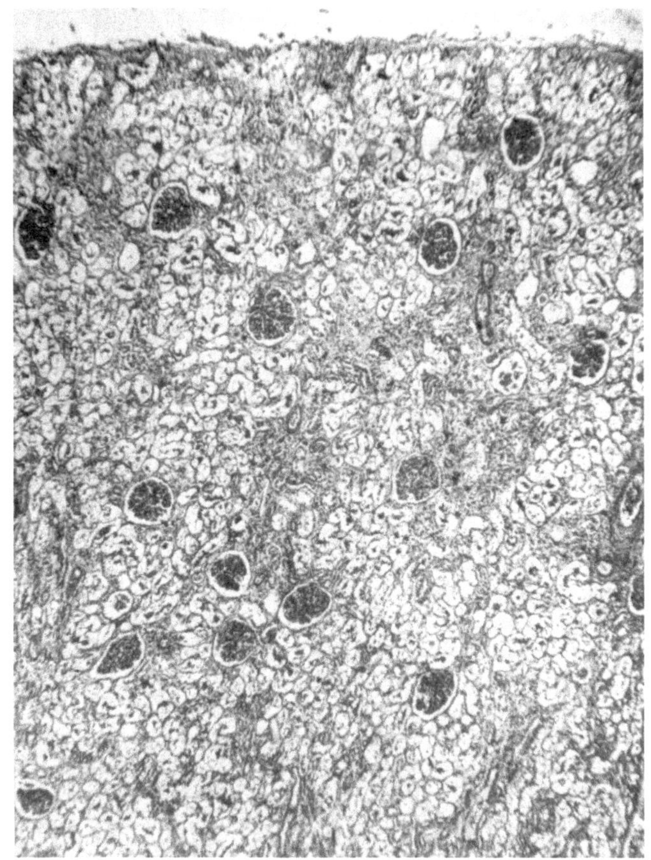

Abb. 52. SN 254/57, weibl., 65 Jahre (Pathologisches Institut der Universität Frankfurt, Prof. Dr. LAUCHE). Hochgradige hydropische Degeneration der Harnkanälchenepithelien. Tod an sog. Thrombocytenleukämie. HE-Färbung, Übersichtsaufnahme.

stoffwechsels, vor allem aber Schockzustände gehören, auf deren Bedeutung für die Ausscheidungsfunktion der Niere an anderer Stelle hingewiesen wurde (s. Kapitel: Die Pathomorphologie der Ausscheidung körpereigener Farbstoffe).

IX. Die Pathomorphologie der Ausscheidung von Mineralien einschließlich der Chlor- und Phosphationen.

(Literatur s. S. 287—293.)

1. Die NaCl-Ausscheidung.

Von gesunden Nieren werden in Abhängigkeit vom NaCl-Gehalt der Nahrung in 24 Std 6—15 g NaCl ausgeschieden. Die Menge der täglich aus dem Blut glomerulär filtrierten Na-Ionen wird mit 438 g, die der Cl-Ionen mit 562 g angegeben bei einem Serum-Natrium- bzw. Cl-Spiegel von 327 (Na) bzw. 366 (Cl) mg-%[1]. 99,4% der im Primärharn vorhandenen Na-Ionen und 99% der Cl-Ionen sollen tubulär rückresorbiert werden, und zwar vorwiegend ($^4/_5$) durch die Epithelien der Hauptstücke. Die Ausscheidung der Na- und Cl-Ionen wird durch die Hormone der Nebennierenrinde beeinflußt; ferner scheint die Rückresorption von NaCl unter physiologischen Bedingungen nerval gesteuert[2]. Nebenniereninsuffizienz führt zur erhöhten NaCl-Exkretion, auch wenn der Serumspiegel erniedrigt ist, während gewöhnlich bei erniedrigtem NaCl-Gehalt des Serums die NaCl-Ausscheidung abnimmt. Die Injektion von Mineralocorticoiden bewirkt eine vermehrte NaCl-Rückresorption.

Nach unilateraler Splanchnektomie ist beim Hund eine Steigerung der NaCl-Exkretion durch die homolaterale Niere beschrieben[2].

Wieweit die bei normalem bzw. erniedrigtem NaCl-Gehalt des Serums gesteigerte NaCl-Ausscheidung bei chronischer Lungentuberkulose[3], tuberkulöser Meningitis[4], diffuser Schädigung von Groß- und Kleinhirn[5] bzw. beim Bronchialcarcinom mit Hirnmetastasen[6] nerval bedingt ist, scheint bis heute nicht geklärt. Morphologische Nierenveränderungen, die den renalen NaCl-Verlust zu erklären vermöchten, sind bisher nicht gefunden.

Es ist dagegen bekannt, daß bereits eine kurzdauernde anoxämische Schädigung der Tubulusepithelien zu einer mangelhaften NaCl-Rückresorption führt[7]. Desgleichen wird während der Heilphase sog. akuter Nephrosen eine mangelhafte NaCl-Rückresorption beobachtet[8]. REUBI[9] sah eine erhöhte NaCl-Exkretion mit sekundärer Senkung des Serum-NaCl-Spiegels bei der Lipoidnephrose und der diabetischen Glomerulosklerose.

Eine überhöhte NaCl-Ausscheidung bei erniedrigtem Serum-NaCl-Spiegel ist ferner wiederholt bei chronischen Glomerulonephritiden und Pyelonephritiden beobachtet worden[10]. Nach THORN u. Mitarb.[11] handelt es sich bei diesen Nierenerkrankungen, von ihnen als „*Salt-Losing-Nephritis*" bezeichnet, um seltene Varianten chronischer Glomerulonephritiden bzw. Pyelonephritiden, bei denen es zu einer mangelhaften tubulären NaCl-Rückresorption kommen soll, bevor sich eine glomeruläre Ausscheidungsstörung für NaCl entwickelt. Ob und wieweit durch den renalen NaCl-Verlust die Nierenfunktion bei diesen Erkrankungen zusätzlich geschädigt wird, ist bisher nicht ausreichend untersucht.

Bekannt ist dagegen seit den Untersuchungen von GRÜNWALD[12] sowie WHIPPLE u. Mitarb.[13], daß Störungen des NaCl-Haushaltes im Sinne einer Erniedrigung des Serum-NaCl-Spiegels zu erheblicher Störung der renalen Ausscheidungsfunktion führen können.

GRÜNWALD[12] hatte bei NaCl-arm ernährten Kaninchen nach *Diuretin*-Gaben die Entwicklung eines Komas beobachtet, dessen Entstehung durch NaCl-Injektionen verhindert werden konnte. Von WHIPPLE u. Mitarb.[13] war im Tierexperiment nach Pylorusverschluß eine Steigerung des Rest-N festgestellt worden.

Die ersten Mitteilungen über *Hypochlorämien und Nierenfunktionsstörungen beim Menschen* stammen von ESSEN[14] bzw. BROWN[15] u. Mitarb.

---

[1] *Documenta Geygi* 1955, p. 283. [2] WERLE und SCHIEVELBEIN 1957.
[3] WINKLER und CRANKSHAW 1938. [4] RAPOPORT, WEST und BRODSKY 1951.
[5] McCRORY und MACAULAY 1957. [6] SCHWARTZ, BENNETT, CURELOP und BARTTER 1957.
[7] FAJERS 1956. [8] HEINTZ und SCHNEIDER 1957. [9] REUBI 1957.
[10] PETERS, WAKEMAN, EISENMAN und LEE 1929, THORN, KOEPF und CLINTON 1944, SAWYER und SOLEZ 1949, JOINER und THORNE 1952, MURPHY, COFFMAN, PRINGLE und ISERI 1952, MURPHY, SETTIMI und KOZOKOFF 1953, NUSSBAUM, BERNHARD und MATTIA 1952, JOSEPH, NÉZELOF, JOB und GENTIL 1957, HEINTZ und SCHNEIDER 1957.
[11] THORN, KOEPF und CLINTON jr. 1944. [12] GRÜNWALD 1908.
[13] WHIPPLE, COOKE und STEARNS 1917. [14] ESSEN, KAUDERS und PORGES 1923.
[15] BROWN, EUSTERMAN, HARTMAN und ROWNTREE 1923.

ESSEN u. Mitarb. beschrieben einen Fall, der nach Hypochlorämie infolge chronischen Erbrechens an den Folgen eines unbekannten Komas verstorben war. BROWN u. Mitarb. berichteten über das Auftreten einer Rest-N-Steigerung nach Hypochlorämie.

Die Beobachtungen dieser Autoren sind am menschlichen Untersuchungsgut[1] sowie tierexperimentell[2] wiederholt bestätigt worden.

Die feingewebliche Untersuchung der Nieren der an Urämie bei Hypochlorämie verstorbenen Menschen und Tiere ergab, Einzelfälle ausgenommen, mehr oder weniger stark ausgebildete fleckförmige Nekrosen und Verkalkungen vorwiegend der Hauptstückepithelien und der Henleschen Schleifen.

Auf die Ähnlichkeit bzw. Übereinstimmung dieser Befunde mit den bei Quecksilbervergiftungen beobachteten Nierenveränderungen wurde wiederholt hingewiesen[3]. Unter dem Eindruck der Experimente von HADEN und ORR[4] bzw. GOLLWITZER-MEIER[5], STRAUB u. Mitarb.[6] ist von ROHLAND[7] angenommen worden, die Nekrose bzw. Verkalkung der Harnkanälchenepithelien bei Hypochlorämie und Quecksilbervergiftung sei die Folge des Cl-Verlustes. Diese Vermutung schien naheliegend, da STRAUB u. Mitarb.[6] sowie RÓTH und SZENT-GYÖRGY[8] festgestellt hatten, daß akute Quecksilbervergiftungen zur Hypochlorämie führen.

Den Vorstellungen von ROHLAND[7] über die Pathogenese der „hypochlorämischen Kalknephrose" haben sich PÉREZ-CASTRO[9], BÜCHNER[10], LEHNBERG[11] u. a. auf Grund eigener Untersuchungen angeschlossen.

Von anderen Autoren wird dagegen bezweifelt, daß die nekrotisierende Nephrose mit Verkalkung eine Folge des Cl-Verlustes darstelle sowie ferner, daß die Nierenveränderungen nach akuter Quecksilbervergiftung Folge einer Hypochlorämie seien.

Die Bedeutung des Cl-Verlustes für die Entwicklung von Nierenfunktionsstörungen war bereits von MACH u. Mitarb.[12] insofern eingeschränkt worden, als sie glaubten festgestellt zu haben, daß Rest-N-Steigerungen nach Hypochlorämie nur auftreten, wenn es gleichzeitig zur Dehydratation komme. Dieser Ansicht haben neben KERPEL-FRONIUS[13] zahlreiche andere Autoren[14] weitgehend zugestimmt.

Von BÜCHNER[15] wird dagegen betont, daß kleine Gaben hochprozentiger NaCl-Lösung, nicht aber große Flüssigkeitsmengen, die Entwicklung der hypochlorämischen Kalknephrose verhindern könnten, was nach KERPEL-FRONIUS[13] damit erklärt werden kann, daß die Exsiccose durch NaCl-Lösung, nicht durch Wassergaben wirksam zu bekämpfen ist.

Das geht aus den Hundeexperimenten von GLASS[16] hervor, bei denen sich trotz wiederholten Magensaftentzuges eine Hypochlorämie ohne Exsiccose und damit, wie aus den Untersuchungen von HAMPERL entnommen werden kann, keine nekrotisierende Nephrose entwickelt hatte.

---

[1] E. FREY 1925, BLUM 1928, RATHERY und MAN 1928, AMBARD, SCHMID und ARNOVLYÊVITCH 1927, MEYER 1931, PORGES 1932, BORST 1931, TSCHILOW 1934, ROHLAND 1936, ENGEL 1936, PÉREZ-CASTRO 1937a, b, NONNENBRUCH 1942a, b, BELL und KNUTSON 1947.

[2] ZEMAN, FRIEDMAN und MANN 1923/24, HADEN und ORR 1923a, b, BÜCHNER 1938, 1956, HATANO 1939, LEHNBERG 1941, CAIN und ZOLNHOFER 1954.

[3] TSCHILOW 1934, ROHLAND 1936, PÉREZ-CASTRO 1937a, b, BÜCHNER 1938, 1956.

[4] HADEN und ORR 1923a, b. [5] GOLLWITZER-MEIER 1924.

[6] STRAUB und GOLLWITZER-MEIER 1925. [7] ROHLAND 1936.

[8] RÓTH und SZENT-GYÖRGY 1937. [9] PÉREZ-CASTRO 1937a, b.

[10] BÜCHNER 1938, 1956. [11] LEHNBERG 1941.

[12] MACH, MACH und SCICLOUNOFF 1934. [13] KERPEL-FRONIUS 1936.

[14] CLAUSEN 1937, MILLER, PRICE und LONGLEY 1940, BELL und KNUTSON 1947, MOELLER und REX 1953, HUNGERLAND 1956.

[15] BÜCHNER 1938, 1956. [16] GLASS 1932.

BÜCHNER[1] bemerkt zwar einschränkend, daß langsamer Cl-Verlust nicht zu dem Bilde einer sog. hypochlorämischen Kalknephrose führe. *Trotzdem erscheint es heute noch strittig, ob die „hypochlorämische Kalknephrose" eine Folge der Hypochlorämie ist.* Der Ansicht von HADEN und ORR[2], die Cl-Ionen stellten einen Schutz gegenüber dem Eiweißabbau der Zelle dar, steht die von KERPEL-FRONIUS[3] gegenüber, nach der die Exsiccose bei der Hypochlorämie nicht durch Cl-Verlust entsteht. Darüber hinaus ist von HUNGERLAND[4] über Fälle von sog. Kalknephrose berichtet worden, ohne daß eine Hypochlorämie bestand.

Es ist daher wahrscheinlich, daß die Bedeutung des Cl-Verlustes überbewertet worden ist, und daß bei der Entwicklung der beschriebenen Nierenveränderungen neben der Hypochlorämie noch unbekannte Faktoren eine Rolle spielen. In diesem Zusammenhang verdienen die Experimente von HADEN und ORR[2] bzw. LEHNBERG[5] Erwähnung, die ergaben, daß schwere Nierenfunktionsstörungen allein nach Unterbindung der Kardia auftreten können, ohne daß es gleichzeitig zu einem Absinken der Serum-Na- und Cl-Werte kommt. Nach HUNGERLAND[4] soll es sich bei den fleckförmigen Nekrosen der Tubulusepithelien nach chronischem Erbrechen um anoxämische Schäden handeln, bedingt durch eine Mangeldurchblutung der Niere bei Exsiccose.

Bezüglich der Pathogenese der nekrotisierenden, mit Verkalkung der Tubulusepithelien einhergehenden Nephrose nach akuter Quecksilbervergiftung erscheinen die Vorstellungen der Büchnerschen Schule dahingehend ergänzt werden zu müssen, daß eine sog. hypochlorämische Kalknephrose auch dann auftreten kann, wenn keine Hypochlorämie besteht[6]. Das geht einmal aus den Experimenten von STAEMMLER[7] sowie aus eigenen (RANDERATH und ACKERMANN[8]) Untersuchungen hervor. In Bestätigung der Staemmlerschen Befunde konnten wir an Ratten und Kaninchen nach akuter Quecksilbervergiftung auch dann die Entwicklung einer nekrotisierenden Nephrose mit sekundärer Verkalkung der nekrotischen Hauptstückepithelien beobachten, wenn der Blut-Na- und Cl-Spiegel nicht erniedrigt war (Abb. 53 und 54).

Die Frage nach der Bedeutung der durch Hypochlorämie und Quecksilbervergiftung beobachteten Nierenveränderungen für die Ausscheidungsfunktion der Niere ist nicht einheitlich beantwortet worden. Während BORST[9] in der Urämie nach Hypochlorämie die Folge einer Verstopfung der Harnkanälchen durch verkalkte Epithelien sah, waren BROWN u. Mitarb.[10] der Ansicht, die Azotämie könne nicht durch die Nierenveränderungen erklärt werden. Auch BÜCHNER und seine Schule[11] betonen, daß der Rest-N nach Hypochlorämie ansteige, bevor morphologisch faßbare Nierenveränderungen aufträten. Von BÜCHNER[12] wird angenommen, „die Sekretion" harnfähiger Substanzen durch die Hauptstückepithelien sei durch den Cl-Mangel gehemmt. Nach FAHR[13] soll die Anurie nach Quecksilbervergiftung durch eine Stase der glomerulären Zirkulation sowie durch eine Verstopfung der Kanälchenlumina mit nekrotischen Epithelien mit verursacht werden. Von GÖMÖRI u. Mitarb.[14] wurde dagegen nachgewiesen, daß die „Kalknephrose" an sich für die bei der Hypochlorämie auftretenden Nierenfunktionsstörungen nicht verantwortlich gemacht werden kann.

---

[1] BÜCHNER 1938, 1956. [2] HADEN und ORR 1923a, b. [3] KERPEL-FRONIUS 1936.
[4] HUNGERLAND 1956. [5] LEHNBERG 1941.
[6] REBER 1953, STAEMMLER 1956. [7] STAEMMLER 1956/1957.
[8] RANDERATH und ACKERMANN (unpubliziert). [9] BORST 1931.
[10] BROWN, EUSTERMAN, HARTMAN und ROWNTREE 1923.
[11] BÜCHNER 1938, 1956, PÉREZ-CASTRO 1937, LEHNBERG 1941.
[12] BÜCHNER 1956. [13] TH. FAHR 1934.
[14] GÖMÖRI und SÁRMAI 1939.

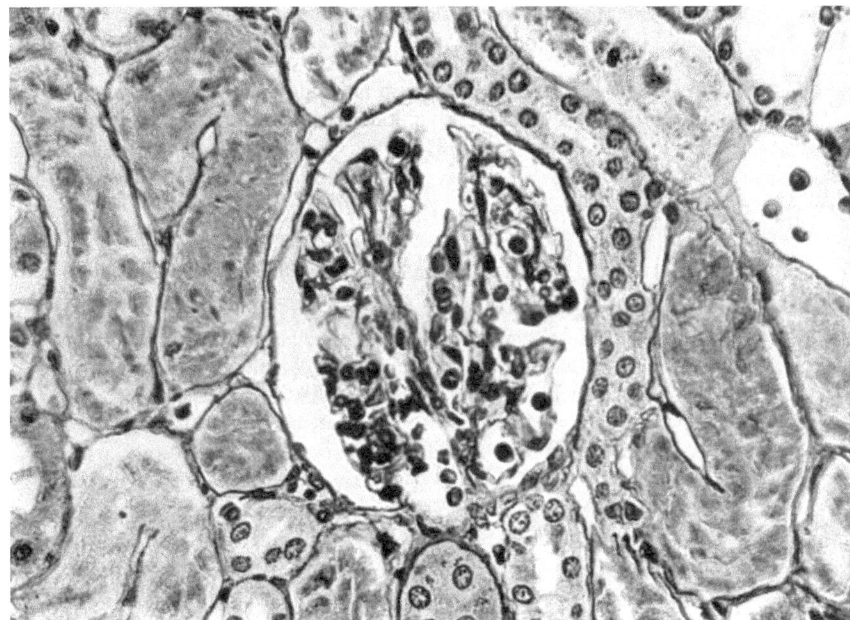

Abb. 53. Rattenniere: Nekrose der Hauptstückepithelien $7^1/_2$ Std nach intravenöser Injektion von 0,03 mg/kg $HgCl_2$. Perjodsäure-Silber-Reaktion nach JONES. Vergr. 500fach.

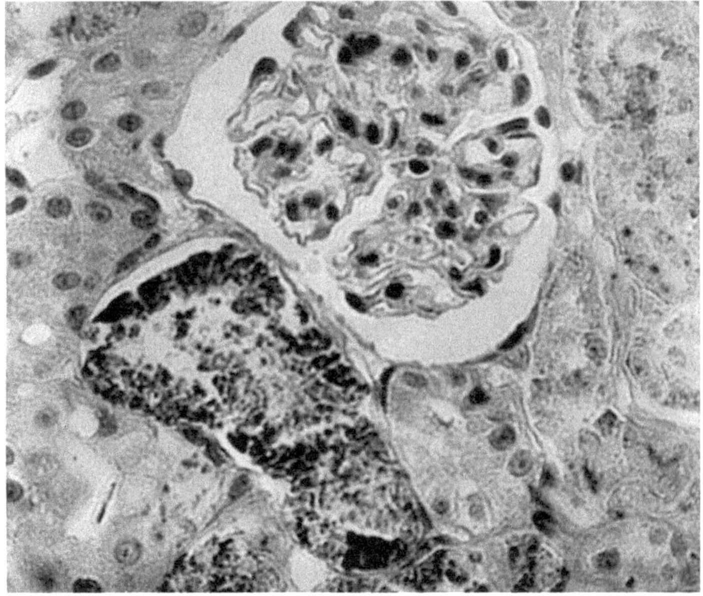

Abb. 54. Rattenniere: Verkalkung nekrotischer Hauptstückepithelien 36 Std nach intravenöser Injektion von 0,03 mg $HgCl_2$. Kossa-Reaktion, Vergr. 560fach.

GÖMÖRI u. Mitarb.[1] unterbanden bei Katzen den Pylorus. Innerhalb von 6 Tagen entwickelte sich bei deutlichem Cl-Abfall eine Rest-N-Steigerung sowie eine sog. Kalknephrose. Wurde zu diesem Zeitpunkt die Pylorusligatur gelöst und eine Niere entfernt, und erhielten

[1] GÖMÖRI und SÁRMAI 1939.

die Tiere physiologische Kochsalzlösung, so zeigte sich, daß die im Sinne einer Kalknephrose geschädigte verbleibende Niere nicht nur genügend ausschied, sondern auch zu konzentrieren vermochte.

GÖMÖRI u. Mitarb.[1] folgern daraus, daß die Exsiccose und die dadurch bedingte Abnahme des glomerulären Filtrationsdruckes die wesentliche Ursache der Oligurie und Anurie bei den Krankheitsbildern sei, bei denen eine Hypochlorämie mit Exsiccose beschrieben wurde. Diese Auffassung wird heute von zahlreichen anderen Autoren[2] vertreten.

2. Die Kalium-Ausscheidung.

Bei einem Serumkaliumspiegel von 20 mg-% (5,1 m val/l)[3] werden in 24 Std 1,7—3,4 g Kalium (K) durch die Niere ausgeschieden. Das normalerweise glomerulär filtrierte K soll z. T. — genaue Angaben hierzu fehlen im Schrifttum — im Tubulus contortus I rückresorbiert werden. Außerdem wird eine tubuläre Exkretion von K, wie sie in aglomerulären Nieren beobachtet worden ist[4], diskutiert[5]. Nach BOTT[6] bzw. WIRZ und BOTT[7] soll K im distalen Tubulus dem Harn zugefügt werden. Ob die tubuläre K-Exkretion eine „Reserve-Funktion" der Niere darstellt[8] oder K auch physiologischerweise durch die Tubuli ausgeschieden wird, erscheint noch strittig. (Bezüglich der K-Ausscheidung s. auch Beitrag SARRE und GAYER.)

Die Ausscheidung von K wird wie die von Na physiologischerweise durch die Nebennierenrindenhormone reguliert[9]. Eine Insuffizienz der Nebennierenrinde führt zu einer verminderten K-Ausscheidung und infolgedessen zu einer sekundären Erhöhung des Blutkaliumspiegels.

Eine vermehrte K-Ausscheidung, wie sie nach Operationen[10], bei der *Adynamia episodica hereditaria*[11] bzw. nach exogener K-Zufuhr beobachtet wird, führt offenbar weder zu morphologischen Veränderungen der Niere noch zu funktionellen Störungen ihrer Ausscheidungsfunktion.

Dagegen sind nach K-Mangelzuständen mit Erniedrigung des Serumkaliumspiegels morphologische Nierenveränderungen sowie Störung der renalen Ausscheidungsfunktion beschrieben.

Am längsten bekannt sind die Nierenveränderungen nach *experimentellem K-Mangel*[12]. FOLLIS u. Mitarb.[13] fanden bei K-arm ernährten Ratten „degenerative" Veränderungen in den Epithelien der geraden Harnkanälchen. FOURMAN u. Mitarb.[14] sahen Tubulusnekrosen im ascendierenden Teil der Henleschen Schleifen in Nieren von Ratten, die 8 Wochen fast K-frei ernährt worden waren. Die Nieren der Tiere, die die K-Mangel-Diät von 8 Wochen überlebten und anscheinend 3 Monate normales Futter erhielten, zeigten „degenerative Veränderungen sowie Vacuolisierungen und Granulierungen des Cytoplasmas der meisten Tubulus-

---

[1] GÖMÖRI und SÁRMAI 1939.
[2] W. FREY 1951, MOELLER und REX 1953, HUNGERLAND 1956.
[3] SCHAAF 1957. [4] H. SMITH 1951.
[5] MUDGE, FOULKS, AMES und GILMAN 1949, BOTT 1954, WIRZ und BOTT 1954, BLACK und EMERY 1957.
[6] BOTT 1954. [7] WIRZ und BOTT 1954. [8] v. SLYKE 1954.
[9] BAUMANN und KURLAND 1927, LOEB 1932.
[10] WILKINSON, BILLING, NAGY und STEWART 1950.
[11] GAMSTORP, HAUGE, HELWIG-LARSEN, MJÖNES und SAGILD 1957.
[12] SCHRADER, PRICKETT und SALMON 1937, FOLLIS, ORENT-KEILES und MCCOLLUM 1942, SMITH, BLACK-SCHAFFER und LASATER 1950, BROKAW 1953, OLIVER, MACDOWELL, WELT, HOLLIDAY, HOLLANDER, WINTERS, WILLIAMS und SEGAR 1957, FOURMAN, MCCANCE und PARKER 1956, MACPHERSON und PEARSE 1957, CRAIG und SCHWARTZ 1957, TAUXE, WAKIM und BAGGENSTOSS 1957.
[13] FOLLIS, ORENT-KEILES und MCCOLLUM 1942. [14] FOURMAN, MCCANCE und PARKER 1956.

epithelien“. Sieben Monate nach Absetzen der K-Mangel-Diät getötete Tiere hatten einen stark erhöhten Rest-N, waren polyurisch und schieden Eiweiß im Urin aus. Die Nieren dieser Tiere waren 2—3mal so groß wie die gleich alter Kontrollen. Die Tubuluslumina, besonders die der Tubuli contorti I, wurden zu diesem Zeitpunkt als erweitert beschrieben und enthielten hyaline Zylinder. Das Tubulusepithel sei abgeflacht gewesen. Ähnliche Beobachtungen stammen von SMITH u. Mitarb.[1]. Auch durch eigene Untersuchungen der Nieren von Ratten, bei denen GRUNDNER-CULEMANN[2] eine mehrwöchige Kaliummangeldiät zum Studium der Herzmuskelveränderungen durchgeführt hatte, konnte nachgewiesen werden, daß bereits nach relativ kurzfristigem Kaliummangel (19 Tage) eine Vacuolisierung des Cytoplasmas der rindennahen Sammelrohrepithelien auftritt, z. T. verbunden mit deutlicher Kernpyknose (Abb. 55). Tiere, die 23—33 Tage nach Beginn der Kaliummangeldiät getötet worden waren, zeigten neben einer hochgradigen Erweiterung der Lumina der aufsteigenden Henleschen Schleifen und der Tubuli contorti II (Abb. 56a) eine deutliche Granulierung des Cytoplasmas der papillennahen Sammelrohrepithelien. Die Zellgrenzen der z. T. gegen das Tubuluslumen vorgebuckelten Tubulusepithelien waren deutlich zu erkennen. In einzelnen papillennahen Sammelrohrepithelien wurden ebenfalls PAS-positive, meist sehr kleine hyaline Tropfen gefunden (Abb. 57 a). Über ähnliche Veränderungen haben erst kürzlich OLIVER u. Mitarb.[3] berichtet.

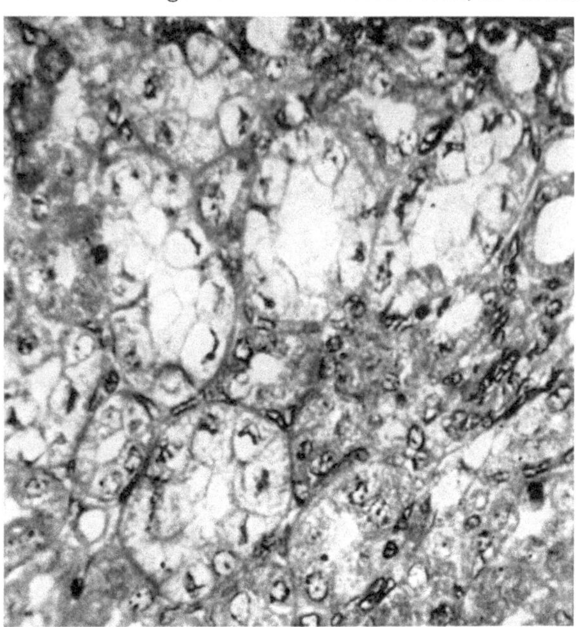

Abb. 55. Rattenniere: Ausschnitt aus der rindennahen Marksubstanz. Deutliche Vacuolisierung von Sammelrohrepithelien mit Zellkernpyknose 19 Tage nach Kaliummangeldiät. HE-Färbung, Vergr. 400fach.

Mit Hilfe histochemischer Untersuchungsmethoden konnte ergänzend nachgewiesen werden, daß nach relativ kurzfristigem K-Mangel in der Rattenniere die saure Phosphatase, besonders in den papillennahen Sammelrohrepithelien, zunimmt. Die Aktivität der Esterasen in den Tubuli contorti I sowie in den Epithelien der inneren Markzone sei gesteigert gewesen[4]. Außerdem wird betont, daß die Tubuli in der inneren Markzone dilatiert gewesen seien[4]. CRAIG u. Mitarb.[5] sahen wie wir nach K- bzw. K- und Na-Mangel eine deutliche Vorbuckelung der Epithelien des Tubulus contortus I gegen das Tubuluslumen und eine Abflachung der Epithelien des Tubulus contortus II. Hier wurden außerdem ziemlich viele Kernteilungsfiguren und mehrkernige Tubulusepithelien beobachtet.

[1] SMITH, BLACK-SCHAFFER und LASATER 1950. [2] GRUNDNER-CULEMANN 1954.

[3] OLIVER, MACDOWELL, WELT, HOLLIDAY, HOLLANDER und WINTERS, WILLIAMS und SEGAR 1957.

[4] FOURMAN, MCCANCE und PARKER 1956, MACPHERSON und PEARSE 1957, PEARSE und MACPHERSON 1958. [5] CRAIG und SCHWARTZ 1957.

Die stärksten Veränderungen sind auch nach ihnen im Nierenmark vorhanden. Die Epithelien der Sammelröhren werden als geschwollen bezeichnet mit basaler

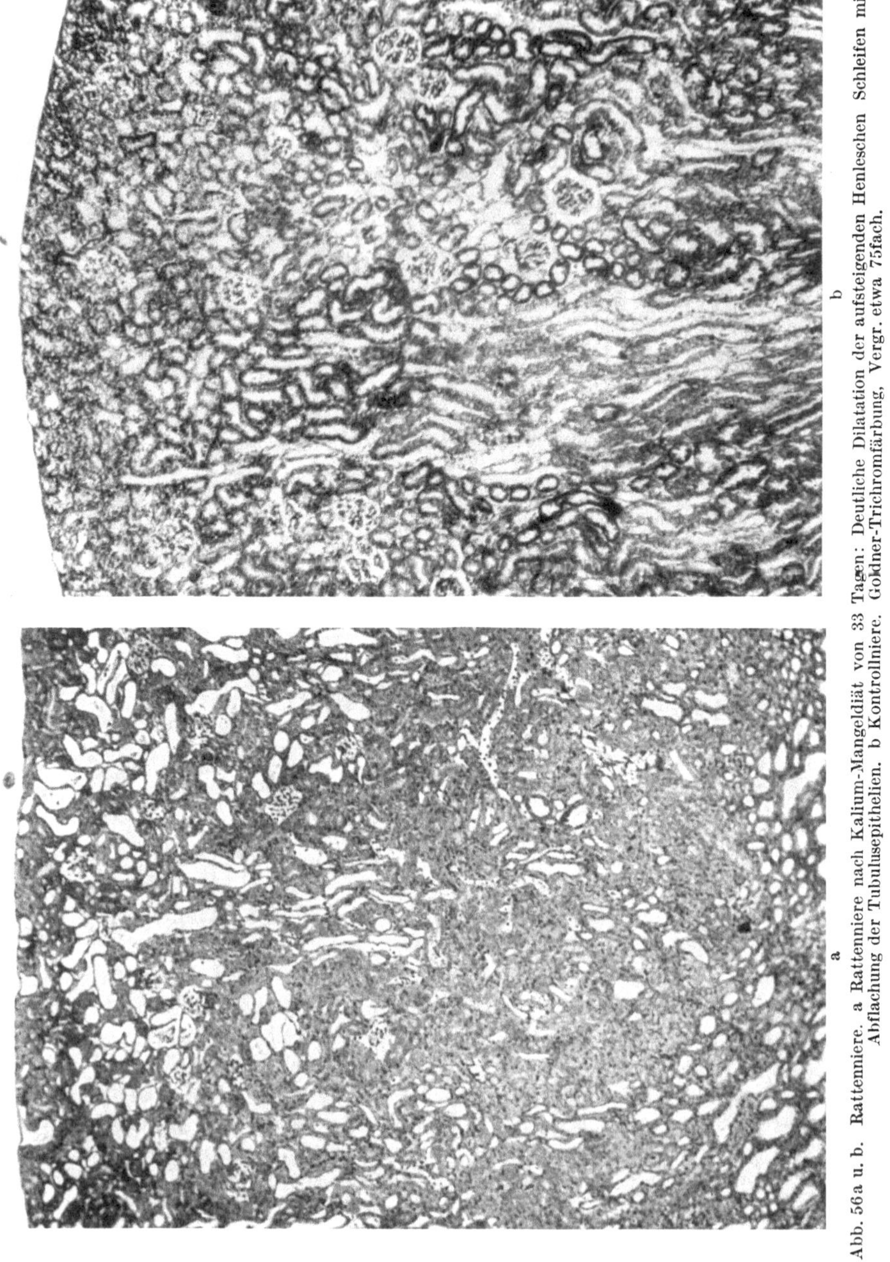

a b

Abb. 56a u. b. Rattenniere. a Rattenniere nach Kalium-Mangeldiät von 33 Tagen: Deutliche Dilatation der aufsteigenden Henleschen Schleifen mit Abflachung der Tubulusepithelien. b Kontrollniere. Goldner-Trichromfärbung, Vergr. etwa 75fach.

Aufhellung des Cytoplasmas. Die Lumina seien dilatiert gewesen. In den Sammelrohrepithelien beobachteten CRAIG u. Mitarb.[1] Lipoproteidtropfen. Von CRAIG

[1] CRAIG und SCHWARTZ 1957.

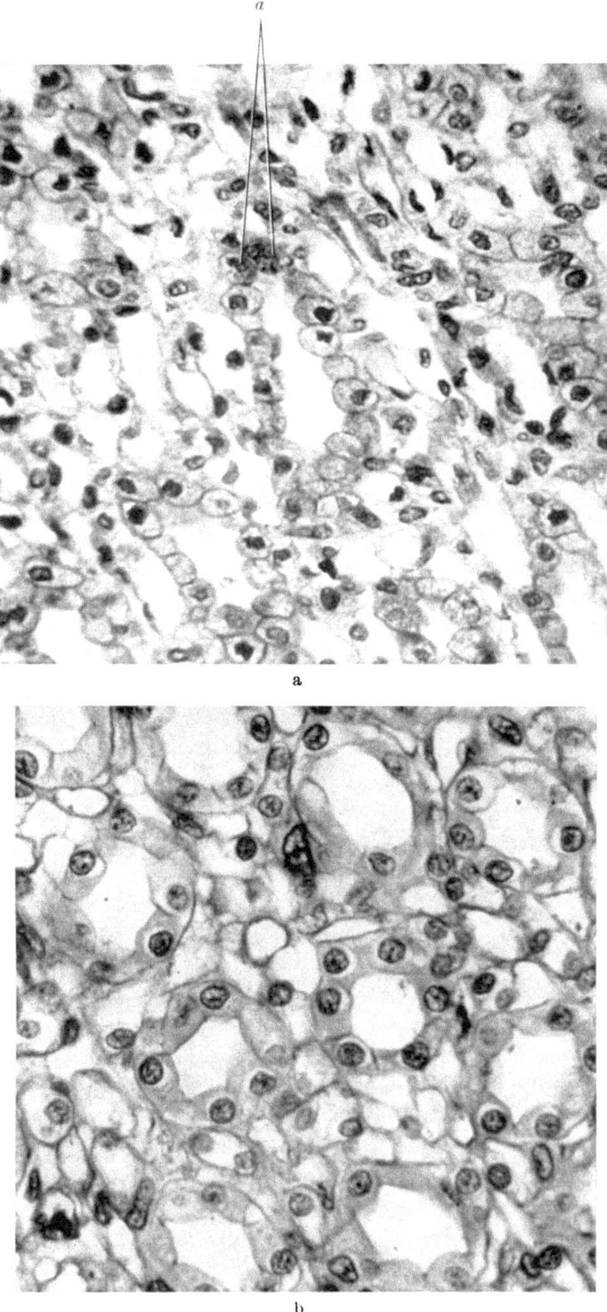

Abb. 57a u. b. Rattennieren. a Ausschnitt aus dem papillennahen Markbereich: Deutliche Granulierung des Cytoplasmas der Sammelrohrepithelien nach Kalium-Mangeldiät von 23 Tagen. Kleine hyaline Tropfen in einzelnen Sammelrohrepithelien (*a*). b Kontrollniere. Goldner-Trichromfärbung, Vergr. etwa 400fach.

und SCHWARTZ[1] sowie von TAUXE und Mitarb.[2] wird darauf hingewiesen, daß die im Tierexperiment bei K-Mangel beobachteten morphologischen Nieren-

[1] CRAIG und SCHWARTZ 1957. [2] TAUXE, WAKIM und BAGGENSTOSS 1957.

veränderungen bei weitem nicht so ausgeprägt seien wie die beim Menschen nach verschiedenen K-Mangelzuständen beschriebenen Nierenläsionen, was mit eigenen Beobachtungen übereinstimmt. *Über Nierenveränderungen nach K-Mangelzuständen beim Menschen* ist von WILLIAMS und MACMAHON[1] u. a.[2] berichtet worden, und zwar vorwiegend nach chronischen ulcerösen Colitiden und anderen mit Durchfällen einhergehenden Darmaffektionen. Von SIEBENMANN[3] wird über Nierenveränderungen nach K-Mangel infolge ungenügender K-Aufnahme (Anorexia nervosa) berichtet.

Feingeweblich sind die Nierenveränderungen nach den Angaben dieser Autoren durch eine mehr oder weniger ausgedehnte Vacuolisierung der Tubulus-

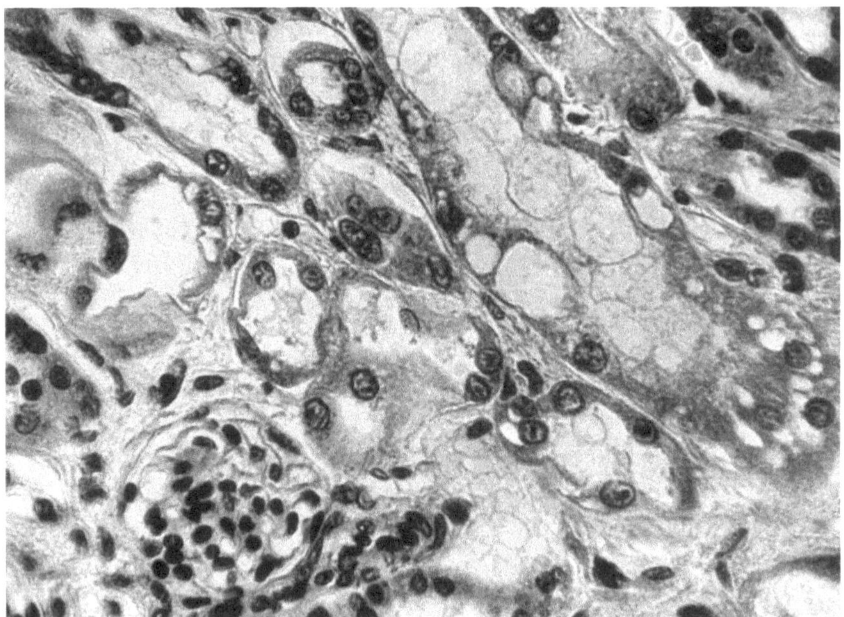

Abb. 58. SN 207/53, weibl., $1^1/_2$ Jahre. Vacuolisierung der Hauptstückepithelien bei Cystinspeicherungskrankheit Goldner-Trichromfärbung, Vergr. etwa 200fach.

epithelien, besonders der Epithelien der Tubuli contorti I charakterisiert. Sie entsprechen den Bildern, die JAFFÉ und STERNBERG[4] bei der Ruhr beobachteten und als „vacuoläre Nierendegeneration" beschrieben haben. Die Veränderungen werden im neueren Schrifttum als „hydropische Degeneration"[5], „vacuoläre Nephropathie"[6] bzw. „großvacuoläre Entmischung"[3] bezeichnet. Von SIEBENMANN[3] und KULKA u. Mitarb.[6] wird darauf hingewiesen, daß die Vacuolen fett- und glykogenfrei seien, was wir aufgrund eigener Beobachtungen bestätigen können. Wir fanden eine wechselnd ausgedehnte Vacuolisierung vorwiegend der Hauptstückepithelien, jedoch auch der Henleschen Schleifen, weniger der Epithelien der Tubuli contorti II bei der mit Hypokaliämie einhergehenden Cystinspeicherungskrankheit (Abb. 58), bei einigen Fällen von chronischer intra-

---

[1] WILLIAMS und MACMAHON 1947.
[2] KULKA, PEARSON und ROBBINS 1950, PERKINS, PETERSEN und RILEY 1950, KEYE 1952, SCHWARTZ und RELMAN 1953.
[3] SIEBENMANN 1955. [4] JAFFÉ und STERNBERG 1919/20.
[5] PERKINS, PETERSEN und RILEY 1950. [6] KULKA, PEARSON und ROBBINS 1950.

capillärer Glomerulonephritis mit nephrotischem Einschlag (Abb. 59) und bei einem Fall von sog. sekundärem Aldosteronismus (s. unten).

Die Vacuolen sind wechselnd groß. Große Vacuolen buckeln sich ballonartig[1] gegen das Tubuluslumen vor und sind dabei nur durch einen sehr dünnen Cytoplasmasaum vom Tubuluslumen abgegrenzt (Abb. 58 und 59). Durch Zusammenfließen mehrerer Vacuolen können ganze Teile der die Tubuluslumina umgebenden Epithelien in optisch leere Cytoplasmaschläuche umgewandelt werden. Die Tubuluszellkerne liegen z.T. am Rande der Vacuolen, und zwar meist

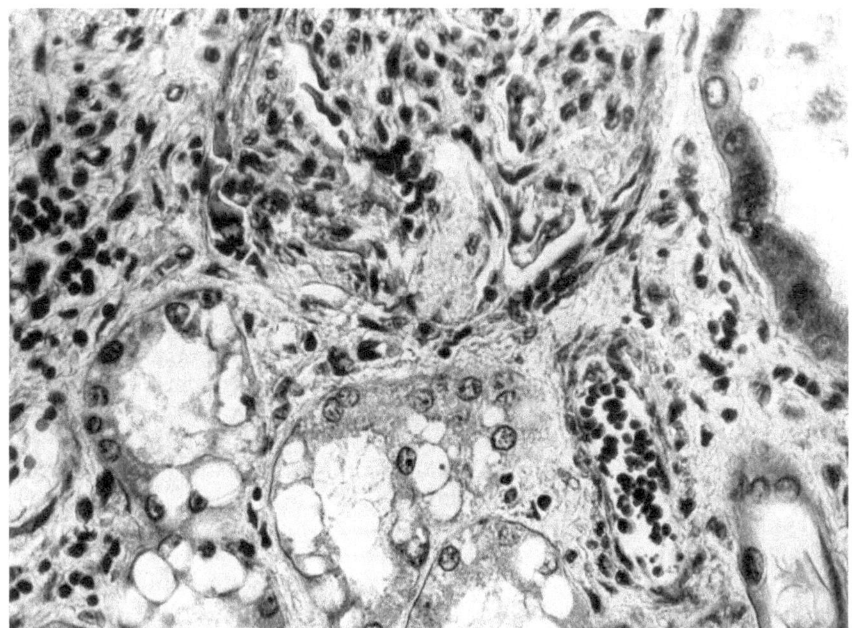

Abb. 59. SN 259/57, männl., 52 Jahre. Chronische intracapilläre Glomerulonephritis mit ausgedehnter Vacuolisierung der Hauptstückepithelien. Goldner-Trichromfärbung, Vergr. etwa 200fach.

im Bereich der Zellbasis. An anderen Stellen sind Zellkerne nicht nachweisbar. SIEBENMANN[1] beschreibt bei seinem Fall in Übereinstimmung mit den tierexperimentellen Befunden eine deutliche Vergrößerung der Nieren. Er weist darüber hinaus auf die große Ähnlichkeit der morphologischen Nierenbefunde bei K-Mangelzuständen von Mensch und Tier hin, was nach unserer Ansicht sowie der von TAUXE[2] bzw. CRAIG u. Mitarb.[3] nicht unbedingt zutrifft. Einmal sind beim Menschen die Vacuolen in den Tubulusepithelien sehr viel stärker ausgebildet als beim Tier, zum andern kommen die Veränderungen beim Menschen vorwiegend im Bereich der Hauptstücke, beim Tier ausgeprägter in den Epithelien der Tubuli contorti II, besonders aber in den Sammelröhren vor.

Ob beim Menschen durch K-Mangel die im Tierexperiment beschriebenen Änderungen der Fermentaktivitäten auftreten, ist mangels entsprechender Untersuchungen noch nicht zu entscheiden. Dagegen läßt sich heute schon übersehen, daß der K-Mangel bei Mensch und Tier zu gleichen Beeinträchtigungen der Nierenfunktion führt.

[1] SIEBENMANN 1955. [2] TAUXE, WAKIM und BAGGENSTOSS 1957.
[3] CRAIG und SCHWARTZ 1957.

Bei Mensch und Tier werden nach K-Mangel eine Erniedrigung der glomerulären Filtrationsrate beobachtet[1], ferner eine mangelhafte Konzentrationsfähigkeit der Niere und starke Rest-N-Steigerungen. Außerdem verliert die Niere die Fähigkeit, einen sauren Urin zu produzieren. Die Ursachen der bei Mensch und Tier beobachteten Nierenvergrößerung nach K-Mangel erscheint uns in Übereinstimmung mit SIEBENMANN[2] nicht geklärt.

Die bereits erwähnte Regulation der renalen K- und Na-Ausscheidung durch Hormone der Nebennierenrinde bringt es mit sich, daß auch bei bestimmten Störungen der Nebennierenrindenfunktion Hypokaliämien, und zwar infolge erhöhter K-Ausscheidung durch die Niere bei normalem bzw. sekundär erniedrigtem Serumkaliumspiegel auftreten können. Vor allem nach exogener Zufuhr von Mineralocorticoiden bzw. durch eine erhöhte endogene Produktion von Mineralocorticoiden kann es zum K-Verlust durch die Niere und zu den gleichen morphologischen Nierenveränderungen und Beeinträchtigungen der Nierenfunktion kommen, wie sie bei den beschriebenen K-Mangelzuständen beobachtet worden sind.

Das geht überzeugend aus den Befunden von CONN[3] u. a.[4] beim sog. *primären Aldosteronismus* hervor sowie aus einer eigenen Beobachtung bei einem klinisch diagnostizierten Fall von *sekundärem Aldosteronismus* nach Lebercirrhose. Schließlich spricht auch der bereits erwähnte Befund über gleichartige Tubulusveränderungen bei der intracapillären Glomerulonephritis mit nephrotischem Einschlag dafür, daß nach suprarenal ausgelöstem renalem K-Verlust infolge daraus resultierender Hypokaliämie die gleichen Nierenveränderungen auftreten wie nach anders bedingten K-Mangelzustanden.

Ob die Veränderungen direkt durch K-Mangel entstehen bzw. die Folge anderer, bisher unbekannter, durch K-Mangel induzierter intracellulärer Stoffwechselstörungen sind, ist bisher nicht bekannt.

In diesem Zusammenhang erscheint es uns jedoch wichtig darauf hinzuweisen, daß es offenbar bei Hypokaliämien infolge möglicherweise primär renal bedingten K-Verlustes nicht zu einer auffallenden Vacuolisierung der Tubulusepithelien kommt. Zumindest sind derartige Veränderungen bei den z.T. als „*K-Verlust-Nephritis*“[5] bezeichneten chronischen, mit erhöhter renaler K-Ausscheidung einhergehenden Pyelonephritiden und interstitiellen Nephritiden bisher nicht beschrieben[6].

3. Die Calcium- und Phosphatausscheidung.

Die innigen Wechselbeziehungen zwischen dem Calcium- und Phosphat-(HPO_4^{--})-Gehalt des Blutserums machen es notwendig, die allgemeine Pathologie der Ausscheidung beider Substanzen gleichzeitig zu besprechen.

Die Ausscheidung des Calciums (Ca) erfolgt nur zum geringen Teil (etwa 10%) durch die Niere. Bei einem Serumcalciumgehalt von 9,5—11 mg-% werden täglich etwa 12,5 g Ca glomerulär filtriert und bis auf 100 mg im Tubulus contortus I rückresorbiert[7]. Nach einzelnen Autoren sollen physiologischerweise bis 250 mg Ca im 24 Std-Urin nachweisbar sein[8].

---

[1] MILNE und MUEHRCKE 1957. [2] SIEBENMANN 1955. [3] CONN 1955a, b.
[4] SKANSE, MÖLLER, GYDELL, JOHANSSON und WULFF 1957. [5] MILNE 1955.
[6] MILNE 1955, NUSSBAUM, BERNHARD, und MATTIA 1952, LABHART und SPÜHLER 1953, WYNGAARDEN, KEITEL und ISSELBACHER 1954, MAHLER und STANBURY 1956, EASTHAM und MCELLIGOTT 1956, MILNE, MUEHRCKE und AIRD 1957, BROOKS, MCSWINEY, PRUNTY und WOOD 1957, STEWART 1957.
[7] UEHLINGER 1956, WERLE und SCHIEVELBEIN 1957, HOWARD 1957, NEUMAN und CHEN jr. 1953.
[8] MODLIN 1957.

Im Gegensatz zum Ca werden $^2/_3$ der täglich aufgenommenen Phosphate renal eliminiert. Der Rest wird von den Hauptstückepithelien rückresorbiert. Der Phosphatspiegel des Blutserums beträgt physiologischerweise 3,5—4 mg-%[1].

Die physiologische Ausscheidung und Rückresorption von Calcium und Phosphat ist mit morphologischen Untersuchungsmethoden nicht faßbar. Auch bei Hypercalcurien und Hyperphosphaturien brauchen keine mit morphologischen Untersuchungsmethoden darstellbaren Nierenveränderungen aufzutreten.

Indessen sind bei den verschiedensten Störungen einer isolierten Ca- bzw. Phosphat- oder Calciumphosphatausscheidung Kalkablagerungen in der Niere beobachtet worden, und zwar in den Harnkanälchenlumina, in den Tubulusepithelien, in der Basalmembran der Bowmanschen Kapsel und der Harnkanälchen sowie im Interstitium. Die Kalkablagerungen wurden an den genannten Stellen, wie gezeigt werden soll, entweder isoliert oder an mehreren Orten gleichzeitig gefunden. Bezüglich der Lokalisation der Calciumpräcipitationen ist darüber hinaus eine vorwiegend corticale oder medulläre Verkalkung erwähnt und betont worden, daß die Verkalkungen in Rinde und Mark gleich- oder ähnlichstark ausgebildet seien. Alle durch intrarenale Calciumpräcipitationen charakterisierten Nierenveränderungen werden summarisch als *Nephrocalcinose* bzw. *Kalknephrose* bezeichnet.

Die Frage, wieweit sie die Folge einer bestimmten Ca-, Phosphat- bzw. Calcium-Phosphatstörung darstellen, ist im Einzelfall schwer zu entscheiden bzw. kann völlig unmöglich sein, da verschiedenste, z. T. noch unbekannte Faktoren die Calcium-Phosphat-Präcipitation begünstigen bzw. verhindern können[2], so daß keine Übereinstimmung zwischen morphologischem Befund und Art der Ausscheidungsstörung zu bestehen braucht.

Dazu kommt, daß es in der Niere zu ausgedehnten Verkalkungen der Tubuli kommen kann, ohne daß eine Calcium- oder Phosphatausscheidungsstörung besteht, und zwar dadurch, daß sich durch Anoxämie bzw. Fermentgifte geschädigte Nierenepithelien mit Calciumsalzen beladen. Auf diese Formen der Nierenepithelverkalkungen soll hier nicht eingegangen werden. (Bezüglich der sog. hypochlorämischen Nephrocalcinose s. Kapitel: Die NaCl-Ausscheidung.)

Es sollen hier vielmehr nur die bei Calcium-, Phosphat- bzw. Calciumphosphat-Ausscheidungsstörungen beobachteten morphologischen Befunde aufgezeigt werden.

Eine morphologisch faßbare Störung der Calcium-Phosphat-Ausscheidung kann bei allen mit *Hypercalcämie* und *Hypercalcurie* einhergehenden Krankheitsbildern auftreten, da eine excessive Calcium-Ausscheidung die intrarenale Calcium-Präcipitation begünstigt. Nach UEHLINGER[3] fällt Calcium in der Niere vorwiegend als Tri-Calcium-Phosphat aus. Eine *Nephrocalcinose* bei Hypercalcämie und -urie kann daher nach *Vitamin-D-Überdosierung* auftreten[4].

Wir sahen bei einem 9 Monate alten Kind, das innerhalb von 10 Tagen 3 Millionen Einheiten Vitamin D erhalten hatte, Calcium-Phosphat-Präcipitate in den Lumina der Henleschen Schleifen und der Tubuli contorti II. Die Kalkniederschläge waren in der Rinde stärker als im Nierenmark (Abb. 60).

---

[1] UEHLINGER 1956.
[2] BAKER, REAVEN und SAWYER 1954, BAKER und SISON 1954, HARLIN und WIESEL 1954, GRIMES 1957.
[3] UEHLINGER 1953.
[4] CHAPLIN, CLARK und ROPES 1951, ADAMS 1951, WOLF 1957, STAEMMLER 1957.

Auch die bei *Nebennierenrindeninsuffizienz* bzw. nach operativer Nebennierenentfernung verschiedentlich beschriebene Hypercalcämie[1] kann zur Nephrocalcinose führen. Ein von UEHLINGER[2] beobachteter Fall von primärer Nebennierenrindenatrophie zeigte neben einer Hypercalcämie intrarenale Calciumpräcipitate. Der Serumcalciumspiegel war bei diesem Fall mit 12,3 bzw. 14,8 mg-% deutlich erhöht, die Serumphosphatwerte waren erniedrigt.

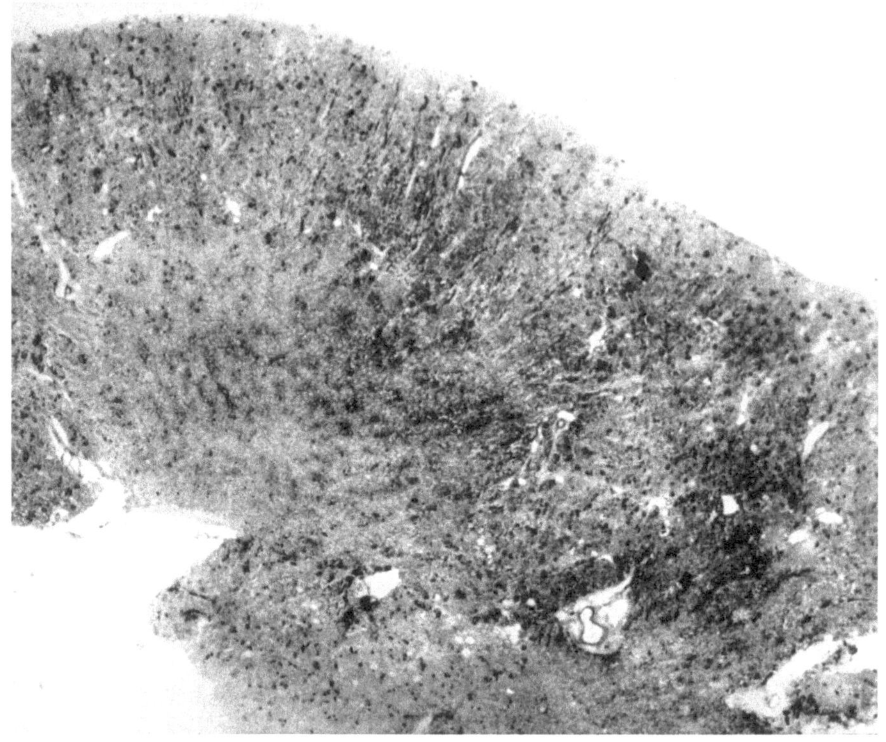

Abb. 60. SN 462/49, männl., 9 Monate (Pathologisches Institut der Universität Zürich, Direktor; Prof. Dr. E. UEHLINGER). Fleckförmige Verkalkung der Harnkanälchenepithelien nach Vitamin D-Vergiftung. Kossa-Reaktion, Übersichtsaufnahme.

Hypercalcämien mit vermehrter Calciumausscheidung im Urin sind ferner bei der *Thyreotoxikose* beschrieben[3]. Der Serumphosphatspiegel soll hierbei trotz der Hypercalcämie normal sein.

Von AHVENAINEN u. Mitarb.[4] ist darauf hingewiesen worden, daß bei der *plasmacellulären interstitiellen Pneumonie* des Säuglings eine Hypercalcämie auftreten kann. AHVENAINEN u. Mitarb. fanden bei 6 Fällen dieses Krankheitsbildes Serumcalciumwerte von 16—21 mg-%. Gleichzeitig beobachteten sie bei diesen Kindern eine Hypercalcurie, teilweise auch eine Hyperphosphaturie. In den Nieren wurden Kalkablagerungen innerhalb der Nierenkörperchen sowie in den Tubuluslumina, vor allem in den Sammelröhren beobachtet. Im Nierenmark seien auch interstitielle Calciumablagerungen nachzuweisen gewesen. UEHLINGER[2] fand bei einem von 4 Fällen mit plasmacellulärer Pneumonie eine Nephrocalcinose

[1] LOEB 1932, SPRAGUE 1953, LEEKSMA, DE GRAEFF und DE COCK 1957.
[2] UEHLINGER, persönliche Mitteilung.
[3] STANLEY 1949, ROSE und BOLES 1953, PRIBEK und MEADE 1957.
[4] AHVENAINEN und HALLMAN 1952.

(Abb. 61) wobei die Calciumpräcipitate vorwiegend in den erweiterten Sammelröhren lagen. Ähnliche Befunde konnten von GOEBEL[1], STAEMMLER[2], LETTERER[3] und uns erhoben werden.

Eine Nephrocalcinose bei Hypercalcämie und -urie ist ferner beim *Plasmocytom*[4], Melanosarkom und bei Carcinomen mit osteoklastischen Metastasen[5],

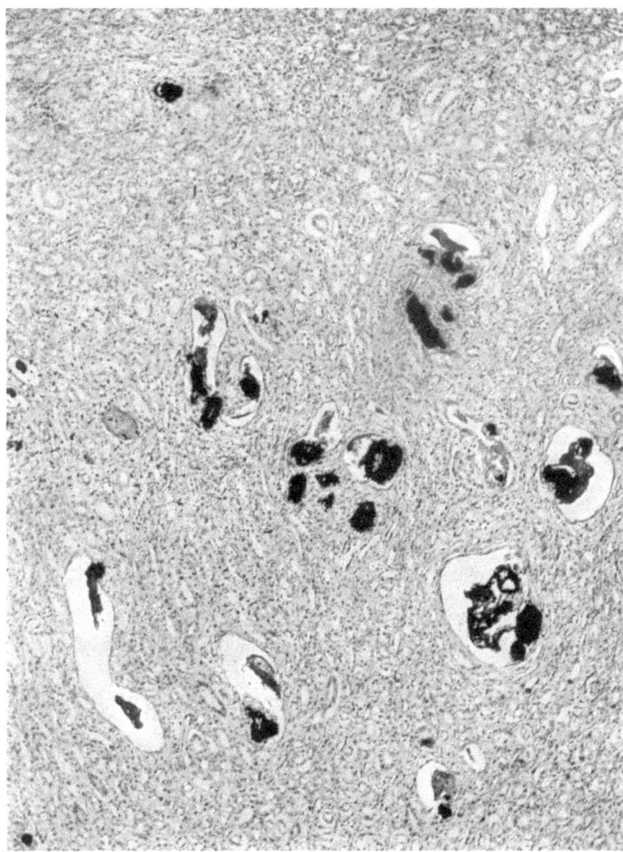

Abb. 61. SN 257/56, weibl., $3^1/_2$ Monate (Pathologisches Institut der Universität Zürich, Direktor; Prof. Dr. E. UEHLINGER). Nephrocalcinose bei interstitieller plasmacellulärer Pneumonie. Calcium-Phosphat-Ablagerungen in erweiterten Harnkanälchen der äußeren Nierenmarkzone. PAS-Kossa-Reaktion, Vergr. 65fach.

nach Hormontherapie von Mammacarcinomen[6] sowie beim Morbus Boeck[7] beobachtet worden.

Verschiedentlich sind indessen auch Hypercalcämien bei Tumoren beschrieben, ohne daß Knochenmetastasen bestanden hätten[8]. PLIMPTON und GELLHORN[9] sowie CONNOR, THOMAS und HOWARD[10] berichten über eine *Hypercalcämie* bei mehreren *Bronchialcarcinomen*, die nach Tumorentfernung z. T. verschwand um mit dem Tumorrezidiv wieder aufzutreten. Auch UEHLINGER[11] sah eine

[1] GOEBEL 1955. [2] STAEMMLER 1957. [3] LETTERER, persönliche Mitteilung.
[4] STEWART 1957. [5] SWYER, BERGER, GORDON und LASZLO 1950, STAEMMLER 1957.
[6] KENNEDY 1953, KENNEDY, TATHANSON, TIBETTS und AUB 1955, UEHLINGER 1957.
[7] KLINEFELTER und SALLEY 1946, KLATSKIN und GORDON 1953.
[8] MYERS 1956, BAKER 1956, PLIMPTON und GELLHORN 1956.
[9] PLIMPTON und GELLHORN 1956.
[10] CONNOR, THOMAS jr. und HOWARD 1956. [11] UEHLINGER 1956/57.

Hypercalcämie bei Bronchialcarcinomen mit Nephrocalcinose, ferner eine *Hypercalcämie bei primären Lebercarcinom*[1]. Wirbeobachteten eine sch werste Nephrocalcinose bei einem Plattenepithelcarcinom des Kehlkopfes, ohne daß Knochenmetastasen bestanden hätten (Abb. 62). Von KABAKOW u. Mitarb.[2] ist eine *Hypercalcämie beim Morbus* Hodgkin beschrieben. Beim *Morbus* Cushing sahen ALBRIGHT u.a.[3] eine erhöhte Calciumausscheidung durch die Nieren bei Hypercalcämien. SCHOLZ u. Mitarb.[4] fanden bei 11 von 17 Cushing-Fällen z. T. aus gedehnte Calciumphosphatablagerungen „in den Nierentubuli", außerdem sei es zur Steinbildung in den Nierenbecken gekommen.

Hypercalcämien und Hypercalcurien mit Nephrolithiasis bzw. Nephrocalcinose sind schließlich bei länger behandelter *Poliomyelitis*[5] und nach

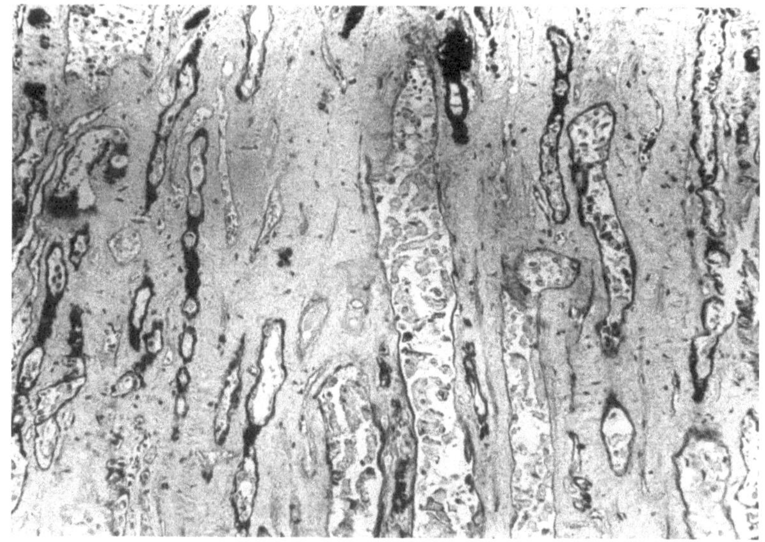

Abb. 62. SN 99/58, männl., 56 Jahre. Kehlkopfcarcinom ohne Skeletmetastasen mit schwerster Nephrocalcinose. Ausschnitt aus dem papillennahen Nierenmark. Ausgedehnte Verkalkungen der Basalmembranen der Sammelrohre. PAS-Kossa-Reaktion, Mikrophotogramm, Vergr. 100fach.

anderen *Rückenmarkserkrankungen*[6] beschrieben. Die Hypercalcämie ist bei letzteren Erkrankungen bedingt durch eine Demineralisierung des Skeletsystems infolge Inaktivitätsatrophie[7].

Unter den mit Hypercalcämie und -urie einhergehenden Erkrankungen nimmt die bei Mensch[8] und Tier[9] vorkommende *Ostitis fibrosa generalisata* (v. RECKLINGHAUSEN) eine besondere Stellung ein. Unter dem Einfluß erhöhter Tätigkeit der Nebenschilddrüse wird einmal vermehrt Calcium aus dem Skelet mobilisiert

[1] UEHLINGER, persönliche Mitteilung. [2] KABAKOW, MINES und KING 1952.

[3] ALBRIGHT 1943, SPRAGUE, HAYLES, POWER, MASON und BENNETT 1950, COPE und RAKER 1955.

[4] SCHOLZ, SPRAGUE und KERNOHAN 1957.

[5] O'CONNOR und WIENER 1956, DUNNINGS und PLUM 1957, TAYLOR, ALCOCK und HILDES 1956, VAGELOS und HENNEMAN 1957.

[6] STERN 1930, PRATHER 1947, BARBER und CROSS jr. 1952.

[7] ALBRIGHT und REIFENSTEIN 1948.

[8] ALBRIGHT und ELLSWORTH 1929, ALBRIGHT 1948, BUTLER, WILSON und FARBER 1936, BRUNNER 1940, EGER 1942, COOK und KEATING jr. 1945, BLACK 1953, UEHLINGER 1953, 1956, GOLDMAN 1955, BAKER, REAVEN und SAWYER 1954, MORTENSEN, EMMETT und BAGGENSTOSS 1953, FRIEDMAN, GREENBERGER und BRANDALEONE 1954, STAEMMLER 1957.

[9] PERLMAN 1944, KROOK 1957.

— der Blutcalciumspiegel steigt —, und Calcium wird in erhöhtem Maße im Harn ausgeschieden. Da durch das Parat-Hormon die tubuläre Rückresorption für Phosphate gehemmt wird[1], besteht bei der Ostitis fibrosa generalisata gleichzeitig eine Hyperphosphaturie. Die „*Kalknephrose*“[2] ist daher bei diesem Krankheitsbild ein relativ häufiger Befund. Noch häufiger wird allerdings bei der Ostitis fibrosa generalisata eine Nephrolithiasis beobachtet. ALBRIGHT u. Mitarb.[3] fanden bei 27% der von ihnen untersuchten Fälle mit Ostitis fibrosa generalisata Calcium-Phosphatsteine im Nierenbecken. Ähnliche Beobachtungen stammen von BLACK[4], KARCHER[5] u. a. Die intrarenale Calcium-Phosphat-Präcipitation kann bei der Ostitis fibrosa generalisata so ausgeprägt sein, daß röntgenologisch kalkig getüpfelte Nierenrindenschatten bzw. fächerförmige Kalkablagerungen im Nierenmark nachgewiesen werden können[2]. Die Neigung zur intrarenalen Calcium-Phosphat-Präcipitation wird beim Morbus Recklinghausen noch dadurch erhöht, daß, offenbar unter dem Einfluß des Parat-Hormons, die Bereitschaft der Gewebe, sich mit Calciumsalzen zu beladen, erhöht wird[6]. Ob dem erhöhten Bindungsvermögen für Calcium-Ionen eine Depolymerisation der Mucopolysaccharide zugrunde liegt[6] bzw. der Beladung mit Calcium-Ionen eine besonders innige Bindung der Mucopolysaccharide an Eiweißkörper vorausgeht[7], soll hier nicht diskutiert werden. Entscheidend ist jedenfalls, daß die bei der Ostitis fibrosa generalisata beobachtete renale Verkalkung nicht allein auf die erhöhte Calcium- und Phosphatausscheidung zurückgeführt werden kann.

Wir vermögen nicht zu entscheiden, ob dadurch erklärt werden kann, warum die morphologischen Nierenbefunde bei der Ostitis fibrosa generalisata nicht übereinstimmen. Hier sei nur darauf hingewiesen, daß BERGSTRAND[8] sowie EGER[9] bei der Ostitis fibrosa generalisata eine Verkalkung vorwiegend des Nierenmarkes beschrieben und auch UEHLINGER[10] die Tri-Calciumphosphatausfällungen ausgeprägter in den Sammelröhren als in den Lumina der Hauptstücke beobachtete. Ein uns kürzlich freundlicherweise von UEHLINGER überlassener Fall von Ostitis fibrosa generalisata wies eine stärkere Verkalkung in der Nierenrinde (Abb. 63) als im Nierenmark auf (Abb. 64). Neben fleckförmigen, wechselnd ausgedehnten Verkalkungen des Inhaltes der Lumina aufsteigender Henlescher Schleifen und der Tubuli contorti II sahen wir bei diesem Fall eine Verkalkung isolierter, noch im Zellverband liegender Epithelien in allen Abschnitten des Nephrons, vorwiegend in den proximalen Segmenten. Außerdem bestand eine fleckförmige Verkalkung der Basalmembran der Bowmanschen Kapsel und der Haupt- und Zwischenstücke. Schließlich waren Calciumphosphatpräcipitate im Interstitium des Nierenmarkes zu erkennen. Dieser Befund stimmt teilweise mit den beim *experimentellen Hyperparathyreoidismus* beschriebenen renalen Veränderungen[11] überein, wie vor allem aus den Abbildungen von GRIMES[7] hervorgeht.

Von GRIMES wurden allerdings keine Verkalkungen innerhalb der Tubuluslumina beobachtet, nach seiner Ansicht, weil das nach Parat-Hormon-Gaben aus dem Skeletsystem mobilisierte und durch die Niere teilweise ausgeschiedene Eiweiß die Bindungsfähigkeit für Calcium-Ionen verloren haben soll. Erst bei der Rückresorption des Eiweißes durch die Epithelien der Hauptstücke sah GRIMES[7] innerhalb der hyalinen Tropfen eine Ausfällung von Calciumsalzen. Dieses Phänomen erklärt er damit, daß die rückresorbierten Eiweißkörper unter der Einwirkung der Mitochondrien-Fermente ihr Ca-Bindungsvermögen

---

[1] MUNSON 1955, TALMAGE 1956, HOWARD 1957. [2] UEHLINGER 1953, 1956.
[3] ALBRIGHT, BAIRD, COPE und BLOOMBERG 1934. [4] BLACK 1953. [5] KARCHER 1958.
[6] BAKER, REAVEN und SAWYER 1954, BAKER und SISON 1954, GRIMES 1957.
[7] GRIMES 1957. [8] BERGSTRAND 1931. [9] EGER 1942. [10] UEHLINGER 1956.
[11] ALBRIGHT, BAIRD, COPE und BLOOMBERG 1934, CANTAROWA, STEWART und HOUSEL 1938, W. A. OLIVER 1939, BAKER, REAVEN und SAWYER 1954, BAKER und SISON 1954, GRIMES 1957.

wiedererlangen sollen. GRIMES[1], sowie BAKER u. Mitarb.[2], beschrieben dagegen beim experimentellen Hyperparathyreoidismus eine Verkalkung der tubulären Basalmembranen. GRIMES konnte nach Ca-Gluconatinjektionen sogar eine isolierte Verkalkung der tubulären Basalmembran erzeugen.

Zur Bedeutung der Höhe des Blutcalciumspiegels für die Entwicklung einer Nephrocalcinose ergaben die Experimente von BAKER u. Mitarb.[2], daß der Grad der Nephrocalcinose nicht allein von der Höhe des Serum-Ca-Spiegels abhängt. Eine Erhöhung des Serum-Ca-Spiegels durch Ca-Gluconat auf Werte, die z. T. über den nach Parat-Hormon-Injektion beobachteten lagen, führten in den Experimenten von BAKER u. Mitarb.[2] nicht zur intrarenalen Calciumpräcipitation.

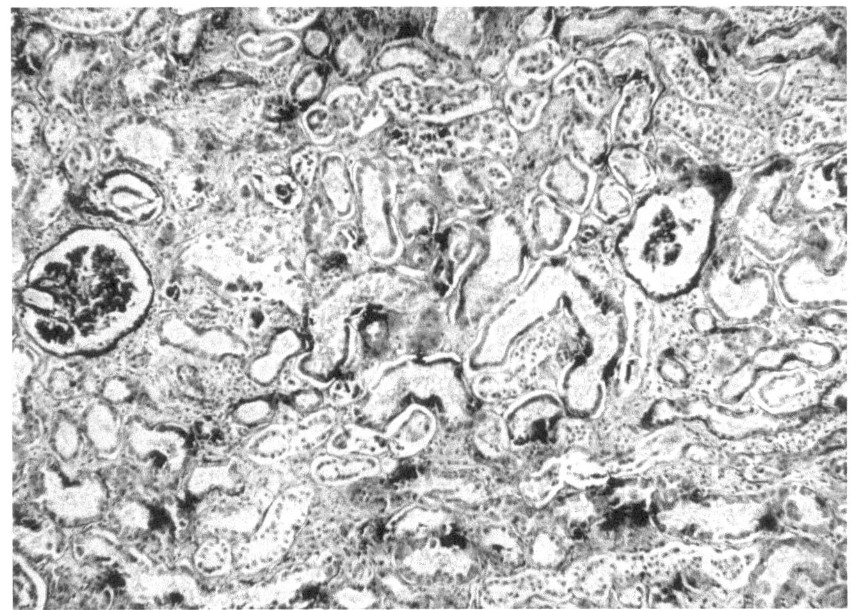

Abb. 63. SN 1887/57, weibl., 61 Jahre (Pathologisches Institut der Universität Zürich, Prof. Dr. UEHLINGER). Ausschnitt aus der Nierenrinde bei Ostitis fibr. gen. Verkalkung einzelner Tubulus-Epithelien der Hauptstücke und der Henleschen Schleifen. PAS-Kossa-Reaktion, Vergr. 90fach.

Darüber hinaus konnten BAKER u. Mitarb.[2] nachweisen, daß nach gleichzeitiger Injektion von Parat-Hormon und Mineralocorticoiden der Nebennierenrinde auch dann keine Nephrocalcinose auftritt, wenn der Serum-Ca-Spiegel erhöht ist. Bezüglich der *Nierenfunktion bei der Ostitis fibrosa generalisata* werden von klinischer Seite Polyurie, Isosthenurie und Rest-N-Steigerungen bei normalen Blutdruckwerten beschrieben. Wieweit diese klinischen Symptome durch die intrarenalen Kalkablagerungen erklärt werden können, ist heute noch strittig HEINTZ[3] beobachtete beim primären Hyperparathyreoidismus des Menschen nach Entfernung eines Nebenschilddrüsenadenoms eine Normalisierung der Nierenfunktion, obwohl die Nephrocalcinose bestehenblieb. Ähnliche Beobachtungen stammen von EDVALL[4]. Nach HEINTZ[3] muß daher an die Möglichkeit gedacht werden, daß beim Morbus Recklinghausen die Hypercalcämie zu einer allgemeinen Störung des Ionen-Milieus führt und dadurch die Nierenfunktionsstörung verursacht. Diese Vermutung ist insofern durch neuere

---

[1] GRIMES 1957. [2] BAKER, REAVEN und SAWYER 1954, BAKER und SISON 1954.
[3] HEINTZ 1956. [4] EDVALL 1958.

Untersuchungen von LEVITT u. Mitarb.[1] bestätigt worden, als diese Autoren nachweisen konnten, daß eine erhöhte Calcium-Ausscheidung im Experiment zu einer Rückresorptionshemmung für Na, Cl und H_2O führt.

Eine schwere Beeinträchtigung der Nierenfunktion wird indessen sowohl nach experimenteller *Vergiftung mit Parat-Hormon*[2] als auch bei menschlichen Fällen von akuter Parat-Hormon-Intoxikation, d. h. im Verlauf von *sog. hypercalcämischen Krisen* beobachtet[3]. Die exogene oder endogene Vergiftung mit Parat-Hormonen führt zur Oligurie bzw. Anurie mit Urämie. Feingeweblich wurden

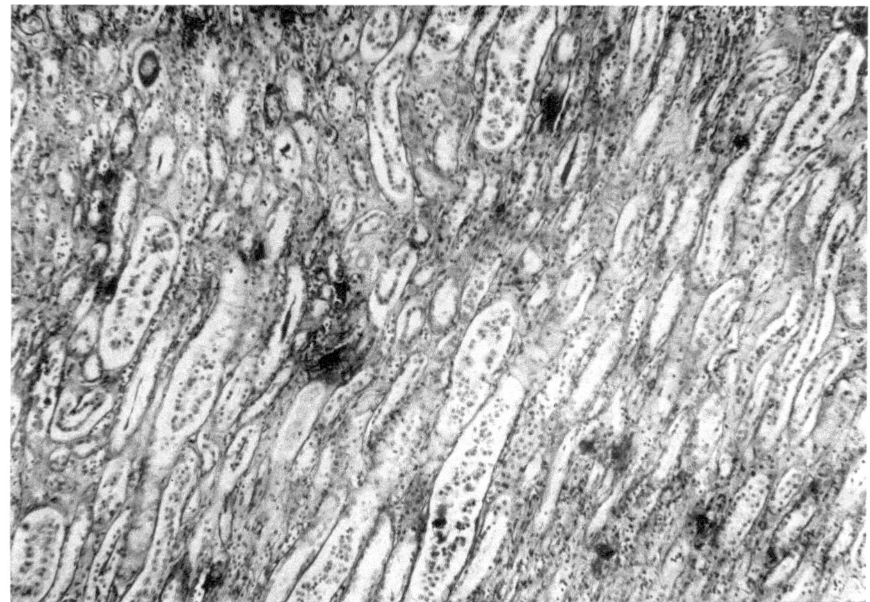

Abb. 64. SN 1887/57, weibl., 61 Jahre (Pathologisches Institut der Universität Zürich, Prof. Dr. E. UEHLINGER). Ostitis fibr. gen.: Ausschnitt aus dem Nierenmark. Fleckförmige Calcium-Phosphat-Präcipitationen in Sammelrohrepithelien, in den Lumina der Sammelröhren und im interstitiellen Bindegewebe. PAS-Kossa-Reaktion, Vergr. 110fach.

dabei neben Tubulusnekrosen ausgedehnte Kalkniederschläge, diffus oder fleckförmig, z. T. bevorzugt im Nierenmark, nachgewiesen[4].

Hypercalcämien mit sekundärer Niereninsuffizienz bei normalem Serum-Phosphat-Spiegel sahen COPE[5] und später BURNETT u. Mitarb.[6] u. a.[7] bei Individuen, die ihr Magenulcusleiden durch Genuß großer Milchmengen kuriert, und die meist zusätzlich als Therapeuticum gut resorbierbare Alkalien verwandt hatten. Im amerikanischen Schrifttum wird dieses Krankheitsbild als „*Milchtrinker-Syndrom*“ bezeichnet.

Von KESSLER[8], der zusammenfassend über 23 derartige Fälle berichtet, wird erwähnt, daß in seinem Krankengut 1% aller Magenulcuspatienten das erwähnte Syndrom geboten

[1] LEVITT, HALPERN, POLIMEROS, SWEET und GRIBETZ 1958. [2] KOCHKIAN 1952.
[3] SCHRUMPF und HARBITZ 1938, W. A. OLIVER 1939, HAINES 1939, MELLGREN 1943, BLACK 1953, 1958, ALBRIGHT, HENNEMAN, BENEDICT und FORBES 1953, WAIFE 1949, JAMES und RICHARDS 1956, THOMAS, WISWELL, CONNOR und HOWARD 1958.
[4] LOBER, HERZOG und RICE 1946, WAIFE 1949, BLACK 1953 1958, THOMAS WISWELL, CONNOR und HOWARD 1958, KARCHER 1958.
[5] COPE 1944. [6] BURNETT, COMMONS, ALBRIGHT und HOWARD 1949.
[7] WERMER, KUSCHNER und RILEY 1953, DWORETZKY 1954, SNAPPER, BRADLEY und WILSON 1954, RODNAN und JOHNSON 1954, OGLE und HARVEN jr. 1955.
[8] KESSLER 1955.

hätten. Sechs der insgesamt 23 aus dem Schrifttum zusammengestellten Fälle zeigten eine Nephrocalcinose. Charakteristisch ist für diese Fälle, die neben der Rest-N-Steigerung meist auffallend hohe Blutdruckwerte zeigen, daß nach Calcium-Entzug der Rest-N sich schnell normalisiert, und auch der Blutdruck wieder auf normale Werte abfällt.

Eine Hypercalcurie besteht bei dem „Milchtrinker-Syndrom" nicht. Auch die Phosphatwerte des Harnes werden als normal bezeichnet. Die Ursache der Nierenfunktionsstörung ist bei diesem Leiden nicht endgültig geklärt. Das „Milchtrinker-Syndrom" soll sich auf dem Boden einer renalen Ausscheidungsstörung für Calcium, begünstigt durch eine alkalotische Stoffwechsellage entwickeln. Durch die Alkalose wird vielleicht auch die Calcium-Phosphat-Ausfällung in der Niere trotz Normocalcurie und -phosphaturie erklärt.

Neuerdings ist von WENGER u. Mitarb.[1] darauf aufmerksam gemacht worden, daß das sog. Milchtrinker-Syndrom nur bei Ulcuskranken entsteht, bei denen die Niere infolge chronischen Erbrechens bzw. wiederholter großer Blutverluste geschädigt ist.

Bei den 35 Fällen, die unter 3300 Ulcuspatienten das „Milchtrinker-Syndrom" boten, hatten 15 schwerstes Erbrechen, 9 schwere Magenblutungen gezeigt, 16 Fälle waren Hypertoniker, bei 2 Fällen bestanden Nierensteine vor Beginn der Ulcusanamnese.

Morphologische Nierenveränderungen bei dem sog. Milchtrinker-Syndrom sind von WERMER u. Mitarb.[2] mitgeteilt. Die Verfasser fanden neben einer Hyalinisierung zahlreicher Nierenkörperchen eine Vermehrung des interstitiellen Bindegewebes der Nieren sowie Kalkablagerungen in den Lumina der Tubuli contorti I, z. T. mit Verkalkungen der Epithelien. Außerdem seien Kalkablagerungen unter der Nierenbeckenschleimhaut nachweisbar gewesen.

Als weitere, vorwiegend durch einen erhöhten Blut-Ca-Spiegel gekennzeichnete Krankheitsbilder sind die *benigne idiopathische transitäre Hypercalcämie* und die als *chronische idiopathische Hypercalcämie* bezeichnete schwerere Verlaufsform der Krankheit zu nennen[3].

Die *idiopathische transitäre Hypercalcämie*, von LIGHTWOOD[4] erstmals beschrieben, soll vorwiegend beim weiblichen Geschlecht vorkommen[5]. Von seiten der Niere bestehen eine Hyposthenurie, außerdem oft eine leichte Albuminurie und Pyurie. Die Patienten sind gegenüber Vitamin D- und calciumreicher Nahrung empfindlich. Begünstigt durch die Hypercalcämie werden Kalkniederschläge in der Niere und in anderen Organen beobachtet[6].

Bei der chronischen idiopathischen Hypercalcämie[7] werden gewöhnlich neben einer Proteinurie Rest-N-Steigerungen und Blutdruckerhöhungen beschrieben[8]. Die Calciumausscheidung durch die Niere kann normal[9] bzw. deutlich erniedrigt sein[10]. Die Serum-Phosphat-Werte sind erhöht[11].

Histologisch ist der Nierenbefund nicht einheitlich. Von LOWE u. Mitarb.[9] wurden bei der chronischen idiopathischen Hypercalcämie neben einer Verschmälerung der Nierenrinde durch einen Untergang zahlreicher kapselnaher Glomerula Calciumpräcipitationen in der gesamten Nierenrinde ohne besondere

[1] WENGER, KIRSNER und PALMER 1958. [2] WERMER, KUSCHNER und RILEY 1953.
[3] CARTER, DENT, FOWLER und HARPER 1955, DAWSON, CRAIG und PERERA 1954, MORGAN, MITCHELL, STOWERS und THOMSON 1956, SISSMAN und KLEIN 1956, RHANEY und MITCHELL 1956, SHIERS und BOWMAN 1957, KIDNEY 1956, KENDALL 1957.
[4] LIGHTWOOD 1932, 1952. [5] FANCONI und SPAHR 1955, FANCONI 1956.
[6] BONGIOVANNI, EBERLEIN und JONES 1957.
[7] FANCONI, GIRARDET, SCHLESINGER, BUTLER und BLACK 1952.
[8] CREERY und NEILL 1954, LOWE, HENDERSON, PARK und MC GREAL 1954, DAESCHNER und DAESCHNER 1957, LANG und EIARDT 1957, FLETCHER 1957, KENDALL 1957, SHIERS and BOWMAN 1957.
[9] LOWE, HENDERSON, PARK und MCGREAL 1954. [10] LANG und EIARDT 1957.
[11] LANG und EIARDT 1957, FLETCHER 1957, KENDALL 1957, SHIERS und BOWMAN 1957.

Beziehung zu einem Segment des Nephrons beobachtet. SCHLESINGER u. Mitarb.[1] sahen außer Calciumphosphatablagerungen in den Harnkanälchenlumina solche in den Basalmembranen der Kanälchen des Nierenmarkes. FLETCHER[2] beschreibt die Niere bei obigem Krankheitsbild als geschrumpft und von makroskopisch erkennbaren fleckförmigen Verkalkungen durchsetzt. Im einzelnen wird angegeben, die Calciumsalzniederschläge seien im Bowmanschen Kapselraum, in den Tubuluslumina und im Interstitium vor allem des Nierenmarkes nachweisbar gewesen. Gleichzeitig hätte eine Verkalkung der Nierenarterienwände bestanden.

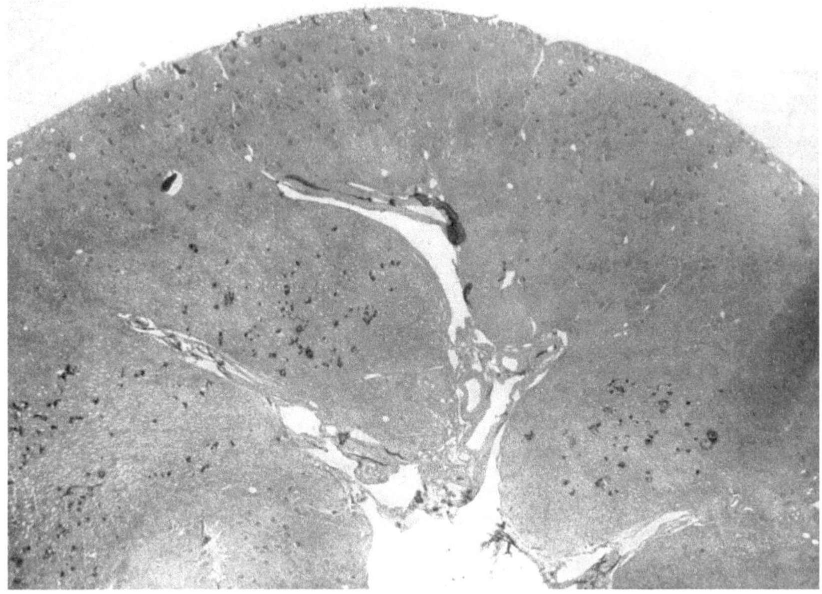

Abb. 65. SN 2033/57, weibl., $1^1/_2$ Jahr (Pathologisches Institut der Universität Zürich, Prof. Dr. UEHLINGER). Chronische idiopathische Hypercalcämie: Fleckförmige Verkalkungen im Bereich des Nierenmarkes. HE-Färbung. Übersichtsaufnahme.

In einem uns von UEHLINGER dankenswerterweise überlassenen Fall von chronischer idiopathischer Hypercalcämie waren Calciumphosphatausfällungen fast ausschließlich im Bereich des äußeren Nierenmarkes zu erkennen (Abb. 65). Und zwar lagen die Calciumsalzpräcipitate z. T. in etwas erweiterten Tubuluslumina, z. T. im Interstitium (Abb. 66). Seltener sahen wir eine Verkalkung von Tubulusepithelien. Veränderungen im Sinne einer interstitiellen Nephritis waren nur geringgradig ausgebildet. Die Glomerula sahen unauffällig aus. Die Ursache der chronischen idiopathischen Hypercalcämie ist nicht geklärt. Vor allem ist nicht bekannt, ob und wieweit durch eine primäre Nierenerkrankung obiges Krankheitsbild ausgelöst wird. Nach LANG und EIARDT[3] sollen gewisse Beziehungen zwischen der chronischen idiopathischen Hypercalcämie mit Nephrocalcinose und den *mit Nephrocalcinose einhergehenden Myxödem-Fällen* bestehen[4].

RATHBUN[5] hat erstmals auf eine Hypercalcämie mit Nephrocalcinose bei angeborenem Mangel an alkalischer Phosphatase hingewiesen. Im Gegensatz zur chronischen idiopathischen Hypercalcämie besteht bei diesem als *Hypophosphatasie* bezeichneten Krankheitsbild eine erhöhte Calciumausscheidung durch die Niere.

[1] SCHLESINGER, BUTLER und BLACK 1956. [2] FLETCHER 1957. [3] LANG und EIARDT 1957.
[4] BODDAERT 1950, BRAID 1951, JOHNSON und WHITE 1952. [5] RATHBUN 1948.

MacDonald u. Mitarb.[1] fanden bei einem Kind, das 15 Tage nach der Geburt an dieser Erkrankung verstorben war, einen stark erhöhten Serumcalciumwert (18,5 mg-%) und eine leichte Rest-N-Steigerung. In den Nieren sollen keine Calciumablagerungen vorhanden gewesen sein. Bei einem im Alter von 6 Monaten verstorbenen Jungen seien dagegen ausgedehnte Verkalkungen der Tubulusepithelien vor allem im Bereich der Rindenmarkgrenze bzw. der äußeren Markzone nachzuweisen gewesen.

Wenn aus den bisher dargestellten Befunden überzeugend hervorgeht, daß primäre Störungen des Calciumstoffwechsels zu schweren morphologischen Veränderungen des Nierenparenchyms mit begleitenden Ausscheidungsfunktionsstörungen zu führen vermögen, ohne daß bei jedem Krankheitsbild sicher geklärt

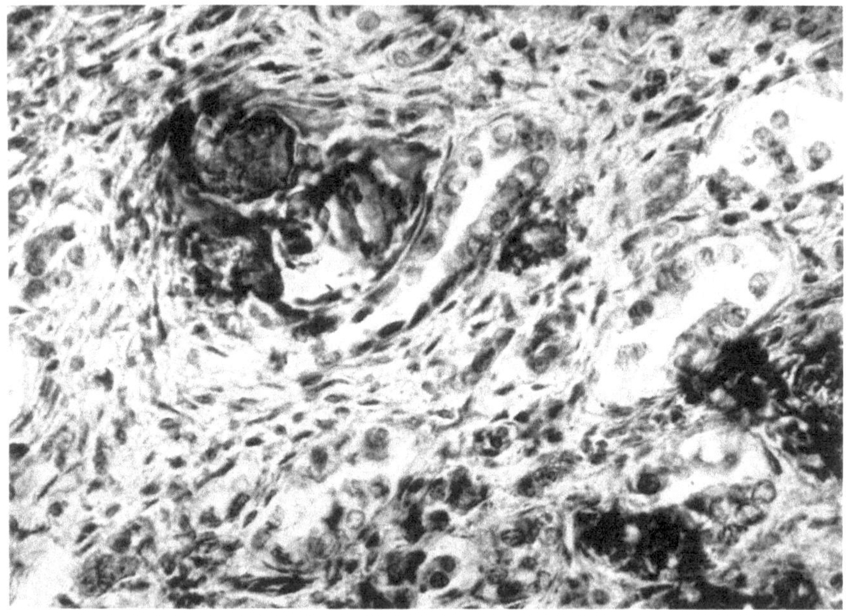

Abb. 66. SN 2033/57, weibl., $1^1/_2$ Jahre (Pathologisches Institut der Universität Zürich, Prof. Dr. Uehlinger). Chronische idiopathische Hypercalcämie: Schollige und körnige Calciumphosphatablagerungen im Lumen von Harnkanälchen des Nierenmarkes sowie im Niereninterstitium. HE-Färbung, Vergr. etwa 400fach.

werden konnte, welche Rolle die gestörte Calcium-, Phosphat- bzw. Calciumphosphatausscheidung bei der Entwicklung der Nierenveränderungen spielt, so sind umgekehrt Nierenerkrankungen bekannt, die sekundär zu erheblichen Störungen des Ca- und Phosphatstoffwechsels führen.

Unter den primären Nierenerkrankungen mit sekundärer Störung des Calcium- und Phosphathaushaltes sind zunächst die Erkrankungen zu nennen, die vorwiegend durch eine *glomeruläre Phosphatausscheidungsstörung* charakterisiert sind, bei denen nach Albright u. Mitarb.[2] allerdings zunächst die Unfähigkeit der Tubulusepithelien, einen sauren Urin zu produzieren, zur Hypercalcurie führen soll. Bei diesem Krankheitsbild wird neben einem Anstieg der Serumphosphate häufig ein Abfall des Serumcalciums sowie ein Auftreten von intrarenalen Tri-Calciumphosphat-Präcipitaten beobachtet. Eine Nephrolithiasis soll dabei selten sein[3]. In den Formenkreis dieser Nierenerkrankungen, die zu Skeletveränderungen im Sinne einer renalen Rachitis, Osteomalacie bzw. zur renalen Ostitis fibrosa

[1] MacDonald und Shanks 1957.

[2] Albright, Burnett, Parson, Reifenstein und Roos 1946. [3] Uehlinger 1956.

generalisata oder zum gleichzeitigen Auftreten von rachitischen bzw. Ostitis fibrosa-ähnlichen Bildern führen können, gehören wahrscheinlich die von HAMPERL und WALLIS[1], KLUGE[2] u. a.[3] z. T. als renale Rachitis bzw. Osteomalacie oder Ostitis fibrosa beschriebenen Fälle. Die von BURKHARDT und EDER[4] mitgeteilte Beobachtung läßt sich allerdings wegen des hohen Serumcalcium- und niedrigen Serumphosphatspiegels hier nicht einordnen. Nach ALBRIGHT und REIFFENSTEIN[5] soll die renale Ostitis fibrosa generalisata dann entstehen, wenn ein „Globalschaden" der Niere vorliegt, d. h. glomeruläre und tubuläre Funktion gleich stark geschädigt sind. Eine primäre Tubulusschädigung soll zur renalen Osteomalacie führen. Von UEHLINGER[6] ist jedoch mit Recht darauf hingewiesen worden, daß beide Prozesse in der Regel kombiniert vorkommen, wobei die Akzente von Fall zu Fall verschoben

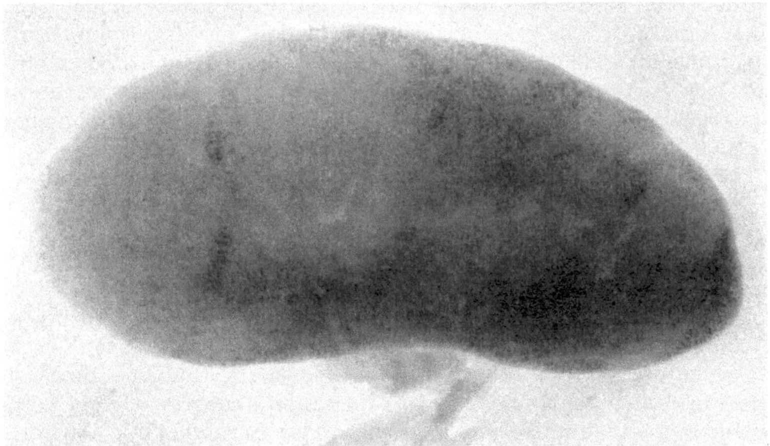

Abb. 67. SN 248/47, weibl., 37 Jahre (Pathologisches Institut der Universität Zürich, Prof. Dr. UEHLINGER). Chronische interstitielle Nephritis: Renale Osteomalacie mit Nephrocalcinose. Vorwiegend corticale Calcium-Präcipitation (Röntgendiagramm).

sind. UEHLINGER[6] hat darüber hinaus auf das relativ häufige Vorkommen dieser Krankheitsbilder hingewiesen. Sie sollen sich besonders bei familiärer kongenitaler Hydronephrose und anderen Entwicklungsstörungen der Niere, ferner auf dem Boden einer chronischen familiären interstitiellen Nephritis bzw. der interstitiellen Nephritis (Abb. 67) oder interstitiellen Nephrosklerose[6] entwickeln. Die Befunde von HAMPERL und WALLIS[7], KLUGE[8], JESSERER[9] und KROOK[10] unterstützen diese Ansicht.

Von obigem Krankheitsbild ist der sog. *Phosphatdiabetes* (auch: *primäre Vitamin D-resistente Rachitis*)[11], eine wahrscheinlich erstmals von CHRISTENSEN[12] und später von anderen Autoren[13] beschriebene erbliche Erkrankung abzutrennen. Bei dem sog. Phosphatdiabetes werden Phosphate von den Hauptstückepithelien nur in beschränktem Maße rückresorbiert. Die mangelhafte Phosphatrückresorption führt zur Hyperphosphaturie, wobei Ca-Ionen mitgerissen werden sollen[6]. Blutchemisch resultiert daraus eine Hypophosphat- und Hypocalcämie.

[1] HAMPERL und WALLIS 1933. [2] KLUGE 1936.
[3] EGER 1942, PETER 1952/53, JESSERER 1957, KROOK 1957.
[4] BURKHARDT und EDER 1951. [5] ALBRIGHT und REIFENSTEIN 1948.
[6] UEHLINGER 1953, 1956. [7] HAMPERL und WALLIS 1933.
[8] KLUGE 1936. [9] JESSERER 1957. [10] KROOK 1957.
[11] FANCONI 1956, ROBERTSON, HARRIS und MCCUNE 1942. [12] CHRISTENSEN 1940.
[13] MCCUNE 1942, ROBERTSON, HARRIS, MCCUNE 1942, FREEMAN und DUNSKY 1950, DENT 1952.

Die Serumcalcium- und Phosphatwerte können so weit absinken, daß eine geordnete Verkalkung der Knochen nicht mehr möglich ist. Beim Kind entsteht daher eine Rachitis, beim Erwachsenen eine Osteomalacie.

Ob bei dem „Phosphatdiabetes" ähnliche angeborene Nierenveränderungen vorhanden sind wie bei dem Debré-deToni-Fanconi-Syndrom des Kindes, ist bis heute nicht geklärt. Bei letzterem Krankheitsbild (ausführlich s. Kapitel: Die Aminosäure-Ausscheidung) werden wie bei dem sog. Fanconi-Syndrom des Erwachsenen außer Phosphaten Glucose und Aminosäuren mangelhaft rückresorbiert. Es ist dagegen bekannt, daß die mangelhafte Phosphatrückresorption bei allen 3 Krankheitsbildern zu den gleichen blutchemischen und Skeletveränderungen führen kann (Rachitis bzw. Osteomalacie).

Als weitere Nierenerkrankung mit sekundärer Calcium- und Phosphatstoffwechselstörung ist die *idiopathische Hypercalcurie*[1] zu erwähnen. Bei diesem durch eine Nephrolithiasis gekennzeichneten Leiden besteht, wahrscheinlich infolge einer ungenügenden Rückresorption der Ca-Ionen, eine Hypercalcurie bei normalem bzw. sekundär erniedrigtem Blutcalciumspiegel. Auch der Serumphosphatspiegel wird als erniedrigt beschrieben. Im Skeletsystem entwickeln sich die gleichen Bilder wie bei Vitamin D-Mangelzuständen.

Eine Störung des Ca- und Phosphathaushaltes infolge einer Insuffizienz der distalen Harnkanälchenepithelien ist erstmals von LIGHTWOOD[2] und später von BUTLER, WILSON und FARBER[3] u. a.[4] beschrieben. Von GREENSPAN[5] wird das Krankheitsbild als „Hyperchlorämische Acidose und Nephrocalcinose" bezeichnet.

Nach ALBRIGHT[6] ist die Krankheit charakterisiert durch eine Insuffizienz des distalen Tubulus, Ammoniak zu produzieren bzw. H-Ionen gegen Na-, K- und Ca-Ionen auszutauschen. Infolgedessen werden saure Radikale des Urins von Na-, K- und Ca-Ionen abgebunden. Das führt unter anderem zu einer vermehrten Ca-Ausscheidung und damit zum Ca-Verlust des Serums. Der Ca-Verlust des Serums soll durch eine erhöhte Tätigkeit der Nebenschilddrüse ausgeglichen werden. Die gesteigerte Produktion von Parat-Hormon führt daher zu einer Hemmung der Phosphatrückresorption. Zu einer Hypercalcurie kommt eine Hyperphosphaturie. Da die Niere bei dieser Erkrankung nicht in der Lage ist, einen sauren Urin zu produzieren, fallen Ca-Salze besonders leicht innerhalb der Niere aus. Eine meist *schwere Nephrocalcinose mit fast ausschließlich medullärer Tricalciumphosphatablagerung* ist die Folge. Feingeweblich sollen sich die Ca-Präcipitate im Bereich der distalen Tubuli zwischen der Basalmembran und den Epithelien befinden. Außerdem wird eine Kalkablagerung in den Tubulusepithelien beschrieben, wobei betont wird, daß es sich bei letzterer nicht um eine Verkalkung primär nekrotischer Epithelien handle[5].

Es ist nicht geklärt ob der hyperchlorämischen Acidose mit Nephrocalcinose, einem gewöhnlich bei Kindern, selten bei Erwachsenen vorkommenden Leiden, eine kongenitale Dysfunktion des distalen Tubulus zugrunde liegt. Von einzelnen Autoren wird angenommen, die Ca-Präcipitate bestünden bereits bei der Geburt. Andererseits wird eine toxische Schädigung der Tubuli durch Sulfonamide[7]

---

[1] ALBRIGHT, HENNEMAN, BENEDICKT und FORBES 1953, ALBRIGHT, BURNETT, PARSON, REIFENSTEIN und ROOS 1946.

[2] LIGHTWOOD 1935. [3] BUTLER, WILSON und FARBER 1936.

[4] ALBRIGHT, CONSOLAZIO, COOMBS, SUCKOWITSCH und TALBOTT 1940, ALBRIGHT und REIFENSTEIN 1948, ALBRIGHT, BURNETT, PARSON, REIFENSTEIN und ROOS 1946, BAINES, BARCLAY und COOKE 1945, PAYNE 1946, GREENSPAN 1949, BURNETT, COMMONS, ALBRIGHT und HOWARD 1949, WILANSKY und SCHNEIDERMAN 1957.

[5] GREENSPAN 1949. [6] ALBRIGHT, CONSOLAZIO, COOMBS, SUCKOWITSCH und TALBOTT 1940.

[7] GREENSPAN 1949, ANTOPOL, LEHR, CHURG und SPRINZ 1941.

diskutiert oder auch mit der Möglichkeit gerechnet, daß der hyperchlorämischen Acidose ein milder Diabetes insipidus zugrunde liege. Nach PETERMAN[1] soll sich das Krankheitsbild auf dem Boden einer chronischen Pyelonephritis entwickeln. *Nach unserer Ansicht liegt der hyperchlorämischen Acidose mit Nephrocalcinose kein pathogenetisch einheitliches Krankheitsbild zugrunde.* Das geht unter anderem aus der Tatsache hervor, daß bei dem Fall von GREENSPAN[2] sich die hyperchlorämische Acidose offenbar im Anschluß an eine Sulfonamidintoxikation entwickelt hat. Am Skeletsystem wird bei der hyperchlorämischen Acidose mit Nephrocalcinose infolge des exzessiven Ca- und Phosphatverlustes das Bild einer Rachitis bzw. einer Osteomalacie beobachtet.

Abschließend sei hervorgehoben, daß auch *im Tierexperiment durch Läsionen des Nierenparenchyms sekundär schwere Störungen des Calcium-Phosphatstoffwechsels erzeugt werden können*[3].

RUTISHAUSER[4] schädigte bei Ratten die Nieren durch Spickung mit Platinchlorid bzw. Kupfernadeln und fand Skeletveränderungen im Sinne einer Ostitis fibrosa. MACH und RUTISHAUSER[5] beobachteten nach Urannitratvergiftung eine Erniedrigung des Blutcalciumspiegels bei erhöhtem Phosphatspiegel. EGER[6] sah ähnliche Skeletveränderungen, wenn er bei Ratten eine Niereninsuffizienz durch Einkapselung der Niere bzw. chronische Bleiacetatvergiftung erzeugte, außerdem nach Sublimat-, Chrom- und Cystinvergiftung. Nach EGER[6] wird im Tierexperiment ein Abfallen des Ca-Spiegels stets beobachtet, wenn sich eine Niereninsuffizienz entwickelt, und zwar weil Ca, wie für die menschliche Pathologie bei der distalen Tubulusinsuffizienz beschrieben, zur Entgiftung von sauren Radikalen verwandt wird. Bei der Ratte kommt es jedoch offenbar nicht zum Absinken des Serumphosphatspiegels; EGER beschreibt im Gegenteil wie auch RUTISHAUSER[7] eine Hyperphosphatämie, wie sie beim Menschen nach primärer Störung der glomerulären Phosphatausscheidung beobachtet wird.

X. Die Pathomorphologie der Wasserausscheidung.

(Literatur s. S. 293.)

Die renale Wasserausscheidung erfolgt durch die Glomerula. Die tägliche Menge wird mit 180 Liter angegeben[8]. (Bezüglich der heute noch von J. FREY vertretenen Ansicht über die „Wassersekretion" sei auf den Beitrag von SARRE und GAYER verwiesen.) Von diesen 180 Liter werden 80—85% im Tubulus contortus I passiv rückresorbiert[9]. Eine zusätzliche aktive Wasserrückresorption soll unter Einwirkung des Hypophysenhinterlappenhormons in den distalen Tubuli contorti vorwiegend in den Sammelröhren erfolgen. Diese fakultative Rückresorption bewirkt, daß gewöhnlich nur 1% des glomerulär durchgetretenen Wassers ausgeschieden wird.

Störungen der renalen Wasserausscheidung im Sinne einer vermehrten Ausscheidung werden beim *angeborenen und erworbenen Diabetes insipidus*[10], beim *angeborenen pitressinresistenten renalen Diabetes insipidus*[11], sowie bei der sog. *Wasserverlustnephritis*[12] beobachtet. Auf das komplexe Problem der Oligurie und Anurie kann hier nicht eingegangen werden.

---

1 PETERMAN 1945. 2 GREENSPAN 1949.

3 RUTISHAUSER 1932, 1948, MACH und RUTISHAUSER 1937, DONOHUE, SPINGARN und PAPPENHEIMER 1937, EGER 1952, 1956, CANTAROWA, STEWART und HOUSEL 1938.

4 RUTISHAUSER 1932, 1948. 5 MACH und RUTISHAUSER 1937.

6 EGER 1952, 1956. 7 RUTISHAUSER 1932, 1948, MACH und RUTISHAUSER 1937.

8 H. SMITH, 1951. 9 WIRZ 1956.

10 WEIL 1884, 1908, CAMERER 1935, FORSSMAN 1945, BLOTNER 1951, LEVINGER und ESCAMILLA 1955, CANNON 1955, MOEHLIG und SCHULTZ 1955.

11 WARING, KAJDI und TAPPAN 1945, DANCIS, BIRMINGHAM und LESLIE 1948, WILLIAMS und HENRY 1947, WILKINS 1950, KAO und STEINER 1953, LUDER und BURNETT 1954, MACDONALD 1955, WEST und KRAMER 1955, FLAX und GERSH 1955, CANNON 1955, CARTER und SIMPKISS 1956.

12 ROUSSAK und OLEESKY 1954, MORGAN, FORREST und LOWE 1955.

Die Polyurie beim angeborenen oder erworbenen hypophysären Diabetes insipidus ist Folge einer mangelhaften, hormonal (Hypophysenhinterlappenhormon) gesteuerten Wasserrückresorption durch die Epithelien der Tubuli contorti II und der Sammelröhren. Ein für den hypophysären Diabetes insipidus charakteristischer Nierenbefund ist daher nicht zu erwarten und auch bisher nicht beobachtet[1].

Ob bei der renalen Form des Diabetes insipidus, einem wie der angeborene hypophysäre Diabetes insipidus vererbbaren Leiden (dominanter Erbgang bei inkompletter Penetrans beim weiblichen Geschlecht[2]), ein besonders charakteristischer feingeweblicher Nierenbefund zugrunde liegt, bedarf noch der endgültigen Klärung. Von WILKINS[3] bzw. CANNON[4], die über morphologische Nierenbefunde beim renalen Diabetes insipidus berichten, wird zwar angegeben, die Nieren seien unverändert gewesen. Gründliche histologische Untersuchungen wurden jedoch nicht durchgeführt. CANNON[4] beurteilte das Fehlen morphologischer Veränderungen lediglich auf Grund makroskopischer Untersuchungen.

FLAX und GERSH[5], die bei einem Fall von angeborenem renalem Diabetes insipidus bioptisch entnommenes Nierengewebe untersuchten, beschreiben die Glomerula als unauffällig, die Tubuli contorti I als trüb geschwollen und fanden außerdem feinkörnige Kalkablagerungen im Bereich des „Nierenstiels" einer Niere.

HELLER[6] vermutet, daß dem angeborenen pitressinresistenten renalen Diabetes insipidus eine mangelhafte Ausreifung der Niere zugrunde liege. Die Nieren frühgeborener Menschen und neugeborener Ratten sollen keinen konzentrierten Urin produzieren können und weitgehend pitressinresistent sein[7]. Nach anderen Autoren[8] liegt dem Leiden vielleicht ein Defekt der Tubuli im Sinne einer angeborenen Anomalie der Henleschen Schleife bzw. der Tubuli contorti II zugrunde. An diese Möglichkeit müsse gedacht werden, da die pitressinresistenten Nieren von Frosch und Alligator keine Henlesche Schleifen besitzen. Nach BRADLEY[9] besteht schließlich die Möglichkeit, daß beim renalen Diabetes insipidus das Vasopressin die Permeabilität der Tubuli contorti II für Wasser nicht zu erhöhen vermag.

Die Symptome eines pitressinresistenten Diabetes insipidus können, wie ROUSSAK und OLEESKY[10] sowie WEST und KRAMER[11] zeigen konnten, auch im Verlauf erworbener Nierenerkrankungen auftreten, wenn die Tubuli contorti II und die Sammelröhren erheblich geschädigt sind und dadurch die aktive Wasserrückresorption gestört ist. Bei den Fällen obiger Autoren hatten sich die Symptome eines pitressinresistenten Diabetes insipidus im Verlauf einer Hydronephrose nach Prostatahypertrophie entwickelt bzw. bei einem Plasmocytomfall im präfinalen Stadium.

Bei dem letzteren zeigte die Obduktion eine Dilatation der Sammelröhren mit hochgradiger Abflachung der Epithelien. MORGAN u. Mitarb.[12] berichten ebenfalls über zwei ähnliche Krankheitsbilder, darunter wieder über einen Fall von Prostatahypertrophie, bei dem sich die renalen Symptome nach der Prostatektomie zurückbildeten. Bei dem 2. Fall bestand eine chronische doppelseitige Pyelonephritis. Wir selbst verfügen ebenfalls über eine wahrscheinlich (kein Pitressinversuch) hierher gehörende Beobachtung. Es handelt sich um einen 78 Jahre alten Mann mit Adenomyomatose der Prostata, der neben einer schweren Urocystitis und Ureteritis eine ausgedehnte doppelseitige abscedierende Pyelonephritis zeigte, und bei dem sich in den letzten Wochen vor dem Tode eine hochgradige Polyurie mit Isosthenurie und eine klinisch nicht beeinflußbare Exsiccose entwickelt hatte.

---

[1] HENZI 1952. [2] CANNON 1955, CARTER und SIMPKISS 1956.
[3] WILKINS 1950. [4] CANNON 1955. [5] FLAX und GERSH 1955.
[6] HELLER 1952. [7] HELLER 1952, CALCAGNO, RUBIN und WEINTRAUB 1954.
[8] WILLIAMS und HENRY 1947, LUDER und BURNETT 1954.
[9] BRADLEY 1957. [10] ROUSSAK und OLEESKY 1944.
[11] WEST und KRAMER 1955. [12] MORGAN, FORREST und LOWE 1955.

DARMADY u. Mitarb.[1] sahen ein gleichartiges klinisches Krankheitsbild bei der Periarteriitis nodosa der Niere. Ein weiterer, wahrscheinlich hierher gehörender Fall stammt von DYGGVE und SAMSØE-JENSEN[2]. Er wurde als nicht erblicher pitressinresistenter Diabetes unbekannter Genese beschrieben.

Von dem echten pitressinresistenten Diabetes renalis unterscheidet sich das zuletzt beschriebene Krankheitsbild auf Grund der bisher beobachteten Fälle einmal dadurch, daß die Symptome eines renalen Diabetes insipidus erst im Verlauf des Lebens auftreten. Beim renalen Diabetes insipidus bestehen bereits in den ersten Lebenswochen die charakteristischen Symptome. Ein weiterer Unterschied besteht darin, daß es sich bei dem angeborenen Diabetes um eine unheilbare Krankheit handelt, während der erworbene renale Diabetes insipidus ausheilen kann, wenn die Grundkrankheit therapeutisch günstig beeinflußt werden kann.

Literatur.

1. Die Pathomorphologie der Ausscheidung corpusculärer Bestandteile. Hämaturie, Leukocyturie, Bacillurie. (S. 140—151.)

ABEL, M. S., and C. R. BROWN: Sickle cell disease with severe hematuria simulating renal neoplasm. J. Amer. med. Ass. **136**, 624 (1948). — ADDIS, T.: Glomerular nephritis, diagnosis and treatment. New York: Macmillian 1948. — ALLEN, A. C.: The kidney. Medical and surgical diseases. New York: Grune & Stratton 1951. — ALPORT, A. C.: Hereditary familial congenital haemorrhagic nephritis. Brit. med. J. **1927**, 504. — AMELAR, R. D., and C. SOLOMON: Acute renal trauma in boxers. J. Urol. (Baltimore) **72**, 145 (1954). — ARNOLD, H. O.: Die sog. Feldnephritis. Leipzig: Georg Thieme 1944. — ASCH, B.: Über die Ausscheidung der in die arterielle Blutbahn injizierten Bakterien durch die Niere. Zbl. Krkh. Harnorg. **13**, 690 (1902). — ATTLE, W. H. W.: Three cases of recurrent hematuria occuring in one family. St. Bart's Hosp. Rep. **9**, 41 (1901).

BARTHELS: Die allgemeine Symptomatologie der Nierenkrankheiten. In Handbuch der speziellen pathologischen Therapie von ZIEMSSEN, Bd. IX/1. 1877. — BELL, E. T.: Renal diseases. Philadelphia: Lea and Febiger 1947. — BENOIT, W.: Über die Guajakolvergiftung des Kaninchens unter besonderer Berücksichtigung der Veränderungen an den Nieren. Z. ges. exp. Med. **62**, 585 (1928). — BERG, M., S. A. LEVINSON and K. J. WANN: Effect of experimental shock induced by cl. perfrigens toxin on the kidneys of dogs. Arch. Path. (Chicago) **51**, 137 (1951). — BIEDL, A., u. R. KRAUS: Über die Ausscheidung der Mikroorganismen durch die Niere. Naunyn-Schmiedeberg's Arch. exp. Path. Pharmak. **37**, 1 (1896). — BLOCH, H. R.: Essentielle Hämaturie. Helv. chir. Acta **24**, 195 (1957). — BLOCK, M. A., K. E. WAKIM, S. C. MANN and W. A. BENNETT: Renal lesions and functions following prolonged experimental hypotension. Surgery **32**, 551 (1952). — BOGLIOLO, L., u. J. SILVA DE ASSIS: Über einen Fall von Nierenhämaturie ohne scheinbare Ursache mit Hypertrophie des juxta-glomerulären Zellapparates. Z. Urol. **47**, 587 (1954). — BOHLE, A.: Kritischer Beitrag zur Morphologie einer endocrinen Nierenfunktion und deren Bedeutung für den Hochdruck. Arch. Kreisl.-Forsch. **20**, 193 (1954). — BOHLE, A., u. G. HIERONYMI: Über die Wirkung von Desoxycorticosteronacetat auf die Niere und das Gefäßsystem der Ratte bei Bestehen einer Masugi-Nephritis. Frankf. Z. Path. **64**, 261 (1953). — BOONE, A. W., E. HALTIWANGER and R. L. CHAMBERS: Football hematuria J. Amer. med. Ass. **158**, 1516 (1955).

CEELEN, W.: Über „essentielle" Nierenblutungen. Virchows Arch. path. Anat. **275**, 674 (1929). — COHNHEIM, J. F.: Vorlesung über allgemeine Pathologie. Berlin: August Hirschwald 1882. — CREECY, A. A., N. R. VARANO and T. G. HURDLE: Hematuria as a manifestation of sickle cell disease. Virginia med. Monthly **78**, 642 (1951). — CRONE, R. I., S. C. JEFFERSON, V. J. PILEGGI and E. C. LOWRY: GROSS hematucia in sickle-cell trait. Arch. intern. Med. **100**, 597 (1957).

DAVISON, W. C., and R. SALINGER: Tubular nephritis (nephrosis) in children and its relationship to other forms of nephritis. Bull. Johns Hopk. Hosp. **41**, 329 (1927). — DIMTZA, A., u. ST. KARTELL: Tuberkelbazillurie. Z. urol. Chir. **35**, 416 (1932). — DYKE, S. C.: On the passage of staphylococcus aureus through the kidney of the rabbit. J. Path. Bact. **26**, 164 (1923).

EARLE, D. P.: Medical diseases of the kidney. Ann. Rev. Med. **8**, 133 (1957). — EHRICH, W.: Morphologic differentiation of nephritis in the rat and the therapeutic effects of anticoagulants and proteolytic enzymes. Proc. of fifth annual. Conf. on Nephrotic Syndrome,

[1] DARMADY, GRIFFITHS, MATTINGLY, SPENCER, STRANACK und DE WARDENER 1955.
[2] DYGGVE und SAMSØE-JENSEN 1947.

1953, p. 117. National Nephrosis Foundation INC, New York. — EIKNER, B. C., and C. J. BOBECK: Renal vein thrombosis. J. Urol. (Baltimore) **75**, 780 (1956). — ELLIS, A.: Natural history of Bright's disease. Lancet **1942 I**, 1.

FAHR, TH.: Handbuch der speziellen pathologischen Anatomie und Histologie, Bd. VI/1. Berlin: Springer 1925. Bd. VI/2. Berlin: Springer 1934. — FREY, W.: Handbuch der inneren Medizin, 4. Aufl., Bd. VIII. Berlin-Göttingen-Heidelberg: Springer 1951. — FUCHS, F.: Über den pyelovenösen Reflux der menschlichen Niere. Z. urol. Chir. **23**, 210 (1927). ~ Die Hydromechanik der Niere. Z. urol. Chir. **33**, 1 (1931).

GOLDMAN, S. M., A. Z. CHAPMAN and R. R. CROSS jr.: The hematuria of abnormal hemoglobin diseases. Arch. Surg. (Chicago) **71**, 881 (1955). — GOLDRING, W., and H. CHASIS: Hypertension and hypertensive disease. New York: Commenwealth Found. 1944. — GOODWIN, W. E., E. F. ALSTON and J. H. SEMANS: Hematuria and sickle cell disease: unexplained, gross unilateral renal hematuria in Negroes, coincident with the blood sickling trait. J. Urol. (Baltimore) **63**, 79 (1950). — GRÄFF, S.: Untersuchungen über das Verhalten der Leukozyten im Glomerulus bei der akuten Glomerulonephritis. Dtsch. med. Wschr. **1916**. — GRUBER, G. B.: Zur Frage der Periarteriitis nodosa unter besonderer Berücksichtigung der Gallenblasen- und Nierenbeteiligung. Virchows Arch. path. Anat. **258**, 441 (1925). — GÜNTHER, G. W.: Purpura der Harnwege, Herdnephritis und Morbus Bright. (Gibt es eine renale Hämaturie?). Z. Urol. **43**, 496 (1950). — GUTHRIE, L. G.: „Idiopathic“ or congenital hereditary and family hematuria. Lancet **1902 I**, 1243.

HARRIS, R. I.: Tuberculous bacilluria. Its incidence and significance amongst patients suffering from surgical tuberculosis. Brit. J. Surg. **16**, 464 (1928/29). — HEINSEN, H. A.: Zur Frage der „angioneurotischen Hämaturie“ bei jugendlichen Vasomotorikern. Dtsch. med. Wschr. **1940**, 1181. — HELMHOLZ, H. F., and M. R. BOWERS: The kidney: A filter for bacteria. VII. The passage of bacillus coli through the kidney with acute staphylococcic lesions. Amer. J. Dis. Child. **31**, 856 (1926). — HELMHOLZ, H. F., and R. S. FIELD: The kidney: A filter for bacteria. II. The effect of diuresis on the excretion of bacteria by the kidney. Amer. J. Dis. Child. **29**, 506 (1925). ~ IV. The effect of clamping the renal artery or renal vein on the passage of bacteria into the urine. Amer. J. Dis. Child. **29**, 645 (1925). ~ VI. The effect of ureteral obstruction on the excretion of bacteria. Amer. J. Dis. Child. **31**, 693 (1926). — HELMHOLZ, H. F., and F. MILLIKIN: The kidney: A filter for bacteria. I. The presence of bacteria in the blood, kidney and urine after varying intervals following intravenous injection. Amer. J. Dis. Child. **29**, 497 (1925). — HERXHEIMER, G.: Nierenstudien. II. Über Anfangsstadien der Glomerulonephritis. Beitr. path. Anat. **64**, 454 (1918). — HEYMANN, W.: Studies on pathogenesis of hyperlipemia. Proc. of fifth annual Conf. on Nephrotic Syndrome, 1953, p. 108. National Nephrosis Foundation INC, New York. — HIERONYMI, G., A. BOHLE u. F. HARTMANN: Morphologische und elektrophoretische Untersuchungen bei der Masuginephritis an Ratten. Arch. Kreisl.-Forsch. **18**, 34 (1952). — HUEBSCHMANN, P.: Scharlach und Nephritis. Klin. Wschr. **1929**, 2221. — HURST, A. F.: Hereditary familial congenital haemorrhagic nephritis. Guy's Hosp. Rep. **3**, 368 (1923).

ILLINGWORTH, R. S., and K. S. HOLT: Transient rash and haematuria after exercise and emotion. Arch. Dis. Childh. **32**, 254 (1957). — ISRAEL, W.: Pneumaturie bei Nierentumor. Zugleich ein Beitrag zur Pyurie bei bösartigen Geschwülsten der Niere. Z. Urol. 8, 527 (1914).

KARLI-JORGENSON: Zit. nach H. R. BLOCH, Essentielle Hämaturie. Helv. chir. Acta **24**, 195 (1957). — KENDALL, G., and A. F. HERTZ: Hereditary familial congenital haemorrhagic nephritis. Guy's Hosp. Rep. **66**, 137 (1912). — KIELLEUTHNER: Genügt der Nachweis von Tuberkelbazillen in dem durch Ureterenkatheterismus gewonnenen Harn zur Diagnose der Nierentuberkulose? (Ein Beitrag zur Frühoperationsfrage dieser Erkrankung.) Folia Urologica (Intern. Arch. Krkh. Harnorg.) **7**, 191 (1912). — KLEMPERER, G.: Über Nierenblutungen bei gesunden Nieren. Dtsch. med. Wschr. **1897**, Nr 9, 129.

LETTERER, E., u. G. SEYBOLD: Bioptische und histologische Studien zur Masugi-Nephritis. Virchows Arch. path. Anat. **318**, 451 (1950). — LÖHLEIN, M.: Über die entzündlichen Veränderungen des Glomerulus der menschlichen Niere und ihre Bedeutung für die Nephritis. Leipzig: Hirzel 1906. ~ Über die entzündlichen Veränderungen der Glomeruli der menschlichen Nieren und ihre Bedeutung für die Nephritis. Arb. path. Inst. Leipzig **1907**. ~ Über hämorrhagische Nierenaffektion bei ulceröser Endocarditis (embolische und eitrige Herdnephritis). Med. Klin. **1910**, 10. — LUND, H. G., J. J. CORDONNIER and K. A. FORBES: Gross hematuria in sickle cell disease. J. Urol. (Baltimore) **71**, 151 (1954).

MEDLAR, E. M.: Cases of renal infection in pulmonary tuberculosis. Amer. J. Path. **2**, 401 (1926). — MERTZ, A.: Über die quantitativen Zellverhältnisse der Glomeruli bei Glomerulonephritis. Zbl. allg. Path. path. Anat. **29**, 321 (1918). — MOERS, H., u. W. LESSNIG: Aktivierungsversuche bei der experimentellen Nephritis. Dtsch. Arch. klin. Med. **191**, 572 (1944). — MOON, V.: Pathology of secondary shoc. Amer. J. Path. **24**, 235 (1948). — MOSTOFI, F. K., C. F. VORDERBRUEGGE and L. W. DIGGS: Lesions in kidneys removed for unilateral hematuria in sickle cell disease. Arch. Path. (Chicago) **63**, 336 (1957). — MUNK, F.: Lipoidnephrose. Med. Klin. **1916**, 1047.

NONNENBRUCH, W.: Die doppelseitigen Nierenkrankheiten. Stuttgart: Ferdinand Encke 1949.

ORTH, O.: Nierenblutungen bei anscheinend gesunden Nieren. Z. Urol. **45**, 469 (1952).

PUTSCHAR, W.: Handbuch der speziellen pathologischen Anatomie und Histologie, Bd. VI/2. Berlin: Springer 1934.

RANDERATH, E.: Beitrag zur Frage der Pathogenese von Nierenblutungen bei der Diphtherie. Zbl. allg. Path. path. Anat. **59**, 193 (1933). ~ Die pathologische Anatomie der Kriegsnephritis. Dtsch. Arch. klin. Med. **193**, 119 (1947). — REICHEL, H.: Über Nephritis bei Scharlach. Z. Heilk. **26**, 72 (1905). — REYERSBACH, G. C., and A. M. BUTLER: Congenital heriditary haematuria. New Engl. J. Med. **251**, 377 (1954). — ROLLY, F. v.: Zur Frage der Durchgängigkeit der Niere für Bakterien. Münch. med. Wschr. **1909**, 1873.

SCHWARZ, L.: Anatomische Untersuchungen der Nierenerkrankungen des Säuglings. Virchows Arch. path. Anat. **264**, 181 (1927a). ~ Weitere Beiträge zur Kenntnis der anatomischen Nierenveränderungen der Neugeborenen und Säuglinge. Virchows Arch. path. Anat. **267**, 654 (1928b). — SHWAYRI, E., and E. TUTUNJI: Periodic disease. Arch. intern. Med. **95**, 337 (1955). — SITTMANN, G.: Bakterioskopische Blutuntersuchungen. Arbeit Med. klin. Inst. kgl. Ludwig Maximilians Univ. München **4**, 51 (1899). — SMITH jr., B. A.: Renal vein thrombosis in the newborn. J. Urol. (Baltimore) **73**, 765 (1955). — SOHAR, E.: Heredofamilial syndrome characterized by renal disease, inner ear deafness and ocular changes. Harefoah **47**, 161 (1954). — STENHOLM, T.: Zur Frage der Spontanheilung bei der Nierentuberkulose, der tuberkulösen Bazillurie und der tuberkulösen Nephritis. Unter besonderer Berücksichtigung der gesamten Literatur von 1920 an. Zbl. Chir. **62**, 515 (1935). — STIEPEL, H.: Über die Entstehung der Nierenblutungen bei der Diphtherie. Mschr. Kinderheilk. **79**, 67 (1939). — STOERK, O.: Handbuch der speziellen pathologischen Anatomie und Histologie, Bd. VI/1. Berlin: Springer 1925. — STURTZ, G. S., and E. C. BURKE: Hereditary hematuria, nephropathy and deafness. New Engl. J. Med. **254**, 1123 (1956). — SUNDAL, A.: Erkrankungen des Urogenitalsystems. In FANCONI-WALLGREN, Lehrbuch der Pädiatrie, S. 669. Basel: Benno Schwabe & Co. 1954. — SUZUKI, T.: Zur Morphologie der Nierensekretion unter physiologischen und pathologischen Bedingungen. Jena 1912.

TELLEM, M., A. I. RUBENSTONE and A. M. FRUMIN: Renal failure and other unusual manifestations in sickle cell trait. Arch. Path. (Chicago) **63**, 508 (1957). — TRAGIS, D. G., and M. M. ELLISON: Unilateral renal vein thrombosis. J. Pediat. **48**, 229 (1956). — TROSSEL, J. v.: Über den Leukozytengehalt der Niere des Neugeborenen und des Säuglings. Jb. Kinderheilk. **113**, 127 (1926).

VOLHARD, F.: Die doppelseitigen haematogenen Nierenerkrankungen (Brightsche Krankheit). Berlin: Springer 1918. ~ Die doppelseitigen hämatogenen Nierenerkrankungen. In Handbuch der inneren Medizin, Bd. VI/1. 1931. — VOLHARD, F., u. TH. FAHR: Die Brightsche Nierenkrankheit. Klinik, Pathologie und Atlas. Berlin 1914.

WEPLER, W.: Nierenbefunde bei durch Fleckfieber komplizierter Feldnephritis. Dtsch. Arch. klin. Med. **196**, 177 (1949). — WILBUR, D. L., and G. E. BROWN: Zit. bei E. T. BELL 1947, Renal diseases. Philadelphia: Lea and Febiger. Arch. intern. Med. **45**, 611 (1930). — WILDBOLZ, H.: Über die Möglichkeit einer Spontanheilung der Nierentuberkulose. Z. urol. Chir. **42**, 257 (1936). — WUHRMANN, F.: Periodische Krankheit mit Hämaturie und Hämoglobinurie. Helvet. med. Acta **24**, 264 (1957). — WYSSOKOWITSCH, W.: Über die Schicksale der ins Blut injizierten Mikroorganismen im Körper der Warmblüter. Z. Infekt.-Kr. Hyg. **1**, 3 (1886).

ZOLLINGER, H. U.: Die interstitielle Nephritis. Basel: Karger 1945. ~ Die interstitielle nicht-eitrige Nephritis. Neue med. Welt **1950**, 5. ~ Anurie bei Chromoproteinurie. Stuttgart: Georg Thieme 1952.

II. Die Pathomorphologie der Eiweißausscheidung. Proteinurie. Paraproteinurie. (S. 151—175.)

ABRIKOSOFF, A., u. F. WULFF: Über Eiweißkristallbildung in einem Fall von Myelom. Verh. dtsch. path. Ges. **22**, 270 (1922). — ADDIS, T.: Proteinuria and cylindruria. Proc. Calif. Acad. Med. **2**, 38 (1931/32). ~ The mechanism of proteinuria. Proc. nat. Acad. Sci. (Wash.) **35**, 194 (1949). — ÅGREN, G.: The amino acid composition of Bence-Jones protein. Acta chem. scand. **6**, 1232 (1952). — ALLEN, A. C.: The kidney. New York: Grune & Stratton 1951. — APITZ, K.: Die Paraproteinosen. (Über die Störung des Eiweißstoffwechsels bei Plasmocytom.) Virchows Arch. path. Anat. **306**, 361 (1940). ~ Die neuen Anschauungen vom Plasmocytom des Knochenmarks, dem sog. multiplen Myelom. Klin. Wschr. **1940**, 1025. — ARMSTRONG, S. H., D. BRONSKY and J. HERSHMAN: The persistence in the blood of the radioactive label of albumins, γ-globulins and globulins of intermediate mobility. J. Lab. clin. Med. **46**, 857—870 (1955). — ARNOLD, W.: Die kristallinische Paraproteinose und ihre Bedeutung für die Probleme des Eiweißstoffwechsels und des Geschwulstwachstums beim Plasmocytom. Beitr. path. Anat. **110**, 607 (1948). — ASCOLI, M.: Über den Mechanismus der Albuminurie durch Eiereiweiß. Münch. med. Wschr. **1902**, 398.

BARR, D. P., R. L. ENGLE and E. M. RUSS: Cryoglobulinemia: A case report. Ann. intern. Med. **47**, 1225 (1957). — BARR, D. P., G. G. READER and C. W. WHEELER: Cryoglobulinemia. I. Report of two cases with discussion of clinical manifestations, incidence and significance. Ann. intern. Med. **32**, 6 (1950). — BAXTER, J. H., and H. C. GOODMAN: Nephrotoxic serum nephritis in rats. J. exp. Med. **104**, 467—485 (1956). — BAYLISS, L. E., P. M. TOOKEY-KERRIDGE and D. S. RUSSELL: The excretion of protein by the mammalian kidney. J. Physiol. (Lond.) **77**, 386 (1933). — BAYRD, E. D., and F. J. HECK: Multiple myeloma. J. Amer. med. Ass. **133**, 147 (1947). — BELL, E. T.: Renal lesions associated with multiple myeloma. Amer. J. Path. **9**, 393 (1933). ~ Renal diseases. Philadelphia: Lea & Febiger 1947. — BENOIT, W.: Über die Guajakolvergiftung des Kaninchens unter besonderer Berücksichtigung der Veränderungen an den Nieren. Z. ges. exp. Med. **62**, 585 (1928). — BERGSTRAND, H.: Pathology of glomerulonephritis and relates diseases. Scand. J. clin. Lab. Invest. **1**, 334—338 (1949). — BERNDT, H.: Kryoglobulinämie. Blut **1**, 255 (1955). — BIACHI, V., A. GIAMPALMO e A. MARMONT: Contributo alla conoscenca della gelificazione plasmatica „a frigore" e della plasmotico si a len cemica con emo gelisicazione (gel-plasmo citomatosi). Minerva med. (Torino) **40**, 101 (1949). — BIETER, R. N.: Albuminuria in glomerular and aglomerular fish. J. Pharmacol. exp. Ther. **48**, 407 (1931). — BING, J.: Investigations of the mechanism of albuminuria. Acta path. microbiol. scand. **10**, 429—437 (1933). — BLADES, A. N.: Cryoglobulinaemia in multiple myelomatosis. Brit. med. J. **1951**, 169. — BOHLE, A., u. H. J. KRECKE: Zur Frage der Basalmembranen der Glomerulumschlingen in der Niere des Menschen. Virchows Arch. path. Anat. **327**, 663 (1955). — BOHLE, A., H. J. KRECKE, H. KLEINMAIER u. K. GOERGEN: Über die tierexperimentelle Glomerulonephritis unter besonderer Berücksichtigung der sog. Cavelti-Nephritis. Arch. Kreisl.-Forsch. **21**, 245 (1954). — BONSDORFF, B. v., H. GROTH and T. PACKALÉN: On the presence of a high-molecular crystallizable protein in blood serum in myeloma. Folia haemat. (Lpz.) **59**, 184 (1938). — BOTT, P. A., and A. N. RICHARDS: The passage of protein molecules through the glomerular membranes. J. biol. Chem. **141**, 291—310 (1941). — BOWMAN, W.: On the structure and use of the Malpighien bodies of the kidney with observations on the circulation through the gland. Phil. Trans. B **1**, 57 (1842). — BRADLEY, ST. E., and C. J. TYSON: The „nephrotic syndrome". New Engl. J. Med. **238**, 223, 260 (1948). — BRANDT, J. L., R. FRANK and H. C. LICHTMAN: Normal hemoglobin clearances in chronic proteinuria. Proc. Soc. exp. Biol. (N.Y.) **74**, 863—865 (1950). — BRASS, K.: Die Eiweißstoffwechselstörung des Plasmocytomkranken. I. Frankfurt. Z. Path. **57**, 367 (1943). ~ II. Mitt. Frankfurt. Z. Path. **58**, 56 (1944). ~ III. Mitt. Frankfurt. Z. Path. **59**, 143 (1947/48). ~ Zur Morphologie der Eiweißstoffwechselstörungen beim Plasmocytom. Verh. dtsch. Ges. Path. **32**, 77 (1948). — BRAUNSTEINER, H., R. FALKNER. A, NEUMAYER u. F. PAKESCH: Makromolekulare Kryoglobulinämie. Klin. Wschr. **1954**, 722. — BRÖDER, M.: Zur Frage der Pathogenese und Bedeutung der Albuminurie, bes. bei „einfachen Nephrosen". Inaug.-Diss. Düsseldorf 1935. — BURTIN, P., L. HARTMANN, J. HEREMANS, J. J. SCHEIDEGGER, F. WESTENDORP-BOERMA, R. WIEME, CH. WUNDERLY, R. FAUVERT et P. GRABAR: Études immunochimiques et immunoélectrophorétiques des macroglobulinémies. Rev. franç. Ét. clin. biol. **2**, 161 (1957). — BUSCHKE, F.: Urämie bei Bence-Jones'scher Albuminurie. Klin. Wschr. **1932**, 408.

CHINARD, F. P., H. D. LAUSON, H. A. EDER, R. L. GREIF and A. HILLER: A study of the mechanism of proteinuria in patients with the nephrotic syndrome. J. clin. Invest. **33**, 621 (1954). — CUSHNY, A. R.: The secretion of the urine. London: Longmans, Green & Co. 1. edit. 1917; 2. edit. 1926.

DECASTELLO, A. v.: Beitrag zur Kenntnis der Bence-Jones'schen Albuminurie. Dtsch. Arch. klin. Med. **67**, 319 (1909). — DEUTSCH, H. F., J. I. MORTON and C. H. KRATOCHVIL: Antigenic identity of hyperglobulinemic serum components with proteins of normale serum. J. biol. Chem. **222**, 39 (1956). — DOCK, W.: Proteinuria and the associated renal changes. New Engl. J. Med. **227**, 633 (1942). — DOMZ, C. A., and E. V. FEIGIN: Cryoglobulinemia. Arch. intern. Med. **100**, 471 (1957).

EHRICH, W.: Die Nierenerkrankungen bei Bence-Jones'scher Proteinurie. Z. klin. Med. **121**, 396 (1932). ~ Über Nephrosen mit besonderer Berücksichtigung des nephrotischen Einschlages. Virchows Arch. path. Anat. **287**, 333 (1933). — EKEHORN, G.: On the principles of renal function. Acta med. scand. Suppl. **36** (1931). — ELIASCH, H., A. L. SELLERS, S. ROSENFELD and J. MARMORSTON: Protein metabolism in the mammalian kidney. J. exp. Med. **101**, 129—134 (1955). — ELLENBECK, H. D.: Über die Nierenveränderungen bei Bence-Jones'scher Proteinurie. Münch. med. Wschr. **1937**, 1804. — EMMERICH, R., H. LINKE, H. TRENCKMANN u. H. E. SCHULTZE: Kryoglobulinämien. Acta haemat. (Basel) **18**, 191 (1957). — ESSER, H., F. HEINZLER u. H. WILD: Vergleichende elektrophoretische Eiweißfraktionierungen und mikrobiologische Aminosäureuntersuchungen im Blut und Urin bei sog. Albuminurien. Verh. dtsch. Ges. inn, Med. **58**, 306 (1952).

Fahr, Th.: Handbuch der speziellen pathologischen Anatomie und Histologie, Bd. VI/1. Berlin: Springer 1925; Bd. VI/2. Berlin: Springer 1934. — Farquhar, G. F., R. L. Vernier and R. A. Good: The application of electron microscopy in pathology. Study of renal biopsy tissue. Schweiz. med. Wschr. **1957**, 501—510. — Freeman, T., and A. M. Joekes: Nephrotic proteinuria a tubular lesion? Acta med. scand. **157**, 43—50 (1957). — Fresen, O.: Weitere Untersuchungen zum Lymphgefäßsystem der menschlichen Niere, zugleich ein Beitrag zum Wesen der Amyloidnephrose. Beitr. path. Anat. **108**, 452 (1943). — Frey, W.: Handbuch der inneren Medizin, 4. Aufl., Bd. VIII. Berlin-Göttingen-Heidelberg: Springer 1951.

Gansler, H.: Zit. bei Miller und Sitte 1956. — Gérard, P.: Comperative histophysiology of the vertebrate nephron. J. Anat. (Lond.) **70**, 354 (1936). — Gérard, P., et R. Cordier: Sur l'interprétation des altérations morphologiques caractéristiques observées dans le rein au cours de la néphrose lipidique. Arch. int. Méd. exp. 8, 225—232 (1933). — Gilson, S. B.: Studies on proteinuria in the rat. Proc. Soc. exp. Biol. (N.Y.) **72**, 608 (1949). — Gil y Gil, C.: Die Immunität im Nierenepithelgewebe. Beitr. path. Anat. **72**, 621 (1924). — Gitlin, D., and C. A. Janeway: An immunochemical study of the albumins of serum, urin, ascitic fluid and edema fluid in the nephrotic syndrome. J. clin. Invest. **31**, 223—230 (1952). — Glaus, A.: Über multiples Myelocytom mit eigenartigen, zum Teil kristallähnlichen Zelleinlagerungen kombiniert mit Elastolyse und ausgedehnter Amyloidose und Verkalkung. Virchows Arch. path. Anat. **223**, 301 (1917). — Göbel-Schmitt, L.: Über die Nephrotoxin-Wirkung bei der Maus. Virchows Arch. path. Anat. **318**, 503—517 (1950). — Goetsch, E., u. J. D. Lyttle: Zit. H. Sarre: Zur Pathogenese und Therapie des nephrotischen Syndroms. Dtsch. med. Wschr. **1954**, 1—23. — Goodman, H. C., and J. Baxter: Tubular reabsorption of protein in experimentally producted proteinuria in rats. Proc. Soc. exp. Biol. (N.Y.) **93**, 136—140 (1956). — Govaerts, P.: Application du concept de la filtration réabsorption à l'étude de la pathologie rénale. Paris méd. **1934 II**, 305. — Gunn, F. D., and A. E. Mahle: Megakaryoblastic myeloma with crystalline protein in the renal tubes. Arch. Path. (Chicago) **26**, 377 (1938). — Gunz, F. W.: Benign cryoglobulinaemic purpura. Brit. J. Haemat. **2**, 95 (1956).

Habich, H., et A. Hässig: Essai d'analyse antigénique des paraprotides dans la macroglobulinémie de Waldenström. Vox Sang (Basel) **3**, 99 (1953). — Hall, V. B.: Studies of normal glomerular structure by electron microscopy. Proc. of the **4**. Conf. on the Nephrotic Syndrome **1953**. ~ Further studies of the normal structure of the renal glomerulus. Proc. of the **6**. Conf. on the Nephrotic Syndrome, 1955. ~ The protoplasmatic basis of glomerular ultrafiltrations. Amer. Heart J. **54**, 1 (1957). — Hardwicke, J., and J. R. Squire: The relationsship between plasma albumin concentration and protein excretion in patients with proteinuria. Clin. Sci. **14**, 509—530 (1955). — Hardy, S., and F. W. Putnam: Proteins in multiple myeloma. IV. Interactions with metabolic nitrogen. J. biol. Chem. **212**, 371 (1955). Hartmann, F.: Beitrag zur Kenntnis des Verhaltens von Serum- und Urineiweiß beim Plasmocytom. Dtsch. Arch. klin. Med. **196**, 161 (1949). — Hartmann, F., u. G. Schulze: Eiweiß- und Lipoidveränderungen im Serum bei Nierenerkrankungen. Verh. dtsch. Ges. inn. Med. **58**, 200 (1952). — Harvier, P., J. Turiaf et F. Delbarre: Purpura hémorrhagique, syndrome de Raynaud et cryoprotéinémie. Presse méd. **1953**, 1549. — Havemann, P.: Experimentelle Untersuchungen über die Speicherung kolloidaler Substanzen in den Harnkanälchenepithelien bei Salamandra maculosa. Z. ges. exp. Med. **108**, 635—645 (1941). — Heidenhain, M.: Synthetische Morphologie der Niere des Menschen. Leiden: E. J. Brill 1937. — Hein, A.: Über die Entstehung und Bedeutung der hyalinen Tropfen in den Hauptstücken der Niere aufgrund von Experimenten an Salamandra maculosa. Virchows Arch. path. Anat. **301**, 339—356 (1938). — Hektoen, L., and W. H. Welker: Immunological differences of crystalline Bence-Jones proteins. Biochem. J. **34**, 487 (1940). — Hill, R. M., S. G. Dunlop and R. M. Mulligan: A cryoglobulin present in high concentration in the plasma of a case of multiple myeloma. J. Lab. clin. Med. **34**, 1057 (1949). — Hückel, R.: Experimentelle Glomerulonephritis. Beitr. path. Anat. **84**, 571 (1930). ~ Experimentelles zur Pathologie des Nierenkörperchens. Beitr. path. Anat. **87**, 381 (1931). — Hunter, W. C., and I. M. Roberts: Glomerular changes in the kidneys of rabbits and monkeys induced by uranium nitrate, mercuric chloride and potassium bichromate. Amer. J. Path. 8, 665 (1932). — Hutchinson, J. H., and R. A. Howell: Cryoglobulinemia: report of a case associated with gangrene of the digits. Ann. intern. Med. **39**, 350 (1953).

Jahnke, K., U. Kanzow u. W. Scholtan: Zur Differentialdiagnose der Makroglobulinämie. Ärztl. Wschr. **1956**, 25. — Jahnke, K., u. W. Scholtan: Klinische Ultrazentrifugen-Untersuchungen. II. Mitteilung. Pathologische Veränderungen im Serum-Ultrazentrifugen-Diagramm. Z. ges. exp. Med. **122**, 39 (1953). — Jim, R. T. S., and R. C. Steinkamp: Macroglobulinemia and its relationship to other paraproteins. J. Lab. clin. Med. **47**, 540 (1956).

KANZOW, U.: Die Makroglobulinämie Waldenström. Klin. Wschr. **1954**, 154. — KANZOW, U., u. H. F. OETTGEN: Beitrag zur Morphologie der Makroglobulinämie Waldenström. Acta haemat. (Basel) **15**, 323 (1956). — KANZOW, U., W. SCHOLTAN u. A. MÜTING: Serologische Differenzierung von Makroglobulinämien. Klin. Wschr. **1955**, 1043. — KLEIER, A.: Experimentelle Untersuchungen über den Abbau der hyalinen Tropfen nach Eiweißspeicherung in der Niere vom Salamandra maculosa. Beitr. path. Anat. **103**, 559 (1939). — KLEINE, H.: Über kristalloide Riesenzylinder in Harnkanälchen bei plasmazellulärem Myelom. Beitr. path. Anat. **79**, 678 (1928). — KOLLERT, V., u. PH. REZEK: Beitrag zur Histologie der Saponinvergiftung. Virchows Arch. path. Anat. **262**, 838 (1926). — KORNGOLD, L., and G. VAN LEEUWEN: Macroglobulinemia. I. The antigenic relationship of pathological macroglobulins to normal γ globulins. J. exp. Med. **106**, 467 (1957a). ~ II. Antisera specific for pathological macroglobulins. J. exper. Med. **106**, 477 (1957b). — KORNGOLD, L., and R. LIPARI: Multiple myeloma proteins. I. Immunological studies. Cancer (Philad.) **9**, 183 (1956). ~ III. The antigenetic relationship of Bence-Jones proteins to normal γ-globulin and multiple myeloma serum proteins. Cancer (Philad.) **9**, 262 (1956). — KRAKOWER, C. A., and S. A. GREENSPON: Factors leading to variation in concentration of „nephrotoxic" antigen (s) of glomerular basement membrane. Arch. Path. (Chicago) **58**, 401—432 (1954). — KRATOCHVIL, C. H., and H. F. DEUTSCH: A crystalline macroglobulin from human serum. J. biol. Chem. **222**, 31 (1956). — KRAUSS, E.: Studien zur Bence-Jones'schen Albuminurie. Arch. klin. Med. **137**, 257 (1921). — KRETSCHMER, N., and F. J. CHEROT: Cellular mechanisms of protein metabolism in the nephron. J. exp. Med. **99**, 637 (1954). — KRETSCHMER, N., and H. W. DICKERMAN: Cellular mechanisms of protein metabolism in the nephron. J. exp. Med. **99**, 629 (1954).

LAAS, E.: Die hyalinen Tropfen in der Niere. Virchows Arch. path. Anat. **286**, 427 (1932). LAMBERT, P. P.: Contribution à l'histophysiologie rénale chez les urodèles. Arch. Biol. (Liège) **47**, 125—179 (1936). ~ Hyalintropfige Entartung und Speicherung in den Tubulusepithelien der Niere. Beitr. path. Anat. **98**, 103—114 (1936/37). — LAMBERT, P. P., u. P. CAMBIER: Die Speicherungserscheinungen in der menschlichen Niere. (Über einen Fall von polycystischer Niere.) Beitr. path. Anat. **101**, 470—482 (1938). — LEE, Y. C.: Cellular mechanisms of protein metabolism in the nephron. III. The histochemical characteristics of aminoacid droplets. J. exp. Med. **99**, 621 (1954). — LEHMANN, J. CHR.: Über die durch Einspritzungen von Hühnereiweiß ins Blut hervorgebrachte Albuminurie. Virchows Arch. path. Anat. **30**, 593 (1864). — LELBACH, W. K.: Ein Beitrag zur Morphologie der Makroglobulinämie Waldenström. Frankfurt. Z. Path. **68**, 440 (1957). — LENNERT, K.: Die pathologische Anatomie der Makroglobulinämie Waldenström. Frankfurt. Z. Path. **66**, 201 (1955). — LERNER, A. B., C. P. BARNUM and C. J. WATSON: Studies of cryoglobulins. II. The spontaneous precipitation of protein from serum at 5° in various disease states. Amer. J. med. Sci. **214**, 416 (1947). — LERNER, A. B., and C. J. WATSON: Studies of cryoglobulins: unusual purpura associated with presence of high concentration of cryoglobulin (cold precipitable serum globulin). Amer. J. Med. **214**, 410 (1947). — LETTERER, E.: Untersuchungen über den Einfluß verschiedenartiger Ernährung auf die experimentelle Amyloidose. Virchows Arch. path. Anat. **317**, 1 (1949/50). ~ Die Amyloidose im Lichte neuer Forschungsmethoden. Dtsch. med. Wschr. **1950**, 15. ~ Über Nephritis und Nephrose. Medizinische **1952**, 511 bis 515. — LETTERER, E., W. GEROK u. G. SCHNEIDER: Vergleichende Untersuchungen über den Aminosäurebestand von Serumeiweiß, Lebereiweiß, Amyloid, Hyalin und Kollagen. Virchows Arch. path. Anat. **327**, 327—342 (1955). — LETTERER, E., u. G. SCHNEIDER: Die Bedeutung des Bluteiweißbildes bei der Amyloidkrankheit. Plasma (Milano) **1**, 163—276 (1953). — LEWIS, L. A., M. C. MASSON, A. C. CORCORAN and I. H. PAGE: Effects of renin on serum and urinary proteins in desoxycorticosterone and cortisone treated rats. Amer. J. Physiol. **180**, 331—336 (1955). — LICHTWITZ: Die Praxis der Nierenkrankheiten. Berlin 1925. — LINNEWEH, F.: Klinisch-experimentelle Studien zur Pathogenese der genuinen Nephrose. 2. Mitt. Die Ursachen der Infektionsanfälligkeit. Dtsch. med. Wschr. **1951**, 793—795. — LINNEWEH, F., u. M. MANEKE: Klinisch-experimentelle Studien zur Pathogenese der genuinen Nephrose. III. Mitt. Die Beziehungen von Blut und Harneiweiß, beurteilt am Verhalten nach Austauschtransfusion. Dtsch. med. Wschr. **1951**, 823—826. — LIPPMAN, R. W.: Mechanism of proteinuria. Effect of parenteral bovine albumin injections on hemoglobin excretion in rats. Amer. J. Physiol. **154**, 532 (1948). — LIPPMAN, R. W., H. J. UREEN and J. OLIVER: Mechanism of proteinuria. III. A comparison of the functional and structural aspects of certain intraperitoneally administrated proteins on hemoglobinexcretion in the rat. J. Exper. Med. **93**, 325 (1951). — LÖHLEIN, M.: Eiweißkristalle in den Harnkanälchen bei multiplem Myelom. Beitr. path. Anat. **69**, 295 (1921). — LOWELL, A., H. COLCHER, F. E. KENDALL, A. J. PATEK jr. and D. SEEGAL: A comparison of the effects of high and low viscosity gelatins after their intravenous injection in man. J. clin. Invest. **25**, 226—236 (1946). — LUCEY, H. C., E. LEIGH, H. HOCH, J. R. MARRACK, R. G. S. JOHNS, R. A. KEKWICK and E. R. HOLIDAY: Study of a case of purpura associated with bone changes and formation of a gel in the serum on cooling. Brit. J. exp. Path. **31**, 380 (1950). — LUDWIG, C.: Manual of human and comparative histology, II. S. Stricker. The Sydenham Society, London 1872.

MAGNUS-LEVY, A.: Bence-Jones Eiweiß und Amyloid. Z. klin. Med. **116**, 510 (1931). ~ Etwas vom Eiweißhaushalt der Geschwülste und des Knochenmarkes, von Nephrosen und vom Amyloid. Dtsch. med. Wschr. **1931**, 703. ~ Multiple Myelome. Dtsch. med. Wschr. **1931**, 751. — Multiple Myelome. IV. Der Stoffwechsel außerhalb der Proteinurie. Z. klin. Med. **120**, 313 (1932). ~ VII. Euglobulinämie. Zur Klinik und Pathologie der Amyloidosis. Z. klin. Med. **126**, 62 (1934). ~ Einige Besonderheiten im Harn bei Myelomen. Dtsch. Arch. klin. Med. **179**, 188 (1937). — MAINZER, F.: Über die physiko-chemischen Grundlagen der Albuminurie. Klin. Wschr. **1931**, 1906—1908. — MANDEMA, E., P. C. v. D. SCHAAF and T. H. J. HUISMAN: Investigations on the amino acid composition of a macroglobulin and a cryoglobulin. J. Lab. clin. Med. **45**, 261 (1955). — MAYERSBACH, H., and A. G. E. PEARSE: The metabolism of fluorescin labelled and unlabelled egg-white in the renal tubulus of the mouse. Brit. J. exp. Path. **37**, 81 (1956). — MCGARRY, E., A. H. SEHON and B. ROSE: The isolation and electrophoretic charakterization of the proteins in the urine of normal subjects. J. clin. Invest. **34**, 832—844 (1955). — MERTENS, V. E.: Ein biologischer Beweis für die Herkunft des Albumin im Nephritisharn aus dem Blut. Dtsch. med. Wschr. **1901**, 161. — MILLER, F., u. A. BOHLE: Vergleichende licht- und elektronenmikroskopische Untersuchungen an der Basalmembran der Glomerulumkapillaren bei experimentellem Nierenamyloid. Klin. Wschr. **1956**, 1204. ~ Elektronenmikroskopische Untersuchungen am Glomerulum bei der Masugi-Nephritis der Ratte. Virchows Arch. path. Anat. **330**, 483 (1957). — MILLER, F., u. H. SITTE: Elektronenmikroskopische Untersuchungen an Mäusenieren nach intraperitonealen Eiweißgaben. Verh. dtsch. Ges. Path. **39**, 183 (1956). — MOENCH, A.: Neuere Untersuchungen über die Pathogenese des nephrotischen Syndroms. 3. Freiburger Symposion über pathologische Physiologie und Klinik der Nierensekretion, 1954, S. 243—247. — MOENCH, A., H. SARTORIUS u. K. PÜTTER: Zur Pathogenese der sog. genuinen Lipoidnephrose. Verh. dtsch. Ges. inn. Med. **61**, 293 (1955). — MONKE, J. V., and C. L. YUILE: The renal clearance of hemoglobin in the dog. J. exp. Med. **72**, 149 (1940). — MÜCKE, P.: Über Ablagerungen von Eiweißkristallen in der Niere. Frankfurt. Z. Path. **58**, 119 (1943).

NUSSBAUM, M.: Über die Sekretion der Niere. Arch. ges. Physiol. **16**, 139 (1877).

OHLHAGEN, B.: Spontaneous praecipitation of crystalline globulin in myeloma serum. Lecture read before the Northern Congr. of internal. Medicine, Kobenhaven, Juni 27., 1948. — OLIVER, J.: New directions in renal morphology: A method its results and its future. Harvey Lect. **40**, 102—155 (1944/45). ~ The structur of the metabolic process in the nephron. J. Mt Sinai Hosp. **15**, 175 (1948). ~ When is the kidney not a kidney. J. Biol. **63**, 373—402 (1950). — OLIVER, J., M. C. MACDOWELL and Y. C. LEE: Cellular mechanisms of protein metabolism in the nephron. J. exp. Med. **99**, 589 (1954). — OLIVER, J., M. J. MOSES and M. C. MACDOWELL: Cellular mechanisms of protein metabolism in the nephron. J. exp. Med. **99**, 605 (1954). — OLIVER, J., W. STRAUS, N. KRETSCHMER, Y. C. LEE, H. W. DICKERMAN and F. CHEROT: The histochemical characteristics of absorption droplets in the nephron. J. Histochem. Cytochem. **3**, 277 (1955). — ORTEGA, L. G., and R. C. MELLORS: The role of localized antibodies in the pathogenesis of nephrotoxic nephritis in the rat. J. exp. Med. **104**, 151—170 (1956).

PAPPENHEIMER, J. R.: Über die Permeabilität der Glomerulummembranen in der Niere. Klin. Wschr. **1955**, 362. — PATRASSI, G.: Über die durch Diphtherietoxin experimentell hervorgerufene umschriebene Glomerulonephritis (mit besonderer Berücksichtigung der Deckzellen des Malpighischen Körperchen). Krkh.-Forsch. **9**, 340 (1932). — PEASE, D. D.: Electron microscopy of the vascular bed of the kidney cortex. Anat. Rec. **121**, 701 (1955). ~ The fine structure of the kidney seen by electron microscopy. J. Histochem. Cytochem. **3**, 295 (1955). — PETZHOLD, H.: Plasmazytom mit ungewöhnlicher Paraproteinbildung und Lebernekrosen. Beitr. path. Anat. **106**, 207 (1941). — PIEL, C. F., L. DONG, F. W. S. MODERN, J. R. GOODMAN and R. MOORE: The glomerulus in experimental renal disease in rats as observed by light and electron microscopy. J. exp. Med. **102**, 573 (1955). — POSENER, C.: Studien über pathologische Exsudatbildungen. Virchows Arch. path. Anat. **79**, 311 (1880). — PRESSMAN, D.: The zone of localization of antibodies. III. The specific localization of antibodies to rat kidney. Cancer (Philad.) **2**, 697 (1949). — PRESSMAN, D., and H. N. EISEN: The zone of localization of antibodies. V. In attempt to saturate antibody-binding sites in mouse kidney. J. Immunol. **64**, 273 (1950). — PUTNAM, F. W.: N-terminal groups of normal human gamma-globulin and of myeloma proteins. J. Amer. chem. Soc. **75**, 2785 (1953). ~ Abnormal human serum globulins. Science **122**, 275 (1955). ~ Multiple myeloma. (Symposion.) Amer. J. Med. **23**, 288 (1957). — PUTNAM, F. W., and S. HARDY: Proteins in multiple myeloma. III. Origin of Bence-Jones protein. J. biol. Chem. **212**, 361 (1955).

RANDERATH, E.: Über den Ort der Eiweißausscheidung in der Niere bei nephrotischen Nierenkrankheiten, nebst Bemerkungen über den Begriff und die Einteilung der Nephrosen. Beitr. path. Anat. **95**, 403—430 (1935). ~ Ausgedehnte Ablagerung von Lipoideiweiß-kristallen in der Zwischensubstanz der Niere in einen Fall von Nephrose bei allgemeiner Amyloidose. Dtsch. med. Wschr. **1935 I**, 911. ~ Die Entwicklung der Lehre von den Nephrosen in der pathologischen Anatomie. Ergebn. allg. Path. path. Anat. **32**, 91 (1937). ~ Nephrose — Nephritis. Klin. Wschr. **1941**, 281—284, 305—308. ~ Zur pathologischen Anatomie der sog. Amyloidnephrose. Virchows Arch. path. Anat. **314**, 388 (1947). ~ Nephrose — Nephritis. In E. BECHER, Nierenkrankheiten, Bd. 2, S. 98—145. Jena: Gustav Fischer 1947. ~ Über die Morphologie der Paraproteinosen. Verh. dtsch. Ges. Path. **32**, 27 (1950). ~ Zur Frage der intercapillären (diabetischen) Glomerulosklerose. Virchows Arch. path. Anat. **323**, 483 (1952). ~ Franz Volhard, sein Einfluß auf die Entwicklung der Lehre von den doppelseitigen hämatogenen Nierenkrankheiten im Rahmen der Situation der Medizin seiner Zeit. 1. F. Volhard Gedächtnisvorlesung 1953. Stuttgart: F. K. Schattauer. — RATHER, L. J.: Renal athrocytosis and intracellular digestion of intraperitoneally injected hemoglobin in rats. J. exp. Med. **87**, 163 (1948). ~ On the problem of the renal tubular resorption of protein. Stanf. med. Bull. **6**, 117 (1948). ~ Filtration, resorption and excretion of protein by the kidney. Medicine Baltimore) **31**, 357—380 (1952). — REID, R. T. W.: On the structure of the glomerulus. Aust. J. exp. Biol. med. Sci. **32**, 235 (1954). ~ Electron microscopy of glomeruli in nephrotoxic serum nephritis. Aust. J. exp. Biol. med. Sci. **34**, 143 (1956). — RHODIN, J.: Correlation of ultrastructural organization and functions in normal and experimentally changed proximal convoluted tubule cells of the mous kidney. Thesis Stockholm, 1954. ~ Electron microscopy of the glomerular capillary wall. Exp. Cell Res. **8**, 572 (1955). — RICHTER, G. W.: Alterations in serum globulins during the formation and resorption of amyloid in rabbits. J. exp. Med. **104**, 847 (1956). — RIGAS, D. A., and C. E. HELLER: The amount and nature of urinary proteins in normal human subjects. J. clin. Invest. **30**, 853 (1951). — RIVA, G., K. DIALER u. A. HÄSSIG: Untersuchungen zur Frage der Bence-Jones'schen Proteinurie und Proteinämie. Helv. med. Acta, Ser. A **18**, 401 (1951). — RÖRVIK, K.: Cryoglobulinemia. Acta med. scand. **137**, 390 (1950). — RÜTTIMANN, A.: Über Aufbraucherscheinungen und Neubildung der Mitochondrien in den Nierenhauptstücken nach Speicherung. Schweiz. Z. allg. Path. **14**, 372 (1951). — RUHRMANN, G.: Experimentelle Dysproteinämie an Winter- und Sommerfröschen. Virchows Arch. path. Anat. **327**, 366—390 (1955). — RUNDLES, R. W., G. R. COOPER and R. W. WILLET: Multiple myeloma. IV. Abnormal serum components and Bence-Jones protein. J. clin. Invest. **30**, 1125 (1951). — RUSZNIAK, ST., u. L. NÉMETH: Die Entstehung der Albuminurie. Z. exp. Med. **70**, 464 (1930).

SAKAGUCHI, H.: Fine structure of the renal glomerulus. Keiô J. Med. **4**, 103 (1955). — SAKAGUCHI, H., Y. SUZUKI and T. YAMAGUCHI: Electronmicroscopic study of Masugi nephritis. I. Glomerular changes. Acta path. jap. **7**, 53 (1957). — SANDKÜHLER, ST.: Zur Klinik des Plasmozytoms. Dtsch. Arch. klin. Med. **193**, 434 (1948). ~ Über Proteinurie bei Nierenkranken. Dtsch. med. Wschr. **1951**, 462. — SARRE, H.: Zur Pathogenese und Therapie des nephrotischen Syndroms. Dtsch. med. Wschr. **1954**, 1652, 1713. — SARRE, H., u. A. MOENCH: Funktionelle und morphologische Veränderungen der Niere durch den Nervenreiz. Z. ges. exp. Med. **117**, 49 (1951). — SCHAUB, F.: Gleichzeitiges Vorkommen von Makroglobulinämie Waldenström und von malignen Tumoren. Schweiz. med. Wschr. **1953**, 1256. — SCHNEIDER, G.: Das Bluteiweißbild bei experimenteller Amyloidose. Virchows Arch. path. Anat. **317**, 26 (1949). ~ Studien zur Korrelation der Eiweißkörper des Blutplasmas und der Organe bei experimenteller Dysproteinämie. I. Mitt. Quantitative Bestimmung des Stickstoff- und Eiweißgehaltes normaler Organe der weißen Maus. Virchows Arch. path. Anat. **327**, 343 bis 353, 354—365 (1955). — SCHRADE, W., E. BÖHLE, R. BIEGLER u. H. BRUCH: Über den Lipid- und Kohlenhydratgehalt des Bence-Jonesschen Eiweißkörpers. Klin. Wschr. **1957**, 767. — SCHRADE, W., E. BÖHLE u. H. BRUCH: Ein Beitrag zur Kenntnis der Kryoglobuline. Klin. Wschr. **1956**, 695. — SCHULTEN, H., u. U. KANZOW: Makroglobulinämie (Waldenströmsche Krankheit). Folia haemat. (Lpz.) N. F. **1**, **1**, 49 (1956). — SELLERS, A. L.: The mechanism and significance of protein excretion by the normal kidney. Arch. intern. Med. **98**, 801—806 (1956). — SELLERS, A. L., H. C. GOODMAN, J. MARMORSTON and M. SMITH: Sex difference in proteinuria in the rat. Amer. J. Physiol. **163**, 662 (1950). — SELLERS, A. L., N. GRIGGS, J. MARMORSTON and H. C. GOODMAN: Filtration and reabsorbtion of protein by the kidney. J. exp. Med. **100**, 1 (1954). — SELLERS, A. L., S. ROBERTS, I. RASK, ST. SMITH, J. MARMORSTON and H. C. GOODMAN: An electrophoretic study of urinary protein in the rat. J. exp. Med. **95**, 465—472 (1952). — ŠIKL, H.: A case of diffuse plasmocytosis with deposition of protein crystals in the kidney. J. Path. Bact. **61**, 149 (1950). — ŠMARDA, J., and D. WIEDERMANN: Ultrafiltration measurement of paraprotein particles in four cases of macroglobulinemia. Experientia (Basel) **13**, 397 (1957). — SMETANA, H.: The permeability of the renal glomeruli of several mammalion species to labelled protein. Amer. J. Path. **23**, 255 (1947). — SONNET, G., L. LOUIS et G. HEREMANS: Les hydrates de carbone des paraprotéins sériques. Démonstration de la présence des fucose, galactose, mannose et glucosamine. Acta haemat. (Basel) **14**, 193 (1955). — SPECTOR, W. G.: The reabsorption of labelled proteins by the normal and nephrotic rat kidney. J. Path. Bact. **68**, 187—196 (1954). — SQUIRE, J. R., J. D. BLAINEY and J. HARDWICKE: The nephrotic syndrome. Brit. med. Bull. **13**, 43—52 (1957). — STAEMMLER, M.: Experimentelle Beiträge zur Frage der akuten Nephrose. Verh. dtsch. Ges. Path. **39**, 191 (1956). — STAEMMLER, M., u. B. KARHOFF: Die akuten Nephrosen. I. Mitt. Nierenschäden durch Antibiotika. Virchows Arch. path. Anat. **328**, 481 (1956). — STICKLER, G. G., K. G. WAKIM and B. F. McKENZIE: Canine experimental nephrosis. J. Lab. clin. Med. **48**, 866—878 (1956). — STRAUS, W.: Isolation and biochemical properties of droplets from the cells of rat kidney. J. biol. Chem. **207**, 745 (1954). ~ Concentration of acid phosphatase, ribonuclease, desoxyribonuclease β glucuronidase and cathepsin in „droplets" isolated from the kidney cells of normal rats. J. biophys. biochem. Cytol. **2**, 513 (1956).

TERBRÜGGEN, A.: Über das Vorkommen hyaliner Tropfen in der Niere in Abhängigkeit vom Auftreten körperfremden Eiweißes. Beitr. path. Anat. **86**, 235 (1931). ~ Cytologische Untersuchungen zur Frage der Nierenfunktion unter normalen und abgeänderten Verhältnissen. Virchows Arch. path. Anat. **290**, 574—645 (1953). ~ Degeneration, Speicherung und Nephrose. Klin. Wschr. **1935**, 1305—1345. ~ Makroglobulinämie Waldenström. Zbl. allg. Path. path. Anat. **93**, 91 (1955). — TERBRÜGGEN, A., u. E. WÄCHTER: Zur Frage der sogenannten akuten oder einfachen Nephrosen. Zbl. allg. Path. path. Anat. **60**, 241 (1934). — TERRY, R., D. R. HAWKINS, E. H. CHURCH and G. W. WHIPPLE: Proteinuria related to hyperproteinemia in dogs following plasma given parenterally. A renal threshold for plasma proteins. J. exp. Med. **87**, 561 (1948). — THANNHAUSER, S. J., u. E. KRAUSS: Über eine degenerative Erkrankung der Harnkanälchen (Nephrose) bei Bence-Jonesscher Albuminurie mit Nierenschwund (kleine glatte weiße Niere). Dtsch. Arch. klin. Med. **133**, 183 (1920). — TISCHENDORF, W., u. F. HARTMANN: Makroglobinämie (WALDENSTRÖM) mit gleichzeitiger Hyperplasie der Gewebsmastzellen. Acta haemat. (Basel) **4**, 374 (1950). — TOOKEY-KERRIDGE, P. M., and L. E. BAYLISS: The physiology of proteinuria. Lancet **1932 II**, 785—787. — TVERDY, G.: Beitrag zur Histopathologie des Plasmazytoms. Beitr. path. Anat. **122**, 1 (1952).

VALACH, V.: Die Kristallisation von Paraproteinen beim plasmozytären Myelom. Schweiz. Z. Path. **20**, 383 (1957). — VOLHARD, F.: Handbuch der inneren Medizin, 2. Aufl., Bd. 6. Berlin: Springer 1931. ~ Die Nephrosen. 3. Internat. Kongr. Vergl. Path., Athen, 1936.

WACEK, v. A., u. R. RAFF: Über die Art des Einflusses pathologischer Eiweißzerfallsprodukte auf den tierischen Organismus. Z. ges. exp. Med. **95**, 416 (1935). — WALDENSTRÖM, J.: Incipient myelomatosis or „essential" hyperglobulinemia with fibrinogenopenia — a new syndrome. Acta med. scand. **117**, 216 (1944). ~ Pathological globulins and protein synthesis. Exp. Med. Surg. **12**, 187 (1954). — WALKER, A. M., P. A. BOTT, J. OLIVER and M. C. MACDOWELL: The collection and analysis of fluid from single nephrons of the mammalian kidney. Amer. J. Physiol. **34**, 580 (1941). — WATERHOUSE, C., and J. HOLLER: Metabolic studies on protein depleted patients receiving a large part of their nitrogen intake from human serum albumin administered intravenously. J. clin. Invest. **27**, 560 (1948). — WEARN, J. T.: Observations upon the composition of glomerular urine. Amer. J. Physiol. **59**, 490—491 (1922). — WEARN, J. T., and A. N. RICHARDS: Observations on the composition of glomerular urine, with particular reference to the problem of reabsorption in the renal tubules. Amer. J. Physiol. **71**, 209 (1924). — WIEDERMANN, D., J. ŠMARDA u. B. WIEDERMANN: Die Papierelektrophorese der Ultraproteine von Myelom- und Makroglobinämieseren. Z. ges. exp. Med. **129**, 286 (1957). — WINTROBE, M. M., and M. V. BUELL: Hyperproteinemia associated with multiple myeloma. Bull. Johns Hopk. Hosp. **52**, 156 (1933). — WOLLENSAK, J., u. G. SEYBOLD: Serum-Protein-Nachweis durch fluoreszierende Anti-Körper in Leber und Niere. Z. Naturforsch. **12b**, 147 (1957). — WUHRMANN, F.: Über Dysproteinämien, wie der Kliniker sie heute sieht. Verh. dtsch. Ges. Path. **32**, 5 (1948). — WUHRMANN, F., u. CH. WUNDERLY: Die Bluteiweißkörper des Menschen, II. Aufl. Basel: Benno Schwabe & Co. 1952. — WUHRMANN, F., CH. WUNDERLY, P. DE NICOLA u. F. HUGENTOBLER: Über Bluteiweißuntersuchungen bei 96 Krankheitsfällen von β-Hyperglobulinämie und ihre klinische Bedeutung. Helv. med. Acta **17**, 197 (1950).

YAJIMA, G.: A study on the so-called "hyaline droplet degeneration" of human renal tubules. Acta path. jap. **3**, 3 (1953). — YAMADA, E.: The fine structure of the renal glomerulus of the mouse. J. biophys. biochem. Cytol. **1**, 551 (1955).

ZOLLINGER, H. U.: Die spontane und experimentelle Glomerulonephrose. Helv. med. Acta **12**, 23—58 (1945). ~ Cytologic studies with phase microscope. II. The mitochondria and other cytoplasmatic constituents under various experimental conditions. Amer. J. Path. **24**, 569 (1948). ~ Über hyalintropfige Veränderungen der Nierenhauptstücke als Ausdruck von Eiweiß-Speicherung. Phasenmikroskopische Beobachtungen über Mitochondrienfunktionen. II. Schweiz. Z. allg. Path. **13**, 147 (1950). ~ Die pathologische Anatomie der Nephritiden. Helv. med. Acta **18**, 269 (1951). ~ Problèmes des nephrites et nephroses. J. Urol. méd. chir. **61**, 581 (1955).

III. Die Pathomorphologie der Ausscheidung körpereigener Farbstoffe. Hämoglobinurie, Myoglobinurie, Porphyrinurie, Hämosiderinurie, Bilirubinurie, Melanurie, Alkaptonurie, Lipofuscinurie. (S. 175—196.)

ALBRECHT, H.: Über Ochronose. Z. Heilk. path. Anat. **3**, 366 (1902). — ALLEN, A. C.: The kidney, p. 286. New York: Grune & Stratton 1951. — ALTHAUSEN, T. L., R. K. DOIG, S. WEIDEN, R. MOTTERHAM, C. N. TURNER and A. MOORE: Hemochromatosis. Investigation of twenty-three cases, with special reference to etiology, nutrition, iron metabolism and studies of hepatic and pancreatic function. Arch. intern. Med. **88**, 553 (1951). — ASSMANN, H., H. BIELENSTEIN, H. HABS u. B. ZU JEDDELOH: Beobachtungen und Untersuchungen bei der Haffkrankheit 1932. Dtsch. med. Wschr. **1933**, 122. — AYER, G. D.: Renal lesions associated with deep jaundice. Arch. Path. (Chicago) **30**, 26 (1940). — AYER, G. D., and A. G. GAULD: Uremia following blood transfusion. The nature and the significance of the renal changes. Arch. Path. (Chicago) **33**, 513 (1942).

BADENOCH, A. W., and E. M. DARMADY: The effect of stoma-free haemoglobin on the ischaemic kidney of the rabbit. J. exp. Path. **29**, 215 (1949). — BAEHR, G.: Zur Frage des Unterschiedes zwischen Sekretion und Speicherung von Farbstoffen in der Niere. Zbl. allg. Path. path. Anat. **24**, 625 (1913). — BAKER, S. L., and E. C. DODDS: Obstruction of renal tubules during excretion of haemoglobin. Brit. J. exp. Path. **6**, 247 (1925). — BARTHA, I., u. D. GÖRÖG: Splenomegalia haemolytica mit paroxysmaler Hämoglobinurie. Virchows Arch. path. Anat. **273**, 266 (1929). — BATSCHAROW, W.: Hämoglobinurie bei Ikterus haemolyticus. Dtsch. med. Wschr. **1938**, 191. — BAUMGARTNER, W.: Die Kälteagglutininkrankheit. Schweiz. med. Wschr. **1955**, 1157. — BAYLISS, L. E., P. M. TOOKEY-KERRIDGE and D. S. RUSSELL.: The excretion of protein by the mammalian kidney. Amer. J. Physiol. **77**, 386 (1933). — BEDDARD, A. P.: Ochronosis associated with carboluria. Quart. J. Med. **3**, 329 (1909/10). — BELL, E. T.: Renal diseases, p. 46. Philadelphia: Lea & Febiger 1947. — BENNHOLD, H.: Die Rolle der Bluteiweißkörper im Regulationsgeschehen. Verh. dtsch. Ges. inn. Med. **59**, 135 (1953). — BERLIN, R.: Haff disease in Sweden. Acta med. scand. **129**, 560 (1948). — BIETER, R. N.: Albuminuria in glomerular and aglomerular fish. J. Pharmacol. exp. Ther. **48**, 407 (1931). — BING, R. J.: The effect of haemoglobin and related pigments on renal functions of the normal and acidotic dog. Bull. Johns Hopk. Hosp. **74**, 161 (1944). — BLOCK, M. A., K. G. WAKIM, F. L. MANN and W. A. BENNETT: Renal lesions and functions following prolonged experimentel hypotension. Surgery **32**, 551 (1952). — BÖRGER, G.: Experimentelle Untersuchungen über die Speicherung von Gallenfarbstoff in der Niere von Salamandra maculosa. Frankfurt. Z. Path. **59**, 182 (1947). — BOHLE, A.: Vergleichende pathologische anatomische Befunde bei schweren Blutgerinnungsstörungen in Gynäkologie und Chirurgie und ihre Beziehungen zum morphologischen Bild des sog. Shwartzman-Phänomens. In H. RUNGE u. I. HARTERT: Physiologie und Pathologie der Blutgerinnung in der Gestationsperiode. Stuttgart: F. K. Schattauer 1957. — BORCHARDT, W., u. C. TROPP: Experimentelle Beiträge zur Symtomatologie der akuten Blutzerfallskrankheiten: Schwarzwasserfieber, paroxysmale Hämoglobinurie usw. Klin. Wschr. **1928**, 1136. — BORST, M., u. H. KÖNIGSDÖRFFER jr.: Untersuchungen über Porphyrie mit besonderer Berücksichtigung der Porphyria congenita. Leipzig: S. Hirzel 1929. — BOSTRÖM: Über die Intoxikation durch die eßbare Lorchel. Dtsch. Arch. klin. Med. **32**, 228 (1882). — BOWDEN, D. H., D. — FRASER, S. H. JACKSON and N. F. WALKER: Acute recurrent rhabdomyolysis (paroxysmal myohaemoglobinuria). Medicine (Baltimore) **35**, 335 (1956). — BOYCE, F. F., and E. M. FETRIGDE: The so-called „liverdeath". An experimental study of changes in the biliary ducts following decompression of the obstructed biliary tree. Arch. Surg. (Chicago) **32**, 1080 (1936). — BOYD, W. A.: Textbook of pathology, edit. 4, p. 43. Philadelphia: Lea & Febiger 1943. — BRANDT, J. L., R. FRANK and H. C. LICHTMAN: Normal hemoglobin clearances in chronic proteinuria. Proc. Soc. exp. Biol. (N. Y.) **74**, 863 (1950). — BRASS, K.: Über ein charakteristisches Syndrom bei akuter schwerer Myelose. Frankfurt. Z. Path. **58**, 387 (1944). — BREDAUER: Pathologische Befunde bei Verschüttungen im Kriege. Inaug.-Diss. München 1920. — BROCK, N.: Über das Vorkommen des Abnutzungspigments in der Niere unter besonderer Berücksichtigung des Glomerulus. Virchows Arch. path. Anat. **295**, 578 (1935). — BRUGSCH: Untersuchungen und Auftrennung des quantitativen Porphyrinstoffwechsels bei familiärem hämolytischem Ikterus und Hämochromatose. Z. ges. inn. Med. **2**, 641 (1947). — BÜCHNER, FR.: Allgemeine Pathologie, 2. Aufl. München: Urban & Schwarzenberg 1956. — BUNIM, J. J., J. S. MCGUIRE, T. F. HILBISH, L. LASTER, B. M. LADU jr. and J. E. SEEGMILLER: Alcaptonuria. Ann. intern. Med. **47**, 1210 (1957). — BURCH, G. E., and C. T. RAY: Lower nephron syndrome. Ann. intern. Med. **31**, 750 (1949). — BURMEISTER, J.: Zur Beeinflussung der Kältehämoglobinurie durch unspezifisch wirkende Salzlösungen. Z. klin. Med. **92**, 134 (1921). — BURWELL, R. G.: Changes in the proximal tubule of the rabbit kidney after temporary complete renal ischaemia. J. Path. Bact. **70**, 387 (1955). — BUTT, H. R., and R. M. WILDER: Hemochromatosis. Report of 30 cases in which the diagnosis was made during life. Arch. Path. (Chicago) **26**, 262 (1938). — BYWATERS, E. G. L.: Ischemic muscle necroses, crushing injury, traumatic edema usw. J. Amer. med. Ass. **124**, 1103 (1944). ~ Renal anoxia. Lancet **1948 I**, 301. — BYWATERS, E. G. L., and D. BEALL: Crush injuries with impairment of renal function. Brit. med. J. **1941**, 427. — BYWATERS, E. G. L., G. E. DELORY, C. RIMINGTON and J. SMILES: Myohemoglobin in the urine of air raid casualties with crushing injury. Biochem. J. **35**, 1164 (1941). — BYWATERS, E. G. L., and J. H. DIBLE: Renal lesion in traumatic anuria. J. Path. Bact. **54**, 111 (1942). ~ Acute paralytic myohaemo-globinuria in man. J. Path. Bact **55**, 17 (1943). — BYWATERS, E. G. L., and J. K. STEAD: Production of renal failure following injections of solutions containing myohaemoglobin. Quart. J. exp. Physiol. **33**, 53 (1944). ~ Thrombosis of the femoral artery with myohaemo-globinuria and low serum potassium concentration. Clin. Sci. **5**, 195 (1945).

CAMERON, G. R., and E. S. FINCKH: The production of an akute haemolytic crisis by the subcutaneous injection of glycerol. J. Path. Bact. **71**, 165 (1956). — CAPPELL, D. F., H. E. HUTCHINSON and M. JOWETT: Transfusional siderosis. The effects of excessive iron deposits on the tissues. J. Path. Bact. **74**, 245 (1957). — CARLSTRÖM, B.: Über die Ätiologie und Pathogenese der Kreuzlähme des Pferdes. Skand. Arch. Physiol. **61**, 161 (1931); **62**, 1 (1931); **63**, 164 (1932). — CAROLI, S., et J. ANDRÉ: Les angiochyolites urémigènes. Rév. int. Hépat. **3**, 255 (1953). — CHESNER, C.: Hemochromatosis. Review of literature and presentation of a case without pigmentation or diabetes. J. Lab. clin. Med. **31**, 1029 (1946). — CHRISTOMANOS, A. A.: Experimenteller Beitrag zur Kenntnis der Hämoglobinurie. Zbl. allg. Path. path. Anat. **9**, 862 (1898). — COLMERS: Über die durch das Erdbeben in Messina am 28. Dec. 1908 verursachten Verletzungen. Bericht über die ärztliche Tätigkeit im Rothen-Kreuz-Lazareth der Deutschen Hilfsexpedition zu Syrakus. Arch. klin. Chir. **90**, 701 (1909). — COOPER, J. A., and T. J. MORAN: Studies on ochronosis. Arch. Path. (Chicago) **64**, 46 (1957). — COOPER, P. A.: Alkaptonuria with ochronosis. Proc. roy. Soc. Med. **44**, 917 (1951). — CORCORAN, A. C., and I. H. PAGE: Effects of hypotension due to hemorrhage and of blood transfusion on renal function in dogs. J. exp. Med. **78**, 205 (1943). ~ Renal damage from ferroheme pigments myoglobin, hemoglobin, hematin. Tex. Rep. Biol. Med. **3**, 528 (1945a). ~ Post-traumatic renal injury. Summary of experimental observations. Arch. Surg. (Chicago) **51**, 93 (1945b). ~ Crush syndrom: posttraumatic anuria. J. Amer. med. Ass. **134**, 436 (1947). — CORCORAN, A. C., R. D. TAYLOR and I. H. PAGE: Immediate effects on renal function of the onset of shock due to partially occluding limb tourniquets. Ann. Surg. **118**, 871 (1944). — CREEVY, C. D.: Hemolytic reactions during transurethral prostatic resection. J. Urol. (Baltimore) **58**, 125 (1947). — CUSHNY, A. R.: The secretion of the urin. London: Longmans, Green & Co. 1917 and 1926.

DAMM, G., u. M. RATSCHOW: Zur paroxysmalen nächtlichen Hämoglobinurie vom Typ Marchiafava. Dtsch. med. Wschr. **1948**, 562. — DAVIS jr., A. E.: Paroxysmal noctural hemoglobinuria with cirrhosis and hemosiderosis. Arch. Path. (Chicago) **64**, 385 (1957). — DEMEULENAERE, L., G. MORTIER et N. CANDAELE: Les cholangiopathies urémigènes. Acta gastro-ent. belg. **4**, 281 (1957). — DIBIASI, W.: Crush-Syndrom nach bergmännischen Verletzungen. Mschr. Unfallheilk. **56**, 332 (1953). — DUNN, R. C., and ST. H. WEBSTER: Hemoglobin crystals, casts and globules in the renal tubules of guinea-pigs following chemical hemolysis. Amer. J. Path. **23**, 967 (1947). — DUNN, S. J., M. GILLESPIE and J. S. F. NIVEN: Renal lesions in two cases of crush syndrom. Lancet **1941 II**, 549—552.

EHRLICH, P.: Über paroxysmale Hämoglobinurie. Dtsch. med. Wschr. **1881**, 224. — ELDAHL, A.: A case of acute porphyria developed during hospitalization. Acta med. scand. **47**, 414 (1938). ~ Symptomatology of the acute porphyria and the classification of the porphyria. Acta med. scand. **97**, 527 (1938). — ELSOM, K. A.: Renal function in obstructive jaundice. Arch. intern. Med. **60**, 1028 (1937).

FAHLGREN, H., R. HED and C. LUNDMARK: Myonecrosis and myoglobinuria in alcohol and barbiturate intoxication. Acta med. scand. **158**, 405 (1957). — FAHR, E.: Experimentelle Untersuchungen über die Hämoglobinausscheidung durch die Niere. Frankfurt. Z. Path. **56**, 497 (1942). — FAHR, TH.: Handbuch der speziellen pathologischen Anatomie und Histologie, Bd. VI/1, S. 283, 1925 u. Bd. VI/2, 1934. Berlin: Springer. ~ Über die morphologischen Grundlagen der Anurie. Verh. dtsch. Ges. Urol. **1926**. ~ Weitere Beiträge zur Frage der serösen Nephritis. (Untersuchungen zur Differentialdiagnose gegen verwandte Nierenaffektionen und zur Frage der chronisch serösen Nephritis.) Frankfurt. Z. Path. **58**, 370 (1944). — FAJERS, C. M.: Experimental studies in the so-called hepato-renal syndrome. Acta path. microbiol. scand. **39**, 225 (1956a). ~ Experimental studies in the so-called hepatorenal syndrome. Acta path. microbiol. scand. **39**, 235 (1956b). ~ Experimental studies in cholemic nephrosis. Lunds Univ. Årsskr., N. F. Aud. 2 **52**, Nr 11 (1956). ~ Experimental studies in cholemic nephrosis. Acta path. microbiol. scand. **41**, 44 (1957). — FEIGL, J., u. E. QUERNER: Untersuchungen an Teilnehmern eines Armee-Gepäckmarsches. Z. klin. Med. **83**, 197 (1916). — FEYRTER, F., u. A. WINKELBAUER: Über ein eigenartiges Syndrom bei Verschütteten. Wien. klin. Wschr. **1945**, 58. — FINCH, S. C., and C. A. FINCH: Idiopathic hemochromatosis, an iron storage disease. Medicine (Baltimore) **34**, 381 (1955). — FINCKH, E. S.: Experimental acute tubular nephrosis following subcutaneous injection of glycerol. J. Path. Bact. **73**, 69 (1957). — FINKLE, A. L.: Histopathological study of renal tubular reaction following intravenous infusion of homologous hemoglobin solution in dogs. J. Urol. (Baltimore) **70**, 665 (1953). — FISCHER, H., u. P. H. ROSSIER: Starkstromunfälle mit schweren Muskelschädigungen und Myoglobinurie. Helv. med. Acta **14**, 212 (1947). — FITZ-HUGH jr., T.: Hepato-urologic syndromes. Obstructive jaundice and nephritis urologic infections and cholemia. Med. Clin. N. Amer. **12**, 1101 (1929). — FLINK, E. B.: Blood transfusion studies. III. The relationship of hemoglobinemia and of the p_H of the urine to renal damage produced by injection of hemoglobin solutiones into dogs. J. Lab. Clin. Med. **32**, 223 (1947). — FOERSTER, A.: Über Marschhämoglobinurie. Münch. med. Wschr. **1919**, 554. — FOY, H., A. ALTMANN, H. D. BARNES and A. KONDI: Anuria with special reference to renal failure in blackwater fever, in compatible transfusion and crush injuries. Trans. roy. Soc. trop. Med. Hyg. **36**, 197 (1943). — FRAENKEL, E.: Über anatomische Befunde bei akuten Todesfällen nach ausgedehnten Verbrennungen. Dtsch. med. Wschr. **1889**, 22. ~ Experimentelles über Hämatoporphyrie. Virchows Arch. path. Anat. **248**, 125 (1924). — FRANCK, L.: Beiträge zum Eiweiß resp. Bluthamen der Pferde und speziell der Brightschen Krankheit derselben. Wschr. Tierheilk. u. Viehzucht **17**, 113 (1873). — FRANKENTHAL, L.: Über Verschüttungen. Virchows Arch. path. Anat. **222**, 332 (1916). — FRIEDBERGER, F., u. E. FRÖHNER: Lehrbuch der speziellen Pathologie und Therapie der Haustiere, Bd. I, S. 425. Stuttgart: Ferdinand Enke 1900. — FRÖHNER, E.: Über rheumatische Hämoglobinämie (toxische Hämoglobinurie Bollingers) beim Pferde und ihr Verhältnis zur paroxysmalen Hämoglobinurie des Menschen. Arch. Tierheilk. **10**, 296 (1884). ~ Lehrbuch der Pathologie und Therapie der Haustiere, Bd. I, S. 353. Stuttgart 1904.

GALDSTONE, M., J. M. STEELE and K. DOBRINER: Alcaptonuria and ochronosis with report of 3 patients and metabolic studies in 2. Amer. J. Med. **13**, 432 (1952). — GILBERT, A.,et P. LEREBOULLET: Sem. méd. (Paris) **21**, 241 (1901). Zit. bei R. SCHMID 1957. — GLENN, F., and D. M. HAYS: The causes of death following biliary tract surgery for non malignant disease. Surg. Gynec. Obstet. **94**, 283 (1952). — GÖSSNER, W.: Über Pigmentspeicherungsnephrose. Virchows Arch. path. Anat. **317**, 93 (1949). — GRAFE, G.: Toxische Porphyrinurie nach Urethan- bzw. Colchicinbehandlung. Dtsch. Gesundh.-Wes. **3**, 50 (1948). — GÜNTHER, H.: Über den Muskelfarbstoff. Virchows Arch. path. Anat. **230**, 146 (1921). ~ Die Bedeutung der Hämatoporphyrine in Physiologie und Pathologie. Ergebn. allg. Path. path. Anat. **20**, 608 (1923/24). ~ Kasuistische Mitteilung über Myositis myoglobinurica. Virchows Arch. path. Anat. **251**, 141 (1924). ~ Die kryptogenen Myopathien. Ergbn. inn. Med. Kinderheilk. **58**, 331 (1940).

HACKRADT: Über akute tödliche vasomotorische Nephrosen nach Verschüttung. Inaug.-Diss. München 1917. — HAVILL, W. H., J. A. LICHTY jr., G. B. TAYLOR and G. H. WHIPPLE: II. Renal threshold for hemoglobin in dogs unifluenced by mercury poisoning. J. exp. Med. **55**, 617 (1932). — HED, R.: En familjär form av paroxysmal myoglobinuri. Nord. Med. **35**, 1586 (1947). ~ Myoglobinuria. Arch. intern. Med. **92**, 825 (1953). ~ Myoglobinuria in man. Acta med. scand. Suppl. **1955**, 303. — HEDINGER, CH.: Zur Pathologie der Hämochromatose. Hämochromatose als Syndrom. Helv. med. Acta **20**, Suppl. 32, 1—108 (1953). — HEFFERNAN, C. K., and N. JASWOU: A case of paroxysmal noctural haemoglobinuria associated with secondary hemochromatosis a lower nephron nephrosis and a megaloblastic anemia. J. clin. Path. **8**, 211 (1955). — HEGGLIN, R.: Die Hämoglobinurien. Schweizer medizinisches Jahrbuch 1944, S. XLVII—LVI. Basel: Benno Schwabe & Co. HEGLER, C., F. FRAENKEL and O. SCHUMM: Haematoporphyria congenita. Dtsch. med. Wschr. **1913 I**, 842. — HEILMEYER, L., u. H. BEGEMANN: Handbuch der inneren Medizin. Bd. II: Blut und Blutkrankheiten, S. 274. Berlin: Springer 1951. — HELWIG, F. C., and TH. G. ORR.: Traumatic necrosis of the liver with extensive retention of creatinie and high grade nephrosis. Arch. Surg. **24**, 136 (1932). — HELWIG, F. C., and C. B. SCHUTZ: A liver kidney syndrome. Clinical, pathological and experimental studies. Surg. Gynec. Obstet. **55**, 570 (1932). — HIPP, H. R., and C. F. SCHUKERS: Spontaneous myoglobinuria: report of a case with symptoms of myotonia. Ann. intern. Med. **42**, 197 (1955). — HITTMAIR, A.: Haemoglobinuria paroxysmalis paralytica. Wien. klin. Wschr. **1925**, 431. — HJÄRRE, A., u. K. LILLEENGEN: Wachsartige Muskeldegeneration im Anschluß an C-Avitaminose bei Kälbern. Ein Beitrag zur Ätiologie und Pathogenese des sog. „weißen Fleisches“ beim Kalbe. Virchows Arch. path. Anat. **297**, 565 (1937). — HOFER: Die akute Brightsche Krankheit oder die schwarze Krankheit der Pferde, auch schwarze Harnwinde der Pferde genannt. Vjschr. wiss. Veterinärk. **2**, 151 (1852). — HUESTON, J. T., D. W. HOSSACK and L. I. TAFT.: Renal changes in fatal burns. Aust. N. Z. J. Surg. **26**, 289 (1957). — HYMANS, VAN DEN BERGH, A. A. u. A. J. HYMAN: Studien über Porphyrie. Dtsch. med. Wschr. **1928 II**, 1942.

INGIER, A.: Über Ochronose bei Tieren. Beitr. path. Anat. **51**, 199 (1911).

JACOBSEN, V. C., and G. H. KLINCK: Melanin, its mobilization and excretion in normal and pathologic conditions. Arch. Path. (Chicago) **17**, 141 (1934).

KAISERLING: Die histologische Untersuchung haffkranker Katzen. Dtsch. med. Wschr. **1932 II**, 1934. — KLEIN, H.: Pathologisch-anatomischer Beitrag zur hämolytischen Anämie vom Typ Marchiafava und eine experimentelle Beobachtung zur Hämoglobinausscheidung. Zbl. allg. Path. path. Anat. **95**, 336 (1956). — KLEINSCHMIDT, W.: Über einen Fall von „endogener Ochronose bei Alkaptonurie". Frankfurt. Z. Path. **28**, 73 (1922). — KLINGMÜLLER, KL.: Morphologische Untersuchungen über Eiweiß- und Hämoglobinausscheidung in der Niere. Z. ges. exp. Med. **103**, 106 (1938). — KÖSTER, H.: Über das Verhalten des Tubulusepithels der Froschniere nach intraglomerulärer und interstitieller Injektion von Trypanblau und Hämoglobin. Beitr. path. Anat. **100**, 100 (1938). — KOSLOWSKY, L.: Experimentelle Untersuchungen zur Pathogenese und Morphologie des Crush-Syndroms. Zbl. allg. Path. path. Anat. **87**, 49 (1951).

LALICH, J. J.: The pathogenesis of experimental hemoglobinuric nephrosis in rabbit with special reference to the late manifestation. Amer. J. Path. **25**, 187 (1949). — LALICH, J. J., and S. J. SCHWARTZ: The role of aciduria in the development of hemoglobinuric nephrosis in dehydrated rabbits. J. exp. Med. **92**, 11 (1950). — LAMBERT, P. P.: Contribution à l'histophysiologie rénale chez les urodèles. Arch. Biol. (Liège) **47**, 125 (1936). ~ La perméabilité de glomerule pour protéine. Rev. belge. Path. **25**, 302 (1956). — LAMBERT, P. P., FR. GRÉGOIRE, J. P. NAETS et C. DE HEINZELINDE BRAUCOURT: Influence de l'ACTH sur la perméabilité glomérulaire du rein du chien à l'hémoglobine. J. Urol. méd. chir. **58**, 249 (1952). — LAUSON, H. D., S. E. BRADLEY and A. COURNAND: Renal circulation in shock. J. clin. Invest. **23**, 381 (1944). — LAWRENCE, R. D.: Haemochromatosis in three families and in a woman. Lancet **1949 I**, 736. — LAYMON, C. W.: Ochronose. Arch. Derm. Syph. (Chicago) **65**, 553 (1953). — LEBEDEFF, S. A.: Zur Kenntnis der feineren Veränderungen der Nieren bei der Hämoglobinausscheidung. Virchows Arch. path. Anat. **91**, 267 (1883). — LEHNERT, F.: Über tödliche Vergiftung mit chlorsaurem Kali bei einer Gravida. Beitr. path. Anat. **54**, 443 (1912). — LEPEHNE, G.: Zerfall der roten Blutkörperchen beim Ikterus infectiosus (WEIL). Ein weiterer Beitrag zur Frage des hämatogenen Ikterus, des Hämoglobin- und Eisenstoffwechsels. Beitr. path. Anat. **65**, 163 (1919). — LETTERER, E., u. W. MASSHOFF: Über erythrolytische Nephrose. Virchows Arch. path. Anat. **317**, 56 (1949). — LEVIT, E. J., J. H. NODINE and W. H. PERLOFF: Progesterone—induced porphyria. Amer. J. Med. **22**, 831 (1957). — LÉVY, L.: Untersuchungen über die Nierenveränderungen bei experimenteller Hämoglobinurie. Dtsch. Arch. klin. Med. **81**, 359 (1904). — LICHTENSTEIN, L., and L. KAPLAN: Hereditary ochronosis. Pathologic changes observed in two necropsied cases. Amer. J. Path. **30**, 99 (1954). — LICHTY, J. A., W. H. HAVILL and G. W. WHIPPLE: Renal thresholds for hemoglobin in dogs. Depression of threshold due to frequent hemoglobin injections and recovery during rest Periods. J. exp. Med. **55**, 603 (1932). — LIEBER, M. M., and H. L. STEWART: Renal changes following biliary obstruction, decompression and operation on the biliary tract. Arch. Path. (Chicago) **119**, 636 (1935). — LISON, L.: Zur Frage der Ausscheidung und Speicherung des Hämoglobins in der Amphibienniere. Beitr. path. Anat. **101**, 94 (1938). — LIPPMAN, R. W.: Effect of parenteral bovine albumin injections on hemoglobin excretion in rats. Amer. J. Physiol. **154**, 532 (1948). — LIPPMAN, R. W., H. J. UREEN and J. OLIVER: Mechanism of proteinuria. III. A comparison of the functional and structural aspects of certain intraperitoneally administered proteins on hemoglobin excretion in the rat. J. exp. Med. **93**, 325 (1951 a). ~ Mechanism of proteinuria. IV. Effect of serum on hemoglobinexcretion. J. exp. Med. **93**, 605 (1951 b). — LÖFFLER, W.: Über Porphyrinurie mit akut aufsteigender Paralyse. Korresp.-Bl. schweiz. Ärz. **98**, 105 (1919). — LOUSTALOT, P.: Beitrag zur Frage des Crush-Syndromes. Schweiz. med. Wschr. **1950**, 1045—1051. — LOWBURY, E. J. L., and A. P. L. BLACKELY: Exertion haemoglobinuria. Report of a case. Brit. med. J. **1948**, No 4539, 12—13. — LUBARSCH, O.: Über fetthaltige Pigmente. Zbl. allg. Path. path. Anat. **13**, 881 (1902). ~ Handbuch der speziellen pathologischen Anatomie und Histologie, Bd. VI/1. Berlin: Springer 1925. — LUCKÉ, B.: Lower nephron-nephrosis. Milit. Surg. **99**, 371 (1946).

MAEGRAITH, B. G., and G. M. FINDLAY: Oliguria in blackwater fever. Lancet **1944 II**, 403. — MALLORY, T. B.: Hemoglobinuric nephrosis in traumatic shock. Amer. J. clin. Path. **17**, 427 (1947). — MARCHAND, F.: Über die Intoxication durch chlorsaure Salze. Virchows Arch. path. Anat. **77**, 455 (1879). — MARCHIAFAVA, E.: Anemia emolitica con emosiderinuria perpetua. Policlinico, Sez. med. **35**, 108 (1928). — MARCHIAFAVA, E., e A. NAZARI: Nuovo contributio allo studio degli itteri cronici emolitici. Policlinoco, Sez. med. **18**, 241 (1911). — MARSCHALL, F.: Die Nierenveränderungen beim Schwarzwasserfieber. Beitr. path. Anat. **103**, 61 (1939). — MARTIN, N. H.: Preparation and properties of serum and plasma proteins. XXI. Interactions with bilirubin. Amer. J. chem. Soc. **71**, 1230 (1949). — MARTINEAU, P. C., and F. W. HARTMAN: The renal lesions in extensive coutaneous burns. J. Amer. med. Ass. **134**, 429 (1947). — MASON, J. B., and F. C. MANN: Effect of hemoglobin on volume of the kidney. Amer. J. Physiol. **98**, 181 (1931). — MASSHOFF, W.: Studien über die Hämolyse. Frankfurt. Z. Path. **61**, 1—41 (1949/50). — MCCRAE, TH., and J. C. ULLERY: Favism. Report of a case. J. Amer. med. Ass. **101**, 1389 (1933). — MCDONALD, R. K., J. H. MILLER and E. B. ROACH: Human glomerular permeability and tubular recovery values for hemoglobin. J. clin. Invest. **30**, 1041 (1951). — Meulengracht, E.: A review of chronic intermittend juvenile jaundice. Quart. J. Med. **16**, 83 (1947). — Meyer-Betz, F.: Beobachtungen an einem eigenartigen mit Muskellähmung verbundenen Fall von Hämoglobinurie. Dtsch. Arch. klin. Med. **101**, 85 (1911). — Meyers, S. G., O. A. Brines and B. Juliar: The acutely ill jaundiced patient. A report of twenty-one instances of hepatic icterus, seven of whom had hig blood nitrogen. Amer. J. dig. Dis. Nutr. **2**, 346 (1935). — Micheli, F.: Anemica (splenomegalia) emolitica con emoglobinuria—emosiderinuria tipo Marchiafava. Haematologica **12**, 101 (1931). — Milch, R. A., and H. Milch: Dominant inheritance of alcaptonurie. Acta genet. (Basel) **7**, 178 (1957). — Miller, J. W.: Über die Histologie der Niere bei Hämoglobinurie auf Grund elektiver Hämoglobinfärbung. Zbl. allg. Path. path. Anat. **22**, 1025 (1911). — Miller, J. H., and R. K. McDonald: The effect of hemoglobin on renal function in the human being. J. clin. Invest. **30**, 1033 (1951). — Minami, J.: Über Nierenveränderungen nach Verschüttung. Virchows Arch. path. Anat. **245**, 245 (1923). — Moeller, J.: Zur Frage der Nierenschädigung bei Haemolysen. Bluttransfusion **3**, 1 (1954). — Moeller, J., u. R. Schroeder: Die Größe der Biliribinurie beim parenchymatösen und mechanischen Ikterus. Verh. dtsch. Ges. inn. Med. **59**, 348 (1953). ~ Die Bilirubinausscheidung im Urin beim parenchymatösen und mechanischen Ikterus. Z. klin. Med. **151**, 313 (1954). — Monke, J. V., and C. L. Yuile: The renal clearance of hemoglobin in the dog. J. exp. Med. **72**, 149 (1940). — Moon, V. H.: The pathology of secondary shock. Amer. J. Path. **24**, 235 (1948). ~ Acute tubular nephrosis, a complication of shock. Ann. intern. Med. **39**, 51 (1953). — Müller, A. H.: Zur Kenntnis der Porphyria congenita. Z. klin. Med. **127**, 460 (1935). — Mueller, C. B., and A. D. Mason: The pathogenesis of akute renal failure following incompatible blood transfusion. Amer. J. clin. Path. **26**, 705 (1956). — Müller, W.: Haffkrankheit. Virchows Arch. path. Anat. **307**, 616 (1941). — Muirhead, E. E., and J. A. Stirman: Acute progressive unrelenting renal failure. A manifestation of severe shock associated with upper and lower nephron nephrosis. Surgery **32**, 43 (1952).

Navasquez, S. de: Excretion of haemoglobin, with special reference to „transfusion" kidney. J. Path. Bact. **51**, 413 (1940). — Neuhold, R., u. H. G. Wolf: Zur Morphologie der Eisenausscheidung bei hochgradiger Hämosiderose. Neue öst. Z. Kinderheilk. **1**, 549 (1956).

Ober, W. E., D. E. Reid, S. L. Romney and J. P. Merrill: Renal lesions and acute renal failure in pregnancy. Amer. J. Med. **21**, 781 (1956). — Oliver, J., M. C. Mc Dowell and Y. C. Lee: Cellular mechanism of protein metabolism in the nephron. J. exp. Med. **99**, 589 (1954). — Oliver, J., M. C. McDowell and A. Tracy: Pathogenese of acute renal failure. J. clin. Invest. **30**, 1307 (1951). — Opitz, E., W. G. Rotter u. W. Hielscher: Über die Wiederbelebungszeit der Rattenniere. Verh. dtsch. Ges. Path. **37**, 336 (1953). — Orbaneja, J. G., u. H. C. Mendoza: Dermatosen und Porphyrie. Derm. Z. **94**, 327 (1947). — Osler, W.: Ochronosis: The pigmentation of cartilage, sclerotics and skin in alkaptonuria. Lancet **1904 I**, 10.

Paris, J.: Le rein des sujets atteints d'ictère par obstruction. Acta gastro-ent. belg. **16**, 672 (1953). — Paul, F.: Über einen Fall von paralytischer Hämoglobinurie beim Menschen. Wien. Arch. inn. Med. **7**, 531 (1924). — Pearson, C. M., W. S. Beck and W. H. Blahd: Idiopathic paroxysmal myoglobinuria. Arch. intern. Med. **99**, 376 (1957). — Phillipps, R. A., V. P. Dole, P. B. Hamilton, K. Emerson jr., R. M. Archibald and D. D. van Slyke: Effects of acute hemorrhagic and traumatic shock on renal function of dogs. Amer. J. Physiol. **114**, 314 (1946). — Pick, L.: Ochronose nach längerer Anwendung von Phenolhaltigen Substanzen. Verh. berl. med. Ges. **37**, Pt. 2, 123—176 (1907). Diskussion. — Poeplau, G.: Zur Frage der Nierenpigmentierung. Frankfurt. Z. Path. **55**, 467 (1941). — Ponfick, E.: Experimentelle Beiträge zur Lehre von der Transfusion. Virchows Arch. path. Anat. **62**, 273 (1875). ~ Über ploetzliche Todesfälle nach Verbrennung. Berl. klin. Wschr. **1876**, 225. ~ Über die Gemeingefährlichkeit der eßbaren Morchel. Virchows Arch. path. Anat. 88, 445 (1882). — Pope, F. M.: A case of ochronosis. With a note on the relationship of alkaptonuria to ochronosis by A. E. Garrod. Lancet **1906 I**, 24. — Porges, O. u. R. Strisower: Über Marschhämoglobinurie. Dtsch. Arch. klin. Med. **117**, 13 (1915). — Poulsen, V.: Über Ochronose bei Menschen und Tieren. Beitr. path. Anat. **48**, 348, 734 (1910). — Pritchard, J. A., R. Weisman, O. D. Ratnoff and G. J. Vosburgh: Intravascular hemolysis, thrombocytopenia, and other hematologic abnormalities associated with severe toxaemia of pregnancy. New Engl. J. Med. **250**, 89 (1954). — Puhr, L.: Über Ochronose. Virchows Arch. path. Anat. **260**, 130 (1926).

Randerath, E., u. K. Krückemeyer: Experimentelle Untersuchungen zur Frage der Hämoglobinausscheidung durch die Niere. Zbl. allg. Path. path. Anat. **85**, 313 (1949). — Rather, L. J.: Renal athrocytosis and intracellular digestion of intraperitoneally injected hemoglobin in rats. J. exp. Med. **87**, 163 (1948). — Reid, D. E.: Shock in obstestrics. Amer. J. Obstet. Gynec. **73**, 697 (1957). — Reinwein, H.: Die Porphyrie. Med. Klin. **1948**, **666** bis 671. — Remmer, H.: Der normale und gestörte Porphyrinstoffwechsel. Ärztl. Wschr. **1958**, 201. — Ribbert, H.: Nephritis und Albuminurie. Bonn 1881. ~ Untersuchungen über die normale und pathologische Anatomie der Niere. Bibl. med. C **4** (1896). — Richter, G. W.:

A study of hemosiderosis with the aid of electron microscopy. J. exp. Med. **106**, 203 (1957). — RIGDON, R. H.: Hemoglobinuria (blackwaterfever) in monkeys. A consideration of the disease in man. Amer. J. Path. **25**, 195 (1949). — RIMINGTON, C.: Haem pigments and porphyrins. Ann. Rev. Biochem **20**, 561 (1957). — ROSENBERG, J. C.: Melanuric nephrosis. Arch. Path. (Chicago) **62**, 399 (1956). — ROSENOW, G., u. L. TIETZ: Die Haffkrankheit. Klin. Wschr. **1924**, 1991. — RUDMAN, D., and F. E. KENDALL: Bile acid content of human serum. II. The binding of cholanic acids by human plasma proteins. J. clin. Invest. **36**, 538 (1957a). ~ I. Serum bile acid in patients with hepatic disease. J. clin. Invest. **36**, 530 (1957b).

SCARFF, R. W., and C. A. KEELE: Effects of temporary occlusion on renal circulation in rabbit. Brit. J. exp. Path. **24**, 147 (1943). — SCHAAR, F. E.: Paroxysmal myoglobinuria. Amer. J. Dis. Child. **89**, 23 (1955). — SCHAAR, F. E., J. W. LA BREE and D. F. GLEASON: Paroxysmal myohemoglobinuria with fatal renal tubular injury. J. Lab. clin. Med. **34**, 1744 (1949). — SCHELLONG, F.: Untersuchungen über Marschhämoglobinurie, ihre Beziehungen zur Kältehämoglobinurie und orthostatischen Albuminurie. Z. ges. exp. Med. **34**, 82 (1923). — SCHLEYER, F., u. W. PIOCH: Tod eines Kindes am Crush-Syndrom nach fortgesetztem Prügeln. Mschr. Kinderheilk. **105**, 392 (1957). — SCHMEY, M.: Über Ochronose bei Mensch und Tier. Frankfurt. Z. Path. **12**, 218 (1913). — SCHMID, R.: Neuere Gesichtspunkte auf dem Gebiet des Gallenfarbstoffwechsels. Helv. med. Acta **24**, 273 (1957). — SCHMIDT, J. E.: Untersuchungen über das Verhalten der Niere bei Hämoglobinausscheidung. Dtsch. Arch. klin. Med. **91**, 225 (1907). — SCHMIDT, M. B.: Störungen des Eisenstoffwechsels bei Porphyrie. In Ergebn. allg. Path. path. Anat. **35**, S. 199. 1940. ~ Störungen des Eisenstoffwechsels und ihre Folgen. Ergebn. allg. Path. path. Anat. **35**, 105 (1940). — SCHMIDT-GROSS, U., u. D. MÜTING: Vorübergehende Homogentisinsäureausscheidung nach fieberhaftem Abort. (Ein Beitrag zur Genese der Alkaptonurie an Hand eines Falles.) Wissenschaftl. Z. Univ. Greifswald, 1, H. 4/7, Math.-Nat. Reihe Nr 3/6, S. 289—291, 1952. — SCHMIED, R., S. SCHWARTZ u. C. S. WATSON: Neuere Ergebnisse auf dem Gebiet der Porphyrien. Acta haemat. (Basel) **10**, 150 (1953). — SCHREIER, K.: Die angeborenen Störungen des Eiweißstoffwechsels. In Handbuch der inneren Medizin. Berlin: Springer 1955. — SCHREIER, K., u. H. PLÜCKTHUN: Über die Alkaptonurie. Eine klinische und physiologisch chemische Studie. Z. Kinderheilk. **71**, 462 (1952). — SCHREYER, H.: Über Lokalisation und Natur der physiologischen Nierenpigmente des Menschen und einiger Tiere. Frankfurt. Z. Path. **15**, 333 (1914). — SCHUBOTHE, H., u. H. W. ALTMANN: Kältehämagglutinine als Ursache chronischer hämolytischer Anämie. Z. klin. Med. **146**, 428 (1950). — SCHWEITZER, B.: Erfahrungen mit einer Eigenbluttransfusion bei Extrauteringravidität. Todesfall an Hämoglobinurie. Münch. med. Wschr. **1921 I**, 699—701. — SELBERG, W.: Tödliche Hämoglobinurie nach Verschüttung. Dtsch. med. Wschr. **1942 I**, 561. — SELKURT, E.: Changes in renal clearances following complete ischemia of the kidney. Amer. J. Physiol. **144**, 395 (1945). — SEVITT, S.: Distal and proximal tubular necrosis in the kidneys of burned patients. Amer. J. clin. Path. **9**, 279 (1956). — SHIMAMINE, T.: Experimentelle Untersuchungen über die pathogenetische Bedeutung der „Chromoproteinurie" für die Entstehung der „Chromoproteinniere". Beitr. path. Anat. **116**, 330 (1956). — SIEBENS, A. A., W. H. ZINKHAM and PH. F. WAGLEY: Observations on the mechanism of hemolysis in paroxysmal (cold) hemoglobinurie. Blood **3**, 1367 (1948). — SLYKE, D. D. VAN: The effects of shock on the kidney. Ann. intern. Med. **28**, 701 (1948). ~ Renal tubular failure of shock and nephritis. Ann. intern. Med. **41**, 709 (1954). — STAEMMLER, M.: Die akuten Nephrosen. III. Mitt. Die Chrushniere im Tierversuch. Virchows Arch. path. Anat. **329**, 245 (1956). — STATS, D., R. WASSERMAN and N. ROSENTHAL: Hemolytic anemia with hemoglobinuria. Amer. J. clin. Path. **18**, 757 (1948). — STRÜBING, P.: Paroxysmale Hemäglobinurie. Dtsch. med. Wschr. **1882**, 1, 17. — SUSSMAN, R. M., and H. J. KAYDEN: Renal insufficiency due to paroxysmal cold hemoglobinuria. Arch. intern. Med. **82**, 598 (1948).

THOMSON, L. L., W. D. FRAZIER and I. S. RAVDIN: The renal lesion in obstructive jaundice. Amer. J. med. Sci. **199**, 305 (1940). — TOOKEY-KERRIDGE, P. M., and L. E. BAYLISS: The physiology of proteinuria and its clinical significance. Lancet **1932 II**, 785.

VANNOTTI, A.: Porphyrie und Porphyrinkrankheiten. Berlin: Springer 1937. ~ Porphyrinurie und Porphyrinkrankheiten. In Handbuch der inneren Medizin, Bd. VII/2, S. 779. Berlin: Springer 1955. — VIRCHOW, R.: Ein Fall von allgemeiner Ochronose der Knorpel und knorpelähnlichen Theile. Virchows Arch. path. Anat. **37**, 212 (1866). — VOGT, H., H. VOGEL u. G. GEISELER: Untersuchungen über die Marschhämoglobinurie, insbesondere über den dabei ausgeschiedenen Farbstoff. Dtsch. Arch. klin. Med. **191**, 488 (1943).

WALDENSTRÖM, J.: Studien über Porphyrie. Acta med. scand. Suppl. **82** (1937). ~ The porphyrias as inborn errors of metabolism. Amer. J. Med. **22**, 758 (1957). — WALDENSTRÖM, J., u. B. VAHLQUIST: Studien über die Entstehung der roten Harnpigmente (Uroporphyrin und Porphobilin) bei der akuten Porphyrie aus ihrer farblosen Vorstufe Porphobilinogen. Z. physiol. Chem. **261**, 189 (1939). — WALTERS, W., and D. PARHAM: Renal and hepatic insufficiency in obstructive jaundice. Surg. Gynec. Obstet. **35**, 605 (1922). — WALTHARD, B.: Zur pathologischen Anatomie der endogenen Pigmentierung. Schweiz. Z.

Path. 9, 711 (1946). ~ Über die Bedeutung der Hämosiderose der Nieren bei allgemeiner Haemochromatose. Schweiz. Z. Path. 10, Suppl. 159 (1947). — WARTMAN, W. B., A. P. RUSTERHOLZ and J. M. TUCKER: The effect of renal ischemia on the production of experimental nephrosis in jaundiced rabbits. Amer. J. Path. 26, 235 (1950). — WARTMAN, W. B., J. M. TUCKER and R. B. JENNINGS: The effect of restriction of fluid intake on the production of nephrosis in rabbits. Amer. J. Path. 26, 389 (1950). — WELLS, H. G.: Chemical pathology, edit. 5, p. 530. Philadelphia: W. B. Saunders Company 1926. — WERTHEIM: Experimentelle Studien über Verbrennung und Verbrühung, angestellt an Hunden. Wien. med. Presse 8, 1237 (1867). ~ Über die pathologisch-mikroskopische Veränderung des Blutes bei Verbrennungen. Wien. klin. Wschr. 1868, 826. — WESTPHAL, U., u. P. GEDIGK: Zur Frage der Bindung des Bilirubins an die Serumproteine. Z. physiol. Chem. 283, 161 (1948). — WESTPHAL, U., H. O. GEDIGK u. P. GEDIGK: An welche Komponenten der Serumproteine ist das Bilirubin gebunden? Z. physiol. Chem. 285, 186, 200 (1950/51). — WOODRUFF, L. M., and H. I. FIRMINGER: Hemoglobinemia and hemoglobinuric nephrosis complicating transurethral resection of the prostata. J. Urol. (Baltimore) 62, 168 (1949). — WUHRMANN, F.: Periodische Krankheit mit Hämaturie und Hämoglobinurie. Helv. med. Acta 24, 264 (1957).

YATES, J. L., and W. THALHIMER: Treatment of pernicious anemia. J. Amer. med. Ass. 87, 2156 (1956). — YORKE, W., and R. W. NAUSS: The mechanism of the production of suppression of urine in blackwater fever. Ann. trop. Med. Parasit. 5, 287 (1911/12). — YUILE, CH. L.: Hemoglobinuria. Physiol. Rev. 22, 19 (1942). — YUILE, CH. L., and W. F. CLARK: Myohemoglobinuria. A study of the renal clearance of myohemoglobin in dogs. J. exp. Med. 74, 187 (1941). — YUILE, CH. L., M. A. GOLD and E. G. HINDS: Hemoglobin-precipitation in renal tubules, a study of its causes and effects. J. exp. Med. 82, 361 (1945).

ZELLER, A.: Über Melanurie. Arch. klin. Med. 29, 245 (1883). — ZINCK, K. H.: Pathologische Anatomie der Verbrennung, zugleich ein Beitrag zur Frage der Blutgewebsschranke und zur Morphologie der Eiweißzerfallsvergiftung. In: Veröffentlichungen aus der Konstitutions- und Wehrpathologie, Bd. X. Jena: Gustav Fischer 1940. — ZINGG, W., u. H. U. ZOLLINGER: Experimentelle Haemoglobin- und Haemosiderinspeicherung in den Nierenmitochondrien. Mikroskopie 6, 62 (1951). — ZOLLINGER, H. U.: Pathologische Anatomie und Pathogenese des familiären Morbus-haemolyticus neonatorum. Helv. paediat. Acta Suppl. 2, 127 (1945). ~ Intrarenaler Druck und Niereninsuffizienz. Experimentelle Untersuchung über die akute Hämolyse-Niere bei der Ratte. Helv. chir. Acta 18, 146 (1951). ~ Anurie bei Chromoproteinurie. Stuttgart: Georg Thieme 1952.

IV. Die Pathomorphologie der Kohlenhydratausscheidung. Mono- und Disaccharidausscheidung, Ausscheidung polymerer Kohlenhydrate, Diabetes renalis. (S. 196—204.)

ALLEN, A. C.: The kidney. Medical and surgical diseases. New York: Grune & Statton 1951. — ANDERSON, W. A. D.: Sucrose nephrosis and other types of renal tubular injuries. Sth. med. J. (Bgham, Ala.) 34, 257 (1941). — ANDERSON, W. A. D., and W. R. BETHEA: Renal lesions following administration of hypertonic solutions of sucrose. J. Amer. med. Ass. 114, 1983 (1940). — ARMANNI, V. C.: Le diabète sucré, traduit par CHARVET, p. 324—337. Paris 1876.

BAEHR, G.: Über die Sekretion von Glykogen in Diabetikernieren. Beitr. path. Anat. 56, 1—12 (1913). — BARGMANN, W., u. W. CREUTZFELDT: Zur Morphologie des Alloxandiabetes. Klin. Wschr. 1949, 268. — BELL, E. T.: Renal diseases. Philadelphia: Lea & Febiger 1947. — BONEM, P., u. P. HECHT: Zur Frage des renalen Diabetes. Med. Klin. 1928, 1580. — BRASS, K.: Morphologische Befunde bei Mensch und Kaninchen nach wiederholter Periston(Kollidon)Zufuhr. Frankfurt. Z. Path. 63, 95 (1952). — BRUCK, E., and S. RAPOPORT: Galactosemia in an infant with cataracts. Amer. J. Dis. Child. 70, 267 (1945). — BUCHT, H., J. EK and L. WERKÖ: Renal function studies in diabetic nephropathy. Scand. J. clin. Lab. Invest. 8, 309 (1956). — BURWELL, R. G., and R. G. PALEY: Alloxan nephrosis in rats. J. Path. Bact. 70, 495 (1955).

CLARKE and H. A. WILMER: The mechanism of sucrose damage of the kidney tubules Amer. J. Physiol. 141, 431 (1944). — CORI: Diskussionsbemerkung zu R. C. REUBI. Glucose titration in renal glycosuria. The kidney. Ciba Found. Symposium, 1954, S. 96. London: J. & A. Churchill. — CREUTZFLDT, W.: Zur Histophysiologie des Inselapparates. Z. Zellforsch. 34, 280 (1949). — CURTIS, G. W., S. L. ROBBINS and I. GLICKMAN: Studies on glycogen nephrosis in alloxan treated diabetic rats. J. exp. Med. 85, 373 (1947). — CUTLER, H. H.: Effect of sucrose on the kidney. Proc. Mayo Clin. 14, 318 (1939).

DUNN and SHEEHAN: Zit. bei R. C. BURWELL, Alloxan nephrons in rats. J. Path. Bact. 70, 495 (1955).

EBSTEIN: Über Drüsenepithelnekrosen beim Diabetes mellitus usw. Dtsch. Arch. klin. Med. 28, 143 (1881). — EHRLICH, P.: Über das Vorkommen von Glykogen im diabetischen und im normalen Organismus. Anhang zur Arbeit FRERICHS: Über den plötzlichen Tod und über das Koma bei Diabetes. Z. klin. Med. 6, 33 (1883).

FAHR, TH.: Handbuch der speziellen pathologischen Anatomie und Histologie. Bd. VI/1; Berlin: Springer 1925. Bd. VI/2; Berlin: Springer 1934. — FANCONI, G.: Hochgradige Galaktoseintoleranz bei einem Kind mit Neurofibromatosis Recklinghausen. Jb. Kinderheilk. **138**, 1 (1933). — FRESEN, O., u. H. WEESE: Das gewebliche Bild nach Infusion verschiedener Kollidonfraktionen (Periston N Periston, hochviscöses Periston) beim Tier. Beitr. path. Anat. **112**, **44** (1952). — FUCHS, J.: Die Speicherung von Glykogen in den Hauptstücken der Niere anhand von Versuchen an Salamandra maculosa. Inaug.-Diss. Düsseldorf 1939.

GIERKE, E. v.: Hepato-Nephromegalia glycogenica (Glykogenspeicherkrankheit der Leber und Nieren). Beitr. path. Anat. **82**, 497 (1929). — GÖPPERT, F.: Galactosurie nach Milchzuckergabe bei angeborenem familiärem chronischem Leberleiden. Berl. klin. Wschr. **1917**, 473. — GOLDENBERG, M., R. D. CRANE, H. POPPER, R. DEENIS and F. HESSE: Effect of intravenous administration of dextran a macromolecular carbohydrate in animals. Amer. J. Clin. Path. **17**, 939 (1947). — GOLDNER u. GOMORI (1943), GOMORI and GOLDNER (1943). Zit. bei R. G. BURWELL u. R. G. PALEY.: Alloxan nephrosis in rats. J. Path. Bact. **70**, 495 (1955). — GRIFFITHS, M.: The mechanism of the diabetogenic action of uric acid. J. biol. Chem. **184**, 289 (1950). — GROTHE, L. R., u. P. HEILMANN: Ein anatomischer Befund bei renalem Diabetes. Zbl. allg. Path. path. Anat. **64**, 65 (1935).

HÄUSLER, H.: Die Nierenwirkung des Phlorrhizin. (Nach Untersuchungen an der Froschniere.) Naunyn-Schmiedeberg's Arch. exp. Path. Pharmak. **153**, 187 (1930). — HAMBURGER, J., B. HALPERN et J. L. FUNK-BRENTANO: Une variété d'anurie provoquée par l'hydratation excessive des cellules rénales. Presse méd. **62**, 972 (1954). — HELMHOLZ, H. F.: Renal changes in the rabbit resulting from intravenous injections of hypertonic solution of sucrose. J. Pediat. **3**, 144 (1933). — HELMHOLZ, H. F., and R. S. FIELD: The kidney: A filter for bacteria. Amer. J. Dis. Child. **29**, 506 (1925). — HIERONYMI, G.: Phlorrhizindiabetes und alkalische Phosphatase. Zbl. allg. Path. path. Anat. **86**, 392 (1950). — HILTON, J. P., and D. M. ALDERSON: Sucrose solution in the treatment of alcoholism and confusional states. Rocky Mtn med. J. **35**, 227 (1938). — HUEPER, W. C.: Macromolecular substances as pathogenic agents. Arch. Path. (Chicago) **33**, 267 (1942). — HUMPHREYS, E. M., and K. KATO: Glykogen-storage disease (Thesaurismosis glycogenica v. GIERKE). Amer. J. Path. **10**, 598 (1934).

INNES, J. R. M.: Renal cortical necrosis and other lesions in sheep (with and without ligation of pancreatic duct) produced by alloxan poisoning. Arch. Path. (Chicago) **60**, 1 (1950).

JOHNSTON, E.-V., W. A. BENETT, J. S. LUNDY and J. M. JANES: Use of dextran (macrodex) in burns II. Clinical evaluation of eight cases. Amer. J. Surg. **85**, 720 (1953).

KEITH, N. M., E. G. WAKEFIELD and M. H. POWER: The excretion and utilization of sucrose when injected intravenously in man. Amer. J. Physiol. **101**, **63** (1932). — KIMMELSTIEL, P.: Über Glykogenose. Beitr. path. Anat. **91**, 1 (1933). — KIMMELSTIEL, P., and C. WILSON: Intercapillary lesions in the glomeruli of the kidney. Amer. J. Path. **12**, 83 (1936). — KLEINSCHMIDT, A.: Beobachtungen bei diabetischer Nephropathie. Verh. dtsch. Ges. inn. Med. **57**, 260 (1951). ~ Die Stellung der Niere im Kohlenhydratstoffwechsel. Klin. Wschr. **1953**, 873. — KLEMPERER, G.: Über die regulatorische Glycosurie und renalen Diabetes. Berl. klin. Wschr. **1896**, Nr 25, 571.

LAMBERT, P. P.: A study of the mechanism by with toxic tubular damage, changes the renal threshold for glucose. The kidney. Ciba Foundation Symposium, 1954, S. 79. London: J. & A. Churchill. — LAMY, H., A. MAYER et F. RATHERY: Modifications histologiques du rein aucours de l'élimination de l'eau et des cristalloïdes. J. Physiol. Path. gén. **8**, 624 (1906). ~ Modifications histologiques des tubes contournés du rein au cours des éliminations provoquées. C. R. Soc. Biol. (Paris) **58**, 637 (1906). — LANZ, R., u. H. U. ZOLLINGER: Ein Fall von postoperativer Anurie bei hydropischer Degeneration der Nierentubuli durch Zuckerspeicherung. Schweiz. med. Wschr. **1955**, 1078. — LÉPINE, R.: Sur la question du diabète rénal. Berl. klin. Wschr. **1905**, Nr **44** a, 24. — LINDBERG, H. A., M. H. WALD and M. H. BARKER: Renal changes following administration of hypertonic solutions. Arch. intern. Med. **63**, 907 (1939). — LOESCHCKE, H.: Histologische Beiträge zur Frage des Glykogenstoffwechsels in der Diabetikerniere. Zbl. allg. Path. path. Anat. **21**, 945 (1910). — LUDER, J., and W. SHELDON: A familial tubular absorption defect of glucose and aminoacids. Arch. Dis. Childh. **30**, 160 (1955).

MANCINI, H. E., A. F. CARDEZA y V. G. FOGLIA: Histogenesis de las lesiones del glomerulo y tubulo renal en la diabetes experimental. Rev. méd. Córdoba **39**, 163 (1951). — MARCHALL, E. K.: A comparison of the function of the glomerular and aglomerular kidney. Amer. J. Physiol. **94**, 1 (1930). — MARSH, J. B., and D. L. DRABKIN: Kidney phosphotase in alimentary hyperglycaemia and phlorhizin glycosuria. A dynamic mechanism for renal threshold for glucose. J. biol. Chem. **168**, **61** (1947). — MASON, H. H., and H. ANDERSON: Glycogendisease of the liver (von GIERKE's disease) with hepatomata. Pediatrics **16**, 785 (1955). — MASON, H. H., and M. E. TURNER: Chronic galactosemia. Amer. J. Dis. Child. **50**, 359 (1935). — MATTHÉE, B.: Glykogenspeicherung der Niere und Phlorhizindiabetes. Frankfurt. Z. Path. **53**, 559 (1939). — MENTEN, M. L., and A. M. CARPENTER: Histochemical distribution of glycogen. Arch. Path. (Chicago) 51, 486 (1951). — MOELLER, J., u. W. REX: Nierenfunktionsstörung bei tubulärer Insuffizienz. Z. klin. Med. 150, 103 (1952). — MONASTERIO, G.: Histologischer und physio-pathologischer Beitrag zur Pathogenese des Diabetes renalis. Klin. Wschr. 1939, 538. — MORARD, J. CL., E. RUTISHAUSER et J. CHATILLON: Démonstration anatomoclinique de cinq cas de néphrose „osmotique". J. Urol. méd. chir. 61, 612 (1955). — MOWRY, R. W., J. B. LONGLEY and R. C. MILLICAN: Histochemical demonstration of intravenously injected dextran in kidney and liver of the mouse. J. Lab. clin. Med. 39, 211 (1952). — MOWRY, R. W., and R. C. MILLICAN: A histochemical study of the distribution and fate of dextran in tissues of the mouse. Amer. J. Path. 29, 523 (1953). — MURPHY, F. D., R. A. HERSBERG and A. M. KATZ: The effect of intravenous injections of sucrose solution (50%) on the cerebrospinal fluid pressure, the blood pressure, and the clinical course in cases of chronic hypertension. Amer. J. Med. Sci. 192, 510 (1936).

OGILVIE, R. F.: Experimental glycosuria. Its production, prevention and alleviation. Vitam. and Horm. 10, 183 (1952). — OLIVER, J.: When is the kidney not a kidney. J. Urol. (Baltimore) 63, 373 (1950). ~ On the validity of renal concepts. Extraire du livre jubilaire, publier or l'honneur du Professeur P. GOVAERTS, 1955.

PARMENTIER, R., et J. CORVILAIN: Sur les lésions néphrotiques provoquées par le sucrose. Rev. belge Path. 25, 210 (1956). — POPPER, H., B. W. VOLK., K. A. MEYER, D. D. KOZOLL and F. STEIGMANN: Evalvation of gelatin and pectin solutions as substitutes for plasma in the treatment of shock. Arch. Surg. (Chicago) 50, 34 (1945).

RANDERATH, E.: Nephrose—Nephritis. Klin. Wschr. 1941, 281, 305. ~ Zur Frage der intercapillaren (diabetischen) Glomerulosklerose. Virchows Arch. path. Anat. 323, 483 (1952). — RASCHOU: Diskussionsbeiträge zu R. C. REUBI 1954. Glucose-titration in renal glucosuria. The kidney. Ciba Foundation Symposium, 1954, S. 96. London: J. & A. Churchill. — RAVDIN, I. S.: Plasma expanders. J. Amer. med. Ass. 150, 10 (1952). — REUBI, R. C.: Glucose titration in renal glucosuria. The kidney. Ciba Foundation Symposium, 1954, S. 96. London: J. & A. Churchill. — REUSS, A.: Zuckerausscheidung im Säuglingsalter. Wien. med. Wschr. 1908, 799. — RICHARDS, A. N.: Methods and results of direct investigation of the function of the kidney. Beaumont Foundation Lectures, Wayne County Med. Soc.: Williams & Wilkins 1929. — RICHTER, G. W.: Parenchymatous lesions of liver and kidney of mice due to pectin. Amer. J. Path. 26, 379 (1950). — RIGDON, R. H., and E. S. CARDWELL: Renal lesions following the intravenous injection of a hypertonic solution of sucrose. Arch. intern. Med. 69, 670 (1942). — RITCHIE, S., and D. WAUGH: The pathology of Armanni-Ebstein diabetic nephropathy. Amer. J. Path. 33, 1035 (1957). — ROBBINS, S. L.: The reversibility of glykogen nephrosis in alloxan-treated diabetic rats. Amer. J. med. Sci. 219, 376 (1950).

SCHULTE-JENA, B. S., u. G. SCHAPER: Galaktosämie. Z. Kinderheilk. 80, 267 (1957). — SIEBERT, G., K. TRAENCKNER u. K. LANG, Verhalten der Nierenmitochondrien nach intravenöser Rohrzuckerinjektion bei Ratten. Naturwissenschaften 41, 460 (1954). — SIEGMUND, H.: Glykogenspeicherkrankheiten. Verh. dtsch. path. Ges. 31, 150 (1938). — SKINSNES, O. K.: Gelatin nephrosis. Renal tissue changes in man resulting from the intravenous administration of gelatin. Surg. Gynec. Obstet. 85, 563 (1947). — SØNDERGAARD, E., I. PRANGE, H. DAM and E. CHRISTENSEN: Uricemia and kidney damage in galactose-poisoned chicks. Acta path. microbiol. scand. 40, 303 (1957). — SPÜHLER, O.: Zur Pathophysiologie der Niere. Bern: H. Huber 1946.

TAGGERT: Discussionsbemerkung zu R. C. REUBI: Glucose titration in renal glucosuria. The kidney. Ciba Foundation Symposium, 1954, S. 96. London: J. & A. Churchill. — TRAENCKNER, K.: Das Schicksal des Peristons im menschlichen Körper nach histologischen Untersuchungen. Frankfurt. Z. Path. 65, 62 (1954a). ~ Morphologische Nierenveränderungen nach Periston beim Menschen. Frankfurt. Z. Path. 65, 80 (1954b). ~ Experimentelle Untersuchungen zur Frage der Peristonspeicherung in den Mitochondrien der Nierentubuli. Z. ges. exp. Med. 123, 101 (1954c).

VICKERY, A. L.: The fate of dextran in tissues of the acutely wounded. A study of the histologic localization of dextran in tissues of Korean battle casualties. Amer. J. Path. 32, 161 (1956).

WALKER, A. M., and C. L. HUDSON: The reabsorbtion of glucose from the renal tubule in amphibia and action of phlorizin upon ist. Amer. J. Physiol. 118, 130 (1937). — WALKER, A. M., and J. OLIVER: Methods for the collection of fluid from single glomeruls and tubules of the mammalian kidney. Amer. J. Physiol. 134, 562 (1941). — WHITE, H. L., and F. O. SCHMITT: The site of reabsorbtion in the kidney tubule of necturus. Amer. J. Physiol. 76, 483 (1926). — WILMER, H. A.: The mechanism of sucrose damage of kidney tubules. Amer. J. Physiol. 141, 431 (1944). — WOLLHEIM, E., u. J. ZISSLER: Zur Behandlung des Diabetes mellitus, insbesondere bei erhöhter Nierenschwelle. Ärztl. Wschr. 1950, 340.

ZINGG, W.: Über experimentelle Rohrzuckerspeicherung in den Mitochondrien der Nierentubuli. Schweiz. Z. Path. 14, 1 (1951).

V. Die Pathomorphologie der Neutralfett- und Lipoidausscheidung, Lipoid- und Lipurien im engeren Sinne, Fettembolie der Niere, Chylurie. (S. 205—214.)

ABESHOUSE, B. S.: Pyelographic injections of the perirenal lymphatics. Report of two cases and review of the literatur. Amer. J. Surg., N. S. **25**, 427 (1934). — ACHARD, C. M., et M. BARIETY: La lipoidose rénale. III. Internat. Kongr. für vergleichende Pathologie, 1936, S. 307—323. — ALLEN, A. C.: The kidney. Medical and surgical diseases. New York: Grune & Stratton 1951.

BAUMAN, L., and G. H. HANSMANN: Lipuria associated with chronic nephritis. J. Amer. med. Ass. **24**, 1375 (1920). — BELL, E. T.: Renal diseases. Philadelphia: Lea & Febiger **1947**. — BENNHOLD, H.: Die Eiweißkörper des Blutplasmas. Dresden u. Leipzig: Theodor Steinkopff 1938. — BENNHOLD, H., u. G. SEYBOLD: Der Aufnahmemechanismus plasmaeiweißgebundener Vitalfarbstoffe in speichernde Zellsysteme. Z. ges. exp. Med. **180**, 407 (1952). — BEUMER, H.: Über nephrotische Hypercholesterinämie und die Frage ihrer diätetischen Beeinflußbarkeit. Arch. Kinderheilk. **68**, 105 (1921). ~ Über Cholesterinbilanz und Cholesterinansatz. Z. ges. exp. Med. **35**, 328 (1923). — BEUMER, H., u. A. LÖSCHKE: Zum Stoffwechsel und zur Differentialdiagnose der Glykogenspeicherkrankheit. Münch. med. Wschr. **1933**, 377. — BING, J., and U. STARUP: Investigations on hyperlipaemia and cholesterinuria. Acta med. scand. **86**, 12 (1935). — BLAINEY, J. D., J. HARDWICKE and A. G. W. WHITEFIELD: The nephrotic syndrome associated with thrombosis of the renal veins. Lancet **1954 II**, 1204. — BLASS, J., A. ROUHI, O. LECOMTE u. M. MACHEBOEUF: Bull. Soc. Chim. Biol. **35**, 959 (1953). ~ Zit. bei N. ZÖLLNER in THANNHAUSERS Lehrbuch des Stoffwechsels und der Stoffwechselkrankheiten, 2. Aufl., S. 621. Stuttgart: Georg Thieme 1957. — BREHMER, W., u. P. LÜBBERS: Über eine generalisierte Xanthomatose mit Knochenbefall und diffuser Plasmazellwucherung im Knochenmark bei essentieller Hyperlipämie. Virchows Arch. path. Anat. **318**, 394 (1950). — BRUMFITT, W., and W. O'BRIEN: Renal vein thrombosis with nephrotic syndrome and renal failure. Brit. med. J. **1956**, No 4995, 751. — BRUTON, D. C., and A. J. KANTER: Idiopathic familial hyperlipemia. Amer. J. Dis. Child. **82**, 153 (1951). — BÜCHNER, F.: Strukturveränderungen durch allgemeinen Sauerstoffmangel, insbesondere bei der Höhenkrankheit. Luftfahrtmed. **6**, 287 (1942/43). — BÜRGER, M.: Der Cholesterinhaushalt beim Menschen. Ergebn. inn. Med. Kinderheilk. **34**, 583 (1928). ~ Die Physiologie und Pathologie der Hyperlipämien. Dtsch. med. Wschr. **1932**, 582—586. — BYERS, S. C., M. FRIEDMAN and R. H. ROSENMAN: Review on the regulation of blood cholesterol. Metabolism **1**, 479 (1952).

CARTER: 1862, zit. bei ABESHOUSE, Amer. J. Surg. **25**, 427 (1934). — CAVELTI, R.: Darstellung doppelbrechender Lipoidtropfen aus dem Serum. Experientia (Basel) **4**, 487 bis 489 (1948a). ~ Darstellbarkeit doppelbrechender Lipoidtropfen aus dem Urin und pathogenetische Auffassung der Lipoidurie. Experientia (Basel) **4**, 489—490 (1948b). ~ Über den Entstehungsmechanismus der Albuminurie bei der Lipoidnephrose. Ultrafiltrationsversuche von Eiweißlipoidablagerungen und Nephroseseren. Helv. med. Acta **16**, 51 (1949). — CHAPMAN, F. D., and T. D. KINNEY: Hyperlipemia „idiopathic lipemia". Amer. J. Dis. Child. **62**, 1014 (1941). — COHN, E. J.: Chemical physiological and immunological properties and clinical uses of blood derivatives. Experientia (Basel) **3**, 125 (1947). — CREMER, J.: Reticulose mit Leberxanthomatose. Zbl. allg. Path. path. Anat. **68**, 289 (1937).

DAVIS, A. B.: Intermittent and unilateral chyluria. Amer. J. Obstet. **68**, 861 (1913). — DEROW, H. A., M. J. SCHLESINGER and H. A. SAVITZ: Chronic progressive occlusion of the inferior vena cava and the renal and portal veins with clinical picture of the nephrotic syndrome. Arch. intern. Med. **63**, 626 (1939). — DIBLE, J. H., and G. POPJÁK: The distribution of fatty changes in the kidneys and some factors influencing its production. Brit. J. Path. **53**, 133.

EBSTEIN, W.: Beitrag zur Lehre von der Lipämie, der Fettembolie und der Fettthrombose bei der Zuckerkrankheit. Virchows Arch. path. Anat. **155**, 571 (1899). — EHRICH, W.: Die Nierenerkrankung bei Bence-Jonesscher Proteinurie. Z. klin. Med. **121**, 396 (1932). — ENGELBERG, H., J. GOFMAN and H. JONES: Serum lipids and lipoproteins in diabetic glomerulosklerose. Metabolism **1**, 300 (1952). — EVANS, P. V., and A. T. SYMMES: Bone marrow infarction with fat embolism and nephrosis in sickle cell disease. J. Indiana. med. Ass. **50**, 1101 (1957).

FAHR, TH.: Handbuch der speziellen pathologischen Anatomie und Histologie, Bd. VI/1, 1925 u. Bd. VI/2, S. 815. Berlin: Springer. 1934. ~ In E. BECHER, Nierenkrankheiten, S. 598. Jena: Georg Fischer 1944. — FALK, F., u. L. v. SIEBENROCK: Zur Frage der Lipoidtröpfchen im Harnsediment. Med. Klin. **1911**, 739. —FARR, L. E., J. E. SMADEL and R. F. HOLDEN: Observations on occurence of lipemia in rats with nephrotoxic nephritis. Proc. Soc. exp. Biol. (N. Y.) **51**, 178 (1942). — FINGER, A., u. V. KOLLERT: Über das Verhalten der Lipoide bei der akuten Nephritis im Kriege. Med. Klin. **1917**, 840. — FISCHER, W.: Histologische Untersuchungen über den Fettgehalt der Nieren unter normalen und pathologischen Verhältnissen. Beitr. path. Anat. **49**, 34 (1910). — FISHBERG, A. M.: Hypertension and nephritis, p. 374. Philadelphia: Lea & Febiger 1939. — FISHBERG, E. H., and A. M. FISHBERG: The mechanism of the lipemia of bleeding. Proc. Soc. exp. Biol. (N. Y.) **25**, 296 (1927). — FLICK, K., u. E. TRAUM: Versuche über den Einfluß der Fettembolie auf die Funktion der gesunden Niere. Dtsch. Z. Chir. **222**, 274 (1930). — FRESEN, O.: Weitere Untersuchungen zum Lymphgefäßsystem der menschlichen Niere, zugleich ein Beitrag zum Wesen der Amyloidnephrose. Beitr. path. Anat. **108**, 452 (1943). — FREY, W.: Handbuch der inneren Medizin, 4. Aufl., Bd. VIII. Berlin-Göttingen-Heidelberg: Springer 1951. — FRIEDMAN, M., and S. O. BYERS: Role of hyperlipemia in the genesis of hypercholesterinemia. Proc. Soc. exp. Biol. (N. Y.) **90**, 496 (1955). — FRIEDMAN, M., S. O. BYERS and R. H. ROSENMAN: The accumulation of serum cholate and its relationship to hypercholesterinemia. Science **115**, 313 (1952).

GAÁL, A. M.: Untersuchungen über Cholesterinstoffwechsel. Z. ges. exp. Med. **71**, 690 (1930). — GENCK, M.: Über das Vorkommen und die Bedeutung doppelbrechender Substanzen im Harn. Dtsch. Arch. klin. Med. **125**, 333 (1918). — GÉRARD, P., et R. CORDIER: Sur l'interprétation des altérations morphologiques caractéristiques observées dans le rein au cours de la néphrose lipidique. Arch. intern. Méd. exp. 8, 225 (1933). — GOODMAN, M., H. SHUMAN and S. GOODMAN: Idiopathic lipemia with secondary xanthomatosis, hepatosplenomegaly, and lipemic retinalis. J. Pediat. **16**, 596 (1940). — GOVAERTS, P., et R. CORDIER: Contribution à l'étude clinique et anatomique de la néphrose lipoïdique. Bull. Acad. roy. Méd. Belg. **1928**, 510. — GRAFFLIN, A. L., and D. E. GREEN: Studies on the cyklophorase system. II. The complete oxidation of fatty acids. J. biol. Chem. **176**, 95 (1948). — GRÖNDAHL, N. B.: Untersuchungen über Fettembolie. Dtsch. Z. Chir. **111**, 56 (1911). — GROSS, O.: Über die Bedeutung anisotroper Substanz im Harn für die Diagnose der sog. Lipoidnephrose. Dtsch. Arch. klin. Med. **133**, 9—20 (1920). ~ Zum Cholesterinstoffwechsel. Verh. med. Kongr. **32/33**, 343—345 (1920/21).

HAMPTON, H. H.: A case of non-parasitic haemato-chyluria. Bull. Johns Hopk. Hosp. **31**, 20 (1920). — HARRISON, C. V., M. D. MILNE and R. E. STEINER: Clinical aspects of renal vein thrombose. Quart. J. Med., N. S. **25**, 285 (1956). — HARTMANN, F., u. G. SCHULZE: Eiweiß und Lipoidveränderungen im Serum bei Nierenkrankheiten. Verh. dtsch. Ges. inn. Med. **58**, 300 (1952). — HARTROFT, W. S., and J. H. RIDOUT: Pathogenesis of the cirrhosis produced by choline deficiency. Amer. J. Path. **27**, 951 (1951). — HAVELBURG, W.: Über Filaria sanguinis und Chylurie. Virchows Arch. path. Anat. **89**, 365 (1882). — HAVEMANN, R.: Experimentelle Untersuchungen über die Speicherung kolloidaler Substanzen in den Harnkanälchenepithelien bei Salamandra maculosa. Z. ges. exp. Med. **108**, 635 (1941). — HEYMANN, W.: Renal hyperlipemia in dog. Science **96**, 163 (1945). — HEYMANN, W., and E. C. CLARK: Pathogenesis of nephrotic hyperlipemia. Amer. J. Dis. Child. **70**, 74 (1945). — HEYMANN, W., and D. B. HACKEL: Role of the kidney in pathogenesis of experimental nephrotic hyperlipemia in rats. Proc. Soc. exp. Biol. (N. Y.) **84**, 329 (1955). — HEYMANN, W., and H. Z. LUND: Lipemic nephrosis in rats. Science **108**, 448 (1948).

JOHNSON, G. C., F. C. BAUER jr., E. F. HIRSCH and L. CARBONARO: Lipemia of rabbits following unilateral occlusion of the renal vessels. Arch. Path. (Chicago) **52**, 115 (1951).

KAISERLING, C., u. A. ORGLER: Über das Auftreten von Myelin in Zellen und seine Beziehungen zur Fettmetamorphose. Virchows Arch. path. Anat. **169**, 296 (1902). — KOLLERT, V., u. A. FINGER: Über die Beziehungen der Nephritis zum Cholesterin(Lipoid)-Stoffwechsel. Münch. med. Wschr. **1918**, 816. — KRÖNKE, E.: Die Bedeutung der Lipase in der Pathogenese der traumatischen Fettembolie. Zbl. Gynäk. **283**, 460 (1956). — KRÜCKEMEYER, K.: Ungewöhnliche Lipoidablagerung im Interstitium der Niere. Zbl. allg. Path. path. Anat. **92**, 362 (1954). — KUTZMANN, A. A.: Non-parasitic chyluria. Ann. Surg. **82**, 765 (1925).

LAMBERT, P. P.: Contribution à l'histophysiologie rénale chez les urodeles. Arch. Biol. (Liège) **47**, 125 (1936). ~ Hyalintropfige Entartung und Speicherung in den Tubulusepithelien der Niere. Beitr. path. Anat. **98**, 103 (1936/37). — LAWEYNOWICZ, A.: Über die Ausscheidung anisotropen Fettes mit dem Harn im Zusammenhang mit dessen Ablagerung in den Organen. Z. klin. Med. **80**, 389 (1914). — LEDERGERBER, E.: Einiges zu den Todesfällen und über die zum Tode führenden Erkrankungen der Zündkapselfabrikation. Schweiz. med. Wschr. **1949**, 263. — LEHNINGER, A. L.: The oxidation of higher fatty acids in heart muscle suspensions. J. biol. Chem. **165**, 131 (1946). — LINNEWEH, F.: Zur Frage der klinischen Bedeutung der Vehikelfunktion der Harneiweißkörper. Klin. Wschr. **1939**, 301. — LÖHLEIN, M.: Über Fettinfiltration und fettige Degeneration der Niere des Menschen. Virchows Arch. path. Anat. **180**, 1 (1905). — LOGAN jr., A. H., H. L. SMITH and T. L. POOL: Chyluria: A report of ten cases. Amer. J. med. Sci. **216**, 389 (1948). — LUBARSCH, O.: Handbuch der speziellen pathologischen Anatomie und Histologie, Bd. VI/1, S. 500. Berlin: Springer 1925. LUDEWIG, S., u. A. CHANUTIN: Experimental renal insufficiency produced by partial nephrectomy. Blood plasma cholesterol and phopholipoid phosphoros values for control and partially nephrectomized rats fed diets containing dried extracted liver. Arch. intern. Med. **61**, 854 (1938). — LUETSCHER jr., J. A., A. D. HALL and V. L. KREMER: Treatment of nephrosis with concentrated human serum albumin. I. Effects on the proteins of body fluids. J. clin. Invest. **28**, 700 (1949). — LYNCH, M. J.: Nephrosis and fat embolism in acute hemorrhagic pancreatitis. Arch. intern. Med. **94**, 709 (1954). — LYNCH, M. J. G., S. S. RAPHAEL and T. P. DIXON: Fatembolism in chronic alkoholism. Lancet **1957 II**, 123.

MACMAHON, H. E., and S. WEISS: Carbon tetrachloride poisoning with macroscopic fat in the pulmonary artery. Amer. J. Path. **5**, 623 (1929). — MATHERS, R. G.: Gold nephritis and dermatitis in pulmonary tuberculosis. Brit. med. J. **1945**, 223. — MILLER, F., u. A. BOHLE: Vergleichende licht- und elektronenmikroskopische Untersuchungen an der Basalmembran der Glomerulumkapillaren der Maus bei experimentellem Nierenamyloid. Klin. Wschr. **1956**, 1204. ~ Elektronenmikroskopische Untersuchungen am Glomerulum bei der Masugi-Nephritis der Ratte. Virchows Arch. path. Anat. **330**, 483 (1957). — MOHR: Über Chylurie. Münch. med. Wschr. **1909**, 2552. — MOSCHKOWITZ, E.: The morphological background of genuine lipoidnephrose. Amer. J. med. Sci. **216**, 146 (1948). — MUNK, F.: Die Nephrosen. Med. Klin. **1916**a, 1019. ~ Die Nephrosen, die Lipoidnephrosen. Med. Klin. **1916**b, 1047.

NEKLUDOW, W. N.: Über den Einfluß des Ausfalles der Nierenfunktion auf den Cholesterinstoffwechsel. Z. ges. exp. Med. **47**, 70 (1925).

OPITZ, H.: Hochgradige Lipämie unklarer Genese bei einem 12jährigen Knaben. Dtsch. med. Wschr. **1935**, 88.

PAGE, I. H.: The phosphat content of albuminous urine. Amer. J. med. Sci. **192**, 217 (1936). — PAUL, F., u. F. WINDHOLZ: Experimentelle Studien über die Fettembolie und den durch sie verursachten Tod. Mitt. Grenzgeb. Med. Chir. **38**, 614 (1924). — PETERS, J. P., and D. D. VAN SLYKE: Quantitative clinical chemistry. vol. 1: Interpretations, 2. edit., Baltimore: Williams & Wilkins Company 1946. — POPJÁK, G.: Lipids of the human kidney cortex and medulla in fatty change. Brit. J. Path. Bact. **57**, 87 (1945).

QUASTEL, J. H., and A. H. M. WHEATLEY: Oxidation of fatty acids in the liver. Biochem J. **27**, 1753 (1933).

RANDERATH, E.: Über den Ort der Eiweißausscheidung in der Niere bei nephrotischen Nierenkrankheiten nebst Bemerkungen über den Begriff und die Einteilung der Nephrosen. Beitr. path. Anat. **95**, 403 (1935). ~ Die Entwicklung der Lehre von den Nephrosen in der pathologischen Anatomie. Ergebn. d. allgem. Path. u. path. Anat. **32**, 91 (1937). ~ Nephrose—Nephritis. Klin. Wschr. **1941**, 281, 305. ~ Die pathologische Anatomie der Kriegsnephritis. Dtsch. Arch. klin. Med. **193**, 119 (1947). ~ Zur pathologischen Anatomie der sog. Amyloidnephrose. Zugleich ein Beitrag zur Frage der allgemeinen Amyloidose als Paraproteinose. Virchows Arch. path. Anat. **314**, 388 (1947a). ~ In E. BECHER, Nierenkrankheiten, Bd. II, S. 98. Jena: Gustav Fischer 1947b. ~ Zur Frage der intercapillären (diabetischen) Glomerulosklerose. Virchows Arch. path. Anat. **323**, 483, 523 (1952). — RATHERY, F., et A. HUREZ: Nephrite aurique où nephrose lipoidique. Bull. Soc. méd. Hôp. Paris **52**, 1203 (1936). — RIBBERT, H.: Über Fettembolie. Korresp.-Bl. schweiz. Ärz. **1894**, 457. ~ Zur Fettembolie. Dtsch. med. Wschr. **1900**, 419. — ROSENMAN, R. H., and M. FRIEDMAN: In vivo studies of the role of albumin in endogenous and heparin activited lipemia-clearing in nephrotic rats. J. clin. Invest. **36**, 700 (1957). — ROSENMAN, R. H., M. FRIEDMAN and S. O. BYERS: The causal role of plasma albumin deficiency in experimental nephrotic hyperlipemia and hypercholesterinemia. J. clin. Invest. **35**, 522 (1956). — RÜCKERT, W.: Beitrag zur Behandlung der Fettembolie. Münch. med. Wschr. **1932**, 709—710. ~ Zur Frage der Todesursache bei Fettembolie. Dtsch. Z. Chir. **243**, 537 (1934).

SANES and KAHN: 1910, zit. bei B. S. ABESHOUSE. Amer. J. Surg., N.-S. **25**, 427 (1934).— SCHETTLER, G.: Handbuch der inneren Medizin, 4. Aufl., Bd. VII/2, S. 609. Berlin-Göttingen-Heidelberg: Springer 1955. — SCHETTLER, G., u. H. LUKAS: Der Blutcholesterinspiegel bei Schilddrüsenerkrankungen, Diabetes mellitus und Nephrosen. Z. ges. inn. Med. **6**, 14 (1951). — SCHMIDT, M. B.: Über Stoffwechselvorgänge bei akuter gelber Leberatrophie. Beitr. path. Anat. **69**, 222 (1921). ~ Transport von Neutralfett durch das Blutplasma. Virchows Arch. path. Anat. **313**, 158 (1944). — SCHRADE, W., E. BÖHLE u. G. BECKER: Über die Ausscheidung von Lipoproteiden bei den sog. Albuminurien. Dtsch. Arch. klin. Med. **202**, 415 (1955). — SCRIBA, J.: Untersuchungen über die Fettembolie. Dtsch. Z. Chir. **12**, 118 (1880). — STAEMMLER, M.: Die Harnorgane. In E. KAUFMANN, Spezielle pathologische Anatomie, Bd. II/1, S. 492. Berlin: W. de Gruyter & Co. 1957. — STERNBERG, ST. S., and F. C. FERGUSON: Fat nephrosis produced by colchicine. Fed. Proc. **11**, 429 (1952). — STREHLER: Zit. in W. FREY, Handbuch der inneren Medizin, Bd. VIII. Berlin-Göttingen-Heidelberg: Springer 1951. — SVANBORG, A.: Studies on renal hyperlipemia. Acta med. scand. Suppl. **1951**, 264.

THANNHAUSER, S. J.: Lipidoses. Diseases of the cellular lipid metabolism, p. 332. Oxford: University Press 1950. — TIETZ, L.: Über das Verhalten der Cholesterine im Blut und in den Nieren sowie über die pathologisch anatomischen Veränderungen derselben bei Cholesterinurie. Frankfurt. Z. Path. **27**, 353 (1922).

VALLERY-RADOT, P., G. MAURIC, R. WOLFROMM et G. GUIOT: Nephrose lipoidique secondaire a un traitement aurique. Bull. Soc. méd. Hôp. Paris 58, 96 (1942).

WACHSTEIN, M.: Influence of experimental kidney damage on histochemically demonstrable lipase activity in the rat. Comparison with alcaline phosphatase activity. J. exp. Med. 84, 25 (1946). — WAIL, S.: Über Veränderungen der Lokalisation und des Chemismus der Lipoide in den Tubuli contorti der Niere. Virchows Arch. path. Anat. 249, 488 (1924). — WARREN, S.: Fat embolism. Amer. J. Path. 22, 69 (1946). — WEISSENBACH, R., J. MARTINEAU, J. BROCARD et A. MALINSKY: Nephrose lipoidique après chrysotherapie. Bull. Soc. méd. Hôp. Paris 52, 1071 (1936). — WELTMANN, O., u. P. BIACH: Zur Frage der experimentellen Cholesteatose. Z. ges. exp. Path. 14, 367 (1913). — WICHERT, M., A. JAKOWLEWA and S. POSPELOFF: Organs in mercury poisonings. Zbl. klin. Med. 101, 173 (1924). — WILENS, S. L., S. K. ELSTER and J. P. BAKER: Glomerular lipoidosis in intercapillary glomerulosklerosis. Ann. intern. Med. 34, 592 (1951). — WINKLER, A. W., S. H. DURLACHER, H. E. HOFF and E. B. MAN: Changes in lipid content of serum and of liver following bilateral renal ablation or ureteral ligation. J. exp. Med. 77, 473 (1943).

ZOLLINGER, H. U.: Autoptische und experimentelle Untersuchungen über Lipoidnephrose hervorgerufen durch chronische Quecksilbervergiftung. Schweiz. Z. allg. Path. 18, 155 (1955).

VI. Die Pathomorphologie der Aminosäureausscheidung. Aminoacidurie bei erhöhtem Aminosäurespiegel des Blutes. Aminosäureausscheidung bei tubulärer Rückresorptionsinsuffizienz. (S. 215—222.)

ABDERHALDEN, E.: Familiäre Cystindiathese. Z. physiol. Chem. 38, 557 (1903). — ACKERMANN, D., u. F. KUTSCHER: Über das Vorkommen von Lysin im Harn bei Cystinurie. Z. Biol. 57, 355 (1952). — ALLEN, A. C.: The kidney. Medical and surgical diseases. New York: Grune & Stratton 1951.

BAAR, H. S.: Pathologie des Aminosäure-Diabetes. Mschr. Kinderheilk. 99, 35 (1951). ~ Zit. bei DARMADY, 1954 in: Ciba Foundation Symposium on the Kidney. London: J. & A. Churchill 1954. — BAROW, R., u. F. HARTMANN: Die Ausscheidung freier Aminosäuren im Urin bei Gesunden, Leber- und Nephrose-Kranken. Dtsch. Arch. klin. Med. 203, 260 (1956). — BEARN, A. G.: WILSON's disease. Amer. J. Med. 22, 747 (1957). — BELL, L. S., C. BLAIE, S. LINDSAY and J. WATSON: Lesions of galaktose diabetes. Pathologic observations. Arch. Path. (Chicago) 49, 393 (1950). — BERGER, H.: La pathogénèse de la galaktosémie. J. Génét. hum. 4, 7 (1955). — BEUMER, H., u. W. WEPLER: Über die Cystinkrankheit der ersten Lebenszeit. Klin. Wschr. 1937, 8. — BICKEL, H.: Zur Klinik und Genese des Fanconi-Syndroms anhand von 7 kürzlich beobachteten Fällen. M. Kinderheilk. 99, 32 (1951). ~ Cystine storage disease with aminoaciduria and dwarfism (Lignac-Fanconi-disease). Acta paediat. (Uppsala) 42, 581 (1953). — BICKEL, H., and E. M. HICKMANS: Paper chromatographic investigations on the urine of patients with galaktosaemia. Arch. Dis. Childh. 27, 348 (1952). — BICKEL, H., u. F. SOUCHON: Die Papierchromatographie in der Kinderheilkunde. Arch. Kinderheilk. 31, 153 (1955). — BICKEL, H., and D. C. THORSBY PELHAM: Hyperamino-aciduria in Lignac-Fanconi-disease, in galaktosaemia and in an obscure syndrome. Arch. Dis. Childh. 29, 224 (1954). — BROWN, R. J. K.: A clinico-pathologic study of cystinosis in two siblings. Arch. Dis. Childh. 27, 428 (1952). — BURGSTEDT, H. J., u. R. MARX: Afibrinogenaemie, Parahaemophiliesyndrom und Dysproteinaemie bei Cystinspeicherkrankheit. Ein Hinweis zur Pathogenese der Erkrankung. Klin. Wschr. 1956, 31. — BURKI, E., u. M. ROHNER: Ein seltener Fall von kristalliner Hornhautdegeneration. Ophthalmologica (Basel) 129, 211 (1955).

CAUSSADE, L., N. NEIMANN et M. PIERSON: Considérations sur la cystinose. Presse méd. 1954, 646—649. — CHUNG WU, J., L. BOLLMAN and H. R. BULT: Changes in free amino acids in the plasma during hepatic coma. J. Clin. Invest. 34, 844 (1955). — CLARKSON, T. W., and J. E. KENCH: Urinary excretion of amino acids by men absorbing heavy metals. Biochem. J. 62, 361 (1956). — CLAY, R. D., E. M. DARMADY and M. HAWKINS: The nature of the renal lesion in the Fanconi-syndrome. J. Path. Bact. 65, 551 (1953). — COGAN, D. G., T. KUWABARA, J. KINOSHITA and L. SHEEHAN: Cystinosis in an adult. J. Amer. med. Ass. 164, 394 (1957). — CONN, J. W.: Primary aldosteronism. J. Lab. clin. Med. 45, 661 (1955). ~ Primary aldosteronism, a new chemical syndrome. J. Lab. clin. Med. 45, 3 (1955). — COOPER, A. M., R. C. ECKHARDT, W. W. FALOON and C. S. DAVIDSON: Investigation of the aminoaciduria in WILSON's disease (hepatolenticular degeneration), demonstration of a defect in renal function. J. clin. Invest. 29, 265 (1950). — COX, G. J., C. V. SMYTHE and C.-F. FISHBACK: The nephropathogenic action of cystine. J. biol. Chem. 82, 95 (1929). — CUNNINGS: Zit. bei UZMAN, 1953 in: Amer. med. Sci. 226, 645 (1953). — CUSWORTH, D. C., C. E. DENT and F. V. FLYNN: The aminoacidemia in galaktosaemia. Arch. Dis. Childh. 30, 150 (1955).

DARLING, S., and O. MORTENSEN: Aminoaciduria in galaktosaemia. Acta paediat. (Uppsala) 43, 337 (1954). — DARMADY, E. M.: Renal lesion in relation to amino-aciduria and water diuresis. Ciba Foundation Symposium on the Kidney. London: J. & A. Churchill

1954. — DARMADY, E. M., and F. STRANACK: Microdissection of the nephron in disease. Brit. med. Bull. 13, 21 (1957). — DEBRÉ, R., J. MARIE, F. CLÉRET et R. MESSIMY: Rachitisme tardif coexistant avec une néphrite chronique et une glycosurie. Arch. Méd. Enf. 37, 597 (1934). — DEBRÉ, R., et P. ROYER: Deux observations de cystinose avec diabète rénal glucophosphato-aminé. Arch. franç. Pédiat. 11, 673 (1954). — DEBRÉ, R., P. ROYER, et H. LESTRADET: Les insuffisiances congénitales du tubule rénal chez l'enfant. Sem. Hôp. Paris 5, 235 (1956). — DENNY-BROWN, D., and H. PORTER: The effect of BAL (2,3 dimercaptopropanol) in hepatolenticular degeneration (WILSON's disease). New Engl. J. Med. 245, 917 (1951). — DENT, C. E.: Chromatography in the study of liver disease. Tr. 6. Conf. Liver-Injury. Josiah Macey jr. Found. vol. 53, 1947. ~ First Internat. Congr. Biochemistry. Abstr. of Communications, p. 196, 1949. — DENT, C. E., J. G. HEATHCOTE and G. E. JORON: The pathogenesis of cystinuria. I. Chromatographic and microbiological studies on the metabolism of sulphurcontaining aminoacids. J. clin. Invest. 33, 1210 (1954). — DRABLØS, A.: The de Toni-Fanconi-syndrome with cystinosis. Acta paediat. (Uppsala) 40, 438 (1951).

EADES, C. H., R. L. POLLACK and J. D. HARDY: Thermal burns in man. IX. Urinary amino acid patterns. J. clin. Invest. 34, 1756 (1955). — ENGLE, R. E., and L. A. WALLIS: Multiple myeloma and the adult Fanconi syndrome. Amer. J. Med. 22, 15 (1957).

FANCONI, G.: Der frühinfantile nephrotisch-glykosurische Zwergwuchs mit hypophosphatämischer Rachitis. Jb. Kinderheilk. 147, 299 (1936). ~ Weitere Beiträge zur Cystinkrankheit (Der Amindiabetes). Helv. med. Acta, Ser. D 1945/46, 183—205. — FANCONI, G., u. H. BICKEL: Die chronische Aminoacidurie (Aminosäurediabetes oder nephrotisch-glukosurischer Zwergwuchs) bei der Glykogenose und der Cystinkrankheit. Helv. paediat. Acta 4, 359 (1949). — FANCONI, G., u. A. WALLGREN: Lehrbuch der Pädiatrie. Basel: Benno Schwabe & Co. 1954. — FOWLER, D. I., H. HARRIS and F. L. WARREN: Plasma cystine levels in cystinuria. Lancet 1952 I, 544. — FREUDENBERG, E.: Weitere Beobachtungen zur Frage der Cystinosis. Ann. paediat. (Basel) 182, 85 (1954). — FREUDENBERG, E., u. F. ROULET: Zur Kenntnis der Cystinosis. Acta paedit. (Uppsala) 43, Suppl. 100, 296 (1954).

GATZIMOS, C. D., D. M. SCHULZ and R. L. NEWHUM: Cystinosis (LIGNAC-FANCONI) disease. Amer. J. Path. 31, 791 (1955). — GILES, H. M., R. C. B. PUGH, E. M. DARMADY, F. STRANACK and L. I. WOOLF: The nephrotic syndrome in early infancy. Arch. Dis. Childh. 32, 167 (1957). — GRISLAIN, J. R., P. LEMOINE, J. B. KERNERS et Y. BRUNEAU: Cystinose au stade pré-rénal. Arch. franç. Pédiat. 13, 390 (1956).

HARRIS, H., U. MITTWOCH, E. B. ROBSON and F. L. WARREN: Phenotypes and genotypes in cystinuria. Ann. hum. Genet. 20, 57 (1955). — HARRIS, H., and E. B. ROBSON: Variation in homozygous cystinuria. Acta genet. (Basel) 5, 381 (1955). ~ Cystinuria. Amer. J. Med. 22, 774 (1957). — HEIM, L., u. V. KAFFANKE: Die funktionsdiagnostische Bedeutung fortlaufender Aminosäurebestimmung im Blut und Urin bei kindlicher Hepatitis. Ann. paediat. (Basel) 185, 348 (1955). — HOLZEL, A., G. M. KOMROWER and V. SCHWARZ: Galactosemia. Amer. J. Med. 22, 704 (1957). — HOLZEL, A., G. M. KOMROWER and V. K. WILSON: Aminoaciduria in galaktosaemia. Brit. med. J. 1952, 194. — HOOFT, C., M. J. DELBEKE et J. HERPOL: Cystinose chronique associée à une hypothyroïdie probable. Ann. paediat. (Basel) 187, 81 (1956). — HSI, D. V., H. HSI, S. GREEN, M. KAY and S. S. GELLIS: Aminoaciduria in galactosaemia. Amer. J. Dis. Childh. 88, 458 (1954). — HSIA, D. Y. Y., and S. S. GELLIS: Amino acid metabolism in infectious hepatitis. J. clin. Invest. 33, 1603 (1954).

JACKSON, H. F., and B. E. CLARKE: Cystinosis. Raport of two cases with postmortem examination. Amer. J. Dis. Child. 85, 531 (1953). — JONXIS, J. H. P.: Aminoacidurie. Ergebn. inn. Med. Kinderheilk. 8, 169 (1957). — JONXIS, J. H. P., and T. H. J. HUISMAN: Amino-aciduria in rachitic children. Lancet 1953 II, 428. ~ De uitscheiding van aminozuren in vrije en gebonden vorm tydens de intraveneuse toediening van eiwit hydrolysat. Ned. T. Geneesk. 1954, 1613. — JONXIS, J. H. P., u. S. K. WADMAN: De uitscheiding van aminozuren in de urine bij een patient met scorbut. Mschr. Kindergeneesk. 18, 251 (1951). — JUNG, F., u. V. GRASER: Ausscheidung von Aminosäuren bei Leberverletzungen. Klin. Wschr. 1946/47, 247.

KAUFMANN, E.: Lehrbuch der speziellen pathologischen Anatomie, 7. & 8. Aufl., Bd. 2, S. 1107. 1922. — KING, F. P., and E. P. LOCHRIDGE: Cystinose (cystine-storage disease). Amer. Dis. Child. 82, 446 (1951). — KNOK, E. W., Y. DAVID and Y. HSIA: Pathogenetic problems in phenylketonuria. Amer. J. Med. 22, 687 (1957). — KOMROWER, G. M.: L'aminoacidurie dans la galactosémie. Arch. franç. Pédiat. 10, 185 (1953). — KRETSCHMER, N., and F. J. v. CHEVOT: Cellular mechanisms of protein metabolism in the nephron. J. exp. Med. 99, 637 (1954).

LAMY, M., M. AUSSANNAIRE, M. L. JAMMET et M. CARAMANIAN: Cystinose avec syndrome de TONI-DEBRÉ-FANCONI. Étude clinique et biologique. Arch. franç. Pédiat. 11, 806 (1954). — LEE, Y. C.: Cellular mechanisms of protein metabolism in the nephron. J. exp. Med. 99, 621 (1954). — LEWIS, H. B.: The metabolism of sulfur. IX. The effect of repeated administration of small amounts of cystine. J. biol. Chem. 65, 187 (1925). — LIGNAC, G. O. E.: Über Störung des Cystinstoffwechsels. Münch. med. Wschr. 1924a, 1016. ~ Über Störung des Cystinstoffwechsels bei Kindern. Arch. klin. Med. **145**, 139 (1924b). ~ Über Erkrankungen (u. a. Nephrose und Nephritis) mit und durch Zystinablagerungen in verschiedenen Organen. Krankheitsforsch. **2**, 43 (1926). ~ Über Störung des Cystinstoffwechsels bei Kindern. Dtsch. Arch. klin. Med. **145**, 139 (1945). — LOWE, C. V., M. TERRY and E. A. MAC LACHLAN: Organic aciduria decreased renal ammonia production, hydrophthalmos and mental retardation. Amer. J. Dis. Child. **83**, 164 (1952). — LOWE, K. G., G. MOODIE and M. B. THOMSON: Glycosuria in akute tubular necrosis. Clin. Sci. **13**, 187 (1954). — LUDER, S., and W. SHELDON: A familial tubular absorbtion defect of glucose and amino-acids. Arch. Dis. Childh. **30**, 160 (1955).

MACKAY, T. A. E. M., and L. L. MACKAY: The effect on the kidney of the long continued administration of diets containing an excess of certain Food elements. I. Excess of protein and cystine. J. biol. Chem. **71**, 139 (1926/27). — MARSHALL jr., E. K., and L. E. ROWNTREE: Studies in liver and kidney function in experimental phosphorus and chloroform poisonings. J. exp. Med. **22**, 333 (1955). — MARGET, A.: Zit. bei R. DEBRÉ, P. ROYER, H. LESTRADET, Les insiffisances congénitales du tubule rénal chez l'enfant. Sem. Hôp. Paris **5**, 235 (1956). — MEDES, G.: A new error of tyrosine metabolism. Tyrosinosis. The intermediary metabolism of tyrosine and of phenylalanine. Biochem. J. **26**, 917 (1932). — MILHAUD, G., et J. P. DORET: Effect de la cortisone sur l'élimination urinaire des acides aminés. Schweiz. med. Wschr. **1951**, 953. — MILKMAN, L. A.: Multiple spontaneous idopathic symmetrical fractures. Amer. J. Roentgenol. **32**, 622 (1934). — MILNE, M. D., S. W. STANBURY and A. E. THOMSON: Observations on the Fanconi syndrome and renal hyperchloremic acidosis in the adult. Quart. J. Med. **21**, 61 (1952).

NARDI, G. L.: Essential and non essential amino acids in the urine of severely burned patients. J. clin. Invest. **33**, 847 (1954).

OLIVER, J.: The structur of the metabolic process in the nephron. J. Mt. Sinai Hosp. **15**, 175 (1948).

PETERS, J. P., and D. D. VAN SLYKE: Quantitative clinical chemistry, vol. I: Interpretations. Baltimore: Williams & Wilkins Company **1946**.

ROSEN, H., and S. M. LEVENSEN: Non protein nitrogen changes in serum and plasma of rats following thermal injury. Proc. Soc. exp. Biol. (N. Y.) **83**, 91 (1953). — ROTHSTEIN, A., and H. BERKE: Amino aciduria in uranium poisoning. The use of the aminoacid nitrogen to creatinine ratio in „spot" samples of urin. J. Pharmacol. exp. Ther. **96**, 179 (1949). — ROULET, F.: Das anatomische Bild der Cystinkrankheit mit Zwergwuchs. Ann. paediat. (Basel) **156**, 284 (1941). — RUSSELL, D. S., and H. J. BARRIE: Storage of cystine in reticularendothelial system and its association with chronic nephritis and renal rickets. Lancet **1936 II**, 899.

SCHREIER, K.: Some peculiarities of amino acid metabolism in infancy and early childhood. J. Pediat. **46**, 87 (1955). — SCHREIER, K., u. H. F. SATTELBERG: Der Einfluß von adrenocorticotropem Hormon (ACTH) auf den Aminosäurestoffwechsel. Klin. Wschr. **1951**, 672. — SCHÜMMELFEDER, N.: Cystinspeicherkrankheit. Verh. dtsch. Ges. Path. **1956**, 342—347. — SCHULTZE-JENA, B. S., u. G. SCHAPER: Galaktosämie. Z. Kinderheilk. **80**, 267 (1957). — SCHWARZ, W.: Tesaurismosi cistinurica con aminoaciduria e nanismo. Minerva pediat. (Torino) **6**, 1 (1954). — SIEBENMANN, R. E.: Über eine tödlich verlaufende Anorexia nervosa mit Hypokaliämie. Schweiz. med. Wschr. **1955**, 468—471. — SIROTA, J. W., and D. HAMERMAN: Renal function. Studies in an adult subject with the Fanconi syndrome. Amer. J. Med. **16**, 138 (1954). — SMITH, H.: The kidney. Structur and function in health and disease. New York: Oxford University Press 1951. — SØNDERGAARD, E., I. PRANGE, H. DAM and E. CHRISTENSEN: Uricemia and kidney damage in galactose-poisoned chicks. Acta path. microbiol. scand. **40**, 303 (1957). — SPENCER, A. G., and G. T. FRANGLER: Gross amino aciduria following a lysol burn. Lancet **1952 I**, 190—192. — SQUIRE, J. R.: The nephrotic syndrome. Brit. med. J. **1953 II**, 1389. — STANBURY, S. W., and B. MACAULAY: Defects of renal tubular function in the nephrotic syndrome. Quart. J. Med. **26**, 7 (1957). — STEIN, W. H., A. G. BEARN and S. MOORE: The amino acid content of the blood and urine in WILSON's disease. J. clin. Invest. **33**, 410 (1954). — STEIN, W. H., and S. MOORE: The free aminoacids of human blood plasma. J. biol. Chem. **211**, 915 (1954). — STIVAL, L.: La tesaurismosis cistinurica o sindrome di Lignac-de Toni-Debré-Fanconi. Biol. lat. (Milano) **8**, 57 (1955). — STOWERS, J. M., and C. E. DENT: Studies on the mechanism of the Fanconi syndrome. Quart. J. Med. **16**, 275 (1947). — STRIETZEL, G.: Beitrag zur Cystinspeicherkrankheit. Zbl. allg. Path. path. Anat. **96**, 353 (1957).

TONI, DE: Remarcs on the relations between renal rickets (renal dwarfism) and renal diabetes. Acta paediat. (Uppsala) **16**, 419 (1933).

UZMAN, C., u. D. DENNY-BROWN: Amino-aciduria in hepatolenticular degeneration (WILSON's disease). Amer. J. med. Sci. **215**, 599 (1948). — UZMAN, L. L.: On the relationship of urinary copper excretion to aminoaciduria in WILSON's disease (hepatolenticular degeneration). Amer. J. med. Sci. **226**, 645 (1953).

VRIES, A., DE, S. KOCHWA, J. LAZEBNIK, M. FRANK and M. DJALDETTI: Glycinuria, a hereditary disorder associated with nephrolithiasis. Amer. J. Med. **23**, 408 (1957).

WASER, P.: Pathologische Anatomie der Cystinspeicherkrankheit an Hand eines im Frühstadium verstorbenen Kindes. Helv. paediat. Acta **1**, 206 (1945/46). — WEBER, H.: Beitrag zur Frage der Nierenfunktionsstörung bei Cystinosis. Helv. paediat. Acta **8**, 348 (1953). — WILLIAMSON, D. A. J.: Cystinosis. Arch. Dis. Childh. **27**, 356 (1952). — WILSON, V. K., M. L. THOMSON and C. E. DENT: Aminoaciduria in lead poisoning. Lancet **1953 II**, 66. — WINTROBE, M. M., G. E. CARTWRIGHT, R. E. HODGES, C. J. GUBLER, J. P. MAHONEY, K. DAUM and W. B. BEAN: Copper metabolism in WILSON's disease. Trans. Ass. Amer. Phycns **67**, 232 (1954). — WOLLASTON, W. H. (1810): Zit. bei A. DE VRIES, S. KOCHWA, J. LAZEBNIK, M. FRANK u. M. DJALDETTI. Amer. J. Med. **23**, 408 (1957).

VII. Die Pathomorphologie der Harnsäureausscheidung. Symptomatische Hyperuricurien, Hypouricurie; Uricurie bei der Gicht. (S. 222—227.)

ALLEN, A. C.: The kidney. Medical and surgical disease. New York: Grune & Stratton 1951. — ASCHOFF, L.: Pathologische Anatomie, Lehrbuch, 6. Aufl., Bd. 2, S. 457. Jena: Gustav Fischer 1909.

BELL, E. T.: Renal diseases. 2. edit., p. 413. Philadelphia: Lea & Febiger 1950. — BEDRNA, J., u. J. POLCAK: Akuter Harnleiterverschluß nach Bestrahlung chronischer Leukämien mit Röntgenstrahlen. Med. Klin. **1929**, 1700. — BROWN, J., and G. K. MALLORY: Renal changes in gout. New Engl. J. Med. **243**, 325 (1950).

COOMBS, F. S., L. S. PECORA, E. THOROGOOD, W. V. CONSOLAZIO and J. H. TALBOTT: Renal functions in patients with gout. J. clin. Invest. **19**, 525 (1940). — CULLEN, J. H., M. LEVINE and J. M. FIORE: Studies of hyperuricemia produced by pyracinamide. Amer. J. Med. **23**, 587 (1957).

EBSTEIN, W.: Die Natur und Behandlung der Gicht, S. 473. Wiesbaden: J.F. Bergmann 1906.

FAHR, TH.: Die Gichtniere. In Handbuch der speziellen pathologischen Anatomie und Histologie, Bd. VI/1, S. 430. Berlin: Springer 1925. ~ Handbuch der speziellen pathologischen Anatomie und Histologie, Bd. VI/2, S. 860. 1934. — FANCONI, G., u. A. WALLGREN: Lehrbuch der Paediatrie, S. 673. Basel: Benno Schwabe & Co. 1954. — FINEBERG, S. K., and A. ALTSCHUL: The nephropathy of gout. Ann. intern. Med. **44**, 1182 (1956). FOLIN, O., H. BERGLUND and C. DERICK: Uria acid problem; experimental study on animals and men, including gouty subjects. J. biol. Chem. **60**, 361 (1924). — FRIEDMAN, M., and S. O. BYERS: Increased renal excretion of urate in young patients with gout. Amer. J. Med. **9**, 31 (1950).

GARROD, A. B.: Nature and treatment of gout. 2. edit., p. 618. London: Walton and Maberly 1863. — GOLD, G. L., and R. D. FRITZ: Hyperuricemia associated with the treatment of acute leukemia. Ann. intern. Med. **47**, 428 (1957). — GUTMAN, A. B., and T. F. YÜ: Renal function in gout. Amer. J. Med. **23**, 600 (1957).

HOFFMAN, W. S.: Metabolism of uric acid and its relation in gout. J. Amer. med. Ass. **154**, 213 (1954).

KOLLER, F., u. H. U. ZOLLINGER: Gichtische Glomerulosklerose. Schweiz. med. Wschr. **1945**, 97.

LÖFFLER, W., u. F. KOLLER: Die Gicht. In Handbuch der inneren Medizin, Bd. VII/2, S. 435. Berlin-Göttingen-Heidelberg: Springer 1955. — LUBARSCH, O.: In Handbuch der speziellen pathologischen Anatomie und Histologie, Bd. VI/1, S. 575. Berlin: Springer 1925.

MAGNUS-LEVY: Beiträge zum Stoffwechsel bei Gicht. Berl. klin. Wschr. **1896**. Zit. bei W. LÖFFLER, u. F. KOLLER 1955. — MERRILL, D.: Uremia following x-ray therapy in leukemia. New Engl. J. Med. **222**, 94 (1940). — MINKOWSKI, O.: Die Gicht. Wien: A. Holder 1903.

OEHLECKER, F.: Beziehungen zwischen Gicht und Nieren. Chirurg. **22**, 1 (1951). — ORTH, J.: Lehrbuch der speziellen pathologischen Anatomie, Bd. 2, S. 173. Berlin: E. Hirschwald 1893. Zit. nach TH. FAHR 1925.

RANDERATH, E., u. P. B. DIEZEL: Gichtniere bei einem Alligator. Dtsch. tierärztl. Wschr. **1956**, Nr 1/2.

SANDBERG, A. A., G. E. CARTWRIGHT and M. M. WINTROBE: Studies on leukemia. I. Uric acid excretion Blood **11**, 154 (1956). — SHAPIRO, M., and L. HYDE: Hyperuricemia due to pyrazinamide. Amer. J. Med. **23**, 596 (1957). — SPITZ, H., O. STEINBROCKER, S. SCHWARTZ and M. SCHITTONE: Fulminating fatal gout. Amer. J. Med. **6**, 513 (1949). — STAEMMLER, M.: Die Harnorgane. In E. KAUFMANN, Spezielle pathologische Anatomie, Bd. II/I, S. 516. Berlin: W. de Gruyter & Co 1957.

TALBOTT, J. H.: Gout. New York: Oxford University Press 1943. ~ Clinical and metabolic effects of benemid in gout. (Arthritis and rheumatism foundation.) Bull. rheum. Dis. **2**, 1 (1951). — THANNHAUSER, S. J.: Über die Pathogenese der Gicht. Dtsch. med. Wschr. **1956**, 492. — THANNHAUSER, S. J., u. W. HEMKE: Besteht bei Gicht eine funktionelle Störung der Harnausscheidung. Klin. Wschr. **1923**, 65.

UMBER, F.: Ernährungs- und Stoffwechselkrankheiten. Wien: Urban & Schwarzenberg 1914.

WERLE, E., u. H. SCHIEVELBEIN: Niere und Harn. In FLASCHENTRÄGER u. LEHNARTZ, Physiologische Chemie, Lehr- und Handbuch. Der Stoffwechsel, Teil II, Bandteil b. Berlin-Göttingen-Heidelberg: Springer 1957. — WYNGAARDEN, J. B.: Overproduction of uric acid as the cause of hyperuricemia in primary gout. J. clin. Invest. **36**, 1508 (1957).

YAEGER, R. L., W. G. G. MUNROE and F. I. DESSAU: Pyrazinamide (aldonamide) in the treatment of pulmonary tuberculosis. Amer. Rev. Tuberc. **65**, 253 (1952). — YÜ, T. F., and A. B. GUTMAN: Ultrafiltrability of plasma urate in man. Proc. Soc. exp. Biol. (N. Y.) **84**, 21 (1953).

VIII. Die Pathomorphologie der Oxalsäureausscheidung. Endogene Hyperoxalurien, exogene Hyperoxalurien. (S. 228—235.)

ALBRIGHT: Zit. bei NEIMAN u. Mitarb. 1957. — ALLEN, A. C.: The kidney. Medical and surgical diseases. New York: Grune & Stratton 1951. — APONTE, G. E., and T. R. FETTER: Familial idiopathic oxalate nephrocalcinosis. Amer. J. clin. Path. **24**, 1363 (1954). — ARCHER, H. E., A. E. DORMER, E. F. SCOWEN and R. W. E. WATTS: Primary hyperoxaluria. Lancet **1957 II**, 320—322. ~ The aetiology of primary hyperoxaluria. Lancet **1958 I**, 175.

BOEMKE, F.: Beitrag zur Toxikologie und Pathologie des Aethylenglykols (Glysantin). Virchows Arch. path. Anat. **310**, 106 (1943). — BROŽ, O., Z. ŠŤOVÍČEK u. I. ŠTĚPÁN: Oxalosis. Klin. Wschr. **1957**, 1042. — BURKE, E. C., A. H. BAGGENSTOSS, C. A. OWEN, M. L. POWER and O. W. LOHR: Oxalosis. Pediatrics **15**, 383 (1955).

CHIRAY, M., L. JUSTIN-BESANÇON, G. ALBOT et J. DIERYCK: Aspects histologiques de la lithiase oxalique experimentale par l'éthylèneglykol. Ann. nat. path. **16**, 393 (1939).

DAVIS, J. S., W. G. KLINGBERG and R. E. STOWELL: Nephrolithiasis and nephrocalcinosis with calcium oxalate crystals in kidneys and bones. J. Pediat. **36**, 323 (1950). — DOERR, W.: Über Frostschutzmittelvergiftung. Virchows Arch. path. Anat. **313**, 137 (1944). ~ Pathologische Anatomie der Glykolvergiftung und des Alloxandiabetes. S.-B. Heidelberg. Akad. Wiss., math.-nat. Kl. **1949**. — DOERR, W., A. KRAFT u. J. RAUSCHKE: Über experimentelle Glykolvergiftung. Klin. Wschr. **1947**, 749—754. — DOTZAUER, G.: Glykolvergiftung mit tödlichem Ausgang. Dtsch. med. Wschr. **1948**, 22—24. — DUNN, H. G.: Oxalosis. A. M. A. Amer. J. Dis. Child. **90**, 58 (1955).

EBSTEIN, W., u. A. NICOLAIER: Über die Wirkung der Oxalsäure und einiger ihrer Derivate auf die Nieren. Virchows Arch. path. Anat. **148**, 366 (1897). — EDWARDS, D. L.: Idiopathic familial oxalosis. Arch. Path. (Chicago) **64**, 546 (1957).

GEILING, E. M. K., and P. R. CANNON: Pathological effects of elixir sulfanilamid (diethylen-glykol) poisoning clinical and experimental correlation final report. J. Amer. med. Ass. **111**, 919 (1938). — GRAM, H. C.: The heredity of oxalic urinary calculi. Acta med. scand. **78**, 268 (1932). — GRUBER, G. B.: In Handbuch der speziellen pathologischen Anatomie und Histologie, Bd. VI/2, S. 219. Berlin: Springer 1934.

HAMMERSTEN, G.: On calcium oxalate and its insolubility in the presence of inorganic salts with special reference to the occurence of oxaluria. C. R. Lab. Carlsberg **17**, No. 11 (1929). ~ Eine experimentelle Studie über Calciumoxalat als Steinbildner in den Harnwegen. Lunds Univ. Årsskr., Avd. **32**, 1 (1935/36). Chem. Abstr. **31**, 6316 (1937). — HERKEL, W., u. K. KOCH: Untersuchungen zur Oxalsäureausscheidung insbesondere bei Nierensteinkranken. Dtsch. Arch. klin. Med. **178**, 511 (1936). — HEUBNER, W., u. R. HÜCKEL: Einige Befunde bei oxalatvergifteten Hunden. Naunyn-Schmiedeberg's Arch. exp. Path. Pharmak. **178**, 749 (1935). — HOLLÓSI, K.: Oxalose. Zbl. allg. Path. path. Anat. **96**, 220 (1957).

JEGHERS, H., and R. MURPHY: Practical aspects of oxalate metabolism. New Engl. J. Med. **233**, 208 (1945). — JÜRGENS, R., u. G. SPEHR: Zur Physiologie und Pathologie des Oxalsäurestoffwechsels. Dtsch. Arch. klin. Med. **174**, 456 (1933).

KHOURI, J.: Physio-pathologie de l'acide oxalique chez l'homme. Paris: Masson & Cie. 1948. — KLINGE, F.: Nephrose bei Oxalsäurevergiftung. Zbl. allg. Path. path. Anat. **70**, 248 (1938). — KOBERT, R., u. B. KÜSSNER: Die experimentellen Wirkungen der Oxalsäure. Virchows Arch. path. Anat. **78**, 209 (1879).

LAAS, E.: Oxalatablagerungen und Sammelröhrennekrosen in den Nieren. Frankfurt. Z. Path. **55**, 265 (1941). — LASSEN, H. K.: The formation of urinary calculi. J. Urol. (Baltimore) **50**, 110 (1943). — LEPOUTRE: Calculs multiples chez un enfant; infiltration du parenchyme rénal par des dépôts cristallins. J. Urol. méd. chir. **20**, 424 (1925). — LUND, F., and E. RESKE-NIELSEN: Nephrolithiasis and nephrocalcinosis with calcium oxalate crystals in the kidney's and other organs. Report of two cases. Acta path. microbiol. scand. **38**, 35 (1956).

MILLES, G.: Ethylene glykol poisoning with suggestions for its treatment as oxalate poisoning. Arch. Path. (Chicago) **41**, 631 (1946).

NEIMAN, N., G. RAUBER, M. PIERSON, G. GENTIN, J. G. M. BÉNÉ et R. BÉNÉ: Considérations sur l'oxalose intantile. Arch. franç. Pédiat. **14**, 360 (1957). — NEWNS, G.H., and J. A. BLACK: A case of calcum oxalate nephrocalcinosis. Gt. Ormond Str. J. **5**, 40 (1953).

PONS C. A. and R. P. CUSTER: Acute ethylene glycol poisoning. A clinico-pathologic report of eighteen fatal cases. Amer. J. med. Sci. **211**, 544 (1946).

SIMKÓ, I.: Oxalosis. Ann. paediat. (Basel) **189**, 1—25 (1957). — SMITH, D. E.: Morphologic lesions due to acute and subacute poisoning with antifreese (ethylene glycol). Arch. Path. (Baltimore) **51**, 423 (1951).

TÖBBEN, H.: Zur Frage der Nierenschädigung bei Oxalsäurevergiftung. Virchows Arch. path. Anat. **302**, 246 (1938).

VISCHER, W.: Calciumoxalatschrumpfniere mit Urämie. Schweiz. Z. Path. **10**, 286 (1947).

WALTHER, R.: Zur Toxologie der Glykole. Arch. Gewerbepath. Gewerbehyg. **11**, 326. (1942) — WERLE, E., u. H. SCHIEVELBEIN: Niere und Harn. In FLASCHENTRÄGER u. LEHNHARTZ, Physiologische Chemie, Lehr- und Handbuch. Der Stoffwechsel, Teil II, Bandteil b. Berlin-Göttingen-Heidelberg: Springer 1957.

YING CHOU, L., and W. L. DONOHUE: Oxalosis: Possible „inborn error of metabolism" with nephrolithiasis and nephrocalcinosis due to calcium oxalate as the predominating features. Pediatrics **10**, 660 (1952).

ZOLLINGER, H. U., u. H. ROSENMUND: Urämie bei endogen bedingter subakuter und chronischer Calciumoxalatniere (Calcium-Oxalat-Nephritis und Calcium-Oxalatschrumpfniere). Schweiz. med. Wschr. **1952**, 1261.

IX. Die Pathomorphologie der Ausscheidung von Mineralien einschließlich der Chlor- und Phosphationen. NaCl-Ausscheidung, Kaliumausscheidung, Calcium- und Phosphatausscheidung. (S. 235—259.)

ADAMS, A. D.: Reversible uremia with hypercalcemia due to vitamin D intoxication. New Engl. J. Med. **244**, 590 (1951). — AHVENAINEN, E. K., and N. HALLMAN: Mineral metabolism and renal changes in interstitial plasma cell pneumonia of infants. Ann. Med. intérn. Fenn. **41**, 1 (1952). — ALBRIGHT, F.: CUSHING's syndrome: Its pathological physiology in relationship to adreno-genital syndrome and its connection with problem of reaction of body to injurious agents („alarm reaction of SELYE"). Harvey Lect. **38**, 123 (1943). ~ A page out of the history of hyperparathyroidism. J. clin. Endocr. **8**, 637 (1948). — ALBRIGHT, F., P. C. BAIRD, O. COPE and E. BLOOMBERG: Studies on the physiology of the parathyroid glands. VI. Renal complications of hyperparathyroidism. Amer. J. med. Sci. **187**, 49 (1934). — ALBRIGHT, F., CH. H. BURNETT, W. PARSON, E. C. REIFENSTEIN and A. ROOS: Osteomalacia and late rickets. Medicine (Baltimore) **25**, 399 (1946). — ALBRIGHT, F., W. V. CONSOLAZIO, F. S. COOMBS, H. W. SUCKOWITSCH and J. H. TALBOTT: Metabolic studies and therapy in a case of nephrocalcinosis with rickets and dwarfism. Bull. Johns Hopk. Hosp. **66**, 7 (1940). — ALBRIGHT, F., and R. ELLSWORTH: Studies on the physiology of the parathyroid glands. I. Calcium and phosphorus studies on a case of idiopathic hypoparathyprodism. J. clin. Invest. **7**, 183 (1929). — ALBRIGHT, F., P. HENNEMAN, P. H. BENEDICT and A. P. FORBES: Idiopathic hypercalciuria. Proc. roy. Soc. Med. **46**, 1077 (1953). — ALBRIGHT, F., and E. C. REIFENSTEIN: The parathyreoid glands and metabolic bone disease. Baltimore: Williams & Wilkins Company 1948. — AMBARD, M. M. L., F. SCHMID et M. ARNOVLYÊVITCH: Communications du mécanisme régulateur de la réserve alcaline. Bull. Soc. méd. Hôp. Paris **51**, 75 (1927). — ANTOPOL, W., D. LEHR, J. CHURG and H. SPRINZ: Changes in the urinary tract and other organs after administration of three sulfonilamide derivates. Arch. Path. (Chicago) **31**, 592 (1941).

BAINES, G. H., J. A. BARCLAY and W. T. COOKE: Nephrocalcinosis associated with hyperchloremia and low plasma bicarbonate. Quart. J. Med. **14**, 113 (1945). — BAKER, R., G. REAVEN and J. SAWYER: Groundsubstance and calcification: The influence of dye binding on experimental nephrocalcinosis. J. Urol. (Baltimore) **71**, 511 (1954). — BAKER, R., and F. SISON: Demonstration of altered tissue mucopolysaccharids in renal calculus disease by selective staining techniques. J. Urol. (Baltimore) **72**, 1032 (1954). — BAKER, W. H.: Abnormalities in calcium metabolism in malignancy. Amer. J. Med. **21**, 714 (1956). — BARBER, K. E., and R. R. CROSS jr.: Urinary tract as cause of death in paraplegia. J. Urol. (Baltimore) **67**, 494 (1952). — BAUMANN, E. J., and S. KURLAND: Changes in the inorganic constituents of blood in suprarenalectomized cats and rabbits. J. biol. Chem. **71**, 281 (1927). — BELL, E. T., and R. C. KNUTSON: Extrarenal azotemia and tubular disease. J. Amer. med. Ass. **134**, 441 (1947). — BERGSTRAND: Acta med. scand. **76**, 128 (1931). — BLACK, B. M.: Hyperparathyroidism. Springfield, Ill: Ch. C. Thomas 1953. ~ Tumors of the parathyroid glands. Primary hyperparathyroidism. Amer. J. Surg. **95**, 395 (1958). — BLACK, D. A. K., and E. W. EMERY: Tubular secretion of potassium. Brit. med. Bull. **13**, 7 (1957). — BLUM, L.: L'azotémie par manque de chlorure de sodium. Ann. Physiol. Physicchem. biol.

4, 660 (V) (1928). — BODDAERT, J.: Rev. belge Path. **19**, 27 (1950). Zit. bei K. LANG u. W.-S. EIART 1957. — BONGIOVANNI, A. M., W. R. EBERLEIN and I. T. JONES: Idiopathic hypercalcemia of infancy with failure to thrive. New Engl. J. Med. **257**, 951 (1957). — BORST, J. G. G.: Urämie durch Kochsalzmangel. Z. klin. Med. **117**, 55 (1931). — BOTT, P. A.: Renal function. Transactions of the fifth conference, p. 42. New York: Josiah Macy jr. Foundation 1954. — BRAID, F.: Brit. med. J. **1951**, **1169**. Zit. bei K. LANG u. W.-S. EIART 1957. — BROKAW, A.: Renal hypertrophy and polydipsy in potassium deficient rats. Amer. J. Physiol. **172**, 336 (1953). — BROOKS, R. V., R. R. MCSWINEY, F. T. G. PRUNTY and F. I. Y. WOOD: Potassium deficiency of renal and adrenal origin. Amer. J. Med. **23**, 391 (1957). — BROWN, G. E., G. B. EUSTERMAN, H. R. HARTMAN and L. G. ROWNTREE: Toxic nephritis in pyloric and duodenal obstruction. Renal insuffiency complicating gastric tetany. Arch. intern. Med. **32**, 425 (1923). — BRUNNER, W.: Der klassische Hyperparathyroidismus, ein Kalkdiabetes: seine Heilung nach Exstirpation des Epithelkörperchenadenoms. Arch. klin. Chir. **199**, 429 (1940). — BÜCHNER, F.: Experimente über Kalknephrose bei Hypochlorämie. Verh. dtsch. path. Ges. (31. Tagg) **1938**, 348. ~ Spezielle Pathologie, 2. Aufl., S. 98. München: Urban & Schwarzenberg 1956. — BURKHARDT, L., u. M. EDER: Über eine rachitisartige „renale" Skeletterkrankung als familiäres Leiden. Virchows Arch. path. Anat. **319**, 373 (1951). — BURNETT, C. H., R. R. COMMONS, F. ALBRIGHT and J. E. HOWARD: Hypercalcemia without hypercalciuria or hyperphosphatemia, calcinosis and renal insufficiency. New Engl. J. Med. **240**, 787 (1949). — BUTLER, A. M., J. L. WILSON and S. FARBER: Dehydratation and acidosis with calfication of renal tubules. J. Pediat. 8, 489 (1936).

CAIN, H., u. K. H. ZOLNHOFER: Die Bedeutung von Zirkulationsstörungen für die sog. hypochlorämische Nephrose. Virchows Arch. path. Anat. **326**, 191 (1954). — CANTAROWA, H. L. STEWART and E. L. HOUSEL: Experimental acute hyperparathyreoidism. II. Morphologic changes. Endocrinology **22**, 13 (1938). — CARTER, R. E. D., C. E. DENT, D. I. FOWLER and C. M. HARPER: Calcium metabolism in idiopathic hypercalcaemia of infancy with failure to thrive. Arch. Dis. Childh. **30**, 399 (1955). — CHAPLIN jr., H., L. D. CLARK and M. W. ROPES: Vitamin D intoxication. Amer. J. med. Sci. **221**, 369 (1951). — CHOWN, B., M. LEE and J. TEAL: Studies in mineral metabolism. II. Calcium and the kidney I. Canad. med. Ass. J. **35**, 513 (1936). — CHRISTENSEN, J. F.: Three familial cases of atypical late rickets. Acta paediat. (Uppsala) **28**, 247 (1940). — CLAUSEN, J.: Studies on the relation between the hyperazotaemia and NaCl-deficiency. Acta med. Scand. **91**, 523—540 (1937). — CONN, J. W.: Primary aldosteronism, a new chemical syndrome. J. Lab. clin. Med. **45**, 3 (1955). ~ Primary aldosteronism. J. Lab. clin. Med. **45**, 661 (1955). — CONNOR, T. B., W. C. THOMAS jr. and J. E. HOWARD: The etiology of hypercalcemia associated with lung carcinoma. J. clin. Invest. **35**, 15 (1956). — COOK, E. N., and F. R. KEATING jr.: Renal calculi associated with hyperparathyroidism. J. Urol. (Baltimore) **54**, 525 (1945). — COPE, O.: Endocrine aspects of enlargements of the parathyroid glands. Surgery **16**, 273 (1944). — COPE, O., and J. W. RAKER: CUSHING's disease: Surgical experience in care of 46 cases. New Engl. J. Med. **253**, 119 (1955). — CRAIG, J. M., and R. SCHWARTZ: Histochemical study of the kidney of rats fed diets deficient in potassium. Arch. Path. (Chicago) **64**, 245 (1957). — CREERY, R. D. G., and D. W. NEILL: Idiopathic hypercalcaemia in infants with failure to thrive. Lancet **1954 II**, 110.

DAESCHNER, G. L., and C. W. DAESCHNER: Severe idiopathic hypercalcaemia of infancy. Pediatrics **19**, 362 (1957). — DAWSON, I. M. P., W. S. CRAIG and F. J. C. PERERA: Idiopathic hypercalcaemia in infant: clinical and postmortem findings in one case. Arch. Dis. Childh. **29**, 475 (1954). — DENT, L. E.: Rickets and osteomalacia from renal tubule defect. J. Bone Jt Surg. **34**, 266 (1952). — DONOHUE, W., C. SPINGARN and A. M. PAPPENHEIMER: The calcium content of the kidney as related to parathyreoidea function. J. exp. Med. **66**, 697 (1937). — DUNNINGS, M. F., and F. PLUM: Hypercalciuria following poliomyelitis. Arch. intern. Med. **99**, 716 (1957). — DWORETZKY, M.: Reversible metastatic calcification. (Milk drinker's syndrome.) J. Amer. med. Ass. **155**, 830 (1954).

EASTHAM, R. D., and M. MCELLIGOTT: Potassium losing pyelonephritis. Brit. med. J. **1956**, 898. — EDVALL, C. A.: Renal function in hyperparathyroidism. Acta chir. scand. Suppl. **229** (1958). — EGER, W.: Osteodystrophia fibrosa generalisata, Epithelkörperchen und Niere. Frankfurt. Z. Path. **56**, 369 (1942). ~ Über den nephrogenen Hyperparathyreoidismus. Medizinische **1952**, Nr 35/36. ~ Der experimentelle Hyperparathyreoidismus. Verh. dtsch. Ges. inn. Med. **62**, 403 (1956). — ENGEL, R.: Schwere Störung im Mineralhaushalt bei Polyposis recti papillomatosa. Klin. Wschr. **1936**, 1071. — ESSEN, H., F. KAUDERS u. O. PORGES: Die Beziehungen der CO_2-Spannung der Alveolarluft zu den Chloriden des Blutserums. Wien. Arch. inn. Med. **5**, 499 (1923).

FAHR, TH.: In Handbuch der speziellen pathologischen Anatomie und Histologie, Bd. VI/2. Berlin: Springer 1934. — FAJERS, C. M.: On the effect of brief unilateral renal ischemia. Acta path. microbiol. scand. **39**, 211 (1956). — FANCONI, G.: Nebenschilddrüsen, Knochen und Nieren. Verh. dtsch. Ges. inn. Med. **62**, 423 (1956). — FANCONI, G., P. GIRADET,

B. Schlesinger, N. Butler u. J. Black: Chronische Hypercalcämie mit Osteosklerose. Helv. paediat. Acta 7, 314 (1952). — Fanconi, G., u. A. Spahr: Beiträge zur Frage der idiopathischen Hypercalcämie. Helv. paediat. Acta 10, 156 (1955). — Fletcher, R. F.: A case of osteosclerosis with hypercalcemia and renal failure. Arch. Dis. Childh. 32, 245 (1957). — Follis jr., R. H., E. Orent-Keiles and E. V. McCollum: The production of cardiac and renal lesions in rats by a diet extremly deficient in potassium. Amer. J. Path. 18, 29 (1942). — Fourman, P., R. A. McCance and R. A. Parker: Chronic renal disease in rats following a temporary deficiency of potassium. Brit. J. exp. Path. 37, 40 (1956). — Freeman, S., and J. Dunsky: Resistant rickets. Amer. J. Dis. Child. 79, 409 (1950). — Frey, E.: Die Bedeutung der chemisch-physikalischen Blutveränderungen und der Blutzuckerbelastungskurve im weiblichen Organismus in und außerhalb der Gestation. 1. Teil: Unter physiologischen Verhältnissen. 2. Teil: Die Hyperemesis gravidarum. Arch. Gynäk. 126, 383 (1925). — Frey, W.: Nieren und ableitende Harnwege. In Handbuch der inneren Medizin, Bd. VIII, S. 364. Berlin-Göttingen-Heidelberg: Springer 1951. — Friedman, G. J., M. E. Greenberger and H. Brandaleone: A case of hyperparathyroidism with severe nephrocalcinosis. J. Amer. med. Ass. 156, 597 (1954).

Gamstorp, I., M. Hauge, H. F. Helwig-Larsen, H. Mjönes and U. Sagild: Adynamia episodica hereditaria. Amer. J. Med. 23, 385 (1957). — Glass, J.: Untersuchungen über die experimentelle Chlorverarmung, ihre Folgen und die Ursache des Dechlorurationstodes. Z. ges. exp. Med. 82, 776 (1932). — Goebel, A.: Über Störungen des Mineralstoffwechsels im Kindesalter. Zbl. allg. Path. path. Anat. 93, 79 (1955). — Gömöri, P., u. E. Sármai: Zur Frage der hypochlorämischen Kalknephrose. Klin. Wschr. 1939, 1465. — Goldman, L.: Unusual manifestations of hyperparathyroidism. Surg. Gynec. Obstet. 100, 675 (1955). — Gollwitzer-Meier, Kl.: Tetaniestudien. III. Die Magentetanie. Z. ges. exp. Med. 40, 83 (1924). — Greenspan, E. M.: Hyperchloremic acidosis and nephrocalcinosis. Arch. intern. Med. 83, 271 (1949). — Grimes, W. A.: A phase contrast study of the mechanisms of renal calcification. J. Urol. (Baltimore) 78, 553 (1957). — Grünwald, H. F.: Über die Lebenswichtigkeit der Chloride für den Organismus. Zbl. Physiol. 22, 500 (1908). — Grundner-Culemann, A.: Morphologische Veränderungen des Herzmuskels bei Kaliummangel. Z. Kreisl.-Forsch. 43, 574 (1954).

Haden, R. L., and T. G. Orr: Chemical changes in the blood of the dog after intestinal obstruction. J. exp. Med. 37, 365 (1923a). ~ The effect of sodium chloride on the chemical changes in the blood of the dog after pyloric and intestinal obstruction. J. exp. Med. 38, 55 (1923b). — Haines, F. M.: Hyperparathyroidism due to parathyroid adenoma, with death from parathormone intoxication. Amer. J. med. Sci. 197, 85 (1939). — Hamperl, H., u. K. Wallis: Über „renale Rachitis" und „renalen Zwergwuchs". Virchows Arch. path. Anat. 288, 119 (1933). — Handler, Ph., and D. V. Cohn: Effect of parathyroid extract on renal function. Amer. J. Physiol. 169, 188 (1952). — Harlin, H. C., and L. Wiesel: Modification of urinary surface tension by oral glucuronic acid: its application in prophylaxis of urinary calculi. J. Urol. (Baltimore) 72, 1046 (1954). — Hatano, S.: Experimente über Kalknephrose bei Hypochlorämie. Beitr. path. Anat. 102, 316 (1939). — Heintz, R.: Diskussionsbemerkung. Verh. dtsch. Ges. inn. Med. 62, 472 (1956). — Heintz, R., u. E. Schneider: Über das Salzmangelsyndrom, hervorgerufen durch renale Kochalzverluste bei Niereninsuffizienz (sog. „salt losing nephritis"). Dtsch. med. Wschr. 1957, 632. — Howard, J. E.: Calcium metabolism, bones and calcium homeostasis. A review of certain current concepts. J. clin. Endocr. 17, 1105 (1957). — Hungerland, H.: Die interstitielle Nephritis bei Stoffwechselstörungen und Infektionen bei Kindern. Regensburg. Jb. ärztl. Fortbild. 4, 1 (1956).

Jaffé, R. H., u. H. Sternberg: Über die vakuoläre Nierendegeneration bei chronischer Ruhr. Virchows Arch. path. Anat. 227, 313 (1919/20). — James, P.-R., and P. G. Richards: Parathyroid crisis: Treatment by emergency parathyroidectomy. Arch. Surg. (Chicago) 72, 553 (1956). — Jesserer, H.: Zur Frage der Berechtigung der Bezeichnung „renale Rachitis" bzw. „renale Osteomalazie". Dtsch. Arch. klin. Med. 204, 37 (1957). — Johnson u. White: 1952, zit. bei Lang u. Eiardt 1957. — Joiner, C. L., and M. G. Thorne: Salt-losing nephritis. Lancet 1952 II, 454. — Joseph, R., C. Nézelof, J. C. Job et C. Gentil: La diabète chlorure sodique d'origine rénale. Arch. franç. Pediat. 14, Nr 5 (1957).

Kabakow, B. V., M. F. Mines and F. H. King: Hypercalcemia in Hodgkin's disease. New Engl. Med. J. 256, 59 (1952). — Karcher, H.: Der Hyperparathyreoidismus unter besonderer Berücksichtigung der Ostitis fibrosa gen. Ergebn. Chir. Orthop. 1958. — Keating, F.: Hyperparathyroidism. Amer. J. Orthodont. 33, 116 (1947). — Kendall, A. C.: Infantile hypercalcaemia with keratopathy and sodium depletion. Brit. med. J. 1957 II, 682. — Kennedy, B. J.: Hypercalcemia, a complication of hormone therapy of advanced breast cancer. Cancer Res. 13, 445 (1953). — Kennedy, B. J., I. T. Tathanson, D. M. Tibetts and J. C. Aub: Biochemical alterations during steroid hormone therapy in advanced breast cancer. Amer. J. Med. 19, 337 (1955). — Kerpel-Fronius, E.: Zur Pathogenese der „hypochloraemischen" Azotaemie. Z. ges. exp. Med. 97, 733 (1936a). ~ Salzmangelzustände und chloroprive Azotämie. Ergebn. inn. Med. Kinderheilk. 51, 623 (1936b). — KERPEL-FRONIUS, E., u. MARTYN: Zit. bei P. GÖMORI u. E. SÁRMAI, Zur Frage der hypochlorämischen Kalknephrose. Klin. Wschr. 1939, 1465. — KESSLER, E.: Hypercalcemia and renal insufficiency secondary to excessive milk and alkali intake. Amer. J. Med. 42, 324 (1955). — KEYE, J. D.: Death in potassium deficiency. Circulation 5, 766 (1952). — KIDNEY, W.: Idiopathic hypercalcaemia. J. Irish med. Ass. 39, 64 (1956). — KLATSKIN, G., and M. GORDON: Renal complications of sarcoidosis and their relationship to hypercalcaemia with a report of two cases simulating hyperparathyreoidism. Amer. J. Med. 15, 484 (1953). — KLINEFELTER jr., H. F., and S. M. SALLEY: Sarcoidosis simulating glomerulonephritis. Bull. Johns Hopk. Hosp. 79, 333 (1946). — KLUGE, E.: Neue Beiträge zur Kenntnis des renalen Zwergwuchses und der renalen Rachitis. Virchows Arch. path. Anat. 298, 406 (1936). — KOCHKIAN, CH. D.: The relationship of parathyroid extract to the phosphatases in kidney and in bone. Trans. of the Fourth Conf. Metabolic interrelations Josiah Macy jr. Foundation 1952. — KROOK, L.: Spontanous hyperparathyreoidism in the dog. Acta path. microbiol. scand. 41, Suppl. 122 (1957). — KULKA, J. P., C. M. PEARSON and S. L. ROBBINS: A distinctive vacuolar nephropathy associatet with intestinal disease. Amer. J. Path. 26, 349 (1950).

LABHART, A., u. O. SPÜHLER: Alkalotische und acidotische Hypokaliämie als Ursache und als Folge von Nierenfunktionsstörungen. Schweiz. med. Wschr. 1953, 349. — LANG, K., u. W.-S. EIARDT: Beitrag zum Bilde der chronischen idiopathischen Hypercalcämie. Z. Kinderheilk. 79, 490 (1957). — LEEKSMA, C. H. W., J. DE GRAEFF and J. DE COCK: Hypercalcaemia in adrenal insufficiency. Acta med. scand 156, 455 (1957). — LEHNBERG, O.: Über die Frühveränderungen der hypochlorämischen Nephrose. Beitr. path. Anat. 105, 476 (1941). — LEVERE, H., and L. G. E. WESSON: Salt-losing nephritis. New Engl. J. Med. 255, 373 (1956). — LEVITT, M. F., M. H. HALPERN, D. P. POLIMEROS, A. Y. SWEET and D. GRIBETZ: The effect of abrupt changes in plasma calcium concentrations on renal function and electrolyte excretion in man and monkey. J. clin. Invest. 37, 294 (1958). — LIGHTWOOD, R.: Case of dwarfism and calcinosis associated with widespread arterial degeneration. Arch. Dis. Childh. 7, 193 (1932). ~ 1935 zit bei E. M. GREENSPAN, Hyperchloremic acidosis and nephrocalcinosis. Arch. intern. Med. 83, 271 (1949). ~ Idiopathic hypercalcaemia of infants with failure to thrive. Arch. Dis. Childh. 27, 302 (1952). — LOBER, P., A. J. HERZOG and C. O. RICE: Parathyreoid adenoma with uremia due to calcification of the kidney. Arch. Path. (Chicago) 41, 661 (1946). — LOEB, R. F.: Chemical changes in the blood in ADDISON's disease. Science 76, 420 (1932). — LOWE, K. G., J. L. HENDERSON, W. W. PARK and D. A. MCGREAL: The idiopathic hypercalcaemic syndromes of infancy. Lancet 1954 II, 101.

MACDONALD, A. M., and R. A. SHANKS: Hypophosphatasia. Arch. Dis. Childh. 32, 304 (1957). — MACH, R. S., E. MACH et F. SCICLOUNOFF: Déchloruration et urémie, la chloropénie des ascitiques ponctionnés. Schweiz. med. Wschr. 1934, 54. — MACH, R. S., et E. RUTISHAUSER: Les ostéodystrophies rénales, études expérimentales et cliniques des lésions osseuses en cours des néphrites. Helv. med. Acta 4, 423 (1937). — MACPHERSON, C. R., and A. G. E. PEARSE: Histochemical changes in the potassium-depleted kidney. Brit. med. Bull. 13, 19 (1957). — MAHLER, R. F., and S. W. STANBURY: Potassium-losing renal disease. Quart. J. Med. 25, 21 (1956). — MC CRORY, W. W., and D. MACAULAY: Idiopathic hyponatremia in an infant with diffuse cerebral damage. Pediatrics 20, 23 (1957). — MCCUNE, D. J.: Refraktory rickets in identical twins. Amer. J. Dis. Child. 68, 1008 (1942). — MELLGREN, J.: Acute fatal hyperparathyroidsm. Acta path. microbiol. scand. 20, 693 (1943). — MELLINGHOFF, K., u. C. A. HEUSCHERT: Blutmengenstudien bei Magensaftentziehung. Klin. Wschr. 1934, 1248. — MEYER, P.: „Urämie" infolge langdauernden Erbrechens. Klin. Wschr. 1931, 145. — MILLER, M., J. W. PRICE and L. LONGLEY: Effect of varying intake of protein and salts on the composition in specific gravity of urin. J. clin. Invest. 20, 31 (1940). — MILNE, M. D.: Potassium losing nephritis and primary aldosteronism. Proc. roy. Soc. Med. 48, 780 (1955). — MILNE, M. D., and R. C. MUEHRCKE: Potassium deficiency and the kidney. Brit. med. Bull. 13, 15 (1957). — MILNE, M. D., R. C. MUEHRCKE and I. AIRD: Primary aldosteronism. Quart. J. Med., N. S. 26, 317 (1957). — MODLIN, M.: Causes and mechanisms of hypercalciuria. S. A. Tydskrif vir Geneeskunde. S. Afr. med. J. 31, 1010 (1957). — MOELLER, J., u. B. REX: Nierenfunktionsstörungen bei tubulärer Insuffizienz. Z. klin. Med. 150, 103 (1953). — MORGAN, H. G., R. G. MITCHELL, J. M. STOWERS and J. THOMSON: Metabolic studies in two infants with idiopathic hypercalcaemia. Lancet 1956 I, 925. — MORTENSEN, J. T., J. E. EMMETT and A. H. BAGGENSTOSS: Clinical aspect of nephrocalcinosis. Proc. Mayo Clin. 28, 305 (1953). — MUDGE, G. H., I. G. FOULKS, A. AMES and A. GILMAN: Studies of the renal secretion of potassium in the dog. Fed. Proc. 8, 115 (1949). — MUNSON, P. L.: Studies on the role of the parathyroids in calcium and phosphorus metabolism. Ann. N. Y. Acad. Sci. 60, 541 (1955). — MURPHY, F. D., A. L. SETTIMI and N. J. KOZOKOFF: Renal disease with salt losing syndrome. A report of four cases of so-called „salt losing nephritis". Ann. intern. Med. 38, 1160 (1953). — MURPHY, R. V., E. W. COFFMAN, B. H. PRINGLE and L. T. ISERI: Studies of sodium and potassium metabolism in salt-losing nephritis. Arch.

intern. Med. **90**, 750 (1952). — MYERS, W. P. L.: Hypercalcemia in neoplastic disease. Cancer (Philad.) **9**, 1135 (1956).

NEUMAN, W. F., and P. S. CHEN jr.: The renal clearance of calcium in normal dogs. Trans. of the Fifth Conf. on metabolic interrelations. Josiah Macy jr. Foundation 1953, p. 130. — NONNENBRUCH, W.: Über das extrarenale Nierensyndrom. Münch. med. Wschr. **1942**a, 146. ~ Das extrarenale Nierensyndrom. Dtsch. Arch. klin. Med. **189**, 56 (1942b). — NUSSBAUM, H. E., W. G. BERNHARD and V. D. MATTIA jr.: Chronic pyelonephritis simulating adrenocortical insufficiency. New Engl. J. Med. **246**, 289 (1952).

O'CONNOR, J. J., and L. WIENER: Urologic problems in postpoliomyelitis patients in respirations. J. Amer. med. Ass. **162**, 167 (1956). — OEHLECKER, F.: Osteodystrophia generalisata (v. RECKLINGHAUSEN) und Niere. Chirurg **23**, 272 (1953). — OGLE, J. C., and C. M. HARVEN jr.: Hypercalcemia and renal impairment following milk and alkali therapy for peptic ulcer. South. M. J. **48**, 126 (1955). — OLIVER, J., M. MAC DOWELL, L. G. WELT, M. A. HOLLIDAY, W. HOLLANDER jr., R. W. WINTERS, T. F. WILLIAMS and W. E. SEGAR: The renal lesions of electrolyte imbalance. J. exp. Med. **106**, 563 (1957). — OLIVER, W. A.: Acute hyperparathyreoidism. Lancet **1939 II**, 240.

PAYNE, W. W.: Case report: Nephrocalcinosis associated with hyperchloraemia. Proc. roy. Soc. Med. **39**, 133 (1946). ~ The blood chemistry in idiopathic hypercalcaemia. Arch. Dis. Childh. **27**, 302 (1952). — PEARSE, A. G. E., and C. R. MACPHERSON: Renal histochemistry in potassium depletion. J. Path. Bact. **75**, 69 (1958). — PÉREZ-CASTRO, E.: Kalknephrose bei Pförtner- oder Duodenalstenose. Beitr. path. Anat. **99**, 107 (1937a). ~ Die klinischen, chemischen und morphologischen Folgen des Kochsalzmangels im Blut. Dtsch. med. Wschr. **1937**b 743. — PERKINS, J. G., A. B. PETERSEN and J. A. RILEY: Renal and cardiac lesions in potassium deficiency due to chronic diarrhea. Amer. J. Med. **8**, 115 (1950). — PERLMAN, R. M.: Parahypopituitary syndrome. (Pituitary dysfunction and primary hyperparathyroidism.) Arch. Path. (Chicago) **38**, 20 (1944). — PETER, H.: Über einen Fall von renaler Rachitis mit Abscheidung von Kalkkristallen in der Niere. Zbl. allg. Path. path. Anat. **89**, 98 (1952/53). — PETERMAN, M. G.: Chronic pyelonephritis with renal acidosis. Amer. J. Dis. Child. **69**, 291 (1945). — PETERS, J. P., A. M. WAKEMAN, A. J. EISENMAN and C. LEE: Total acid-base equilibrium of plasma in health and disease. J. clin. Invest. **6**, 517 (1929). — PLIMPTON, C. H., and A. GELLHORN: Hypercalcemia in malignant disease without evidence of bone destruction. Amer. J. Med. **21**, 750 (1956). — PORGES, O.: Über Coma hypochlorämicum. Klin. Wschr. **1932**, 186. — PRATHER, G. C.: Spinal cord injuries: Calculi of urinary tract. J. Urol. (Baltimore) **57**, 1057 (1947). — PRIBEK, R. A., and R. C. MEADE: Thyrotoxicosis simulating hyperparathyroidism. Arch. intern. Med. **100**, 994 (1957).

RAPOPORT, S., C. D. WEST and W. A. BRODSKY: Salt losing conditions: the renal defect in tuberculous meningitis. J. Lab. clin. Med. **57**, 550 (1951). — RATHBUN, J. C.: „Hypophosphatasia", a new developmental anomaly. Amer. J. Dis. Child. **75**, 822 (1948). — RATHERY, F., et R. MAN: Crises d'azotémie aiguës recidivantes; chlorures sanguins et réserve alcaline. Bull. Soc. méd. Hôp. Paris, Sér. 3 **52**, 1, 363 (1928). — REBER, K.: Blockierung der Speicherfunktion der Niere als Schutz bei Sublimatvergiftung. Schweiz. Z. Path. **16**, 755 (1953). — REUBI, F.: L'hyperchlorémie du syndrome néphrotique. Schweiz. med. Wschr. **1957**, 393. — RHANEY, K., and R. G. MITCHELL: Idiopathic hypercalcaemia of infants. Lancet **1956 I**, 1028. — ROBERTSON, B. R., R. C. HARRIS and D. J. MC CUNE: Refractory rickets: mechanism of therapeutic action of calciferol. Amer. J. Dis. Child. **64**, 948 (1942). — RODNAN, G., and H. JOHNSON: Chronic renal failure in association with the excessive intake of calcium and alkali. Gastroenterology **27**, 584 (1954). — ROHLAND, R.: Über hypochlorämische Nephrose. Klin. Wschr. **1936**, 825. — ROSE, E., and R. S. BOLES: Symposium on clinical medicine. Hypercalcemia in thyrotoxicosis. Med. Clin. N. Amer. **37**, 1715 (1953). — RÓTH, E., u. N. SZENT GYÖRGY: Extrarenale Vorgänge bei Sublimatnephrose. Klin. Wschr. **1937**, 895. — RUTISHAUSER, E.: Endocrine Osteopathien. Schweiz. med. Wschr. **1948**, 1291. ~ Über experimentelle Erzeugung von Ostitis fibrosa. Zbl. allg. Path. path. Anat. **53**, 305 (1932).

SAWYER, W. H., and C. SOLEZ: Salt-losing nephritis simulating adrenocortical insufficiency: report of a case. New Engl. J. Med. **240**, 210 (1949). — SCHAAF, F.: In: FLASCHENTRÄGER u. LEHNHARTZ, Physiologische Chemie, Lehr- und Handbuch. Der Stoffwechsel, Teil II, Bandteil b, S. 244. 1957. — SCHLESINGER, B. E., N. R. BUTLER and J. A. BLACK: Severe type of infantile hypercalcaemia. Brit. med. J. **1956 I**, 127. — SCHOLZ, D. A., and F. R. KEATING jr.: Milk alkali syndrome. Review of eight cases. Arch. intern. Med. **95**, 460 (1955). — SCHOLZ, D. A., R. G. SPRAGUE and J. W. KERNOHAN: Cardiovascular and renal complications of CUSHING's syndrome. New Engl. J. Med. **256**, 833 (1957). — SCHRADER, G. A., L. O. PRICKETT and W. D. SALMON: Symptomatology and pathology of potassium and magnesium deficiences in the rat. J. Nutr. **14**, 85 (1937). — SCHRUMPF, A., and H. F. HARBITZ: A case of hyperparathyroidism with nephrocalc nosis and acotemia. Acta chir. scand. **80**, 199 (1938). — SCHWARTZ, W. B., W. BENNETT, S. CURELOP and F. C. BARTTER:

A syndrome of renal sodium loss and hyponatremia probably resulting from inappropriate secretion of antidiuretic hormone. Amer. J. Med. **23**, 529 (1957). — SCHWARTZ, W. B., and A. S. RELMAN: Metabolic and renal studies in chronic potassium depletion resulting from overuse of laxatives. J. clin. Invest. **32**, 258 (1953). — SHIERS, J. A., and J. R. BOWMAN: Idiopathic hypercalcemia. Amer. J. Roentgenol. **78**, 19 (1957). — SIEBENMANN, R. E.: Über eine tödlich verlaufende Anorexia nervosa mit Hypokaliämie. Schweiz. med. Wschr. **1955**, 468—471. — SISSMAN, N. J., and R. KLEIN: Idiopathic hypercalcemia of infancy. Clin. Res. Proc. **4**, 36 (1956). — SKANSE, B., F. MÖLLER, K. GYDELL, S. JOHANSSON and H. B. WULFF: Observation on primary aldosteronism. Acta med. scand. **158**, 181 (1957). — SLYKE, D. D., VAN: Renal tubular failure of shock and nephritis. Ann. intern. Med. **41**, 709 (1954). — SMITH, H.: The kidney. Structur and function in health and disease. New York: Oxford University Press 1951. — SMITH, S. G., B. BLACK-SCHAFFER and T. E. LASATER: Potassium deficiency syndrome in the rat and the dog. Arch. Path. (Chicago) **49**, 185 (1950). — SNAPPER, I., W. G. BRADLEY and V. E. WILSON: Metastatic calcification and nephrocalcinosis from medical treatment of peptic ulcer. Arch. intern. Med. **93**, 807 (1954). — SPRAGUE: J. Amer. med. Ass. **151**, 629 (1953). Zit. bei LEEKSMA, DE GRAEFF u. DE COCK 1957. — SPRAGUE, R. G., A. B. HAYLES, M. H. POWER, H. L. MASON and W. A. BENNETT: „Steroid diabetes" and alkalosis associated with CUSHING's syndrome, report of case, isolation of 17-hydroxycorticosterone (compound F) from urine and metabolic studies. J. clin. Endocr. **10**, 289 (1950). — STAEMMLER, M.: Die akuten Nephrosen. I. Mitt. Die Sublimat-Nephrose. Virchows Arch. path. Anat. **328**, 1 (1956). ~ Die Harnorgane. In E. KAUFMANN, Spezielle pathologische Anatomie. Berlin: Bd. II/I, S. 405. Berlin: W. de Gruyter & Co. 1957. — STANLEY: Amer. J. Med. **7**, 262 (1949). Zit. bei PRIBEK u. MEADE 1957. — STERN, R.: Traumatische Entstehung innerer Krankheiten. 3. Aufl., S. 446. Jena: Gustav Fischer 1930. — STEWART, C. P.: Aspects of recent work on electrolyte metabolism. Clin. Chemistry, **3**, Suppl. **4**, 294 (1957). — STRAUB, H., u. KL. GOLLWITZER-MEIER: Die Transmineralisation bei Sublimatvergiftung. Dtsch. med. Wschr. **1925**, 642. — SWYER, A. J., J. S. BERGER, H. M. GORDON and D. LASZLO: Hypercalcemia in osteolytic metastatic cancer of the breast. Amer. J. Med. **8**, 724 (1950).

TALMAGE, R. V.: Studies on the maintenance of serum calcium levels by parathyroid action on bone and kidney. Ann. N. Y. Acad. Sci. **64**, 326 (1956). — TAUXE, W. N., K. G. WAKIM and A. H. BAGGENSTOSS: The renal lesions in experimental deficiency of potassium. Amer. J. clin. Path. **28**, 221 (1957). — TAYLOR, J. R., J. W. ALCOCK and J. A. HILDES: Urinary calculi in poliomyelitis. Canad. med. Ass. J. **75**, 29 (1956). — THOMAS jr., W. C., J. G. WISWELL, T. B. CONNOR and J. E. HOWARD: Hypercalcemic crisis due to hyperparathyroidism. Amer. J. Med. **24**, 229 (1958). — THORN, G. W., G. F. KOEPF and M. CLINTON jr.: Renal failure simulating adrenocortical insufficiency. New Engl. J. Med. **231**, 76 (1944). — TSCHILOW, K.: Nierenschädigung bei Kochsalzmangel. Wien. klin. Wschr. **1934**, 324—326.

UEHLINGER, E.: Renale Osteodystrophia fibrosa und renale Osteomalacie. Schweiz. Z. Path. **16**, 957 (1953). ~ Pathogenese des primären und sekundären Hyperparathyreoidismus und der renalen Osteomalacie. Verh. dtsch. Ges. inn. Med. **62**, 368 (1956). ~ Zur Diagnose und Differentialdiagnose des Lungencarcinoms. Regensburg. Jb. ärztl. Fortbild. **5**, 1 (1956/57). ~ Hypercalcaemie und resorptive Riesenzellgranulome bei hormonal behandelter Skelettcarcinomatose. Schweiz. Z. Path. **20**, 89 (1957).

VAGELOS, P. R., and P. H. HENNEMAN: Effect of sodiumphytate on the hypercalcuria of acute quadriplegia due to poliomyelitis. New Engl. J. Med. **256**, 773 (1957).

WAIFE, S. O.: Parathyrotoxicosis: syndrome of akute hyperparathyroidism. Amer. J. med. Sci. **218**, 624 (1949). — WENGER, J., J. B. KIRSNER and W. L. PALMER: The milk alkali syndrome. Amer. J. Med. **24**, 161 (1958). — WERLE, E., u. H. SCHIEVELBEIN: In FLASCHENTRÄGER u. LEHNHARTZ, Physiologische Chemie, Lehr- und Handbuch. Der Stoffwechsel, Teil II, Bandteil b. 1957. — WERMER, P., M. KUSCHNER and E. A. RILEY: Reversible metastatic calcification associated with excessive milk and alkali intake. Amer. J. Med. **14**, 108 (1953). — WHIPPLE, G. H., J. V. COOKE and T. STEARNS: Proteose intoxications and injury ob body protein. II. The metabolism of dogs with duodenal obstruction and isolated loops of intestine. J. exp. Med. **25**, 479 (1917). — WILANSKY, D. L., and C. SCHNEIDERMAN: Renal tubular acidosis with recurrent nephrolithiasis and nephrocalcinosis. New Engl. J. Med. **257**, 399 (1957). — WILKINSON, BILLING, NAGY u. STEWART: 1950, zit. bei WERLE u. SCHIEVELBEIN 1957. — WILLIAMS, R. H., and H. E. MACMAHON: Gastroenterocolitis in carcinoma of pankreas. „Clear cell" nephrosis. Bull. New Engl. M Center. **9**, 274 (1947). — WINKLER, A. W., and O. F. CRANKSHAW: Chloride depletion in conditions other than ADDISON's disease. J. Clin. Invest. **17**, 1 (1938). — WIRZ u. BOTT: 1954, zit. bei WERLE u. SCHIEVELBEIN in FLASCHENTRÄGER u. LEHNHARZT, Physiologische Chemie, Lehr- und Handbuch. Der Stoffwechsel, Teil II, Bandteil b. 1957. — WOLF, H.: In FLASCHENTRÄGER und LEHNARTZ, Physiologische Chemie. Lehr- und Handbuch, Bd. II: Der Stoffwechsel. Teil I, Bandteil b, S. 285. Berlin-Göttingen-Heidelberg: Springer 1957. — WYNGAARDEN, J. B., H. G. KEITEL and K. ISSELBACHER: Potassium depletion and alkalosis. New Engl. J. Med. **250**, 597 (1954).

ZEMAN, F. D., W. M. FRIEDMAN u. L. T. MANN: Kidney changes in pyloric obstruction. Proc. Soc. exp. Biol. (N. Y.) **21**, 179 (1923/24).

X. Die Pathomorphologie der Wasserausscheidung. (S. 259—261.)

BLOTNER, H.: Diabetes insipidus, p. 184. New York and Oxford 1951. — BRADLEY, S. E.: Kidney. Ann. Rev. Physiol. **19**, 513 (1957).

CALCAGNO, P. L., M. I. RUBIN and D. H. WEINTRAUB: Studies on the renal concentrating and diluting mechanisms in the premature infant. J. Clin. Invest. **33**, 91 (1954). — CAMERER, J. W.: Eine Ergänzung des Weil'schen Diabetes insipidus-Stammbaumes. Arch. Rassenbiol. **28**, 382 (1935). — CANNON, J. F.: Diabetes insipidus. Arch. intern. Med. **96**, 215 (1955). — CARTER, C., and M. SIMPKISS: The „carrier" state in nephrogenic diabetes insipidus. Lancet **1956 I**, 1069—1073.

DANCIS, J., J. R. BIRMINGHAM and S. H. LESLIE: Congenital diabetes insipidus resistent to treatment with pitressin. Amer. J. Dis. Child. **75**, 316 (1948). — DARMADY, E. M., W. S. GRIFFITHS, D. MATTINGLY, H. SPENCER , F. STRANACK and H. E. DE WARDENER: Renal tubular failure associated with polyarteriitis nodosa. Lancet **1955**, 378—383. — DYGGVE, H., and T. SAMSØE-JENSEN: A peculiar case of renal insufficiency simulating diabetes insipidus. Acta paediat. (Uppsala) **34**, 174 (1947).

FLAX, L. J., and I. GERSH: Congenital renal tubular dysfunction (nephrogenic diabetes insipidus). Amer. J. Dis. Child. **89**, 602 (1955). — FORSSMAN, H.: On hereditary diabetes insipidus. Acta med. scand. Suppl. **159**, 1—196 (1945).

HELLER, H.: Water metabolism in the newborn. Colloquia on endocrinology Ciba Foundation IV, p. 470—480, 1952. New York: Blakiston Company 1952. — HENZI, H.: Zur pathologischen Anatomie des Diabetes insipidus. Mschr. Psychiat. Neurol. **123**, 292 (1952).

KAO, M., and M. M. STEINER: Diabetes insipidus in infancy resistant to pitressin. Pediatrics **12**, 400 (1953).

LEVINGER, E. L., and R. F. ESCAMILLA: Hereditary diabetes insipidus, 20 cases in 7 generations. J. clin. Endocr. **15**, 547 (1955). — LUDER, J., and D. BURNETT: A congenital renal tubular defect. Arch. Dis. Childh. **29**, 44 (1954).

MACDONALD, W. B.: Congenital pitressin resistant diabetes insipidus of renal origin. Pediatrics **15**, 298 (1955). — MOEHLIG, R. C., and R. C. SCHULTZ: Familial diabetes insipidus. Report of one of fourteen cases in four generations. J. Amer. med. Ass. **158**, 725 (1955). — MORGAN, H. G., A. P. M. FORREST and K. G. LOWE: Acquired renal disease simulating diabetes insipidus. Lancet **1955 II**, 645—647.

ROUSSAK, N. J., and S. OLEESKY: Water losing nephritis. Quart. J. Med. **23**, 147 (1954).

SMITH, H.: The kidney. Structur and function in health and disease. New York: Oxford University Press 1951.

WARING, A. S., L. KAJDI and V. TAPPAN: A congenital defect of water metabolism. Amer. J. Dis. Child. **69**, 323 (1945). — WEIL, A.: Über die hereditäre Form des Diabetes insipidus. Arch. path. Anat. **95**, 70 (1884). ~ Über die hereditäre Form des Diabetes insipidus. Dtsch. Arch. klin. Med. **93**, 180 (1908). — WEST, J. R., and J. G. KRAMER: Nephrogenic diabetes insipidus. Pediatrics **15**, 424 (1955). — WILKINS, L.: The diagnosis and treatment of endocrine disorders in childhood and adolescence, Chap. 17. Springfield: Ch. C. Thomas 1950. — WILLIAMS, R. H., and C. HENRY: Nephrogenic diabetes insipidus transmitted by females and appearing during infancy in males. Ann. intern. Med. **27**, 84 (1947). — WIRZ, H.: Der osmotische Druck in den corticalen Tubuli der Rattenniere. Helv. physiol. Acta **14**, 353 (1956).

Die funktionelle Orthologie der Lebersekretion*.

Von

E. Grogg und H. Staub-Basel

Mit 21 Abbildungen.

I. Experimentelle Grundlagen der Leberforschung.

1. Hepatektomie.

Ausgangspunkt für die Erforschung der Leberfunktionen ist die Hepatektomie am Tier. Minkowski (1886) führte dieses Experiment an der Gans, Mann (1921) am Hunde durch. Die Methodik spielt eine wichtige Rolle; der Grund ist folgender: Wird die Leber einfach nach Ligatur der Arterien und Venen entfernt, so kommt es bei Unterbindung der Pfortader zu Ausschluß und Abflußbehinderung des Blutes im Splanchnicusgebiet von der allgemeinen Zirkulation und damit zur Verminderung der Blutmenge, der das Tier erliegt. Mit dreizeitiger Operation gelingt es, diese Schwierigkeiten zu umgehen. Hunde, die nach der von Mann angegebenen Technik operiert werden, überleben 20—36 Std. Markowitz und Soskin (1927) vereinfachten die Methode, so daß die Leberentfernung zweizeitig möglich wurde. Verbesserte zweizeitige Methoden sind neuerdings von Chang (1951) für die Ratte und für den Hund von Grindlay und Mann (1952) angegeben worden. Eine einzeitige Methode nach Markowitz, Yater und Burrows (1933) verbindet, vor Entfernung der Leber, die infra- und suprahepatischen Teile der Vena cava caudalis mit einer Pyrexglaskanüle und anastomosiert Pfortader mit unterer Hohlvene.

4—6 Std nach Leberexstirpation treten die Symptome der Hypoglykämie auf. Das Tier wird muskelschwach; es treten Zuckungen und Konvulsionen auf. Nur durch intravenöse Infusion von Glucose kann der Hund weiter am Leben erhalten werden. Das gelingt übrigens auch mit Fructose, nur daß Fructose vor Ausbruch der hypoglykämischen Symptome gegeben werden muß, um wirksam zu sein[1]. Glucose wirkt prompt auch bei bestehendem hypoglykämischem Zustand. Es wird daraus geschlossen, daß Fructose in Glucose umgewandelt werden muß, um wirksam zu sein. Die hypoglykämischen Erscheinungen beim hepatektomierten Hund sind nur vom Glucose- und nicht vom Fructosegehalt des Blutes abhängig.

Trotz Konstanthalten des Blutzuckers wird aber das Tier nach 20 Std erregt, ataktisch und schließlich mehr und mehr komatös, bis es stirbt. Neben Hypoglykämie werden im Blut Abnahme des Harnstoffes und Zunahme von Aminosäuren, Harnsäure und Bilirubin beobachtet. Dieselben Resultate wie beim Hund sind auch beim Affen gefunden worden[2].

---

* Aus der Medizinischen Universitätsklinik Basel (Vorsteher: Prof. Dr. H. Staub).

[1] Mann und Bollman 1930. [2] Maddock und Swedberg 1938.

2. Gallenfistel.

Ein weiterer Weg der Leberforschung ist die Anlage einer Gallenfistel. Sie ermöglicht, die sekretorischen Leistungen der Leber nach Menge der Gallenproduktion, Zusammensetzung der Galle und ihre Abhängigkeit von verschiedenen Faktoren zu erfassen[1].

3. Durchströmung der isolierten Leber.

Die Leber kann isoliert durchströmt werden[2]. Die Leber von Hunden wird aus dem Tierkörper entfernt. Dabei werden Leberarterie und Gallengang ligiert; in die Pfortader und in die Vena cava inferior (oberhalb der Einmündung der Lebervenen) wird eine Kanüle eingeführt. Die Leber wird in eine feuchte Kammer gebracht und bei 39—40° C gehalten. Das Blut eines zweiten Hundes wird zur Durchströmung benützt. Wird dem Pfortaderblut eine Substanz zugesetzt, kann durch chemische Analyse des Cavablutes ermittelt werden, ob und wie die Leber die Substanz verändert hat. EMBDEN u. Mitarb. (1902, 1905, 1906, 1908, 1913, 1917) haben mit dieser Methode Auskunft über die Ätherschwefelsäurebildung, die Bildung gepaarter Glucuronsäure, Zuckerbildung, Acetonbildung, Acetessigsäurebildung und Abbau, über das Verhalten optisch isomerer Leucine und über die Umwandlung von Fructose in der Leber erhalten. In Durchströmungsversuchen haben BURN und MARKS (1926) den Zuckerstoffwechsel der Leber untersucht. Durch neue Methoden gelang es STAUB (1931), Gaswechselbestimmungen und Bilanzversuche an der isoliert durchströmten Leber in situ durchzuführen. Die Leber wurde dabei sowohl von Vena portae wie Arteria hepatica aus durchströmt. Die Verwendung artfremden Blutes schafft aber pathologische Verhältnisse und verkürzt die Versuchsdauer wegen Ödembildung. Es ist deshalb ein großer methodischer Fortschritt, wenn neuerdings isolierte Lebern von Kleintieren durchströmt werden können. Diese Methode braucht nur relativ wenig arteigenes Blut, und diese geringe Blutmenge kann auch besser oxydiert werden. An diesen isoliert durchströmten Kleintierlebern werden Untersuchungen mit radioisotopenmarkierten Stoffen vorgenommen[3].

4. Angiostomieversuche.

LONDON (1928) befestigte an Pfortader- und Lebervenen von Hunden und Kaninchen Metallkanülen, die er durch die Bauchwand nach außen führte. Durch die Kanülen konnte er die Gefäße jederzeit mit einer Punktionsnadel anstechen und eine Blutprobe entnehmen. Durch chemische Analyse des gewonnenen Blutes lassen sich die Stoffwechselprodukte, die in der Leber aus den im Darm resorbierten Substanzen entstehen, untersuchen.

5. Ecksche Fistel.

Eine funktionelle Ausschaltung der Leber aus dem Pfortaderkreislauf wird durch die Ecksche Fistel erreicht, wobei die Pfortader mit der Vena cava inferior anastomosiert und nachher die Pfortader oberhalb der Anastomose ligiert wird. ECK wollte damals (1877) beweisen, daß nicht Leberversagen Todesursache des Pfortaderverschlusses beim Hunde ist, wie zu seiner Zeit behauptet wurde[4]. Tatsächlich überleben Hunde die Ecksche Operation ohne weiteres. Die Ecksche Fistel gestattet Ausfallserscheinungen des Intermediärstoffwechsels zu studieren,

[1] WHIPPLE 1922. [2] EMBDEN 1902.
[3] MILLER, BLY, WATSON und BALE 1951. [4] LAUTENBACH 1877.

die durch Ausschaltung der Leber aus dem Portalkreislauf zustande kommen. Heute ist die Anlage einer Eckschen Fistel als Entlastungsoperation für portale Hypertension dem Chirurgen wohlbekannt[1].

II. Die äußere Sekretion der Leber (Galle).

1. Morphologischer Überblick.

Die Gallenproduktion und -ausscheidung ist die sinnfälligste Leberfunktion. Die Galle wird in den Leberzellen gebildet und in Form von Sekretgranula im Plasma der Zellen sichtbar. Von den Leberzellen gelangt die Galle in die Gallen-

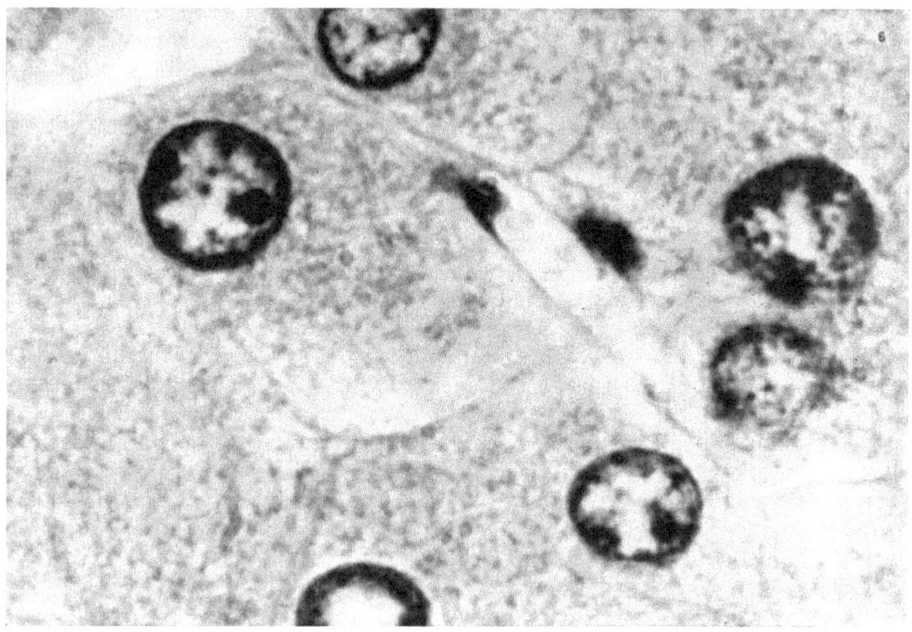

Abb. 1. Leberzellen, Gallencapillare und Lebersinusoid. Leberbiopsie. H.-E.-Präparat. Vergr. 1:3000. (Nach CAZAL 1955.)

kanälchen (Gallencapillaren), die nach PFUHL (1932) so zwischen den Leberzellen liegen, daß sie von den jeweils nächstgelegenen Blutcapillaren möglichst weit entfernt sind. Diese Anordnung der Gallenkanälchen will 2 Zwecken dienen: Die Gallenkanälchen, die untereinander anastomosieren und ein die ganze Leber durchdringendes polygonales Netz bilden, das einem Schwammskelet vergleichbar ist[2], sind den mechanischen Einwirkungen (Volumveränderung der Gefäße) am meisten entrückt; zudem liegt mindestens die Hälfte des Leberzellkörpers zwischen Blut- und Gallencapillaren, so daß gallenfähige Stoffe aus dem Blut in längerer intimer Beziehung zum Leberzellplasma stehen, bis sie als „Fertigprodukte" die Gallencapillaren erreichen. Der möglichst lange Weg durch das Leberzellplasma gewährleistet quantitative Umsetzungen (s. Darstellung der Gallencapillaren in Abb. 1).

Die Maschen des Gallencapillarnetzes umfassen die Leberzellen allseitig, sofern diese keine freie Oberfläche haben (Abb. 2, 3, 4). Die Leber besteht nach ELIAS (1949) aus einer kontinuierlichen Masse von Leberzellen, die in Leberzell-

[1] CHILD 1954. [2] ELIAS 1949.

platten (Laminae hepatis) angeordnet sind (Abb. 5). Sie bilden die Wände eines Hohlraumsystems (Leberlabyrinth); diese sind unregelmäßig durchbrochen. An den Durchbrüchen der Leberzellplatten entstehen Stellen, an denen die Gallencapillarmaschen unvollständig werden. Sie fehlen an den freien Leberzellflächen, die an das Hohlraumsystem angrenzen. Immerhin sollen einzelne Gallencapillaren existieren, die an der freien Oberfläche von Leberzellen liegen (Abb. 6).

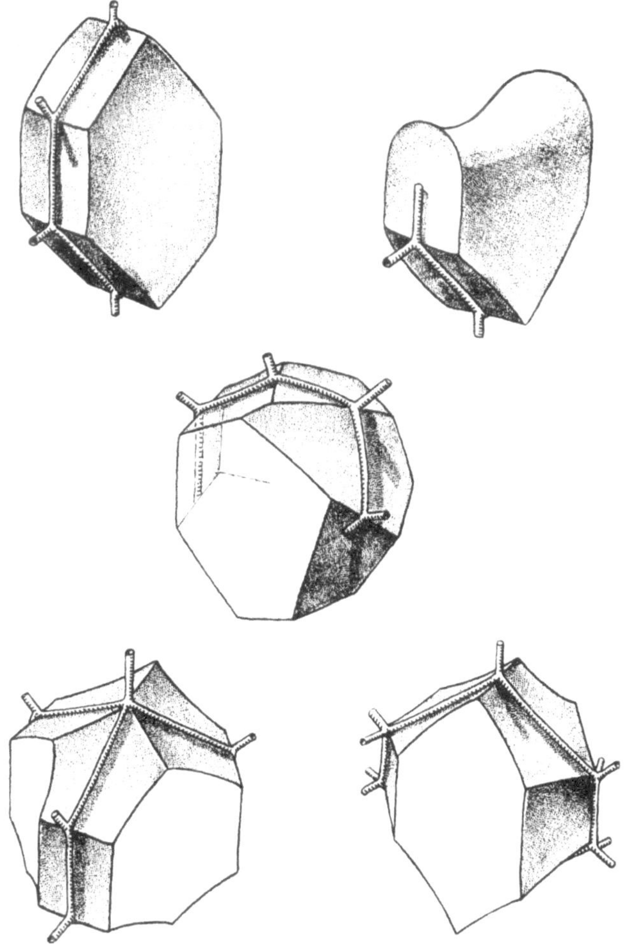

Abb. 2. Verschiedene Leberzellformen mit den anliegenden Teilen des Gallencapillaren-Netzwerkes. (Nach ELIAS 1949.)

Ob neben den intercellulären, polygonale Netze bildenden Gallencapillaren auch intracelluläre Endigungen existieren, ist eine alte Streitfrage[1]. Neuerdings haben WACHSTEIN und ZAK (1949) behauptet, daß sie mit GOMORIS (1939) Calciumphosphatmethode zur Darstellung der alkalischen Phosphatase intracelluläre Endigungen beim Kaninchen demonstriert hätten. Mit gleicher Technik konnte ADAMS (1950) keine schlüssigen Beweise erhalten. ELIAS (1949) lehnt die Vorstellung der Existenz intracellulärer Endigungen von Gallencapillaren ab (Indigocarmin-Injektionsversuche).

[1] PFUHL 1932.

Die feinen Gallencapillaren sammeln sich zu den Zwischenstücken von CLARA (1930) (= Kanal von HERING 1871), die in die interlobulären Gallengänge münden (Abb. 7). Die Gallencapillaren haben nach den einen Autoren (PFUHL

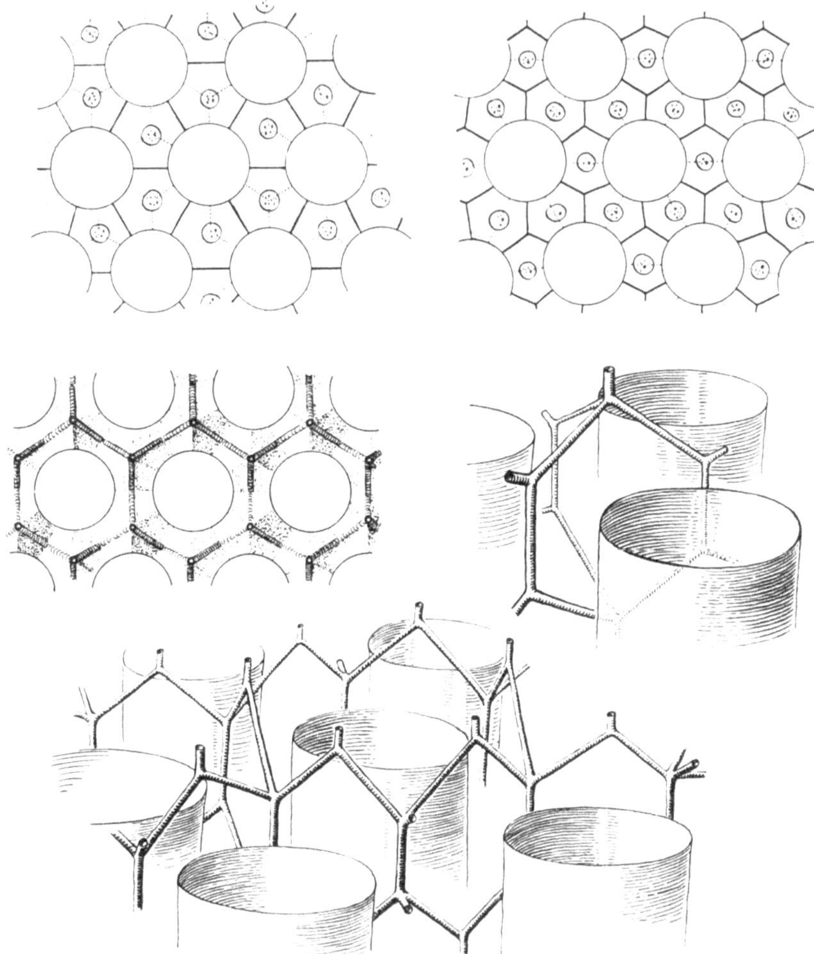

Abb. 3. Theoretische Darstellung eines regelmäßig konstruierten Gallencapillarnetzes. Die beiden obersten Bilder zeigen 2 Schnitte in verschiedener Höhe durch eine regelmäßig konstruierte Leber (Schnittebenen parallel zur Zentralvene). Das linke Bild der mittleren Bilderreihe zeigt die Aufsicht einer Leberzellschicht mit der Anordnung der Gallencapillaren. Das rechte Bild der mittleren Bilderreihe zeigt die dreidimensionale Anordnung der Gallencapillaren um eine Leberzelle inmitten von 3 Lebersinusoiden. Das unterste Bild zeigt das Gallencapillarnetz zwischen den Lebersinusoiden einer regelmäßig konstruierten Leber. (Nach ELIAS 1949.)

1932) keine eigene Membran; nach anderen (ELIAS 1949) ist eine solche vorhanden. Die Membran ist, wenn vorhanden, eine submikroskopische Struktur. ELIAS (1949) führt für ihre Existenz indirekte Beweise an: Wenn man Lebergewebe zerzupft, kann man unter dem Mikroskop isolierte Gruppen von Gallencapillaren sehen (Abb. 8); wenn man frisches Lebergewebe, in welchem Indigocarmin sezerniert wird, unter einem Deckgläschen zerdrückt, bleiben die Gallencapillaren mit dem Farbstoff im Lumen intakt, während die Leberzellen vollständig zerstört werden (Abb. 9); wenn man ferner Lebergewebe durch Stehenlassen im Wasser maceriert, bleibt allein das Netzwerk der Gallencapillaren übrig.

Die morphologischen Beziehungen von Blut und Gallencapillaren sind zum Verständnis der Funktion notwendig. Die Lebersinusoide liegen als vielverzweigtes System in den Hohlräumen des Leberlabyrinthes[1]. Das Endothel der Lebersinusoide wird von Gitterrohr und Pericyten umfaßt. Das Gitterrohr ist eine dünne Basalmembran (Abb. 10). Sie besteht aus einer Grundsubstanz von

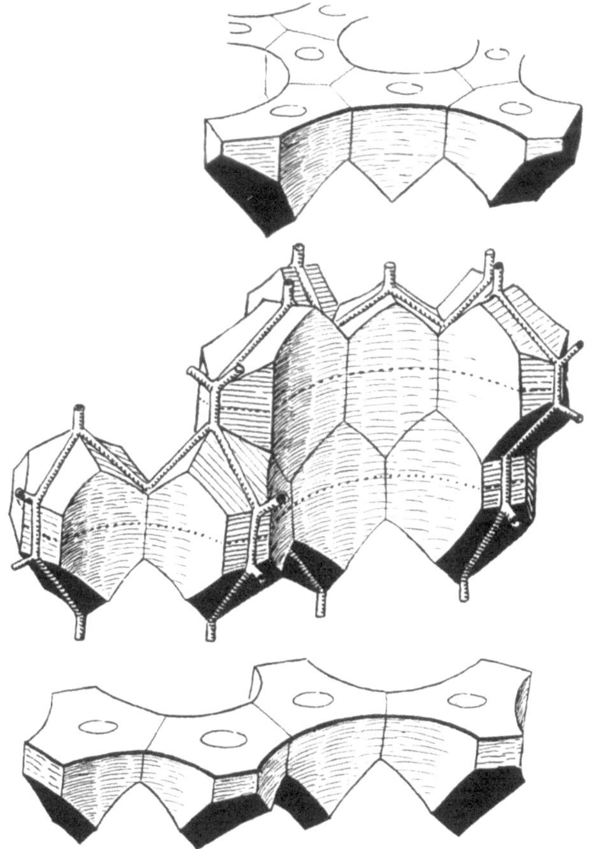

Abb. 4. Dieses Stereogramm einer regelmäßig konstruierten Leber zeigt das Gefüge der Leberzellen mit den korrespondierenden Berührungsflächen. Das Gallencapillarennetz ist ebenfalls eingezeichnet. (Nach ELIAS 1949.)

Mucopolysacchariden[2]. Die Mucopolysaccharide setzen sich vor allem aus Chondroitinschwefelsäure und Hyaluronsäure zusammen, die in der Basalmembran in hoch polymerisiertem Zustande vorkommen. In der Grundsubstanz verlaufen die aus Skleroproteinen bestehenden Retikulinfasern, die nach Silberimprägnation sichtbar werden. Das Retikulin wird durch ein Netzwerk sehr feiner desorientierter Fibrillen von 100 Å Durchmesser und einer 640 Å messenden Periodizität dargestellt[3]. Die Periodizität ist dieselbe wie diejenige des Kollagens[4]. Der Basalmembran, welche die Lebersinusoide als Gitterrohr umgibt, liegen außen die Leberzellen an. Die Basalmembran ist die Barriere zwischen Blutstrom und Leberparenchym. Lösungen, die in der einen oder anderen Richtung diffundieren, müssen diese Barriere passieren. Damit kommt ihr eine

[1] ELIAS 1949. [2] ROBB-SMITH 1952/53. [3] KRAMER und LITTLE 1952.
[4] RANDALL, FRASER, JACKSON, MARTIN und NORTH 1952.

wichtige Bedeutung im Stoffwechselgeschehen zu. Zur Illustration möge folgendes Experiment dienen.

Injiziert man einem Tier Trypanblau und kontrolliert die Gewebe nach ein paar Tagen, so stellt man fest, daß der Farbstoff vorwiegend in den Zellen des RES angehäuft ist. Das Tier wird aber schon wenige Minuten nach der Injektion blau. In diesem Stadium des Versuches ist der Farbstoff noch nicht in den Zellen, sondern an das Bindegewebe, d. h. an die Grundsubstanz, die Kollagenfasern und die Retikulinfasern gebunden[1]. Die Grundsubstanz ist hydrophil[2]

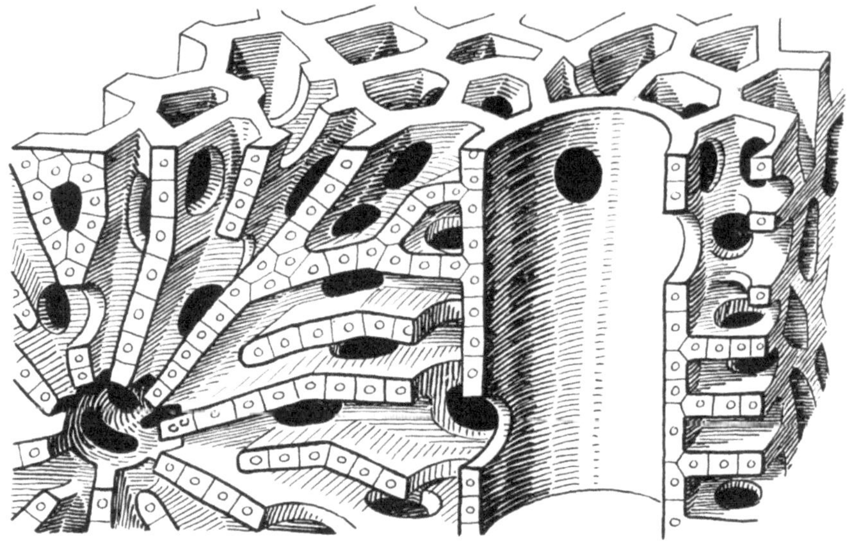

Abb. 5. Stereogramm eines Leberläppchenquadranten. Im Gegensatz zur früheren Lehrmeinung, daß das „Leberläppchen" mit radiär um die Zentralvene angeordneten Leberzellbalken die morphologische Einheit (PFUHL 1932) der Leber darstelle, zeigt das Stereogramm von ELIAS die Leber als eine kontinuierliche Zellmasse. Diese ist von dem dreidimensionalen Netzwerk der Lebersinusoide durchdrungen. Vom Raum der Zentralvene links im Bilde strahlen die Leberzellplatten (eine Zelle dick) aus. Sie bilden ein kontinuierliches System von anastomosierenden Platten (Laminae hepatis) wie die Wände eines Hauses, die die Zimmer trennen. Diese Zimmer (eacunae hepatis) sind bedeutend länger als breit und haben gekrümmte Wände. Zahlreiche Türen und Fenster verbinden die Leberlacunen zu einem Labyrinth, das die ganze Leber umfaßt. Rechts im Bilde münden die Leberlacunen durch einzelne Löcher einer „lamina limitans" in den „portalen Raum". ELIAS betrachtet das Leberläppchen nur als brauchbaren Begriff, nicht aber als existierende morphologische und mechanische Einheit. (Nach ELIAS 1949.)

und kann Wasser und Elektrolyte speichern. Die Wasseraufnahme erfolgt durch Hydratation, ähnlich wie bei Gelatine[3].

Die Struktur und Funktion der Basalmembran ändert sich unter pathologischen Bedingungen. Bei der serösen Entzündung EPPINGERS (1935) kommt es zu einer Anhäufung von Flüssigkeit zwischen Lebersinusoiden und Leberzellen. Die Flüssigkeit ist reich an Eiweiß und Mucopolysacchariden. Die angereicherte Flüssigkeit dehnt den pericapillären Raum, den sog. Spaltraum von DISSE (1890). Dadurch wird der Transport des nutritiven Materials und der Zellmetaboliten wesentlich behindert[4]. Bei der serösen Entzündung handelt es sich um eine Permeabilitätsstörung der Lebersinusoide. Eine nicht gelöste Frage ist, ob ein Ferment, nämlich Hyaluronidase (welche Hyaluronsäure hydrolysiert), die Capillarpermeabilität ändert[5]. Sehr hohe Dosen von Hyaluronidase erhöhen die Capillarpermeabilität[6]; kleine Dosen tun das nicht[7], da die Hemmung durch

[1] KING 1938. [2] DAY 1949. [3] OPIE und ROTHBARD 1953.
[4] ROBB-SMITH 1952. [5] MEYER und RAPPORT 1952.
[6] ELSTER, FREEMAN und LOWRY 1949. [7] ZWEIFACH und CHAMBERS 1950.

Serum wahrscheinlich zu groß ist. Demnach wirkt Hyaluronidase möglicherweise als Permeabilitätsfaktor bzw. „spreading factor"[1].

Ob physiologischerweise Hyaluronidase im Bindegewebsmantel der Lebersinusoide vorkommt, oder ob sie unter pathologischen Bedingungen auftritt, weiß niemand. Es ist nur wahrscheinlich, daß Hyaluronidase, welche bedeutende chemische Bestandteile der Basalmembran zu depolymerisieren und deren

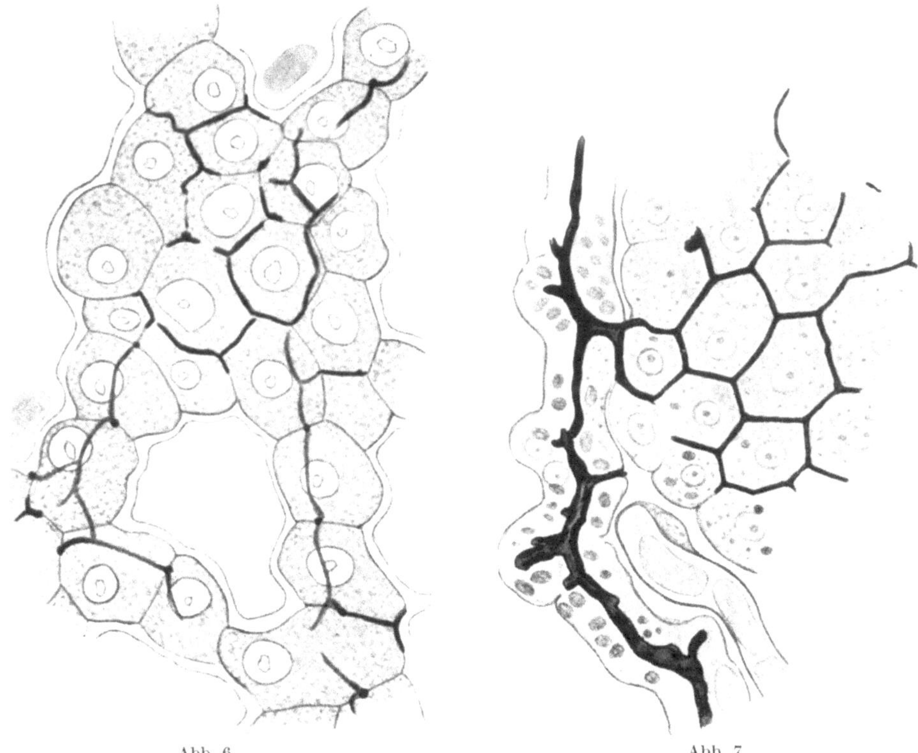

Abb. 6. Abb. 7.

Abb. 6. Netzwerk der Gallencapillaren, durch intravenöse Injektion von Indigocarmin bei der Katze demonstriert. Die meisten Gallencapillaren liegen intercellulär und intralaminär; einzelne nur reichen an die äußere Oberfläche der Leberzellplatten. Gefrierschnitt einer mit KCl-Formol-Lösung fixierten Katzenleber. (Nach ELIAS 1949.)

Abb. 7. Gallencapillaren des Hundes, die in einen Gallengang münden. Golgi-Präparat. (Nach ELIAS 1949.)

Viscosität deutlich herabzusetzen imstande ist, eine wichtige Rolle für die Permeabilität spielt. Der Hyaluronidase ähnlich wirkt Desoxycorticosteronacetat, das die Permeabilität semipermeabler Membranen erhöht[2]. Gonadotropin steigert die Permeabilität, ACTH und Cortison vermindern sie[3].

Ein Problem für sich stellt der sog. Dissesche Spaltraum dar. MACGILLAVRY (1865) beschrieb als erster einen engen Spaltraum zwischen Lebersinusoiden und Leberzellen. 1890 kam DISSE auf diesen Spaltraum zurück. Er glaubte, es handle sich um einen perisinusoidalen Lymphraum, die Lymphwurzel der Leber. Es gelang in der Folge keinem Untersucher, diesen sog. perivasculären Lymphraum, der kein Endothel besitzt, durch Farbstoffinjektion darzustellen[4]. POPPER

[1] DURAN-REYNALS 1942, CHAIN und DUTHIE 1940.
[2] SEIFTER, BAEDER und DERVINIS 1949, SEIFTER, BAEDER und BEGANY 1949, SEIFTER, FITCH, BAEDER und BEGANY 1950.
[3] SEIFTER, FITCH, BAEDER und BEGANY 1950, CATCHPOLE 1950.
BOLLMAN 1950.

(1950) betrachtet den Disseschen Spaltraum als Absterbeerscheinung während der Agonie. Nach ihm kommt ihm keine intravitale Bedeutung zu. Dieser Behauptung sei die Tatsache entgegengehalten, daß nach Gallengangsligatur innert weniger Minuten Galle in der Leberlymphe erscheint. Bekannt ist ferner, daß die von der Leber in 24 Std sezernierte Lymphe bis zu 47% des Plasmavolumens ausmacht und 35% der gesamten zirkulierenden Eiweißmenge enthält[1]. Bei experimenteller Cirrhose steigt der Leberlymphfluß auf 258% an. Die großen Lymphgefäße an der Leberpforte sind stark dilatiert. Aus diesen Versuchen muß eine enge Beziehung von Blut und Gallencapillaren zu den Lymphwurzeln der Leber angenommen werden. Leider ist es noch niemandem gelungen, diese Beziehung mikroskopisch zu demonstrieren.

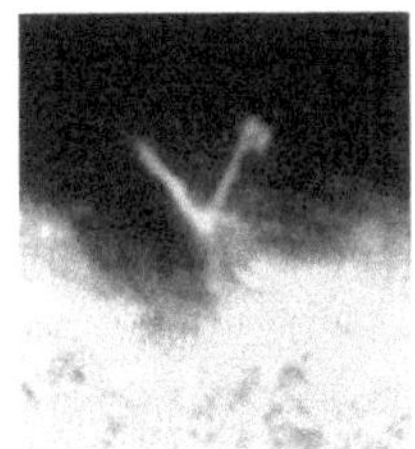
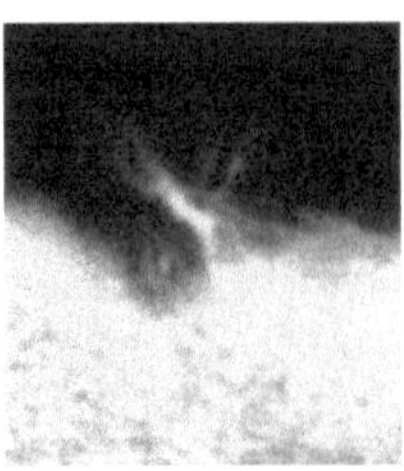

Abb. 8. Gruppe von Gallencapillaren. Zupfpräparat aus einer Pferdeleber. Phasenkontrast-mikroskopische Aufnahme desselben Gesichtsfeldes mit verschiedenen Brennpunktebenen, um die Verbindungen der Gallencapillaren untereinander zu zeigen. (Nach ELIAS 1949.)

Besonders erwähnt seien die peribiliären Venenplexus[2]. Sie sind in engstem Kontakt mit den Gallengängen und können mit den Venengeflechten verglichen werden, die die Nierentubuli begleiten (Abb. 11).

2. Blutversorgung und Gallenproduktion.

Die Leber erhält Blut aus Leberarterie und Pfortader. Die Vena portae bildet, ähnlich einer Arterie, ein capilläres Netz in der Leber und stellt damit die Verbindung mit dem Capillargebiet des Gastrointestinaltraktes her. Der gesamte Blutdurchfluß durch die Leber, mit der Bromsulfophthaleinmethode von BRADLEY et al. (1945) bestimmt, beträgt 1 Liter pro Minute. Der Anteil von Pfortader und Leberarterie am Leberdurchfluß ist untersucht worden. Unter Grundumsatzbedingungen liefert die Leberarterie 20—30% des Leberblutes[3]. Dieser Anteil ist aber je nach Funktionszustand außerordentlich wechselnd: Der Leberarterienanteil soll von 10—90% variieren[4]. Zwischen dem arteriellen und dem Pfortaderanteil besteht ein wechselseitiges Verhältnis. Steigt der Pfortaderanteil, so sinkt der Arterienanteil und umgekehrt[5]. REIN (1949) sprach von einem antagonistischen Gang in der Durchströmung von Leberarterie und Pfortader. Er stellte fest, daß bei Sauerstoffmangel unter beträchtlichem Anstieg des Blutstromes durch die Arteria hepatica die Pfortader gedrosselt wird.

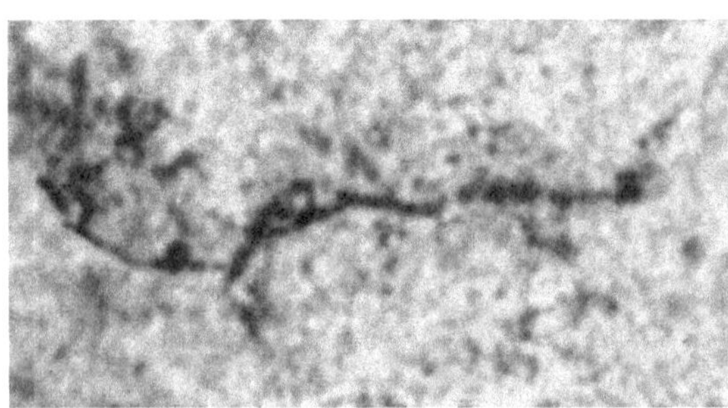

Abb. 9. Isoliertes Gallenkanälchen (Gallencapillare) aus einer indigocarmin-sezernierenden Hundeleber. Die Leberzellen sind durch Druck zwischen 2 Deckgläschen zerstört. Die Gallencapillaren bleiben dabei erhalten, wie die Abbildung zeigt. Dieser Versuch soll beweisen, daß die Gallencapillaren eine eigene Wand besitzen. (Nach ELIAS 1949.)

[1] NIX, MANN, BOLLMAN, GRINDLAY und FLOCK 1951.
[2] ANDREWS, MAEGRAITH und WENYON 1949.
[3] GRINDLAY, HERRICK und MANN 1941, BRADLEY, INGELFINGER und BRADLEY 1952.
[4] SOSKIN, ESSEX, HERRICK und MANN 1938. [5] SCHWIEGK 1932.

Die Arteria hepatica ist für Sauerstoffmangel besonders empfindlich. Da das Pfortaderblut nur eine geringe Sauerstoffsättigung aufweist, hat man ursprünglich angenommen, daß die Leber ihren Sauerstoffbedarf vorwiegend aus dem Leberarterienblut deckt; dafür spricht auch die Lebernekrose beim Hund, die der Arterienligatur folgt. MARKOWITZ et al. (1949) haben aber gezeigt, daß diese

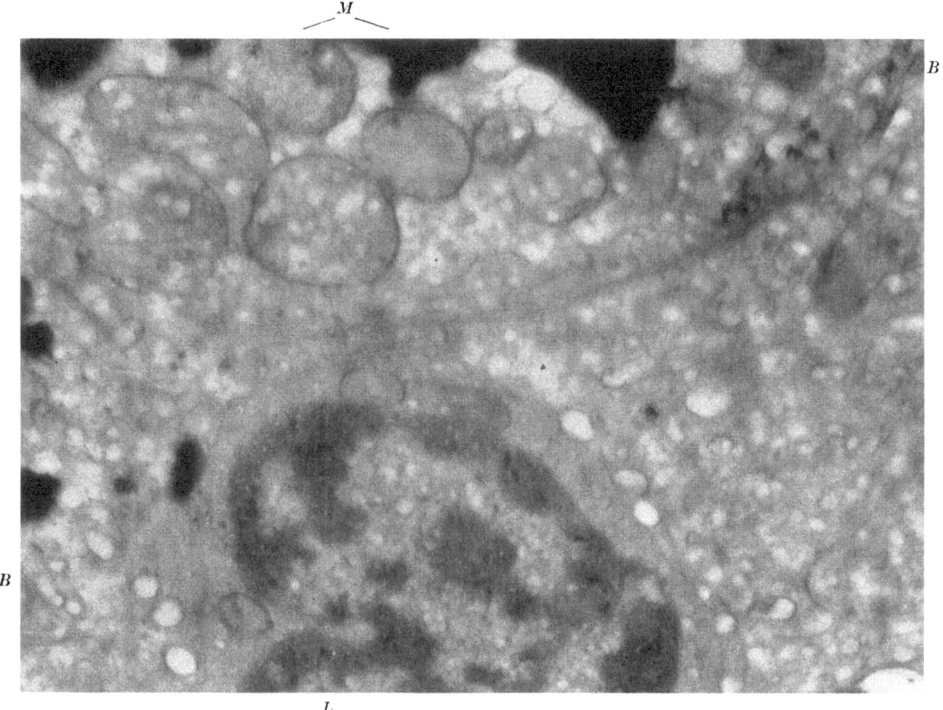

Abb. 10. Elektronenmikroskopisches Bild einer Meerschweinchenleber. Die feine, diagonal verlaufende Linie *(B—B)* stellt offenbar eine Basalmembran dar. *M* Mitochondrien von Leberzellen, *L* Leukocyt. Bildvergrößerung 1:24000. (Wir verdanken die Aufnahme Herrn Prof. F. BÜCHNER und Frau Dr. E. MÖLBERT, Pathologisches Institut der Universität Freiburg i. B.)

Nekrose nicht auf den Mangel an arteriellem Blut, sondern auf die unter anaeroben Bedingungen in der Leber wachsenden Bakterien und ihre Toxine zurückzuführen ist. Steht der Hund unter Penicillinschutz, so kann die Leberarterie ohne Schaden unterbunden werden. Für die Funktionen der Rattenleber ist das Leberarterienblut anscheinend nicht notwendig[1]. Die Kaninchenleber dagegen ist auf die Sauerstoffzufuhr der Leberarterie angewiesen[2]. Verschluß eines Pfortaderastes führt nicht zu wesentlichen Störungen in der Kaninchenleber. Beim Menschen ist es anders: Die menschliche Leber erhält nur etwa 28% des Sauerstoffs durch die Leberarterie (Grundumsatzbedingungen). Der Hauptanteil wird durch die Pfortader geliefert[3].

Für den Blutdruck in der Leber und die Durchstromgröße ist offenbar ein Drosselungsapparat der abführenden Lebervenen bedeutsam. Wülste glatter Muskulatur in den Venae hepaticae, wie sie beim Hund[4] und beim Menschen[5] vorkommen, können durch Kontraktion das Gefäßlumen einengen und den

[1] BURNETT, ROSEMOND, WESTON und TYSON 1952. [2] MCMICHAEL 1937.
[3] BEARN, BILLING und SHERLOCK 1952, BRADLEY, INGELFINGER und BRADLEY 1952.
[4] POPPER 1931. [5] ELIAS und FELLER 1931.

Stromwiderstand erhöhen (Abb. 12). Der „Lebersphinkter“ ist beim Hunde pharmakologisch beeinflußbar. Histamin löst Kontraktion aus[1]. Deshalb sind

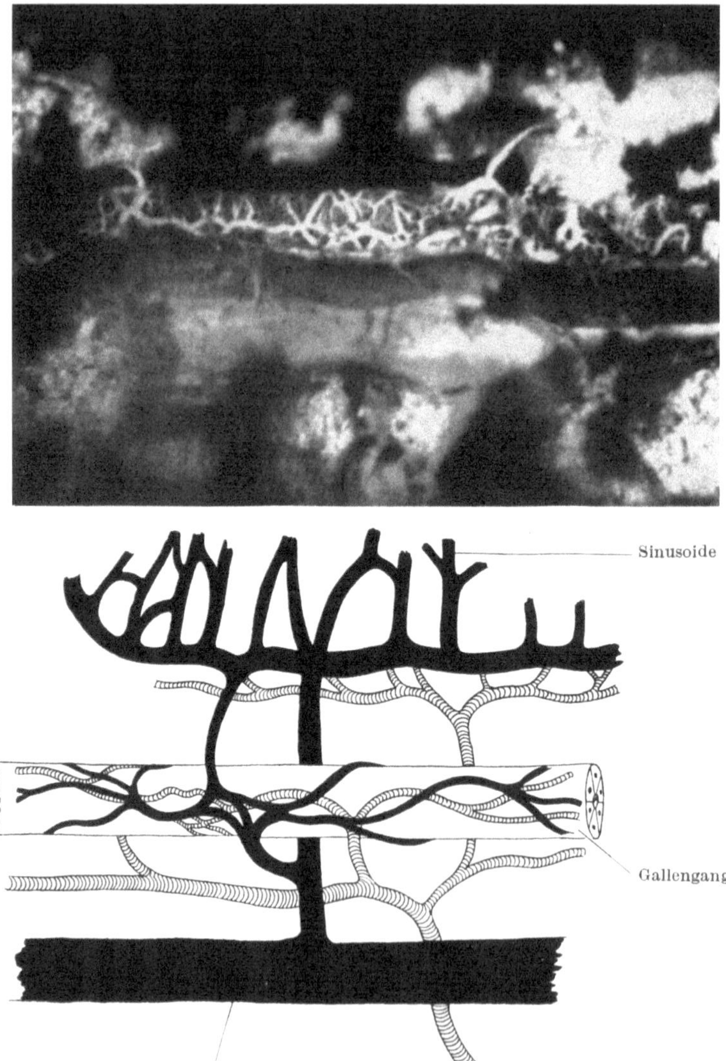

Abb. 11. Darstellung des peribiliären Gefäßplexus. Er ist mit dem peritubulären Gefäßplexus der Nieren vergleichbar. (Aus CHILD 1954.)

alle Durchströmungsversuche an isolierten Hundelebern fragwürdig. Ein Beispiel für die Histaminwirkung ist die Blutstauung in der Leber beim Schock. Adrenalin[2] oder Reizung des Sympaticus führen Erschlaffung herbei, während Acetylcholin[3] keine eindeutige Wirkung hat. Wird die isolierte Hundeleber mit

[1] BAUER, DALE, POULSSON und RICHARDS 1932, KATZ und RODBARD 1939.
[2] BAUER, DALE, POULSSON und RICHARDS 1932.
[3] BAUER, DALE, POULSSON und RICHARDS 1932, WAKIM 1944.

artfremdem Blute durchströmt, so kommt es zu einer Ausflußabnahme, der Pfortaderdruck steigt an, und die Leber schwillt an. Es handelt sich um eine schockartige Reaktion der Leber, bei der freiwerdendes Histamin den Lebersphincter zur Kontraktion bringt. Intraportale Adrenalininjektion löst diese „Lebersperre"[1].

Der Leberdurchfluß ist ferner abhängig von Kaliberschwankungen der intrahepatischen Gefäße, der Splanchnicusgefäße und der Arteria hepatica. Am intakten Tier haben WAKIM u. MANN (1942) mit Quarzilluminator, einer von KNISELY (1936) eingeführten Methode, die intrahepatische Blutversorgung studiert. Die feinsten Verzweigungen von Arterien und Pfortader münden in

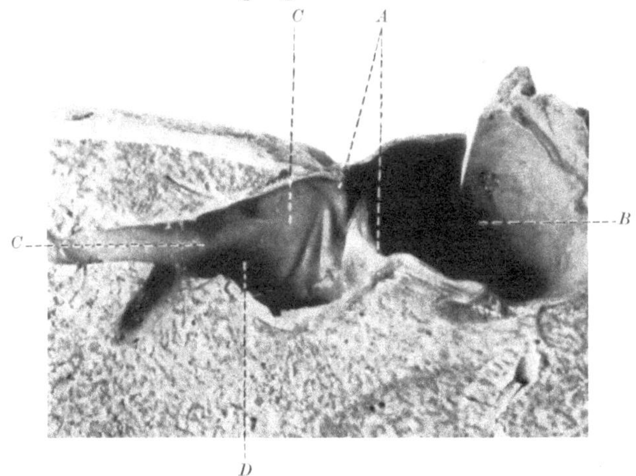

Abb. 12. Sperrvorrichtungen im Bereiche der Vena hepatica-Mündung des Menschen. *A* glatte Muskelwülste; *B* Mündungsgebiet der Vena hepatica in die Vena cava inf.; *C* und *D* Verzweigungen der Vena hepatica. (Nach ELIAS und FELLER 1931.)

die Sinus, welche arterielles, venöses oder gemischtes Blut enthalten. Oft ist in den Sinus eines größeren Lebersektors nur arterielles und oft nur Pfortaderblut vorhanden. Der funktionelle Zustand der Leber scheint der bestimmende Faktor dieser Veränderungen zu sein. SENEVIRATNE (1949) untersuchte mit der Transilluminationsmethode die Blutzirkulation bei Fröschen, Mäusen und Ratten. Nach ihm sind die Lebersinusoide dünnwandige, kollabierbare Röhrchen, und der Leberdurchstrom ist unregelmäßig intermittierend. In einem bestimmten Augenblick können bis zu 75% der intrahepatischen Zirkulation sistieren[2]. Die Leberarterie hat Verbindungen mit der Pfortader und mit den Lebersinusoiden (Abb. 13). Die Leberarterienäste münden einerseits peripher in die Lebersinusoide, andererseits reichen sie bis zum Zentrum des Leberläppchens, um sich dort erst mit den Lebersinusoiden zu vereinigen[3]. Neben diesen arteriovenösen Verbindungen existieren venovenöse Anastomosen zwischen Pfortader und Lebervenen[4]. Die Gefäßbeziehungen in der Leber sind in Abb. 14, 15, 16 dargestellt.

Zwischen Gallenproduktion und Blutzirkulation in der Leber bestehen interessante Relationen. Die Gallenproduktion nimmt ab, wenn der Druck in der Arteria hepatica steigt. Die Gallenausscheidung nimmt zu, wenn die Arteria hepatica unterbunden wird[5]. Wird der Pfortaderdurchstrom erhöht, so steigt die Gallenausscheidung an. Wenn beim Hunde Wasser ins Colon instilliert wird, kommt es im Gefolge des gesteigerten Pfortadereinstromes zu einer 25—100%igen

[1] RÜEGG 1933. [2] WAKIM und MANN 1942. [3] ELIAS 1949.
[4] PRINZMETAL, ORNITZ, SIMKIN und BERGMAN 1948. [5] TANTURI und IVY 1938.

Zunahme der Gallenproduktion. Diese Befunde sind verständlich, da das Pfortaderblut Cholesterin und Aminosäuren zur Synthese der Cholate führt. Warum aber Verschluß der Arteria hepatica die Gallenbildung fördert und gute arterielle Versorgung bei erhöhtem Arteriendruck sie hemmen soll, ist nicht ohne weiteres ersichtlich. TANTURI und IVY (1938) geben an, daß der steigende Druck in den Lebergefäßen die Gallenbildung stoppt, wenn er den Sekretionsdruck der Galle (30 cm Wassersäule) überschreitet. Mit der Unterbindung der Arteria hepatica wird der

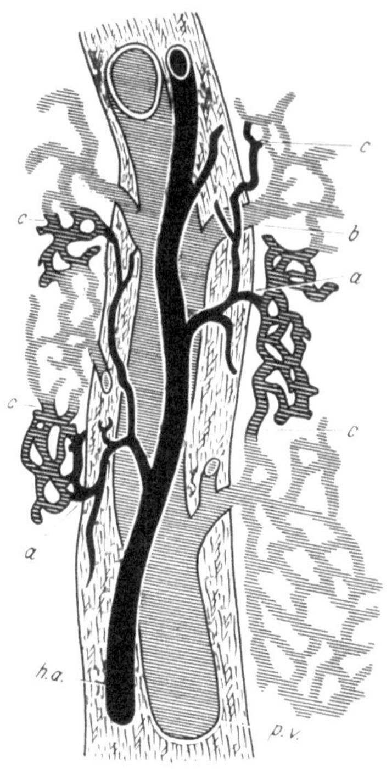

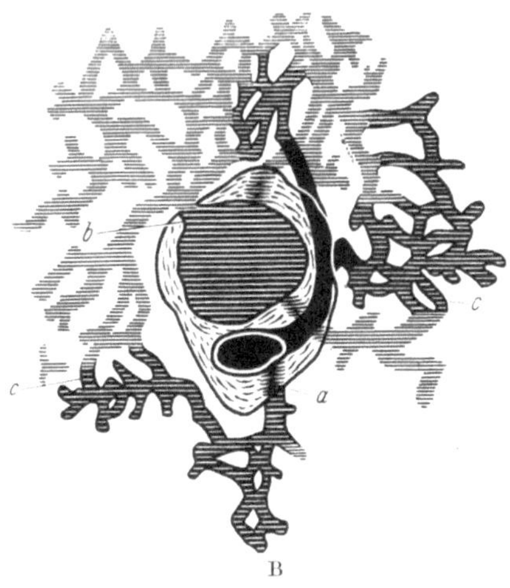

Abb. 13 A und B. Darstellung der Mündungen der Leberarterienäste in die Lebersinusoide. Zeichnungen nach mikroskopischen Präparaten. *a* Leberarterienästchen; *b* Pfortaderästchen; *c* Übergang der Leberarterie in Lebersinusoide. (Nach OLDS und STAFFORD 1930.)

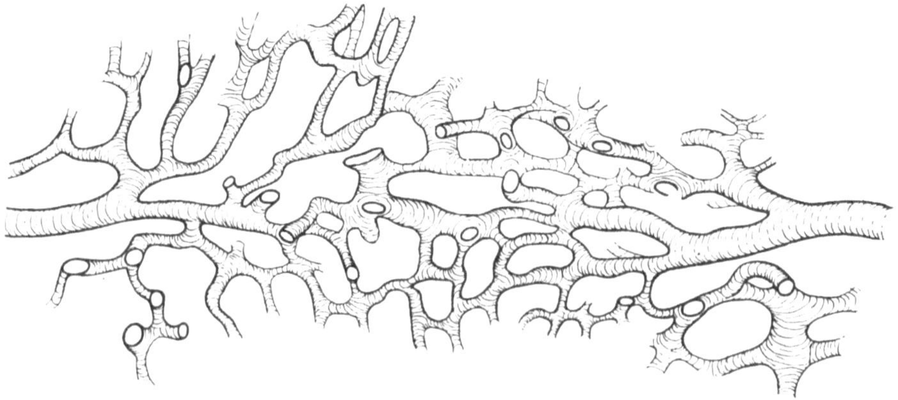

Abb. 14. Der Übergang der Lebersinusoide zweier benachbarter „Leberläppchen". (Nach ELIAS 1949.)

hämodynamische Druck vermindert. Wie die Vermehrung der Gallenproduktion zustande kommt, ist aber damit nicht geklärt.

Intravenöse Injektion von Natriumdehydrocholat führt zu Vermehrung des Blutzuflusses durch die Arteria hepatica und zu Cholerese[1]. Interessant ist aber,

[1] SCHWIEGK 1932, GRODINS, OSBORNE, IVY und GOLDMAN 1941.

daß diese arterielle Durchblutungssteigerung für das Zustandekommen der choleretischen Wirkung der Gallensalze nicht notwendig ist.

3. Die pharmakologische Beeinflussung der Gallenproduktion.

Die Gallensäuren sind die wirksamsten Choleretica. Nach ihrer oralen oder parenteralen Verabreichung kommt es zu ausgesprochener Steigerung der Gallenproduktion. Die Gesamtmenge der ausgeschiedenen festen Bestandteile wird erhöht, die Konzentration derselben in der Galle aber erniedrigt. Die verschiedenen Gallensäuren, deren wichtigste Vertreter Desoxycholsäure, Cholsäure und Dehydrocholsäure sind, wirken qualitativ gleich, aber quantitativ verschieden. Während die Dehydrocholsäure vor allem choleretisch wirkt, ist die Aktivierung der Pankreaslipase durch die Cholsäure stärker[1]. Werden gepaarte Gallensäuren — wie sie in der Ochsengalle vorkommen — per os gegeben, so wird die totale Gallensäureausscheidung stärker vermehrt als durch Verabreichung von freien Gallensäuren; es wird eine an Gallensäuren reichere, d. h. konzentriertere Galle produziert. Demgegenüber wird die Galle durch Dehydrocholsäure verdünnt[2], m. a. W. die Gallenmenge gesteigert (Hydrocholerese).

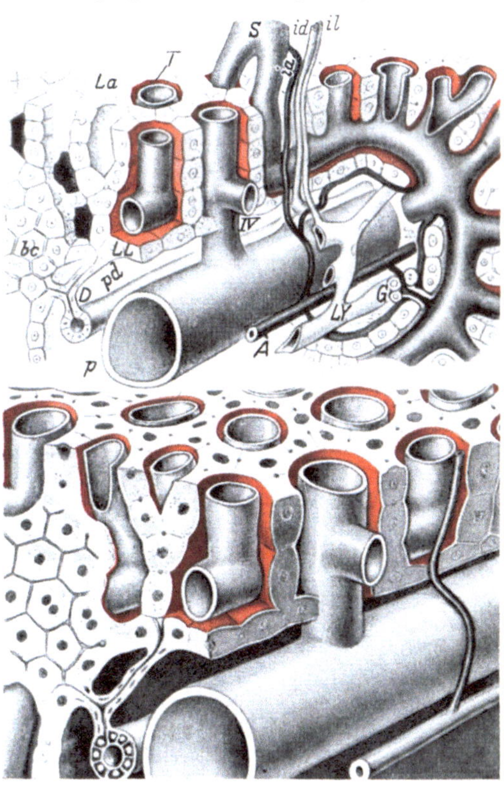

Abb. 15. Stereogramm der Leber (Parenchym, Gefäße und Gallengänge). Das untere Bild stellt einen vergrößerten Ausschnitt aus dem oberen dar. *A* Arteria hepatica; *bc* Gallencapillare; *D* Gallengang; *G* Sphincterganglion einer kurzen Anastomose zwischen Leberarterie und Lebersinusoid; *ia* intralobuläre arterielle Capillare; *id* intralobulärer Gallengang; *il* intralobuläres Lymphgefäß; *IV* Lebersinusoid; *La* Leberlacune (Teil des Leberlabyrinthes); *LL* Lamina limitans; *LY* Lymphgefäß; *P* Vena portae; *pd* Heringscher Kanal; *S* = IV.; *T* Dissescher Spaltraum. (Stereogramm von Elias aus Child 1954.)

Die Gallensäuren übertreffen als Choleretica wesentlich die Wirkung von Rhabarber, schwarzem Rettich, Salicylsäure und Cinchophen (Atophan). Acetylsalicylsäure steigert die Gallenproduktion um etwa 60%. Der Wassergehalt der Galle wird besonders erhöht[3]. Ähnlich wirkt Cinchophen[4]. Acetylcholin, Histamin und Pilocarpin haben ebenfalls eine geringe choleretische Wirkung[5].

4. Hormonale Beeinflussung der Gallenproduktion.

Rutherford (1880) beobachtete als erster, daß Einführung von Salzsäure ins Duodenum die Gallensekretion der Leber anregt. Bayliss und Starling (1902) zeigten, daß diese Stimulierung durch Sekretin, ein Hormon der Duodenalwand, vermittelt wird. Die beiden englischen Physiologen isolierten und

[1] Rothlin und Schalch 1944. [2] Doubilet 1937.
[3] Schmidt, Beazell, Atkinson und Ivy 1938. [4] Stransky 1925.
[5] Adler 1926, Lueth, Orndorff und Ivy 1929.

denervierten eine Dünndarmschlinge beim Hund; wenn sie Salzsäure in die Darmschlinge gaben, wurde eine starke Pankreassekretion und eine gesteigerte Gallenproduktion beobachtet. Diese Sekretionsanregung konnte offensichtlich nur auf hormonalem Wege zustande kommen. Ein mit verdünnter Salzsäure behandelter Dünndarmextrakt, intravenös injiziert, wirkte ebenfalls sekretionsanregend. Die Anregung der Gallensekretion kommt über den Umweg des Pankreas zustande. MELLANBY (1927/28) glaubte, daß im Pankreas unter dem Einfluß von

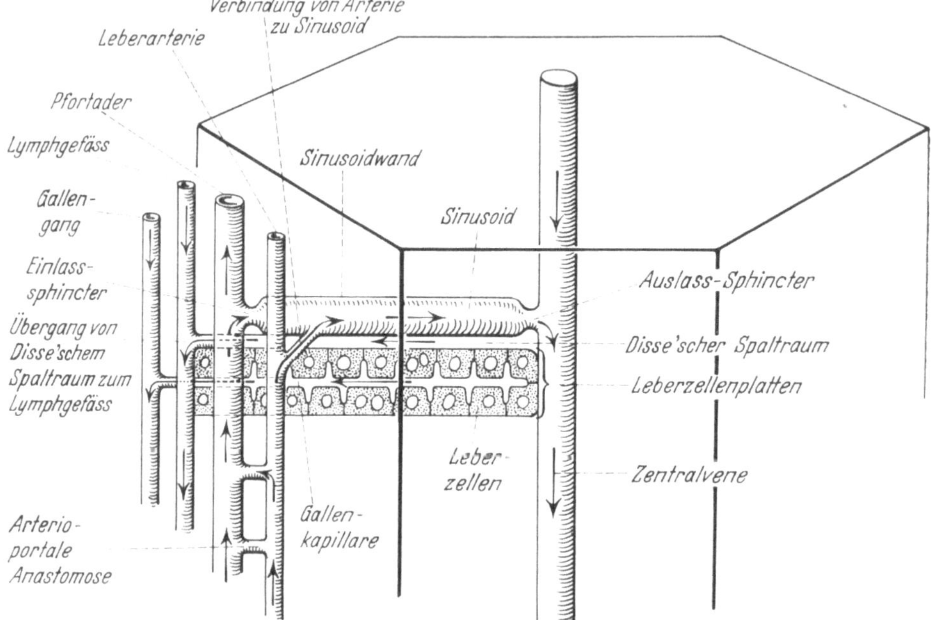

Abb. 16. Schematische Darstellung der Gefäße und Gallengänge der Leber. (Nach KNISELY, BLOCH und WARNER 1948.)

Sekretin Stoffwechselkörper gebildet würden, die über die Pfortader den Leberzellen zugeführt, diese zur Gallenproduktion anregten. Unterbindung der Vena pancreatica hob die choleretische Wirkung des Sekretins auf. Immerhin gelang es STILL, McBEAN und RIES (1931/32), auch nach Eventeration sämtlicher Abdominalorgane mit Ausnahme der Leber durch Sekretin eine Steigerung der Gallenproduktion zu erzeugen.

ÅGREN (1934) arbeitete mit reinem kristallisiertem Sekretin (Molekulargewicht 5000) an der Katze. Die intravenöse Injektion verschiedener Sekretinmengen führte zu einer adäquaten Reaktion. Dabei wurde die Gallenproduktion nicht nur volumenmäßig gesteigert, sondern auch die Konzentration der anorganischen Substanzen, der Gallenpigmente und der Gallensäuren erhöht. Auch beim Menschen steigert reines Sekretin den Gallenfluß. Dabei nimmt jedoch die Gallensäuren- und Bilirubinausscheidung nicht zu[1]. Beim Menschen hat Sekretin einen vorwiegend hydrocholeretischen Effekt. Es ist im Effekt der Dehydrocholsäure vergleichbar.

5. Nervöse Beeinflussung der Gallenproduktion.

TANTURI und IVY (1938) stellten fest, daß der Vagus bei Hund und Affen sekretorische Fasern enthält, nicht aber bei Katze und Kaninchen. Vermehrung

[1] GROSSMAN, JANOWITZ, RALSTON und KIM 1949.

der Gallenproduktion nach Vagusreizung erfolgt ohne Änderung des Blutdruckes. Reizung des Splanchnicus führt zu einer Verminderung der Gallenproduktion, wahrscheinlich über den Mechanismus einer Vasoconstriction in der Leber. Verengerung der Pfortaderäste durch Splanchnicusreizung kann mit serienmäßigen Röntgenaufnahmen (Kontrastdarstellung) gezeigt werden[1].

6. Gallenproduktion und Verdauung.

Die Größe der Gallenproduktion wechselt nach Art der Diät und nach der Gallenmenge, welche in den Darm gelangt. Die Gallenproduktion ist minimal, wenn der Versuchshund hungert und auch die sezernierte Galle vom Darme ferngehalten wird. Wird eine gemischte Diät gegeben, so steigt die Gallenproduktion an, auch wenn die Galle durch eine Fistel vom Darm abgeleitet wird. Gelangt die Galle in den Darm, so erreicht der Gallenfluß beim Hund sein Maximum mit 24—27 cm^3/kg pro die[2]. Nach HERRICK et al. (1934) steigt der Blutdurchfluß der Leber bei Verdauung einer Mahlzeit an.

Die stärkste Wirkung auf die Gallenproduktion haben die Proteine[3]. Eine Diät mit hohem Proteingehalt, vor allem Fleisch und Leber, ist der wirksamste Gallenförderer[2].

Hier seien auch Untersuchungen von ANNEGERS und FRIEND (1949) erwähnt, wonach Zulage von Casein zur Nahrung zu einer Zunahme der Cholsäureausscheidung in der Galle führt. Caseinhydrolysate haben diese Wirkung nicht, weshalb sie keiner bestimmten Aminosäure zugeordnet werden kann.

Wird Glucose zu einer gemischten Diät gegeben, so verändert sich die Gallensekrction kaum[2], während die intravenöse Injektion von Traubenzucker einen bestimmten Effekt auf die Gallenproduktion hat. Nach KOCOUR und IVY (1938) hat Glucose in geringer Konzentration einen stimulierenden, in hoher Konzentration einen hemmenden Effekt. Nach JACOBI et al. (1940) ist nicht die Konzentration der injizierten Glucose, sondern die Gesamtmenge der Glucose der entscheidende Faktor. Die Deutung ist die, daß durch die Zufuhr größerer Traubenzuckermengen die glykogenetische Tätigkeit der Leber auf Kosten der Gallenproduktion gesteigert wird. FORSGREN (1929) hat einen dem Organ innewohnenden Rhythmus der Gallenproduktion und der glykogenetischen Funktion angenommen: nachts soll die glykogenetische Funktion, tagsüber die gallenbildende Funktion überwiegen. Wahrscheinlicher ist, daß nur die Menge der zur Verfügung stehenden Glucose die glykogenetische Tätigkeit und damit indirekt den Gallenfluß bestimmt[4]. Glucosezufuhr regt die Insulinproduktion an; Insulin hat Vaguswirkung[5]. Von der Vagusreizung ist bekannt, daß sie die Gallenproduktion fördert[6].

Fette scheinen keinen Einfluß auf die Gallenproduktion auszuüben[2].

7. Die Gallenmenge.

Die tägliche Gallenproduktion des Menschen beträgt nach KOSTER, SHAPIRO und LERNER (1936) 480—510 cm^3. Nach den Mahlzeiten wird nicht regelmäßig eine Zunahme der Gallenmenge beobachtet. Sicher ist die Gallenproduktion bei Wachsein größer (23,4 cm^3/Std) als während des Schlafes (15,9 cm^3/Std).

[1] DANIEL und PRICHARD 1951. [2] KOCOUR und IVY 1938.
[3] SMYTH und WHIPPLE 1924, STRANSKY 1925. [4] LICHTMAN 1942.
[5] STAUB 1930. [6] TANTURI und IVY 1938.

8. Die Zusammensetzung der Galle.

Die genaue Zusammensetzung der Leber- und der Blasengalle ist in den Büchern von SOBOTKA (1937) und von HOPPE-SEYLER/THIERFELDER (1953) dargestellt. Siehe entsprechenden Abschnitt in „Physiologie der Gallenblase und Gallenwege" (S. 361).

9. Die Gallensäuren.

Die Gallensäuren gehören zu den wichtigsten Bestandteilen der Galle. Sie kommen hauptsächlich in gepaarter Form vor als Glykocholsäure und als Taurocholsäure, die sich mengenmäßig zueinander wie 2:1 verhalten[1]. Ungepaarte Cholsäure ist in der Galle nur in geringer Menge vorhanden. Die Paarung der Gallensäuren findet in der Leber statt; als Beweise gelten die folgenden aus zahlreichen Experimenten gewonnenen Tatsachen: 1. Bei Leberfunktionsstörungen sowie nach Anlegen einer Eckschen Fistel sinkt die Produktion gepaarter Gallensäuren bis auf 50% des Normalwertes[2]. 2. Bei Lebererkrankungen wird der Anteil der ungepaarten Cholsäure in der Galle größer[1].

Die Leber ist nicht nur der Ort der Paarung der Gallensäuren, sondern auch der Ort der Zerstörung. Werden nämlich einem hepatektomierten Tiere Gallensalze intravenös verabreicht, so werden sie quantitativ im Harn ausgeschieden, während das beim Normaltier nicht der Fall ist.

Wir wissen also genau Bescheid, wo die Paarung und die Zerstörung der Gallensäure stattfindet. Weniger genau sind wir über die Bildung der Cholsäure unterrichtet.

Das chemische Grundgerüst der Cholsäure ist der Cyclo-pentano-perhydrophenanthrenring. Die Cholsäure ist verwandt mit Cholesterin, Vitamin D, Sexualhormonen und Nebennierenrindenhormonen. Aus der menschlichen Galle wurden Cholsäure, Desoxycholsäure und Chenodesoxycholsäure im Verhältnis von 3:1:1 isoliert[3]. Höchstwahrscheinlich ist Cholesterin ein Vorläufer der Cholsäure. SCHOENHEIMER et al. (1936) haben Cholesterin, das mit Deuterium markiert war, an Hunde verfüttert; sie konnten nachher keine deuteriumhaltige Cholsäure nachweisen. Dagegen gelang es BLOCH et al. (1943), in ähnlichen Versuchen deuteriumhaltige Cholsäure zu isolieren.

Ob Cholsäure in den Leberepithelien fabriziert wird, oder ob sie nur von anderen Produktionsstätten zur Leber geleitet wird, ist nicht abgeklärt. Daß der Körper Cholsäure produzieren kann, geht aus der Beobachtung an Gallenfistelhunden hervor, welche bei längerer Hungerperiode weiter Gallensäuren sezernieren. Daß andererseits ein Teil aus der Nahrung stammt, kann aus der Zunahme nach Eiweißfütterung geschlossen werden. ANNEGERS und FRIEND (1949) beobachteten, daß die Größe der Cholsäureproduktion bei Hunden linear mit der Zugabe von Casein zur Nahrung ansteigt. Caseinhydrolysat hatte diese Wirkung nicht, so daß keine Beziehung zu einer Aminosäure ermittelt werden konnte. Zusammen mit Leberkonzentrat aber führte die Verfütterung von Caseinhydrolysat zu einem bedeutenden Anstieg der Gallensäurensekretion[4]. Es werden zwei wirksame Faktoren angenommen: die Aminosäuren und ein Vitamin. HAWKINS et al. (1949) erzielten durch subcutane Injektion von Aminosäurelösung bei Gallenfistelhunden eine Zunahme der Gallensäurenausscheidung. Nach MAGEE et al. (1952) kann bei Gallenfistelhunden, durch Zugabe von 42,6 g der 10 lebenswichtigen Aminosäuren (in gleichen Mengenverhältnissen wie im

[1] COLP und DOUBILET 1936. [2] SMITH und WHIPPLE 1930.
[3] CARTER und THOMPSON 1949. [4] COBURN und ANNEGERS 1950.

Casein) zu einer Standarddiät, eine tägliche Steigerung der Gallensäurenproduktion um etwa 25% erreicht werden. An dieser Wirkung sind Lysin, Glycin und die d-Aminosäuren nicht beteiligt. Die ketogenen Aminosäuren erhöhen die Gallensäurenproduktion: zusätzlich fördernd wirken dabei Gaben von Methionin, Threonin und Valin. Vitamin B_{12} steigert die Gallensäurensekretion vorübergehend. Cortisonacetat und Testosteronpropionat haben keinerlei Wirkung.

Die beiden Substanzen, mit denen sich die Cholsäuren paaren, Glykokoll und Taurin, werden im Körper im Überfluß gebildet. Immerhin können die Taurinreserven durch Verfütterung von Cholsäure an Gallenfistelhunde erschöpft werden. Werden Cystinkörper zur Cholsäure zugegeben, so wird die Taurocholsäuresekretion erhöht[1]. Taurin wird also im Organismus aus Cystin und ähnlichen Substanzen gebildet.

Die Gallensäuren unterliegen einem enterohepatischen Kreislauf. Sie gelangen durch die Gallenwege in den Darm, wo sie bei der Fettresorption eine Rolle spielen.

FRAZER, SCHULMAN und STEWART (1944/45) haben gezeigt, daß der fettemulgierende Effekt der Gallensalze allein viel geringer ist als der einer Kombination von Gallensalzen, Fettsäuren und Monoglyceriden. Aus neuesten Fütterungsversuchen mit deuteriummarkiertem Fett geht hervor, daß nur 25—53% des Nahrungsfettes im Darme völlig hydrolysiert werden. Der Rest passiert entweder völlig unverändert (d. h. als Neutralfett) oder nach intermediärer Spaltung zu Mono- bzw. Diglyceriden die Darmwand[2]. In diesem Falle können die Gallensäuren nur als Fettemulgatoren wirken.

Wie Fütterungsversuche an Fistelhunden beweisen, werden Gallensalze fast zu 90% aus dem Darm rückresorbiert. Also werden nur etwa 10% der Gallensalze neu gebildet; der größte Teil wandert immer wieder von der Leber über die Gallenwege zum Darm und zurück über die Pfortader zur Leber.

Trotzdem nimmt aber die Konzentration der Gallensäuren nicht wesentlich ab, wenn sämtliche Galle durch eine Fistel nach außen geleitet wird. BERMAN et al. (1941) stellten fest, daß bei Fistelhunden, die alle Galle verloren, in 8 Std etwa 0,46—0,48 g Cholsäure produziert wurde. Es muß also irgendein unbekannter Mechanismus bestehen, der die Gallensäureproduktion kontrolliert.

10. Die Abbauprodukte des Hämins (Gallenpigmente).

Bilirubin ist das wichtigste Pigment der menschlichen Galle. Biliverdin, ein Oxydationsprodukt, kommt beim Menschen in nur geringen Mengen vor, während es bei Vögeln das Hauptpigment darstellt. Reichlich Biliverdin ist auch in der Herbivorengalle vorhanden. Nach BAUMGÄRTEL (1949) beruht der Unterschied auf dem Vorhandensein bzw. Fehlen eines reduzierenden Leberfermentes. Bei Herbivoren, denen das Ferment fehlt, bleibt der Hämoglobinabbau auf der Biliverdinstufe stehen. Die Pigmente machen 15—20% der Gesamttrockensubstanz der menschlichen Galle aus.

a) Die Quellen der Gallenpigmente.

Bilirubin ist ein eisenfreier Abkömmling des Hämoglobins. Die Beziehung von Bilirubin zu Hämoglobin ist schon vor mehr als 100 Jahren von VIRCHOW (1847) beschrieben worden. Er entdeckte in älteren Hämatomen einen Farbstoff, den er „Haematoidin“ nannte. RICH und BUMSTEAD (1925) beweisen, daß

[1] VIRTUE und DOSTER-VIRTUE 1939, BUCHHOLZ und LEY 1953.
[2] BERNHARD, WAGNER und RITZEL 1952.

„Haematoidin" mit Bilirubin identisch ist. Die chemischen Beziehungen von Hämoglobin und Bilirubin sind durch die Untersuchungen von FISCHER (1929) und LEMBERG (1935, 1938) abgeklärt. Das gemeinsame Grundgerüst ist der Porphyrinring. Den Arbeiten von LEMBERG entnehmen wir, daß bei der Bildung von Bilirubin aus Hämoglobin der Porphyrinring oxydativ an der Alpha-methen-Brücke geöffnet wird. Es entsteht eine Kette aus 4 Pyrrolringen, die immer noch Eisen und Globin enthält. Es handelt sich um ein grünliches Pigment: das Verdohämoglobin. Später werden Eisen und Globin entfernt; es entsteht Biliverdin. Dieses wird rasch durch Dehydrogenasen zu Bilirubin reduziert. Das freiwerdende Eisen wird vorwiegend in Leber und Milz abgelagert. Das eisenfreie Porphyringlobin, nach WATSON (1946) Bilirubinglobin genannt, verliert seinen Eiweißanteil in der Leber, wo das Globin für die Hämoglobinsynthese neu verwendet wird.

Die alte Auffassung, daß die ausgeschiedenen Gallenfarbstoffe ausschließlich aus dem bei der Zerstörung der gealterten Erythrocyten abgebauten Hämoglobin stammen, ist nicht zutreffend. Stercobilin, das hauptsächliche Endprodukt des Gallenfarbstoffwechsels, wird nur zu 70% von den zugrunde gehenden Erythrocyten geliefert. 20% fallen aus dem Hämoglobinstoffwechsel der jungen unreifen Blutzellen an. 10% werden von anderen Häminproteiden (Myoglobin, Katalase und Cytochromen) bei ihrem Abbau beigesteuert[1].

LONDON, WEST, SHEMIN und RITTENBERG (1950) gaben Versuchspersonen N^{15}-Glykokoll und verfolgten seinen Einbau in Hämoglobin und die Ausscheidung von N^{15}-Stercobilin. Das ausgeschiedene Stercobilin zeigte schon in den ersten 4 Tagen, also zu einer Zeit, in der noch keine N^{15}-Hämoglobin tragenden Erythrocyten zugrunde gegangen sein konnten, einen hohen N^{15}-Gehalt. Die N^{15}-Konzentration des Stercobilins sank dann ab, um wieder zu einer Zeit anzusteigen, in welcher der physiologische Abbau der mit N^{15}-Glykokoll bei Versuchsbeginn markierten Erythrocyten zu erwarten war.

Die Deutung dieser Befunde lautet: In den unreifen Erythrocyten gehen Aufbau und Abbau des Hämoglobins nebeneinander her. Dieser Hämoglobinabbau der unreifen Erythrocyten ist wahrscheinlich die Quelle des N^{15}-Stercobilins der ersten Tage nach Fütterung der Isotopen. Je reifer die Blutzellen werden, desto mehr nimmt der Hämoglobinabbau ab und die Hämoglobinsynthese zu. In den reifen Erythrocyten steht der Hämoglobinstoffwechsel still, bis die Zerstörung der Erythrocyten eintritt. Diese setzt nach etwa 100 Tagen ein, was der mittleren Lebensdauer der menschlichen Erythrocyten entspricht.

Eine mittlere Lebensdauer der Erythrocyten von 100 Tagen bedeutet einen täglichen Auf- und Abbau von rund 6—7 g Hämoglobin. Die Gesamtausscheidung an Bilirubinoiden beträgt beim Menschen pro Tag 300—350 mg[2].

Durch Isotopenversuche von LONDON (1950) ist bewiesen, daß neben intaktem Hämoglobin auch Hämatin zu Stercobilinogen abgebaut wird. Wird Hunden 800 mg N^{15}- markiertes Hämatin intravenös injiziert, so lassen sich innert 9 Tagen 18% der N^{15}-Dosis im Kot als Stercobilinogen nachweisen.

Die chemischen Stufen des Hämoglobinabbaus sind nicht vollständig geklärt. Dementsprechend ist auch die chemische Nomenklatur uneinheitlich. Für Einzelheiten sei auf die umfassenden Monographien von LEMBERG und LEGGE (1949), GRAY (1953) und WITH (1954) verwiesen.

Die chemischen Beziehungen zwischen Hämoglobin und den verschiedenen Gallenpigmenten werden formelmäßig wie folgt dargestellt:

---

[1] GRAY, NEUBERGER und SNEATH 1950.
[2] LEMBERG und LEGGE 1949.

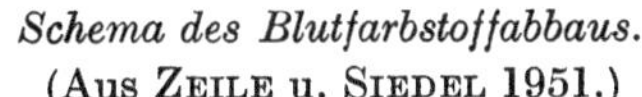

Schema des Blutfarbstoffabbaus.
(Aus ZEILE u. SIEDEL 1951.)

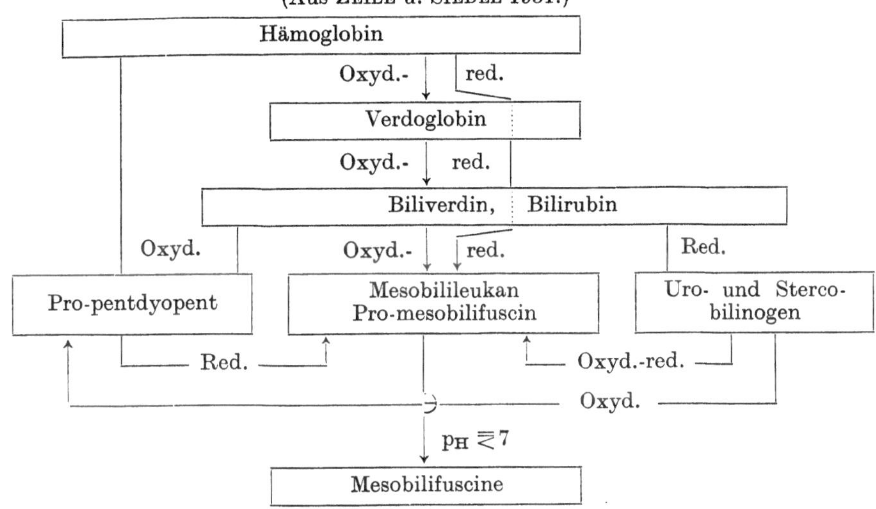

Chemische Formelreihen des Hämoglobinabbaus.
(Aus ZEILE u. SIEDEL 1951.)

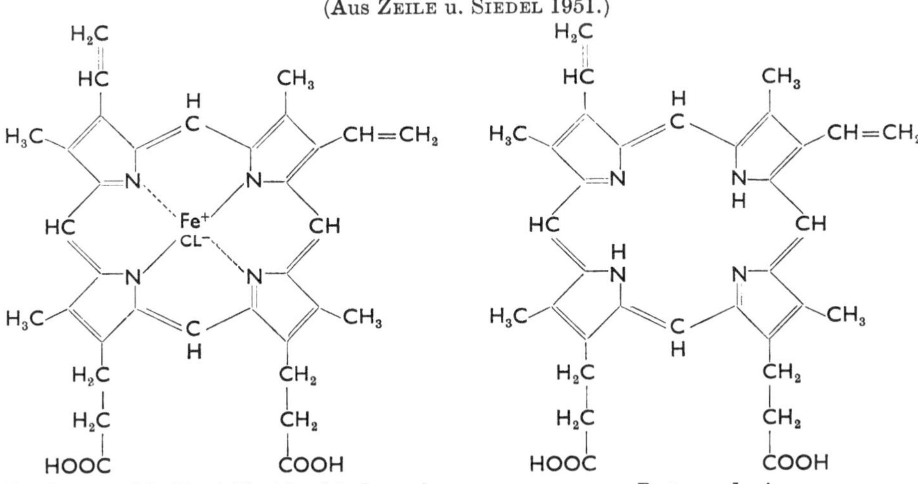

Hämin = stabile Ferrichloridverbindung des Protoporphyrins, die aus Hämoglobin gewonnen wird[1]. Im Hämoglobin wird die Farbstoffkomponente durch Häm dargestellt, dessen Fe zweiwertig ist (unstabile Verbindung).

Protoporphyrin

Verdoglobin (Strukturformel nicht bekannt)[2].

Biliverdin

[1] FISCHER und ORTH 1937.

[2] LEMBERG, LEGGE und LOCKWOOD 1939, LEMBERG, LEGGE und LOCKWOOD 1941a, LEMBERG, LEGGE und LOCKWOOD 1941b, LEGGE und LEMBERG 1941.

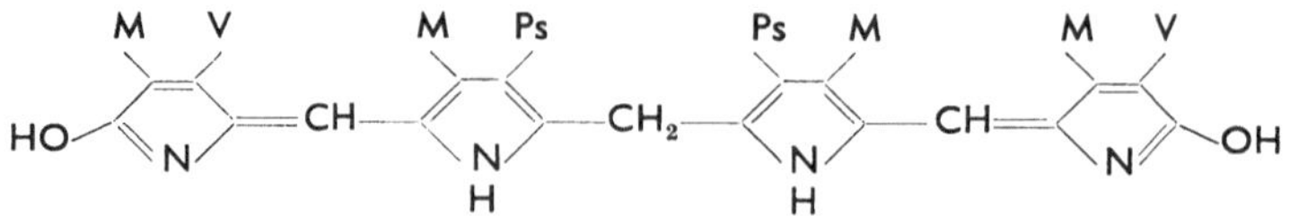

Bilirubin[1]

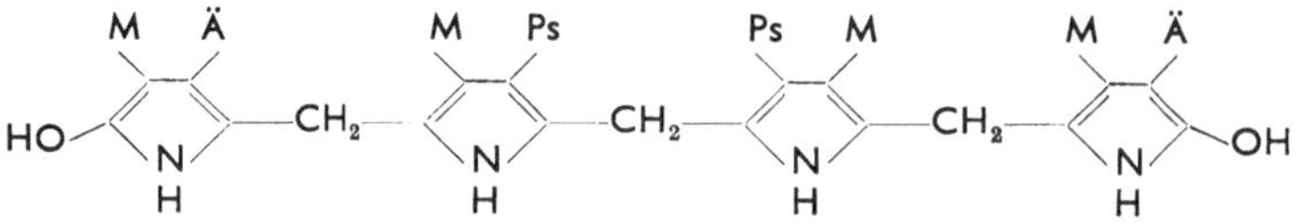

Urobilinogen (= Mesobilirubinogen-IX, α)

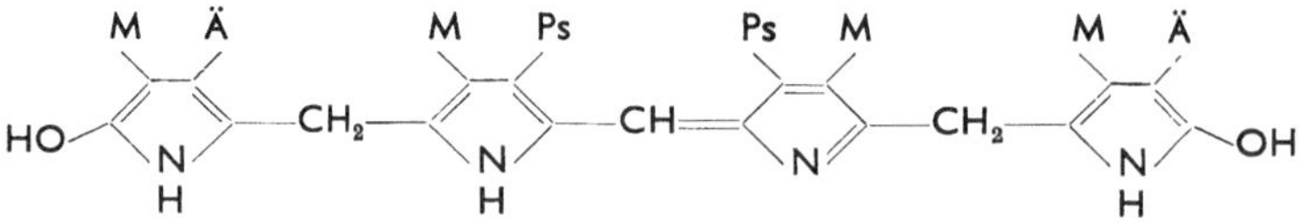

Urobilin (= Urobilin-IX, α)

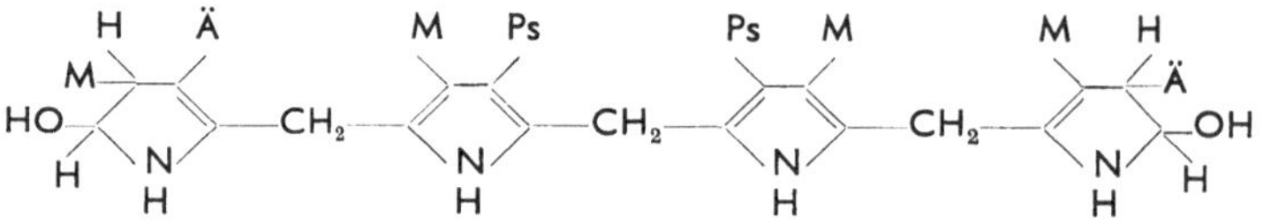

Stercobilinogen

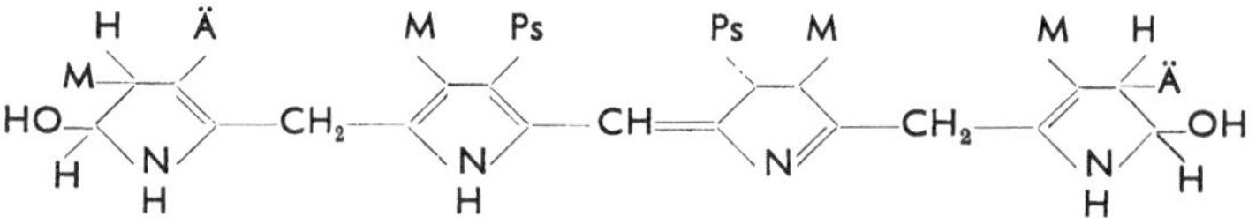

Stercobilin[2]

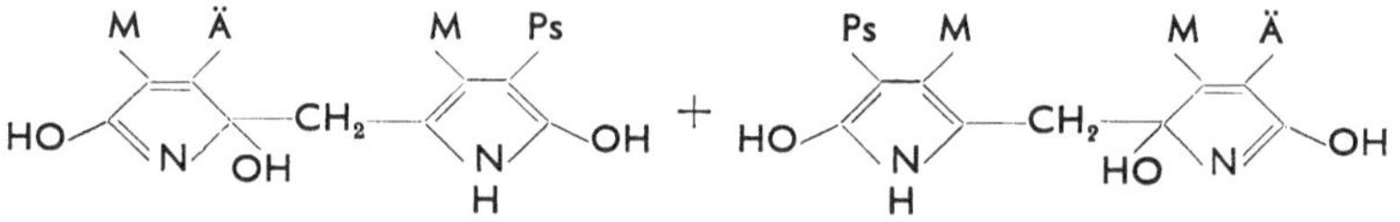

Mesobilileukan (Formel nicht in allen Teilen bewiesen)[3] (= Promesobilifuscin)

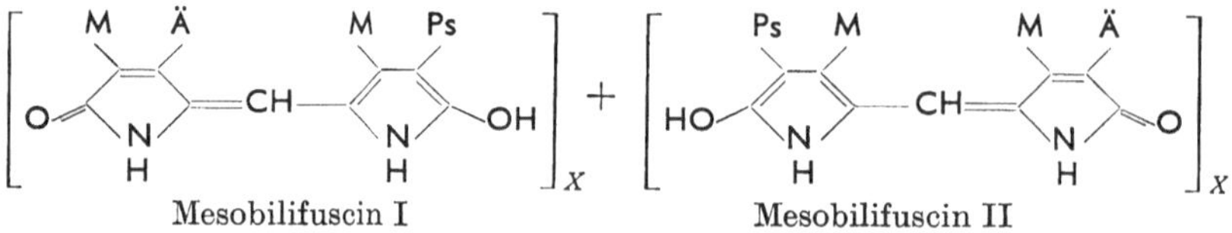

Mesobilifuscin I — Mesobilifuscin II

Mesobilifuscin

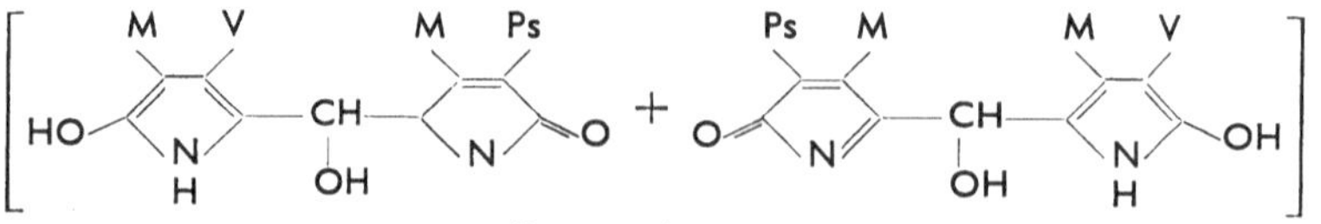

Propentdyopent

M = CH_3, V = CH = CH_2, Ps = CH_2—CH_2—COOH, Ä = CH_2—CH_3

---

[1] SIEDEL und FISCHER 1933.

[2] FISCHER und HALBACH 1936.

[3] SIEDEL und MÖLLER 1939, SIEDEL, STICH und EISENREICH 1948.

b) Der Bildungsort der Gallenpigmente.

MINKOWSKI und NAUNYN (1886) suchten an hepatektomierten Gänsen zu beweisen, daß die Parenchymzellen der Leber alleiniger Bildungsort des Bilirubins seien: Wird Gänsen parenteral Arsenwasserstoff verabreicht, so werden die Tiere ikterisch; werden aber die Gänse vorher hepatektomiert (eine Operation, die bei Gänsen relativ leicht durchzuführen ist), dann tritt keine Gelbsucht auf. McNEE (1913) wiederholte das Experiment. Trotz gleicher Resultate kam er zu anderer Deutung. Er beobachtete nämlich bei mit Arsenwasserstoff vergifteten, nicht entleberten Gänsen in den Kupfferschen Sternzellen phagocytierte Erythrocyten, die sich in allen Stadien der Auflösung befanden. Er nahm daher an, daß die Kupfferschen Sternzellen der Leber, m. a. W. die Reticuloendothelien, die für die Bilirubinbildung verantwortlichen Zellen seien und nicht die Leberepithelien. Bei Vögeln ist, im Gegensatz zu den Säugetieren, das gesamte RES auf die Leber konzentriert. Dadurch läßt sich erklären, warum WHIPPLE und HOOPER (1913) bei Hunden andere Ergebnisse als MINKOWSKI und NAUNYN erhielten. Jene konnten nämlich auch nach Hepatektomie Bilirubinbildung feststellen. Für die McNEEsche Vorstellung sprechen Versuche von GOTTLIEB (1934), der das RES mit Thoriumdioxyd blockierte. Blockierung hatte die gleiche Wirkung wie Leberexstirpation bei den Gänsen von MINKOWSKI und NAUNYN. Wird bei Hunden, die normalerweise kein Bilirubin im Blute haben, die Leber exstirpiert, so sammelt sich das extrahepatisch gebildete Bilirubin im Serum an. Die Leber ist also das Ausscheidungsorgan des Bilirubins[1]. Zusätzliche intravenöse Injektion von Hämoglobin steigert die Bilirubinanhäufung im Blute noch mehr.

MANN, SHEARD und BOLLMAN (1926) haben den relativen Anteil der Reticuloendothelien der verschiedenen Organe an der Bilirubinbildung untersucht. Sie haben zeigen können, daß wahrscheinlich das Knochenmark das wichtigste Organ ist. Ein Tier ohne Leber und Milz produziert Bilirubin in annähernd normaler Menge.

Beim Menschen ist eine gewisse Bilirubinmenge immer im Serum vorhanden. Sie beträgt 0,75 mg-% nach WITH (1943) und bis 1,5 mg-% nach POLLOCK (1945). Das Bilirubin des Serums stammt aus dem Hämoglobin der zerfallenden Erythrocyten. Es ist bekannt, daß aus 1 g Hämoglobin etwa 40 mg Bilirubin entstehen. Diese Umwandlung soll nach RICH (1925) ein intracellulärer Prozeß in den Reticuloendothelzellen sein. RICH wies in Gewebskulturen von Reticuloendothelien, denen Erythrocyten beigesetzt waren, das Auftreten von Bilirubinkristallen innerhalb der Phagocyten nach; er konnte sogar Eisenablagerung in den Reticuloendothelzellen finden. Immerhin scheint die Bilirubinbildung nicht unbedingt an die intakte Zelle gebunden zu sein. DOLJANSKI und KOCH (1935) haben nämlich in Hühnerembryonalextrakt ein Mittel gefunden, Hämoglobin in Bilirubin überzuführen. Die intracelluläre Transformation ist eine wahrscheinliche, aber nicht unangefochtene These, die noch weitere Untersuchungen verlangt[2].

Unklar ist auf jeden Fall die Rolle der Leberzellen bei der Gallenpigmentausscheidung. Die Öffnung des Porphyrinringes, die Bildung von Verdohämoglobin und die Abspaltung von Eisen scheint Aufgabe des RES zu sein, während die Abspaltung des Globins entweder in den Reticuloendothelien oder in den Leberzellen vor sich geht. Es sei kurz an das Schema von ELTON (1935) erinnert, wonach das Bilirubin von den Kupfferschen Sternzellen an die peripheren Leber-

[1] MANN, BOLLMAN und MAGATH 1924.
[2] LEMBERG und LEGGE 1949.

zellen des Leberläppchens abgegeben wird und von Leberzelle zu Leberzelle gegen das Zentrum wandert, wo es in die Gallencapillaren ausgeschieden wird.

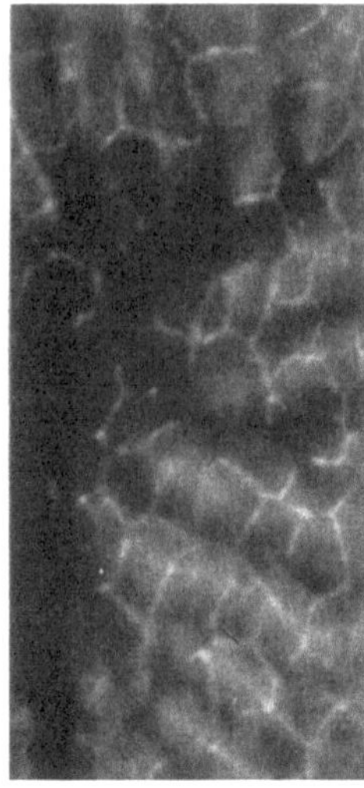
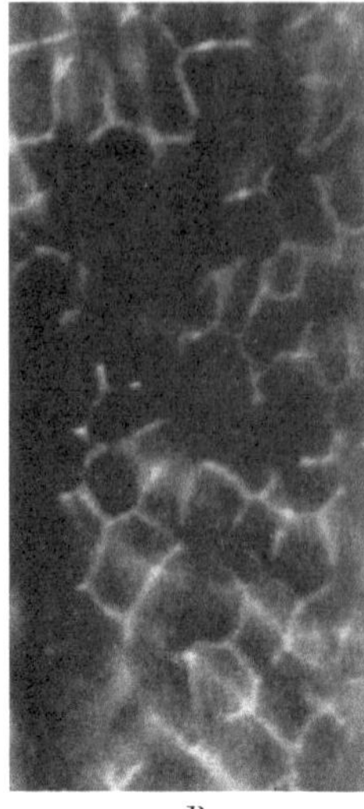

A B

Abb. 17 A und B. A Fluorescenzmikroskopische Darstellung der Gallencapillaren an lebenden Rattenlebern nach intravenöser Injektion von Uranin (Natriumfluorescein). Die Abb. B ist 13 min nach Gallengangsverschluß aufgenommen: geringe Erweiterung der fluorescierenden Gallencapillaren. (Nach Hanzon 1952.)

Hanzon (1952) kommt auf Grund von fluorescenzmikroskopischen Untersuchungen an lebenden Ratten zum Schluß, daß die Leberzellen das Bilirubin ähnlich dem Uranin (Na-Salz des Fluoresceins) in die Gallencapillaren sezernieren (Abb. 17, 18, 19, 20). Beim Sekretionsvorgang sollen die Leberzellen des Läppchenzentrums eine bedeutendere Rolle spielen als die Zellen der Peripherie. Den Reticuloendothelien der Lebersinusoide wird eine aktive Beteiligung an der Bilirubinsekretion abgesprochen.

Zum Problem der „direkten und indirekten van den Bergh-Reaktion" sei kurz folgendes erwähnt. Wird Serum eines Patienten mit Obstruktionsikterus mit Diazobenzolsulfosäure (Ehrlichs Aldehyd-Reagens) zusammengebracht, so entsteht ein roter Farbstoff,

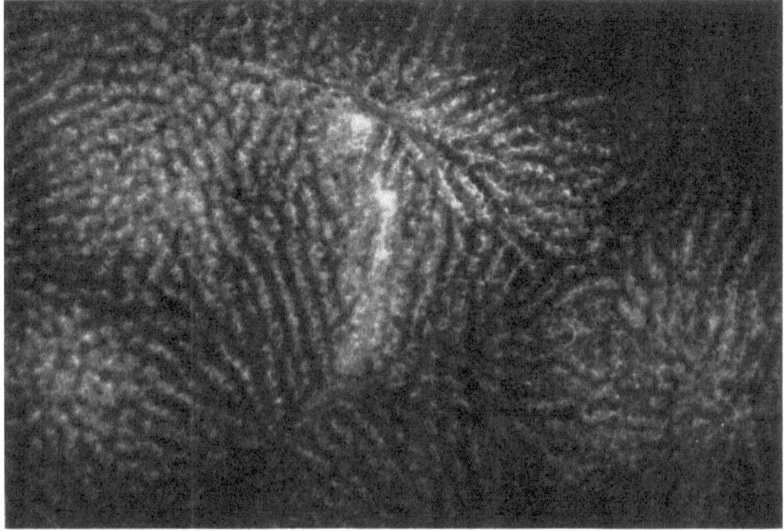

Abb. 18. Fluorescenzmikroskopische Darstellung der Gallencapillaren an lebenden Rattenlebern nach intravenöser Injektion von Uranin. Das Bild ist 20 min nach Gallengangsverschluß aufgenommen. Durchsickern von Uranin aus den Gallencapillaren in die Lebersinusoide durch zwei stark fluorescierende Leberzellen. (Nach Hanzon 1952.)

Azobilirubin. Diese Reaktion, die sofort nach Zugabe von Serum zum Reagens erfolgt, heißt *„direkte van den Bergh-Reaktion"*. Wird normales Serum oder Serum eines Patienten mit hämolytischem Ikterus zu Diazobenzolsulfosäure zugegeben, so tritt eine Rotfärbung erst nach etwa 10 min auf: *„verzögert* *direkte van den Bergh-Reaktion*". Wird aber das Serum eines Patienten mit hämolytischem Ikterus mit Alkohol vorbehandelt, so erscheint die rote Farbe

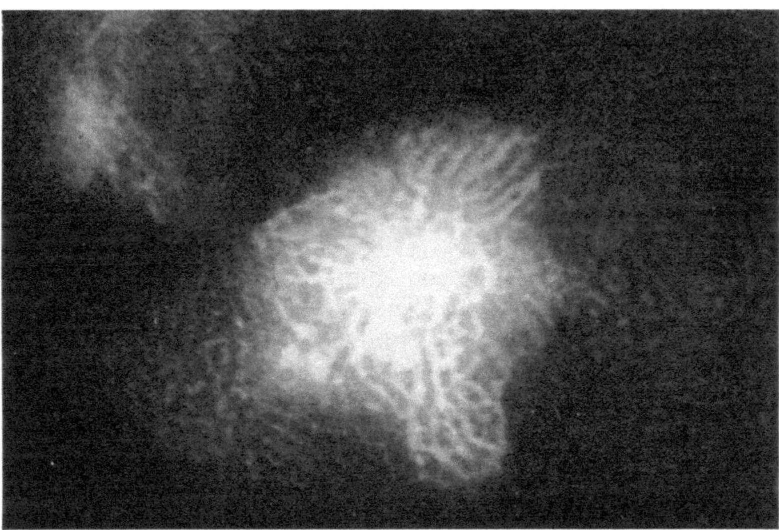

Abb. 19. Fluorescenzmikroskopische Darstellung des Durchsickerns von Uranin aus den Gallencapillaren in Lebersinusoide durch eine Gruppe stark fluorescierender Leberzellen. Lebende Rattenleber. (Nach HANZON 1952.)

des Azobilirubins sofort: „*indirekte van den Bergh-Reaktion*". Das „direkte Bilirubin" oder „prompt reagierende Bilirubin" („prompt bilirubin" im eng-

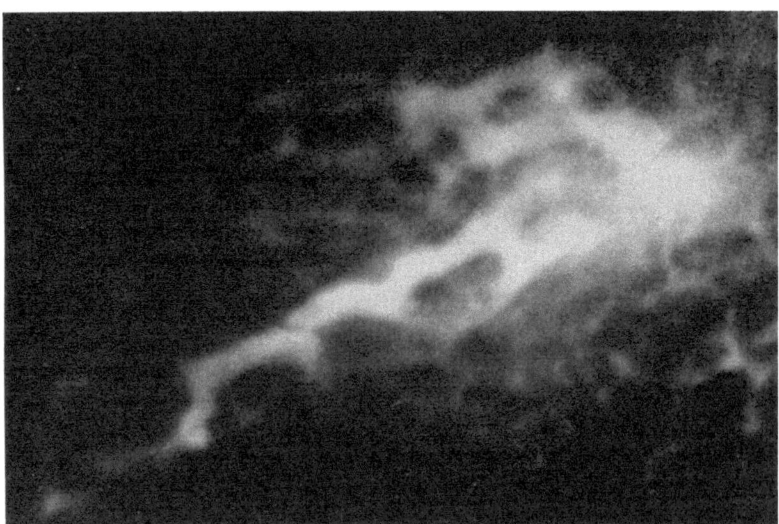

Abb. 20. Fluorescenzmikroskopische Darstellung des Durchsickerns von Uranin aus den Gallencapillaren in die Lebersinusoide an der lebenden Rattenleber. Dauer der Gallenstauung 15 min. Im lebenden Präparat kann deutlich beobachtet werden, wie das Uranin in die Blutcapillaren übertritt. (Nach HANZON 1952.)

lischen Sprachgebrauch) kann die Membran der Nierenglomerula passieren; das „indirekte Bilirubin" oder „verzögert direkt reagierende Bilirubin" („delayed bilirubin") erscheint nicht im Harn.

Zahlreich sind die Theorien der van den Bergh-Reaktion[1]. Es gibt Autoren[2], die glauben, daß die direkte und indirekte Reaktion auf zwei verschiedenen Bilirubinformen beruhe. Dagegen lassen photoelektrische Messungen der Azobilirubinbildung die Existenz zweier chemisch verschiedener Bilirubine unwahrscheinlich erscheinen[3]. Sie sprechen eher dafür, daß irgendein Faktor in einem Falle die Diazoreaktion katalytisch beschleunigt, oder daß eine Hemmsubstanz im andern Falle die Farbstoffbildung verlangsamt. Beim Obstruktionsikterus wäre es möglich, daß im Serum retinierte Substanzen wie Gallensäuren, Cholesterin und Phosphatase, die normalerweise in die Gallengänge ausgeschieden werden, für die direkte Reaktion verantwortlich sind[4]. Nach BAUMGÄRTEL (1950) sind es die Gallensäuren, die Bilirubin kolloidal lösen und dadurch die direkte Reaktion ermöglichen.

Ein wesentlicher Faktor für den Ausfall der van den Bergh-Reaktion ist die Bilirubinkonzentration (STAUB 1929 und 1931 und STEIN 1941). Wird im zeitlichen Ablauf die Bilirubinmenge gemessen, welche mit dem Diazoreagens reagiert und Azobilirubin bildet, so resultiert eine biphasische Kurve[3]. Ob das Serum von einem Patienten mit Obstruktionsikterus oder Parenchymikterus stammt, spielt keine Rolle. Wenn die Bilirubinkonzentration höher als 10 mg-% ist, geht die erste Phase der Azobilirubinbildung derart rasch in eine tief gefärbte Azobilirubinlösung über, daß die zweite langsame Phase der Azobilirubinbildung für das bloße Auge nicht mehr sichtbar ist. Die van den Bergh-Reaktion ist direkt oder prompt. Ist die Bilirubinkonzentration kleiner als 5 mg-%, wird der biphasische Charakter sichtbar. Die Reaktion ist verzögert.

DUCCI und WATSON (1945) glauben, daß das „verzögert direkte Bilirubin" oder „indirekte Bilirubin" im Gegensatz zum „direkten Bilirubin" eine bestimmte chemische Bindung an Serumeiweiß habe. Wird aber Bilirubin mit Serum elektrophoretisch untersucht, so wandert Bilirubin mit α-Globulin und mit Albumin unabhängig davon, ob das Serum von einem Patienten mit Obstruktionsikterus, Parenchymikterus oder hämolytischem Ikterus stammt[5]. Auch KLATSKIN und BUNGARDS (1956) sind der Meinung, daß eine Eiweißbindung keine Rolle spiele. Sie stellten fest, daß die elektrophoretische Beweglichkeit des nativen Globins von derjenigen des Serumbilirubins verschieden ist, daß direkt und indirekt reagierendes Bilirubin bei p_H 6 elektrophoretisch nicht getrennt werden können (obgleich bei diesem p_H Albumin und Globulin in entgegengesetzter Richtung wandern), und daß ferner die Löslichkeit und die bilirubinbindende Fähigkeit des Globins bei einem normalen Blut-p_H derart gering sind, daß ein möglicher Globin-Bilirubinkomplex nur in ganz unbedeutender Menge vorliegen könnte. Die Autoren nehmen verschiedene chemische Struktur zweier Bilirubinformen im Serum an.

Nicht im Widerspruch zu den Untersuchungen von KLATSKIN und BUNGARDS (1956) steht die Arbeit von SCHMID (1956). Diese führt aber wesentlich weiter und scheint des Rätsels Lösung zu bringen. Bei der Kupplung von Bilirubin mit Diazosulfanilsäure entstehen 2 Azofarbstoffe: ein direkt reagierendes Pigment, das in einem weiten p_H-Bereich wasserlöslich ist, und ein indirekt reagierendes Pigment, das bei $p_H < 8$ wasserunlöslich ist und nur nach Alkoholzusatz sich mit Diazosulfanilsäure kuppelt. COLE, LATHE und BILLING (1954) nahmen an, daß die Wasserlöslichkeit des direkt reagierenden Bilirubins auf Paarung mit einer polaren Substanz beruhe. Diese polare Substanz konnte

[1] VAN DEN BERGH, A. A. H. und P. MÜLLER 1916, VAN DEN BERGH, A. A. H. 1918, GRUNENBERG 1923, SOEJIMA 1928, NEWMAN 1928, COLLINSON und FOWWEATHER 1926, GARDIKAS, KENCH und WILKINSON 1947, NAJJAR und CHILDS 1951, BOLLMAN, SHEARD und MANN 1927, BARRON 1931, DUCCI und WATSON 1945.

[2] NAJJAR und CHILDS 1951. [3] GRAY und WHIDBORNE 1946. [4] GRAY 1953.

[5] MARTIN 1948, GRAY und KEKWICK 1948.

durch SCHMID (1956) identifiziert werden: Es handelt sich um Glucuronsäure. Das direkt reagierende Bilirubin ist ein Diglucuronid des Bilirubins, welches wasserlöslich ist und im Urin ausgeschieden wird. Es existiert ein kleiner Teil auch als Monoglucuronid. Das indirekt reagierende Bilirubin wird durch das freie Bilirubin dargestellt, welches wasserunlöslich und deshalb nicht harnfähig ist. Das Bilirubin gehört also zu den Substanzen, die in der Leber mit Glucuronsäure gepaart werden. Auf Grund dieser neuen Erkenntnisse wäre es sicher angebracht, das direkt reagierende Bilirubin als gepaartes Bilirubin (conjugated bilirubin) und das indirekt reagierende Bilirubin als freies Bilirubin (free bilirubin) zu bezeichnen (ed., Lancet 1956).

Nach SCHMID (1957) sind zwei Arten von Gelbsucht zu unterscheiden: a) eine obstruktive Form (intra- oder extrahepatische Obstruktion), bei welcher das wasserlösliche Bilirubinglucoronid ins Blut zurückgedämmt und im Harn ausgeschieden wird; dieses konjugierte Pigment gibt die direkte van den Berghsche Reaktion; b) eine hämolytische Gelbsucht, bei der sich freies Bilirubin im Plasma ansammelt, weil die Konjugationskapazität der Leber mit dem Bilirubinanfall nicht Schritt halten kann; dieses nicht konjugierte Bilirubin gibt eine indirekte van den Berghsche Reaktion und kann wegen seiner Wasserunlöslichkeit nicht im Harn ausgeschieden werden.

c) Der enterohepatische Kreislauf der Gallenpigmente.

Bilirubin wird im Darm zu Urobilinogen bakteriell reduziert und teilweise über die Pfortader rückresorbiert[1]. Das rückresorbierte Urobilinogen wird größtenteils von der Leber wieder in der Galle ausgeschieden. Geringe Mengen gelangen in den großen Kreislauf und erscheinen im Urin. Der normale Tagesurin enthält 0—3,5 mg Urobilinogen[2]. Wird die Galle vom Darme ferngehalten (durch Ableiten über eine Gallenfistel), so wird kein Urobilinogen im Urin gefunden[3]. Erst wenn die Galle sich von der Gallenfistel aus infiziert, kommt es zur Urobilinogenbildung. Damit Urobilinogen bzw. Urobilin entsteht, muß Bilirubin in den Darm gelangen. Daraus leitet sich die für die Differentialdiagnostik des Ikterus wichtige Tatsache ab, daß bei länger dauerndem Verschluß der groben Gallenwege kein Urobilinogen aus dem Darme rückresorbiert wird und infolgedessen kein Urobilinogen bzw. Urobilin im Urin erscheint. Kurze Zeit nach vollständigem Verschluß ist das Urobilinogen im Urin vermehrt, da das aus der verschlußfreien Periode stammende Urobilinogen im Darm erst resorbiert und durch die Niere allein ausgeschieden wird. Fehlen von Urobilinogen (Urobilin) im Urin spricht im Falle eines länger dauernden Ikterus für einen vollständigen Verschluß der Gallenwege, sofern keine Nierenerkrankung vorliegt. Besteht ein Parenchymschaden der Leber, so ist die Urobilinogenausscheidung erhöht, weil die geschädigte Leber das Urobilinogen nicht wieder mit normaler Geschwindigkeit in die Galle abgeben kann. Nach LEMBERG und LEGGE (1949) ist die Vermehrung der Urobilinogenexkretion im Urin das feinste Zeichen eines Leberschadens.

Ist die Bilirubinbildung vermehrt — bei Hämolyse —, so ist die Urobilinogenausscheidung im Urin ebenfalls gesteigert, da die Leber, obwohl intakt, das Übermaß an rückresorbiertem Urobilinogen nicht auszuscheiden vermag.

Urobilinogen kann im Urin vermehrt sein, wenn aus Blutcysten (z. B. Teercysten des Ovars) Urobilinogen in den Blutstrom gelangt[4].

BAUMGÄRTEL (1950) behauptet, daß ein Leberferment in der Gallenblase einen geringen Teil des Bilirubins zu Urobilinogen, ein enterales Bakterienferment den größten Teil des Bilirubins zu Stercobilinogen reduziert. Nach BAUMGÄRTEL entstehen also Urobilinogen und Stercobilinogen in verschiedener Weise und gehen nicht ineinander über.

[1] v. MÜLLER 1892, MCMASTER und ELMAN 1925. [2] HINSBERG 1953.
[3] MCMASTER und ELMAN 1925. [4] RABINOWITSCH 1930.

Die Baumgärtelsche Theorie ist von WATSON (1948/49, 1951, 1952) durch folgende Experimente widerlegt worden:

a) Wird Urobilinogen mit menschlichen Faeces in vitro inkubiert, so entsteht Stercobilinogen und Stercobilin[1]; diese Umwandlung ist auch mit markiertem Urobilinogen (N^{15}) bewiesen worden[2]. Urobilinogen und Stercobilinogen gehen also ineinander über und gehören nicht, wie BAUMGÄRTEL glaubt, zwei verschiedenen chemischen Reihen an. Wenn kristallines Urobilinogen mit acholischen Faeces inkubiert wird, so kann kein Stercobilin isoliert werden; nur Urobilin (IX, α) wird nachgewiesen. Wird Galle zugegeben, so bildet sich Stercobilin. Zwei Faktoren scheinen also für die Stercobilinbildung aus Urobilinogen notwendig zu sein: ein Stuhl- und ein Gallenfaktor. Wird Urobilinogen mit infizierter Galle (Fistelgalle) inkubiert, so entsteht d-Urobilin[3].

WATSON deutete die Ergebnisse seiner Untersuchungen dahin, daß Bilirubin im Darm zuerst zu Urobilinogen reduziert und dann in Gegenwart von Galle durch die Darmbakterien in linksdrehendes Stercobilinogen umgewandelt wird.

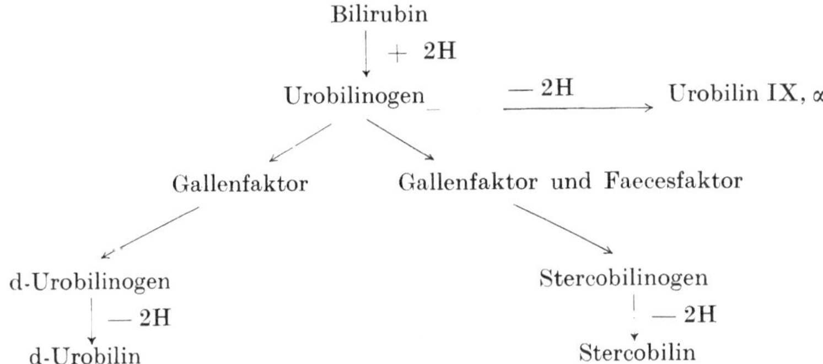

b) Wird der Darm mit Aureomycin sterilisiert[4], so kann nur Bilirubin in den Faeces nachgewiesen werden. Urobilinogen und Stercobilinogen fehlen. Daraus kann gefolgert werden, daß Urobilinogen und Stercobilinogen intestinal entstehen. Wenn nämlich Galle Urobilinogen enthält (durch zellfermentative Reduktion entstanden), wie BAUMGÄRTEL annimmt, dann müßte Urobilinogen in den Faeces zu entdecken sein, sofern Aureomycin nicht das Baumgärtelsche Leberferment hemmt. Wird Aureomycin abgesetzt und der Darm mit Bakterien rekolonisiert, so läßt sich in den ersten Tagen nur d-Urobilin anstatt Stercobilin aus den Faeces isolieren. Möglicherweise erfolgt die erste Rekolonisation des Darmes mit Mikroorganismen, die gewöhnlich nur in den Gallenwegen vorhanden sind.

Die Baumgärtelsche Auffassung wird heute auch in Deutschland abgelehnt (4. Symposium der Freiburger Med. Universitätsklinik 29. 6.—1. 7. 56).

Vieles in den Vorstellungen über den Bilirubinstoffwechsel ist noch Theorie. Wie sehr die Probleme im Fluß sind, zeigen die Monographien von LEMBERG und LEGGE (1949), GRAY (1953) und WITH (1954).

Bis vor kurzem wurde angenommen, daß die Bilirubinoide reine Exkrete der Leber seien. Nach neuesten Untersuchungen[5] sollen aber die Gallenpigmente eine Funktion im Darmkanal ausüben. Vitamin A wird im Darm sehr leicht oxydativ zerstört[6]. Die Gallenfarbstoffe wirken als Antioxydantien und verbessern die Haltbarkeit des Vitamins A. Dadurch wird die Vitamin A-Resorption aus dem Darm gefördert.

[1] WATSON, SBOROV und SCHWARTZ 1942. [2] LOWRY, ZIEGLER und WATSON 1952.
[3] WATSON, SCHWARTZ und SBOROV 1942. [4] SBOROV, JAY und WATSON 1951.
[5] BERNHARD und RITZEL 1953. [6] BERNHARD, SCHEITLIN und RITZEL 1952.

11. Das Gallencholesterin.

Der Cholesteringehalt der Lebergalle beträgt etwa 0,04—0,26 g-%. Das Cholesterin ist in der Galle in freier Form vorhanden. In der Blasengalle kann die Konzentration des Cholesterins entsprechend dem Eindickungsvorgang größer sein: 0,005—6,0 g-%. Cholesterin wird durch die Gallensalze in Lösung gehalten. Cholesterin und Gallensalze verhalten sich mengenmäßig zueinander wie 1:10 bis 1:30. Wird die Cholesterinmenge größer, so daß eine Relation von 1:13 überschritten wird, so fällt Cholesterin aus [1]; Gallensteine können auftreten. Stabilisatoren des Cholesterinsols sind außer den Gallensäuren auch die Fettsäuren.

Bildung und Ausscheidung des Gallencholesterins hängen aufs engste mit dem allgemeinen Cholesterinstoffwechsel zusammen.

Die biologische Synthese des Cholesterins [2] ist durch Isotopenmarkierung bis in alle Details abgeklärt.

Bloch und Rittenberg (1942, 1944) haben mit Deuteriumsignierung Essigsäure als primären Baustein bei der Cholesterinsynthese erkannt. Essigsäure, der 2-C-Körper, welcher intermediär in großen Mengen anfällt, hat eine zentrale Stellung nicht nur im Steroidstoffwechsel, sondern auch im Kohlenhydrat-, im Fettsäure- und Harnsäureumsatz. Nach Inkubation von überlebenden Rattenleberschnitten mit markierter Essigsäure (C^{13}, C^{14}) fanden Little und Bloch (1950) die Methylgruppe der Essigsäure wieder in den Methylgruppen C 18, C 19, C 26 und C 27 und wahrscheinlich auch C 17 des Cholesterins. Die Cholesterinsynthese findet in Leber, Haut, Nieren, Hoden, Dünndarm und Nebennieren statt; Leber und Haut sind die Hauptbildungsorte [3]. Nach Borek und Rittenberg (1949) wird Deuterioaceton wie Deuteriumessigsäure von überlebenden Rattenleberschnitten in Deuteriocholesterin umgewandelt.

Quantitative Angaben über die Herkunft des Plasma- und Gallencholesterins gibt es nicht. Der Grund liegt wahrscheinlich darin, daß Cholesterin nicht nur im Körper synthetisiert und zerstört, im Darm resorbiert und ausgeschieden wird, sondern auch von der Leber in der Galle ausgeschieden und wiederum im Darm rückresorbiert wird. Es existiert also ein enterohepatischer Kreislauf.

Nach Gardner und Gainsborough (1930) zeigt das Gallencholesterin keine dem Blutcholesteringehalt parallele Schwankung. Das Gallencholesterin ist von der Nahrung weitgehend unabhängig und wird auch bei cholesterinfreier Ernährung ausgeschieden.

Byers, Friedman und Michaelis (1951) fanden bei Ratten nach Ligatur des Gallenganges einen Anstieg des Blutcholesterins innert 6 Std. Das Cholesterin im Blut stieg nicht an, wenn die Leber ganz oder teilweise exstirpiert wurde. Entfernung von Nebennieren, Hoden oder anderen cholesterinbildenden Organen war ohne diese Wirkung.

Die Autoren zogen daraus den Schluß, daß die Leber die Quelle der Blutcholesterinzunahme ist, die nach Choledochusligatur auftritt. Auch führt jede Reduktion der Leberfunktion zu einer Verminderung der Cholesterinausscheidung in der Galle [4].

Im Gegensatz zum Gallencholesterin soll das Blutcholesterin von der Nahrung abhängig sein [5]. Fettarme Diät führt zu einer signifikanten Abnahme des Blutcholesterins. Nach Walker et al. (1953) ist weniger der Fett- bzw. Cholesteringehalt der Nahrung als eine hohe Calorienzufuhr überhaupt für die Zunahme der Cholesterinkonzentration im Blute maßgebend. Demgegenüber wiesen Alfin-Slater et al. (1952) nach, daß mit Deuterium signiertes Plasma- und

[1] Andrews, Schoenheimer und Hrdina 1932. [2] Schettler 1952.
[3] Srere, Chaikoff, Treitman und Burstein 1950.
[4] Byers und Friedman 1952. [5] Hildreth, Mellinkoff, Blair und Hildreth 1951.

Lebercholesterin von der Nahrung unabhängig ist. Die Autoren bestimmten die Größe der Cholesterinsynthese in der Leber und die im Plasma erscheinende Menge von neugebildetem Cholesterin von Ratten, indem sie die Deuteriumaufnahme in Cholesterin am Ende von bestimmten Zeitintervallen maßen. Die neugebildete Cholesterinmenge in Leber und Plasma blieb sich gleich, ob die Ratten auf niedere oder hohe Fettdiät gesetzt wurden.

Das in der Galle ausgeschiedene Cholesterin wird, soweit es nicht rückresorbiert wird, im Darm zu Koprosterin reduziert und mit den Faeces entleert. Nach BAUMGÄRTEL (1943) soll diese Reduktion bakteriell zustande kommen. Wasserstoffdonator sei ein Cystin-Cystein-System, dessen Wasserstoff durch Dehydrogenase im Bacterium coli auf Cholesterin übertragen werde. Das Koprosterin geht allerdings nur z. T. auf das Gallencholesterin zurück; der größere Teil stammt von Cholesterin, welches im Dickdarm ausgeschieden wird[1]. Die formelmäßige Darstellung der Umwandlung von Cholesterin zu Koprosterin ist folgende:

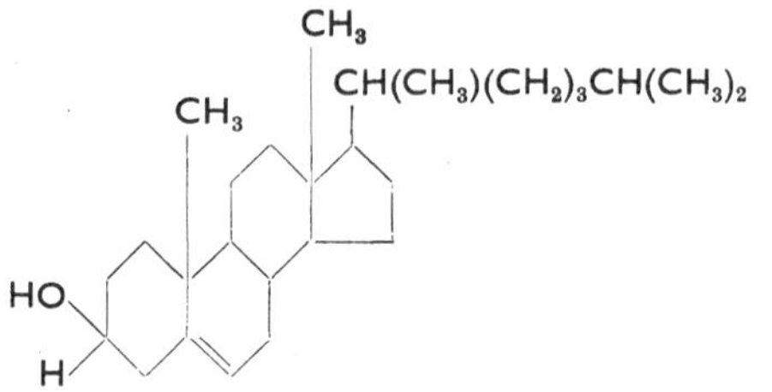

Cholesterin

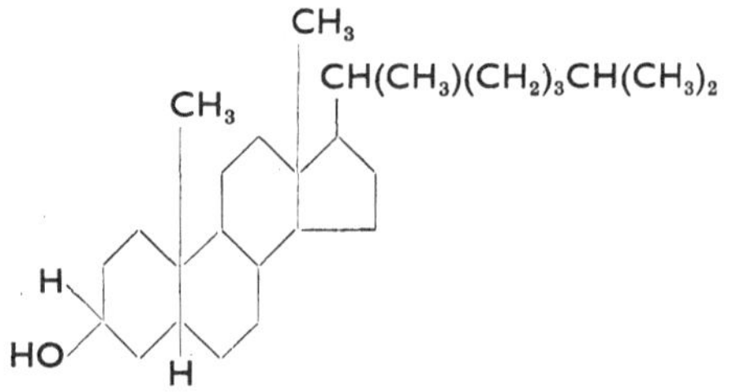

Koprosterin

12. Die Lipoide der Galle.

Neben Cholesterin sind in der Galle Lipoide vorhanden, die eine bedeutende Rolle bei der Fettresorption spielen. Nach FÜRTH et al. (1930, 1931) ist das Lösungsvermögen einer reinen Glykocholatlösung für Olivenöl gering, durch Lecithinzusatz wird es erheblich gesteigert. 100 cm^3 frische Rindergalle vermögen 10—11 cm^3 Olivenöl zu lösen. Nach Beseitigung des Lecithins sinkt das Lösungsvermögen der Galle für Olivenöl und für Ölsäure auf einen geringen Wert ab. Ein künstliches Gemenge von gallensauren Salzen mit Lecithin und Mucin erreicht ein Lösungsvermögen für Fette, welches demjenigen der Galle sehr nahe kommt.

Exakte Daten über den Lipoidgehalt der Galle sind spärlich. Nach HINSBERG und BRUNS (1953) bestehen analytische Schwierigkeiten, weil sich mit der meist verwendeten Methode von HOPPE-SEYLER Phospholipoide im alkoholischen Extrakt durch Äther nicht von den gallensauren Salzen abtrennen lassen. Ein großer Teil der Phospholipoide wird mit den Gallensäuren zusammen ausgefällt. Nach einem neuen Extraktionsverfahren von ISAKSSON (1952) sind etwa 25% der gelösten Stoffe in der Galle Lipoide, davon 80% Lecithine. Cholin kommt

[1] BEUMER und HEPNER 1929.

nur gebunden in Lecithinen vor[1]. Alle Phospholipoide der Galle sind Phosphatidylcholine = Lecithine. Nach HINSBERG und BRUNS (1953) sind Angaben über das Vorkommen von Sphingomyelinen in der Galle unrichtig. Lecithine sind in der Galle an Gallensäuren gebunden.

Über Bildung und Umsatz der Phospholipoide hat die Isotopenmarkierung neue Resultate gefördert. Während EPPINGER (1937) sich noch mit bloßen Vermutungen begnügen mußte, konnte in den letzten Jahren mit Hilfe der Deuterium- oder P^{32}-Signierung das „turnover" der Phosphatide genau verfolgt werden. Nach FISHLER et al. (1943) ist die Leber der Hauptort des Plasmaphosphatid-turnover. Wird gemessen, wie rasch markiertes Phosphatid aus dem Blute verschwindet, so läßt sich feststellen, daß dieser Prozeß beim normalen Hund 6—10mal rascher vor sich geht als beim leberlosen Tier[2].

Laut Isotopenversuchen (P^{32}) von SCHAFFNER et al. (1951) besteht keine Beziehung zwischen den Plasmaphosphatiden und den Gallenphosphatiden. Zeitpunkt und Menge der P^{32}-Aufnahme in Phospholipoide der Galle und des Plasmas (Versuche an Hunden) sind vollkommen verschieden. Wahrscheinlich werden Gallen- und Plasmaphosphatide in den Leberzellen unabhängig voneinander gebildet und umgesetzt.

Die Galle enthält auch freie Fettsäuren und Neutralfette; die freien Fettsäuren machen 1—2% des Trockenrückstandes aus. Möglicherweise entstammen sie teilweise den wenig stabilen Lecithinen[3]. Der Gehalt an Neutralfett beträgt 0,7—2,0% des Trockenrückstandes.

13. Die anorganischen Bestandteile der Galle.

Die Mineralzusammensetzung der Lebergalle ist derjenigen des Blutes ähnlich[4]. Es besteht aber nicht die strenge Isoionie wie im Blut. Das wichtigste Anion ist Chlorid. DONEDDU (1942) fand in der Lebergalle einen Chloridgehalt von 0,58—0,67 g-% (als NaCl berechnet). Die Choledochusgalle enthielt 0,598 bis 0,615 g-%, die Blasengalle 0,488—0,502 g-%. Weitere Anionen sind Bicarbonate und Phosphate. Das wichtigste Kation ist Natrium. Der Kaliumgehalt ist gering. Natrium und Kalium stehen in einem ziemlich konstanten Verhältnis zueinander von 15:1 bis 20:1[5].

Natrium und Kalium diffundieren in der Gallenblase während der Wasserresorption viel rascher in die Blutbahn als das größere Calciumion. Dadurch erklärt sich die geringere Abnahme des Calciumgehaltes beim Konzentrationsvorgang in der Blasengalle.

Magnesium kommt in der Galle nur in Spuren vor[6]. Immerhin ist diese Tatsache im Hinblick auf die in der Galle ausgeschiedene Phosphatase interessant, da kleinste Magnesiummengen das Ferment aktivieren.

Angaben über „Normalwerte" der anorganischen Bestandteile der Galle haben nur bedingten Wert, da die Elektrolyte großen Schwankungen unterworfen sind. Die Galle ist als Exkretionsprodukt dem Harn vergleichbar[7]. Ähnlich den Nieren ist die Leber wesentlich an der Regulation des Wasser- und Salzhaushaltes des Organismus beteiligt[8]. Im Gegensatz zum Harn kann aber ein pathologischer Salz- und Wasserverlust in der Galle noch durch Rückresorption im Darm kompensiert werden. Die Schleusenwirkung der Leber wird gewissermaßen durch einen enterohepatischen Kreislauf der Salze und des Wassers unterstützt und gesichert[9].

[1] WORM 1939. [2] ENTENMAN, CHAIKOFF und ZILVERSMIT 1946.
[3] HINSBERG und BRUNS 1953. [4] GAMBLE und MCIVER 1928. [5] SOBOTKA 1937.
[6] STRANSKY 1931. [7] BECKMANN 1928. [8] BECKMANN 1927. [9] EPPINGER 1937.

Die Leber gibt Ionen nicht nur an die Galle, sondern auch an die Lymphe und an das Blut ab. Große Mengen Natrium, die in die Pfortader eingeführt werden, scheidet die Leber in die Galle und in die Lymphe aus. Kalium wird vorwiegend und Calcium vollständig an die Blutbahn abgegeben. Chloride werden langsam in den Blutstrom, Bicarbonate in die Galle und Phosphate in Blut und Lymphbahn ausgeschieden. Sulfate werden in der Leber zurückgehalten[1] und intermediär z. B. zur Entgiftung verwertet.

Die kranke Leber kann die physikalisch-chemische Regulation stören. Bei Choledochusverschluß werden Überschüsse an Ionen und Wasser, welche normalerweise mit der Galle abgeleitet werden, ausschließlich dem Blut und der Lymphe zugeführt[2]. Bei Leberparenchymschäden retiniert die Leber Wasser[3]. Bei der Intoxikation mit technischem Chloranil, wie sie STAUB (1926) beschrieben hat, kommt es zu schwerem Leberschaden. Wie stark die geschädigte Kaninchenleber dabei Wasser retiniert, illustriert die folgende Tabelle, die den Wassergehalt in absoluten Zahlen (H_2O g) wiedergibt:

Versuchs-Nr.	Dauer der Vergiftung	Körpergewicht g	Wassergehalt der Leber absolut g
K 10		2200	65,54
K 16	Normal-	2100	67,10
K 17	lebern	1775	37,22
K 18		2275	44,76
K 27	10 Std	1650	40,99
K 9	2 Tage	2500	71,15
K 11	2 Tage	2000	76,28
K 15	30 Std	1575	64,87
K 8	8 Tage	2550	213,29
K 13	8 Tage	2225	178,45
K 14	6 Tage	2475	175,04
K 26	7 Tage	1950	98,68
K 33	6 Tage	2950	138,93
K 34	$6^1/_2$ Tage	2000	132,66

Diese Zahlen zeigen ferner, daß die Wasserretention mit der Dauer der Vergiftung (= Schwere der Vergiftung) deutlich zunimmt. Die Wasserzunahme der Leber wird mikroskopisch sogar sichtbar; es entwickeln sich Blasenzellen (Sudanfärbung negativ); s. Abb. 21.

Nach RALLI et al. (1945) soll diese Wasserretention teilweise auf die verminderte Inaktivierung des antidiuretischen Prinzips des Hypophysenhinterlappens zurückgehen, welche normalerweise in der gesunden Leber vor sich geht. Neuere Untersuchungen haben aber eine verminderte Inaktivierung des antidiuretischen Prinzips durch die kranke Leber nicht bestätigt[4].

Die Bedeutung der Galle für die Wasser- und Ionenregulation zeigen deutlich Untersuchungen an Gallenfistelpatienten: Durch den langdauernden Verlust von Flüssigkeit und Elektrolyten kommt es zur Störung des Säure-Basengleichgewichtes[5] und zur Mobilisierung von Kalk und Phosphor aus den Knochen[6].

In der Galle wird Eisen ausgeschieden. HENRIQUES und ROLAND (1928) fanden beim Hund eine tägliche Eisenabgabe mit der Galle von 0,09—0,4 mg (bezogen auf die Gesamtmenge von 20—55 cm^3 in 24 Std) und zwar in anorganischer Form. Nach Hämolyse der Erythrocyten mit Phenylhydrazin steigt der Eisengehalt der Galle stark an[7]. Wird dagegen Kaninchen Ferrosulfat intravenös injiziert, so wird die Eisenausscheidung in der Galle nicht oder nur wenig erhöht[8]. Der Galle kommt als Ausscheidungsweg für Eisen praktisch kaum eine Bedeutung zu, weil Eisen intestinal rückresorbiert wird.

[1] SHOHL 1939. [2] BECKMANN 1929.
[3] STAUB 1926, HIMSWORTH 1949.
[4] BERNSTEIN, WESTON, ROSS, GROSSMAN, HANENSON und LEITER 1953, WHITE, RUBIN und LEITER 1951, 1953, STEIN, SCHWARTZ und MIRSKY 1954.
[5] DÜTTMANN 1927. [6] SNELL und WEIR 1927.
[7] VANNOTTI und DELACHAUX 1942.
[8] STRANSKY 1931.

14. Das Wasser der Galle.

Der Wassergehalt der Lebergalle beträgt 97%. Er ist weitgehend von der Ionenkonzentration abhängig. Perorale Wassereinnahme hat keine Wirkung auf die Gallensekretion[1], wohl aber rectale Wasserzufuhr.

15. Der Schleim- und Eiweißgehalt der Galle.

Schleim wird der Galle erst in den ableitenden Gallenwegen und in der Gallenblase beigemengt; die Hepaticusgalle enthält kein Mucin. Nach DOMINI (1941) beträgt der Mucingehalt der Galle 0,44 g-%, nach HARTMANN und KOHL (1950) 0,5 g-%. Dem Mucin kommt wahrscheinlich die Aufgabe zu, die Schleimhaut der Gallenwege vor Andauung durch die Galle zu schützen[2].

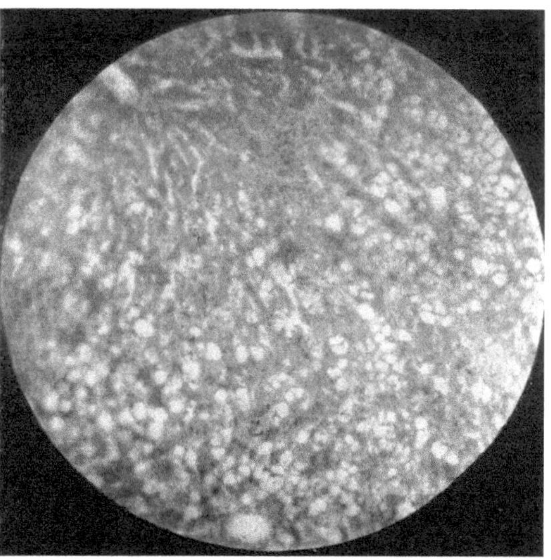

Abb. 21. Blasenzellen der Leber eines mit technischem Chloranil vergifteten Kaninchens. Hämalaun-Eosin-Färbung. Vergr. 1:64. (Nach STAUB 1927.)

Außer Mucoproteid (Mucin) sind eigentliche Proteine in der Galle vorhanden. Nach HARTMANN und KOHL (1950) ist der Proteingehalt der Galle 0,8 bis 1,2 g-% (Leichengalle). Autoren wie ALTMANN und KÜHN (1949) bewerten Eiweißausscheidung in der Galle (Albuminocholie) als Zeichen einer Lebererkrankung. Es wird eine pathologische Durchlässigkeitssteigerung der Lebercapillaren für Serumproteine angenommen. Nach HARTMANN und KOHL ist der Krankheitsbegriff der Albuminocholie falsch. Es werden beim Gesunden Albumine und Globuline im Verhältnis von 2:1 in der Galle ausgeschieden. Albumine und Globuline lassen sich mit Ammoniumsulfatfällung und Elektrophorese leicht trennen. Elektrophoretisch sind die Globulinfraktionen α, β und γ wie im Blutplasma zu unterscheiden. Zwischen Hepaticusgalle und Blasengalle besteht ein charakteristischer Unterschied. Die Albuminwerte in der Blasengalle betragen etwa das Doppelte der Albuminwerte in der Hepaticusgalle, während die Globuline und das Mucin in der Blasengalle nur unwesentlich höher liegen. Unter pathologischen Bedingungen ändert sich der Albumin/Globulin-Quotient wie in anderen Körperflüssigkeiten. Die Änderung des Kolloidzustandes kann Voraussetzung für die Entstehung von Gallensteinen sein.

Über die Herkunft der Eiweißkörper der Galle läßt sich nichts Bestimmtes sagen. Entweder sind die Leberzellen für die Bluteiweißkörper physiologischerweise durchlässig — wobei die Proteine die Capillarwand der Lebersinusoide, das Gitterrohr und die Leberzelle bis zu den Gallencapillaren passieren müßten —, oder die Eiweißkörper der Galle stammen aus der Leberzelle.

16. Die Fermente in der Galle.

V. WITTICH (1872) wies als erster Amylase in der Galle nach. ZUCKER et al. (1932) fanden die Gallenamylase vermehrt, wenn die Serumamylase erhöht war.

[1] WALZEL und WELTMANN 1924. [2] HORRALL 1938.

Sie bestimmten Amylase nach der Methode von WOHLGEMUTH (1908) und stellten fest, daß beim Gallenfistelhund die Serumamylase und die Gallenamylase beträchtlich anstiegen, wenn die Pankreasgänge ligiert wurden. Nach Ligatur der Pankreasgänge wird ferner eine erhöhte Ausscheidung von proteolytischen Fermenten[1] und von Lipase[2] in der Galle gefunden.

Alkalische Phosphatase in der Galle ist zuerst von DEMUTH (1925) festgestellt worden. Die mittlere Phosphataseaktivität der menschlichen Galle ist größer als diejenige des Serums[3]. Die Phosphataseaktivität der aus den Gallenwegen direkt gewonnenen Galle ist geringer als die Aktivität der mit der Duodenalsonde aufgefangenen Galle, welcher die alkalische Phosphatase des Dünndarms beigemengt ist.

Bei Verschlußikterus ist die alkalische Serumphosphatase erhöht[4]. BODANSKY und JAFFÉ (1934) benützten zur Bestimmung der Aktivität Glycerophosphat, KING und ARMSTRONG (1934) Diphenylphosphat als Substrat. Nachgewiesen wird eine Phosphomonoesterase mit Wirkungsoptimum p_H 9.

Das Vorkommen der alkalischen Phosphatase in der Galle und der Anstieg der Serumphosphatase nach Verschluß der groben Gallenwege führen zwangsläufig zur Frage, welche Rolle der Leber bei der Produktion und Sekretion des Fermentes zukommt. Die Möglichkeiten sind folgende: Entweder ist die Leber Hauptproduktionsstätte und Sekretionsorgan des Fermentes, oder das Ferment wird in anderen Organen (Knochenmark) gebildet und lediglich über die Leber in die Galle ausgeschieden.

CANTAROW und MILLER (1948) und WANG und GROSSMAN (1949) transfundierten phosphatasereiches Serum eines Hundes mit Verschlußikterus auf ein Normaltier. Bei diesem ließ sich keine Zunahme des Fermentgehaltes in der Galle nachweisen, obschon die Phosphataseaktivität im Blute für längere Zeit erhöht war. Die Leberzellen sind demnach nicht imstande, zusätzlich zugeführte alkalische Phosphatase aus dem Blut über die Galle zu entfernen. Wird aber alkalische Phosphatase, die aus Kälberduodenum extrahiert wird, Hunden injiziert, so ist in der Galle 96 Std eine erhöhte Ausscheidung von alkalischer Phosphatase nachweisbar[5]. Das Schicksal von aus Duodenum extrahierter alkalischer Phosphatase und von alkalischer Phosphatase aus dem Blute bei Verschlußikterus ist also verschieden: Entweder handelt es sich um chemisch verschiedene Körper, oder beim Verschlußikterus tritt eine Hemmsubstanz auf, die die Ausscheidung in der Galle verhindert.

DALGAARD (1949) hat gezeigt, daß nach vollständiger Hepatektomie die Serumphosphatase zunimmt. Es kann also der Leber eine Regulationsfunktion bei der Phosphataseausscheidung zugeschrieben werden. Die Vermutung, daß der Dünndarm die Quelle der erhöhten Phosphataseaktivität im Serum nach Gallengangsligatur sei, hat DALGAARD (1949) experimentell widerlegt. Entfernung des Dünndarms beim Hund mit Verschlußikterus führt nicht zu einer Verminderung der Serumphosphatase.

Von besonderem Interesse sind histochemische Studien. Beim Hund mit Ligatur der groben Gallengänge finden sich erweiterte Gallencapillaren in der Leber[6]. Ob die Dehnung der Gallencapillaren so weit geht, daß es zu einem Kontakt mit dem sog. Disseschen Spaltraum kommt, durch welchen die alkalische Phosphatase über die Lymphe ins Blut gelangt[6], oder ob die Gallencapillaren sich derart erweitern, daß sie bis zu den Blutcapillaren durchbrechen[7],

---

[1] SCHEGALOW 1902. [2] LOMBROSO 1906, ZUCKER, NEWBURGER und BERG 1932.
[3] CABELLO und SILVA 1950. [4] ROBERTS 1930.
[5] LEVEEN, TALBOT, RESTUCCIA und BARBERIO 1950.
[6] KRITZLER und BEAUBIEN 1949. [7] HARD und HAWKINS 1950.

ist nicht entschieden. Nach WACHSTEIN und ZAK (1950) gibt es keine histochemisch demonstrierbaren Durchbrüche von Gallencapillaren in Blutcapillaren, welche als Rückflußkanäle der Galle betrachtet werden könnten.

Wie DALGAARD (1949) stehen WACHSTEIN und ZAK auf dem Standpunkt, daß die Leber ein regulierendes Organ für die Ausscheidung eines Serumphosphataseüberflusses ist. Was die Technik der histochemischen Darstellung der alkalischen Phosphatase anbelangt, so sei auf die Arbeiten von GOMORI (1939, 1951), NOVIKOFF (1951) und GROGG und PEARSE (1952) verwiesen.

17. Hormone der Galle.

In der Galle werden Oestrogene ausgeschieden[1]. Es werden in der Galle von Gallenfistelhunden 15—35% der biologischen Aktivität von injiziertem Oestrogen wiedergefunden (Allen-Doisy-test). Ein Teil des verabreichten Oestrogens erscheint als α-Oestradiol in der Galle. Die Oestrogenausscheidung in der Galle ist durch Isotopenversuche gesichert[2]. Neben der Fähigkeit, Oestrogene in der Galle auszuscheiden, ist die Leber imstande, Oestrogene durch Abbau zu inaktivieren: und zwar wird α-Oestradiol von Leberschnitten stärker inaktiviert als von Leberhomogenaten[3]. Zugabe von Diphosphopyridin-nucleotid erhöht die Wirksamkeit der Homogenate. Nicotinamid, welches Diphosphopyridin-nucleotid vor Abbau schützt, erhält die oestrogen-inaktivierende Fähigkeit der Leber. Die Inaktivierung ist ein enzymatischer Vorgang und an die Gegenwart von Diphosphopyridin-nucleotid (Cozymase) gebunden[4]. Ein Teil des α-Oestradiols wird zu Oestron oxydiert. Ganz geringe Mengen werden mit Schwefelsäure oder Glucuronsäure in der Leber gepaart[5].

Die Oestrogene sollen eine lipotrope Wirkung haben[6]. Werden Ratten mit einer Diät, welche zur Leberverfettung führt, Oestrogene verfüttert, so ist eine deutliche lipotrope Wirkung nachweisbar.

Testosteron wird nicht in der Galle ausgeschieden, wohl aber in der Leber inaktiviert. Die Inaktivierung geht auch dann vor sich, wenn die Leber schwer geschädigt ist[7]. Hier besteht ein deutlicher Unterschied zum Oestrogenstoffwechsel, der schon bei geringen Leberschäden gestört ist: Die Ausscheidung an *aktiven* Oestrogenen im Urin nimmt bei Leberschäden sofort zu. Bei schwerem Leberschaden tritt oft Gynäkomastie und Hodenatrophie auf. Diese Störungen werden mit der verminderten Inaktivierung des Oestrogens in der Leber erklärt. Die Zunahme der Oestrogenausscheidung im Urin beruht allerdings nicht allein auf einer mangelnden Inaktivierung in der Leber, sondern auch auf einer gestörten Ausscheidung des Hormons mit der Galle. Die Hormonausscheidung im Urin geht nämlich der Retention von Bromsulphalein im Serum parallel[8].

Ein Hormon, das auch in der Galle ausgeschieden wird, ist Thyroxin[9].

Wird Ratten Thyroxin, mit I^{131} signiert, intravenös injiziert, so läßt sich dieses nach 1 Std unverändert in der Galle nachweisen. Später erscheint eine Substanz in der Galle, die wohl I^{131} enthält, sich aber nicht mehr als Thyroxin identifizieren läßt[10].

Über die Ausscheidung von Nebennierenrindenhormonen und von antidiuretischem Hormon in der Galle liegen, soweit wir die Literatur überblicken, keine Untersuchungen vor. Bekannt ist, daß die 17-Ketosteroidausscheidung im

[1] PEARLMAN, RAKOFF, PASCHKIS, CANTAROW und WALKLING 1948.
[2] TWOMBLY und SCHOENEWALDT 1950.
[3] DEMEIO, RAKOFF, CANTAROW und PASCHKIS 1948.
[4] COPPEDGE, SEGALOFF, SARETT und ALTSCHUL 1948, SWEAT und SAMUELS 1948.
[5] PEARLMAN und DEMEIO 1949.
[6] GYÖRGY, ROSE und SHIPLEY 1949.
[7] GRAYHOCK und SCOTT 1950.
[8] DOHAN, RICHARDSON, BLUEMLE und GYÖRGY 1952.
[9] BIOLATO und GASTALDI 1941.
[10] TAUROG, BRIGGS und CHAIKOFF 1951.

Urin bei Leberkranken wesentlich vermindert ist[1]. Dagegen werden Corticoide, Compound E und F, bei Leberschaden vermehrt im Urin ausgeschieden[2]. Das Nebeneinander von hoher Corticoid- und niedriger 17-Ketosteroidausscheidung bei Leberschäden bietet für das Verständnis Schwierigkeiten.

Die verminderte 17-Ketosteroidausscheidung im Urin kann auf 2 Möglichkeiten beruhen:

1. einer verminderten Produktion von Nebennierenrindenhormonen, die für eine Ketosteroidbildung in Frage kommen;
2. einer verminderten Umwandlung von 17-Oxy-Nebennierenrindenhormonen in 17-Ketosteroide.

Der Anstieg der Corticoidausscheidung im Urin bei Leberkranken ist wahrscheinlich durch eine gestörte Inaktivierung von Nebennierenrindenhormonen durch die kranke Leber bedingt.

18. Andere organische Substanzen in der Galle.

Die Harnstoffausscheidung in der Galle ist unbedeutend. Die Galle spielt keine Rolle bei der Elimination der Endprodukte des N-Stoffwechsels[3].

Die Harnsäure in der Galle steigt nach intravenöser Gabe von Harnsäure an.

Erwähnt sei ferner das Vorkommen von Vitaminen (A, C, D und Vitamine des B-Komplexes) in der Galle[4].

In der Galle ist Glucose nachweisbar. Bei Bestimmung der Glucosekonzentration muß immer der Eindickungsgrad der Galle berücksichtigt werden. Bei Gallenfistelhunden wurden Schwankungen von 130—451 mg-% Glucose gefunden[5]. Bei Diabetes mellitus soll der Zuckergehalt der Galle erhöht sein.

Der Milchsäuregehalt der Galle verhält sich gleichsinnig mit dem Zuckergehalt. In der eingedickten Galle beträgt der Milchsäuregehalt 13,8—48 mg-%. Nach Hinsberg und Bruns (1953) besitzt die Galle wahrscheinlich ein glykolytisches Fermentsystem: bei Stehen der Galle bei Zimmertemperatur nimmt der Zuckergehalt ab, während der Milchsäuregehalt steigt.

19. Die lebergängigen Stoffe.

Es gibt körperfremde Stoffe, die selektiv durch die Galle ausgeschieden werden. Die selektive Ausscheidung durch die Leber hat eine vielfache Bedeutung für die

a) Prüfung der exkretorischen Funktion der Leber,
b) Messung der Leberdurchblutung,
c) Entgiftungsfunktion der Leber,
d) therapeutische Desinfektion der Gallenwege,
e) röntgenologische Darstellung der Gallenwege.

a) Prüfung der exkretorischen Funktion der Leber.

An Farbstoffen werden verwendet: Methylenblau[6], Indigocarmin[7], Bromsulphalein[8], Bengalrot[9], Azorubin[10]. Bei den meisten dieser Stoffe wurde ursprünglich die Ausscheidung in der Galle mit Duodenalsonde geprüft. Für gewisse Farbstoffe wie Azorubin S wurde die Ausscheidung im Urin zur Beurteilung

---

[1] Conn, Fajans, Louis und Seltzer 1954.
[2] Brückel, Hübener, Meyerheim und Liersch 1954.
[3] Sobotka 1937. [4] Hinsberg und Bruns 1953. [5] Hata 1940.
[6] Rosenthal und v. Falkenhausen 1922. [7] Lepehne 1924.
[8] Rosenthal und White 1925, Wirts und Cantarow 1942, Wirts und Bradford 1948.
[9] Delprat, Epstein und Kerr 1924. [10] Tada und Nakashima 1924.

herangezogen[1], wenn keine Nierenstörung vorliegt. Bei Bromsulphalein wird, neben der Ausscheidung in der Galle, auch der Anteil im Blut bestimmt, der nach einer gewissen Zeit von der Leber noch nicht ausgeschieden worden ist. Die Bromsulphaleinprobe ist der praktisch wichtigste Test für die Lebersekretion, da Bromsulphalein gut verträglich ist und nach den Untersuchungen von WIRTS und CANTAROW (1942) und WIRTS und BRADFORD (1948) in der Norm fast quantitativ durch die Galle ausgeschieden wird. Die Bedingungen der Bromsulphaleinausscheidung sind von BRAUER und PESSOTTI (1950) genauer untersucht worden. Die Bromsulphaleinausscheidung ist vornehmlich von 2 Faktoren abhängig: von der Farbstoffmenge, die der Leber in der Zeiteinheit angeboten wird, mit anderen Worten vom Blutdurchfluß durch die Leber, und von der Fähigkeit der Leberzellelemente, den Farbstoff aus dem Blute abzufangen und in die Galle auszuscheiden[2]. Wahrscheinlich wird der Farbstoff zuerst von den Kupfferschen Sternzellen aufgegriffen und dann erst durch die Leberzellen ausgeschieden. Es handelt sich also um einen doppelten Mechanismus. Mit dem Nachweis des Bromsulphaleins im Blut in gewissen Zeitabständen wird die Aufnahmefähigkeit der Kupfferschen Sternzellen, mit der Ausscheidung des Bromsulphaleins in der Galle die exkretorische Tätigkeit der Leberzellen geprüft, sofern die groben Gallenwege durchgängig sind. Nach Injektion von Tusche, die in den Kupfferschen Sternzellen gespeichert wird, ist die Entfernung des Bromsulphaleins aus dem Blute deutlich verzögert[3].

Bei beginnendem Leberzellschaden, bei welchem die Aufnahme des Bromsulphaleins aus dem Blut mit normaler Geschwindigkeit erfolgt, ist die Exkretion in der Galle verlangsamt[4].

Das parenteral verabreichte Bromsulphalein, das über die Galle in den Dünndarm gelangt, wird z. T. wieder rückresorbiert. Es gibt einen enterohepatischen Kreislauf des Bromsulphaleins[5]. Dieser Kreislauf beeinflußt, wenn er größer ist, die Bromsulphaleinkonzentration im Serum. Deshalb gilt die Regel, daß bei der Bromsulphaleinprobe nicht mehr als 2 mg/kg Körpergewicht injiziert werden sollen.

b) Messung der Leberdurchblutung.

BRADLEY et al. (1945) bestimmten mit der Bromsulphaleinausscheidung die Leberdurchblutung beim Menschen. Das Prinzip der Methode ist folgendes: Es wird eine intravenöse Dauerinfusion von Bromsulphalein in einer derartigen Menge pro Zeiteinheit gegeben, daß die Konzentration des Farbstoffes im Blute konstant bleibt. Bei diesen Versuchsbedingungen kann angenommen werden, daß die Bromsulphaleinexkretion durch die Leber mit der intravenösen Zufuhr des Farbstoffes im Gleichgewicht steht. Die Konzentration des Bromsulphaleins im peripheren Venenblut wird in bestimmten Intervallen gemessen; sie ist gleich derjenigen im Blut der peripheren Arterien und wahrscheinlich auch gleich derjenigen im Blut, das die Leber erreicht. Die Bromsulphaleinkonzentration des Venenblutes, das die Leber verläßt, wird durch Einführen eines Katheters in die Vena hepatica nach der Methode von COURNAND et al. (1945) ermittelt. Sind die Mengen Bromsulphalein, welche pro Zeiteinheit von der Leber ausgeschieden werden, die Konzentration des Bromsulphaleins, das die Leber verläßt, bekannt, so läßt sich nach dem Fickschen Prinzip der Leberdurchfluß berechnen. Er beträgt beim gesunden Menschen 950—1840 cm^3 pro Minute/1,73 m^2 Körperoberfläche. Beim liegenden Menschen ist die Durchblutung der Leber bedeutend größer als beim stehenden.

[1] FENSTERMANN 1926. [2] MYERS 1949. [3] SHORE und ZILVERSMIT 1952.
[4] CANTAROW und WIRTS 1941, WIRTS und CANTAROW 1942, DRAGSTEDT und MILLS 1936.
[5] LORBER und SHAY 1950.

c) Entgiftungsfunktion der Leber.

Dadurch, daß die Leber gewisse körperfremde Substanzen selektiv durch die Galle ausscheidet, befreit sie den Organismus auch von Giften. Meistens wird nur ein Teil des Giftes durch die Galle eliminiert. Quecksilber wird z. B. durch die Leber, aber auch durch den Darm und die Nieren ausgeschieden.

d) Desinfektion der Gallenwege.

Desinfektionsmittel, die mehr oder weniger selektiv durch die Galle ausgeschieden werden, sind zur Therapie von Infektionen der Gallenwege geeignet: z. B. Salicylsäure und Hexamethylentetramin. Diese Arzneimittel sind heute z. T. durch Sulfonamide und Antibiotica verdrängt.

e) Röntgenologische Darstellung der Gallenwege.

Kontrastmittel, die selektiv durch die Galle ausgeschieden werden, eignen sich zur röntgenologischen Darstellung der Gallenwege. Praktisch sind Tetrajodphenolphthalein und Tetrabromphenolphthalein wichtig[1]. Sichtbar wird nur die Gallenblase, weil dort allein das Kontrastmittel genügend konzentriert wird. Neuerdings gibt es eine Substanz, die intravenös gegeben wird und einen relativ hohen Jodgehalt aufweist: Adipinsäure-di-(3-carboxy-2,4,6-trijodanilid). Sie gibt nicht nur einen röntgenfähigen Schatten der Gallenblase, sondern auch der Gallengänge (s. Physiologie der Gallenblase und der Gallenwege S. 372!).

Theoretisch interessant sind BENNHOLDS et al. (1950) Arbeiten über die Lebergängigkeit eines Stoffes. Substanzen, die durch die Leber ausgeschieden werden (Bromsulphalein, Azorubin, Bromphenolblau, Jodtetragnost, Biliselektan) sind in anderer Weise an die Bluteiweißkörper gebunden als die nierengängigen Stoffe (Phenolrot, Indigocarmin, Uroselektan B, Perabrodil). Aus Diffusionsversuchen und Beobachtungen der Eiweißionen im elektrischen Feld geht hervor, daß die leberpflichtigen Stoffe stark albumingebunden sind, während die nierengängigen Stoffe nur in einer lockeren Gleichgewichtsbindung am Serumalbumin haften. Es wird angenommen, daß diese verschiedenartige Bindung an die Albuminteilchen für den „gezielten Transport" zur Leber oder zur Niere verantwortlich sei. Als Beweis führt BENNHOLD einen Modellversuch mit Collidon (Kolloid des Peristons) an, welches durch die Niere ausgeschieden wird und als Fremdvehikel ein Umdirigieren lebergängiger Stoffe bewirkt. Diaminrot 3 B wird bei Kaninchen durch die Leber ausgeschieden. Setzt man dem zu injizierenden Diaminrot 3 B Collidon zu, so wird der Farbstoff zusammen mit Collidon durch die Niere eliminiert. Elektrophoretisch läßt sich eine Ablösung der Diaminrotbindung vom Albumin und eine neue Bindung an das Collidon nachweisen. Das Fremdvehikel Collidon entzieht also den Farbstoff seinem physiologischen Vehikel Albumin und belädt sich selbst damit. Parallel mit dem Wechsel des Vehikels geht ein Wechsel des Ausscheidungsorgans einher, ohne daß die Zellen der Ausscheidungsorgane sich veränderten.

III. Die innere Sekretion der Leber (Stoffwechselfunktionen).

1. Der Anteil der Leber am Kohlenhydratstoffwechsel.

Die Kohlenhydrate der Nahrung werden im Darm zuerst in Monosaccharide (Glucose, Fructose und Galaktose) umgewandelt. Die Resorption der Monosaccharide, von denen Glucose mengenmäßig weit überwiegt, erfolgt im oberen Dünndarm. Die 3 Hexosen gelangen über die Pfortader zur Leber.

[1] GRAHAM und COLE 1924, MENEES und ROBINSON 1925.

Zugeführte Glucose wird im tierischen Organismus entweder in Leber und Muskel als Glykogen abgelagert oder oxydiert[1] oder in Fett umgewandelt[2]. Der erste Schritt bei der Glykogensynthese in der Leber ist die Phosphorylierung der Glucose durch Adenosintriphosphorsäure (ATP):

$$\text{Glucose} + \text{ATP} \longrightarrow \text{Glucose-6-phosphat} + \text{ADP}.$$

Das Ferment, das diese Reaktion vermittelt, heißt Hexokinase.

Glucose-6-phosphat wird durch Phosphoglucomutase[3] in Glucose-1-phosphat umgelagert. Bei dieser Reaktion entsteht als Zwischenprodukt Glucose-1,6-diphosphat[4].

Eine kleine Menge dieses Di-esters ist nötig, damit die Reaktion in Gang kommt. Glucose-1,6-diphosphat ist Reagens und Produkt der Reaktion. Die Konzentration des Di-esters verringert sich mit fortschreitender Reaktion nicht. Glucose-1,6-diphosphat wird beständig verbraucht und regeneriert, wie sich mit doppelt markiertem Glucose-1-phosphat (C^{14} und P^{32}) bestätigen läßt[5].

Die Transphosphorylierung stellt sich formelmäßig wie folgt dar:

```
H —C—OH←·······    H —C—OPO3H2        H —C—OPO3H2        H —C—OPO3H2
H —C—OH            H —C—OH            H —C—OH            H —C—OH
HO —C—H            HO —C—H            HO —C—H            HO —C—H
H —C—OH  O   +     H —C—OH   O   ⇌    H —C—OH   O  +     H —C—OH   O
H —C               H —C               H —C               H —C
H2—C—OPO3H2        H2—C—O|PO3H2|      H2—C—OPO3H2        H2—C—OH
```

Glucose-6-phosphat Glucose-1,6-diphosphat Glucose-1,6-diphosphat Glucose-1-phosphat

In Gegenwart von Phosphorylase reagiert Glucose-1-phosphat mit Glykogen. Dabei wird eine Polysaccharidkette um eine Glucoseeinheit verlängert und anorganisches Phosphat abgespalten[6]:

$$\text{Glucose-1-phosphat} \xrightleftharpoons{\text{Phosphorylase}} \text{Glykogen} + \text{Phosphat}.$$

Zwischen Glykogen, anorganischem Phosphat und Glucose-1-phosphorsäure besteht ein Gleichgewicht, das je nach relativer Konzentration an anorganischem Phosphat mit Glucose-1-phosphat verschoben wird. Damit die enzymatische Glykogensynthese überhaupt in Gang kommt, muß eine kleine Menge Glykogen als Zünder (= „primer") vorhanden sein. Phosphorylase ermöglicht 1,4-glykosidische Bindung (Maltose-typ). Das Resultat dieser Phosphorylasereaktion wäre eine unverzweigte Glucosekette. Das Glykogenmolekül ist jedoch stark verzweigt. Damit ein verzweigtes Molekül entsteht, muß ein weiteres Ferment in der Glykogensynthese wirksam sein; es handelt sich um das „branching enzyme" oder die Amylotransglucosidase, die 1,6-Bindungen (Isomaltose-typ) erzeugt[7]. Schematische Darstellung[7]:

[1] Krebs 1940, Krebs und Eggleston 1940, Krebs 1943.
[2] K. Bloch 1952.
[3] Sutherland, Colowick und Cori 1941.
[4] Leloir, Trucco, Cardini, Paladini und Caputto 1948.
[5] Sutherland, Posternak und Cori 1949.
[6] Cori und Cori 1940.
[7] Cori und Larner 1951.

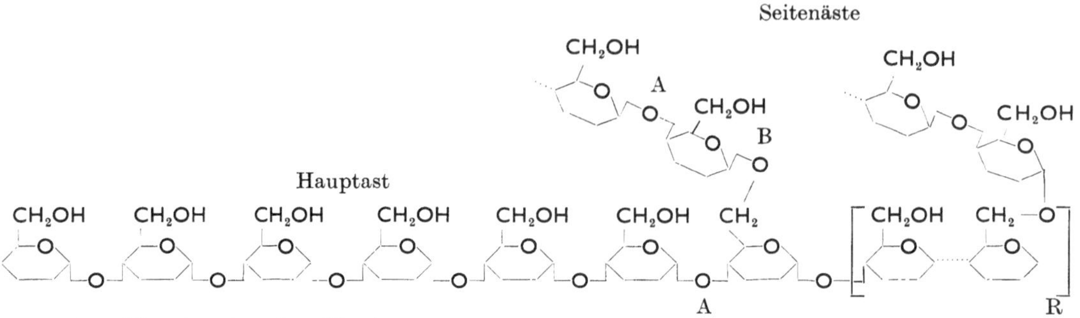

Seitenäste

Hauptast

A = Phosphorylase-Angriffsort
B = Amylotransglucosidase-Angriffsort
R = reduzierendes Ende

Fructose ist der bessere Glykogenbildner als Glucose. Nach oraler Fructosebelastung nimmt der Glykogengehalt der Leber stärker zu als nach Glucosezufuhr[1]. In weiteren Untersuchungen fanden CORI und CORI (1928), daß 18% der resorbierten Glucose und 38% der resorbierten Fructose in Leberglykogen umgewandelt werden. Fructose wird rascher zu Milchsäure, CO_2, Glykogen oder Fettsäuren umgesetzt als Glucose[1]. Bei Leberschäden wird Fructose besser verwendet als Glucose. Fructoseumsatz ist partiell insulinunabhängig (im Gegensatz zu Glucose)[2]. Durch oral oder intravenös zugeführte Fructose wird die Abbaugeschwindigkeit des Alkohols signifikant beschleunigt[3]. Für weitere Einzelheiten des Fructosestoffwechsels siehe zusammenfassende Arbeiten von PLETSCHER (1953), RENOLD und THORN (1955).

Je nach Bedarf kann Leberglykogen wieder in Glucose zurückverwandelt und an das Blut abgegeben werden. Diese Fähigkeit besitzt die quergestreifte Muskelzelle für ihr Glykogen nicht, da sie keine Phosphatase zur Spaltung des Glucose-6-phosphates hat.

Die Leber ist für den nüchternen Organismus die wichtigste Quelle des Blutzuckers; nach Hepatektomie tritt eine tödliche Hypoglykämie auf. Offenbar genügt für den Blutzuckernachschub eine sehr kleine Lebermasse; denn wenn weniger als 90% der Leber entfernt werden, tritt noch keine Hypoglykämie auf[4].

Die Leber der erwachsenen Menschen hat einen nach Funktionszustand stark wechselnden Glykogengehalt. An der Leichenleber von plötzlich verstorbenen Personen ohne zehrende Krankheiten sind Werte von 1,5—6,0% gefunden worden[5]. SOSKIN u. LEVINE (1947) haben für einen 70 kg schweren Menschen einen hypothetischen Glykogengehalt von 108 g berechnet. Der Umsatz des Leberglykogens, d. h. „turnover", ist durch Isotopenversuche (D_2O) ermittelt worden.

Die halbe Lebensdauer (Halbwertszeit) für den Umsatz des Leberglykogens der Ratte beträgt 1 Tag[6]. Das in der Rattenleber pro Tag umgesetzte Glykogen läßt sich auf 372 mg berechnen (= Durchschnitt von 6 Ratten mit glucosereicher Diät).

Die Idee, daß die Blutzuckerkonzentration die Resultante von Zuckerbildung in der Leber und Zuckerverbrauch in den Organen darstellt, stammt von CLAUDE

[1] CORI 1926, WEICHSELBAUM, MARGRAF und ELMAN 1953, RENOLD, HASTINGS und NESBETT 1954, CHERNICK und CHAIKOFF 1951, SMITH, ETTINGER und SELIGSON 1953, MILLER, DRUCKER, OWENS, CRAIG und WOODWARD jr. 1952.

[2] RENOLD, HASTINGS und NESBETT 1954, MILLER, DRUCKER, OWENS, CRAIG und WOODWARD 1952.

[3] PLETSCHER 1953. [4] FRIIS-HANSEN, MORTENSEN und NIELSEN 1947.

[5] POPPER und WOZASEK 1931. [6] STETTEN jr. und BOXER 1944.

BERNARD (1853). In neuerer Zeit haben SOSKIN u. LEVINE (1947) sich für einen Lebermechanismus der Blutzuckerregulation eingesetzt. Nach ihnen beherrscht ein „intrinsic factor" der Leber die Abgabe von Leberzucker bei Hypoglykämie und die Aufnahme von Blutzucker bei Hyperglykämie. Der Theorie liegen folgende experimentelle Befunde zugrunde:

1. Wird einem pankreaslosen Hund der Blutzucker durch intravenöse Dauerinfusion von Insulin konstant gehalten und dann eine intravenöse Glucosebelastung vorgenommen, so entspricht die Blutzuckerkurve der Norm.
2. Wird bei einem hepatektomierten Hund der Blutzucker durch Glucoseinfusion konstant gehalten und dann eine Glucosebelastung vorgenommen, so resultiert eine diabetische Blutzuckerkurve mit langsamem, unvollständigem Abfall.
3. Direkte Messungen des Zuckeraustausches zwischen Leber und Blut mit Blutzuckerbestimmungen und Blutdurchstromgröße ergeben Zuckeraufnahme der Leber bei Hyperglykämie und Zuckerabgabe bei Hypoglykämie.

Inkrete und Inkretkorrelationen werden als übergeordnete Regulatoren für den Blutzucker betrachtet.

PLETSCHER, STAUB, HUNZINGER und HESS (1950) konnten die Versuche von SOSKIN z. T. bestätigen. Für sie ist aber der „intrinsic factor" mehr nur eine andere Nomenklatur längst bekannter Zusammenhänge[1]. Die Versuchsergebnisse sind durch Diffusionsgesetze erklärbar; die Leber ist ein Hauptdiffusionsgebiet für zugeführte Glucose. Fällt dieser Diffusionsort nach Hepatektomie weg, so resultiert eine diabetische Blutzuckerkurve. Bei der Nachprüfung der Versuche von SOSKIN fiel auf, daß zwischen den Glucosedoppelbelastungen beim gesunden und pankreatektomierten Hund Unterschiede bestehen (geringer Anstieg, rascher Abfall, Hypoglykämie beim normalen Hund), welche doch am naheliegendsten auf eine überschießende Insulinabgabe des Pankreas zurückzuführen sind[2].

Glucose kann nicht nur aus Glykogen gebildet werden, sondern auch aus Fett und Eiweiß. Der Hauptort der Gluconeogenese ist die Leber. Die Gluconeogenese aus Fettsäuren haben STRISOWER et al. (1951) mit C^{14}-Palmitinsäure bewiesen.

Diabetische Ratten scheiden innerhalb von 24 Std 3—6% des C^{14} als Glucose im Harn aus. Von der pro Stunde umgesetzten Glucosemenge stammen bei normalen Tieren 5%, bei diabetischen Tieren 10% aus Fettsäuren. Mit der Isotopenmarkierung ist auch gezeigt worden, daß die einzelnen C-Atome der Fettsäuren in bestimmten Positionen des Glucosemoleküls erscheinen[3].

Die Zuckerbildung aus Eiweiß ist eine längst gesicherte Tatsache. Fütterungs- und Durchströmungsversuche an isolierten Lebern beweisen, daß aus bestimmten Aminosäuren vorwiegend Zucker, aus anderen vorwiegend Ketokörper gebildet werden. DAKIN (1913) teilte deshalb die Aminosäuren in glucoplastische und in ketoplastische ein. SAKAMI (1948) verfütterte an Tiere C^{13}-Glykokoll. Beim Übergang von Glykokoll in Glucose wird Serin als Zwischenprodukt festgestellt, das über Brenztraubensäure zu Glucose synthetisiert wird.

Die Bedeutung der neuro-hormonalen Korrelationen von Pankreas, Nebennieren, Hypophyse und Zwischenhirn für den Kohlenhydratstoffwechsel der Leber ist in den Zusammenfassungen und Monographien von STAUB (1930), SOSKIN und LEVINE (1947), SOURKES (1953) und STETTEN und TOPPER (1955) dargelegt.

2. Der Anteil der Leber am Eiweißstoffwechsel.

Die Eiweißstoffe des Körpers befinden sich in stetiger Umwandlung, wobei resorbierte Nährstoffe und körpereigene Proteinbestandteile sich fortwährend

[1] CLAUDE BERNARD 1853. [2] STAUB 1950. [3] WOOD 1948.

mischen. Dieser „turnover" spielt sich zum großen Teil in der Leber ab und hat dort seine größte Geschwindigkeit[1]. Die Geschwindigkeit des „turnover" geht aus folgenden Versuchen hervor:

FINE und SELIGMAN (1943) injizierten Hunden Cystin mit radioaktivem S. Nach 14 Std waren davon im Blutplasma nur noch 70%, nach 44 Std noch 45% vorhanden. FINK et al. (1944) gaben mit vollwertigem Aminosäuregemisch N^{15}-markiertes Lysin (oral oder durch Injektion). Nach 24 Std sind noch 50% der markierten Aminosäure im Blut.

Die Versuche zeigen, daß das markierte Protein in relativ kurzer Zeit aus dem Blut an die Gewebe abgegeben wird und dort sich in das Reserve-Eiweiß oder bei Bedarf in das Betriebseiweiß einbaut. Umgekehrt fließt nichtmarkiertes Gewebseiweiß zum Blutplasma und verdünnt auf diese Weise durch seine Mischung mit den Plasmaeiweißen die radioaktive Aminosäure. Es geht daraus hervor, daß es in den Geweben Proteine geben muß, die sehr leicht in Plasmaeiweiß übergehen; sie bilden eigentlich eine Reserve an Plasmaproteinen. Den Beweis für eine solche Eiweißreserve haben WHIPPLE et al. (1947) erbracht.

Die genannten Autoren hielten Hunde durch regelmäßig wiederholte Aderlässe in einem Zustand von Anämie und Hypoproteinämie („double depletion"). Die Hunde erhielten reichlich Eisen und eine eiweißfreie Diät. Diese Tiere bilden trotzdem für Wochen neues Hämoglobin und Plasmaproteine. Die wöchentliche Produktion beträgt 40—66 g Eiweiß. Offenbar versucht der Organismus die Anämie und Hypoproteinämie auf Kosten der Organproteine zu kompensieren; er greift also auf die Eiweißreserven zurück. Die Hunde magern ab; aber Zeichen eines Stickstoffverlustes (N-Bilanz) auf Grund von Gewebezerfall fehlen. Der Austausch zwischen Gewebsproteinen und Plasmaproteinen ist ein Teil der „Ebbe und Flut" der Proteine zwischen Zellen und Plasma ohne wesentlichen Eiweißabbau und entsprechenden Stickstoffverlust.

Die Hauptrolle bei der Eiweißsynthese kommt der Leber zu. ROBERTS und WHITE (1949) haben gezeigt, daß nach Hepatektomie das Plasmaalbumin steil abfällt. Die Globulinfraktionen sinken ebenfalls, steigen aber nach kurzer Zeit wieder an. Plasmaalbumin wird demnach ganz in der Leber, die Globulinfraktionen aber teilweise extrahepatisch gebildet.

Ganz besondere Aufmerksamkeit verdienen in diesem Zusammenhang die glänzenden Versuche von MILLER, BLY, WATSON und BALE (1951). Sie durchströmten isolierte Rattenlebern mit oxygeniertem Blute (Rattenblut) und setzten der Perfusionsflüssigkeit ein Aminosäuregemisch und Lysin-ε-C^{14} bei. Die Aminosäuren verschwanden kontinuierlich aus der Perfusionsflüssigkeit. Dagegen traten Globuline, Albumine und Fibrinogen auf, in denen C^{14} inkorporiert war. Wenn nach 4 Std eine zweite Dosis des Aminosäuregemisches zugegeben wurde, stieg die Proteinsynthese erneut an. d-Lysin wird zur Eiweißsynthese nicht verwendet; nur l-Lysin wird in die Proteine eingebaut. Die potentielle Fähigkeit der Leber, Eiweißkörper zu synthetisieren, kann aus folgenden einfachen Überlegungen berechnet werden:

Die isolierte Rattenleber synthetisiert innert 6 Std 20 mg Plasmaproteine und eine gleiche Menge Leberproteine (aus einem vollständigen Aminosäuregemisch von 327 mg). Nehmen wir an, daß eine 300 g schwere Ratte pro Tag 15 g Futter zu sich nimmt, wovon 20% aus einem vollständigen Aminosäuregemisch bestehen, so verbraucht die Ratte täglich 3000 mg Aminosäuren. Werden von der lebenden Ratte Plasma- und Leberproteine in gleichem Maßstabe gebildet wie in der isolierten Leber, dann werden 183 mg Plasma- bzw. Leberproteine pro 24 Std produziert. Aus weiteren Berechnungen und Versuchen (Durchströmung der Hinterteile der getöteten Tiere) geht hervor, daß die Leber alles Plasmaalbumin, alles Fibrinogen und 80% der Plasmaglobuline bildet.

Die Plasmaeiweißproduktion ist in einem gewissen Grade vom Nahrungseiweiß abhängig. Bei proteinverarmten Hunden[2] wirken Caseinhydrolysate und Lactalbuminhydrolysate verschieden auf die Regeneration der Proteine.

[1] SCHOENHEIMER und RITTENBERG 1940, SCHOENHEIMER 1942.
[2] CHOW, ALPER und DE BIASE 1949.

Lactalbuminhydrolysate fördern vorwiegend die Albuminproduktion, Caseinhydrolysate die Albumin- und Globulinproduktion. Diese Differenz in der Wirkung kann nicht auf eine Differenz der resorbierten N-Menge zurückgeführt werden, sondern muß auf einem unbekannten Nahrungsfaktor beruhen.

Die Eiweißsynthese beim Menschen wurde mit N^{15}-Glykokoll verfolgt[1]. Der Mensch bildet pro Tag und Kilogramm Körpergewicht eine 0,218 g N entsprechende Eiweißmenge und hat einen „N-pool" von 0,514 g pro Kilogramm Körpergewicht. Der Pool (= Stapel) wird als dasjenige Gemisch von Substanzen (die entweder aus der Diät oder aus dem Gewebszerfall stammen) definiert, welches im Organismus zur Synthese der Gewebebestandteile verwendet wird. Die Stickstoffsubstanzen des „Pool" stellen den N-Pool dar. 41% der Eiweißsynthese finden in der Leber statt. Wenn es nur *einen* Stoffwechselpool gibt, dann ist die Halbwertszeit (= halbe Lebensdauer) des Körpereiweißes 80 Tage. Bestimmt man die Halbwertszeit von Plasma- und Leberproteinen, so kommt man auf $t\frac{1}{2}$ = 10 Tage[2]. Das andere Extrem sind Gewebe (Muskulatur), die eine Halbwertszeit von 158 Tagen haben. Es gibt demnach stoffwechselaktive Organe wie die Leber ($t\frac{1}{2}$ = 10 Tage) und stoffwechselinaktive Organe wie die Muskulatur ($t\frac{1}{2}$ = 158 Tage). Eine eingehende Darstellung der Probleme findet sich in der Monographie von POLLACK und HALPERN (1951).

Ohne näher auf den Mechanismus der Eiweißsynthese einzugehen, sei kurz auf die Untersuchungen von BORSOOK et al. (1950) hingewiesen. Sie studierten den Anteil der morphologischen Bestandteile der Leberzellen (Meerschweinchen) am Einbau von markierten Aminosäuren in Proteine. Glykokoll wird z. B. vorwiegend in den Mikrosomen des Plasmas und weniger im Zellkern eingebaut.

Die Bedeutung der Kupfferschen Sternzellen am Eiweißstoffwechsel wird unterschiedlich beurteilt. Nach SIEGMUND (1923) und EPSTEIN (1929) bilden die Kupfferschen Sternzellen Eiweißkörper besonderer Art: die Antikörper. Nach Injektion von lebenden Colibacillen zeigt sich eine Schwellung der Kupfferschen Sternzellen. Die Sternzellen werden größer, stärker basophil und schließlich plasmazellähnlich. Gegenüber diesen groben morphologischen Untersuchungen, die lediglich als Anhaltspunkte dienen können, gelang es FAGRAEUS (1948) nicht, durch Antikörpertitration im Lebergewebe von Kaninchen eine wesentliche Antikörperbildung nachzuweisen.

LIBBY und MADISON (1947) injizierten Mäusen radioaktives Tabakmosaikvirus (mit radioaktivem Phosphor) intravenös. Bereits nach 24 Std findet sich das Injektionsmaterial zu 63% in der Leber und zu 3% in der Milz. Nach etwa 14 Tagen ist die Radioaktivität in Leber und Milz praktisch verschwunden. Es lassen sich im Serum Antikörper gegen das Tabakmosaikvirus nachweisen: Ihre Produktion erreicht am 6.—7. Tag nach der Injektion das Maximum. Nach dem 12. Tag findet keine wesentliche Antikörperbildung mehr statt. Mit dem Abbau des Tabakmosaikvirus hört also auch die Antikörperbildung auf.

Zwischen Gegenwart von Antigen und Bildung von Antikörpern besteht eine zeitliche Koincidenz, aus der geschlossen werden darf, daß die Anwesenheit des Antigens zur Antikörperbildung notwendig ist. Die Leber ist der Hauptsitz des Auffangens, des Abbaus und der Elimination des fremden Virusproteins. Die Kupfferschen Sternzellen sollen dabei eine wichtige Rolle spielen. Daß die Leber auch Antikörper bildet, scheint wahrscheinlich.

3. Der Anteil der Leber am Fettstoffwechsel.

Obgleich bekannt ist, daß nach Hepatektomie[3] Fett im Organismus weiter umgesetzt wird, ist die aktive Rolle der Leber im Fettstoffwechsel eine Tatsache. Die Leber ist der Hauptort der Fettsäuresynthese und des Fettsäureabbaus.

[1] SPRINSON und RITTENBERG 1949. [2] SCHOENHEIMER und RITTENBERG 1940.
[3] McMASTER und DRURY 1927.

Der Organismus verwandelt alle über den calorischen Bedarf hinaus zugeführten Nährstoffe in Fett. Mit der Isotopentechnik haben BERNHARD und SCHOENHEIMER (1940) die Neubildung von Fettsäuren bewiesen. Die Fettsäuresynthese in der Leber erfolgt außerordentlich rasch: Die Halbwertszeit beträgt 1 Tag. Im Verlauf von 24 Std wird die Hälfte der Leberfettsäuren regeneriert[1]. Die Biosynthese geht von kleinen Bausteinen, den C_2-Bruchstücken aus[2]. Die Leber ist auch fähig, die Kohlenstoffkette eines Fettsäuremoleküls zu verlängern, indem sie C_2-Bruchstücke anhängt[3].

Die Fettsäuren werden in der Leber entweder mit Glycerin zu Neutralfetten verestert, oder sie werden in Phosphatide eingebaut. Die Veresterung der Fettsäuren mit Glycerin zu Neutralfett vollzieht sich in der Leber rascher als der Einbau der Fettsäuren in Phosphatide[4]. Die Phosphatide sind die Transportform des Fettes. Cholinmangel führt daher zur Leberverfettung, wobei das abgelagerte Fett fast nur aus Neutralfett besteht.

Die Leber besitzt eine Fettsäuredehydrase[5], die es ihr gestattet, gesättigte Fettsäuren zu ungesättigten zu dehydrieren. Mit Deuteriumsignierung ist die Hydrierung von ungesättigten und die Dehydrierung von gesättigten Fettsäuren bewiesen worden[6].

Der Abbau der Fettsäuren erfolgt nach KNOOP (1904) durch β-Oxydation. KNOOP nahm eine sukzessive Abspaltung von C_2-Bruchstücken an. Aus den langen Fettsäuren würden intermediär kürzere Fettsäuren und Essigsäure entstehen, und normalerweise würde diese Oxydation bis zu CO_2 und H_2O gehen. Bei ungenügendem Kohlenhydratumsatz aber würde dieser Oxydationsprozeß auf der 4C-Ketonstufe gestoppt und aus jedem langen Fettsäuremolekül nur 1 Molekül Acetessigsäure gebildet. Bei dem relativen Molekulargewicht Palmitinsäure:Acetessigsäure von 256:87 müßte bei einem acidotischen Diabetiker, der z. B. 100 g Ketokörper in 24 Std im Urin ausscheidet, eine enorme Menge Fett verbrannt werden. HURTLEY (1916) konnte aber die nach dieser Theorie zu erwartenden hohen Mengen intermediärer Fettsäuren (Capronsäure usw.) im Blut nicht finden und stellte deshalb die Theorie der multiplen alternierenden Oxydation von Fettsäuren auf.

Diese Annahme gleichzeitiger Oxydation jedes 2. C-Atoms in der langen Fettsäurekette und entsprechender Bildung von mehreren Acetessigsäuremolekülen ist durch bilanzmäßige Untersuchungen an Leberschnitten und Lebermitochondrien und mit Hilfe der Isotopentechnik bestätigt worden [STADIE et al. (1940): O_2-Verbrauch und Ketonproduktion an Leberschnitten; KENNEDY und LEHNINGER (1949, 1950): Oxydation der Fettsäuren durch die Fermentsysteme der Lebermitochondrien; CHAIKOFF et al. (1951): Leberschnitte, Nachweis der Acetessigsäurebildung durch Kondensation von 2 C_2-Bruchstücken mit markierter Palmitinsäure als Substrat; SOODAK und LIPMANN (1948): zur Kondensation der 2 C_2-Bruchstücke ist das Co-Enzym A nötig]. Zur Zeit hätten wir uns die Ketokörperbildung folgendermaßen vorzustellen: Die langen Fettsäuren — Palmitin- oder Stearinsäure — zerfallen oxydativ in 8 oder 9 -$CH_2 \cdot CO$-Bruchstücke, und diese werden über das Co-Enzym A zu Acetessigsäure kondensiert. Die Energie liefert das energetische Phosphat. Aus 1 Molekül Palmitinsäure entstehen so 4 Moleküle Acetessigsäure oder β-Oxybuttersäure nach der Gleichung:

$$C_{16}H_{32}O_2 + 3\ O_2 = 4\ C_4H_8O_2.$$

[1] BERNHARD 1946. [2] BRADY und GURIN 1950.
[3] ZABIN 1951. [4] PIHL und BLOCH 1950. [5] LANG 1939.
[6] SCHOENHEIMER und RITTENBERG 1936, RITTENBERG und SCHOENHEIMER 1937.

Für 1 Molekül Keton sind danach 1,25 Moleküle O_2 nötig; was von STADIE et al. (1940) an Leberschnitten auch gefunden wurde.

Normalerweise ist die Acetessigsäure kein obligates Zwischenprodukt der Fettsäureoxydation. Für die C_2-Bruchstücke der Fettsäuren steht ein normaler Weg über acetyliertes Co-Enzym A und Kondensation über den *Krebs*cyclus (1943) zu CO_2 und H_2O bereit. Die Kondensation von 2 C_2-Bruchstücken zu Acetessigsäure und β-Oxybuttersäure ist dagegen der pathologische Weg, wie er im Diabetes mellitus oder anderen verminderten oxydativen Umsätzen im Kohlenhydratstoffwechsel vorkommt. Wenn Oxalessigsäure, ein Produkt der normalen Kohlenhydratoxydation, nicht in genügender Menge zur Verfügung steht, wird im Fettabbau der pathologische Weg über Acetessigsäure benützt. Die neue biochemische Forschung hat also eine sehr detaillierte Bestätigung der alten großzügigen Formulierung gebracht, daß die Fette im Feuer der Kohlenhydrate verbrennen würden[1]. Geringere Mengen Ketokörper stammen aus dem Eiweißstoffwechsel, und zwar aus Phenylalanin und Tyrosin. Die Leber eines erwachsenen Menschen kann bei reiner Fettnahrung bis 300 g Ketokörper pro 24 Std bilden[2]. Im Alter ist die Ketokörperbildung vermindert[3].

Wie Diätfaktoren die Ketokörperbildung der Leber beeinflussen, zeigt das folgende Schema[4]:

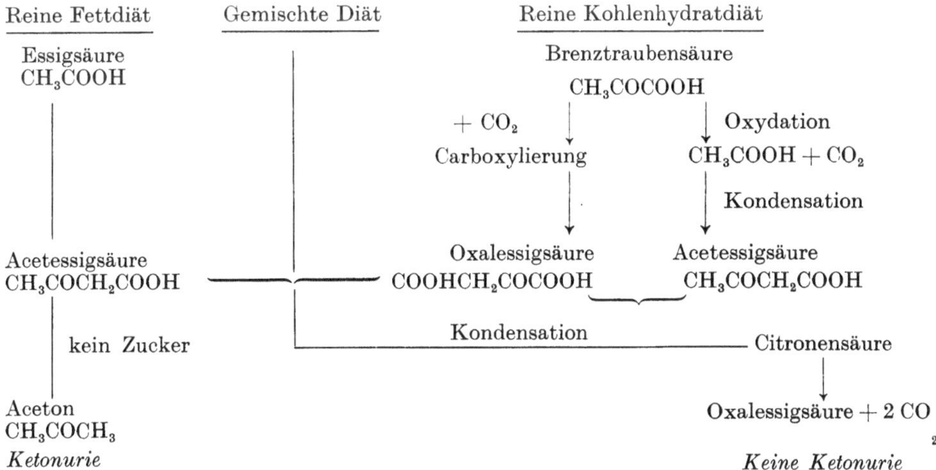

Im Blut des Gesunden sind immer geringe Konzentrationen von etwa 2 mg-% 4 C-Ketokörper vorhanden; sie fallen offenbar auch im normalen Fett- und Eiweißstoffwechsel in der Leber an. Es sind gut diffusible Stoffe, die auch einen Schwellenwert in der Niere besitzen. Erst bei höherem Wert im Plasma kommt die tubuläre Rückresorption nicht mehr nach, und die Ketonurie tritt in Erscheinung[5].

Eine interessante Frage ist die energetische Bedeutung der Ketokörper. Aus der Arbeit von STADIE et al. (1940) geht hervor, daß in durchströmten Muskeln, in eviscerierten Tieren und im Herz-Lungenpräparat beträchtliche Mengen Ketokörper verschwinden. Die Ketokörper werden in der Leber gebildet und vorwiegend in der Peripherie, besonders im Muskel, verbrannt. Die durchschnittliche Ausnützung in der Peripherie beträgt 1340 $\pm$ 130 Mikromol/kg/Std. Diese

[1] ROSENFELD 1907. [2] BREUSCH und ULUSOY 1947.
[3] STAUB und CLERC 1931, CLERC 1931. [4] BREUSCH 1948.
[5] SCHWAB und LOTSPEICH 1954.

periphere Ausnützung ist für Präparate von diabetischen und normalen Tieren die gleiche, so daß also Insulin zu dieser peripheren Ketokörperoxydation nicht nötig ist. Die normale oder die mit Insulin behandelte diabetische Leber braucht von ihrer totalen O_2-Aufnahme etwa 20% zur Ketonoxydation und etwa 80% zu anderen Oxydationen. Die diabetische Leber ohne Insulin braucht dagegen etwa 80% zur Ketonoxydation und nur 20% zu anderen Oxydationen.

Warum die Leber Hauptort der Ketokörperbildung ist, konnte in den letzten Jahren geklärt werden[1]. In den meisten Geweben entstehen während des Fettsäureabbaus physiologischerweise Essigsäuremoleküle. Diese bilden mit CoA Komplexe. Durch Rekondensation derselben entsteht Acetessigsäure-CoA. *Freie* Acetessigsäure tritt jedoch nur in der Leber auf, da diese allein ein Ferment, Deacylase, besitzt, welches das Coferment von Acetessigsäure löst. Gleichzeitig fehlt der Leber das Acetessigsäure-aktivierende Fermentsystem; dadurch wird verhindert, daß sich der Acetessigsäure-CoA-Komplex wieder bildet und weiter im intermediären Stoffwechsel verwertet wird. Die freien Ketokörper gelangen in die Blutbahn. Die Ketonämie ist die Resultante der Ketokörperbildung der Leber und des extrahepatischen Ketokörperverbrauchs und der Ketonurie. Für Zusammenhänge mit diabetischem Stoffwechsel und Insulinwirkung sei auf die Monographie von STAUB (1956) verwiesen.

Maßgebend für den Fettgehalt der Leber sind ihr Glykogengehalt, Nahrung und lipotrope Faktoren. Der Ausdruck „lipotrop“ geht auf BEST, HUNTSMAN und RIDOUT (1935) zurück, die damit Substanzen charakterisierten, die das Ausmaß der Fettablagerung in der Leber vermindern bzw. die Abwanderung von Fett aus diesem Organ beschleunigen. Die Entdeckung der lipotropen Körper geht auf die Beobachtung von ALLAN et al. (1924) und FISHER (1924) zurück, daß pankreaslose Hunde, die mit magerem Fleisch und Zucker gefüttert und durch Insulingaben am Leben erhalten werden, nach einiger Zeit schwere Fettlebern aufwiesen. HÉDON (1927) fütterte frisches Pankreas. Damit konnte er die Leberverfettung verhindern. Derselbe Effekt konnte mit Lecithin erzielt werden[2]. In der Folge wurden die einzelnen Lecithinbausteine auf ihre verfettungshindernde Wirkung geprüft: Cholin und Betain waren wirksame Faktoren[3]. Auch Methionin hat lipotrope Wirkung[4]. DU VIGNEAUD et al. (1939) stellten fest, daß dem Organismus die zur Methylierung gewisser stickstoff- und schwefelhaltiger Verbindungen nötigen CH_3-Gruppen im Cholin und Methionin der Nahrung zur Verfügung stehen. Deuteriummarkierung in Cholin, Betain, Methionin, Kreatin, Anserin, Dimethylaminoäthanol, Monomethylaminoäthanol, Sarcosin und Dimethylglycin ließ alle diese Verbindungen als Methyldonatoren bzw. -acceptoren erkennen. Die Methylgruppe wird dabei in toto übertragen[5]. Methionin und Betain tragen zur Synthese des Cholins im Organismus bei. Cholin ist aber für die Lecithinbildung in der Leber notwendig. In der Lecithinform werden Fettsäuren aus der Leber abtransportiert. Verfüttertes Cholin wird nach Isotopenmarkierungsversuchen unmittelbar zur Phospholipidsynthese verwendet[6]. Der turnover der Plasmaphosphatide geht außerordentlich rasch vor sich: In 6—10 Std werden alle Plasmaphosphatide umgesetzt. Daran ist in erster Linie die Leber beteiligt[7]. Fehlt Cholin, so bleiben die Fettsäuren liegen

---

[1] LIPMANN 1948/49, LYNEN und OCHOA 1953, LYNEN 1952/53, GREEN 1955, LIPMANN 1954, WERK, MCPHERSON, HAMRICK, MYERS und ENGEL 1955.
[2] HERSHEY 1930, HERSHEY und SOSKIN 1931, BEST und HERSHEY 1932.
[3] BEST und HUNTSMAN 1932. [4] TUCKER und ECKSTEIN 1927.
[5] KELLER, RACHELE und DU VIGNEAUD 1949.
[6] STETTEN 1941, 1942, STETTEN und GRAIL 1942, 1943.
[7] ENTENMAN, CHAIKOFF und ZILVERSMIT 1946.

und werden zu Neutralfetten verestert. Die Verfettung der Leber kann bis 30% des Frischgewichtes erreichen.

Ein lipotroper Faktor scheint der „lipocaic factor“ von DRAGSTETD et al. (1936) zu sein. Es handelt sich um ein Inkret des Pankreas. Nach CHAIKOFF und ENTENMAN (1948) beeinflußt das Pankreas die Fettstoffeinlagerung in der Leber nicht durch ein Inkret, sondern durch ein Sekret. Der „antifatty-liver-factor“ im Pankreassekret soll ein proteolytisches Ferment sein.

Eine zusammenfassende Darstellung der lipotropen Faktoren gibt BERNHARD (1953), der als weiteren lipotropen Faktor Phytol anführt.

4. Die Cholinesterasebildung der Leber.

Ob die Leber die alkalische Serumphosphatase produziert, ist nicht abgeklärt (s. Fermente der Galle, S. 325). Sicher ist aber, daß die Leber die Bildungsstätte der Serumcholinesterase ist. Nach Hepatektomie sinkt die Cholinesteraseaktivität im Serum signifikant ab (Bestimmung nach der Methode von MICHEL 1949). Bei Lebererkrankungen ist die Aktivität entsprechend der Schwere des Leberschadens vermindert[1]. Die Serumcholinesterase ist bei Leberschäden parallel dem Plasmaalbumin herabgesetzt[2]. Nach Serumalbumininfusionen sinkt die Serumcholinesterase ab. Diese Wirkung der intravenösen Zufuhr von Serumalbumin ist als weiterer Beweis dafür zu werten, daß das Cholinesteraseprotein parallel dem Albumin in der Leber produziert wird. Faktoren, welche die Albuminbildung hemmen, müßten demnach auch die Cholinesterasebildung beeinflussen. Die intravenöse Zufuhr von Plasmaalbumin führt zu einer Erhöhung des zirkulierenden Serumalbumins und zur regulatorischen Verminderung der Albuminsynthese in der Leber[3].

Werden kleine Mengen Di-isopropylfluorophosphat intramuskulär gegeben, so sinkt die Serumcholinesterase bis auf Null. Die Regeneration braucht etwa 28 Tage. Es ist interessant, in diesem Zusammenhang sich daran zu erinnern, daß das Serumalbumin eine Halbwertszeit von etwa 10—14 Tagen hat[4].

Zur physiologischen Funktion der Serumcholinesterase sei nur folgendes erwähnt:

Die Cholinesterase ist an den nervösen Synapsen lokal in hoher Konzentration vorhanden. Diese umschriebenen Cholinesteraseanhäufungen wirken sich im Blutgehalt nicht aus.

Bei Vergiftungen mit Di-isopropyl-fluorophosphat[5] oder organischen Phosphorsäureestern[6] kommt es zur Cholinesterasehemmung und damit zur Persistenz der Acetylcholinwirkung. Die Folge ist ein Muscarinsyndrom, das zum Tode führen kann. Die Serumcholinesteraseaktivität ist deutlich erniedrigt[7].

5. Die Prothrombinbildung in der Leber.

Prothrombin, der Vorläufer des Thrombins, ist ein Globulin, das in der Leber synthetisiert wird[8]. Zur Bildung des Prothrombins ist nach DAM (1935) das fettlösliche Vitamin K notwendig; Prothrombinmangel als Ursache hämorrhagischer Diathese kann entweder durch einen Parenchymschaden der Leber oder durch Vitamin K-Mangel bedingt sein. Leberausschaltung beim Hund bewirkt einen Sturz des Prothombingehaltes des Blutes[9].

[1] WILSON, CALVERT und GEOGHEGAN 1952.
[2] KUNKEL und WARD 1947. [3] VORHAUS und KARK 1953.
[4] PETERS jr. und ANFINSEN 1950, SCHOENHEIMER, RATNER, RITTENBERG und HEIDELBERGER 1942.
[5] MAZUR und BODANSKY 1946. [6] MÜLLER 1954. [7] BROWN und BUSH 1950.
[8] SEEGERS 1949. [9] WARREN und RHOADS 1939.

Verschluß der großen Gallenwege führt zu einer Resorptionsstörung des Vitamin K. Es kommt daher beim Verschlußikterus zur Hypoprothrombinämie, die sich durch parenterale Zufuhr von Vitamin K beheben läßt.

In seltenen Fällen wird eine Vitamin K-Avitaminose während antibiotischer Therapie beobachtet, wenn der Darm sterilisiert wird und damit die Darmbakterien als Vitamin K-Produzenten verschwinden.

Bei Lebererkrankungen und bei Vitamin-K-Avitaminosen wird nicht nur ein Mangel an Prothrombin, sondern auch an Proconvertin[1] = Faktor VII[2] gefunden, der die Umwandlung von Prothrombin zu Thrombin katalysiert. Das Proconvertin ist oft stärker herabgesetzt als das Prothrombin. Bei Vitamin K-Defizit führt Vitamin K-Injektion zu rascher Zunahme von Prothrombin und Proconvertin. Bei Parenchymerkrankungen der Leber mit Hypoprothrombinämie hat Vitamin K keine Wirkung auf die Prothrombin- und Proconvertinaktivität. Das bedeutet, daß Proconvertin genau wie Prothrombin in der Leber gebildet wird, und daß auch die Proconvertinsynthese von der Gegenwart des Vitamin K abhängig ist[3].

Was den Mechanismus der Prothrombinsynthese betrifft, so ist bis heute nicht bekannt, ob das Vitamin K die prosthetische Gruppe des Prothrombins oder lediglich Katalysator der Prothrombinsynthese ist.

Die Prothrombin- und Proconvertinbildung können medikamentös unterdrückt werden. Dicumarol, ein 3:3-Methylen-bis-4-hydroxy-cumarin, welches ursprünglich aus süßem Klee isoliert worden ist[4], hemmt selektiv die Prothrombinbildung in der Leber. Nach OWREN (1953) wird die Proconvertinbildung durch Dicumarol noch stärker unterdrückt als die Prothrombinsynthese. ROBSON und KEELE (1951) nehmen an, Dicumarol hemme die Prothrombinbildung dadurch, daß es das Vitamin K verdränge. Wenn Vitamin K als Teil eines Enzymsystems wirkt, ist es möglich, daß das Dicumarol, dessen halbes Molekül Ähnlichkeit mit dem Vitamin K-Molekül aufweist, sich verdrängend an den Platz des Vitamin K setzt.

Die Annahme, daß das Vitamin K in der Leber wirke, wird durch neueste Isotopenversuche von SOLVONUK et al. (1952) nicht bestätigt.

Wird Vitamin K, dessen Molekül mit C^{14} markiert ist, an Vitamin K-Mangel-Hunde gegeben, so läßt sich kein Vitamin K in der Leber nachweisen. Dagegen wurde signiertes Dicumarol in der Leber lokalisiert[5].

Weitere mit der Blutgerinnung zusammenhängende Faktoren, die in der Leber gefunden werden, sind Fibrinogen und Heparin. Fibrinogen wird in der Leber produziert. Nach Hepatektomie sinkt der Fibrinogengehalt des Blutes sehr rasch ab[6].

Heparin, eine Mucoitinpolyschwefelsäure[7] wurde ursprünglich aus Hundeleber isoliert[8]. Diese Substanz verhütet die Blutgerinnung, indem sie die Aktivierung von Prothrombin zu Thrombin verhindert[9] oder nach MELLANBY (1934) als Antithrombase wirkt. Nach BEST (1939) verbindet sich Heparin mit dem Antithrombin der Serumalbuminfraktion und erhöht dessen Affinität zum Thrombin. Heparin ist kein leberspezifischer Körper. Es läßt sich auch im Skeletmuskel und in der Lunge nachweisen. Immerhin scheint die Leber eine Rolle bei der Heparinabgabe ans Blut zu spielen. Im anaphylaktischen Schock ist Heparin in der Blutbahn feststellbar[10]. Diese Heparinvermehrung tritt nach Leberexstirpation nicht auf[11]. Die Mastzellen enthalten reichlich Heparin. Sie

---

[1] OWREN 1950. [2] KOLLER, LOELIGER und DUCKERT 1951. [3] OWREN 1953.
[4] CAMPBELL und LINK 1941. [5] LEE, TREVOY, SPINKS und JAQUES 1950.
[6] MANN, SHONYO und MANN 1951. [7] JORPES und BERGSTROM 1936. [8] MCLEAN 1916.
[9] HOWELL und HOLT 1918. [10] BEST 1938. [11] FERGUSON und GLAZKO 1941.

sind wahrscheinlich die Heparinproduzenten des Organismus[1]. Die Leber ist vielleicht nur Regulations- oder Speicherort.

Für eine genaue Darstellung der verschiedenen Blutgerinnungsfaktoren verweisen wir auf die Arbeit von MARBET und WINTERSTEIN (1954), in der auch ein übersichtliches Gerinnungsschema zu finden ist.

6. Die Inaktivierung von Hormonen in der Leber.

Die Inaktivierung von Oestrogenen und Testosteron durch die Leber ist an anderer Stelle beschrieben (s. „Hormone der Galle", S. 327).

Die gonadotropen Hormone werden ebenfalls in der Leber inaktiviert. Rattenleberhomogenate vermindern die Wirkung von Choriongonadotropin[2]. Das antidiuretische Prinzip der Hypophyse wird in der gesunden Leber teilweise inaktiviert[3]. Ist die Leber geschädigt, so wird Pitressin nur ungenügend inaktiviert; Wasserretention ist die Folge. Mit diesem Mechanismus lassen sich diejenigen Fälle von Ascites bei Lebercirrhose erklären, bei welchen der Albumingehalt und der kolloidosmotische Druck des Blutes nicht derart erniedrigt sind, daß sie als ursächliche Faktoren für die Retention allein genügen. Neuere Untersuchungen haben aber die Befunde von RALLI et al. (1945) nicht bestätigt[4].

Bei Untersuchungen über hämorrhagischen Schock beobachteten ZWEIFACH et al. (1944, 1947) eine Kontraktion der Mesenterialgefäße des Hundes in einer sog. ersten Phase und eine Dilatation der Gefäße in einer zweiten Phase. Die Kontraktion wird von den genannten Autoren auf ein „vasoexcitor material" (VEM) zurückgeführt, welches in der Niere gebildet werde. Die zweite Schockphase soll durch ein „vasodepressor material" (VDM) aus Leber und Skeletmuskel ausgelöst werden. Nach MAZUR und SHORR (1948) entspricht die VDM-Aktivität aus Rinder-, Pferde-, Hunde- und Menschenleber genau dem Ferritingehalt der Leber. Kristallines Ferritin und Apoferritin sind in ihrer Wirkung auf Gefäße mit VDM identisch. Die Depressorwirkung beruht auf der Eiweißkomponenten des Ferritins, d. h. auf dem Apoferritin. Das Molekulargewicht des Ferritins beträgt 460000. Das von REIN (1949) untersuchte Regulationssystem „Milz-Leber-Herz" steht wahrscheinlich mit diesem VDM in Zusammenhang[5].

Nach BAEZ et al. (1950) soll das VDM der Leber eine antidiuretische Wirkung haben. Intravenöse Gabe von Leber-VDM oder von Ferritin bzw. Apoferritin reduziert die Diurese bei Kaninchen und Hunden. Nach wiederholten Injektionen werden die Versuchstiere refraktär, eine Erscheinung, die von den Autoren mit der Bildung von Antikörpern gegen heterologes VDM erklärt wird.

Laut Berichten von FRIEDMAN et al. (1949) besitzt die Leber eine insulinzerstörende Wirkung. Insulininaktivierung wird durch Zugabe von Magnesium erhöht, durch Kupfer und Jodacetat gehemmt. Leberhomogenate haben eine stärkere insulininaktivierende Wirkung, wenn die Homogenate von Ratten stammen, welche mit Kohlenhydraten ernährt wurden. Es ist möglich, daß die Kohlenhydratzufuhr zu einer „Bahnung" der Insulin-inaktivierung führt, indem Kohlenhydratzufuhr eine größere „Bereitschaftsstellung" schafft[6]. Die insulininaktivierende Wirkung ist bei Leberhomogenaten gering, welche von fetternährten Ratten[7] oder von Hungerratten[8] gewonnen wurden.

---

[1] JORPES, HOLMGREN und WILANDER 1937.
[2] HALL 1950.
[3] RALLI, ROBSON, CLARK und HOAGLAND 1945.
[4] WHITE, RUBIN und LEITER 1951, 1953, BERNSTEIN, WESTON, ROSS, GROSSMAN, HANENSON und LEITER 1953.
[5] STAUB 1950. [6] STAUB 1921.
[7] SIMKIN, BROH-KAHN und MIRSKY 1949. [8] BROH-KAHN und MIRSKY 1949.

IV. Die Entgiftungsfunktion der Leber.

Wir verstehen unter Entgiftung den Abbau eines Giftes zu einer ungiftigen Substanz oder die Elimination einer schädigenden Substanz aus dem Organismus. Gifte, die im Organismus auf Grund ihrer physikalischen oder chemischen Eigenschaften einen schädigenden Einfluß ausüben, werden — soweit es die Leber angeht — in erster Linie abgebaut oder an andere Stoffwechselprodukte gepaart und damit wasserlöslich und ausscheidungsfähig gemacht. Weniger häufig ist die einfache unveränderte Ausscheidung (z. B. Quecksilber). Bei den meisten Entgiftungsvorgängen spielt die Leber lediglich eine Teilrolle neben anderen Organen wie Darm und Nieren. Es ist deshalb schwer, den spezifischen Leberanteil beim Entgiftungsvorgang zu erfassen. MANN und MAGATH (1924) konnten in vergleichenden Untersuchungen an normalen und leberlosen Tieren keine bestimmte Entgiftungsfunktion der Leber feststellen. Trotzdem steht es fest, daß der Leber bei Entgiftungsvorgängen verschiedener Art eine wichtige Bedeutung zukommt.

Es können Gifte in der Leber oxydiert (Santonin, Alkohol), mit Glukuronsäure oder Schwefelsäure gepaart (phenolartige Substanzen), an Glykokoll gebunden (Benzoesäure) oder acetyliert werden (Sulfonamide und Isonicotinsäurehydrazid).

Santonin wird oxydiert und als Oxysantonin ausgeschieden. Belastung mit Santonin und Bestimmung der Oxysantoninausscheidung im Urin wird zur Prüfung der Entgiftungsfunktion der Leber verwendet[1]. Streng leberspezifisch ist die Alkoholoxydation. Es ist nachgewiesen, daß eine Parallele zwischen der Größe des Leberausfalles und der Alkoholverbrennungsgeschwindigkeit besteht[2]. Bei Schlafmittelintoxikationen (Barbital, Sedormid) wird meistens ein flacher Kurvenverlauf der Blutalkoholkonzentration gefunden, d. h. die Verbrennungsgeschwindigkeit des Alkohols ist verlangsamt. Dieser Befund paßt zu den von FISCHER und STAUB (1945) nachgewiesenen Leberfunktionsschädigungen nach Nirvanol. Die Belastung mit Alkohol kann daher als Leberfunktionsprüfung verwendet werden. Eine Beschleunigung des Alkohol-Abbaus in der Leber wird nach Fructose beobachtet[3].

Toxische Phenole, z. B. Indol, entstehen im Organismus selbst bei der Darmfäulnis. Darmbakterien enthalten Tryptophanase, ein Ferment, dessen Co-Enzym Pyridoxalphosphat ist. Dieses spaltet Tryptophan zu Indol und Alanin auf. Das Indol gelangt über die Pfortader zur Leber, wird dort oxydiert und durch Kupplung an Schwefelsäure entgiftet und in löslichere Verbindung übergeführt. Bei abnorm starken Fäulnisprozessen findet man deshalb eine vermehrte Indicanausscheidung im Urin. Phenol, ein weiteres Fäulnisprodukt aus Tyrosin wird auch an Schwefelsäure gepaart. Die Phenolkörperausscheidung ist weitgehend von der zugeführten Nahrung abhängig[4]. Bei Leberschaden (Chloroformintoxikation) ist die Entgiftung gestört; es werden weniger gepaarte Phenolkörper im Urin ausgeschieden[5]. Bei Intoxikation mit technischem Chloranil werden dagegen am 1. und 2. Tag der Vergiftung prozentual mehr gebundene Phenole ausgeschieden als vor der Vergiftung[6]. Mit Glucuronsäure werden Salicylsäure, Menthol, Campher und Alkaloide gepaart. Das Ausmaß der Glucuronsäurepaarung läßt sich ebenfalls quantitativ im Urin bestimmen. Benzoesäure, welche im Darm aus Phenylalanin entsteht, wird in der Leber mit Glykokoll zu Hippursäure synthetisiert. Die Hippursäuresynthese läßt sich an Leberschnitten und Leberhomogenaten beweisen. Die für die Hippursäuresynthese

[1] HARTMANN 1951. [2] STAUB 1947. [3] PLETSCHER 1953.
[4] BAUMANN 1876. [5] PELKAN und WHIPPLE 1922. [6] STAUB 1926 (II. Mitteilung).

benötigten Enzymsysteme sind in den Mitochondrien der Leberzellen lokalisiert[1]. Zufuhr von Natriumbenzoat belastet die Hippursäuresynthese der Leber und kann bei intakter Niere als Leberfunktionsprüfung verwendet werden[2]. Stoffe wie Sulfonamide werden in der Leber acetyliert. Die Acetylierung ist von der Gegenwart von Acetat, ATP und Coferment A abhängig[3]. Barbiturate und Nirvanol werden in erster Linie in der Leber abgebaut[4].

Von SATO et al. (1949) ist angeblich ein Stoff aus der Leber isoliert worden, der eine ausgesprochene entgiftende Wirkung auf zahlreiche Körper haben soll. Dieser Stoff, Yakriton genannt, wird als ein Schutzhormon aufgefaßt; eine Bestätigung fehlt.

V. Die Leberlymphe.

Die Leberlymphgefäße, deren Anfangsteile nicht bekannt sind, sammeln sich zu größeren Einheiten und münden schließlich in den Ductus thoracicus. Mit Injektionsmethoden haben JOHNSON und MANN (1950) die engen Beziehungen der Lymphgefäße mit dem Gallensystem dargestellt. Besondere Beachtung verdient die ausgedehnte Verteilung von Lymphgefäßen in den Wandungen der Gallenwege. Wie Gallengänge und Blutgefäße ist der Lymphraum ein Abflußweg der Leber. Ein Viertel bis die Hälfte des Volumens der Ductus thoracicus-Lymphe ist Leberlymphe mit 5% Eiweiß.

Die 24 Std-Menge der Leberlymphe entspricht etwa 47% der Blutplasmamenge[5]. Der Gehalt der Leberlymphe an Phosphatiden, Cholesterin und Fettsäuren ist ähnlich wie im Blutplasma; er ist unabhängig von der Fettresorption im Dünndarm[6]. Auch durch Cholesterinfütterung wird die Cholesterinkonzentration der Leberlymphe von Ratten nicht verändert[7]. Die Leberlymphe enthält im Gegensatz zur Darmlymphe nur ganz vereinzelte Lymphocyten[8].

Nach Unterbindung des Ductus choledochus erscheint bereits 1 Std später Bilirubin in der Lymphe des Ductus thoracicus. Eine Bilirubinvermehrung im Serum wird erst viel später beobachtet[9]. Bei Verlegung der Gallenwege werden also in erster Linie die Lymphbahnen benützt, um Gallenbestandteile aus der Leber zu entfernen[10].

Bei experimenteller Cirrhose mit Tetrachlorkohlenstoff haben CAIN et al. (1947) eine starke Zunahme der Leberlymphe und eine extreme Erweiterung der Lymphgefäße gefunden. Nach NIX et al. (1951) wird der Lymphstrom bei Leberstauung und bei Lebercirrhose 2—5mal größer; 70—200% der gesamten Plasmaproteine passieren in 24 Std die Leberlymphwege. Der Lymphstrom ist ein kompensatorischer Nebenweg der kranken Leber.

Nach Injektion von abgetöteten Typhusbacillen an Katzen wurde der Antikörpergehalt in der Leberlymphe bestimmt[11]. Am 6. Tag nach der Impfung ist der Agglutinationstiter im Blutstrom höher als in der Ductus thoracicus-Lymphe. Protektive Antikörper lassen sich in diesem Zeitpunkt nur im Serum, nicht aber in der Lymphe feststellen. Proteingehalt von Serum und Lymphe bleiben während dieser Zeit unverändert; die qualitativen Relationen der Eiweißfraktionen laufen in Serum und Lymphe gleichsinnig. Es ist wohl anzunehmen, daß die Leber Antikörper direkt an die Venae hepaticae abgibt.

[1] NIELSEN und LEUTHARDT 1949. [2] QUICK 1940.
[3] KAPLAN und LIPMANN 1948. [4] FISCHER und STAUB 1945.
[5] NIX, MANN, BOLLMAN, GRINDLAY und FLOCK 1951.
[6] BOLLMAN, FLOCK, CAIN und GRINDLAY 1950. [7] BOLLMAN und FLOCK 1951.
[8] MANN und HIGGINS 1950. [9] MAKINO 1924, MAYO und GREEN 1929.
[10] EPPINGER 1937. [11] SCHWEIZER und REBER 1950.

Literatur.

ADAMS, A. B.: The intralobular bile canalicular system of the liver. Anat. Rec. **106**, 262 (1950). — ADLER, A.: Die interne Behandlung von Erkrankungen der Leber und der Gallenwege. Eine kritische Übersicht über die gallentreibenden Mittel. Ther. d. Gegenw. **67**, 172, 216, 263 (1926). — ÅGREN, G.: Über die pharmakodynamischen Wirkungen und chemischen Eigenschaften des Secretins. Skand. Arch. Physiol. **70**, 10 (1934). — ALFIN-SLATER, R. B., M. C. SCHOTZ, F. SHIMODA and H. J. DEUEL jr.: Effects of low and high fat diets on the synthesis of cholesterol in rats. J. biol. Chem. **195**, 311 (1952). — ALLAN, F. N., D. J. BOWIE, J. J. R. MACLOED and W. ROBINSON: Behaviour of depancreatized dogs kept alive with insuline. Brit. J. exp. Path. **5**, 75 (1924). — ALTMANN, H. W., u. H. A. KÜHN: Zur Pathogenese der Albuminocholie. Klin. Wschr. **1949**, 44. — ANDREWS, E., R. SCHOENHEIMER and L. HRDINA: Etiology of gallstones. I. Chemical factors and the rôle of the gallbladder. Analysis of duct bile from diseased livers. Arch. Surg. (Chicago) **25**, 796 (1932). — ANDREWS, W. H. H., B. G. MAEGRAITH and C. E. M. WENYON: Studies on the liver circulation. Ann. Trop. Med. Parasit. **43**, 229 (1949). — ANNEGERS, J. H., and F. FRIEND: Dietary protein and cholic acid synthesis in dog. Fed. Proc. **8**, 4 (1949).

BAEZ, S., A. MAZUR and E. SHORR: Hepatorenal factors in circulatory homeostasis. XX. Antidiuretic action of hepatic vasodepressor, VDM (Ferritin). Amer. J. Physiol. **162**, 198 (1950). — BARRON, E. S. G.: Zit. nach GRAY 1953. Medicine (Baltimore) **10**, 77 (1931). — BAUER, W., H. H. DALE, L. T. POULSSON and D. W. RICHARDS: The control of circulation through the liver. J. Physiol. (Lond.) **74**, 343 (1932). — BAUMANN, E.: Über gepaarte Schwefelsäuren im Organismus. Pflügers Arch. ges. Physiol. **13**, 285 (1876). — BAUMGÄRTEL, TR.: Über die enterale Umwandlung des Cholesterins in Koprosterin. Klin. Wschr. **1943**, 297. ~ Physiologie und Pathologie des Bilirubinstoffwechsels als Grundlagen der Ikterusforschung. Stuttgart: Georg Thieme 1950. — BAYLISS, W. M., and E. H. STARLING: The mechanism of pancreatic secretion. J. Physiol. (Lond.) **28**, 325 (1902). — BEARN, A. G., B. H. BILLING and S. SHERLOCK: The response of the liver to insulin in normal subjects and in diabetes mellitus: hepatic vein catheterisation studies. Clin. Sci. **11**, 151 (1952). — BECKMANN, K.: Leber und Mineralhaushalt. Verhd. dtsch. Ges. inn. Med. **39**, 250 (1927). ~ Leber und Mineralhaushalt. I. Mitt. Die Wasser- und Ionenabgabe der normalen Leber an das Hepaticablut. Z. ges. exp. Med. **59**, 76 (1928). ~ II. Mitt. Die Wasser- und Ionenabgabe der normalen Leber an das Blut, die Lymphe und die Galle. Dtsch. Arch. klin. Med. **160**, 63 (1928). ~ III. Mitt. Die Wasser- und Ionenabgabe der Leber an das Blut und die Lymphe nach Verschluß der Gallenwege. Dtsch. Arch. klin. Med. **164**, 309 (1929). ~ IV. Mitt. Die Wasser- und Ionenabgabe der Leber an Blut, Lymphe und Galle nach Schädigung des Leberparenchyms. Z. ges. exp. Med. **66**, 702 (1929). — BENNHOLD, H., H. OTT u. M. WIECH: Über den Bindungsunterschied lebergängiger und nierengängiger Substanzen an die Serumeiweißkörper. Dtsch. med. Wschr. **1950**, 11. — BERGH, A. A. H. VAN DEN: Die Gallenfarbstoffe im Blute. Von Duesburg. Leiden 1918. — BERGH, A. A. H. VAN DEN, u. P. MÜLLER: Über eine direkte und eine indirekte Diazoreaktion auf Bilirubin. Biochem. Z. **77**, 90 (1916). — BERMAN, A. L., E. SNAPP, A. IVY and A. J. ATKINSON: On the regulation or homeostasis of the cholic acid output in biliary-duodenal fistula dogs. Amer. J. Physiol. **131**, 776 (1941). — BERNARD, CL.: Nouvelle fonction du foie. Paris: J. B. Baillière 1853. — BERNHARD, K.: Stoffwechselforschung mit Deuterium als Indikator. Mitt. Lebensmitt. Hyg. **37**, 58 (1946). ~ Leberverfettungsverhindernde Faktoren der Nahrung. Experientia (Basel) Suppl. **1**, 116 (1953). — BERNHARD, K., u. G. RITZEL: Weitere Beiträge zur Kenntnis der Gallenfunktion. Helv. physiol. pharmacol. Acta **11**, C 12 (1953). — BERNHARD, K., E. SCHEITLIN u. G. RITZEL: Die Umwandlung von α- und β-Carotin in Vitamin A im Rattendarm. Helv. chim. Acta **35**, 1914 (1952). — BERNHARD, K., and R. SCHOENHEIMER: The rate of formation of stearic and palmitic acids in normal mice. J. biol. Chem. **133**, 713 (1940). BERNHARD, K., H. WAGNER u. G. RITZEL: Versuche zur quantitativen Erfassung der bei der Resorption von Neutralfett eintretenden Spaltung. Helv. chim. Acta **35**, 1404 (1952). — BERNSTEIN, S. H., R. E. WESTON, G. ROSS, J. GROSSMAN, I. B. HANENSON and L. LEITER: Studies on intravenous water diuresis and nicotine and pitressin antidiuresis in normal subjects and patients with liver disease. J. clin. Invest. **32**, 422 (1953). — BEST, C. H.: Heparin and thrombosis. Brit. med. J. **1938**, 977. ~ Heparin and thrombosis. Proc. Mayo Clin. **14**, 81 (1939). — BEST, C. H., and J. M. HERSHEY: Further observations on the effects of some component of crude lecithine on depancreatized animals. J. Physiol. (Lond.) **75**, 49 (1932). — BEST, C. H., and M. E. HUNTSMAN: The effects of the components of lecithine upon deposition of fat in the liver. J. Physiol. (Lond.) **75**, 405 (1942). — BEST, C. H., M. E. HUNTSMAN and J. H. RIDOUT: The „lipotropic" effect of protein. Nature (Lond.) **135**, 821 (1935). — BEUMER, H., u. F. HEPNER: Über die Ausscheidungswege des Cholesterins. Z. ges. exp. Med. **64**, 787 (1929). — BIOLATO, D., e E. GASTALDI: Zit. nach HINSBERG u. BRUNS, Med. sper. **9**, 665 (1941). — BLOCH, K.: Interrelationships of lipid and carbohydrate metabolism. Ann. Rev. Biochem. **21**, 273 (1952). — BLOCH, K., B. N. BERG and D. RITTENBERG: The biological conversion of cholesterol to cholic acid. J. biol. Chem. **149**, 511 (1943). — BLOCH, K., and D. RITTENBERG: On the utilization of acetic acid for cholesterol formation. J. biol. Chem. **145**, 625 (1942). ~ Sources of acetic acid in the animal body. J. biol. Chem. **155**, 243 (1944). — BODANSKY, A., and H. L. JAFFÉ: Phosphatase studies; serum phosphatase in diseases of bone; interpretation and significance. Arch. intern. Med. **54**, 88 (1934). — BOLLMAN, J. L.: Studies in hepatic lymphatics. Liver Injury, Trans. of the Ninth Confer., April 27—28, 1950. Josiah Macy, jr., Foundation, 1951. — BOLLMAN, J. L., and E. V. FLOCK: Cholesterol in intestinal and hepatic lymph in rat. Amer. J. Physiol. **164**, 480 (1951). BOLLMAN, J. L., E. V. FLOCK, J. C. CAIN and J. H. GRINDLAY: Lipids of lymph following feeding of fat: an experimental study. Amer. J. Physiol. **163**, 41 (1950). — BOLLMAN, J. L., C. SHEARD and F. C. MANN: An experimental study of obstructive jaundice with particular reference to the initial bilirubinemia. Amer. J. Physiol. **80**, 461 (1927). — BOREK, E., and D. RITTENBERG: The metabolism of acetone by surviving rat liver. J. biol. Chem. **179**, 843 (1949). — BORSOOK, H., C. L. DEASY, A. J. HAAGEN-SMIT, G. KEIGHLEY and P. H. LOWY: The uptake in vitro of C^{14}-labeled glycine, L-leucine, and L-lysine by different components of guinea pig liver homogenate. J. biol. Chem. **184**, 529 (1950). — BRADLEY, S. E., F. J. INGELFINGER and G. P. BRADLEY: Determinants of hepatic haemo-dynamics in „visceral circulation". Ciba Foundation Symposium, p. 219. London: Churchill 1952. ~ Hepatic circulation in cirrhosis of the liver. Circulation **5**, 419 (1952). — BRADLEY, S. E., F. J. INGELFINGER, G. P. BRADLEY and J. J. CURRY: The estimation of hepatic blood flow in man. J. clin. Invest. **24**, 890 (1945). — BRADY, R. O., and S. GURIN: The biosynthesis of radioactive fatty acids and cholesterol. J. biol. Chem. **186**, 461 (1950). — BRAUER, R. W., and R. L. PESSOTTI: Hepatic uptake and biliary excretion of bromsulphthalein in the dog. Amer. J. Physiol. **162**, 565 (1950). — BREUSCH, F. L.: The biochemistry of fatty acid catabolism. Advances in enzymology 8, 343 (1948). — BREUSCH, F. L., and E. ULUSOY: Metabolism of β, δ-diketohexanoic acid in minced tissues. Arch. Biochem. **14**, 183 (1947). — BROH-KAHN, R. H., and I. A. MIRSKY: The effect of fasting on the insulinase content of rat liver. Arch. Biochem. **20**, 10 (1949). — BROWN, H. V., and A. F. BUSH: Parathion inhibition of cholinesterase. Arch. industr. Hyg. **1**, 633 (1950). — BRÜCKEL, K. W., H. J. HÜBENER, G. MEYERHEIM u. G. LIERSCH: Über die Rolle der Leber bei der Ausscheidung und dem Abbau von Nevennierenrindenhormon. Klin. Wschr. **1954**, 21. — BUCHHOLZ, J., u. H. LEY: Über den Einfluß peroraler Cystin- und Dehydrocholsäuregaben auf die Bildung der Taurocholsäure des Menschen. Z. klin. Med. **152**, 244 (1953). — BURN, J. H., and H. P. MARKS: The production of sugar in the perfused liver from non-protein sources. J. Physiol. (Lond.) **61**, 497 (1926). — BURNETT, W. E., G. P. ROSEMOND, J. K. WESTON and R. R. TYSON: Proc. 37th. Clin. Congr. Amer. Coll. Surgeons, San Francisco, Nov. 1951, p. 147. 1952. Zit. nach F. C. MANN u. F. D. MANN, Amer. Rev. Physiol. **15**, 473 (1953). — BYERS, S. O., and M. FRIEDMAN: Production and excretion of cholesterol in mammals. VII. Biliary cholesterol: increment and indicator of hepatic synthesis of cholesterol. Amer. J. Physiol. **168**, 297 (1952). — BYERS, S. O., M. FRIEDMAN and F. MICHAELIS: Observations concerning the production and excretion of cholesterol in mammals. J. biol. Chem. **188**, 637 (1951).

CABELLO, J. R., y J. F. SILVA: Actividad fosfatasica de la bilis humana. Rev. méd. Chile **78**, 27 (1950). — CAIN, J. C., J. H. GRINDLAY, J. L. BOLLMAN, E. V. FLOCK and F. C. MANN: Lymph from liver and thoracic duct. An experimental study. Surg. Gynec. Obstet. **85**, 559 (1947). — CAMPBELL, H. A., and K. P. LINK: Studies on the hemorrhagic sweet clover disease. J. biol. Chem. **138**, 21 (1941). — CANTAROW, A., and L. L. MILLER: Nonexcretion of jaundiceserum alkaline phosphatase in bile of normal dogs. Amer. J. Physiol. **153**, 444 (1948). — CANTAROW, A., and C. W. WIRTS: Excretion of bromsulfalein in the bile. Proc. Soc. exp. Biol. (N. Y.) **47**, 252 (1941). — CARTER, C. W., and R. H. S. THOMPSON: Biochemistry in relation to medicine. London-New York-Toronto: Longmans, Green & Co. 1949. — CATCHPOLE, H. R.: Solubility properties of some components of the ground substance in relation to intravital staining of connective tissues. Ann. N. Y. Acad. Sci. **52**, 989 (1950). — CAZAL, P.: Histopathologie du foie, Masson et Cie, éd., Paris, 1955. — CHAIKOFF, I. L., and C. ENTENMAN: Antifatty-liver factor of the pancreas. Advanc. Enzymol. 8, 171 (1948). — CHAIKOFF, I. L., D. S. GOLDMAN, G. W. BROWN jr., W. G. DAUBEN and M. GEE: Acetoacetate formation in liver. J. biol. Chem. **190**, 229 (1951). — CHAIN, E., and E. S. DUTHIE: Identity of hyaluronidase and spreading factor. Brit. J. exp. Path. **21**, 324 (1940). — CHANG, K. K.: A technique for total hepatectomy in the rat and its effect on toxicity of octamethyl pyrophosphoramid. Brit. J. exp. Path. **32**, 444 (1951). — CHERNICK, S. S., and I. L. CHAIKOFF: Two blocks in carbohydrate utilization in the liver of the diabetic rat. J. biol. Chem. **188**, 389 (1951). — CHILD, C. G.: The hepatic circulation and portal hypertension. Philadelphia and London: W. B. Saunders Company 1954. — CHOW, B. F., C. ALPER and S. DE BIASE: The effect of retention of nitrogen in casein or lactalbumin hydrolysates on the regeneration of plasma proteins of protein-depleted dogs. J. Nutr. **38**,

319 (1949). — CLARA, M.: Untersuchungen an der menschlichen Leber. 1. Teil. Über den Übergang der Gallenkapillaren in die Gallengänge. Z. mikr.-anat. Forsch. **20**, 584 (1930). — CLERC, P.: Beitrag zur Ketonurie. Z. klin. Med. **118**, 532 (1931). — COBURN, F. F., u. J. ANNEGERS: Effect of dietary substances on cholate synthesis in the dog. Amer. J. Physiol. **163**, 48 (1950). — COLE, P. G., G. H. LATHE and B. H. BILLING: Separation of the bile pigments of serum, bile and urine. Biochem. J. **57**, 514 (1954). — COLLINSON, G. A., u. F. S. FOWWEATHER: An explanation of the two forms of bilirubin demonstrated by the van den Bergh reaction. Brit. med. J. **1**, 1081 (1926). — COLP, R., u. H. DOUBILET: Differential analysis of bile acids in human gall-bladder bile. Arch. Surg. (Chicago) **33**, 913 (1936). — CONN, J. W., ST. S. FAJANS, L. H. LOUIS and H. S. SELTZER: Importance of the liver in transformations of administered adreno-steroidal compounds. J. Lab. clin. Med. **43**, 79 (1954). — COPPEDGE, R. L., A. SEGALOFF, H. P. SARETT and A. M. ALTSCHUL: Cozymase as a part of the hepatic estrogeninactivating system. J. biol. Chem. **173**, 431 (1948). — CORI, C. F.: The rate of glycogen formation in the livers of normal and insulinized rats during the absorption of glucose, fructose and galactose. J. biol. Chem. **70**, 577 (1926). — CORI, C. F., and G. T. CORI: The fate of sugar in the animal body. VIII. The influence of insulin on the utilization of glucose, fructose and dihydroxyacetone. J. biol. Chem. **76**, 755 (1928). ~ The kinetics of the enzymatic synthesis of glycogen from glucose-1-phosphate. J. biol. Chem. **135**, 733 (1940). — CORI, G. T., and J. LARNER: Action of amylo-1,6-glucosidase and phosphorylase on glycogen and amylopectin. J. biol. Chem. **188**, 17 (1951). — COURNAND, A., R. L. RILEY, E. S. BREED, E. F. DE BALDWIN and D. W. RICHARDS jr.: Measurement of cardiac output in man using the technique of catheterization of the right auricle or ventricle. J. clin. Invest. **24**, 106 (1945).

DAKIN, H. D.: Studies on the intermediary metabolism of aminoacids. J. biol. Chem. **14**, 321 (1913). — DALGAARD, J. B.: Phosphatase in dogs following bile obstruction and removal of the small intestine. Acta physiol. scand. **16**, 287 (1949). ~ Serumphosphatase after hepatectomy in dogs. Acta physiol. scand. **16**, 308 (1949). — DAM, H.: Antihemorrhagic vitamin of chick. Biochem. J. **29**, 1273 (1935). — DANIEL, P. M., and M. M. L. PRICHARD: Effects of stimulation of the hepatic nerves and of adrenaline upon the circulation of the portal venous blood within the liver. J. Physiol. (Lond.) **114**, 538 (1951). — DAY, T. D.: The mode of reaction of interstitial connective tissue with water. J. Physiol. (Lond.) **109**, 380 (1949). — DELPRAT, G. D., N. N. EPSTEIN and W. J. KERR: A new liver function test, the elimination of rose bengal when injected into the circulation of human subjects. Arch. intern. Med. **34**, 533 (1924). — DE MEIO, R. H., A. E. RAKOFF, A. CANTAROW and K. E. PASCHKIS: Mechanism of inactivation of α-estradiol by rat liver „in vitro". Endocrinology **43**, 97 (1948). — DEMUTH, F.: Über Hexophosphatase in menschlichen Organen und Körperflüssigkeiten. Biochem. Z. **159**, 415 (1925). — DISSE, J.: Über die Lymphbahnen der Säugetierleber. Arch. mikr. Anat. **36**, 203 (1890). — DOHAN, F. C., E. M. RICHARDSON, L. W. BLUEMLE and GYÖRGY: Hormone excretion in liver disease. J. clin. Invest. **31**, 481 (1952). — DOLJANSKI, L., u. O. KOCH: Der Blutfarbstoff und die lebende Zelle. I. Mitt. Über den Hämoglobinabbau in Gewebskulturen. Virchows Arch. path. Anat. **291**, 379 (1933). ~ II. Mitt. Zur Frage der Bilirubinbildung in vitro. Virchows Arch. path. Anat. **291**, 390 (1933). — DOMINI, G.: Ricerche chimico-fisiche sulla bile. Arch. Fisiol. **41**, 54 (1941). — DONEDDU, C.: Zit. nach HINSBERG u. BRUNS, Clin. med. ital. **73**, 305 (1942). — DOUBILET, H.: Hepatic excretion in dog following oral administration of various bile acids. Proc. Soc. exp. Biol. (N. Y.) **36**, 687 (1937). — DRAGSTEDT, C. A., and M. A. MILLS: Bilirubinemia and bromsulphalein retention. Proc. Soc. exp. Biol. (N. Y.) **34**, 467 (1936). — DRAGSTEDT, L. R., J. VAN PROHASKA and H. P. HARMS: Observations on a substance in pancreas (a fat metabolizing hormone) which permits survival and prevents liver changes in depancreatized dogs. Amer. J. Physiol. **117**, 175 (1936). — DUCCI, H., and C. J. WATSON: The quantitative determination of the serum bilirubin with special reference to the prompt-reacting and the chloroform-soluble types. J. Lab. clin. Med. **30**, 293 (1945). — DÜTTMANN, G.: Die Veränderung des Säure-Basengleichgewichtes nach Gallenfistel und ihre Bedeutung bei der Entstehung der sog. porotischen Malacie. Bruns' Beitr. klin. Chir. **139**, 720 (1927). — DURAN-REYNALS, F.: Tissue permeability and the spreading factors in infection; a contribution to the host: parasite problem. Bact. Rev. **6**, 197 (1942).

ECK, N. V.: K. voprosu o perevyazkie vorotnois veni. Predvaritelnoye soobshtshjenye. Vo. med. J. (St. Petersburg) **130**, 1 (1877). Übersetzt ins Englische: C. G. CHILD III.: Eck's fistula. Surg. Gynec. Obstet. **96**, 375 (1953). — *Editor:* Bilirubin. Lancet **1956** II, 667. — ELIAS, H.: A re-examination of the structure of the mammalian liver. I. Parenchymal architecture. Amer. J. Anat. **84**, 311 (1949). ~ II. The hepatic lobule and its relation to the vascular and biliary systems. Amer. J. Anat. **85**, 379 (1949). — ELIAS, H., u. A. FELLER: Über einen muskulären Drosselmechanismus an den Lebervenenmündungen. Z. ges. exp. Med. **77**, 538 (1931). — ELSTER, S. K., M. E. FREEMAN and E. L. LOWRY: The action of tripelennamine on hyaluronidase in the albino rat. J. Pharmacol. exp. Ther. **96**, 332 (1949). —

ELTON, N. W.: The mechanism of jaundice: a working hypothesis. Amer. J. clin. Path. 5, 40 (1935). — EMBDEN, G.: Über die Bildung gepaarter Glykuronsäure in der Leber. Beitr. chem. Physiol. Path. **2**, 591 (1902). ~ Über Zuckerbildung bei künstlicher Durchblutung der glykogenfreien Leber. Beitr. chem. Physiol. Path. **6**, 44 (1905). ~ Über Acetonbildung in der Leber. Beitr. chem. Physiol. Path. **8**, 121 (1906). ~ Über Acetonbildung in der Leber. Beitr. chem. Physiol. Path. **11**, 318 (1908). ~ Über das Verhalten der optischisomeren Leucine in der Leber. Beitr. chem. Physiol. Path. **11**, 348 (1908). — EMBDEN, G., u. H. ENGEL: Über Acetessigsäurebildung in der Leber. Beitr. chem. Physiol. Path. **11**, 323 (1908). — EMBDEN, G., u. G. GLAESSNER: Über den Ort der Ätherschwefelsäurebildung im Tierkörper. Beitr. chem. Physiol. Path. **1**, 310 (1902). — EMBDEN, G., u. S. ISAAK: Über die Bildung von Milchsäure und Acetessigsäure in der diabetischen Leber. Z. physiol. Chem. **99**, 297 (1917). — EMBDEN, G., u. L. LATTES: Über die Acetessigsäurebildung in der Leber des diabetischen Hundes. Beitr. chem. Physiol. Path. **11**, 327 (1908). — EMBDEN, G., u. L. MICHAUD: Über den Abbau der Acetessigsäure im Tierkörper. Beitr. chem. Physiol. Path. **11**, 332 (1908). — EMBDEN, G., H. SALOMON u. FR. SCHMIDT: Über Acetonbildung in der Leber. Beitr. chem. Physiol. Path. **8**, 129 (1906). — EMBDEN, G., E. SCHMITT u. M. WITTENBERG: Über synthetische Zuckerbildung in der künstlich durchströmten Leber. Z. physiol. Chem. **88**, 201 (1913). — ENTENMAN, C., I. L. CHAIKOFF and D. B. ZILVERSMIT: Removal of plasma phospholipids as a function of the liver: the effect of exclusion of the liver on the turnover rate of plasma phospholipids as measured with radioactive phosphorus. J. biol. Chem. **166**, 15 (1946). — EPPINGER, H.: Die Leberkrankheiten. Wien: Springer 1937. — EPPINGER, H., H. KAUNITZ u. H. POPPER: Die seröse Entzündung. Wien: Springer 1935. — EPSTEIN, E.: Beitrag zur Theorie und Morphologie der Immunität. Virchows Arch. path. Anat. **273**, 89 (1929).

FAGRAEUS, A.: Antibody production in relation to the development of plasma cells. Acta med. scand. Suppl. **204** (1948). — FENSTERMANN, R.: Die Funktionsprüfung der Leber mit Azorubin S. Münch. med. Wschr. **1926**, 859. — FERGUSON, J. H., and A. J. GLAZKO: Heparin. J. Lab. clin. Med. **26**, 1559 (1941). — FINE, J., and A. M. SELIGMAN: Traumatic shock. IV. A study of the problem of the „lost plasma" in hemorrhagic shock by the use of radioactive plasma protein. J. clin. Invest. **22**, 285 (1943). — FINK, R. M., T. ENNS, C. P. KIMBALL, H. E. SILBERSTEIN, W. F. BALE, S. C. MADDEN and G. H. WHIPPLE: Plasma protein metabolism — normal and associated with shock. J. exp. Med. **80**, 455 (1944). — FISCHER, H.: Synthese des Hämins. Naturwissenschaften **17**, 611 (1929). — FISCHER, H., u. H. HALBACH: Über die Konstitution des Stercobilins. Hoppe-Seylers Z. physiol. Chem. **238**, 59 (1936). — FISCHER, H., u. H. ORTH: Die Chemie des Pyrrols. Bd. 2/1; Porphyrine. Haemin. Bilirubin und Abkömmlinge, S. 364. Leipzig: Akademische Verlagsgesellschaft 1937. — FISCHER, H., u. H. STAUB: Das Schicksal des Nirvanols im Hundeorganismus nach stomachaler und nach intravenöser Verabreichung. Helv. physiol. Acta **3**, 135 (1945). — FISCHLER, FR.: Das Urobilin und seine klinische Bedeutung. Habil.-Schr. Heidelberg 1906. ~ Physiologie und Pathologie der Leber, 2. Aufl. Berlin 1925. — FISCHLER, FR., u. F. OTTENSOOSER: Zur Theorie der Urobilinentstehung. Ein Beitrag zur extraintestinalen Genese der Urobilinurie. Dtsch. Arch. klin. Med. **146**, 305 (1925). — FISHER, N. F.: Attempts to maintain the life of totally pancreatectomized dogs indefinitely by insulin. Amer. J. Physiol. **67**, 634 (1924). — FISHLER, M. C., C. ENTENMAN, M. L. MONTGOMERY and I. L. CHAIKOFF: The formation of phospholipid by the hepatectomized dog as measured with radioactive phosphorus. I. The site of formation of plasma phospholipids. J. biol. Chem. **150**, 47 (1943). FORSGREN, E.: Über Glykogen- und Gallenbildung in der Leber. Skand. Arch. Physiol. **55**, 144 (1929). — FRAZER, A. C., J. H. SCHULMAN and C. H. STEWART: Emulsification of fat in the intestine of the rat and its relationship to absorption. J. Physiol. (Lond.) **103**, 306 (1944/45). — FRIEDMAN, A., H. F. WEISBERG and R. LEVINE: Inactivation or removal of insulin by the liver. Fed. Proc. **8**, 53 (1949). — FRIIS-HANSEN, B., O. MORTENSEN and N. A. NIELSEN: Glucose tolerance of partially hepatectomized rabbits. Acta physiol. scand. **13**, 291 (1947). — FÜRTH, O., u. H. MINIBECK: Über das Mengenverhältnis von Gallensäuren und Fetten im Darminhalte und dessen Beziehung zur Fettresorption. Biochem. Z. **237**, 139 (1931). — FÜRTH, O., u. R. SCHOLL: Über den Einfluß von gallensauren Salzen auf Diffusions- und Resorptionsvorgänge. Ein Beitrag zur Physiologie der Fettverdauung. Biochem. Z. **222**, 430 (1930).

GAMBLE, J. L., and M. A. McIVER: Acid- base composition of pancreatic juice and bile. J. exp. Med. **48**, 849 (1928). — GARDIKAS, G., J. E. KENCH and J. F. WILKINSON: Serum bilirubin and the van den Bergh reaction. Nature (Lond.) **159**, 842 (1947). — GARDNER, J. C., u. H. GAINSBOROUGH: Blood cholesterol studies in biliary and hepatic disease. Quart. J. Med. **23**, 465 (1930). — GEBHARDT, F.: Untersuchungen über den Einfluß der Portalblutumleitung (Eckfistel und umgekehrte Eckfistel) auf die Leberfunktion und auf den Gallenfarbstoffwechsel. II. Z. ges. exp. Med. **106**, 468 (1939). — GOMORI, G.: Microtechnical demonstration of phosphatase in tissus sections. Proc. Soc. exp. Biol. (N. Y.) **42**, 23 (1939). ~

Alkaline phosphatase of cell nuclei. J. Lab. clin. Med. 37, 520 (1951). — GOTTLIEB, R.: Bilirubin-formation and reticulo-endothelial system; functional block of reticulo-endothelial system. Canad. med. Ass. J. 30, 512 (1934). — GRAHAM, E. A., and W. H. COLE: Roentgenologic examination of gallbladder. J. Amer. med. Ass. 82, 613 (1924). — GRAY, C. H.: The bile pigments. London: Methuen & Co. 1953. — GRAY, C. H., u. R. A. KEKWICK: Bilirubin-serum protein complexes and the van den Bergh reaction. Nature (Lond.) 161, 274 (1948). — GRAY, C. H., A. NEUBERGER and P. H. A. SNEATH: Studies in congenital porphyria. 2. Incorporation of ^{15}N in the stercobilin in the normal and in the porphyric. Biochem. J. 47, 87 (1950). — GRAY, C. H., and J. WHIDBORNE: Studies of the van den Bergh reaction. Biochem. J. 40, 81 (1946). — GRAYHOCK, J. T., and W. W. SCOTT: Observations on in vivo inactivation of testosterone propionate by liver of white rats. Fed. Proc. 9, 50 (1950). — GREEN, D. E.: Oxidation and synthesis of fatty acids in soluble enzyme systems of animal tissues. Clin. Chem. 1, 53 (1955). — GRINDLAY, J. H., J. F. HERRICK and F. C. MANN: Measurement of the blood flow of the liver. Amer. J. Physiol. 132, 489 (1941). — GRINDLAY, J. H., and F. C. MANN: Removal of the liver of the dog: an experimental surgical technique. Surgery 31, 900 (1952). — GRODINS, F. S., S. L. OSBORNE, A. C. IVY and L. GOLDMAN: The effect of bile acids on hepatic blood flow. Amer. J. Physiol. 132, 375 (1941). — GROGG, E., and A. G. E. PEARSE: Coupling azo dye methods for histochemical demonstration of alkaline phosphatase. Nature (Lond.) 170, 578 (1952). — GROSSMAN, M. I., H. D. JANOWITZ, B. S. RALSTON and K. S. KIM: The effect of secretion on bile formation in man. Gastroenterology 12, 133 (1949). — GRUNENBERG, K.: Über die Differenzierung des Serumbilirubins durch seine Chloroformlöslichkeit. Z. ges. exp. Med. 31, 119 (1923). ~ Über die Topik der Umwandlungsstätten der Chloroformlöslichkeit des Bilirubins. Z. ges. exp. Med. 35, 128 (1923). — GYÖRGY, P., C. S. ROSE and R. A. SHIPLEY: The effect of steroid hormones on the fatty liver induced in rats by dietary means. Arch. Biochem. 22, 108 (1949).

HALL, B. V.: Inactivation of gonadotropins by liver homogenates. Fed. Proc. 9, 54 (1950). — HANZON, V.: Liver cell secretion under normal and pathologic conditions studied by fluorescence microscopy on living rats. Acta physiol. scand. 28, Suppl., 101 (1952). — HARD, W. L., and R. K. HAWKINS: The role of bile capillaries in the secretion of phosphatase by the rabbitliver. Anat. Rec. 106, 395 (1950). — HARTMANN, FR.: Untersuchungen über die Beurteilung der Funktion der Leber auf Grund von Störungen ihrer Stoffwechselleistungen. III. Mitt. Störungen der Entgiftungs- und Ausscheidungsfunktion der Leber. Z. klin. Med. 147, 551 (1951). — HARTMANN, FR., u. E. KOHL: Über den Eiweiß- und Schleimgehalt der Galle bei Gesunden und bei Erkrankungen des Leberparenchyms und der Gallenwege. Klin. Wschr. 1950, 500. — HATA, M.: Der Gehalt der Verdauungssäfte des Hundes an Zucker und Milchsäure, und der Einfluß des Pikrotoxins sowie Adrenalins auf denselben. Mitt. med. Akad. Kioto 30, 279 (1940). — HAWKINS, W. B., P. C. HANSEN, R. W. COON and R. TERRY: Bile salt metabolism as influenced by pure amino acids and casein digests. J. exp. Med. 90, 461 (1949). — HÉDON, E.: La survie indéfinie du chien dépancréaté traité par l'insuline et les effets de l'interruption du traitement. J. Physiol. Path. gén. 25, 1 (1927). — HENRIQUES, V., u. H. ROLAND: Zur Frage des Eisenstoffwechsels. Biochem. Z. 201, 479 (1928). — HERING, E.: Von der Leber. In S. STRICKERs Handbuch der Lehre von den Geweben, S. 429—452. Leipzig 1871. — HERRICK, J. F., H. E. ESSEX, F. C. MANN and E. J. BALDES: The effect of digestion on the blood flow in certain blood vessels of the dog. Amer. J. Physiol. 108, 621 (1934). — HERSHEY, J. M.: Substitution of lecithin for raw pancreas in the diet of the depancreatized dog. Amer. J. Physiol. 93, 657 (1930). — HERSHEY, J. M., and L. S. SOSKIN: Substitution of „lecithin" for raw pancreas in the diet of the depancreatized dog. Amer. J. Physiol. 98, 74 (1931). — HILDRETH, E. A., S. M. MELLINKOFF, G. W. BLAIR and D. M. HILDRETH: Effect of vegetable fat ingestion on human serum cholesterol concentration. Circulation 3, 641 (1951). — HIMSWORTH, H. P.: Liver damage of metabolic origin. Proc. roy. Soc. Med. 42, 201 (1949). — HINSBERG, K.: HOPPE-SEYLER/THIERFELDERs Handbuch der physiologischen und pathologisch-chemischen Analyse, 10. Aufl., Bd. V. Berlin-Göttingen-Heidelberg: Springer 1953. — HINSBERG, K., u. F. BRUNS: HOPPE-SEYLER/THIERFELDERs Handbuch der physiologischen und pathologisch-chemischen Analyse, 10. Aufl., Bd. V. Berlin-Göttingen-Heidelberg: Springer 1953. — HOPPE-SEYLER/THIERFELDER: Handbuch der physiologischen und pathologisch-chemischen Analyse, 10. Auf., Bd. V. Berlin-Göttingen-Heidelberg: Springer 1953. — HORRALL, O. H.: Bilde, its toxicity and relation to disease. Chicago Ill.: University Chicago Press 1938. — HOWELL, W. H., and E. HOLT: Two new factors in blood coagulation — heparin and pro-antithrombin. Amer. J. Physiol. 47, 328 (1918/19). — HURTLEY, W. H.: The four carbon atom acids of diabetic urine. Quart. J. Med. 9, 301 (1916).

ISAKSSON, B.: Acta Soc. Med. upsalien. 56, 177 (1952). Zit. nach HINSBERG u. BRUNS.

JACOBI, M., I. C. ZUCKERMAN, B. KOGUT and B. KLEIN: Studies in human biliary physiology; influence of metabolizable and non-metabolizable sugars on liver bile secretion. Amer. J. dig. Dis. 7, 382 (1940). — JOHNSON, L. E., and F. C. MANN: Intrahepatic lymphatics.

Amer. J. Physiol. **163**, 723 (1950). — JORPES, E., u. S. BERGSTROM: Der Aminozucker des Heparins. Z. physiol. Chem. **244**, 253 (1936). — JORPES, E., H. HOLMGREN u. W. WILANDER: Über das Vorkommen von Heparin in den Gefäßwänden und in den Augen. Ein Beitrag zur Physiologie der Ehrlichschen Mastzellen. Z. mikr.-anat. Forsch. **42**, 279 (1937).

KAPLAN, N. O., and F. LIPMANN: The assay and distribution of coenzyme A. J. biol. Chem. **174**, 37 (1948). — KATZ, L. N., and S. RODBARD: The integration of the vasomotor responses in the liver with those in other systemic vessels. J. Pharmacol. exp. Ther. **67**, 407 (1939). — KELLER, E. B., J. R. RACHELE and V. DU VIGNEAUD: A study of transmethylation with methionine containing deuterium and C^{14} in the methyl group. J. biol. Chem. **177**, 733 (1949). — KENNEDY, E. P., and A. L. LEHNINGER: Oxidation of fatty acids and tricarboxylic acid cycle intermediates by isolated rat liver mitochondria. J. biol. Chem. **179**, 957 (1949). ~ The products of oxidation of fatty acids by isolated rat liver mitochondria. J. biol. Chem. **185**, 275 (1950). — KING, E. J., and A. R. ARMSTRONG: Convenient method for determining serum and bile phosphatase activity. Canad. med. Ass. J. **31**, 376 (1934). — KING, L. S.: Vital staining of connective tissue. J. exp. Med. **68**, 63 (1938). — KLATSKIN, G., and L. BUNGARDS: Bilirubin-protein linkages in serum and their relationship to the van den Bergh reaction. J. clin. Invest. **35**, 537 (1956). — KNISELY, M. H.: A method of illuminating living structures for microscopic study. Anat. Rec. **64**, 499 (1936). — KNISELY, M. H., E. H. BLOCH u. L. WARNER: Selective phagocytosis. Kgl. danske Vid. Selsk. biol. Skr. **4**, 37 (1948). Zit. nach CHILD 1954. — KNOOP, F.: Der Abbau aromatischer Fettsäuren im Tierkörper. Beitr. chem. Physiol. Path. **6**, 150 (1904). — KOCOUR, E. J., and A. C. IVY: The effect of certain foods on bile volume output recorded in the dog by a quantitative method. Amer. J. Physiol. **122**, 325 (1938). — KOLLER, F., A. LOELIGER and F. DUCKERT: Experiments on a new clotting factor. (Factor VII.) Acta haemat. (Basel) **6**, 1 (1951). — KOSTER, H., A. SHAPIRO and H. LERNER: On the rate of secretion of bile. Amer. J. Physiol. **115**, 23 (1936). — KRAMER, H., and K. LITTLE: Nature of reticulin. Nature (Lond.) **170**, 499 (1952). — KREBS, H. A.: The citric acid cycle and the Szent-Györgyi cycle in pigeon breast muscle. Biochem. J. **34**, 775 (1940). ~ The intermediary stages in the biological oxidation of carbohydrate. Advanc. Enzymol. **3**, 191 (1943). — KREBS, H. A., and L. V. EGGLESTON: The oxidation of pyruvate in pigeon breast muscle. Biochem. J. **34**, 442 (1940). KRITZLER, R. A., and J. BEAUBIEN: Microchemical variation of alkaline phosphatase activity of liver in obstructive and hepatocellular jaundice. Amer. J. Path. **25**, 1079 (1949). — KUNKEL, H. G., and S. M. WARD: Plasma esterase activity in patients with liver disease and the nephrotic syndrome. J. exp. Med. **86**, 325 (1947).

LANG, K.: Über die tierische Fettsäuredehydrase und ihre Codehydrase. Z. physiol. Chem. **261**, 240 (1939). — LAUTENBACH, B. F.: On a new function of the liver. Philad. Med. Times **7**, 387 (1877). — LEE, C. C., L. W. TREVOY, J. W. T. SPINKS and L. B. JAQUES: Dicumarol labelled with C^{14}. Proc. Soc. exp. Biol. (N. Y.) **74**, 151 (1950). — LEGGE, J. W., and R. LEMBERG: Coupled oxidation of ascorbic acid and haemoglobin. 4. The „labile iron" in blood and its increase during choleglobin formation. Biochem. J. **35**, 353 (1941). — LELOIR, L. F., R. E. TRUCCO, C. E. CARDINI, A. PALADINI and R. CAPUTTO: The coenzyme of phosphoglucomutase. Arch. Biochem. **19**, 339 (1948). — LEMBERG, R.: Transformation of haemins into bile pigments. Biochem. J. **29**, 1322 (1935). — LEMBERG, R., B. CORTIS-JONES and M. NORRIE: a) Coupled oxidation of ascorbic acid and haemochromogen. b) Chemical mechanism of the oxidation of protohaematin to verdohaematin. Biochem. J. **32**, 149, 171 (1938). — LEMBERG, R., and J. W. LEGGE: Hematin compounds and bile pigments; their constitution, metabolism and function. New York: Interscience Publ. 1949. London: Interscience Publ. 1949. — LEMBERG, R., J. W. LEGGE and W. H. LOCKWOOD: Coupled oxidation of ascorbic acid and haemoglobin. I. Biochem. J. **33**, 754 (1939). ~ II. Formation and properties of choleglobin. Biochem. J. **35**, 328 (1941). ~ III. Quantitative studies on choleglobin formation. Estimation of haemoglobin and ascorbic acid oxidations. Biochem. J. **35**, 339 (1941). — LEPEHNE, G.: Funktionsprüfungen der inneren Organe. Praxis der Leberfunktionsprüfung. Klin. Wschr. **1924**, 73. — LEVEEN, H. H., L. J. TALBOT, M. RESTUCCIA and J. R. BARBERIO: Metabolism and excretion of alkaline phosphatase: relation to liver function and determination of maximal secretory rates of liver. J. Lab. clin. Med. **36**, 192 (1950). — LIBBY, R. L., and C. R. MADISON: Immunochemical studies with tagged proteins; distribution of tobacco-mosaic virus in mouse. J. Immunol. **55**, 15 (1947). — LICHTMAN, S. S.: Diseases of the liver, gallbladder and bile ducts. Philadelphia Lea and Febiger 1942. — LIPMANN, F.: Biosynthetic mechanisms. Harvey Lect. **44**, 99 (1948/49). ~ Consideration of the role of coenzyme A in some phases of fat metabolism. Fat Metabolism, a Symposium. V. A. Najjar, ed. Baltimore: Johns Hopkins Press 1954. — LITTLE, H. N., and K. BLOCH: Studies on the utilization of acetic acid for the biological synthesis of cholesterol. J. biol. Chem. **183**, 33 (1950). — LOMBROSO, U.: Über die Beziehungen zwischen der Nährstoffresorption und den enzymatischen Verhältnissen im Verdauungskanal. Pflügers Arch. ges. Physiol. **112**, 531 (1906). — LONDON, E. S.: Die Angiostomiemethode und die mit Hilfe derselben erhaltenen Resultate. Ergebn. Physiol. **26**, 320 (1928). — LONDON, I. M.: The conversion of hematin to bile pigment. J. biol. Chem. **184**, 373 (1950). — LONDON, I. M., R. WEST, D. SHEMIN and D. RITTENBERG: Porphyrin formation and hemoglobin metabolism in congenital porphyria. J. biol. Chem. **184**, 365 (1950). — LORBER, S. H., and H. SHAY: Entero-hepatic circulation of bromsulphalein. J. clin. Invest. **29**, 831 (1950). — LOWRY, P., N. R. ZIEGLER and C. J. WATSON: The conversion of N^{15}-labeled mesobilirubinogen to stercobilinogen by fecal bacteria. J. Lab. clin. Med. **40**, 921 (1952). — LUETH, H. C., B. H. ORNDORFF and A. C. IVY: Effect of histamine on gall-bladder evacuation. Proc. Soc. exp. Biol. (N. Y.) **26**, 311 (1929). — LYNEN, F.: Acetyl coenzyme A and the „fatty acid cycle". Harvey Lect. **48**, 210 (1952/53). — LYNEN, F., and S. OCHOA: Enzymes of fatty acid metabolism. Biochim. biophys. Acta **12**, 299 (1953).

MACGILLAVRY, T. H.: Die Anatomie der Leber. S.-B. Akad. Wiss. Wien, math.-nat. Kl. **50**, 207 (1865). — MADDOCK, S., and A. SVEDBERG: The effect of the total removal of the liver of the monkey. Amer. J. Physiol. **121**, 203 (1938). — MAGEE, D. F., K. S. KIM, V. C. PESSOA and A. C. IVY: Dietary factors influencing output of bile acids. II. Role of amino acids. Amer. J. Physiol. **169**, 317 (1952). — MAKINO, J.: Beiträge zur Frage der anhepatozellulären Gallenfarbstoffbildung. Beitr. path. Anat. **72**, 808 (1924). — MANN, F. C.: Physiology of liver: technic and general effects of removal. Amer. J. med. Sci. **161**, 37 (1921). — MANN, F. C., and L. J. BOLLMAN: The relation of the liver to the utilization of levulose. Amer. J. Physiol. **93**, 671 (1930). — MANN, F. C., J. L. BOLLMAN and B. MAGATH: Studies on the physiology of then liver. IX. The formation of bile pigment after total removal of the liver. Amer. J. Physiol. **69**, 393 (1924). — MANN, F. C., and G. M. HIGGINS: Lymphocytes in thoracic duct, intestinal and hepatic lymph. Blood **5**, 177 (1950). — MANN, F. C., and T. B. MAGATH: Die Wirkungen der totalen Leberexstirpation. Ergebn. Physiol. **23**, 212 (1924). — MANN, F. C., C. SHEARD and J. L. BOLLMAN: An evaluation of the relative amounts of bilirubin formed in the liver, spleen and bone marrow. Amer. J. Physiol. **78**, 384 (1926). — MANN, F. D., E. S. SHONYO and F. C. MANN: Effect of removal of the liver on blood coagulation. Amer. J. Physiol. **164**, 111 (1951). — MARBET, R., u. A. WINTERSTEIN: Neuere Auffassungen über den Mechanismus der Blutgerinnung. Experientia (Basel) **10**, 273 (1954). — MARKOWITZ, J., A. RAPPAPORT and A. SCOTT: Function of hepatic artery in dog. Amer. J. dig. Dis. **16**, 344 (1949). — MARKOWITZ, J., and S. SOSKIN: A simplified technique for hepatectomy. Proc. Soc. exp. Biol. (N. Y.) **25**, 7 (1927). — MARKOWITZ, J., W. M. YATER and W. J. BURROWS: A simple one-stage technic for hepatectomy in the dog with some remarks on the clinical symptomatology of terminal hepatic insufficiency. J. Lab. clin. Med. **18**, 1271 (1933). — MARTIN, N. H.: Bilirubin-serum protein complexes. Biochem. J. **42**, Proc. XV (1948). — MAYO, C., and C. H. GREEN: Studies in the metabolism of the bile. IV. The role of the lymphatics in the early stages of development of obstructive jaundice. Amer. J. Physiol. **89**, 280 (1929). — MAZUR, A., and O. BODANSKY: Mechanism of in vitro and in vivo inhibition of cholinesterase activity by DFP. J. biol. Chem. **163**, 261 (1946). — MAZUR, A., and E. SHORR: Hepatorenal factors in circulatory homeostatis. IX. The identification of the hepatic vasodepressor substance, VDM with ferritin. J. biol. Chem. **176**, 771 (1948). — MCLEAN, J.: The thromboplastic action of cephalin. Amer. J. Physiol. **41**, 250 (1916). — MCMASTER, P. D., and D. R. DRURY: The relation of the liver to fat metabolism. Proc. Soc. exp. Biol. (N. Y.) **25**, 151 (1927). — MCMASTER, P. D., and R. ELMAN: Studies on urobilin physiology and pathology. II. Derivation of urobilin. J. exp. Med. **41**, 513 (1925). ~ Studies on urobilin physiology and pathology. IV. Urobilin and the damaged liver. J. exp. Med. **42**, 99 (1925). ~ V. The relation between urobilin and conditions involving increased red cell destruction. J. exp. Med. **42**, 619 (1925). — MCMICHAEL, J.: The oxygen supply of the liver. Quart. J. exp. Physiol. **27**, 73 (1937). — MCNEE, J. W.: Experiments on haemolytic icterus. J. Path. Bact. **18**, 325 (1913). — MELLANBY, J.: Bile salts and secretion cholagogues. J. Physiol. (Lond.) **64**, 331 (1927/28). ~ Heparin and blood coagulation. Proc. roy. Soc. Med. **116**, 1 (1934). — MENEES, T. O., and H. C. ROBINSON: Oral administration of sodium tetrabromphenolphthalein. Amer. J. Roentgenol. **13**, 368 (1925). — MEYER, K., and M. M. RAPPORT: Hyaluronidases. Advanc. Enzymol. **13**, 199 (1952). — MICHEL, H. O.: An electrometric method for the determination of red blood cell and plasma cholinesterase activity. J. Lab. clin. Med. **34**, 1564 (1949). — MILLER, L. L., C. G. BLY, M. L. WATSON and W. F. BALE: The dominant role of the liver in plasma protein synthesis. J. exp. Med. **94**, 431 (1951). — MILLER, M., W. R. DRUCKER, J. E. OWENS, J. W. CRAIG and H. WOODWARD jr.: Metabolism of intravenous fructose and glucose by normal and diabetic subjects. J. clin. Invest. **31**, 115 (1952). — MINKOWSKI, O.: Über den Einfluß der Leberexstirpation auf den Stoffwechsel. Naunyn-Schmiedeberg's Arch. exp. Path. Pharmak. **21**, 41 (1886). — MINKOWSKI, O., u. B. NAUNYN: Über den Ikterus durch Polycholie und die Vorgänge in der Leber bei demselben. Naunyn-Schmiedeberg's Arch. exp. Path. Pharmak. **21**, 1 (1886). — MÜLLER, FR. v.: Über Ikterus. Jber. schles. Ges. vaterl. Kultur **1892**. — MÜLLER, P.: Die Chemie der

Insektizide, ihre Entwicklung und ihr heutiger Stand. Experientia (Basel) **10**, 91 (1954). — MYERS, J. D.: Observations on the excretion of bromsulphalein. J. clin. Invest. **28**, 801 (1949).

NAJJAR, V. A., and B. CHILDS: The crystallization of „direct" and „indirect" bilirubin from human serum and their respective properties. J. clin. Invest. **30**, 663 (1951). — NEWMAN, C. E.: Bilirubin and the van den Bergh reaction. Brit. J. exp. Path. **9**, 112 (1928). — NIELSEN, H., et F. LEUTHARDT: Synthèse biologique de l'acide hippurique. Helv. physiol. Acta **7**, C 53 (1949). — NIX, J. T., F. C. MANN, J. L. BOLLMAN, J. H. GRINDLAY and E. V. FLOCK: Alterations of protein constituents of lymph by specific injury to the liver. Amer. J. Physiol. **164**, 119 (1951). — NOVIKOFF, A. B.: The validity of histochemic phosphatase methods on the intracellular level. Science **113**, 320 (1951).

OLDS, J. M., and E. S. STAFFORD: On the manner of anastomosis of the hepatic and portal circulations. Bull. Johns Hopk. Hosp. **47**, 176 (1930). — OPIE, E. L., and M. B. ROTHBARD: Water exchange of collagenous tissues and gelatin. J. exp. Med. **97**, 409 (1953). — OWREN, P. A.: The prothrombin activating complex and its clinical significance. Proc. 3. Congr. Internat. Soc. of Hematology, p. 379, Cambridge, August 1950. New York: Grune & Stratton 1951. ~ Prothrombin and accessory factors. Amer. J. Med. **14**, 201 (1953).

PEARLMAN, W. H., and R. H. DE MEIO: Metabolism of alphaestradiol in vitro. Fed. Proc. **8**, 235 (1949). — PEARLMAN, W. H., A. E. RAKOFF, K. E. PASCHKIS, A. CANTAROW and A. A. WALKLING: The metabolic fate of estrone in bile fistula dogs. J. biol. Chem. **173**, 175 (1948). — PELKAN, K. F., and G. H. WHIPPLE: Studies of liver function. III. Phenol conjugation as influenced by liver injury and insufficiency. J. biol. Chem. **50**, 513 (1922). — PETERS jr., T., and C. B. ANFINSEN: Production of radioactive serum albumin by liver slices. J. biol. Chem. **182**, 171 (1950). ~ Net production of serum albumin by liver slices. J. biol. Chem. **186**, 805 (1950). — PFUHL, W.: Handbuch der mikroskopischen Anatomie des Menschen (MÖLLENDORFF), Bd. V/2. 1932. — PIHL, A., and K. BLOCH: Relative rates of metabolism of neutral fat and phospholipides in various tissues of rat. J. biol. Chem. **183**. 431 (1950). — PLETSCHER, A.: Die Fructose. Biologie und Wirkung auf den Äthylalkoholstoffwechsel. Helv. med. Acta **20**, 100 (1953). — PLETSCHER, A., H. STAUB, W. HUNZINGER u. W. HESS: Zum Kohlenhydratstoffwechsel. I. Die Rolle von Insulin und Leber bei der Glukosedoppelbelastung. Helv. physiol. pharmac. Acta **8**, 306 (1950). — POLLACK, H., and S. L. HALPERN: The relation of protein metabolism to disease. Advanc. Protein Chem. **6**, 383 (1951). — POLLOCK, M. R.: Pre-icteric stage of infective hepatitis. Value of biochemical findings in diagnosis. Lancet **1945** II, 626. — POPPER, H.: Über Drosselvorrichtungen an Lebervenen. Klin. Wschr. **1931**, 2129. ~ Correlation of hepatic function and structure based on liver biopsy studies. Liver Injury, Trans. 9th Conf., April 27/28, 1950. New York: Josiah Macy, jr., Foundation 1951. — POPPER, H., u. O. WOZASEK: Zur Kenntnis des Glykogengehaltes der Leichenleber. Virchows Arch. path. Anat. **279**, 819 (1931). — PRINZMETAL, M., E. M. ORNITZ jr., B. SIMKIN and H. C. BERGMAN: Arterio-venous anastomoses in liver, spleen and lungs. Amer. J. Physiol. **152**, 48 (1948).

QUICK, A. J.: The clinical application of the hippuric acid and prothrombin tests. Amer. J. clin. Path. **10**, 222 (1940).

RABINOWITSCH, I. M.: Origin of urobilinogen, clinical experiment. Arch. int. Med. **46**, 1014 (1930). — RALLI, E. B., J. S. ROBSON, D. CLARK and CH. L. HOAGLAND: Factors influencing ascites in patients with cirrhosis of the liver. J. clin. Invest. **24**, 316 (1945). — RANDALL, J. T., R. D. B. FRASER, S. JACKSON, A. V. W. MARTIN and A. C. T. NORTH: Aspects of collagen structure. Nature (Lond.) **169**, 1029 (1952). — REIN, H.: Über ein Regulationssystem „Milz-Leber" für den oxydativen Stoffwechsel der Körpergewebe und besonders des Herzens. Naturwissenschaften **36**, 233, 260 (1949). — RENOLD, A. E., A. B. HASTINGS and F. B. NESBETT: Utilization of glucose and fructose by liver from normal and diabetic rats. J. biol. Chem. **209**, 687 (1954). — RENOLD, A. E., and G. W. THORN: Clinical usefulness of fructose. Amer. J. Med. **19**, 163 (1955). — RICH, A. R.: The formation of bile pigment. Physiol. Rev. **5**, 182 (1925). — RICH, A. R., and J. H. BUMSTEAD: On the identity of hematoidin and bilirubin. Bull. Johns Hopk. Hosp. **36**, 225 (1925). — RITTENBERG, D., and R. SCHOENHEIMER: Deuterium as an indicator in the study of intermediary metabolism. VIII. Hydrogenation of fatty acids in the animal organism. J. biol. Chem. **117**, 485 (1937). — ROBB-SMITH, A. H. T.: Discussion on the collagen vascular diseases. Proc. roy. Soc. Med. **45**, 811 (1952). ~ The functional significance of connective tissue. Lectures on the scientific basis of medicine, vol. II, 1952/53, p. 77—107. University of London, Athlone Press, 1954. — ROBERTS, W. M.: Variations in the phosphatase activity of the blood in disease. Brit. J. exp. Path. **11**, 90 (1930). — ROBERTS, W., and A. WHITE: Studies on the origin of the serum proteins. J. biol. Chem. **180**, 505 (1949). — ROBSON, J. M., and C. A. KEELE: Recent advances in pharmacology, p. 355. London: J. A. Churchill 1951. — ROSENFELD, G.: Die Oxydationswege des Zuckers. Berl. klin. Wschr. **1907**, 1663. — ROSENTHAL, F., u. M. v. FALKENHAUSEN: Beiträge zu einer Chromodiagnostik der Leberfunktion. (Chromocholoskopie.) Klin. Wschr. **1922**, 832. — ROSENTHAL, S. M., and E. C. WHITE: Clinical application of the bromsulphalein test for hepatic function. J. Amer. med. Ass. **84**, 1112 (1925). — ROTHLIN, E., u. W. R. SCHALCH: Vergleichende Untersuchung einiger Gallensäuren. Helv. physiol. Acta **2**, 249 (1944). — RÜEGG, E.: Über Adrenalinwirkung an der Hundeleber. Naunyn-Schmiedeberg's Arch. exp. Path. Pharmak. **171**, 716 (1933). — RUTHERFORD, W.: On the physiological action of drugs on the secretion of bile. Trans. roy. Soc. Edinb. **29**, 133 (1880).

SAKAMI, W.: The conversion of formate and glycine to serine and glycogen in the intact rat. J. biol. Chem. **176**, 995 (1948). — SATO, A., and T. YOSHÜKE: Studies on the detoxication hormone of the liver (yakriton). 103d report. A working hypothesis concerning the effect of yakriton. Tôhoko J. exp. Med. **51**, 23 (1949). — SBOROV, V. M., A. R. JAY and C. J. WATSON: The effect of aureomycin on urobilinogen formation and the fecal flora. J. Lab. clin. Med. **37**, 52 (1951). — SCHAFFNER, F., M. MEITUS, J. DE LA HUERGA, D. F. MAGEE, F. STEIGMANN and H. POPPER: Relation of plasma to biliary phospholipids. Fed. Proc. **10**, 369 (1951). — SCHEGALOW: Über die Arbeit der Magendrüsen bei Unterbindung der Ausführungsgänge des Pankreas und über das Eiweißferment in der Galle. Sitzg der Ges. der russ. Ärzte. Wratsch 15. Arch. Verdau.-Kr. **8**, 346 (1902). — SCHETTLER, G.: VII. Neues vom Cholesterinstoffwechsel. Ergebn. inn. Med. Kinderheilk., N. F. **3**, 299 (1952). — SCHMID, R.: Direct-reacting bilirubin, bilirubin glucuronide, in serum, bile, and urine. Science **124**, 76 (1956). ~ Neuere Gesichtspunkte auf dem Gebiete des Gallenfarbstoffwechsels. Helv. med. Acta **24**, 273 (1957). — SCHMIDT, C. R., J. M. BEAZELL, A. J. ATKINSON and A. C. IVY: The effect of therapeutic agents on the volume and the constituents of bile. Amer. J. dig. Dis. **5**, 613 (1938). — SCHOENHEIMER, R.: The dynamic state of body constituents. Cambridge, Mass.: Harvard University Press 1942. — SCHOENHEIMER, R., S. RATNER D. RITTENBERG and M. HEIDELBERGER: The ineraction of the blood proteins of the rat with dietary nitrogen. J. biol. Chem. **144**, 541 (1942). — SCHOENHEIMER, R., and D. RITTENBERG: Deuterium as an indicator in the study of intermediary metabolism. V. The desaturation of fatty acide in the organism. J. biol. Chem. **113**, 505 (1936). ~ The study of intermediary metabolism of animals with the aid of isotopes. Physiol. Rev. **20**, 218 (1940). — SCHOENHEIMER, R., D. RITTENBERG, B. N. BERG and L. ROUSSELOT: Deuterium as an indicator in the study of intermediary metabolism. VII. Studies in bile acid formation. J. biol. Chem. **115**, 635 (1936). — SCHWAB, L., and W. D. LOTSPEICH: Renal tubular reabsorption of acetoacetate in the dog. Amer. J. Physiol. **176**, 195 (1954). — SCHWEIZER, W., u. H. REBER: Zur Frage der Antikörperbildung in Lymphozyten. Z. ges. exp. Med. **116**, 265 (1950). — SCHWIEGK, H.: Untersuchungen über die Leberdurchblutung und den Pfortaderkreislauf. Naunyn-Schmiedeberg's Arch. exp. Path. Pharmak. **168**, 693 (1932). — SEEGERS, W. H.: Recent advances in our knowledge of prothrombin. Amer. J. clin. Path. **19**, 41 (1949). — SEIFTER, J., D. H. BAEDER and A. J. BEGANY: Influence of hyaluronidase and steroids on permeability of synovial membrane. Proc. Soc. exp. Biol. (N. Y.) **72**, 277 (1949). — SEIFTER, J., D. H. BAEDER u. A. DERVINIS: Alteration in permeability of some membranes by hyaluronidase and inhibition of this effect by steroids. Proc. Soc. exp. Biol. (N. Y.) **72**, 136 (1949). — SEIFTER, J., D. R. FITCH, D. H. BAEDER and A. J. BEGANY: The action of hyaluronidase and steroids on membrane permeability. Amer. J. Med. Sci. **219**, 346 (1950). — SENEVIRATNE, R. D.: Quart. J. exp. Physiol. **35**, 77 (1949). Zit. nach Ann. Rev. Physiol. **13** (1951). — SHOHL, A. T.: Mineral metabolism. New York: Reinhold Publ. corporation 1939. — SHORE, M. L., and D. B. ZILVERSMIT: Role of reticuloendothelial system in uptake of plasma phospholipids. Fed. Proc. **11**, 147 (1952). — SIEDEL, W., u. H. FISCHER: Über die Konstitution des Bilirubins, Synthese der Neo- und der Iso-neoxanthobilirubinsäure. Hoppe-Seylers Z. physiol. Chem. **214**, 145 (1933). — SIEDEL, W., u. H. MÖLLER: Über Mesobilifuscin, ein neues physiologisches Abbauprodukt des Haems bzw. Haematins. I. Mitt. Konstitution und Teilsynthese. Hoppe-Seylers Z. Physiol. Chem. **259**, 113 (1939). — SIEDEL, W., W. STICH u. F. EISENREICH: Pro-mesobilifuscin (Mesobilileukan), ein neues physiologisches Abbauprodukt des Blutfarbstoffes. Naturwissenschaften **35**, 316 (1948). — SIEGMUND, H.: Untersuchungen über Immunität und Entzündung. Verh. dtsch. path. Ges. **19**, 114 (1923). — SIMKIN, B., R. H. BROH-KAHN and I. A. MIRSKY: Diet and activity of the insulin inactivation system of rat liver. Fed. Proc. **8**, 146 (1949). — SMITH, H. P., and G. H. WHIPPLE: Bile salt metabolism. IX. Eck fistula modifies bile salt output. J. biol. Chem. **89**, 739 (1930). — SMITH, L. H., R. H. ETTINGER and D. SELIGSON: A comparison of the metabolism of fructose and glucose in hepatic disease and diabetes mellitus. J. clin. Invest. **32**, 273 (1953). — SMYTH, F. S., and G. H. WHIPPLE: Bile salt metabolism. III. Gelatin, fish, yeast, cod liver and meat extracts. J. biol. Chem. **59**, 647 (1924). — SNELL, A. H., and J. F. WEIR: Medical treatment in diseases of the liver and bile passages. J. Amer. med. Ass. **89**, 1209 (1927). — SOBOTKA, H.: Physiological chemistry of the bile. London: Baillière, Tindall & Cox 1937. — SOEJIMA, R.: Über die extrahepatische Bilirubinbildung. Arch. klin. Chir. **149**, 206 (1928). — SOLVONUK, P. F., L. B. JAQUES, J. E. LEDDY, L. W. TREVOY and J. W. T. SPINKS: Experiments with C^{14} menadione (Vitamin K_3). Proc. Soc. exp. Biol. (N. Y.) **79**, 597 (1952). — SOODAK, M., and

F. LIPMANN: Enzymatic condensation of acetate to acetoacetate in liver extracts. J. biol. Chem. 175, 999 (1948). — SOSKIN, S., H. E. ESSEX, J. F. HERRICK and F. C. MANN: The mechanism of regulation of the blood sugar by the liver. Amer. J. Physiol. 124, 558 (1938). — SOSKIN, S., and R. LEVINE: Carbohydrate metabolism. Chicago, Ill.: University Chicago Press 1947. — SOURKES, T. L.: Carbohydrate metabolism. Biochemistry and physiology of nutrition, edit. by G. H. BOURNE and G. W. KIDDER, vol. I, p. 57. New York: Academic Press Inc., Publ. 1953. — SPRINSON, D. B., and D. RITTENBERG: The rate of interaction of amino acids of the diet with the tissue proteins. J. biol. Chem. 180, 715 (1949). — SRERE, P. A., I. L. CHAIKOFF, S. S. TREITMAN and L. S. BURSTEIN: The extrahepatic synthesis of cholesterol. J. biol. Chem. 182, 629 (1950). — STADIE, W. C., J. A. ZAPP and F. D. W. LUKENS: The effect of insulin upon ketone metabolism of normal and diabetic cats. J. biol. Chem. 132, 423 (1940). — STAUB, H.: Bahnung im intermediären Zuckerstoffwechsel. Biochem. Z. 118, 93 (1921). ~ Eine neue experimentelle toxische Leberschädigung mit Chloranil-Nebenprodukt (Chl. N. Pr.). I. Mitt. Chemische Untersuchungen zur Isolierung der toxischen Substanz. Biochem. Z. 178, 167 (1926). ~ Stoffwechseluntersuchungen an mit technischem Chloranil (t. Chl.) oder Chloranilnebenprodukten (Chl. N. Pr.) lebergeschädigten Kaninchen. II. Biochem. Z. 179, 125 (1926). ~ Experimentelle Leberschädigung mit technischem Chloranil (t. Chl.) und Chloranilnebenprodukt (Chl. N. Pr.). III. Mitt. Chemie normaler und toxisch geschädigter Kaninchenlebern. Biochem. Z. 179, 227 (1926). IV. Mitt. Pathologisch-anatoimsche Untersuchungen. Frankfurt. Z. Path. 35, 124 (1927). ~ Über funktionelle Leberdiagnostik. Schweiz. med. Wschr. 1929, 308. ~ Pankreas. In Handbuch der normalen und pathologischen Physiologie (BETHE-BERGMANN-EMBDEN-ELLINGER), Bd. XVI/1, S. 557. Berlin: Springer 1930. ~ Methode zur fortlaufenden Bestimmung des Gaswechsels isoliert durchströmter Organe im geschlossenen System. I. Mitt. Über Leberstoffwechsel. Naunyn-Schmiedeberg's Arch. exp. Path. Pharmak. 162, 420 (1931). ~ Methode zur isolierten Durchströmung der Säugetierleber in situ bei erhaltener, autonomer zentraler Innervation. II. Mitt. Über Leberstoffwechsel. Naunyn-Schmiedeberg's Arch. exp. Path. Pharmak. 162, 428 (1931). ~ Gaswechsel- und Bilanzversuche an der isoliert durchströmten, innervierten oder nichtinnervierten Leber. III. Mitt. Über Leberstoffwechsel. Naunyn-Schmiedeberg's Arch. exp. Path. Pharmak. 162, 433 (1931). ~ Über beginnende Leberinsuffizienz. Dtsch. med. Wschr. 1931, 2133. ~ Zur funktionellen Leberprüfung. Helv. med. Acta 14, 615 (1947). ~ Problematik in Physiologie, Klinik und Therapie der Leberkrankheiten. Helv. med. Acta 17, 376 (1950). ~ Kohlenhydratstoffwechsel, Insulin und Diabetes. Stuttgart: Georg Thieme 1956. — STAUB, H., u. P. CLERC: Beitrag zur Ketonurie. Klin. Wschr. 1931, 2001. — STEIN, H. B.: The van den Bergh reaction with particular reference to obstructive and hepato-cellular jaundice. S. Afr. J. med. Sci. 6, 104 (1941). — STEIN, M., R. SCHWARTZ and L. A. MIRSKY: The antidiuretic activity of plasma of patients with hepatic cirrhosis, congestive heart failure, hypertension and other clinical disorders. J. clin. Invest. 33, 77 (1954). — STETTEN jr., DE W.: Biological relationships of choline, ethanolamine and related compounds. J. biol. Chem. 138, 437 (1941). ~ Biological relationships of choline, ethanolamine, and related compounds. J. biol. Chem. 140, 143 (1941). ~ Biological synthesis of choline by rats on diets with and without adequate lipotropic methyl. J. biol. Chem. 142, 629 (1942). — STETTEN jr., DE W., and G. E. BOXER: Studies in carbohydrate metabolism. I. The rate of turnover of liver and carcass glycogen, studied with the aid of deuterium. J. biol. Chem. 155, 231 (1944). — STETTEN jr., DE W., and G. F. GRAIL: Effect of dietary choline, ethanolamine, serine, cystine, homocystine, and guanidoacetic acid on the liver lipids of rats. J. biol. Chem. 144, 175 (1942). ~ The rates of replacement of depot and liver fatty acids in mice. J. biol. Chem. 148, 509 (1943). — STETTEN jr., DE W., and Y. J. TOPPER: The metabolism of carbohydrates. Amer. J. Med. 19, 96 (1955). — STILL, E. U., J. W. McBEAN and F. A. RIES: Studies on the physiology of secretin. IV. The effect on the secretion of bile. Amer. J. Physiol. 99, 94 (1931/32). — STRANSKY, E.: Weitere Untersuchungen über die Pharmakologie der Gallensekretion. Biochem. Z. 155, 256 (1925). ~ Untersuchungen über die Pharmakologie der Gallensekretion. IV. Ausscheidung von Stoffen durch die Galle. Z. ges. exp. Med. 77, 807 (1931). — STRISOWER, E. H., I. L. CHAIKOFF and E. O. WEINMAN: Conversion of C^{14}-palmatic acid to glucose. J. biol. Chem. 192, 453 (1951). — SUTHERLAND, E. W., S. P. COLOWICK and F. C. CORI: The enzymatic conversion of glucose-6-phosphate to glycogen. J. biol. Chem. 140, 309 (1941). — SUTHERLAND, E. W., T. Z. POSTERNAK and C. F. CORI: The mechanism of action of phosphoglucomutase and phosphoglyceric acid mutase. J. biol. Chem. 179, 501 (1949). — SWEAT, M. L., and L. T. SAMUELS: Diphosphopyridine nucleotide as an essential factor in the metabolism of testosterone by the liver. J. biol. Chem. 173, 433 (1948).

TADA, Y., and K. NAKASHIMA: A new dye for test of liver and biliary tract function. J. Amer. med. Ass. 83, 1292 (1924). — TANTURI, C. A., and A. C. IVY: A study of the effect of vascular changes in the liver and the excitation of its nerve supply on the formation of bile. Amer. J. Physiol. 121, 61 (1938). ~ On the existence of secretory nerves in the vagi for and the reflex excitation and inhibition of bile secretion. Amer. J. Physiol. 121, 270 (1938). —

Taurog, A., F. N. Briggs and I. L. Chaikoff: I^{131}-labeled L-thyroxine. J. biol. Chem. **191**, 29 (1951). — Tucker, H. F., and H. C. Eckstein: The effect of supplementary methione and cystine on the production of fatty livers by diet. J. biol. Chem. **121**, 479 (1937). — Twombly, G. H., and E. F. Schoenewaldt: The metabolism of radioactive dibromoestrone in man. Cancer (Philad.) **3**, 601 (1950).

Vannotti, A., u. A. Delachaux: Der Eisenstoffwechsel und seine klinische Bedeutung. Basel: Benno Schwabe & Co. 1942. — Vigneaud, V. du, J. P. Chandler, A. W. Moyer and D. M. Keppel: The effect of choline on the ability of homocystine to replace methione in the diet. J. biol. Chem. **131**, 57 (1939). — Virchow, R.: Die pathologischen Pigmente. Virchows Arch. path. Anat. **1**, 379 (1847). — Virtue, R. W., and M. E. Doster-Virtue: Studies on the production of taurocholic acid in the dog. J. biol. Chem. **127**, 431 (1939). — Vorhaus, L. J., and R. M. Kark: Serum cholinesterase in health and disease. Amer. J. Med. **14**, 707 (1953).

Wachstein, M., and F. G. Zak: Intracellular bile canaliculi in the rabbit liver. Proc. Soc. exp. Biol. (N. Y.) **72**, 234 (1949). ~ Alkaline phosphatase in experimental biliary cirrhosis. Amer. J. clin. Path. **20**, 99 (1950). — Wakim, K. G.: The effect of certain substances on the intrahepatic circulation of blood in the intact animal. Amer. Heart J. **27**, 289 (1944). — Wakim, K. G., and F. E. Mann: The intrahepatic circulation of the blood. Anat. Rec. **82**, 233 (1942). — Walker, W. J., E. Y. Lawry, D. E. Love, G. V. Mann, S. A. Levine and F. J. Stare: Effect of weight reduction and caloric balance on serum lipoprotein and cholesterol levels. Amer. J. Med. **14**, 654 (1953). — Walzel, P., u. O. Weltmann: Studien zur Gallensekretion bei einer Leber-Gallenfistel nach vorausgegangener Totalexstirpation einer sog. idiopathischen Choledochuszyste. Mitt. Grenzgeb. Med. Chir. **37**, 437 (1924). — Wang, C. C., and M. I. Grossman: Nonexcretion of serum alkaline phosphatase by the liver and the pancreas of normal dogs. Amer. J. Physiol. **156**, 256 (1949). — Warren, R., and J. E. Rhoads: Hepatic origin of plasmaprothrombin. Observations after total hepatectomy in dog. Amer. J. med. Sci. **198**, 193 (1939). — Watson, C. J.: Some newer concepts of natural derivatives of hemoglobin; general considerations; serum bilirubin and bilirubinuria, erythrocyte protoporphyrin. Blood **1**, 99 (1946). ~ Urobilin and stercobilin. Harvey Lect. **44**, 41 (1948/49). — Watson, C. J., V. Sborov and S. Schwartz: IV. Formation of (laevorotatory) stercobilin from mesobilirubinogen in human feces. Proc. Soc. exp. Biol. (N. Y.) **49**, 647 (1942). — Watson, C. J., S. Schwartz and V. Sborov: III. Formation of d-urobilin from mesobilirubinogen in human bile. Proc. Soc. exp. Biol. (N. Y.) **49**, 643 (1942). — Weichselbaum, T. E., H. W. Margraf and R. Elman: Metabolism of intravenously infused fructose in man. Metabolism **2**, 434 (1953). — Werk, E. E., H. T. McPherson, L. W. Hamrick jr., J. D. Myers and F. L. Engel: Studies on ketone metabolism in man. I. A method for quantitative estimation of splanchnic ketone production. J. clin. Invest. **34**, 1256 (1955). — Whipple, G. H.: The origin and significance of the constituents of the bile. Physiol. Rev. **2**, 440 (1922). — Whipple, G. H., and C. M. Hooper: Icterus — a rapid change of hemoglobin to bile pigment in the circulation outside the liver. J. exp. Med. **17**, 612 (1913). — Whipple, G. H., L. L. Miller and F. S. Robscheit-Robbins: Raiding of body tissue protein to form plasma protein and hemoglobin. J. exp. Med. **85**, 277 (1947). — White, A. G., G. Rubin and L. Leiter: Studies in edema. IV. Water retention and the antidiuretic hormone in hepatic and cardiac disease. J. clin. Invest. **32**, 931 (1953). — Wilson, A., R. J. Calvert and H. Geoghegan: Plasma cholinesterase activity in liver disease. J. clin. Invest. **31**, 815 (1952). — Wirts, C. W., and B. K. Bradford: The biliary excretion of bromsulfalein as a test of liver function in a group of patients following hepatitis or serum jaundice. J. clin. Invest. **27**, 600 (1948). — Wirts, C. W., and A. Cantarow: A study of the excretion of bromsulfalein in the bile. Amer. J. dig. Dis. **9**, 101 (1942). — With, T. K.: Studies on serum bilirubin. Acta med. scand. **115**, 542 (1943). ~ Biology of bile pigments. Copenhagen: Arne Frost-Hansen 1954. — Wittich, v.: Zur Physiologie der menschlichen Galle. Pflügers Arch. ges. Phys ol. **6**, 181 (1872). — Wohlgemuth, J.: Über eine neue Methode zur quantitativen Bestimmung des diastatischen Fermentes. Biochem. Z. **9**, 1 (1908). — Wood, H. G.: Symp. quant. Biol. **13**, 201 (1948). — Worm, M.: Über Vorkommen und Menge von Cholin und von cholinhaltigen Lipoiden in der Galle. Hoppe-Seylers Z. physiol. Chem. **257**, 140 (1939).

Zabin, I.: On the conversion of palmitic acid to stearic acid in animal tissues. J. biol. Chem. **189**, 355 (1951). — Zeile, K., u. W. Siedel: VII. Pyrrolfarbstoffe. In Physiologische Chemie, ein Lehr- und Handbuch, herausgeg. von B. Flaschenträger u. E. Lehnartz. Bd. I, S. 845—980: Die Stoffe. Berlin-Göttingen-Heidelberg: Springer 1951. — Zucker, T. F., P. G. Newburger and N. B. Berg: Amylase of serum in relation to functional states of the pancreas. Amer. J. Physiol. **102**, 209 (1932). — Zweifach, B. W., and R. Chambers: Blood-borne vasotropic substances in experimental shock. Amer. J. Physiol. **150**, 239 (1947). ~ The action of hyaluronidase extracts on the capillary wall. Ann. N. Y. Acad. Sci. **52**, 1047 (1950). — Zweifach, B. W., R. Chambers, B. E. Löwenstein and R. E. Lee: Vaso excitor and depressor substances as „toxic" factors in experimentally induced shock. Proc. Soc. exp. Biol. (N. Y.) **56**, 127 (1944).

Funktionelle Orthologie der Gallenblase und der Gallenwege.

Von

E. Grogg und H. Staub-Basel.

Mit 16 Abbildungen.

1. Anatomische Bemerkungen.

Die Gallengänge des rechten und linken Leberlappens vereinigen sich an der Leberpforte zum Ductus hepaticus communis, der etwa 4 cm lang ist und einen Durchmesser von 4 mm aufweist. Er vereinigt sich spitzwinklig mit dem Ductus cysticus, um den Ductus choledochus zu bilden. Dieser hat einen Durchmesser von 6 mm und eine Länge von 7,5 cm. Der Gang verläuft zuerst oberhalb (Pars supraduodenalis), dann hinter dem Duodenum (Pars retroduodenalis) und schließlich intramural (Pars intramuralis), um auf der Papilla Vateri gemeinsam mit dem Ductus pancreaticus (Wirsungianus) ins Duodenum zu münden. Für die Mündungsvarianten der beiden Gänge sei auf die entsprechende Literatur verwiesen[1].

Die Gallenblase, die wie eine Birne am Stiel des Ductus cysticus hängt, liegt der Unterfläche der Leber an. Man unterscheidet Fundus, Corpus und Collum. Die Gallenblase faßt 40 cm^3 Flüssigkeit. Sie geht in den Ductus cysticus über, der gegenüber der Gallenblase meist bajonettförmig abgeknickt ist. Der Cysticus ist 3,5 cm lang und 3 mm weit (Abb. 1).

Auf Querschnitt zeigt die Gallenblase ein Epithel, eine subepitheliale Bindegewebsschicht, einen fibromuskulären Apparat, eine Subserosa und Serosa. Die Schleimhaut besitzt ein Faltenrelief, das mit dem Füllungszustand der Gallenblase wechselt.

Das Gallenblasenepithel ist im Hinblick auf seine besonderen Leistungen morphologisch genau untersucht worden. Das Gallenblasenepithel stellt ein Mosaik säulenförmiger, prismatischer Zellen dar. Die Höhe des Epithels ist abhängig vom Füllungs- bzw. Kontraktionszustand des Organs (20—52 μ). An Eisenhämatoxylinpräparaten lassen sich vom Lumen gegen die Basis fünf verschiedene Abschnitte unterscheiden[2]: Ein Cuticularsaum, eine subcuticulare dunkle Zone, eine supranucleäre Zone, die Kernzone und eine basale Zone. Der Cuticularsaum entspricht morphologisch dem Stäbchensaum des Dünndarms. Die subcuticulare Zone ist dicht mit körnigen Massen gefüllt, die sich mit Mucicarmin langsam färben. Es soll sich dabei um eine Schutzzone gegen Andauung handeln. Die Zellen sitzen einer feinen Basalmembran auf. Zellen, die im Stadium der Sekretabgabe (Schleim) sich befinden, besitzen keinen Cuticularsaum. Das Hervorquellen des Schleimes aus dem apikalen Zellpol ist beim Menschen deutlich zu beobachten. Zwischen Gruppen sekretbeladener Zellen finden sich weitgehend oder ganz entleerte ,,Stiftzellen". Ob diese Stiftzellen zugrunde gehen[3], oder ob sie sich wieder von neuem mit Sekret füllen[4], ist nicht geklärt.

[1] Millbourn 1950. [2] Ferner 1949. [3] Aschoff und Bacmeister 1909.
[4] Jurisch 1909.

Am Übergang vom Collum zum Cysticus sind höhere Falten vorhanden, die sichelförmig beginnen und in schraubenähnlichen Windungen zum Ductus cysticus fortschreiten (Valvula spiralis Heisteri). HENDRICKSON (1898) hat eine schematische Darstellung der Spiralklappe gegeben (Abb. 2). Bei schwachem Druck im Gallengangssystem ist die HEISTERsche Klappe in beiden Richtungen gleichmäßig durchgängig. Bei plötzlicher Drucksteigerung scheint jedoch die Klappe

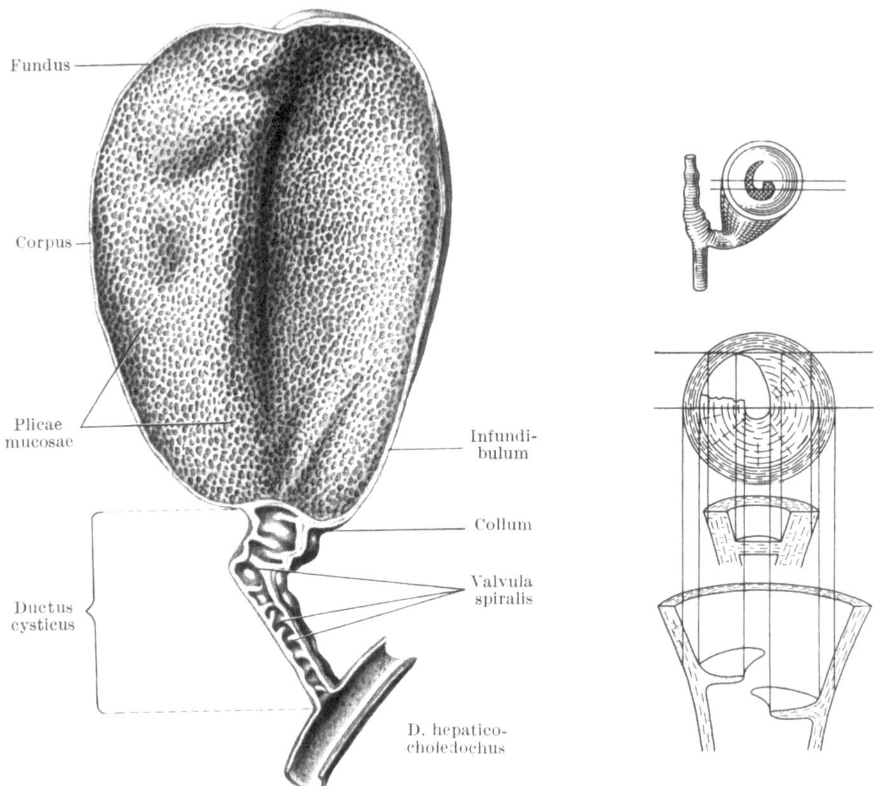

Abb. 1. Inneres Relief der Gallenblase und des Ductus cysticus. (Aus SOBOTTA 1939.)

Abb. 2. Schematische Darstellung des Ductus cysticus mit Valvula Heisteri. (Aus HENDRICKSON 1898.)

als Sperre gegen den Abfluß der Galle aus der Gallenblase zu wirken. Dadurch soll eine plötzliche Entleerung der Gallenblase bei Drucksteigerung im Oberbauch (Bauchpresse) verhindert werden[1].

In der Collum-cysticus-Gegend sind einzelne, in ihrer Ausbildung sehr variable Züge glatter Muskulatur vorhanden[2]. Es ist nicht sicher, ob diese Muskulatur als Sphincter wirken kann. Vielleicht genügt die Muskulatur aber, mit der Spiralklappe zusammen als aktiver Sphincter zu funktionieren. Die schon lange bekannte Druckdifferenz zwischen Gallenblase und Choledochus ist noch kein Beweis[3]. Neuere radiomanometrische Untersuchungen[4] zeigen jedoch, daß mit Morphin ein Spasmus des „Cysticus-Sphinkters" herbeigeführt werden kann, daß also genügend glatte Muskulatur für eine Sphincterfunktion vorliegt.

[1] SCHREIBER 1939. [2] LÜTKENS 1926. [3] POTTER und MANN 1926.
[4] BERGERET und DEBOUVRY 1940.

Den „Sphinkter“ von MIRIZZI (1940) möchten wir nur nebenbei erwähnen. Oberhalb der Einmündung des Cysticus sollen in der Wand des Ductus hepaticus communis zirkuläre Bündel glatter Muskulatur vorkommen. Ob diese den Reflux der Galle in die Leber physiologischerweise verhindern, scheint zweifelhaft.

Im Gegensatz zu verschiedenen Tieren ist der muskuläre Apparat der menschlichen Gallenblase nur schwach entwickelt und locker gefügt (Abb. 3). Die Muskel-

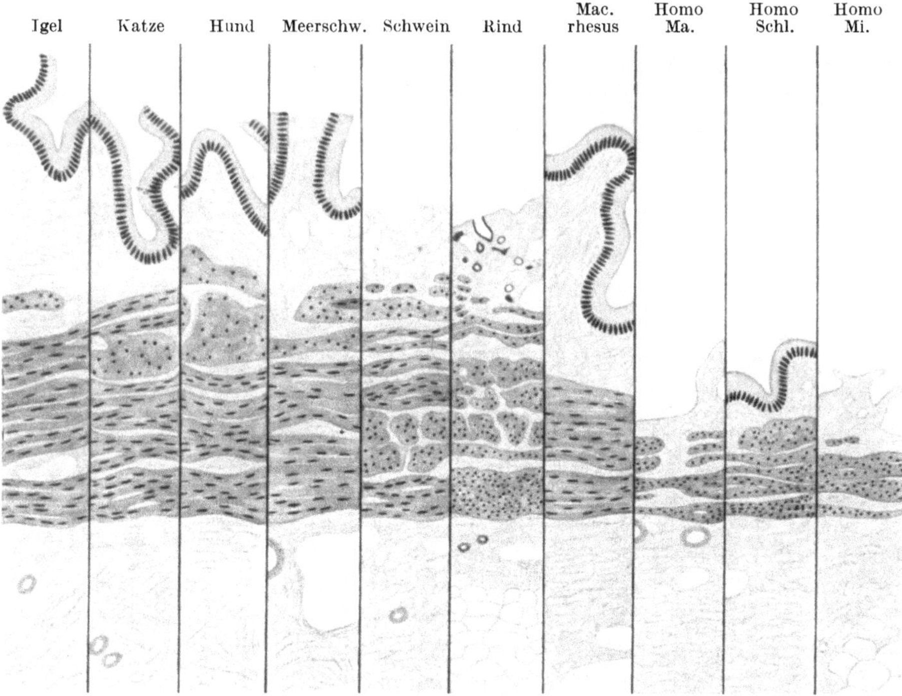

Abb. 3. Bereinigte Querschnitte durch die Gallenblasenwände verschiedener Säugetiere und des Menschen nach Bariumchloridwirkung zur Darstellung der relativen Muskelstärken. Alle Gallenblasenvolumina sind auf ein angenommenes Standardvolumen umgerechnet. (Aus SCHREIBER 1939.)

fasern bilden ein äußeres Netz aus schrägen, sich kreuzenden Touren. In diese biegen innere Längsfasern ein, die vom Fundus entspringen[1] (Abb. 4 und 5). Diese Anordnung der Muskelbündel erlaubt eine Verkleinerung der Gallenblase durch Kontraktion, aber nie einen vollständigen Verschluß der Lichtung. Die Zusammenziehung der Gallenblase erfolgt konzentrisch[2].

Im distalen Teil des Ductus cysticus und im Ductus choledochus fehlt glatte Muskulatur fast vollständig. Erst im Endteil des Ductus choledochus findet sich ein Sphincter aus glatter Muskulatur: der Sphincter Oddi. Er besteht aus 3 Systemen: a) Einem Sphincter der eigentlichen Papille mit zirkulären, halbzirkulären und längsgerichteten Fasern, b) einem kräftigen Choledochussphincter (8—15 mm breit) und c) einem schwachen inkonstanten Sphincter des Ductus Wirsungianus[3]. Vergleiche das Macerationspräparat von HENDRICKSON (1898) (Abb. 6).

Der Sphincter Oddi geht teilweise in die oberflächliche und teilweise in die tieferen Muskelschichten der Duodenalwand über (Abb. 7). Die Längsfasern

---

[1] SCHREIBER 1942. [2] MALLET-GUY und PONTHUS 1933.
[3] NEGRI 1941, NEGRI und CASTRINI 1947.

des Sphincters zur Duodenalschleimhaut sollen besonders kräftig sein. Sie wirken vielleicht als Ejaculationsapparat[1].

Die Blutversorgung der Gallenblase erfolgt durch die A. vesicae felleae, die vom rechten Ast der A. hepatica propria ausgeht. Varianten des Arterienverlaufes, vor allem derjenigen Äste, die die Gallengänge versorgen, sind für den Chirurgen wichtig[2]. Die Gallenblasenvenen gehen direkt zur Leber, wo sie in die Lebercapillaren münden[3]. Die Gallenblasenvenen werden deshalb auch „akzessorische Pfortadern" genannt. Direkt in die Leber führen auch die Vv. ductus cystici et choledochi.

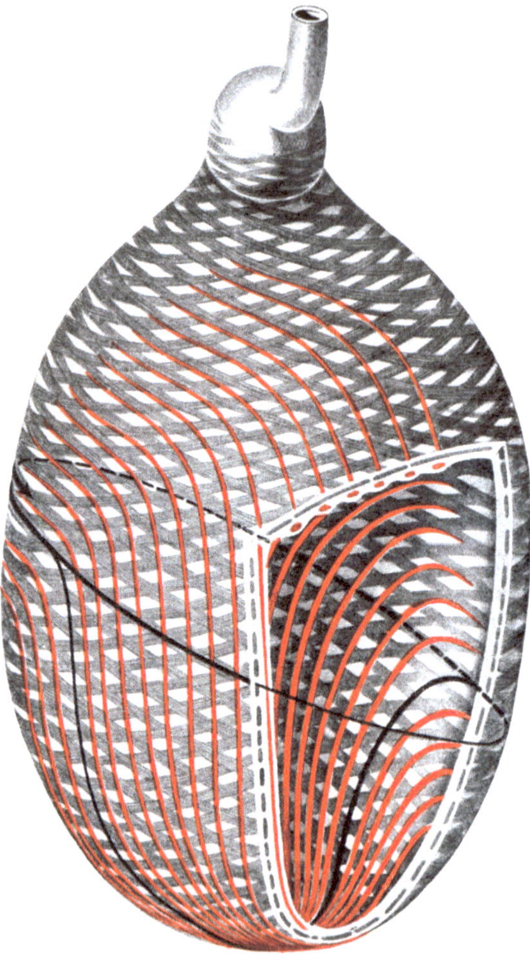

Abb. 4. Schematische Darstellung der Wandmuskulatur der menschlichen Gallenblase. Grau getönt: das oberflächliche quere Muskelgitter. Rot: die aus dem oberflächlichen Gitter abscherenden Längsbündel. Im Fenster erblickt man die gegenüberliegende Wand und man kann den Verlauf der Längszüge vom Fundus zu den Wicklungen des linksläufigen queren Gitters verfolgen. Schwarz: eine linksläufige Spiraltour mit der zugehörigen Längsgurtung. (Aus SCHREIBER 1942.)

Die Gallenblasenwand ist reich an Lymphgefäßen. Sie münden in die Lymphonodi pancreaticolienales.

Die Nerven gelangen als Vagus- und Sympaticus-Äste mit der Arterie zur Gallenblase. In der Gallenblasenwand sind mehrere Nervennetze vorhanden; es werden Analoga des Auerbachschen[4] und des Meissnerschen Plexus[5] des Darmes gefunden. Der Auerbachsche Plexus ist ein dichtes Geflecht, das sich an der Außenseite der Gallenblasenmuskulatur und innerhalb derselben ausbreitet. An den Knotenpunkten des Plexus liegen zahlreiche Ganglienzellen. Vom Auerbachschen Plexus gehen die Nervenelemente ab, die einerseits zwischen den Muskelbündeln der Gallenblase verlaufen und diese innervieren, andererseits weiter gegen das Lumen der Gallenblase vordringen, indem sie etagenförmig sich immer wieder zu weiten Geflechten ausbreiten. In diese sind Ganglienzellen eingestreut. Die Elemente in der submukösen Schicht (Meissnerscher Plexus) werden um so feiner, je mehr sie an das Gallenblasenepithel herankommen (Abb. 8).

2. Die Funktionen der Gallenblase.

Um die Verdauung einer Mahlzeit zu unterstützen, muß eine größere Menge Galle in konzentrierter Form rasch ins Duodenum befördert werden. Die Galle muß also in einem Reservoir, d. h. in der Gallenblase, konzentriert werden.

[1] NUBOER 1931. [2] SHAPIRO und ROBILLARD 1948. [3] PETRÉN 1932.
[4] HARTING 1931. [5] HERMANN 1952.

Speicherung der Galle, Abgabe nach Bedarf und Druckausgleich im Gallengangsystem stellen die physiologischen Aufgaben der Gallenblase dar.

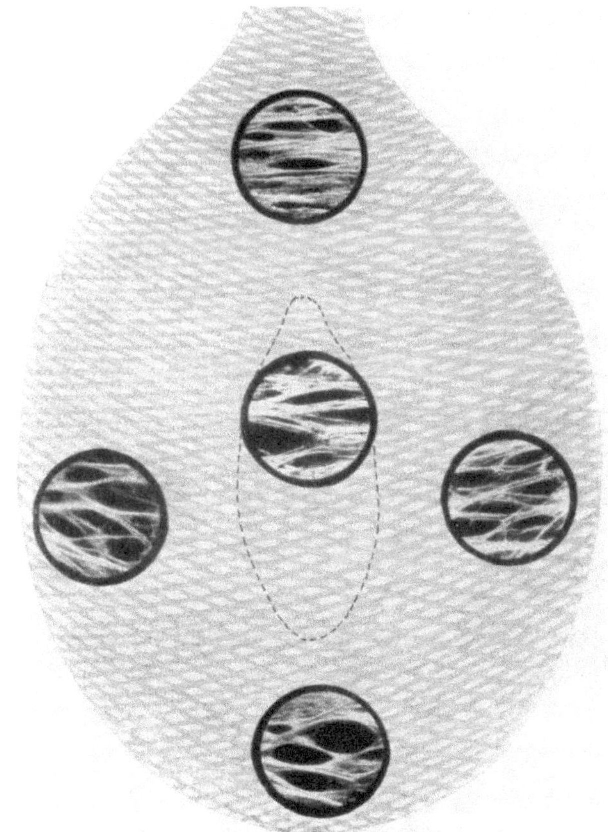

Abb. 5. Aufsicht auf das oberflächliche quere Muskelgitter einer aufgeschnittenen, ausgebreiteten menschlichen Gallenblase mit eingesetzten Detailbildern des Infundibulum, Corpus und Fundus. Gestrichelter Bezirk entspricht dem Leberbett. (Aus SCHREIBER 1942.)

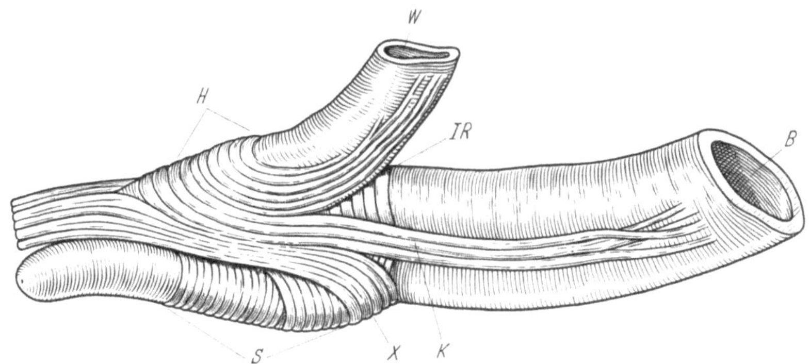

Abb. 6. Macerierter Duodenalteil des menschlichen Gallenganges. Duodenalgewebe entfernt. Fünffache Vergrößerung. *B* Ductus choledochus; *W* Ductus Wirsungianus; *K* Fasern, die aus dem Ductus choledochus kommen und um den Ductus Wirsungianus herumlaufen (*H* zirkuläre Fasern), um sich mit Fasern, die von der entgegengesetzten Seite kommen, zu vereinigen; *S* zirkuläre Fasern des Ductus choledochus; *IR* unabhängiger Muskelring, der den Ductus choledochus umgibt, zwischen ihm und dem Ductus Wirsungianus; *X* jene Fasern des Sphincter Oddi, die seitlich ausstrahlend, in den Dünndarm verlaufen. (Aus HENDRICKSON 1898.)

3. Die Lebergalle.

Die von der Leber gebildete Galle ist, bevor sie in die Gallenblase eintritt, eine leicht orangegelbliche Flüssigkeit, mit einem spezifischen Gewicht von

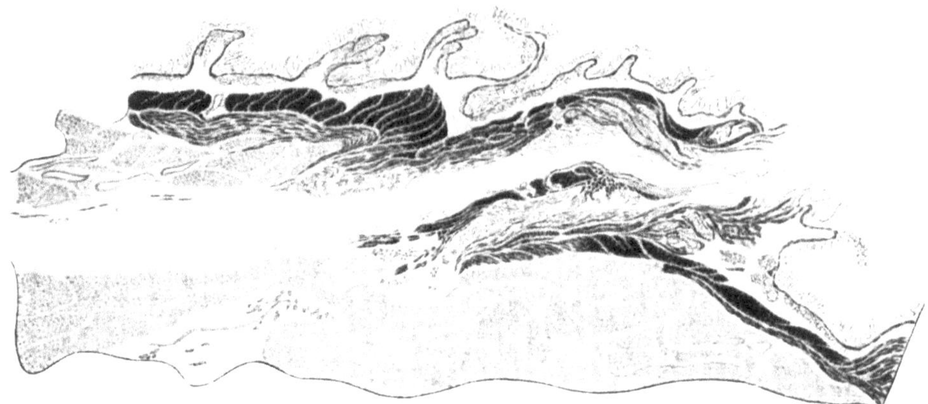

Abb. 7. Längsschnitt durch die Portio duodenalis des Ductus choledochus von einem 59jährigen Mann mit normalen Gallenwegen. Muskulatur dunkel gezeichnet. Das Epithel des Gallenganges fehlt größtenteils. Unter dem Endteil des Ductus choledochus ist auch der Ductus pancreaticus angeschnitten. (Aus NUBOER 1931.)

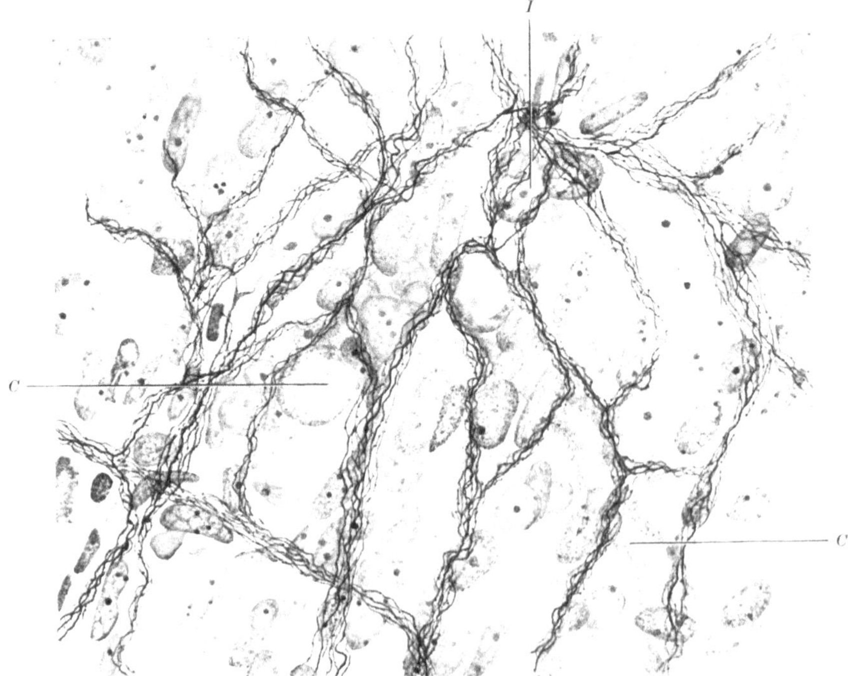

Abb. 8. Feines Nervengeflecht aus dem Meissnerschen Plexus der menschlichen Gallenblase. *C* Capillare; *I* Kern einer interstitiellen Zelle. Bielschowsky-Methode. Vergr. 1:1800. (Aus HERMANN 1952.)

1008—1016 und einem p_H von 6,52—7,89[1]. Diese physikalischen Eigenschaften sind von der Nahrung, von Arzneimitteln und von äußeren Einflüssen abhängig. Beim Hund ist die Lebergalle stärker alkalisch: p_H 7,89—8,1[2]. Die genaue

[1] HORSTERS 1932. [2] OKADA 1915.

Zusammensetzung der Lebergalle ist in der Arbeit von SOBOTKA (1937) beschrieben. Die Angaben über den prozentualen Anteil der einzelnen Gallebestandteile variieren stark und sind in dem Sobotkaschen Buche nach Autoren angeführt (Tabelle 1).

Tabelle 1. *Zusammensetzung der menschlichen Lebergalle (Fistelgalle).*
(Berechnet in Gramm je 1000 g Galle.) (Nach SOBOTKA.)

Jahr der Publikation	Autor	Total der festen Bestandteile	Gallensäuren	Schleim Gallenpigmente	Asche und Alkali	Lipoide: total	Fettsäuren	Neutralfett	Phosphatide	Cholesterin
1871	RANKE	33	19,6	—	2,0	—	—	—	—	—
1873	JACOBSON	22,6	10,1	2,3	5,8	2,2	1,4	0,1	0,1	0,6
1884	YEO u. HERROUN	12,8	2,2	1,5	8,8	0,4	—	—	—	—
1887	BIRCH u. SPONG	21,6	0	12,1	8,2	—	—	—	—	—
1889	COPEMAN u. WINSTON	14,4	6,3	2,5	4,5	1,0	—	—	—	—
1890	MAYO ROBSON	18,1	7,6	1,3	7,6	—	1,0	0,1	—	0,5
1891	PATON u. BALFOUR	15,3	3,8	5,9	6,4	0,8	0,2	0,1	—	0,5
1897	PFAFF u. BALCH	16,3	3,9	—	8,0	—	—	—	—	—
1899	ZEYNEK	26,3	16,0	2,2	9,3	—	—	—	0,8	2,3
1901	ZEBROVSKI	112,2	34,3	11,1	61,3(?)	5,2	—	—	—	—
1902	BRAND	10 40	—	—	—	—	—	—	—	—
1903	BONANNI	35,4	18,3	5,0	7,2	—	—	1,0	0,6	1,7
1904	LEVENE u. Mitarb.	15,3	—	—	8,0	—	—	—	—	—
1911	HAMMARSTEN	25,3 35,3	9,2 18,2	5,2 4,3	—	3,2 4,2	1,1 1,4	0,4 0,6	0,6 0,6	1,1 1,6
1912	MENZIES	22,5	4,2	9,3	5,8	—	—	3,0	—	0,9
1912	ROSENBLOOM	29,8	10,1	4,9	9,2	—	—	—	—	—
1928	ROGER	24	5,7	8,1	7,4	2,9	0,8	0,8	0,5	0,8

Tabelle 2. *Zusammensetzung der menschlichen Blasengalle.*
(Berechnet in Gramm je 1000 g Galle.) (Nach SOBOTKA.)

Jahr der Publikation	Autor	Total der festen Bestandteile	Gallensäuren	Schleim Gallenpigmente	Asche und Alkali	Lipoide: total	Fettsäuren	Neutralfett	Phosphatide	Cholesterin
1807	THENARD	91	37	38 u. 2—9	5	—	—	—	—	—
1809	BERZELIUS	92,6	80	3	9,6	—	—	—	—	—
1845	FRERICHS	140,4	81,8	28,2	7,1	—	—	6,2	—	2,1
1851	GORUP-BESANEZ	177,3 101,9	107,9 56,5	22,1 14,5	10,8 6,3	47,3 30,9	— —	— —	— —	— —
1874	TRIFANOVSKY	89	19,6	13,0	—	23,4	16,3	3,6	0,2	3,3
1875	SOCOLOV	102	etwa 50	37,2	*	—	14,5	—	—	—
1877	HOPPE-SEYLER	119,5	39,0	12,9	37,6	30,0	13,9	7,3	5,3	3,5
1886	JACUBOWITSCH	80 150	5,5 22,5	9 35	5 9	5 13	— —	— —	— —	— 3
1895	BAGINSKY u. SOMMERFELD	103,5	25,2	20,0	9,1	—	—	6,7	—	3,4
1911	HAMMARSTEN	165,3	92,0	43,2	—	26,2	10,9	4,2	1,8	9,3
1913	CZYHLARZ, FUCHS u. FÜHRT	94,3	46,7	18,0	8,5	—	—	5,6	—	6,6
1924	WIELAND u. REVEREY	47,0	14,6	13,4**	—	—	9,0	—	—	3,5
1928	ROGER	140	53,7	41,4	8,5	18,8	9,4	1,5	2,2	5,7

* In Schleim und Pigmenten inbegriffen. ** Pigment allein.

Die Sekretion der Lebergalle ist ein kontinuierlicher Vorgang im Gegensatz zur Gallenblasenentleerung. Die totale Produktion beim Menschen beträgt in 24 Std 15 cm³/kg Körpergewicht [1]. Die Menge ist von der Ernährung abhängig (vgl. Abschnitt 6 der „Physiologie der Lebersekretion").

4. Die Blasengalle.

Die Konzentration der Blasengalle ist 4—10mal größer als diejenige der Flüssigkeit in den Gallengängen (Tabelle 2). Die Blasengalle hat eine goldbraune bis teerschwarze Farbe, ein spezifisches Gewicht von 1012—1040 [2] und ein p_H von 7,1—7,3 [3]. Die Blasengalle ist stärker sauer, wenn eine Obstruktion des Ductus cysticus oder des Ductus choledochus vorliegt.

Wie sehr sich die Zusammensetzung der Blasengalle während der Schwangerschaft und unter pathologischen Bedingungen ändert, zeigt eine Zusammenstellung von IVY und GOLDMAN (1939) (Tabelle 3).

Tabelle 3. *Zusammensetzung der Blasengalle unter verschiedenen Bedingungen.* (Nach IVY und GOLDMAN.)

	Resorption	Konzentration	Sekretion	Visualisation (Röntgen)	Entleerung	Gallensäuren
Normal	Wasser Chloride Natrium-bicarbonat Gallensalze (?) (geringe Mengen) Cholesterin (?) (geringe Mengen)	Gallensalze Cholesterin Gallen-pigmente Calcium	Schleim	vorhanden	normal	50% Cholsäure
Schwanger-schaft	—	hoher Cholesteringehalt, hoher Chloridgehalt, niedriger Gallensäurengehalt, niedriger Calciumgehalt	Schleim	vorhanden	verzögert	
Verschluß des Ductus cysticus	alle Gallen-bestandteile resorbiert	bei Cholelithiasis Kalk-pigmentsteine mit geringem Cholesteringehalt	„weiße Galle"	fehlt	fehlt	
Chole-cystitis	Gallensäuren	hoher Chloridgehalt, niedriger Gallensäurengehalt, niedriger Calciumgehalt, hoher Eiweißgehalt	erhöht	vorhanden bis schwach oder fehlend	normal, verzögert, fehlt	33% Cholsäure bei chronischer Cholecystitis, 16% Cholsäure bei akuter Cholecystitis

[1] SOBOTKA 1937. [2] KIMURA 1904. [3] REINHOLD und FERGUSON 1929.

5. Der Konzentrationsvorgang in der Gallenblase.

Die Eindickung beginnt, sobald die Galle in die Gallenblase einfließt, und dauert 16—48 Std[1]. Die Blasengalle ist gesättigt, wenn der Gehalt an festen Bestandteilen 20% beträgt[2]. Die Lebergalle verliert Natriumchlorid und Bicarbonat, wenn sie in die Gallenblase eingetreten ist[3]. Das p_H der Galle nimmt ab; gleichzeitig steigt der Gehalt an Gallensäuren, Calcium, Bilirubin und Cholesterin. Wasser und anorganische Salze werden durch Blut und Lymphgefäße der Gallenblasenwand aufgenommen.

Gallenpigmente, Gallensäuren und Cholesterin werden in der gesunden Gallenblase kaum in nennenswerter Weise resorbiert. Die meisten Daten über den Eindickungsvorgang vermitteln die Experimente von Rous und McMaster (1921). Die beiden amerikanischen Autoren führten eine Kanüle in die Gallenblase ein und verglichen die Blasengalle mit der aus den Gallengängen gesammelten Lebergalle. Sie benützten den Bilirubingehalt als Maß für die Konzentrationsleistung. Die Konzentrationsleistung entleerter und gefüllter Gallenblasen, deren Pigmentgehalt vor Beginn des Experimentes festgelegt war, wurde untersucht. Es zeigte sich, daß die Blasengalle im 1. Falle 3,18—10,8mal, im 2. Falle 3,6—8,9mal höhere Bilirubinkonzentration hatte als die Lebergalle. Das heißt also, daß die nicht gefüllte Gallenblase ein höheres Konzentrationsvermögen hat als die gefüllte. Wenn vom gleichen Konzentrationsgefälle ausgegangen wird, dann könnte der Innendruck der gefüllten Blase die Wandzirkulation behindern.

Die Resorption von Wasser und anorganischen Salzen erfolgt mit beträchtlicher Geschwindigkeit; so werden z. B. 49,8 cm^3 Lebergalle in $22^1/_2$ Std auf 4,6 cm^3 konzentriert. Bei Drainageversuchen mit Kanüle im Gallenblasenfundus konnte gezeigt werden, daß der bloße Durchfluß von Galle durch die Gallenblase zu einer nahezu 2,3—4,8fachen Eindickung führt.

Bei Entzündung der Gallenblasenwand geht die Konzentrationsfähigkeit verloren, d. h. die Resorption von Wasser und anorganischen Salzen wird gering. Dagegen steigt die Resorption der Gallensäuren stark an. Diese Permeabilität für die Gallensäuren ist selektiv[4]: Cholsäure wird rascher resorbiert als Desoxycholsäure, die mit Glykokoll gepaarte Cholsäure rascher als die mit Taurin gepaarte und schließlich die gepaarten Gallensäuren rascher als die ungepaarten.

In der Gallenblasenwand wurde histologisch Gallenfarbstoff nachgewiesen[5]. Chemisch konnte aber Bilirubin in den abführenden Lymphgefäßen der Gallenblase nicht gefunden werden, so daß keine Anhaltspunkte dafür vorliegen, daß Gallenpigmente von gesunder Gallenblase resorbiert werden.

Das Schicksal des Cholesterins in der Gallenblase ist eine alte Streitfrage. Nach den einen Autoren resorbiert die gesunde Gallenblase kein Cholesterin: die kranke Gallenblasenwandung soll dagegen Cholesterin sezernieren[1, 6]. Andere sind der Meinung, daß auch die gesunde Gallenblasenschleimhaut Cholesterin abscheide[7]. Ob ein Teil des Cholesterins in der Gallenblase nur vom abgeschilferten Epithel der Schleimhaut herrührt, wäre noch abzuklären.

In diesem Zusammenhang sei auf den Zustand der Cholesteatose der Gallenblase hingewiesen (Stippchengallenblase); dabei ist ein Cholesterinester in der Gallenblasenwand abgelagert, und zwar an der Basis der Epithelzellen der Schleimhaut und in Histiocyten der Wand. Es sollen zwei ätiologische Faktoren mit-

[1] Ivy 1934. [2] Rous und McMaster 1921.
[3] Ravdin, Johnston, Austin und Riegel 1932. [4] Colp und Doubilet 1936.
[5] Aschoff und Bacmeister 1909.
[6] Riegel, Johnston und Ravdin 1932. [7] Elman und Taussig 1931.

spielen[1]: eine Stoffwechselstörung mit Erhöhung des Blut- und Gallecholesterins und eine chronische Entzündung der Gallenblase. Es ist nicht geklärt, ob der abgelagerte Cholesterinester aus dem Blute stammt[2], oder aus der Galle[3].

6. Die Sekretion der Gallenblasenwand.

Die Gallenblase produziert Schleim und erhöht damit die Viskosität der Blasengalle. Im Gallenblasensekret werden normalerweise Chloride und Bicarbonate gefunden. Ob Cholesterin im Gallenblasensekret vorkommt, ist nicht entschieden. Sicher sind keine Gallensäuren nachzuweisen. Wird die Gallenblase durch Verschluß des Ductus cysticus blockiert, so sammelt sich eine farblose Flüssigkeit an: die sog. *weiße Galle*; diese besteht aus Wasser, anorganischen Salzen und Gallenblasenschleim. Cholesterin fehlt. Weiße Galle wird auch in den Gallengängen gefunden, wenn bei Druckerhöhung nach Gangverschluß die Gallesekretion der Leber gehemmt wird. Bilirubin und Gallensäuren werden bei Druckerhöhung im Lumen über die Lymphgefäße der Gallenblase und der Gallengänge rückresorbiert[4]. Weiße Galle entsteht auch dann, wenn die Galleproduktion infolge schweren Leberschadens aufhört, wie er durch Chloroform an Hunden hervorgerufen werden kann[5].

Bei biliärer Stase infolge Gangverschlusses (Stein oder Tumor) und erhaltener Verbindung der Gallenblase mit dem Choledochus ist der Ablauf der Geschehnisse ein anderer[6]. Es wird die Galle zuerst eingedickt, d. h. es überwiegt am Anfang die Konzentrationskraft der Gallenblasenschleimhaut; erst nach Wochen verschwinden die Gallebestandteile, und das wäßrige Sekret der Gangepithelien gewinnt die Oberhand.

Ein Hormon in der Gallenblasenschleimhaut soll für die Fettverdauung bedeutungsvoll sein[7]. In vitro werden Fette rascher durch Pankreaslipase hydrolysiert, wenn Galle gegenwärtig ist. Dabei ist Blasengalle der stärkere Lipaseaktivator als Lebergalle. Diese stärkere Wirkung der Blasengalle hängt nicht mit der höheren Konzentration der Gallensäuren in der Blasengalle zusammen: wird nämlich die Blasengalle so weit verdünnt, daß die Konzentration der Blasengalle mit derjenigen der Lebergalle identisch wird, so bleibt die Blasengalle aktiver. Es wurde deshalb ein lipaseaktivierender Stoff in der Gallenblasenschleimhaut angenommen. Tatsächlich läßt sich ein von Gallesalzen freier Schleimhautextrakt herstellen, der Pankreaslipase bedeutend mehr aktiviert als Blasengalle. Wahrscheinlich wird die Substanz in der Gallenblasenwand gebildet und ins Lumen der Gallenblase sezerniert. Sie gelangt mit der Galle ins Duodenum, um dort die Pankreaslipase zu aktivieren. Die Substanz soll auch als Inkret ins Blut gelangen. Wird der Gallenblasenschleimhautextrakt parenteral verabreicht, so steigt die Lipaseaktivität in dem durch Sonde gewonnenen Duodenalsaft deutlich an. An Patienten mit Fettunverträglichkeit ohne nachweisbare Gallenwegserkrankung ist neuerdings der Gallenschleimhautextrakt therapeutisch versucht worden[8]. Es zeigte sich, daß nach oraler Einnahme des Extraktes eine fettige Mahlzeit ohne Brechreiz und Schmerzattacke im Oberbauch ertragen wird, und daß ferner der Lipoidgehalt im Blut nach der Mahlzeit stärker ansteigt als im Kontrollversuch.

---

[1] Boyd 1950. [2] Elman und Graham 1935.
[3] Rousselot und Bauman 1935.
[4] Shafiroff, Doubilet und Ruggiero 1939.
[5] Drury und Rous 1925. [6] Rous und McMaster 1921. [7] Pribram 1935.
[8] Debray, Choppy, Aubrion und Faugeras 1954.

7. Die Reduktion der alkalischen Reaktion.

Die Blasengalle ist bei Hunden bedeutend saurer (p_H 5,18 bis 6,0) als die Lebergalle (p_H 8,2)[1]. Ähnliche wenn auch weniger ausgeprägte Unterschiede gelten für den Menschen. Die normale Gallenblase verändert also das p_H der Galle nach der sauren Seite und hält damit die Kalksalze in Lösung, ein Vorgang, der für die Verhinderung der Gallensteinbildung bedeutungsvoll ist. Die Veränderung des p_H beruht auf der durch den Konzentrationsvorgang bedingten Zunahme von Fettsäuren und Gallensäuren und selektiver Resorption verschiedener Ionen[2] (Abb. 9).

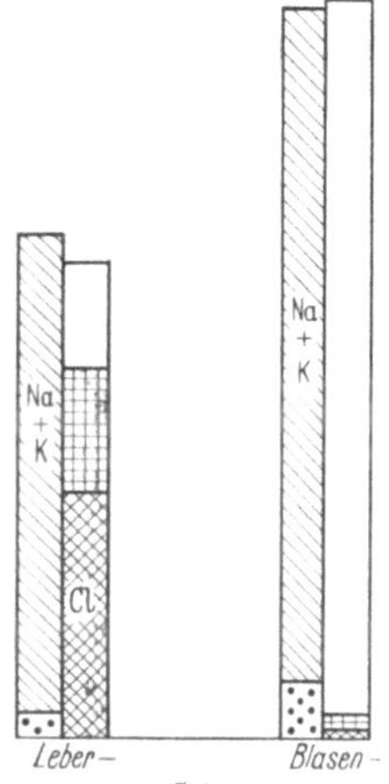

Abb. 9. Vergleich der Zusammensetzung von Leber- und Blasengalle. ▩ Na und K; ⚃ Ca; ▨ Cl; ▦ HCO_3; □ Gallensäuren. (Aus SHOHL 1939.)

8. Die Gallenblase als Druckregulator im Gallengangssystem.

Die Gallenblase mit ihrer Konzentrationskraft ist der wichtigste Faktor für den Druckausgleich[3]. Wird der Ductus choledochus ligiert, so kommt es erst nach 24—36 Std zum Anstieg des Blutbilirubins. Der Ikterus wird nach 2 Tagen manifest. Wenn jedoch die Gallenblase gleichzeitig entfernt wird, tritt die Gelbsucht bereits innerhalb 24 Std auf. Nach Cholecystektomie wird eine allgemeine Dilatation der intra- und extrahepatischen Gallengänge bei Mensch und Tier beobachtet[4]. Beim Hund sind 60 Tage notwendig, bis nach Cholecystektomie eine wirkliche Dilatation der Gallenwege zustande kommt (Abb. 10). Neuerdings ist diese kompensatorische Dilatation des Choledochus nach Cholecystektomie beim Menschen in Frage gestellt worden[5]. In 1700 Cholangiogrammen von cholecystektomierten Patienten konnte keine Gallengangserweiterung und keine Tonusstörung des Sphincter Oddi nachgewiesen werden. IVY (1934) ist der Meinung, daß die druckregulierende Funktion die wichtigste Aufgabe der Gallenblase überhaupt sei, die Reservoirfunktion nebensächlich.

9. Die Kontraktionen der Gallenblase.

Nach den Versuchen an Hunden kontrahiert sich die Gallenblase rhythmisch 2—6mal je Minute[6]. Dieselben rhythmischen Druckwellen werden in den Gallengängen gefunden[7]. Die rhythmischen Kontraktionen sind auch an menschlicher Gallenblase in situ und an isolierten Gallenblasenwandstreifen festgestellt worden[8]. Neben der rhythmischen ist eine tonische Kontraktion der Gallenblase nachzuweisen, die 5—30 min dauert und einen Druck von 30 cm Wasser erzeugt. Das ist auch der Maximaldruck, gegen den die Leber noch Galle sezernieren kann[9]. Es gibt Tonussteigerungen, die bis zu 2 Std anhalten[10]. Auf der Höhe der tonischen Kontraktion verschwinden die rhythmischen Druckwellen, um in der Erschlaffungsphase wieder zu erscheinen. Die tonische Kontraktion ist verantwortlich für die Entleerung der Gallenblase.

---

[1] DRURY, MCMASTER und ROUS 1924. [2] RAVDIN, JOHNSTON, RIEGEL und WRIGHT jr. 1932.
[3] MANN und BOLLMAN 1925. [4] JUDD und MANN 1917.
[5] HICKEN, MCALLISTER, FRANZ und CROWDER 1951. [6] TAYLOR und WILSON 1925.
[7] POTTER und MANN 1926. [8] RAVDIN und MORRISON 1931.
[9] MCMASTER und ELMAN 1926. [10] CHIRAY und PAVEL 1925.

10. Füllung und Entleerung der Gallenblase.

Im Hunger ist das distale Ende des Ductus choledochus, d. h. der Sphincter Oddi, geschlossen. Da der Vorgang der Gallesekretion der Leber ein kontinuierlicher ist, kommt es zu einer Vermehrung der Lebergalle in den Gallengängen und damit zu einer Druckerhöhung. Erreicht der Druck 6—7 cm Wasser, so fließt der Gallestrom rückwärts in den Ductus cysticus, durch die Valvula Heisteri, in die Gallenblase. Die Füllung der Gallenblase ist demnach von der

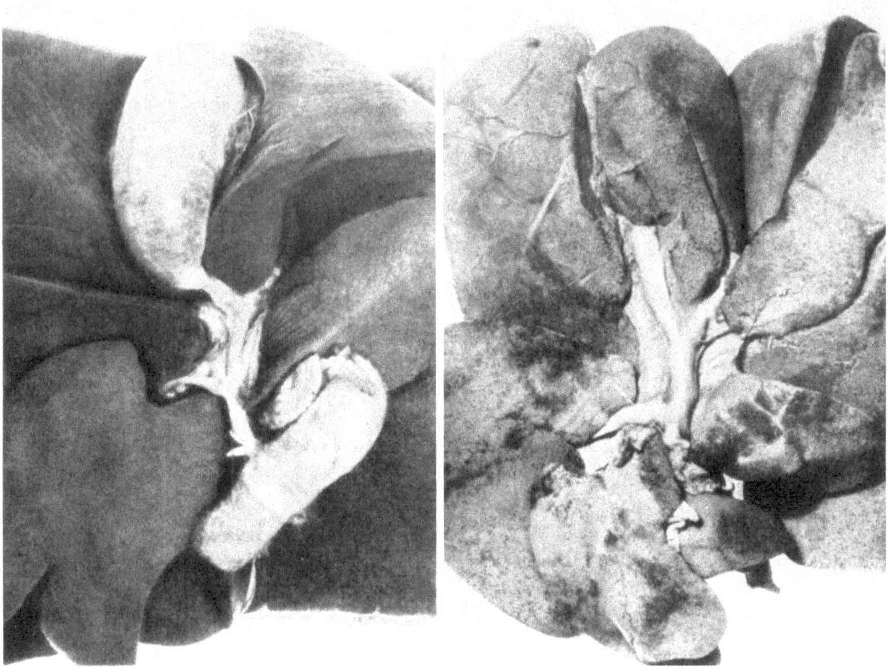

Abb. 10. Dilatation der Gallenwege nach Cholecystektomie beim Hund. Linkes Bild: Leberunterfläche mit Gallenblase und normal weiten Gallenwegen (Gallenwege mit Luft gefüllt) als Vergleichsobjekt. Rechtes Bild: Leberunterfläche mit stark erweiterten Gallenwegen (Gallenwege ebenfalls mit Luft gefüllt) bei Status nach Cholecystektomie vor 214 Tagen. (Aus JUDD und MANN 1917.)

Gallesekretion der Leber einerseits und dem Tonus des Sphincter Oddi andererseits abhängig[1]. Wird der Sphincter Oddi durch einen eingeführten Tubus offengehalten, so füllt sich die Gallenblase nicht.

Über die Gallenblasenentleerung bestehen verschiedene Theorien. Die geringe Muskulatur der Gallenblasenwand ließ eine contractile Entleerung als unmöglich erscheinen und führte gewisse Autoren[2], zur Annahme, daß Galle, die einmal in die Gallenblase eingetreten sei, nie wieder durch den Ductus cysticus ausfließe, sondern vollständig durch die Lymphgefäße resorbiert werde. Galle fließt aber in beiden Richtungen durch die Valvula Heisteri[3]; dabei ist der Widerstand, den die Heisterschen Klappen dem Gallestrom entgegensetzen, in der einen wie in der andern Richtung gleich. Gallebestandteile wie Bilirubin oder Gallensäuren können in den Lymphgefäßen der Gallenblasenwand nicht festgestellt werden[4].

[1] MCMASTER und ELMAN 1926.
[2] SWEET 1924, BLOND 1928, HALPERT 1929.
[3] JOHNSTON und BROWN 1932.
[4] RAVDIN und MORRISON 1931.

Die Annahme, daß Änderung des intraabdominalen Druckes die Gallenblasenentleerung beeinflusse[1], ist durch Tierexperimente widerlegt[2]. Am Meerschweinchen läßt sich die Gallenblase freilegen und vor die Bauchwand verlagern, wo sie dem Einfluß intraabdominaler Druckschwankungen entzogen ist: sobald Nahrung ins Duodenum gelangt, kontrahiert sich die Gallenblase. Auch weitere Hypothesen, die in melkenden Bewegungen des Duodenums, in Gravitäts- und Elastizitätskräften der gedehnten Gallenblase die Hauptfaktoren der Entleerung sehen, werden heute abgelehnt.

Durch direkte Beobachtung bei Operationen, cholecystographische Untersuchungen[3] und durch die manometrisch nachweisbare Drucksteigerung[4] ist genügend bewiesen, daß die Gallenblase ihren Inhalt durch aktive tonische Kontraktion über den Ductus cysticus und den Ductus choledochus ins Duodenum befördert. Der Druck, den die sich kontrahierende Gallenblase dabei entwickelt, beträgt ungefähr 23—30 cm Wassersäule[5]. Der Sphincter des Ductus choledochus zusammen mit der Muskulatur des Duodenums gibt erst einem Druck von über 75 cm Wasser nach[6]. Die Angaben über den Höchstwiderstand des Sphincter Oddi schwanken: 5—30[7], 65[8] und 75 cm Wasser[6]. Damit eine Entleerung des Gallenblaseninhaltes möglich wird, muß bei einem Widerstandswerte von 75 cm Wasser eine Koordination von Gallenblasenkontraktion und Erschlaffung des Choledochussphincters vorhanden sein. Bei Entleerung der Galle ins Duodenum soll auch die Duodenalmuskulatur eine Rolle spielen. Nur in den Erschlaffungsphasen der Duodenalmuskulatur kann Galle in das Darmlumen austreten[9]. Da während der peristaltischen Bewegungen des Duodenums Erschlaffung und Blockierung wechseln, erfolgt die Galleentleerung auf der Papilla Vateri in einzelnen Stößen. Die Mitbeteiligung der Duodenalwand am Choledochussphincter ist auch anatomisch gegeben[10]: der Sphincter Oddi verschmilzt sowohl mit der Tunica muscularis als auch mit der Muscularis mucosae des Duodenums. Neben den zirkulären Fasern besitzt der Sphincter Oddi noch longitudinale Fasern, die eine Ejaculation der Galle bewirken sollen[11].

Wenn eine Versuchsperson hungert und sich die Gallenblase füllt, bis sie nichts mehr aufnehmen kann, dann erschlafft der Sphincter des Choledochus und läßt Lebergalle ins Duodenum ausfließen. Damit wird die Gegenwart von Galle im Duodenum beim Hungernden erklärt[12].

Die Entleerung der Gallenblase wird am besten durch Zufuhr von Fetten und Lipoiden herbeigeführt. Eigelb und Rahm sind besonders wirksam[13]. Im Eigelb ist offenbar die Cholinkomponente des Lecithins wirksam (parasympathicomimetischer Faktor). Der Effekt von Fleisch ist bedeutend geringer als derjenige von Fett; reines Eiweiß und Kohlenhydrat sind praktisch wirkungslos. Diese Ergebnisse sind durch radiologische Untersuchungen bestätigt[14]. Fettsäuren, Salzsäure in einer Konzentration, wie sie im Magensaft vorkommt, und Magnesiumsulfat, das mit Sonde ins Duodenum eingeführt wird, wirken ebenfalls als Cholagoga, indem sie die Gallenblase zur Kontraktion und den Sphincter Oddi zur Erschlaffung bringen.

---

[1] Winkelstein und Aschner 1926. [2] Higgins und Mann 1926.
[3] Boyden 1928. [4] Bergeret und Debouvry 1940.
[5] Ivy und Oldberg 1928, Bergeret und Debouvry 1940.
[6] Ivy und Goldman 1939. [7] McMaster und Elman 1926.
[8] Oddi 1887. [9] Lueth 1931.
[10] Nuboer 1931. [11] Westphal 1923.
[12] Lichtman 1942. [13] Boyden 1926.
[14] Krause und Whitaker 1928.

11. Die Kontrollmechanismen der Gallenblasenentleerung.

a) Nervöser Mechanismus.

Die koordinierte Tätigkeit von Gallenblase und Sphincter Oddi legt eine nervöse Regelung nahe. Experimentelle Reizungen haben aber unklare und zum Teil widersprechende Resultate ergeben. Was die präganglionären autonomen Bahnen anbelangt, so sind allein von amerikanischen Autoren[1] einigermaßen faßbare Resultate mitgeteilt worden: Durchtrennung des rechtsseitigen Vagus führt bei der Katze zur Verzögerung der Gallenblasenentleerung, d. h. es werden allem Anschein nach motorische Fasern zur Gallenblase und hemmende Fasern zum Sphincter Oddi unterbrochen; der linke Vagus enthält nur motorische Fasern zur Gallenblase (Abb. 11). Beim Menschen soll der Vagus die Gallenblase mit motorischen Fasern, der Splanchnicus mit motorischen und hemmenden Fasern versorgen[2]. Nach doppelseitiger abdominaler Vagektomie wird aber keine wesentliche Änderung der Gallenblasenfunktion beobachtet[3]. Welche Rolle die Nervenplexus in der Wand der Gallengänge spielen, ist nicht ganz klar. Vielleicht laufen hier kurze Reflexe ab, die die Gallenblasenreaktion auf eine fette Mahlzeit vermitteln[4].

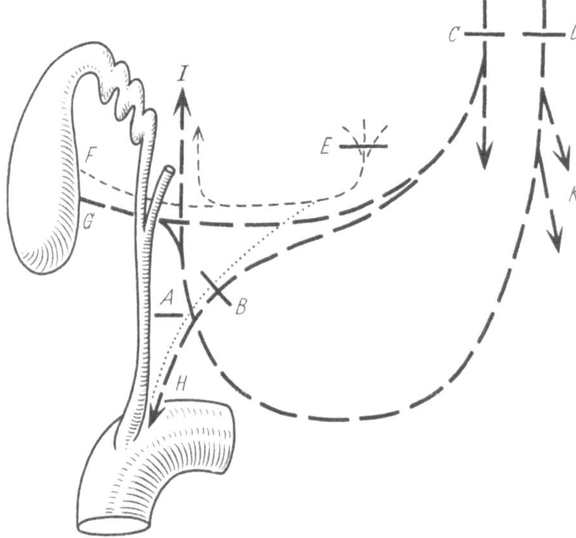

Abb. 11. Schema der Innervation der Gallenwege bei der Katze nach JOHNSON und BOYDEN (1943). *A* Plexus gastroduodenalis. Durchtrennung ohne Wirkung. *B* Nervus gastroduodenalis. Durchtrennung verlangsamt Entleerung der Gallenwege. *C* Rechter Vagus. Durchtrennung verlangsamt die Gallenblasenentleerung am stärksten. *D* Linker Vagus. Durchtrennung verlangsamt die Gallenblasenentleerung mäßig. *E* Splanchnicus. Durchtrennung hebt die reflektorische Gallenblasenhemmung auf, die durch Colondehnung ausgelöst werden kann. *F* Der Splanchnicus setzt den Gallenblasentonus herab. *G* Der Vagus erhöht den Gallenblasentonus. *H* Der Vagus beschleunigt die Entleerung der Gallenwege durch Hemmung der Sphincterkontraktion. *I* Vagus und Splanchnicusäste zur Leber. *K* Vagusäste zum Magen.

Nervöse Impulse werden von der Gallenblase auch auf andere Organe übertragen. Es gibt z. B. einen kardiovasculären Reflexmechanismus, der von den extrahepatischen Gallengängen ausgeht[5]. Dehnung der Gallenblase vermindert den Coronardurchfluß und ändert den Herzrhythmus. Beim Menschen können durch Dehnung der Gallengänge experimentell typische anginöse Beschwerden hervorgerufen werden[6]. Afferente Vagusimpulse würden die Coronarconstriction erklären.

Dehnung der Gallenblase hat eine Vasoconstriction im ganzen Splanchnicusgebiet zur Folge[7]. Die afferente Bahn dieses Reflexes soll über den rechtsseitigen N. splanchnicus gehen, zum Gehirn gelangen und über Rückenmark und Nn. splanchnici beider Seiten effektiv werden.

[1] JOHNSON und BOYDEN 1943. [2] BABKIN 1950.
[3] THURNHER und WENZL 1949. [4] BEST und TAYLOR 1950.
[5] OWEN 1933, CRITTENDEN und IVY 1933, SCOTT und IVY 1932.
[6] RAVDIN, ROYSTER und SANDERS 1942. [7] NEWMAN 1953.

Ferner hemmt geringe Dehnung der Gallenwege beim Hund die Hungerkontraktionen des Magens und vermindert den Magentonus. Vielleicht geht Anorexie bei Gallenwegserkrankungen auf einen derartigen reflektorischen Einfluß zurück[1]. Stärkere Dehnung der Gallenwege löst Pylorusspasmus und Kontraktionen des Antrum pylori aus. Die Folge ist Erbrechen[2].

Umgekehrt hat Dilatation des Colons oder elektrische Reizung der zentralen Enden der das Colon innervierenden Splanchnicusäste beim Hund eine Reduktion der Gallenproduktion in der Leber zur Folge, die nach Durchtrennung der Lebernerven ausbleibt[3]. Gleichzeitig werden die Motilität des Duodenums und der Tonus des Sphincter Oddi gesteigert. Reizung des Colons, wie es bei Obstipation möglich ist, könnte vielleicht auch beim Menschen Rückwirkung auf die Gallenwege haben. Bei Diverticulosis coli werden beim Menschen gehäuft Gallenblasenleiden gefunden[4].

Alle reflektorischen Vorgänge hängen endlich mit der Gallenkolik zusammen. Rasche Erhöhung des Druckes in der Gallenblase oder in den Gallenwegen löst Schmerz, Erbrechen und Atemhemmung im Inspirium aus. Die rechte Zwerchfellhälfte erscheint im Kolikanfall fixiert. Der Kolikschmerz verschwindet nach Durchtrennung des Splanchnicusnerven, Übelkeit und Erbrechen nach Durchtrennung der beiden Vagusnerven. Die Atemhemmung hört erst nach Durchtrennung von beiden Nn. splanchnici und beiden Nn. vagi auf[5].

b) Hormonaler Mechanismus.

Sind alle nervösen Verbindungen zur Gallenblase und zu den Gallenwegen durchtrennt, so erfolgt nach Fetteingabe ins Duodenum eine regelrechte koordinierte Gallenblasenentleerung[6]. Das zeigt, daß noch eine humorale Regulation vorhanden sein muß. Wird arterielles Blut einer Katze, die Eigelb und Rahm verdaut, in die Vene einer hungernden Katze transfundiert, so kontrahiert sich die Gallenblase der hungernden Katze[7]. Transfundiertes Blut eines hungernden Tieres hat keine Wirkung. Ein saurer Extrakt der Duodenalschleimhaut, intravenös injiziert, führt zur Gallenblasenentleerung[8]. Ivy und Oldberg (1928) nannten das aktive Prinzip *Cholecystokinin.* Wird nur verdünnte Salzsäure oder emulgiertes Fett oder Chylus dem hungernden Versuchstier (Hund) intravenös gespritzt, so erfolgt keine Gallenblasenkontraktion. Werden 2 Hunde in Parabiose gebracht, so induziert verdünnte Salzsäure im Duodenum des einen Tieres eine Gallenblasenentleerung bei beiden Tieren. Daraus folgt, daß das Cholecystokinin eine Substanz sein muß, die bei der Resorption von saurem Chymus oder von Fett im Duodenum gebildet wird. Cholecystokinin ist nicht Secretin[9]. Secretin wird ebenfalls in der Duodenalschleimhaut gebildet und regt Pankreassekretion und Gallesekretion in der Leber an. Bei der Katze ist die Cholecystokininwirkung an der Gallenblase in situ untersucht worden[10]. Mit dieser Methode lassen sich Cholecystokininpräparate testen: Es wird durch die Papilla Vateri eine Kanüle in den Choledochus eingeführt und ein Manometer angeschlossen. Werden Cholecystokininpräparate intraperitoneal injiziert, so kann in wenigen Minuten die Gallenblasenkontraktion am Manometer registriert und die maximale Kontraktion bestimmt werden. Die Cholecystokininwirkung ist auch am Menschen bewiesen[8].

[1] Brush und Patterson 1939. [2] Fishback 1931. [3] Ivy und Goldman 1939.
[4] Kocour 1937. [5] Schrager und Ivy 1928.
[6] Boyden und van Buskirk 1943. [7] Boyden 1926.
[8] Ivy und Oldberg 1928, Ivy, Drewyer und Ordnoff 1930.
[9] Ågren 1939. [10] Havermark und Hultman 1953.

12. Die Wirkung von Arzneimitteln auf die Gallenblase.

Die Parasympathicomimetica Acetylcholin[1], Mecholyl[2] und Pilocarpin[3] steigern den Gallenblasentonus. Histamin hat keine eindeutige Wirkung[4]. An der isolierten Gallenblase wird eine Kontraktion auf Histamin beobachtet. Zu den Histaminsubstanzen gehört auch die Substanz P[5]. Diese ist eventuell mit

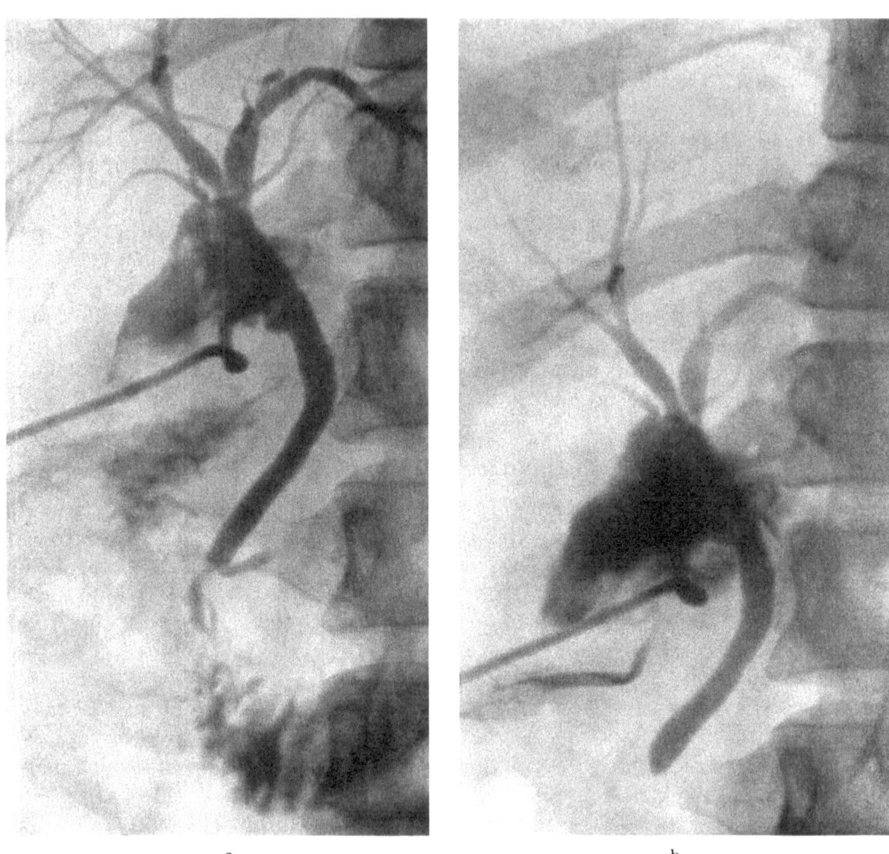

a b

Abb. 12a u. b. Röntgenologische Darstellung eines durch Morphin ausgelösten Spasmus des Sphincter Oddi. Lipiodolfüllung der Gallenwege durch Drain im Cysticusstumpf am wachen cholecystektomierten Patienten. a Gallenwegssystem mit sichtbarer Entleerung des Kontrastmittels ins Duodenum. Beachte in der Gegend der Papilla Vateri die rückläufige Füllung des Ductus Wirsungianus. b Verschluß des Sphincter Oddi nach s. c. Injektion von 5 mg Morphin. Aufnahme 8 min nach der Injektion. (Die Bilder verdanken wir Herrn Dr. W. HESS, Chirurgische Universitätsklinik Basel.)

dem Cholecystokinin identisch. Adrenalin wirkt tonusvermindernd auf die Gallenwege[6] und verursacht einen manometrisch meßbaren Druckabfall im Choledochus[7]. Benzedrin[2] führt bei der Katze zur Erschlaffung der Gallenblase. Atropin und Scopolamin vermindern den Tonus der Gallenblase und des Sphincter Oddi. Amylnitrit und Nitroglycerin führen eine rasche Erschlaffung der Gallenblase herbei. Der Sphinctertonus wird erniedrigt. Es kommt zum Druckabfall im Choledochus[7]. Hypophysenhinterlappenextrakt, subcutan injiziert, löst

[1] JUNG und GREENGARD 1933. [2] FLEXNER, BRUGER und WRIGHT 1938.
[3] VILLARET, JUSTIN-BESANÇON und MARCOTTE 1931. [4] CAROLI 1951.
[5] EULER und GADDUM 1931. [6] LOEPER, LEMAIRE und DANY 1933. [7] HESS 1955.

Kontraktion der Gallenblase aus[1]. Morphin, Codein, Dilaudid und Pantopon erzeugen einen Spasmus des Sphincter Oddi und damit einen erhöhten intrabiliären Druck (Abb. 12). An der menschlichen Gallenblase ist die Morphinwirkung genau untersucht worden[2]. Morphin führt zur Erschlaffung der Gallenblase, steigert aber gleichzeitig den Tonus des Cysticussphincters und des Choledochussphincters. Wird Morphin an cholecystektomierte Patienten gegeben, so kann der Sphincterspasmus leicht zu einem Kolikanfall führen, da der Druckregulator der Gallenwege, die Gallenblase, fehlt[3]. Nitroglycerin und Aminophyllin lösen den durch Morphin hervorgerufenen Spasmus des Sphincter Oddi. Atropin ist wirkungslos. Die Wirkung des Morphins wird zur Abklärung von Dyskinesien der Gallenwege benützt[4]. Wird durch Morphin der Sphincterspasmus verstärkt, und läßt er sich nachher mit Amylnitrit lösen, so soll das für eine Dyskinesie sprechen. Auch Novocain, intraduodenal verabreicht, löst den Sphincterspasmus. Dolantin, ein Piperidinkörper, der für „spasmolytische" Eigenschaft bekannt ist, erzeugt Spasmus des Sphincter Oddi und Erhöhung des intrabiliären Druckes[5]. Der Sphincterspasmus wird durch einmalige Gabe von Amylnitrit oder Aminophyllin vorübergehend behoben. Ein mit Morphin hervorgerufener Sphincterspasmus wird durch Dolantin verstärkt (Abb. 13). Wird der intrabiliäre Druck unter Codein-, Dolantin- und Morphinwirkung verglichen, so liegen die Druckwerte nach Dolantin (14,4 cm Wassersäule) ungefähr zwischen denjenigen des Morphins (17,5 cm Wassersäule) und des Codeins (9,4 cm Wassersäule) (Abb. 14).

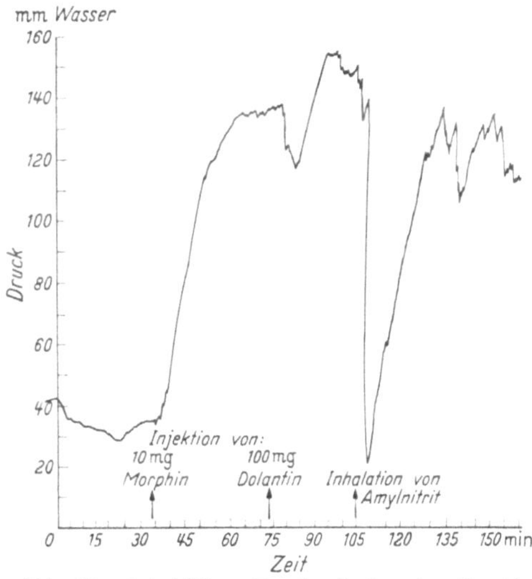

Abb. 13. Intrabiliärer Druckverlauf unter Morphin, Dolantin und Amylnitrit bei einem Patienten mit T-Drain im Choledochus. Basislinie (0-Linie) auf Höhe des Processus xiphoides des liegenden Patienten. Ordinate: Druck in Millimeter Wasser. Abszisse: Zeit in Minuten. Erste Marke: Injektion von 10 mg Morphin. Zweite Marke: Injektion von 100 mg Dolantin. Dritte Marke: Inhalation von Amylnitrit. (Aus GAENSLER, MCGOWAN und HENDERSON 1948.)

13. Die Cholecystographie.

GRAHAM und COLE (1924) stellten als erste fest, daß Farbstoffe wie Tetrabromphenolphthalein und Tetrajodphenolphthalein, intravenös injiziert, selektiv von der Leber ausgeschieden und in der Gallenblase konzentriert werden. Dadurch wird die röntgenologische Darstellung der Gallenblase möglich. Der Gallenblasenschatten wird um so deutlicher, je stärker das Mittel in der Gallenblase eingedickt wird. Eine kranke Gallenblase, die ihre Konzentrationskraft verloren hat, wird deshalb nur einen geringen oder keinen Schatten im Röntgenbild geben. Die Entleerung kann nach Verabreichung von Eigelb, Rahm oder Physostigmin cholecystographisch verfolgt werden. Die Darstellung der Gallenblase

[1] KALK und SCHÖNDUBE 1926.
[2] BERGERET und DEBOUVRY 1940, LEBRUN, LODDI und PANDOLFINI 1951.
[3] BUTSCH, MCGOWAN und WALTERS 1936.
[4] MCGOWAN, BUTSCH und WALTERS 1936.
[5] GAENSLER, MCGOWAN und HENDERSON 1948.

gelingt auch bei oraler Einnahme des Calciumsalzes von Tetrajodphenolphthalein. Gallensteine können entweder als Aussparungen im Cholecystogramm erscheinen oder, wenn sie kalkhaltig sind, in der Leeraufnahme sichtbar werden.

14. Die intravenöse Cholangiographie.

Ein großer Nachteil der Cholecystographie war der, daß die Gallenwege sich nicht darstellen ließen. Es wurde daher nach einer Substanz gesucht, die sich auch zur Cholangiographie eignet. Erst neuerdings ist ein Kontrastmittel gefunden worden, das nicht nur einen röntgenfähigen Schatten der Gallenblase, sondern auch der Gallengänge gibt. Es handelt sich um das Dinatriumsalz von

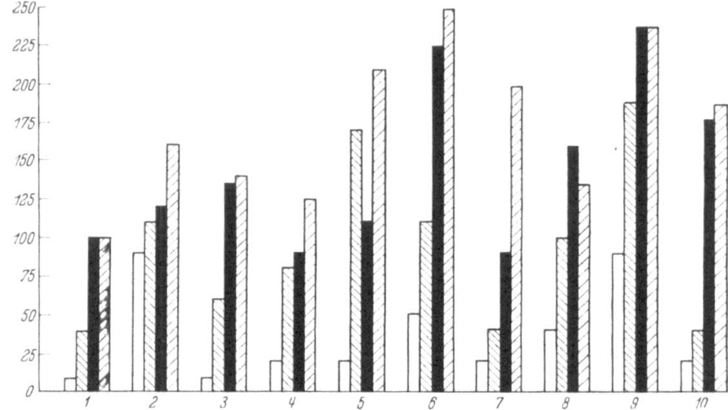

Abb. 14. Vergleich der Wirkung von Codein, Dolantin und Morphin auf den intrabiliären Druck bei 10 Patienten nach Gallenblasenentfernung. Messung durch T-Drain im Ductus choledochus und angeschlossenem Wassermanometer. Ordinate: Druck in Zentimeter Wassersäule. Abszisse: Patienten 1—10. □ ohne Arzneimittel; ▨ Codein 60 mg s.c.; ■ Dolantin 100 mg s.c.; ▨ Morphin 10 mg s.c. (Aus GAENSLER, MCGOWAN und HENDERSON 1948.)

Adipinsäure-di-(3-carboxy-2,4,6)-trijodanilid. Das Mittel hat einen Jodgehalt von 64,32%. Es wird intravenös injiziert und sehr frühzeitig und in so hoher Konzentration in der Galle ausgeschieden, daß bereits nach 10—15 min p. i. ein im Röntgenbild sichtbarer Schatten des Hepaticus und Choledochus entsteht[1]. In vergleichenden Untersuchungen am Kaninchen über die Ausscheidung eines gewöhnlichen peroral einzunehmenden Kontrastmittels wie β-(4-Oxy-3,5-dijodphenyl)-α-phenyl-propionsäure und der neuen Substanz konnte gezeigt werden, daß diese über den Blutweg zur Leber gelangt und beinahe vollständig durch die Galle in den Darm entleert wird, während das gewöhnliche Kontrastmittel nur zu 40% in die Galle ausgeschieden wird[2] (Abb. 15).

J J J

$\mathrm{NH \cdot CO\,(CH_2)_4 \cdot CO \cdot NH}$ $\mathrm{CH{-}CH_2}$ OH

J J J J J

COONa COONa COOH

Ein oral einzunehmendes Kontrastmittel, mit dem in einem gewissen Prozentsatz (etwa 50%) die Gallenwege darzustellen sind, ist die 3-(3-Amino-2,4,6-trijodphenyl)-2-äthylpropionsäure[3]; sie enthält 66,68% Jod. Diese Substanz gelangt über den Dünndarm und die Pfortader zur Leber und erscheint bereits 2 Std nachher in der Gallenblase.

[1] HORNYKIEWYTSCH und STENDER 1953.
[2] FROMMHOLD 1953. [3] SHEHADI 1952.

15. Die operative Cholangiographie (Radiomanometrie).

Während intravenöse Cholangiographie erst in jüngster Zeit möglich wurde, wurde operative Cholangiographie schon 1918 ausgeführt. Damals brachte Reich (1918) Bariumpaste in Gallenfisteln von Operierten. Später wurde die postoperative Darstellung der Gallenwege mit Lipiodol versucht. Mirizzi (1932) füllte erstmals während der Operation die Gallenwege mit einem Kontrastmittel.

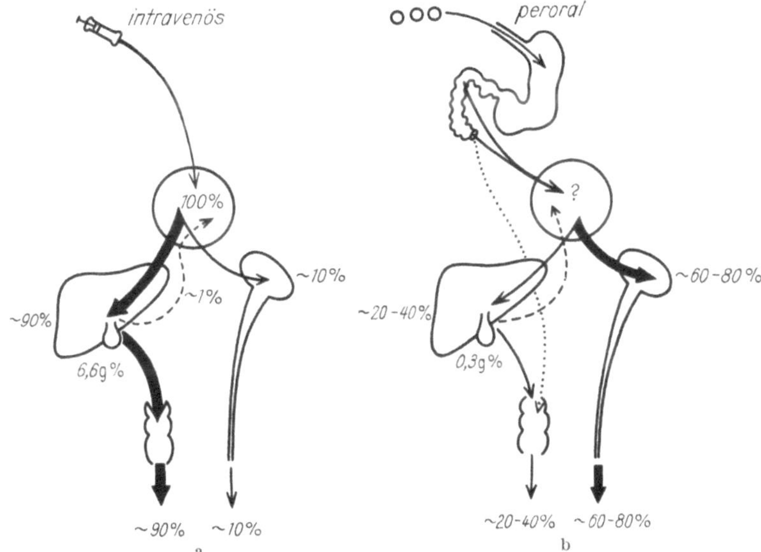

Abb. 15 a u. b. Schematischer Vergleich der Ausscheidungswege des Dinatriumsalzes des Adipinsäure-di-(3-carboxy-2,4,6)-trijodanilid (a) und der β-(4-Oxy-3,5 dijodphenyl)-α-phenylpropionsäure (b). a Eliminierung des neuen Kontrastmittels (Jodgehalt 64,3%) zu 90% durch Galle und Faeces. b Eliminierung eines gewöhnlichen Kontrastmittels (zur Darstellung der Gallenblase) (Jodgehalt 52,0%) zu 60—80% durch die Nieren. (Aus Frommhold 1953.)

Die Methode war ursprünglich rein mechanisch-anatomisch (Steinverschluß, Narben, Tumoren) orientiert.

Funktionelle Störungen konnten damals aus einfacher Kontrastfüllung der Gallenwege nicht diagnostiziert werden[1]. Nur die Kombination von Röntgendarstellung und Gallengangsmanometrie erlaubte die genauere Analyse von Gallenwegsdyskinesien. Caroli (1940) führte die Radiomanometrie in die Klinik ein[2].

Bei der Radiomanometrie wird Röntgenkontrastflüssigkeit in die Gallenwege während der Operation eingeführt. Das Kontrastmittel dient gleichzeitig als Manometerflüssigkeit. Der Widerstand an Cysticus und Papilla Vateri wird manometrisch bestimmt und gleichzeitig die Passage der Sphincteren röntgenologisch dargestellt. Gemessener Druck und Röntgenbild werden in ihren wechselseitigen Beziehungen interpretiert. Der Zeitpunkt der Sphincterpassage kann bei Durchleuchtung am genauesten erfaßt werden; das verlangt allerdings eine besondere Einrichtung, bei welcher der Durchleuchter während der Operation unter dem Operationstisch liegt und die Aufnahme „schießt", wenn der Sphincter sich öffnet[3].

Ein Verfahren von Mallet-Guy (1945) führt die Manometrie und die Cholangiographie nicht gleichzeitig, sondern nacheinander durch. Als Manometerflüssigkeit wird physiologische Kochsalzlösung verwendet. Die Methode ist

---

[1] Best und Hicken 1935, 1936, Hill 1937.

[2] Bergeret und Debouvry 1940. [3] Porcher und Caroli 1948.

ebenfalls klinisch brauchbar; es bleibt aber der Druck unbekannt, bei dem das Cholangiogramm aufgenommen wird.

Bei der Manometrie werden nach Einlegen eines Tubus in den Gallenblasenfundus zuerst die Gallenwege mit Flüssigkeit gefüllt. Der dazu notwendige minimale Druck heißt Füllungsdruck: 15 cm. Dann wird durch Drucksteigerung der Passagedruck des Cysticus bestimmt: 18—22 cm. Der Katheter wird durch den Cysticus in den Choledochus vorgeschoben und jetzt durch langsame Drucksteigerung der Passagedruck des Sphincter Oddi ermittelt: 10—15 cm. Wird

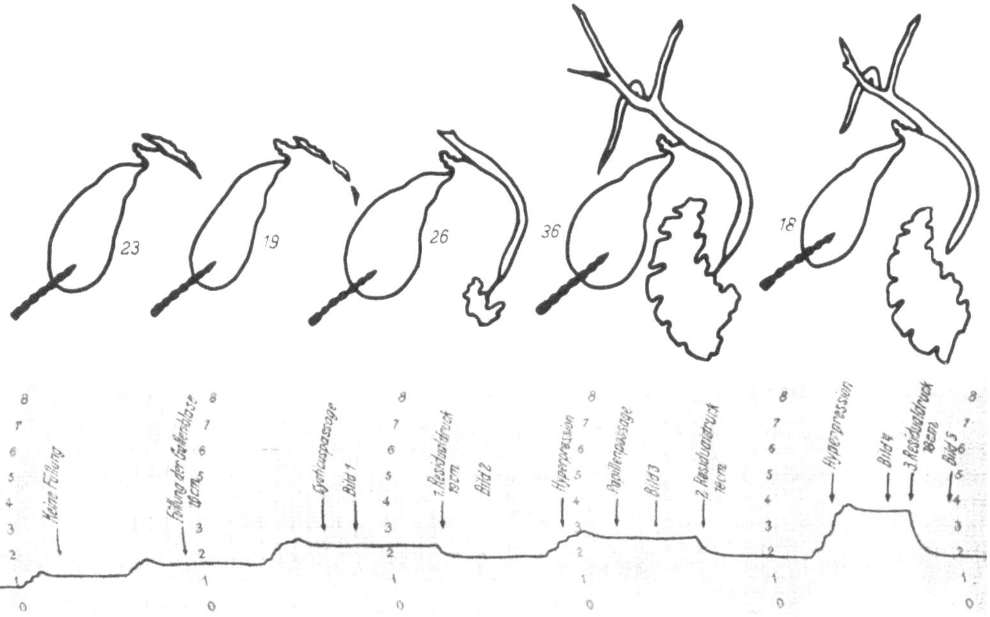

Abb. 16. Radiomanometrie der Gallenwege vom Gallenblasenfundus aus. Bei 8 cm fließt kein Kontrastmitte ein. Steigerung auf 12 cm: keine Füllung. Steigerung auf 16 cm: die Gallenblase füllt sich. Steigerung auf 23 cm: der Cysticus wird passiert (Bild 1). Der Residualdruck wird bestimmt: er stabilisiert sich bei 19 cm (Bild 2). Steigerung des Druckes auf 26 cm: Steigerung des Druckes auf übernormale Werte zur Darstellung der intrahepatischen Gallenwege: das bei 36 cm Druck aufgenommene Bild zeigt diese vollständig gefüllt. Letzte Bestimmung des Residualdruckes: er stabilisiert sich bei 18 cm. Bei diesem Druck wird ein „Ablaufbild" aufgenommen (Bild 5). Diagnose: Normale Entleerungsverhältnisse am Cysticus. Der Choledochus sieht radiologisch normal aus. Über seinen Druck wissen wir nur, daß er 26 cm nicht übersteigt. (Aus HESS 1955.)

die Flüssigkeitszufuhr in die Gallenwege unterbrochen, so spielt sich ein dem Sphinctertonus entsprechender Druck in den Gallenwegen ein, der Residualdruck, der etwa 4—5 cm unter dem Passagedruck liegt. Ein Beispiel einer Druckmessung vom Gallenblasenfundus aus (die den wahren Passagedruck des Sphincter Oddi nicht anzeigt) ist in Abb. 16 wiedergegeben[1].

Werden erhöhte Druckwerte gefunden, so können diese durch organische Hindernisse oder durch funktionelle Störungen bedingt sein. Bei organisch bedingter Drucksteigerung in den Gallenwegen läßt im allgemeinen das Röntgenbild die Art des Hindernisses erkennen. Eine rein funktionelle Störung — sei es ein vorübergehender Spasmus, sei es eine dauernde Tonussteigerung (Dystonie) — sollte nur dann angenommen werden, wenn sie durch Pharmaka aufgehoben werden kann: durch Atropininjektion oder lokale Novocainapplikation[1]. Dystonien, d. h. dauernde Tonusstörungen nach der Hypo- und Hypertonieseite werden meistens auch anatomisch im Röntgenbild sichtbar. Immerhin ist die Diagnose

[1] HESS 1955.

oft schwierig und verlangt unter Umständen, daß die manometrische Untersuchung nach der Operation am wachen Patienten von der Cholecystostomiestelle aus wiederholt und die Druckschwelle des Kolikschmerzes bestimmt wird. Diese liegt bei Gesunden bei 27—30 cm für den Choledochus, bei 30—33 cm für die Gallenblase[1].

Die Manometrie hat Fehlerquellen. Gering sind die Fehler, die durch Operation und Narkose entstehen, wie sich postoperativ an Cholecystostomierten leicht feststellen läßt. Größere Fehler entstehen durch die Beschaffenheit der Manometerflüssigkeit. Ausgedehnte Untersuchungen[1] haben gezeigt, daß die wasserlöslichen Röntgenkontrastmittel, wie sie CAROLI zur Druckmessung verwendet, eine Reizwirkung auf die Gallenwege haben. Dabei spielen der Jodgehalt und das p_H der Flüssigkeit eine Rolle. Deshalb mißt MALLET-GUY (1945) den Druck mit isothermer und isotoner Kochsalzlösung.

16. Die biliären Dyskinesien.

Zur Zeit wird es als Tatsache betrachtet, daß eine Gallenkolik ohne Gallenstein, ohne Gallenblasenentzündung und ohne Anomalie des Gallenblasenhalses (Abknickung) vorkommt. Man spricht von einer funktionellen Kolik, die auf einer Korrelationsstörung von Gallenblasenkontraktion und Sphinctertonus beruht[2]. KRUKENBERG berichtete schon 1903 über einen Fall von biliärer Dyskinesie. NUBOER (1931) und NEWMAN (1933) sahen in der Hypertrophie des Sphincter Oddi den Ausdruck einer funktionellen Störung. WESTPHAL (1923) teilte die Dyskinesien in hyperkinetische und atonische ein; er verstand unter den ersteren entweder eine gesteigerte Motilität der Gallenblase mit rascher Entleerung oder eine hypertonische Kontraktion der Gallenblase gegen einen spastischen Sphincter mit Dehnung der Gallenwege und Kolikanfall; mit der 2. Form bezeichnete er Sphincterspasmus mit Zunahme des intrabiliären Druckes und nachfolgender Dehnung der atonischen Gallenblase. Die Westphalsche Einteilung geht auf Reizversuche am Meerschweinchen zurück, welches eine besondere Anatomie des Choledochusendstückes besitzt. Es läßt sich eine Antrum- und eine Sphincterportion unterscheiden, die je nach Stärke einer elektrischen Vagusreizung verschieden reagieren. Amerikanische Autoren[3], welche die Entleerung der Gallenblase an graviden Frauen studierten, lehnen die Übertragung der Westphalschen Versuche auf den Menschen ab. Sie glauben, daß der menschliche Sphincter Oddi weniger unter nervöser als unter hormonaler Kontrolle stehe.

Als Ursachen der biliären Dyskinesien werden Gravidität und Menstruation[4], allergische Reaktion[5], Krankheitsherde im Abdomen[6], erhöhter Duodenaldruck[7] und regionäre Entzündungen wie Cholecystitis[8] angegeben. Gallestauung durch Sphincterspasmus ist beim Hund und beim Affen durch Dehnung des Colons induziert worden[9]. Ein Sphincterspasmus kann nach Entfernung einer erkrankten Appendix verschwinden[10].

Die Diagnostik der biliären Dyskinesien kann entweder durch Radiomanometrie (wie bereits geschildert) oder durch differenzierte Duodenalsondierung vorgenommen werden. Diese geht auf uruguayische Autoren[11] zurück. Sie unterscheiden „5 temps successifs du tubage duodénal normal“: 1. Choledochuszeit (Öffnung des Sphincter Oddi durch den mechanischen Reiz der Duodenalsonde), 2. Zeit des geschlossenen Sphincter Oddi (4 min nach Einführen von Olivenöl

[1] FEIT 1951. [2] CAROLI 1951. [3] GERDES und BOYDEN 1938. [4] NEWMAN 1933.
[5] DEISSLER und HIGGINS 1935. [6] CRAIN und WALSH 1931.
[7] BERGH und LAYNE 1940. [8] PAVEL 1938. [9] IVY und GOLDMAN 1939.
[10] CARTER und HOTZ 1939. [11] LOPEZ, FUENTES und PRADO 1950.

ins Duodenum), 3. Zeit des Ausfließens der A-Galle = Choledochusgalle (2 bis 6 min), 4. Zeit der Entleerung der B-Galle = Blasengalle (20 min), 5. Leberzeit (Ausfließen der Lebergalle = C-Galle). Aus der Veränderung dieser Zeiten lassen sich Hypotonie und Hypertonie des Sphincter Oddi, Atonie und Hypermotilität der Gallenblase, ein Hindernis im Ductus cysticus, im Ductus hepaticus communis und im Choledochus erkennen. Die Methode ist klinisch kontrolliert worden[1, 2].

Bei Vergleich von differenzierter Duodenalsondierung und Radiomanometrie treten aber Unterschiede zutage, deren Interpretation schwierig ist. Französische Untersucher[2] sind zu folgenden Schlüssen gelangt:

1. Die Diagnose der Gallenstauung in der Gallenblase ist leicht zu stellen: die Entleerung der B-Galle ist verzögert; die B-Galle hat einen übermäßigen Pigment- und Cholesteringehalt.

2. Die Gallenblasenhypertonie äußert sich in übermäßig konzentrierter B-Galle und unterbrochener Entleerung, die von Schmerz begleitet ist.

3. In Fällen mit wenig typischen Ergebnissen der Duodenalsondierung ist die Ursache der Stauung in der Gallenblase schwer zu bestimmen (Blasenhypertonie, Blasenatonie, „Asystolie" der Gallenblasenmuskulatur). Hier hilft die zusammenfassende Beurteilung von klinischem Bild, Cholecystographie, Zeit des geschlossenen Sphincter Oddi und Entleerungszeit der Gallenblase weiter.

4. Auf Grund der differenzierten Duodenalsondierung haben die französischen Autoren[2] in 15 Fällen die Diagnose auf Spasmus des Sphincter Oddi gestellt (verlängerte Zeit des geschlossenen Sphincter Oddi). Davon konnte in 14 Fällen die Diagnose radiomanometrisch nicht bestätigt werden. Dieser Unterschied beruht wahrscheinlich auf den zahlreichen möglichen Ursachen einer verlängerten Zeit des geschlossenen Sphincter Oddi: Hypotonie des Choledochus, fehlende Auslösung der reflektorischen Öffnung des Sphincter Oddi, Sphincterspasmus und Sphincterstenose.

Dieser Schwierigkeit soll dadurch begegnet werden, daß der Untersucher bei verlängerter Zeit des geschlossenen Sphincter Oddi Novocain intraduodenal einführt. Wird nach Novocain sofort B-Galle ins Duodenum entleert, so soll eine Blasenhypertonie vorliegen; wirkt Novocain nur allmählich, so soll eine Blasenatonie angenommen werden. Die geschilderten Lehrsätze sind bei der Sitzung der französischen Gastroenterologengesellschaft (1951) nicht unangefochten geblieben. Vor allem gehen die Meinungen über den Nachweis des Sphincterspasmus bzw. der Blasenhypertonie auseinander.

Zusammenfassend läßt sich sagen, daß die Diagnose des Sphincterspasmus (verlängerte Zeit des geschlossenen Sphincter Oddi, sofortige Entleerung nach Novocain) und der Blasenhypertonie (unterbrochene Entleerung der Gallenblase mit Schmerzen, sedative Wirkung von Amylnitrit) durch radiomanometrische Kontrolle nicht immer bestätigt werden kann.

17. Die Bromsulphaleinausscheidung in der Galle als Hilfsmittel zur Diagnose eines subtotalen Gallengangverschlusses.

Zusammen mit der üblichen Duodenalsondierung zur Untersuchung der Gallenwege kann die Ausscheidung von intravenös injiziertem Bromsulphalein (eines lebergängigen Stoffes) geprüft werden[3]. Die Retention des Bromsulfaleins im Blut wird gleichzeitig gemessen.

[1] GOSSET und LAMBLING 1951.
[2] ALBOT, BONNET, TOULET und DRESSLER 1952.
[3] CAROLI, TANASOGLU und COHEN 1952.

Diese kombinierte Untersuchung hat den Vorteil, daß es gelingt, eine anikterische, subtotale Stenose der Gallenwege zu erfassen und von einer Lebercirrhose abzutrennen. Bei anikterischer subtotaler Stenose der Gallenwege (bei fehlender Cholämie, normalen Leberflockungsreaktionen und starker Bromsulphaleinretention im Serum) ist das Erscheinen des Bromsulphaleins in der Galle verzögert (30—45 min). Bei einer Lebercirrhose (mit fehlender Cholämie, normalen Leberflockungsreaktionen und starker Bromsulphaleinretention im Serum) ist die Bromsulphaleinausscheidung in der Galle eher beschleunigt (3—13 min). Die normale Dauer, bis Bromsulphalein nach der Injektion in der Galle erscheint, beträgt 5—15 min.

In Fällen von Hepatitis mit Ikterus, bei denen Bromsulphalein im Serum stark retiniert wird, erscheint der Farbstoff im Duodenum nach 5—16 min. Dieser Vorgang wird durch einen verzögerten Übergang des Farbstoffes vom Blut in die Gallencapillaren (erhöhte Retention des Bromsulphaleins im Serum) und eine normale Passage des Bromsulphaleins durch die Gallenwege (normale Ausscheidungszeit des Bromsulphaleins in der Galle) erklärt.

Bei subtotaler Stenose der Gallenwege (mit vermehrter Retention des Bromsulphaleins im Serum und verzögerter Ausscheidung des Bromsulphaleins in der Galle) ist ein einfacher Rückstau mit funktioneller Störung des Leberparenchyms vorhanden. Die Ausscheidung des Bromsulphaleins ist eingehend im Kapitel „Lebersekretion" (S. 328) besprochen.

Literatur.

ÅGREN, G.: On the preparation of cholecystokinin. Skand. Arch. Physiol. (Berl. u. Lpz.) **81**, 234 (1939). ALBOT, G., G. F. BONNET, J. TOULET et H. DRESSLER: Vérification radiomanométrique des données du tubage duodénal minuté. Arch. des Mal. Appar. digest. **41r** 145 (1952). — ASCHOFF, L., u. A. BACMEISTER: Die Cholelithiasis. Jena: Gustav Fischer 1909.

BABKIN, B. P.: Secretory mechanism of the digestive glands. New York: Paul B. Hoeber, 1950. — BERGERET, A., et J. DEBOUVRY: Radiomanométrie biliaire. Rev. de Chir. **1940**, 310. — BERGH, G. S., and J. A. LAYNE: A demonstration of the independent contraction of the sphincter of the common bile duct in human subjects. Amer. J. Physiol. **128**, 690 (1940). — BEST, C. H., and N. B. TAYLOR: The physiological basis of medical practice. London: Baillière, Tindall & Cox 1950. — BEST, R. R., and N. F. HICKEN: Biliary dyssynergia. Physiological obstruction of common bile duct. Surg. etc. **61**, 721 (1935). ~ Cholangiographic demonstration of biliary dyssynergia and other obstructive lesions of the gallbladder and bile duct. J. Amer. Med. Assoc. **107**, 1615 (1936). — BLOND, K.: Eine neue Arbeitshypothese zur Klärung der Gallenwegsprobleme. Arch. klin. Chir. **149**, 662 (1928). — BOYD, W.: The pathology of internal diseases. Philadelphia: Lea a. Febiger 1950. — BOYDEN, E. A.: Behaviour of human gall-bladder during fasting and in response to food. Proc. Soc. Exper. Biol. a. Med. **24**, 157 (1926). ~ A study of the behaviour of the human gall-bladder in response to the ingestion of food; together with some observations on the mechanisme of the expulsion of bile in experimental animals. Anat. Rec. **33**, 201 (1926). ~ An analysis of the reaction of the human gall-bladder to food. Anat. Rec. **40**, 147, (1928) — BOYDEN, E. A., and C. VAN BUSKIRK: Rate of emptying of biliary tract following section of vagi or of all extrinsic nerves. Proc. Soc. Exper. Biol. a. Med. **53**, 174 (1943). — BUTSCH, W. L., J. M. MCGOWAN and W. WALTERS: Clinical studies on the influence of certain drugs in relation to biliary pain and to the variations in intrabiliary pressure. Surg. etc. **63**, 451 (1936).

CAROLI, J.: Maladies des voies biliaires. Collection médicochirurgicale à revision annuelle. Les éditions médicales Flammarion, Paris, 1951. — CAROLI, J., Y. TANASOGLU et M. COHEN: Le temps d'apparition de la bromesulfonephtaléine dans la bile recueillie par tubage. Arch. des Mal. Appar. digest. **41**, 623 (1952). — CARTER, R. F., and R. HOTZ: Reflex biliary dyskinesia relieved by appendectomy. J. Amer. Med. Assoc. **113**, 399 (1939). — CHIRAY, M., et I. PAVEL: Physiologie de la vésicule biliaire. Presse méd. **1925**, 713. — COLP, R., and H. DOUBILET: Differential analysis of bile acids in human gallbladder bile. Arch. Surg. **33**, 913 (1936). — CRAIN, R. C., and E. L. WALSH: Effect of an acute chemical duodenitis upon the emptying time of the gallbladder. Surg. etc. **53**, 753 (1931). — CRITTENDEN, P. J., and A. C. IVY: Study of viscerocardiac reflexes. Amer. Heart J. **8**, 507 (1933).

DEBRAY, C., E. CHOPPY, J. AUBRION et G. FAUGERAS: Extraits de vésicule biliaire et digestion des graisses. Action des extraits vésiculaires sur l'épreuve d'hyperlipémie provoquée. Semaine Hôp. **30**, 204 (1954). — DEISSLER, K., and G. M. HIGGINS: The extrahepatic biliary tract during anaphylaxis. Amer. J. Physiol. **112**, 430 (1935). — DRURY, D. R., P. D. McMASTER and P. ROUS: Observations on some causes of gallstone formation. III. The relation of the reaction of the bile to experimental cholelithiasis. J. of Exper. Med. **39**, 403 (1924). — DRURY, D. R., and P. ROUS: Suppression of bile as a result of impairment of liver function. J. of Exper. Med. **41**, 61 (1925).

ELMAN, R., and E. A. GRAHAM: The pathogenesis of the "strawberry" gallbladder. Arch. Surg. **24**, 14 (1932). — ELMAN, R., and J. B. TAUSSIG: The cholesterol function of the gallbladder. J. of Exper. Med. **54**, 775 (1931). — EULER, U. S., and J. H. GADDUM: Unidentified depressor substance in certain tissue extracts. J. of Physiol. **72**, 74 (1931).

FEIT, R.: Etude expérimentale des conditions techniques d'exploration manométrique et radiologique peropératoires des voies biliaires. Thèse Lyon, 1951. — FERNER, H.: Über das Epithel der menschlichen Gallenblase. Z. Zellforsch. **34**, 503 (1949). — FISHBACK, C. F.: Study of gallbladder reflexes. Thesis for degree of master of science. Northwestern University Medical School, June 1931. — FLEXNER, J., M. BRUGER u. I. S. WRIGHT: Autonomic drugs and the biliary system. I. The action of acetyl-B-methyl choline chloride (mecholyl) and benzyl methyl carbinamine sulphate (benezdrine sulphate) on the gall-bladder. J. of Pharmacol. **62**, 174 (1938). — FROMMHOLD, W.: Ein neuartiges Kontrastmittel für die intravenöse Cholecystographie. Fortschr. Röntgenstr. **79**, 283 (1953).

GAENSLER, E. A., J. M. McGOWAN u. F. F. HENDERSON: A comparative study of the action of demerol and opium alkaloids in relation to biliary spasm. Surgery **23**, 211 (1948). — GERDES, M. M., and E. A. BOYDEN: The rate of emptying of the human gall-bladder in pregnancy. Surg. etc. **66**, 145 (1938). — GOSSET, J. R., et A. LAMBLING: L'exploration fonctionelle des voies biliaires par le tubage duodénal minuté. Arch. des Mal. App. digest. **40**, 548 (1951). — GRAHAM, E. A., and W. H. COLE: Roentgenologic examination of the gallbladder. J. Amer. Med. Assoc. **82**, 613 (1924).

HALPERT, B.: The gall-bladder, its function and some of their disturbances in the light of recent investigations. Arch. Surg. **19**, 1037 (1929). — HARTING, K.: Über die feinere Innervation der extrahepatischen Gallenwege. I. Über die mikroskopische Innervation der Gallenblase. Z. Zellforsch. **12**, 518 (1931). — HAVERMARK, P. G., u. E. H. HULTMAN: A method for recording the contractions of the gall-bladder in situ. Its application in cholecystokinin determinations. Acta physiol. scand. (Stockh.) **27**, 242 (1953). — HENDRICKSON, W. F.: A study of the musculature of the entire extrahepatic biliary system, including that of the duodenal portion of the common bile duct and of the sphincter. Bull. Johns Hopkins Hosp. **9**, 221 (1898). — HERMANN, H.: Das Nervensystem der menschlichen Gallenblase und seine Veränderungen bei Cholelithiasis. Virchows Arch. **322**, 17 (1952). — HESS, W.: Operative Cholangiographie. Technik, Diagnostik, Praxis. Stuttgart: Georg Thieme 1955. — HICKEN, N. F., A. J. McALLISTER, B. J. FRANZ and E. CROWDER: Does removal of the gallbladder produce functional changes of the sphincter of Oddi and the choledochus? Amer. Surgeon **17**, 598 (1951). — HIGGINS, G. M., and F. C. MANN: Observations on the emptying of the gall-bladder. Amer. J. Physiol. **78**, 339 (1926). — HILL, H. A.: Functional disorders of extrahepatic biliary system. Biliary dyssynergia or dyskinesia. Radiology **29**, 261 (1937). — HORNYKIEWYTSCH, TH., u. H. ST. STENDER: Intravenöse Cholangiographie. Fortschr. Röntgenstr. **79**, 292 (1953). — HORSTERS, H.: Physiologie und Pathologie der Galle. Erg. Physiol. **34**, 494 (1932).

IVY, A. C.: The physiology of the gall-bladder. Physiol. Rev. **14**, 1 (1934). — IVY, A. C., G. E. DREWYER and B. H. ORDNOFF: The effect of cholecystokinin on the human gallbladder. Endocrinology **14**, 343 (1930). — IVY, A. C., and L. GOLDMAN: Physiology of the biliary tract. J. Amer. Med. Assoc. **113**, 2413 (1939). — IVY, A. C., and E. OLDBERG: A hormone mechanism for gallbladder contraction and evacuation. Amer. J. Physiol. **86**, 599 (1928).

JOHNSON, F. E., and E. A. BOYDEN: The effect of sectioning various autonomic nerves upon the rate of emptying of the biliary tract in the cat. Surg. etc. **76**, 395 (1943). — JOHNSTON, C. G., and C. E. BROWN: Studies of gallbladder function. III. A study of the alleged impediment in the cystic duct of the passage of fluids. Surg. etc. **54**, 477 (1932). — JUDD, E. S., and F. C. MANN: The effect of removal of the gall-bladder; an experimental study. Surg. etc. **24**, 437 (1917). — JUNG, F. T., and H. GREENGARD: Response of the isolated gallbladder to cholecystokinin. Amer. J. Physiol. **103**, 275 (1933). — JURISCH, A.: Beiträge zur mikroskopischen Anatomie und Histologie der Gallenblase. Anat. H. **39**, 395 (1909).

KALK, H., u. W. SCHÖNDUBE: Über die Funktion der Gallenblase. Untersuchungen an Normalen an Hand der Pituitrin bzw. Hypophysinprobe. Z. exper. Med. **53**, 461 (1926). — KIMURA, T.: Untersuchungen der menschlichen Blasengalle. Dtsch. Arch. klin. Med. **79**, 274 (1904). — KOCOUR, E. J.: Diverticulosis of colon. Amer. J. Surg. **37**, 433 (1937). —

KRAUSE, W. F., and L. R. WHITAKER: Effects of different food substances upon emptying of the gallbladder. Amer. J. Physiol. **87**, 172 (1928). — KRUKENBERG, H.: Über Gallenblasenkoliken ohne Gallensteine. Berl. klin. Wschr. **1903**, 667.

LEBRUN, S., L. LODDI e A. PANDOLFINI: Ricerche sul meccanismo di deflusso biliare. I. Sull'azione di alcuni farmaci (morfina, prostigmina, atropina) sul sistema biliare estraepatico. Ann. ital. Chir. **28**, 325 (1951). ~ II. Sull'azione di alcuni farmaci (morfina, prostigmina, atropina) sul tratto distale del coledoco. Ann. ital. Chir. **28**, 395 (1951). — LICHTMAN, S. S.: Diseases of the liver, gall-bladder and bile ducts. Philadelphia: Lea a. Febiger 1942. — LOEPER, M., A. LEMAIRE et H. DANY: Influence de l'yohimbinisation sur les réponses de la vésicule biliaire à l'adrénaline et à l'éphédrine. C. r. Soc. Biol. Paris **113**, 1476 (1933). — LOPEZ, J. V., B. V. FUENTES et G. M. PRADO: Les cinq temps du tubage duodénal normal, et leurs modifications dans les cholécystocholangiopathies. Arch. des Mal. Appar. digest. **39**, 797 (1950). — LUETH, H. C.: Studies on the flow of bile into the duodenum and the existence of a sphincter of Oddi. Amer. J. Physiol. **99**, 237 (1931). — LÜTKENS, U.: Aufbau und Funktion der extrahepatischen Gallenwege. Leipzig: F. C. W. Vogel 1926.

MALLET-GUY, P.: La chirurgie biliaire sous controle manométrique et radiographique. XLVIII. Congr. franç. de Chirurgie 1945. — MALLET-GUY, P., et P. PONTHUS: Recherches expérimentales sur le transit biliaire normal et pathologique. Rev. méd-chir. Mal. Foie etc. **8**, 5 (1933). — MANN, F. C., and J. L. BOLLMAN: J. Labor. a. Clin. Med. **10**, 540 (1925). Zit. nach A. C. IVY, Physiologic. Rev. **14**, 1 (1934). — MCGOWAN, J. M., W. L. BUTSCH and W. WALTERS: The use of glyceryl trinitrate (nitroglycerin) for the control of pain following cholecystectomy. Ann. Surg. **104**, 1013 (1936). — MCMASTER, P. D., and R. ELMAN: On the expulsion of bile by the gall-bladder; and a reciprocal relationship with the sphincter activity. J. of Exper. Med. **44**, 173 (1926). — MILLBOURN, E.: On the excretory ducts of the pancras in man, with special reference to their relations to each other, to the common bile duct and to the duodenum (a radiological and anatomical study). Acta anat. (Basel) **9**, 1 (1950). — MIRIZZI, P. L.: La colangiografia durante las operaciones de las vias biliares. Bol. y Trab. Soc. Chir. Buenos Aires **16**, 1133 (1932). ~ Physiologic sphincter of hepatic bile duct. Arch. Surg. **41**, 1325 (1940).

NEGRI, A.: Histofisiopatologia de las vias biliares. Lopez ed., Buenos Aires, 1941. — NEGRI, A., e G. CASTRINI: Etudes sur abolition du sphincter d'Oddi. Anatomie et physiologie. Recherches expérimentales. Arch. ital. Chir. **69**, 385 (1947). — NEWMAN, C.: Physiology of the gallbladder and its functional abnormalities. II. Disorders of motility. Lancet **1933**, 841. — NEWMAN, P. P.: Changes in arterial blood pressure following stimulation of the gallbladder. J. of Physiol. **119**, 46 (1953). — NUBOER, J. F.: Studien über das extrahepatische Gallenwegssystem. Frankf. Z. Path. **41**, 198, 454 (1931).

ODDI, R.: Di una speciale disposizione a sfintere allo sbocco de coledoco. Ann. Univ. libera de Perugia, Fac. Med. e Clin. **2**, 249 (1886/87). — OKADA, S.: On the reaction of bile. J. of Physiol. **50**, 114 (1915). — OWEN, S. E.: Study in viscerocardiac reflexes. Amer. Heart J. **8**, 496 (1933).

PAVEL, J.: Jaundice caused by functional obstruction (reflex spasm of the sphincter of Oddi). J. Amer. Med. Assoc. **110**, 566 (1938). — PETRÉN, T.: Die extrahepatischen Gallengangsvenen und ihre pathologisch-anatomische Bedeutung. Anat. Anz., Erg.-H. **75**, 139 (1932). ~ Die Venen der Gallenblase. Akademische Abhandlung, Stockholm, 1933. — PORCHER, P., et J. CAROLI: Radiomanométrie biliaire peropératorie en contrôle radioscopique permanent. Equipement d'une salle d'opérations pour la radiomanométrie biliaire. Semaine Hôp. **24**, 523 (1948). — POTTER, J.-C., and F. C. MANN: Pressure changes in biliary tract. Amer. J. Med. Sci. **171**, 202 (1926). — PRIBRAM, B. O.: Über ein Verdauungshormon der Gallenblasenwand mit lipolytischer Aktivatorenwirkung (Cholezysmon). Münch. med. Wschr. **1935**, 1823.

RAVDIN, I. S., C. G. JOHNSTON, J. H. AUSTIN and C. RIEGEL: Studies of gall-bladder function. IV. The absorption of chloride from the bile-free gall-bladder. Amer. J. Physiol. **99**, 638 (1932.) — RAVDIN, I. S., C. G. JOHNSTON, C. RIEGEL and S. L. WRIGHT jr.: Studies of gall-bladder function. VII. The anioncation content of hepatic and gallbladder bile. Amer. J. Physiol. **100**, 317 (1932). — RAVDIN, I. S., and J. L. MORRISON: Gall-bladder function. I. The contractile function of the gall-bladder. Arch. Surg. **22**, 810 (1931). — RAVDIN, I. S., H. P. ROYSTER and G. B. SANDERS: Reflexes originating in the common duct giving rise to pain simulating angina pectoris. Ann. Surg. **115**, 1055 (1942). — REICH, A.: Accidental injection of bismuth paste and petrolatum into bile ducts. J. Amer. Med. Assoc. **71**, 1555 (1918). — REINHOLD, J. G., and L. K. FERGUSON: The reaction of human bile and its relation to gallstone formation. J. of Exper. Med. **49**, 681 (1929). — RIEGEL, C., C. G. JOHNSTON and I. S. RAVDIN: Studies on gall-bladder function. VIII. The fate of bile pigment and cholesterol in hepatic bile subjected to gall-bladder activity. J. of Exper. Med. **56**, 1 (1932). — ROUS, P., and P. D. MCMASTER: The concentrating activity of the gall-bladder. J. of Exper.

Med. **34**, 47 (1921). — ROUSSELOT, L. M., u. L. BAUMAN: The experimental production of cholesterosis of the gall-bladder. Surg. etc. **61**, 585 (1935).

SCHRAGER, V. L., and A. C. IVY: Symptoms produced by distention of the gall-bladder and biliary ducts. Surg. etc. **47**, 1 (1928). — SCHREIBER, H.: Zum Bau und Entleerungsmechanismus der Gallenblase. Anat. Anz. **87**, 257 (1939). ~ Das Muskellager der menschlichen Gallenblasenwand im Vergleich zu der vierfüßiger Säuger. Z. Anat. **111**, 91 (1942). — SCOTT, H. G., and A. C. IVY: Viscerocardiac reflexes. Arch. Int. Med. **49**, 227 (1932). — SHAFIROFF, B. G. P., H. DOUBILET and W. RUGGIERO: Bilirubin resorption in obstructive jaundice. Proc. Soc. Exper. Biol. a. Med. **42**, 203 (1939). — SHAPIRO, A. L., and G. L. ROBILLARD: The arterial blood supply of the common and hepatic ducts with reference to the problems of common duct injury and repair. Surgery **23**, 1 (1948). — SHEHADI, W. H.: Telepaque. A new cholecystographic medium with improved visualization of the gallbladder and visualization of the bile ducts. Amer. J. Roentgenol. **68**, 360 (1952). — SHOHL, A. T.: Mineral metabolism. New York: Reinhold Publ. Corporation 1939. — SOBOTKA, H.: Physiological chemistry of the bile. London: Baillière, Tindall & Cox 1937. — SOBOTTA, J.: Atlas der deskriptiven Anatomie des Menschen. Teil 2: Eingeweide des Menschen. München u. Berlin: J. F. Lehmann 1939. — SWEET, J. E.: The gall-bladder; its past, present and future. Internat. Clin. **1**, 187 (1924).

TAYLOR, N. B., and M. J. WILSON: Observations upon the contractions of the gall-bladder. Amer. J. Physiol. **74**, 172 (1925). — THURNHER, B., u. M. WENZL: Über den Einfluß der abdominellen Vagektomie auf die Funktion der extrahepatischen Gallenwege. Wien. Z. inn. Med. **30**, 457 (1949).

VILLARET, M., L. JUSTIN-BESANÇON et A. MARCOTTE: Technique d'enregistrement des mouvements rythmiques de la vésicule biliaire isolée. C. r. Soc. Biol. Paris **106**, 1, 720 (1931).

WESTPHAL, K.: Muskelfunktion, Nervensystem und Pathologie der Gallenwege. II. Experimentelle Untersuchungen über die nervöse Beeinflussung der Bewegungsvorgänge der Gallenwege. Z. klin. Med. **96**, 52 (1923). — WINKELSTEIN, A., and P. W. ASCHNER: The mechanism of the flow of bile from the liver into the intestines. Amer. J. Med. Sci. **171**, 104 (1926).

Funktionelle Orthologie der Colonsekretion.

Von

E. Grogg und H. Staub-Basel.

Mit 4 Abbildungen.

1. Morphologischer Überblick.

Die Dickdarmschleimhaut entbehrt der Zotten, die der Dünndarm besitzt. Es sind nur Krypten oder Lieberkühnsche Drüsen vorhanden. Die Schleimhaut trägt ein zylindrisches Epithel, das von zahlreichen Becherzellen durchsetzt

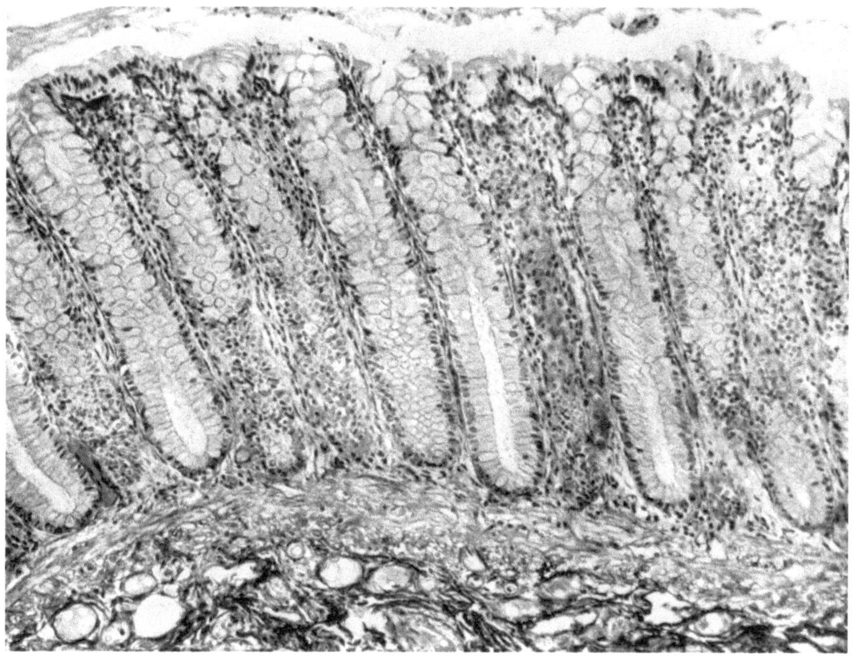

Abb. 1. Schnitt durch die Dickdarmschleimhaut des Menschen. Vergr. 1:125. Azan.

ist. Diese finden sich sowohl im Oberflächenepithel wie auch in den Krypten, wo ihre Zahl nach der Tiefe hin zunimmt. Die Becherzellen stehen in den Dickdarmkrypten so dicht, daß sie den Charakter des Epithels vollkommen beherrschen. Sie haben eine kelchartige Form mit basal gestelltem Kern. Die Becherzellen sind die Organe der Schleimbildung. Der Beschreibung von Möllendorff (1940) entnehmen wir, daß die Schleimbildung in dem der Oberfläche zugewandten Teil des Plasmas in Gestalt von kugeligen Tropfen beginnt, die sich färberisch als Mucin darstellen lassen.

Der Ort der Tropfenbildung in der Zelle fällt mit dem Golgi-Apparat zusammen. Florey (1932) schließt daraus, daß die Sekretbildung mit dem Golgi-

Apparat in Verbindung steht, daß aber das GOLGI-Material selbst nicht zur Schleimproduktion verwendet wird. Nach BOWEN (1929) hypertrophiert der GOLGI-Apparat während der Sekretbildung. Diese Hypertrophie kann als Zeichen aktiver Beteiligung an der Granulabildung gewertet werden.

Werden die Tropfen größer, so quillt der Teil des Zellkörpers, in dem diese liegen, auf. Der äußere Plasmaabschnitt nimmt eiförmige Gestalt an, während der

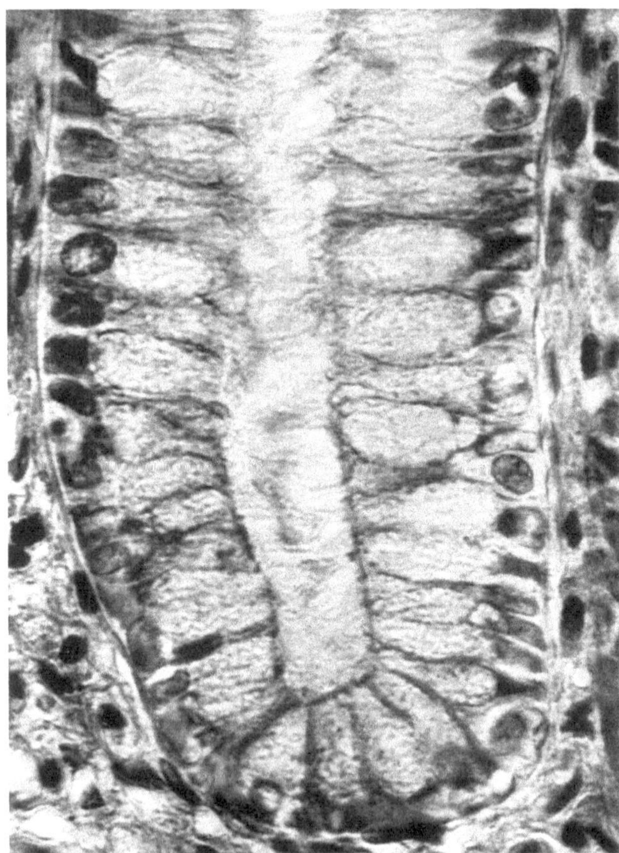

Abb.2. Dickdarmkrypte mit Becherzellen. Mensch. Vergr. 1:800. Azan.

basale Teil der Zelle schmal bleibt. Der Cuticularsaum bildet sich zurück, so daß der Schleim aus der Zelle frei ins Lumen des Darmes übertreten kann.

Die nervöse Versorgung des Dickdarms gleicht derjenigen des Dünndarms[1]. Sympathische und parasympathische Nerven, die teilweise auch markhaltige Fasern beigemischt enthalten, bilden entlang dem Mesenterialansatz bzw. retroperitoneal ein Geflecht, von dem aus Äste in die Darmwand eindringen. Diese breiten sich entsprechend den Schichten der Darmwand als Plexus subserosus, als Plexus myentericus und als submuköses Geflecht aus. SCHABADASCH (1930) hat bei Macacus rhesus festgestellt, daß der Plexus subserosus des Dickdarms im Vergleich zum Dünndarm aus stärkeren Bündeln markloser Nerven besteht, die meist in Richtung der Darmachse verlaufen. Das nervöse Netz ist im Bereiche

[1] PATZELT 1936.

der Taenien dichter und ist in ein grobmaschiges Grundnetz und ein feineres oberflächliches Geflecht gegliedert. Der Plexus myentericus ist im Dickdarm ein massives Netz, dessen Maschen quer zur Darmachse verlaufen. Die Nervengeflechte der Submucosa sind im Dickdarm nicht so reichlich entwickelt. Im Maschenwerk liegen die Ganglienzellen, auf deren verschiedene Zelltypen wir hier nicht näher eingehen möchten. Es sei auf die Monographie von PATZELT (1936) verwiesen.

Die Frage nach der Organisation der Nervengeflechte und Ganglien, die auch das Problem der Nervenendigungen an den Erfolgsorganen (glatte Muskelzelle, Epithelien) in sich schließt, wird verschieden beantwortet. Die Anhänger der Neuronentheorie kennen präganglionäre und postganglionäre Neuronen und freie Nervenendigungen in den Erfolgszellen[1]. Die Gegner der Neuronentheorie, deren Hauptvertreter STÖHR jr. (1934, 1935) ist, nehmen eine syncytiale Kontinuität zwischen Nervenfasern, Ganglienzellen und Effektorzelle an. Nach ihrer Auffassung gibt es keine freien Nervenendigungen, sondern nur ein Terminalreticulum. Zur Klärung dieser Streitfragen haben neuere Arbeiten von NILS-ÅKE HILLARP (1946) Wesentliches beigetragen. Der schwedische Autor hat eine Methylenblautechnik nach SCHABADASCH verwendet, die es gestattet, die Neurofibrillen elektiv anzufärben. Sie gibt ein zuverlässiges Bild der vitalen Morphologie. Nach NILS-ÅKE HILLARP zeigt das autonome Nervensystem folgenden Aufbau: Die präganglionäre Faser umschließt den Zellkörper des zweiten Neurons mit feinen terminalen Axonverzweigungen, dem pericellulären Apparat. Wird die präganglionäre Faser durchschnitten und nach 24stündiger bis 14tägiger Degenerationszeit untersucht, so ist der pericelluläre Apparat verschwunden und gleichzeitig ist auch die Reizung der präganglionären Faser wirkungslos. Der periphere autonome Innervationsapparat an Drüsenzellen und glatter Muskulatur stellt sich nach der Methylenblaumethode als „nervöser Grundplexus“ dar. Dieser besteht aus einem Plexus von Axonen, welche in einem Netzwerk anastomosierender Stränge eines SCHWANNschen Plasmodiums verlaufen. Mit diesem Plexus treten offenbar alle autonom innervierten Zellen (damit auch die Schleimzellen des Dickdarms) in Kontakt[2].

2. Der Sekretionsvorgang.

Die Darmsekretion ist kontinuierlich. Das Colonsekret besteht zur Hauptsache aus Schleim, der als Gleit- und Schutzmittel dient. Die Schleimproduktion ist ein wahrer Sekretionsvorgang, der sich mit Cyanid hemmen läßt[3]. Es handelt sich also nicht nur um eine Filtration von Wasser, Elektrolyten und kolloidalen Substanzen. Über die Menge der Sekretion im Colon gibt es keine genauen Angaben. Die Menge ist aber, verglichen mit der Dünndarmsekretion (1000 bis 2000 cm^3 je 24 Std), nur gering[4]. Das Material für den Dickdarmschleim stammt aus Blut- und Lymphgefäßen. Wasser, anorganische und organische Substanzen passieren die Capillarwand und die Basalmembran, um in die sezernierende Zelle zu gelangen. Über die Permeabilität der Grenzmembranen bzw. deren Änderung ist nichts Genaues bekannt[4]. Die Sekretion der Zelle besteht aus zwei Vorgängen:

a) dem Durchtritt von Wasser und Kristalloiden aus dem Blutplasma durch das Darmepithel an die Oberfläche des Darmes;

b) dem Freiwerden von organischen Kolloiden, die von der Zelle synthetisiert werden. Die Kolloide werden dem Strom von Wasser und anorganischen Substanzen beigefügt. Die genannten Prozesse sind sauerstoffzehrend.

[1] KOLOSSOW und SABUSSOW 1932. [2] STAUB 1949. [3] FLOREY 1931. [4] BABKIN 1950.

3. Das Colonsekret.

Der Dickdarmschleim besteht aus Mucoitinschwefelsäure und Proteinen (genaue chemische Analysen existieren nicht). Der Dickdarmschleim hat aber etwa die gleiche Zusammensetzung wie der Magenschleim, der chemisch genau untersucht ist[1].

Das einzige Ferment, von dem man sicher weiß, daß es im Dickdarm gebildet wird, ist das Lysozym. Lysozym ist ursprünglich von FLEMING (1922) in Tränenflüssigkeit entdeckt worden. In späteren Untersuchungen erwiesen sich Nasensekret, Magensaft, Dünn- und Dickdarmsekret als lysozymhaltig[2]. Die reichste Lysozymquelle ist das Hühnereiweiß. Das Ferment ist ein Eiweißkörper mit 16% Stickstoff und 2—3% Schwefel[3]. Das Molekulargewicht von kristallisiertem Lysozym wurde auf Grund von Sedimentationsanalysen in der Ultrazentrifuge zu 14100 + 500 bestimmt[4]. Das Molekül, das relativ klein ist, stellt vermutlich ein Rotationsellipsoid der maximalen Länge von 90 Å und der maximalen Breite von etwa 18 Å dar. Da die Reindarstellung von Lysozym leicht gelingt, ist das Ferment in neuerer Zeit ein gesuchtes Objekt der Strukturforschung für Eiweißkörper geworden. Es wurde der relative Gehalt an Aminosäuren ermittelt. Sie sind im Lysozym des Eiweißes in Grammprozent enthalten[5]:

Alanin	5,8	Lysin	5,7
Arginin	12,7	Methionin	2,06
Asparaginsäure	18,2	Phenylalanin	3,12
Cystin	6,8	Prolin	1,4
Glutaminsäure	4,32	Serin	6,7
Glycin	5,7	Thionin	5,5
Histidin	1,04	Tryptophan	10,6
Hydroxyprolin	0	Tyrosin	3,58
Isoleucin	5,2	Valin	4,8
Leucin	6,9		

Daraus ließ sich folgern, daß das Lysozymmolekül aus weniger als 7 Peptidketten, wahrscheinlich aber nur aus einer Kette besteht[6]. ACHER und Mitarbeiter (1952) und SCHROEDER (1952) bemühten sich, die Reihenfolge der Aminosäuren in der Peptidkette zu bestimmen. Die Reihenfolge von 4 Aminosäuren am Aminoende der Peptidkette ist nach SCHROEDER (1952) sichergestellt: Lysin — Valin — Phenylalanin — Glycin.

Als Substrat zur Testierung des Enzyms haben MEYER und Mitarbeiter (1936, 1946) hochmolekulare Aminokohlenhydrate von Micrococcus Lysodeitkicus gefunden. Die Lysozymkonzentration kann entweder dadurch bestimmt werden, daß die Klärung einer trüben Bakteriensuspension oder die Depolymerisation von Substrat aus empfindlichen Bakterien gemessen wird. MEYER (1947) hat gezeigt, daß Lysozym den Colonschleim auflöst. Wird viel Lysozym produziert, so wird der Schleim als Schutzmittel der Schleimhaut unwirksam. Die Sekretion des Lysozyms ist veränderlich. Nach Einnahme einer Mahlzeit werden vermehrte Durchblutung der Colonschleimhaut, gesteigerte Kontraktion und Zunahme der Schleim- und Lysozymproduktion beobachtet. Vagotomie hat keinen Einfluß

---

[1] BOCKUS 1947.
[2] MEYER, PRUDDEN, LEHMANN und STEINBERG 1947, MEYER, GELLHORN, PRUDDEN, LEHMAN und STEINBERG 1947, MEYER und HAHNEL 1946.
[3] MEYER, PALMER, THOMPSON und KHORAZO 1936, ROBERTS, MAEGRAITH und FLOREY 1938.
[4] COLVIN 1952.
[5] FROMAGEOT und PRIVAT DE GARILHE 1949, 1950, LEWIS, SNELL, HIRSCHMANN und FRAENKEL-CONRAT 1950.
[6] LEWIS, SNELL, HIRSCHMANN und FRAENKEL-CONRAT 1950.

auf diesen sog. gastrokolischen Reflex[1]. Die Schleimhautsekretion ist ferner durch die Gemütslage beeinflußbar. Erregung, Angst und Depression führen zu einer vermehrten Schleimproduktion. Gleichzeitig wird auch die Lysozymsekretion deutlich gesteigert. Wird Lysozym an Hunde verfüttert, so entstehen Ulcera im Magen-Darmkanal[2]. Möglicherweise ist der Zustand der Colitis ulcerosa auf eine vermehrte Lysozymproduktion durch psychische Faktoren zurückzuführen[3].

4. Die Regulation der Colonsekretion.

Über die Regulation der Colonsekretion sind folgende Tatsachen bekannt: die Sekretion erfolgt spontan, ist aber mechanisch, nervös und humoral beeinflußbar.

a) Spontane Sekretion.

Florey (1930) hat ein isoliertes Colonschleimhautstück in die Bauchhaut verpflanzt und eine kontinuierliche Schleimproduktion beobachtet.

b) Mechanische Reizung durch den Chymus.

Durch mechanische Reizung der Colonschleimhaut konnte Florey (1930) die Sekretion anregen. Es ist möglich, daß bei dieser Reizung eine Erregung des nervösen Wandplexus mit Acetylcholinbildung zustande kommt. Das Acetylcholin würde die Sekretion der Epithelien anregen. Andererseits ist eine hormonale Übertragung des mechanischen Reizes in Betracht zu ziehen. Bildung und Freiwerden von Enterocrinin könnte für die Sekretion verantwortlich sein. Eine hormonale Beeinflussung der Colonsekretion durch ACTH oder NNR-Steroide ist möglich, wenn bei Colitis ulcerosa mit ACTH eine Regeneration der Grundmembran eintritt. Die Grundmembran als Verfestigungsprodukt der BG-Grundsubstanz dürfte für Permeabilität und Sekretionsgröße bestimmend sein.

c) Nervöse Regulation.

Reizung des zentralen Endes eines Nervus erigens ruft eine mächtige Produktion von alkalischem Colonschleim bei der Katze hervor[4]. Pilocarpin, Eserin und Acetylcholin haben die gleiche Wirkung. Mit der Anregung zur Sekretproduktion werden gleichzeitig Colonbewegungen induziert[5]. Reizung des paravertebralen Sympathicus hemmt die Colonsekretion[6].

d) Hormonale Regulation.

Aus der Colonschleimhaut kann, wie aus dem Dünndarm, Enterocrinin[7] extrahiert werden. Ein hochwirksamer Extrakt ist neuerdings von Fink (1943) dargestellt worden. Enterocrinin ist eine Substanz, welche die Sekretion im Dünndarm steigert. Sie hat keinerlei vasodilatierende oder sekretinähnliche Wirkung. Ob das Enterocrinin auch auf den Dickdarm ähnlich wirkt, ist nicht bekannt[5]. Nasset (1938) untersuchte Enterocrinin an isolierten und denervierten Dünndarmschlingen, welche unter die Haut des Versuchstieres transplantiert waren. Nach intravenöser Injektion der Substanz wird eine Zunahme der Sekretmenge sowie eine Konzentrationssteigerung der Darmfermente (Amylase und Enterokinase) beobachtet. Die Wirkung tritt bereits eine Minute nach der Injektion

[1] Grace, Holman, Wolf und Wolff 1949.
[2] Prudden, Lane und Meyer 1950.
[3] Grace, Seton, Wolf und Wolff 1949, Grace, Wolf und Wolff 1950.
[4] Wright, Florey und Jennings 1938. [5] Babkin 1950.
[6] Florey, Wright und Jennings 1941. [7] Nasset, Pierce und Murlin 1935.

ein. SCHIFFRIN (1939) hat deshalb angenommen, daß das Enterocrininmolekül relativ klein sein müsse. Ob das Enterocrinin direkt am sezernierenden Epithel angreift oder ob es über den intramuralen Nervenplexus indirekt auf die Zellen einwirkt, ist nicht bekannt.

Von DOUGLAS, FELDBERG, PATON und SCHACHTER (1951) ist in der Schleimhaut des ganzen Darmes eine histaminähnliche Substanz gefunden worden. Diese kommt in größerer Menge im oberen Dünndarm vor, wird aber auch im Colon nachgewiesen.

5. Die Pharmakologie der Colonsekretion.

Die Colonsekretion ist durch verschiedene Arzneimittel beeinflußbar, deren Wirkung am menschlichen Colon untersucht worden ist[1]. Parasympathicomimetica, wie Acetylcholin und Physostigmin, führen zu einer Steigerung der Schleimsekretion. Auch die Produktion an Lysozym wird deutlich erhöht. Adrenalin vermindert die Lysozymabgabe der Colonschleimhaut, ohne die Menge des Colonsekretes zu vermindern. Atropin verändert die Menge der Sekretion wenig, unterdrückt aber deutlich die Lysozymausscheidung. Atropinähnliche Substanzen wie Trasentin und Syntropan verändern weder die Schleim- noch die Fermentproduktion, Hypophysenhinterlappenextrakt erhöht seltsamerweise die Schleimproduktion, ohne die Lysozymkonzentration zu beeinflussen. Vasodilatatoren, wie Amylnitrit und Nicotinsäure, regen die Schleimsekretion an. Bei beiden ist die Wirkung auf 10—30 min beschränkt. Morphin vermindert die Lysozymkonzentration im Colonsekret, führt aber gleichzeitig zu einer leichten Steigerung der Schleimproduktion. Die Morphinwirkung auf die Sekretion ist mit einer Lähmung des Dickdarms verbunden, die etwa 45 min anhält (nach subcutaner Injektion von 0,01 g Morphin).

Zusammenfassend kann gesagt werden, daß sekretsteigernde Mittel auch die Motilität des Colons erhöhen oder auch umgekehrt. Im allgemeinen ist damit auch eine Zunahme der Schleimhautdurchblutung verbunden.

6. Die Exkretion im Colon.

Substanzen, die im Dickdarm nur ausgeschieden — also nicht sezerniert — werden, sind Cholesterin und Schwermetalle.

Cholesterin wird teils über die Galle und teils über den Dickdarm ausgeschieden. Im Dickdarm ist die Cholesterinkonzentration bedeutend höher als im Dünndarm[2]. Wird beim Versuchshund die Galle nach außen abgeleitet, so steigt die Menge des Kotcholesterins erheblich an. Die Galle ist nämlich nicht nur für die Rückresorption des Gallecholesterins, sondern auch für die Rückresorption des Darmcholesterins notwendig. SCHÖNHEIMER und v. BEHRING (1930) identifizierten im Dickdarm Dihydrocholesterin. Dieses wird im Gewebe gebildet und als solches ausgeschieden. Cholesterin wird im Darm durch die Bakterien zu Koprosterin hydriert und in dieser Form eliminiert. Koprosterin wird im Gewebe nicht gefunden.

Im Colon werden gewisse parenteral verabreichte Metalle ausgeschieden. Aluminium im Magen, im Dünndarm und im Dickdarm[3]. Arsen und Quecksilber werden nur in kleinen Mengen durch das Colon entfernt, während Wismut vorwiegend im Dickdarm ausgeschieden wird[4]. Calcium wird zum kleineren

[1] GRACE, HOLMAN, WOLF und WOLFF 1950.
[2] BEUMER und HEPNER 1929.
[3] UNDERHILL, PETERMAN und STEEL 1929. [4] BARGEN, OSTERBERG und MANN 1929.

Teil im Dickdarm ausgeschieden[1]. Nach CAMPBELL und GREENBERG (1940) wird die Hauptmenge von radioaktivem Ca^{45} bei der Ratte im Urin ausgeschieden. Auch GEISSBERGER (1952) wies in Bilanzversuchen am Menschen mit dem Isotopen Ca^{45} nach, daß die größere Menge von intravenös verabreichtem Calcium durch die Nieren von Stoffwechselgesunden entfernt wird. Die durch den Darm ausgeschiedene Menge ist jedoch nicht zu vernachlässigen. Bei Herzinsuffizienz und bei Steatorrhoe im Zustande der Normocalcämie ist die Calciumausscheidung nach parenteraler Verabreichung des Metalls durch den Darm größer als durch die Nieren. In diesem Zusammenhang sei noch erwähnt, daß parenteral gegebenes isotopes P^{32} beim Stoffwechselgesunden in erster Linie durch den Darm ausgeschieden wird.

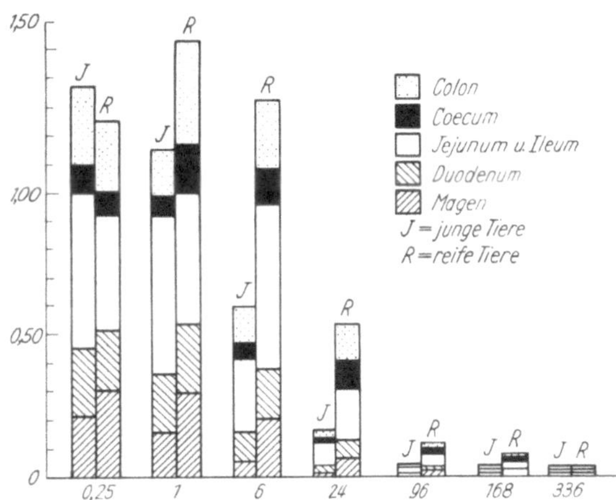

Abb. 3. Verteilung von Ca^{45} in der Magen-Darmwand, verschiedene Zeiten nach intramuskulärer Injektion von 17 μC $Ca^{45}Cl_2$ an jungen und an reifen Ratten. Abszisse: Stunden nach intramuskulärer Injektion. Ordinate: Radioaktivität in Prozenten. Aus WALLACE, SHIRLEY und DAVIS (1951).

Durch Bestimmung des Calciumgehaltes der Faeces wird nur die Gesamtausscheidung des Metalles im menschlichen Darm festgestellt; der Anteil der einzelnen Darmabschnitte an der Exkretion kann nicht ermittelt werden. WALLACE und Mitarbeiter (1951) haben aber an Ratten in Darmwand und Darminhalt verschiedener Abschnitte Ca^{45} gesondert bestimmt. Es zeigte sich, daß bereits 15 min nach intramuskulärer Injektion von 17 μC $Ca^{45}Cl_2$ nennenswerte Mengen des Isotops in Magen- und Darmwand, weniger im Darminhalt vorhanden sind. Faecesanalysen ergaben, daß nach 2 Wochen bei jungen Ratten 15% und bei erwachsenen 41,5% im Stuhl ausgeschieden wurden.

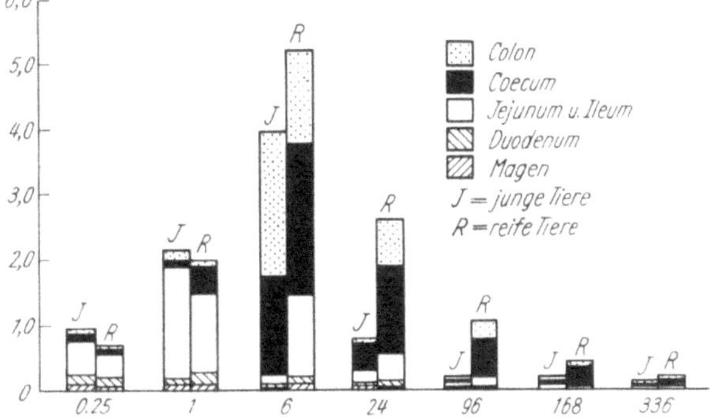

Abb. 4. Verteilung von Ca^{45} auf den Darminhalt, verschiedene Zeiten nach intramuskulärer Injektion von Ca^{45} an jungen und an reifen Ratten. Abszisse: Stunden nach intramuskulärer Injektion. Ordinate: Radioaktivität in Prozenten. Aus WALLACE, SHIRLEY und DAVIS (1951).

Innerhalb der ersten 15 min und während der ersten Stunden sind die Aktivitäten über die Wandungen des ganzen Darmes gleichmäßig verteilt, wobei besonders der Dünndarm beteiligt ist. Der Sekretion geht Anreicherung in der Darmwand voraus. Nach 6 Std oder später findet sich die größte Konzentration im Dickdarm, wie zu erwarten ist, wenn der Darminhalt weiterrückt. Wenn die jungen Ratten nach 6 Std und später immer weniger Ca^{45} in Darmwandung und Darminhalt haben als die älteren Tiere, so kann das zum Teil mit besserer Retention, zum Teil auch mit einer vergrößerten Rückresorption erklärt werden. Eine Rückresorption aus dem Dickdarm ist anzunehmen, da die jungen Ratten von ihrem Dickdarm-

[1] TAYLOR und FINE 1930.

inhalt zwischen 6 und 24 Std mehr verlieren als die erwachsenen Tiere (vgl. Abb. 3 und 4)[1].

Bei niedriger Calciumdiät, also nicht erhöhtem Serumcalcium, kann doppelt soviel Calcium im Stuhl ausgeschieden werden als eingenommen wurde. Es ist daher anzunehmen, daß es sich bei der Calciumausscheidung der Darmschleimhaut um einen aktiven Vorgang handelt.

Literatur.

ACHER, R., M. JUTISZ, C. FROMAGEOT and J. CHAUVET: Sur la structure du lysozyme. Biochim. et Biophysica Acta **8**, 442 (1952).

BABKIN, B. P.: Secretory mechanism of the digestive glands. New York: Paul B. Hoeber 1950. Enlarged second edition. — BARGEN, J. A., A. E. OSTERBERG and F. C. MANN: Absorption and excretion of arsenic, bismuth and mercury: experimental work on the colon. Amer. J. Physiol. **89**, 640 (1929). — BEUMER, H., u. F. HEPNER: Über die Ausscheidungswege des Cholesterins. Z. exper. Med. **64**, 787 (1929). — BOCKUS, H. L.: Gastroenterology, Bd. II. Philadelphia u. London: W. B. Saunders Company 1947. — BOWEN, R. H.: The cytology of glandular secretion. Quart. Rev. Biol. **4**, 299, 484 (1929).

CAMPBELL, W., and D. M. GREENBERG: Studies in calcium metabolism with the aid of its induced radioactive isotope. Proc. Nat. Acad. Sci. U.S.A. **26**, 176 (1940). — COLVIN, J. R.: The size and shape of lysozyme. Canad. J. Chem. **30**, 831 (1952).

DOUGLAS, W. W., W. FELDBERG, W. D. M. PATON and M. SCHACHTER: Distribution of histamine and substance „P" in the wall of the digestive tract of the dog. J. of Physiol. **114**, 14 (1951).

FINK, R. M.: The fractionation of enterocrinin preparations. Amer. J. Physiol. **139**, 633 (1942/43). — FLEMING, A. B.: On a remarkable bacteriolytic element found in tissues and secretions. Proc. Roy. Soc. a. Lond., Ser. B **93**, 306 (1922). — FLOREY, H.: The secretion of mucus by the colon. Brit. J. Exper. Path. **11**, 348 (1930). ~ The mechanism of goblet-cell secretion in the mammal; the effect of cyanide. Brit. J. Exper. Path. **12**, 301 (1931). ~Experimental inflammation of the colon: (a) Relationship of mucus production in goblet-cells to the GOLGI apparatus; (b) mitochondrial changes. Brit. J. Exper. Path. **13**, 349 (1932). — FLOREY, H. W., R. D. WRIGHT and M. A. JENNINGS: Secretions of intestine. Physiologic. Rev. **21**, 36 (1941). — FROMAGEOT, C., and M. PRIVAT de GARILHE: La composition du lysozyme en acides aminés. I. Acides aromatiques, acides dicarboxyliques et bases hexoniques. Biochim. et Biophysica Acta **3**, 82 (1949). ~ La composition du lysozyme en acides aminés. II. Acides aminés totaux. Biochim. et Biophysica Acta **4**, 509 (1950).

GEISSBERGER, W.: Die Calciumresorption und Retention beim Menschen nach intravenöser, oraler und rectaler Calciumverabreichung mit Bilanzen unter Anwendung von radioaktivem Calcium. Z. exper. Med. **119**, 111 (1952). — GRACE, W. J., C. W. HOLMAN, S. WOLF and H. G. WOLFF: The effect of vagotomy on the human colon. Gastroenterology **13**, 536 (1949). ~ Action of various pharmacologic and other agents on the colon of man. Arch. Surg. **61**, 1036 (1950). — GRACE, W. J., P. H. SETON, S. WOLF and H. G. WOLFF: Studies on the human colon. I. Variations in concentration of lysozyme with life situations and emotional state. Amer. J. Med. Sci. **217**, 241 (1949). — GRACE, W. J., S. WOLF and H. G. WOLFF: Life situations, emotions and chronic ulcerative colitis. J. Amer. Med. Assoc. **142** 1044 (1950).

HILLARP, N. Å.: Structure of the synapse and the peripheral innervation apparatus of the autonomic nervous system. Acta anat. (Basel) Suppl. **4** (1946).

KOLOSSOW, N. G., u. G. H. SABUSSOW: Zur Frage über den Bau des autonomen Nervensystems. Anat. Anz. **74**, 417 (1932).

LEWIS, J. C., N. S. SNELL, D. J. HIRSCHMANN and H. FRAENKEL-CONRAT: Amino-acid composition of egg proteins. J. of Biol. Chem. **186**, 23 (1950).

MEYER, K., A. GELLHORN, J. F. PRUDDEN, W. L. LEHMAN and A. STEINBERG: Lysozyme in chronic ulcerative colitis. Proc. Soc. Exper. Biol. a. Med. **65**, 221 (1947). — MEYER, K., and E. HAHNEL: The estimation of lysozyme by a viscosimetric method. J. of Biol. Chem. **163**, 723 (1946). — MEYER, K., J. W. PALMER, R. THOMPSON and D. KHORAZO: On mechanism of lysozyme action. J. of Biol. Chem. **113**, 479 (1936). — MEYER, K., J. F. PRUDDEN, W. L. LEHMAN and A. STEINBERG: Lysozyme content of stomach and its possible relationship to peptic ulcer. Proc. Soc. Exper. Biol. a. Med. **65**, 220 (1947). — MÖLLENDORFF, W. v.: Lehrbuch der Histologie, begründet von PH. STÖHR. Jena: Gustav Fischer 1940.

[1] STAUB 1954.

NASSET, E. S.: Enterocrinin, a hormone which excites the glands of the small intestine. Amer. J. Physiol. **121**, 481 (1938). — NASSET, E. S., H. B. PIERCE and J. R. MURLIN: Proof. of a humoral control of intestinal secretion. Amer. J. Physiol. **111**, 145 (1935).

PATZELT, V.: Handbuch der mikroskopischen Anatomie des Menschen, Bd. V/3. Berlin 1936. — PRUDDEN, J. F., N. LANE and K. MEYER: The effect of orally and intra-arterially administered lysozyme on the canine gastrointestinal mucosa. Amer. J. Med. Sci. **219**, 291 (1950).

ROBERTS, E. A., B. G. L. MAEGRAITH and H. W. FLOREY: A comparison of lysozyme preparations from egg-white, cat and human saliva. Quart. J. Exper. Physiol. **27**, 381 (1938).

SCHABADASCH, A.: Intramurale Geflechte des Darmrohres. Z. Zellforsch. **10**, 320 (1930). — SCHIFFRIN, M. J.: The response of jejunum and ileum to food and enterocrinin. M. Sc. Thesis, Univ. of Rochester N. Y. 1939. — SCHÖNHEIMER, R., u. H. v. BEHRING: Über die Exkretion gesättigter Sterine. Z. physiol. Chem. **192**, 102 (1930). — SCHROEDER, W. A.: Sequence of four amino acids at the amino end of the single polypeptide chain of lysozyme. J. Amer. Chem. Soc. **74**, 281 (1952). — STAUB, H.: Bemerkungen über den Mechanismus und die Auswirkungen neurohumoraler Reaktionen bei Hautreizen. Z. physik. Ther., Bäder- u. Klimaheilk. **1949**, 161. ~ Ca^{45} bei Stoffwechseluntersuchungen. Schweiz. med. Wschr. **1954**, 499. — STÖHR jr., PH.: Mikroskopische Studien zur Innervation des Magendarmkanals. III. Z. Zellforsch. **21**, 243 (1934). ~ Beobachtungen und Bemerkungen über die Endausbreitung des vegetativen Nervensystems. Z. Anat. **104**, 133 (1935).

TAYLOR, N. B., and A. FINE: The excretion of calcium through the intestine. Amer. J. Physiol. **93**, 544 (1930).

UNDERHILL, F. P., F. I. PETERMAN and S. L. STEEL: Studies in the metabolism of aluminium: IV. The fate of intravenously injected aluminium. Amer. J. Physiol. **90**, 52 (1929).

WALLACE, H. D., R. L. SHIRLEY and G. K. DAVIS: Excretion of Ca^{45} into gastrointestinal tract of young and mature rats. J. Nutrit. **43**, 469 (1951). — WRIGHT, R. D., H. W. FLOREY and M. A. JENNINGS: The secretion of the colon of the cat. Quart. J. Exper. Physiol. **28** 207 (1938).

Die Pathologie der Leberausscheidung.

Von

Hans Adolf Kühn-Lübeck

Mit 17 Abbildungen

I. Störungen der Gallebereitung und -sekretion.

1. Einfluß von Durchblutungsstörungen der Leber und Sauerstoffmangel auf die Gallensekretion.

Da die Fähigkeit zur Gallebereitung in hohem Maße von einer ausreichenden Blutversorgung der Leber abhängt, nimmt es nicht wunder, daß Störungen der Leberdurchblutung die Gallensekretion erheblich beeinflussen[1]. Nach *Pfortaderunterbindung* hört der Gallenfluß auf[2], die Ausscheidung von lebergängigen Farbstoffen (z. B. Fluorescein oder Rose bengale) ist verzögert[3] bzw. ganz aufgehoben[4]. Vielleicht hängt hiermit die gelegentlich zu beobachtende Erscheinung zusammen, daß bei primär anikterischen Lebercirrhosen ein Ikterus auftritt, wenn sich terminal eine Pfortaderthrombose entwickelt *(eigene Beobachtung)*. Über das Verhalten der Gallensekretion nach *Eck*fistel sind die Beobachtungen nicht ganz einheitlich. Einige Autoren berichten über eine starke Abnahme des Gallenflusses[5] und der Farbstoffausscheidung[6], andere betonen den relativ geringen Einfluß dieses Eingriffs[7]. Hunde mit *umgekehrter Eck*fistel scheiden mehr Galle aus als Normaltiere[8].

Von besonderer Bedeutung für die Sekretions- und Exkretionsarbeit der Leber scheint die *arterielle* Durchblutung, also die Sauerstoffversorgung zu sein[9]. Maßnahmen, die die arterielle Leberdurchblutung steigern, führen im allgemeinen auch zu vermehrter Gallensekretion, z. B. lokale oder allgemeine Erwärmung[10]. Demgegenüber sinkt bei Sauerstoffmangel (z. B. im Unterdruck) die Galleproduktion[11], und der choleretische Effekt von Decholin bleibt aus[12]. Bei Ratten soll im Verlauf einer 4stündigen Höhenbelastung (entsprechend 53 bzw. 63 mm Hg) die Menge der ausgeschiedenen Gallensäuren allerdings nicht vermindert sein[13]. Der Anstieg des Serumbilirubins bei Sauerstoffmangel[14] ist wohl vornehmlich mit einer Hemmung der Gallensekretion zu erklären. Intravenös injiziertes Bilirubin und Bromsulphalein werden bei Sauerstoffmangel erheblich langsamer aus dem Blut eliminiert[15] als unter normalen Bedingungen (bei Migräne soll letzteres dagegen beschleunigt ausgeschieden werden[16]).

[1] Schwiegk 1938, 1950. [2] Roger 1922. [3] Freeman 1944.
[4] Hirt, Ansorge und Markstahler 1939.
[5] Bernheim und Vögtlin 1912, Gebhardt 1939. [6] Freeman 1949.
[7] Fischler 1925, Ka 1939. [8] Gebhardt 1939. [9] Schwiegk 1950.
[10] Schwiegk 1938 (Literatur), Miura 1938, Leskovar 1940, Osborne und Mitarbeiter, vgl. im übrigen den Abschnitt über die Physiologie der Gallensekretion.
[11] Chardon und Mitarbeiter 1949, Hanzon 1952.
[12] Glickson und Rubel 1940, Gallego Fernandez und Díaz González 1949.
[13] MacLachlan und Mitarbeiter 1947. [14] Rich 1930, Schnedorf und Ohr 1941.
[15] Hanzon 1952, Kaufman und Mitarbeiter 1950. [16] Caroli und Mitarbeiter 1950.

Neuerdings hat HANZON (1952) an der lebenden Ratte den Einfluß von Sauerstoffmangel auf die Fluorescein- und Bilirubinausscheidung in der Galle eingehend untersucht. Unmittelbar nach Beginn der Sauerstoffmangelatmung geht die Gallensekretion zurück, gleichzeitig nimmt die Uraninkonzentration

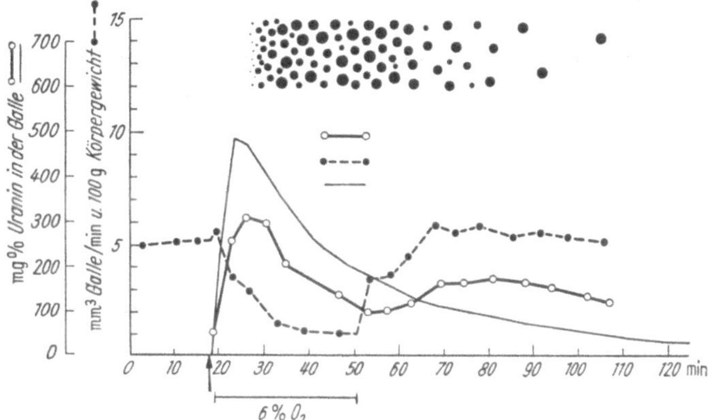

Abb. 1. Einfluß von Sauerstoffmangelatmung (30 min 6% O_2) auf die Gallensekretion und die Uraninkonzentration in der Galle nach intravenöser Injektion von 2 mg/100 g Körpergewicht Uranin bei der Ratte. —— Uraninkonzentration in der Galle beim Versuchstier; —— durchschnittliche Uraninkonzentration in der Galle normaler Tiere bei gleicher Dosierung; - - - - mm³ Galle/min/100 g Körpergewicht. Die Punkte in der oberen Bildhälfte stellen schematisch das Ausmaß der Vacuolisation der läppchenzentralen Leberepithelien dar. (Nach HANZON 1952.)

in der Galle ab (Abb. 1). Das gleiche gilt für intravenös injiziertes Bilirubin (Abb. 2). Die unmittelbar nach Beginn des Sauerstoffmangels in den läppchenzentralen Leberzellen auftretenden Vacuolen[1] lassen eine starke Fluorescenz erkennen, was von HANZON als Zeichen ihres Zusammenhanges mit den

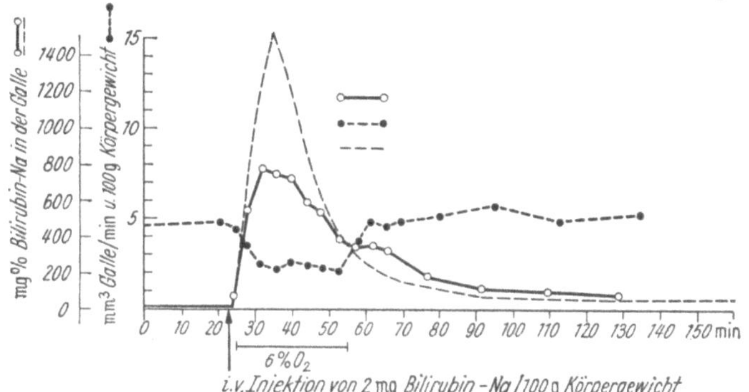

Abb. 2. Einfluß von Sauerstoffmangelatmung auf die Ausscheidung intravenös injizierten Bilirubins in die Galle, ——— Bilirubinkonzentration der Galle beim Versuchstier; — — — Bilirubinkonzentration der Galle nach Injektion der gleichen Menge unter normalen Bedingungen; - - - - mm³ Galle/min/100 g Körpergewicht. (Nach HANZON 1952.)

Gallencapillaren gedeutet wird. Doch kann es sich wohl auch, entsprechend den von ALTMANN (1949) geäußerten Ansichten, um die Folgen eines Einstromes von Blutplasma in die Leberzellen handeln, da Fluorescein wie die meisten derartigen Farbstoffe im Blut an das Serumalbumin gebunden ist. Vielleicht ist der Abkopplungsmechanismus in diesem Fall gestört, denn das Eiweiß tritt bei Sauerstoffmangel auch in die Galle über[2].

[1] PICHOTKA 1942, ALTMANN 1949. [2] ALTMANN 1949, ALTMANN und KÜHN 1949.

Im Gegensatz zu diesen Beobachtungen steht eine Mitteilung von TANTURI und IVY (1937), daß Drucksteigerung in Pfortader, Lebervenen und Leberarterien die Gallebildung herabsetze, und daß nach Verschluß der A. hepatica die Gallensekretion zunächst vermehrt sei (ebenso nach Reizung der sympathischen Lebernerven). Dies wird mit der Abnahme des intrahepatischen Druckes nach den genannten Eingriffen erklärt, da der intrahepatische Capillardruck dem Sekretionsdruck der Galle normalerweise entgegenwirkt[1].

2. Störungen der Gallensekretion durch nervöse und hormonale Einflüsse.

Da die Gallensekretion wie alle vegetativen Funktionen in gewissen Grenzen der Steuerung durch das Zentralnervensystem unterliegt, ist es verständlich, daß Störungen im vegetativen System auch die Gallensekretion verändern können. Über zentralnervöse Einflüsse auf die Cholerese ist allerdings nicht viel Gesichertes bekannt. Der rhythmische Antagonismus zwischen Kohlenhydratassimilation und Gallebereitung[2] ist zwar sicherlich zentral gesteuert, ob er bei krankhaften cerebralen Prozessen entscheidende Veränderungen erfährt, ist aber nicht sicher bekannt*. Über Störungen der Leberfunktion bei *Psychosen* liegen zwar zahlreiche Beobachtungen vor[3]; das Verhalten der Gallensekretion ist dabei allerdings u. W. nicht systematisch untersucht worden. Doch ist daran zu denken, daß auch diese Funktion dabei Störungen erleidet, da z. B. bei Schizophrenen der „Entgiftungsrhythmus" (gemessen an der Hippursäureausscheidung), der dem Glykogenspeicherungsrhythmus entgegengesetzt und damit der Cholerese parallel laufen soll, anscheinend verändert ist[4]. Ob es psychisch bedingte Störungen der Gallensekretion gibt, wie z. B. bei der Magensaftsekretion, ist nicht bekannt (vgl. auch S. 308). Beim Tier läßt sich angeblich eine gewisse Abhängigkeit der Gallensekretion von bedingten Reflexen nachweisen[5].

Der *Vagus* ist der Sekretionsnerv der Leber[6]. Dementsprechend steigert Acetylcholin die Gallensekretion, während Atropin und Adrenalin sie hemmen[7] (vgl. im übrigen S. 307, Abschnitt über die Orthologie der Leberausscheidung). Reizung des peripheren Endes des durchschnittenen Vagus bewirkt beim Hund (nicht so deutlich bei Katze und Kaninchen) Anregung der Gallensekretion[8]. Prostigmin und Pilocarpin fördern die Cholerese (nach anfänglicher Hemmung). Nach Verletzung des *Tuber cinereum* wird Phenolsulfonphthalein vermehrt durch die Galle ausgeschieden. Diese Wirkung wird offenbar nicht direkt auf dem Nervenwege vermittelt, sondern humoral, denn 1 Tag nach der Verletzung läßt sich im Blut ein Stoff nachweisen, der die Farbstoffausscheidung und die Gallensekretion anregt[9]. Während diese Steigerung der Farbstoffausscheidung durch die Galle bei Verletzungen des Nucleus paraventricularis sehr ausgesprochen ist, ist sie bei Läsionen des Nucleus supraopticus weniger deutlich[10]. Neuerdings hat WAGNER (1953) gezeigt, daß bei Kranken mit Stammhirnschädigungen nach *chronisch-epidemischer Encephalitis* Azorubin S verzögert durch die Galle ausgeschieden wird, nicht dagegen bei heredo-degenerativen Erkrankungen des

---

[1] Vgl. auch SHAFIROFF und Mitarbeiter 1939. [2] FORSGREEN 1935.
[3] Literatur bei ALBERT 1952, GEORGI und Mitarbeiter 1948.
[4] FISCHER, GEORGI und Mitarbeiter 1950. [5] SHMULEVICH 1938. [6] EIGER 1916.
[7] FLEXNER und WHRIGHT 1939, ältere Literatur bei BABKIN 1927, ROSENTHAL 1934, EPPINGER 1937.
[8] TANTURI und IVY 1938, s. auch HORSTERS 1932.
[9] MIZUTO und NARIYAMA 1938. [10] MIZUTO, KUBO und IMAI 1938.

* Nach neueren Untersuchungen von COSSEL (1956) lassen sich Störungen des Glykogen-Galle-Antagonismus bei Säuglingen und Frühgeburten nachweisen, wenn zentralnervöse Veränderungen vorliegen (Geburtstrauma, Asphyxie usw.). Auch aus diesen Untersuchungen läßt sich also eine Abhängigkeit der Gallensekretion von zentralnervösen Einflüssen, d. h. vom vegetativen Nervensystem, folgern.

extrapyramidalen Systems. FAUST und Mitarbeiter (1953) konnten allerdings auch bei Fällen von Syringomyelie eine Störung der Farbstoffausscheidung nachweisen.

Über Störungen der Cholerese (nicht Cholekinese!, vgl. S. 401) durch andere hormonale Einflüsse liegen kaum gesicherte Beobachtungen vor. Möglicherweise hängt die Entwicklung eines Ikterus nach Methyl-Testosterontherapie mit einem Einfluß dieses Hormons auf die Gallensekretion und die qualitative Zusammensetzung der Galle zusammen (vgl. S. 400). Daß die Nebennierenrindenhormone die Gallensekretion beeinflussen, ist erst seit kurzem bekannt. Cortison steigert nicht nur die Cholerese, sondern führt auch zu einer Anreicherung von Bilirubin in der Galle[1]. Daß die Gallensekretion auf humoralem Wege beeinflußt werden kann, ist nicht zu bezweifeln (vgl. den Abschnitt über die Physiologie). So werden z. B. nach Ölinjektion in den Pankreasgang choleresehemmende Stoffe im Pankreas gebildet[2].

3. Störungen der Cholerese bei Erkrankungen des Leberparenchyms.

Die Störungen der Gallensekretion bei organischen Erkrankungen des Leberparenchyms sollen an dieser Stelle nur kurz besprochen werden, und auch nur insoweit, als sie die Gallensekretion im *gesamten* betreffen, da auf die qualitativen Veränderungen in den folgenden Abschnitten im einzelnen eingegangen wird.

Die Gallebereitung ist eine Funktion der Leberepithelzellen — die mesenchymalen Anteile der Leber, insbesondere die KUPFFERschen Sternzellen sind wohl nur unter besonderen Umständen, z. B. bei der Ausscheidung kolloidaler Substanzen und Bakterien, daran beteiligt. So ist es verständlich, daß bei allen schweren Schädigungen der Leberparenchymzellen die Gallensekretion gestört ist, und zwar in quantitativer wie qualitativer Hinsicht. Dabei ist zu betonen, daß die Reservekraft der Leber hinsichtlich der Gallebildung bei den einzelnen Species sehr verschieden ist (daher der Unterschied in der Ikterusentwicklung nach partieller Leberentfernung bei verschiedenen Tierarten).

Über das Verhalten der Gallensekretion nach experimenteller Leberschädigung beim Versuchstier liegen zahlreiche ältere Untersuchungen vor, auf deren Aufzählung hier verzichtet sei[3]. Grundsätzlich läßt sich durch alle schweren Leberzellgifte (Phosphor, Chloroform, Tetrachlorkohlenstoff u. a. m.) eine Hemmung der Cholerese erreichen, wenn das Ausmaß der Schädigung groß genug ist[4], bei leichteren Schädigungen wird dagegen häufig nur eine Abnahme der Konzentration der Gallenbestandteile bei unverändertem Gallevolumen beobachtet *(Hydrocholerese)*[5].

Da die Gallebildung vornehmlich eine Funktion der läppchenperipheren Zellen zu sein scheint[6], nimmt es nicht wunder, daß bei auf das Läppchenzentrum beschränkten Schädigungen die Gallensekretion lange erhalten bleiben kann (eigene Beobachtungen bei tetrachlorkohlenstoffvergifteten Hunden). Demgegenüber scheint der Einfluß läppchenperipher wirkender Gifte, z. B. Allylformiat, auf die Gallensekretion besonders nachhaltig zu sein[7]. Eine deutliche Hemmung der Cholerese erzielt man auch durch Röntgenbestrahlung der Leber[8], ein vollständiges Sistieren wird in der ersten Zeit nach Aufhebung eines *lange* bestehenden kompletten Gallengangsverschlusses beobachtet[9], während im Tier-

[1] PATTERSON und Mitarbeiter 1954. [2] YOSHIDA 1938.
[3] Literatur bei ROSENTHAL 1927, HORSTERS 1932. [4] Vgl. FISCHLER 1925.
[5] HORSTERS 1932, SCHMIDT und Mitarbeiter 1938, HANZON 1952 u. a.
[6] FORSGREEN 1918, 1928. [7] POPPER und GERZNER 1935. [8] LEE 1940.
[9] ARONSOHN 1935.

experiment nach Lösung eines nur *kurz* dauernden Verschlusses *vermehrt* Galle sezerniert wird[1]. Die Abnahme der Gallensekretion bei Gallenfisteltieren beruht wohl weniger auf einer Leberzellschädigung als auf dem Fehlen des wichtigsten choleretischen Prinzips, der Gallensäuren, die dabei ihrem enterohepatischen Kreislauf entzogen werden (vgl. S. 413ff.).

Dem Tierversuch entsprechend lassen sich beim Menschen im Verlauf der *Virushepatitis* alle Grade der Sekretionsstörung der Leber studieren. Von der leichtesten Verminderung der Cholerese bis zur totalen Acholie[2] finden sich alle Übergänge. Auf die praktisch wichtige Frage, ob und inwieweit beim Menschen die Choleresehemmung einen Maßstab für das Ausmaß des Leberzellschadens darstellt, kann nur schwer eine bündige Antwort erteilt werden. Die Meinungen hierüber sind im Schrifttum nicht einheitlich[3]. Unsere eigenen Erfahrungen, die sich auf zahlreiche vergleichende klinische und bioptische Untersuchungen stützen[4], sprechen aber doch dafür, daß die Stärke des Ikterus im allgemeinen der Schwere des Leberzellschadens einigermaßen parallel geht, eine Auffassung, die auch von anderen Autoren auf Grund ähnlicher Untersuchungen bestätigt wird[5]. Der Ikterus bei der Hepatitis ist aber in erster Linie Ausdruck einer Sekretionshemmung der Leber, sei es, daß die sekretorische Tätigkeit der Leberparenchymzellen selbst gestört ist, der prähepatocelluläre Gallenfarbstoff also nicht ausgeschieden wird, sei es, daß das Sekretionsprodukt, die Galle, zwar noch bereitet wird — wenn auch vielleicht in veränderter Zusammensetzung —, aber infolge degenerativer Leberzellveränderungen direkt oder auf dem Umweg über die Lymphe in die Blutbahn zurücktritt (vgl. S. 447 ff.). Neuere Beobachtungen über die Wirkung von *Cortison* auf den Ikterus bei Hepatitis[6] weisen allerdings auch auf eine gewisse Bedeutung der mesenchymalen entzündlichen Veränderungen für die Entstehung bzw. Unterhaltung der Gelbsucht bei der Hepatitis hin. Parallel mit dem Rückgang der entzündlichen Veränderungen im periportalen Bindegewebe bzw. der Reticuloendothelreaktion im Läppchen fällt bei cortisonbehandelten Hepatitis-Kranken die Bilirubinkonzentration im Serum ab, und die Cholerese kommt wieder in Gang. Wahrscheinlich wird die durch die Entzündung unterbrochene Kontinuität zwischen intralobulärem und periportalem Gallenableitungssystem unter der antiphlogistischen Wirkung des Cortison wiederhergestellt. Für die Bedeutung des Leberzellschadens für die Ikteruspathogenese spricht im übrigen die Tatsache, daß die schwersten Grade von Ikterus bei akuter und subakuter Leberatrophie angetroffen werden, also bei Zuständen, die u. U. mit vollständiger Zerstörung des epithelialen Anteils der Leber einhergehen und somit der Entleberung im Tierexperiment an die Seite gestellt werden können. Angaben über sub- und anikterische Verlaufsformen von Leberdystrophien finden sich im Schrifttum nur ganz vereinzelt[7] und ohne genaue Angaben über das Verhalten der Gallensekretion dabei. Wir selber haben derartige Beobachtungen niemals gemacht mit Ausnahme eines Falles von perakuter Leberdystrophie nach Sublimatvergiftung, bei dem der Tod etwa 24 Std nach der Vergiftung eintrat. Das Serumbilirubin war zum Zeitpunkt des Todes nur mäßig vermehrt, obgleich die Obduktion eine Nekrose fast des gesamten Leberparenchyms aufdeckte. Die Erklärung ergibt sich durch die Kürze des Krankheitsverlaufes. Nimmt man die tägliche Bilirubinausscheidung durch die Galle mit 200—300 mg an,

---

[1] McMASTER und Mitarbeiter 1923. [2] STEIGMANN und Mitarbeiter 1949.
[3] Vgl. BECKMANN 1953. [4] KÜHN 1947.
[5] POPPER, FRANKLIN und Mitarbeiter 1947, McMICHAEL 1948, POPPER, STEIGMANN und SZANTO 1949, KINSELL und Mitarbeiter 1949.
[6] EVANS und Mitarbeiter 1953, HEILMEYER, SCHMID und KÜHN 1955.
[7] Zum Beispiel SATKE 1940.

so würde sich überschlagsmäßig bei totaler Hemmung der Gallensekretion ein Bilirubinanstieg im Plasma von höchstens 8—10 mg-% in 24 Std ergeben (nicht gerechnet die Ausscheidung durch die Nieren). In ähnlicher Weise lassen sich vermutlich auch die erwähnten Angaben des Schrifttums über nur geringfügigen Ikterus bei Leberdystrophie erklären.

Leichtere Schädigungen des Leberparenchyms (z. B. *Fettleber* bei chronischer Alkoholintoxikation) sollen sich häufig zuerst durch Störungen in der Ausscheidung körperfremder gallenpflichtiger Substanzen (z. B. Bromsulphalein) bemerkbar machen[1] (vgl auch S. 429).

4. Das morphologische Substrat der Gallensekretion und ihrer Störungen in der Leber.

Ein gestaltliches Substrat der Gallensekretion stellen die inter- und intracellulären Gallencapillaren dar. Ihre Veränderungen beim Ikterus sind seit Eppinger (1902) immer wieder untersucht und diskutiert worden; die Eppingerschen Anschauungen, insbesondere über die Bedeutung der Gallencapillarrupturen, haben sich mancherlei Korrekturen gefallen lassen müssen, grundsätzlich kann aber an der Tatsache, daß die Gallencapillaren ein strukturelles Substrat der Gallensekretion darstellen, nicht gezweifelt werden.

Die Gallencapillaren sind keine selbständigen Strukturelemente, sondern Bestandteile der Leberparenchymzellen, von deren verdichtetem Ektoplasma sie gebildet werden, wahrscheinlich unter Anreicherung von Lipoiden[2]. Ihre Ausbildung ist weitgehend vom Funktionszustand der Leberzelle, insbesondere der Gallebereitung abhängig[3] und schwindet bei stärkerer Leberzellschädigung[4]. In Nekrosen sind keine Gallencapillaren darstellbar[5], auch in der unmittelbaren Umgebung läppchenzentraler Nekrosen nach Tetrachlorkohlenstoffvergiftung beim Kaninchen konnten wir mit der Forsgreenschen Methode keine Gallencapillaren zur Darstellung bringen, während sie zwischen den Epithelzellen der erhaltenen Läppchenperipherie bei dieser Färbung gut zu erkennen sind, besonders wenn man den Tieren vorher größere Mengen von Bilirubin in die Blutbahn injiziert hat[6] (Abb. 3). Auch die Phosphatasereaktion nach Gomori (1941) läßt die Gallencapillaren in der normalen Leber oder nach Gallengangsverschluß schön hervortreten[7], bei Leberschädigungen, insbesondere Nekrosen, geht ihre Darstellbarkeit mit dieser Methode indessen ebenfalls verloren.

Was die *Beziehungen zwischen Gallencapillaren und Ikterus* angeht, so lassen sich die Eppingerschen Beobachtungen über Rupturen der Gallencapillaren nicht ohne weiteres verallgemeinern. Es gibt sehr viele Zustände, bei denen eine Dissoziation des Leberzellgefüges eintritt, insbesondere im Läppchenzentrum, wobei die Gallencapillaren eröffnet werden, ohne daß es zum Ikterus kommt (z. B. in manchen Phasen der Hepatitis)[8]. Auch Gallenthromben in den Gallencapillaren, die besonders von Kodama (1925) für die Entstehung des Ikterus verantwortlich gemacht wurden, sind nach unseren Erfahrungen nicht unbedingt dafür Voraussetzung (vgl. den Abschnitt über Ikteruspathogenese S. 441).

Ueyama (1940) fand in systematischen Untersuchungen bei mit Ikterus einhergehenden Krankheiten keine Veränderungen der Gallencapillaren bei Serumbilirubinwerten unter 5 mg-%, bei stärkerem Ikterus dagegen zumeist Dilatation und Rupturen der Gallencapillaren mit oder ohne Thromben vorwiegend in der Läppchenperipherie, oder geringe Dilatation der

[1] Koch-Weser und Mitarbeiter 1951. [2] Clara 1934.
[3] Clara 1934, 1953, Holmer 1929. [4] La Manna 1937.
[5] La Manna, eigene Beobachtungen.
[6] Kühn, Schneider und Spitzmüller 1954, Altmann und Kühn (unveröffentlicht).
[7] Jacoby 1947, Hard und Hawkins 1950. [8] Kühn 1947, 1948.

Capillaren mit zahlreichen Thromben im Läppchenzentrum. Eine sichere Parallele zwischen Veränderungen der Gallencapillaren bzw. Gallenthromben und Stärke des Ikterus konnte auch er nicht feststellen.

Bei Anwendung der Bariumchloridfällung nach FORSGREEN (1918) stellen sich außer den Gallencapillaren Granula in den Leberzellen dar, die als Gallenbestandteile gedeutet und als „*Sekretionsgranula*" bezeichnet werden. Sie sind normalerweise diffus im Zellprotoplasma verteilt, kurze Zeit nach Gallengangsunterbindung reichern sie sich am Gefäßpol der Leberzelle an[1]. Wahrscheinlich bestehen sie aus Bilirubin und Gallensäuren.

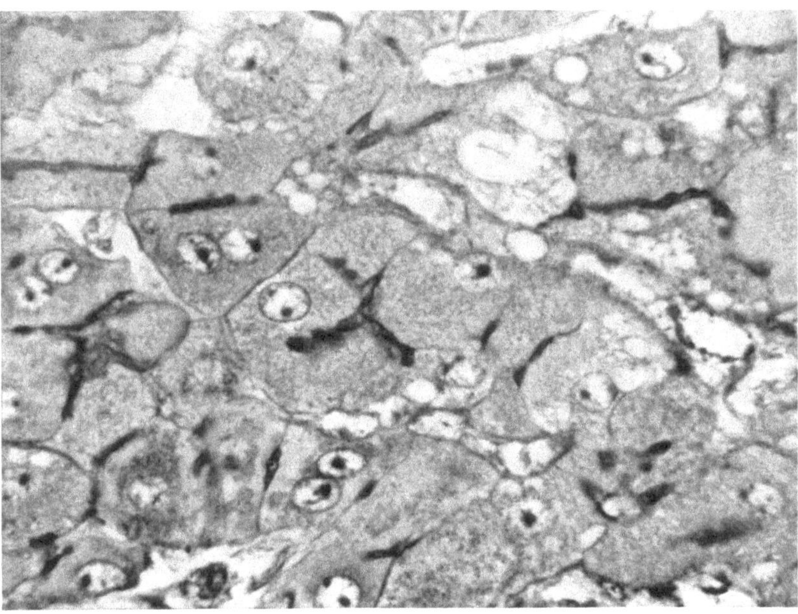

Abb. 3. Erweiterte und gefüllte Gallencapillaren in der Läppchenperipherie 2 Std nach intravenöser Bilirubininjektion bei einem mit Tetrachlorkohlenstoff vergifteten Kaninchen. Beachte die mangelhafte Darstellung der Gallencapillaren im Bereich der verfetteten bzw. hydropisch entarteten Epithelien (im oberen Bilddrittel). Fixierung und Färbung nach FORSGREEN. (Nach KÜHN, SCHNEIDER und SPITZMÜLLER 1954.)

Der Vorgang der Farbstoffausscheidung in die Galle läßt sich *fluorescenzmikroskopisch* an der lebenden Frosch- und Säugerleber verfolgen[2]. Bereits 3—15 min nach subcutaner Injektion von Fluorescein beim Frosch läßt sich Farbstoff in den Leberzellen nachweisen, kurze Zeit später sind die Gallencapillaren gleichmäßig angefärbt (Abb. 4). Im weiteren Verlauf der Ausscheidung verlieren die Leberzellen ihre Fluorescenz, und in den Gallencapillaren treten Verdichtungen auf. Bei fortschreitender Entfärbung entwickeln sich neben den Gallencapillaren helle Tröpfchen im Protoplasma, die durch feine Ausläufer mit den Gallencapillaren in Verbindung stehen, die selber zunehmend dünner werden*. Bei geschädigter Leber, z. B. am herausgenommenen, langsam absterbenden Organ, kommt es zur Bildung größerer Fluoresceinseen in der Leberzelle; auch hier stellen sich die Gallencapillaren zunächst noch dar, die Tröpfchenbildung in ihrer Umgebung ist aber viel stärker. In der End-

[1] EDLUND 1948.

[2] HARTOCH 1931, FRANKE und SYLLA 1933, HIRT, ANSORGE und MARKSTAHLER 1939, GRAFFLIN und BAGLEY 1952, HANZON 1952.

* Nach neueren Untersuchungen von HANZON (1952) handelt es sich wahrscheinlich um Artefakte durch Sauerstoffmangel (vgl. auch GRAFFLIN und BAGLEY 1952).

phase tritt der Farbstoff aus den Gallencapillaren in die Leberzellen zurück. Bei stärkerer Schädigung (Leber 2 Std nach Herausnahme mit Fluorescein betupft) kommt es zwar immer noch zur Bildung von Fluoresceintropfen

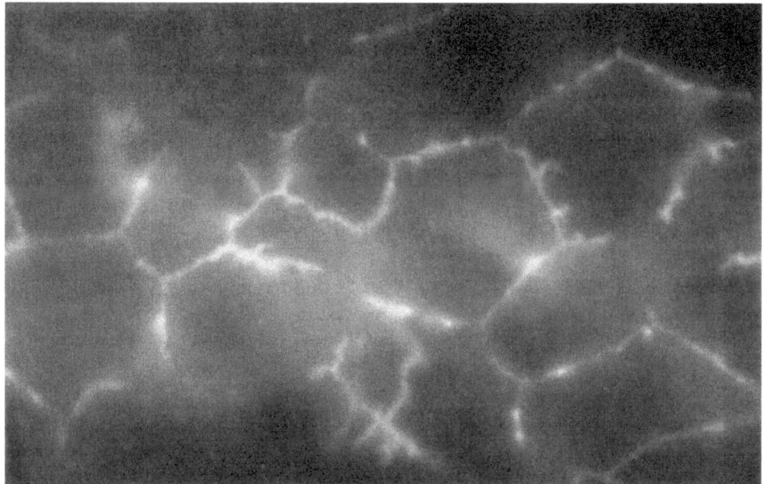

Abb. 4. Darstellung des Gallencapillarnetzes in der normalen Rattenleber nach intravenöser Uranininjektion. Fluorescenzmikroskopische Beobachtung. (Nach HANZON 1952.)

in den Leberzellen, Gallencapillaren werden aber nicht mehr beobachtet. Offenbar reichen die vitalen Kräfte noch aus, um den Farbstoff zu konzentrieren, nicht

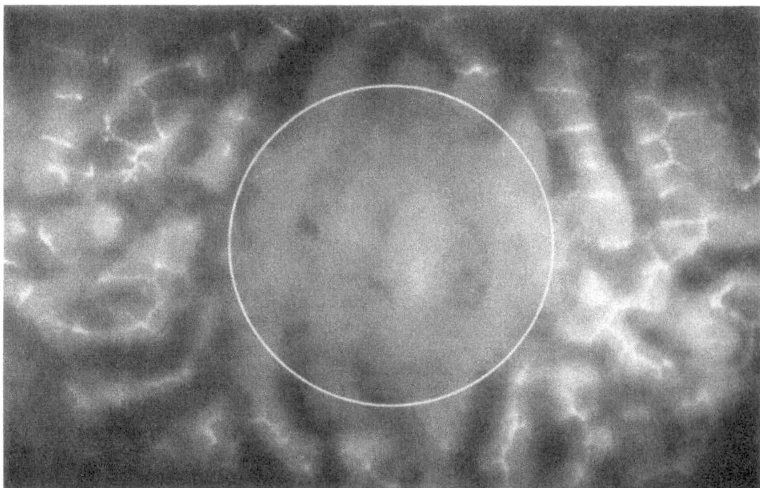

Abb. 5. Dasselbe wie Abb. 4 nach schwerer Leberzellschädigung durch ultraviolette Bestrahlung (25 min lang). Im Bereich der geschädigten Zellen (innerhalb des Kreises) kommen keine Gallencapillaren zur Darstellung. (Nach HANZON 1952.)

aber, ihn in die Gallencapillaren zu befördern. Auch nach UV-Bestrahlung konnte HANZON keine Darstellung der Gallencapillaren mit Uranin mehr erzielen (Abb. 5).

Die Konzentrierung des restlichen Farbstoffes geschieht möglicherweise am GOLGI-Apparat, der sonst bei der Ausscheidung feindisperser Stoffe nach HIRT und

Mitarbeitern (1939) keine aktive Rolle spielt, während er für die viel schwierigere Ausscheidung grobdisperser kolloidaler Farbstoffe nötig ist, da sie dort von ihrem Träger (Eiweiß) abgehängt werden[1], wodurch ihre Ausscheidung überhaupt erst möglich wird. Allerdings werden kolloidale Substanzen nur in minimaler Konzentration in die Galle ausgeschieden, wir konnten z. B. bei Katzen weder Kollidon noch Trypanblau nach intravenöser Injektion in der Galle nachweisen[2]. Eine große Bedeutung für den Ausscheidungsvorgang kommt elektrischen Potentialdifferenzen zu[3].

Bei *Gallengangsverschluß* (bei der Ratte) ist 5 min nach intravenöser Fluoresceininjektion das Gallencapillarnetz vollständig gefärbt, nach 10 min sind die Gallencapillaren zu beiden Seiten dicht mit Tröpfchen besetzt, nach 25 min fließen diese Tröpfchen plötzlich in das Leberzellprotoplasma ab, welches sich nun diffus anfärbt. Dieses „Vollaufen" der Leberzellen mit Farbstoff hängt offenbar mit der plötzlichen Entladung elektrischer Potentiale innerhalb des Protoplasmas zusammen.

Hanzon (1952) hat außerdem zeigen können, daß die uraninhaltige Galle bei Gallengangsverschluß unmittelbar aus den Gallencapillaren in die Sinusoide einbricht, womit die alte These Eppingers von den Gallencapillarrupturen eine Bestätigung erfahren hat (vgl. S. 450).

II. Störungen der Galleableitung.

1. Störungen der Galleableitung durch organische Hindernisse.

Organische Behinderungen des Gallenflusses können im Bereich des intra- wie extrahepatischen Gallengangssystems auftreten. Ursächlich handelt es sich in den letztgenannten Fällen vornehmlich um Konkremente in den Gallenwegen. Steine können von der Gallenblase aus in die Gallengänge gelangen und sich an der Papille festsetzen. Gelegentlich bewirken sie durch Vor- und Zurückgleiten einen ventilartigen Verschluß. Der dabei auftretende intermittierende Ikterus kann große differentialdiagnostische Schwierigkeiten machen, insbesondere wenn sich, was nicht selten geschieht, sekundär eine Infektion hinzugesellt. Einen schweren Zwischenfall erlebten wir bei einem derartigen Ventilverschluß nach einer Leberpunktion, nach welcher sich ein vorher beweglicher Stein im Choledochus vollständig eingeklemmt hatte, wodurch es zur kompletten Gallenstauung mit Austritt von Galle ins Peritoneum gekommen war[4]. Die Ursache des $1^1/_2$ Jahre lang bestehenden intermittierenden Ikterus war in diesem Falle durch keine Untersuchung zu klären gewesen. Weitere gutartige Gallengangsverschlüsse können durch narbige Strikturen (z. B. postoperativ) verursacht werden, bei Neugeborenen durch Gallengangsatresien, in seltenen Fällen auch einmal durch Blutgerinnsel in den Gallenwegen nach Verletzungen, z. B. zentralen Leberrupturen[5], schließlich bei der sog. „stenosierenden Odditis"[6] einer entzündlichen Sklerose der Papille, die gelegentlich bei sonst normalen Gallenwegen, häufiger bei entzündlichen Erkrankungen des Choledochus, bei Pankreatitiden und Tumoren beobachtet wird[7]. Partielle Verlegungen der extrahepatischen Gallenwege können auch durch Schwellung der portalen Lymphknoten, etwa bei Tuberkulose oder Lymphogranulomatose, hervorgerufen werden.

Nicht ganz so häufig wie durch benigne Prozesse werden die extrahepatischen Gallengänge durch maligne Tumoren verlegt, am häufigsten durch Gallenblasen-

[1] Pfuhl und Dienstbach 1938. [2] Kühn und Hildebrand 1953. [3] Keller 1934.
[4] Creutzfeld und Kühn 1954. [5] Epstein und Lipschutz 1952.
[6] Del Valle und Donovan 1926.
[7] Caroli 1950, Mallet-Guy, Feroldi und Micek 1950, Schöndube 1956.

und Pankreaskopfcarcinome, seltener durch Choledochus- (Papillen-) oder primäre Leberkrebse, die sich in der Gegend der Leberpforte entwickeln. Gutartige Tumoren der extrahepatischen Gallenwege (z. B. Papillome) sind sehr selten.

Eine besondere Eigentümlichkeit des Serumbilirubins bei malignem Verschlußikterus ist seine partielle Extrahierbarkeit mit Äther, die bei Gallengangsverschluß durch Carcinom in etwa 90% der Fälle, bei Ikterus anderer Ätiologie dagegen nur sehr selten beobachtet wird[1]. Bei diesem „ätherlöslichen Bilirubin" handelt es sich um einen Farbstoff, der sich durch seine Spektralabsorption und sein physikalisch-chemisches Verhalten, z. B. durch seine Eiweißbindung, vom Serum- und Gallenbilirubin unterscheidet[2].

Als Folge des kompletten Gallengangsverschlusses kommt es zu einer hochgradigen Erweiterung der intrahepatischen Gallengänge (Hydrohepatose). Die gestaute Galle erleidet charakteristische Veränderungen. Sie färbt sich zunehmend grün und enthält schließlich nur noch Biliverdin, wahrscheinlich infolge Oxydation des Bilirubins durch oxydierende Fermente, besonders bei gleichzeitiger Infektion[3], nach anderer Auffassung[4] infolge Blockierung des biliverdinreduzierenden Fermentes durch die gestaute Galle. Bei sehr lange dauernder Stauung kann die Galle sich schließlich ganz entfärben, es entsteht die sog. *weiße Galle*, besonders bei Verschluß oberhalb der Cysticusmündung, wenn also das Reservoir der Gallenblase ausgeschaltet ist[5]. Nach ARONSOHN (1935) ist für die Entstehung der weißen Galle vornehmlich die Infektion des gestauten Gallengangsinhalts, nach LA MANNA (1937) die Leberzellschädigung verantwortlich, die schließlich zum völligen Sistieren der Farbstoffsekretion führt.

Auf die *histologischen Leberveränderungen* beim Gallengangsverschluß kann an dieser Stelle nicht ausführlich eingegangen werden. Sie werden z. T. im Abschnitt über die Ikteruspathogenese (S. 450) besprochen, im übrigen sei auf die Darstellung von RÖSSLE im Handbuch der Pathologischen Anatomie verwiesen, die auch heute noch volle Gültigkeit besitzt. Es sei hier nur erwähnt, daß im Frühstadium des Verschlusses die ersten degenerativen Leberzellveränderungen in der äußersten Läppchenperipherie angetroffen werden, vornehmlich in der Umgebung der Nahtstellen zwischen intralobulärem und periportalem Gallengangssystem. Später treten auch im Läppcheninneren Leberzellnekrosen auf, sog. „Gallennekrosen", schließlich kommt es zur reaktiven Bindegewebsvermehrung, es resultiert die biliäre Cirrhose, wobei allerdings die Verwerfung der Struktur unter Umständen lange auf sich warten läßt.

Die Möglichkeit, daß allein durch Gallestauung eine echte Cirrhose (biliäre Cirrhose, besser Cirrhose durch Gallestauung[6]) entsteht, ohne gleichzeitige bakterielle Cholangitis durch Sekundärinfektion, ist früher vielfach angezweifelt worden[7], nach den Beobachtungen an Säuglingen mit Gallengangsatresie, bei denen eine Infektion mit Sicherheit ausgeschlossen werden kann, aber unbedingt zuzugeben[8]. Die Resistenz der Leber gegenüber der Gallenstauung ist im übrigen bei den einzelnen Tierarten ganz verschieden, was auch in den unterschiedlichen morphologischen Veränderungen in der Frühphase des Verschlußikterus zum Ausdruck kommt[9]. Rückschlüsse auf die Verhältnisse beim Menschen sind aus dem Tierexperiment nur mit Einschränkungen erlaubt.

Bei den *intrahepatischen* Störungen der Galleableitung sind Verschlüsse der größeren intrahepatischen Gallengänge und Behinderungen des Gallenabflusses an der Läppchenbindegewebsgrenze im Bereich der präcapillären Gallengänge (Cholangiolen) zu unterscheiden. Erstere werden vornehmlich durch intrahepatische Tumoren, meistens Metastasen, verursacht. Zum Ikterus kommt es

---

[1] VARELA-FUENTES und VIANA 1933, VARELA-FUENTES 1950, ASCOLI 1935, ALBERS und MERTEN 1940, MUTOLO 1948, KÜHN und PIRWITZ 1952.
[2] BECK und KÜHN 1956, vgl. auch S. 432. [3] FRANKE 1931. [4] BAUMGÄRTEL 1950.
[5] ROUS und MCMASTER 1921. [6] GIBSON und ROBERTSON 1939.
[7] Vgl. EPPINGER 1937. [8] Vgl. RÖSSLE 1930.
[9] OGATA 1913, HIYEDA 1925, RABL 1931, SCHEUNERT 1931, CANTAROW und STEWART 1935, BOLLMAN und MANN 1936 u. v. a.

beim Menschen nur, wenn mehr als zwei Drittel der Gallenwege verlegt sind. Klinisch wichtiger ist der zweite Vorgang, der zum intrahepatischen Verschlußikterus im eigentlichen Sinne führt, denn hier handelt es sich um Prozesse, deren differential-diagnostische Abgrenzung gegenüber parenchymatösen Ikterusformen einerseits und extrahepatischem Verschlußikterus andererseits außerordentlich schwierig sein kann. Solche Formen der Gallestauung sind schon früher bei manchen Fällen von katarrhalischem Ikterus (sog. *cholangitische Form*) von Adler (1932) und Eppinger (1937), neuerdings auch bei bestimmten Verlaufsvarianten der Hepatitis beschrieben worden[1]. Auch der Frühikterus nach *Salvarsan* kann das Bild eines intrahepatischen Gallengangsverschlusses bieten[2]. Als Ursache wurde eine allergische Entzündung im Bereich der kleinsten Gallengänge angenommen. Unter dem biochemischen Bild des Verschlußikterus verlaufende Erkrankungen wurden ferner nach *Methyltestosterontherapie* beschrieben[3], nach *Aureomycintherapie*[4] und *phenothiazin*haltigen Präparaten, z. B. Chlorpromazin[5] und Largactil[6], bei Ratten nach *Vitamin A-freier Ernährung*[7], schließlich auch bei ätiologisch ganz unklaren Fällen, die insbesondere keinerlei entzündliche Veränderungen im Sinne einer Cholangitis boten, so daß an chemische Veränderungen mit abnormer Zähflüssigkeit der Galle gedacht wurde[8].

Diesen eigentümlichen Erkrankungen, zweckmäßig als „cholostatische Hepatose“ bezeichnet, liegt offenbar eine besondere Form der Leberzellschädigung zugrunde, deren pathogenetischer Mechanismus von einer Behinderung des cellulären Wassertransportes beherrscht wird. Infolgedessen wird eine zu wenig flüssige „Primärgalle“ gebildet, die bereits in den Gallencapillaren ausfällt. Auch eine Permeabilitätsstörung mit vermehrter Eiweißausscheidung in die Galle (Proteinocholie, vgl.S. 423 ff.) muß diskutiert werden. Andere Autoren dachten an eine gesteigerte Wasser-Rückresorption im Bereich der präcapillären Gallengänge (Zwischenstücke, Schaltstücke). Das würde bedeuten, daß der primäre Schaden nicht an der Leberzelle, sondern an den Epithelien dieser Übergangsstrukturen beginnt, wie es auch von einigen anderen Giften, z. B. dem Toluylendiamin, bekannt ist. An dieser Stelle ist möglicherweise auch der Angriffspunkt der — noch unbekannten — Noxe bei der sog. *„Primären biliären Cirrhose“*[9] zu suchen, einer besonderen Form der Lebercirrhose, die ebenfalls mit den Zeichen einer Gallenabfluß-Störung einhergeht und histologisch das Bild einer chronischen Pericholangiolitis bietet, bei freien extrahepatischen und intrahepatischen Gallengängen. In einem Stadium dieser Erkrankung kann es zu extremen Steigerungen des Serum-Cholesterin- und Phospholipoid-Spiegels mit Ausbildung von Hautxanthomen kommen, die Kranken bieten dann das Bild, wie es von Thannhauser und Mitarbeitern[10] als *„Xanthomatöse biliäre Cirrhose“* beschrieben worden ist.

Die differentialdiagnostischen Schwierigkeiten bei allen diesen Fällen liegen darin, daß sie klinisch und blutchemisch das Bild des kompletten Verschlußikterus bieten, so daß sie nicht selten unter der Diagnose eines extrahepatischen Gallengangsverschlusses zur Operation kommen, die dann an den extrahepatischen Gallenwegen einen völlig normalen Befund ergibt.

Auch die akute ascendierende Cholangitis kann zum Ikterus mit vorwiegenden Zeichen der Gallestauung führen, allerdings gesellen sich meistens die Zeichen der Leberzellschädigung hinzu. Bei chronischer Cholangitis (auch der umstrittenen Cholangitis lenta) werden dagegen meistens keine Zeichen einer stärkeren Behinderung des Galleabflusses beobachtet[11]. Die *intralobulären* Störungen der Galleableitung werden im Abschnitt über die Ikteruspathogenese behandelt (s. S. 447).

---

1 Watson und Hoffbauer 1946.
2 Hanger und Gutman 1940, Stolzer und Mitarbeiter 1950, Benda, Rissel und Thaler 1950.
3 Werner, Hanger und Kritzler (1950), Brick und Kyle 1952.
4 Batemann und Mitarbeiter 1953.
5 Loftus 1955, Ray, van Ommen und Brown 1955, Stein und Wright 1956.
6 Maier und Rüttner 1955. 7 Hamre 1950.
8 Björneboe, Iversen und Mitarbeiter 1952, Dible, McMichael und Sherlock 1947, Gros 1955.
9 Ahrens und Mitarbeiter 1950; s. auch Kühn, Müller und Pfister.
10 Thannhauser 1950, Mac Mahon und Thannhauser 1949. 11 Vgl. Franke 1950.

2. Funktionelle Störungen der Galleableitung.

(Die Dyskinesien der Gallenwege.)

Bezieht man in die Pathologie der Ausscheidung der Leber auch die der Galleableitung mit ein, so ergibt sich die Notwendigkeit, auch die funktionellen Störungen des galleableitenden Systems zu besprechen. Das um so mehr, weil ein inniger — in vielen Fällen wohl auch kausaler — Zusammenhang zwischen funktionellen Störungen und organischen Erkrankungen der Gallenwege besteht.

Die funktionellen Störungen der Motorik der Gallenblase und -wege (Dyskinesien) sind vor allem von v. BERGMANN und seinen Schülern in ihrer großen klinischen und pathogenetischen Bedeutung erkannt worden. Die Bearbeitung dieses Gebietes ist mit den Namen zahlreicher Forscher verknüpft[1] und vornehmlich durch die modernen klinischen Untersuchungsverfahren wie Röntgenkontrastdarstellung der Gallenwege, Duodenalsondierung, Radiomanometrie, aber auch durch das Tierexperiment gefördert worden[2]. Insbesondere WESTPHAL und Mitarbeiter (1931) haben in Fortführung älterer Untersuchungen[3] die Wirkung des vegetativen Nervensystems auf die Motorik der Gallenwege geklärt.

Bei schwacher faradischer Reizung des Vagus oder kleinen Pilocarpingaben kommt es zur Kontraktion der Gallenblase, geringer Erweiterung des Choledochus und Öffnung des ODDIschen Sphincters. Bei starker Vagusreizung tritt dagegen ein Spasmus in der Portio duodenalis des Choledochus mit Abflußhemmung der Galle ein. Dabei steigt der Druck in der Gallenblase erheblich an (an der Katze wurden am Sphincter ODDI Drucke bis 350 mm H_2O gemessen, gegenüber Normalwerten von 175—190 mm Wassersäule[4]). Beim Hund beträgt der Druck im Choledochus normalerweise 100—120 mm Wassersäule, nach 24—72stündigem Hunger steigt er durch Sphincterschluß auf Werte bis 300 mm an[5]. Bei Vagusreiz kommt es außerdem zur Verengerung der Muskulatur im Collum-Cysticusgebiet[6]. Vaguslähmung durch Atropin läßt die Gallenblasenmuskulatur erschlaffen und die obere Partie der Portio duodenalis des ODDIschen Sphincters sich erweitern. Dabei kontrahiert sich ein besonderer, gegensinnig arbeitender Muskelring im vordersten Teil der VATERschen Papille. Dasselbe geschieht bei Sympathicusreizung, die außerdem zur Erschlaffung des ganzen übrigen Gallengangssystems führt (vgl. das Kapitel über Physiologie der Galleableitung).

Der Entleerungsmechanismus der Gallenblase unterliegt somit einer sehr komplizierten nervalen Steuerung. Berücksichtigt man außerdem die hormonalen und pharmakologischen Einwirkungsmöglichkeiten[7], so erscheint es einleuchtend, daß es leicht zu Störungen in der Motorik des galleableitenden Systems kommen kann.

Dabei darf nicht übersehen werden, daß auch diesem System eine gewisse Autonomie eigen ist. Nach völliger Durchschneidung des Vagus und Sympathicus treten ohne besondere Reize keine abnormen Bewegungen der Gallengangsmuskulatur auf, und die Schlußfähigkeit des Sphincters bleibt erhalten[8]. Ähnlich verhält es sich mit der Konzentrationsfähigkeit der Gallenblase, die ebenfalls vom vegetativen System gesteuert wird. Sie ist bei Vagusreizung gesteigert, daher die starke Bilirubinanreicherung in der hypertonen Stauungsgallenblase[9]. Nach Vagotomie ist sie zuerst deutlich herabgesetzt, wird aber nach einigen Monaten wieder normal[10].

---

[1] WESTPHAL 1923, KALK 1928, KALK und SCHÖNDUBE 1926, SCHÖNDUBE 1928, 1939, CHIRAY und PAVEL 1947, 1936, 1950, CAROLI 1950, FEDELI 1936, zit. nach DOMINICI 1952, ZAMPA 1935, zit. nach DOMINICI 1952 u. v. a.

[2] Vgl. HESS 1955, MALLET-GUY, JEANJEAN und MARION 1947, SCHÖNDUBE 1956.

[3] DOYON 1896, zit. nach WESTPHAL, GLEICHMANN und MANN, COURTADE und GUYON 1906, BAINBRIDGE und DALE 1905.

[4] WESTPHAL und Mitarbeiter 1931. [5] ELMAN und MCMASTER 1926. [6] LUETKENS 1926.

[7] IVY 1932, IVY und GOLDMAN 1939, SNAPE, FRIEDMAN und THOMAS 1948, KALK und SCHÖNDUBE 1926.

[8] WESTPHAL 1923. [9] WESTPHAL und Mitarbeiter 1931. [10] THURNHERR und WENZL 1949.

Was nun die verschiedenen Formen der Dyskinesien angeht, so unterscheidet der Kliniker in der Hauptsache hypertonische Formen mit Spasmen des Oddischen Sphincters oder des Collum-Cysticussphincters (hypertonische Stauungsgallenblase) und hypo- bzw. atonische Formen, schließlich hyperkinetische Dystonien mit erhöhter Reizbarkeit des gesamten Systems, wobei aber der geordnete Ablauf der verschiedenen motorischen Vorgänge erhalten ist. Weitere Differenzierungen[1] lassen sich — jedenfalls klinisch — kaum durchführen[2].

Charakteristisch für die erste Form ist die sehr hohe Bilirubinkonzentration in der Blasengalle, die nach Schöndube (1928) und Kalk und Schöndube (1926) über 400 mg-% ansteigen kann (in einem Fall Schöndubes wurde die enorme Konzentration von 1400 mg-% gefunden). Morphologisch finden sich eine kräftige Muskulatur der Gallenblasenwand, starke Gefäßfüllung, vermehrter Rundzellengehalt der Wand, hin und wieder auch Zeichen gesteigerter Lipoidresorption der Schleimhaut, es bestehen also Beziehungen zur Erdbeer- oder Stippchengallenblase[3]. Bei der hypotonen Form ist der Bilirubingehalt der Blasengalle normal, während die Farbstoffkonzentration der mittels Sonde gewonnenen Duodenalgalle infolge des mangelhaften Ansprechens auf den Reiz herabgesetzt ist. Morphologisch findet man bei diesen Fällen eine große weite Gallenblase mit dünner muskelarmer Wandung und gut ausgebildetem Schließmuskel am Collum-Cysticusübergang, aber einen schwach entwickelten Sphincter Oddi.

Wenn wir eingangs darauf hingewiesen haben, daß für die Entstehung der Gallenwegsdyskinesien dysregulatorische Vorgänge am gesamten vegetativendokrinen System von Bedeutung sind, so fragt es sich, inwieweit wir über Beobachtungen aus der menschlichen Pathologie verfügen, die als Stütze für diese Auffassungen gelten können. Tatsächlich gibt es eine ganze Reihe solcher Befunde. Westphal (1923) hat in ausgedehnten Untersuchungen gezeigt, daß sowohl bei der *Menstruation* wie in der *Schwangerschaft* Dyskinesien der Gallenwege häufig vorkommen[4], das gleiche gilt für die große Gruppe der „vegetativ Stigmatisierten"[5]. Schon diese Beobachtungen können eine Erklärung dafür abgeben, warum das weibliche Geschlecht so viel „anfälliger" hinsichtlich seines Gallengangssystems ist als das männliche. Nach Luetkens (1948) kommen in der ersten Lebenshälfte auf einen gallenwegskranken Mann 3—4, in der zweiten Lebenshälfte 2 Frauen (Zusammenstellung der älteren Literatur über Gallengangssystem und weibliches Genitalsystem bei Luetkens 1948, vgl. im übrigen S. 465 und bei [2]).

Westphal weist darauf hin, daß auch *direkte* Schädigungen des vegetativen Nervensystems zu Gallengangsdyskinesien führen können, z. B. Bleivergiftung, Tabes dorsalis und schwere Spondylosis deformans der Brustwirbelsäule mit Kompression der Rami communicantes des Sympathicus. Schließlich können Dyskinesien durch viscero-viscerale Reflexe ausgelöst werden, z. B. beim *Ulcus duodeni*[6]. Ob es berechtigt ist, die infolge Altersinvolution sich einstellende Motilitätsschwäche der Gallenblase, die als Ursache der im Alter entstehenden Gallensteine angesprochen wurde, in den Begriff der Dyskinesien mit einzubeziehen, bleibe dahingestellt. Wohl aber muß an dieser Stelle auf die Störungen der Gallenblasenmotorik bei *Parenchymerkrankungen der Leber* (z. B. Hepatitis, Lebercirrhose) hingewiesen werden[7], deren Ursache noch unklar ist. Man könnte

[1] Dominici 1951. [2] Vgl. auch Schöndube 1956, Horn 1956.
[3] Aschoff 1923, Bernhard und Fenster 1936, Hertel 1950, Freers 1941.
[4] Vgl. auch Hoffmann 1925. [5] v. Bergmann 1936.
[6] Bronner 1927, Kalk und Siebert 1927.
[7] Kalk 1932, 1949, Chiray und Dupuy 1940, Varela-Fuentes und Varela-Lopez 1951, Schöndube 1956.

an Beziehungen zwischen Leberfunktion und Bildung von Cholecystokinin denken, andererseits scheint dabei auch eine erhöhte Spasmenbereitschaft des Sphincter Oddi zu bestehen, denn durch Novocaininstillation ins Duodenum läßt sich bei solchen Fällen gelegentlich eine erhebliche Steigerung des Gallenflusses erzielen[1].

Von großer Bedeutung für die Dyskinesien ist schließlich die Rolle *psychischer* Faktoren, was uns nicht wundert, wenn wir die innige Verknüpfung der seelischen mit der vegetativen Sphäre bedenken. „... alles, was das Dasein an Konfliktmöglichkeiten bietet, kann die Gallenwege als Ausdrucksorgan der seelischen Insulte auf den Organismus treffen"[2]. An kaum einem Organ wie dem galleableitenden Apparat — das Herz vielleicht ausgenommen — können die Auswirkungen psychischer Dysharmonien so drastisch in Erscheinung treten[3]. Das kommt bereits im alten Volksglauben vom „sich gelb ärgern" zum Ausdruck.

Dazu ist allerdings zu bemerken, daß die Frage des „*Icterus emotionalis*" noch keineswegs hinreichend geklärt und u. W. auch nicht systematisch genug untersucht worden ist[4]. Ob ein Spasmus des Sphincter Oddi unter starkem Vagusreiz eine Gallestauung bis zum Auftreten eines sichtbaren Ikterus hervorrufen kann, wie es von einigen Autoren[5] erwogen wird, erscheint zumindest zweifelhaft. Wir haben jedenfalls niemals ein solches Vorkommnis mit Sicherheit beobachtet. Möglicherweise kann es zu kurz dauerndem Anstieg des Serumbilirubins kommen, denn Hyperbilirubinämien bei „Nervösen" und „vegetativ Stigmatisierten" sind bekannt[6]. Doch ist es nicht sicher, ob es sich dabei wirklich um eine Folge von Gallenwegsdyskinesien handelt, oder ob nicht eine mangelhafte Ausscheidung prähepatischen Bilirubins unter dem Eindruck zentralnervöser Dysregulationen dieser Erhöhung des Serumbilirubins zugrunde liegt[7] (vgl. im übrigen S. 392 und 446).

Über Störungen der Gallenwegsmotorik bei echten Psychosen liegen u. W. keine gesicherten Beobachtungen vor.

Wenn wirklich dyskinetische Vorgänge am galleableitenden System von der Psyche her ausgelöst werden können, so ist damit eine Möglichkeit gegeben, daß primär funktionelle Störungen zur Ursache organischer Erkrankungen werden können. Denn sowohl Entzündungen wie Konkremente können auf dem Boden der funktionellen Stauungsgallenblase entstehen (vgl. S. 465).

Abschließend sei noch kurz auf die Veränderungen eingegangen, mit denen sich Dyskinesien der Gallenwege sowohl am Leber-Gallensystem wie an anderen Organen auswirken können. Reflektorisch kann es von den überdehnten Gallenwegen aus zur Lähmung der Darmperistaltik kommen, ein Vorgang, der sich auch im Tierversuch reproduzieren läßt und anscheinend über den Vagus vermittelt wird, da er nach doppelseitiger Vagotomie ausbleibt[8]. Wichtig sind die Folgen des Übertritts von Galle in den *Pankreasausführungsgang*. Sie umfassen alle Grade der Schädigung, vom Pankreasödem[9] über die leichtesten Formen der Pankreatitis bis zur schwersten Pankreasnekrose[10]. Mancher Fall von akuter Pankreasnekrose, bei dem eine gemeinsame Mündung der Ausführungsgänge, aber kein verschließender Stein gefunden wird, dürfte spastisch-dyskinetischen Vorgängen im Bereich des Sphincter Oddi seine Entstehung verdanken[11], ebenso manche chronische Pankreatitis. Vielleicht ergeben sich damit auch Hinweise auf die Genese des Pankreaskopfcarcinoms. Aber auch das Umgekehrte ist möglich: Eindringen von Pankreassaft in die Gallengänge mit nachfolgender Entstehung einer Cholecystitis, Wandnekrose und schließlich galliger Peritonitis[12].

---

[1] VARELA-FUENTES und VARELA-LOPEZ 1951. [2] WESTPHAL und Mitarbeiter 1931.
[3] WITTKOWER 1928. [4] Vgl. CHABROL 1932. [5] WESTPHAL 1931, PAVEL 1934.
[6] CHROMETZKA 1929, STIEFEL und Mitarbeiter 1954. [7] STIEFEL und Mitarbeiter 1954.
[8] MONGES 1949. [9] McGOWAN 1950.
[10] WESTPHAL und Mitarbeiter 1931, STOCKER 1932. [11] STOCKER 1932.
[12] SCHÖNBAUER 1924, ERB und BARTH 1925, WESTPHAL 1928, POPPER 1933, 1934, 1936, BRACKERTZ 1932, GRIESSMANN 1942.

Von besonderer Bedeutung dürfte die Kombination von Gallestauung und Übertritt von Pankreassaft sein[1].

Wir erlebten die Entwicklung einer galligen Peritonitis einige Tage nach Anlegung eines Pneumoperitoneums bei einem 60jährigen Mann mit Lebercirrhose. Die Obduktion ergab als Ursache der Peritonitis eine nekrotisierende Cholecystitis bei gemeinsamer Mündung des Choledochus und eines akzessorischen Pankreasganges; Konkremente waren nicht zu finden. Offenbar waren durch den Reiz des Pneumoperitoneums dyskinetische Vorgänge an den Gallenwegen, speziell dem Sphincter Oddi ausgelöst worden, wodurch es zum Übertritt von Pankreassaft in die Gallenblase gekommen war.

Auf die Beziehungen der Gallenwegsdyskinesien zu Entzündungen und Konkrementbildungen in den ableitenden Gallenwegen wird bei der Besprechung der Pathogenese der Gallensteine näher eingegangen (s. S. 464ff.).

Folgen der Cholecystektomie.

Nach Cholecystektomie erweitert sich der Choledochus, wobei sich das kubische Epithel in zylindrisches Drüsenepithel umbildet[2]. Auch die Gallenflüssigkeit zeigt Veränderungen, sie wird konzentrierter (kompensatorische Pleiochromie), offenbar erfolgt eine Eindickung im Choledochus[3]. Der Schluß des Sphincter Oddi wird stärker, der Druck im Choledochus zeigt infolge fehlender Regulation durch die Gallenblase größere Schwankungen. Auch das Gegenteil, Sphincterinsuffizienz, wird nicht selten nach Cholecystektomie beobachtet, mit allen ihren unerwünschten Folgen (Cholangitis, Pankreatitis). Die Fettverdauung kann infolge Fehlens des Gallenblasenhormons (Cholecysmon) gestört sein[4]. Über die Häufigkeit der Beschwerden nach Cholecystektomie sind die Angaben nicht ganz einheitlich. In der älteren Literatur[5] werden 5—20% angegeben, in einer neueren größeren Statistik der Freiburger Chirurgischen Klinik 3,4%. Diese Beschwerden verdanken ihre Entstehung sicherlich häufiger dyskinetischen Vorgängen, insbesondere Krampfzuständen am Sphincter Oddi, als den so oft angeschuldigten Verwachsungen[6], denn sie sind durch operative Eingriffe am Splanchnicus günstig zu beeinflussen[7]. Auch Neurome im Cysticusstumpf werden als Ursache dieser Beschwerden angesehen[8].

3. Folgen von Gallenfistel, Gallestauung und Austritt von Galle in die Bauchhöhle.

Bei Hunden mit lang dauernder Gallenfistel entwickelt sich eine, allerdings nicht sehr hochgradige *Anämie*[9], die aber nicht auf Eisenmangel beruht, da die Eisenausscheidung durch die Galle gering ist (vgl. S. 421/22). Auch beim Gallengangsverschluß entsteht mit der Zeit eine *makrocytäre Anämie* mit gesteigerter Erythrocytenresistenz[10]. Wahrscheinlich handelt es sich um die Folge der gestörten Resorption fettlöslicher Vitamine (A, E, K)[11]. Auch die bei Gallenfistelträgern auftretende *Osteoporose* entsteht nicht allein durch eine D-Avitaminose infolge des Sterinverlustes bzw. der mangelhaften Vitamin D-Resorption, sondern auch durch eine allgemeine Mineralstoffwechselstörung im Gefolge der Alkaliverarmung[12], denn beim Hund mit Gallenfistel wird die Calciumbilanz trotz Vitamin D-Zulage negativ, und schließlich entwickelt sich ein rachitisähnliches Bild. Wahrscheinlich ist auch die Resorption von Kalksalzen, deren

---

[1] Reid 1949. [2] Luetkens 1926. [3] Kalk und Schöndube 1926, Kalk 1928.
[4] Pribram 1951. [5] Stroebe 1938. [6] Stroebe 1938, Davison 1947.
[7] Bernhard 1950. [8] Womack und Russel 1946.
[9] Adler und Brehm 1925, Antognetti und Scopinaro 1938.
[10] Seyderhelm und Tamann 1927, 1929, Thiessen und Hanzal 1941.
[11] Heilmeyer und Begemann 1951.
[12] Eppinger 1937, Redi, zit. nach Horsters 1932, Colwell 1950.

Löslichkeit durch Gallensäuren erhöht wird, in solchen Fällen gestört[1]. Die Neigung zur Entwicklung peptischer Duodenalulcera bei Hunden nach Gallengangsunterbindung[2] hängt wohl mit der mangelhaften Neutralisation des Magensaftes infolge des Fehlens der alkalischen Galle im Darm zusammen.

Daß lang dauernder Galleverlust zur Wasserverarmung und Hypochlorämie führen kann[3], muß bezweifelt werden. Bemerkenswert erscheint dagegen die Mitteilung, daß Hg-Diuretica (z. B. Salyrgan) beim Kaninchen ihre diuretische Wirksamkeit verlieren, wenn die Galle nach außen abgeleitet wird. CLAUSSEN (1932) nimmt an, daß unter der Einwirkung des Salyrgan ein diuretisches Agens in der Leber gebildet wird, das mit der Galle in den Darm ausgeschieden und dort rückresorbiert wird. Über *Störungen des Wasserstoffwechsels* bei Ratten mit Gallenfistel berichtet auch COLWELL (1950).

Bei Hunden wurde nach 20tägiger Galleableitung eine Vermehrung der Belegzellen der Magenschleimhaut beobachtet, in der Leber eine periphere Verfettung und zentrale Ablagerung von Gallenfarbstoff, in der Schilddrüse Zeichen von Unterfunktion, in den Nebenschilddrüsen dagegen Zeichen erhöhter Aktivität. Im Pankreas fand sich eine Zunahme der LANGERHANSschen Inseln, in den Nebennieren eine Abnahme des Carotins[4]. Nach Gallengangsunterbindung können sich bei Hunden Gehirnveränderungen wie bei WILSONscher Sklerose entwickeln[5].

Die *Fettresorption* ist beim Fehlen der Galle im Darm erheblich behindert. Gelangt noch Pankreassekret in das Duodenum, so können die Fette zwar noch in Glycerin und Fettsäuren gespalten, infolge des Mangels an Alkali und Gallensäuren aber nicht mehr vollständig resorbiert werden. Das geht deutlich aus der Tabelle von SCHMIDT und STRASSBURGER (1915) hervor.

Immerhin gelangt auch beim kompletten Gallengangverschluß noch ein beträchtlicher Anteil der Nahrungsfette zur Resorption, z. T. in ungespaltenem Zustand, wie mit Hilfe radioaktiv markierter Fettsäuren festgestellt werden konnte (vgl. den Abschnitt über Resorption und Fettstoffwechsel in diesem Handbuch[6]). Außerdem wird bei Gallengangverschluß aber auch vermehrt endogenes Fett mit den Faeces ausgeschieden[7].

Schwere Störungen erleidet die *Blutgerinnung*, wenn keine Galle in den Darm gelangt. Das ist in erster Linie Folge der mangelhaften Resorption des

Tabelle 1.

		Prozentgehalt des Fettes im trockenen Stuhl	Absolute, in drei Tagen ausgeschiedene Fettmenge	Unresorbiert in Prozent des Nahrungsfettes	Wieviel Prozent des Kotfettes sind gespalten?
Normal	L.	21,45	12,93	5,17	60,29
	W.	21,93	13,60	5,43	64,31
	Ka	26,61	14,80	5,93	56,89
	Mittel . . .	23,24	13,78	5,50	60,50
Mechanischer Gallenabschluß	G	48,48	57,13	22,79	67,06
	D	43,87	69,31	27,70	46,45
	C	53,59	68,06	27,30	85,00
	Mittel . . .	48,65	64,83	25,89	66,84

[1] KLINKE 1933, VERNE und VERNE 1940. [2] BOLLMAN und MANN 1936.
[3] MELCHIOR, zit. nach SCHWIEGK 1938. [4] VERNE und VERNE 1940.
[5] WAGGONER und MALAMUD 1942.
[6] Weitere Übersichten bei FRAZER 1953, LANG 1953.
[7] BERNHARD, SEELIG und WAGNER 1956.

fettlöslichen Vitamin K[1], welches die Leber zur Prothrombinsynthese benötigt. Infolgedessen läßt sich die Hypoprothrombinämie beim Verschlußikterus oder Gallenfistelträger durch parenterale Zufuhr von wasserlöslichem Vitamin K beheben, im Gegensatz zum Prothrombinmangel bei schweren Leberparenchymerkrankungen (z. B. Lebercirrhosen), bei denen trotz ausreichender Vitamin K-Resorption die Leberzelle die Fähigkeit zur Prothrombinsynthese verloren hat[2]. Die Prothrombinbestimmung vor und nach parenteraler Vitamin K-Zufuhr ist deshalb heute in der Klinik ein wichtiges Hilfsmittel in der Differentialdiagnose des Ikterus[3].

Auch die *Capillarresistenz* ist beim Verschlußikterus erniedrigt, möglicherweise ebenfalls infolge des Vitamin K-Mangels, denn sie ist durch parenterale Gaben von Vitamin K zu normalisieren, allerdings nur, wenn der Prothrombinspiegel ansteigt[4]. Ob die weiteren Veränderungen des Gerinnungssystems, die beim Verschlußikterus auftreten, wie die Erhöhung des Plasmafibrinogens, der Plasmaantithrombinaktivität und des fibrinolytischen Potentials ebenfalls mit dem Fehlen der Galle im Darm zusammenhängen, ist noch nicht sicher erwiesen[5].

Weitere Störungen der Leberfunktion auf dem Gebiet des *intermediären Stoffwechsels*, die sich im Gefolge der Gallestauung entwickeln, können hier nur kurz gestreift werden. Beim unkomplizierten Gallengangsverschluß können solche Störungen verhältnismäßig lange Zeit ausbleiben, nach einigen Wochen beginnen allerdings feinere Funktionsprüfungen doch Ausfälle anzuzeigen. Das macht die Differentialdiagnose des Ikterus in fortgeschrittenen Fällen sehr schwierig[6]. Relativ lange scheint beim Menschen der Kohlenhydratstoffwechsel ungestört zu bleiben (im Gegensatz zum Kaninchen[7]), so hat sich die Galaktosebelastung in der Differentialdiagnose des Ikterus ganz gut bewährt.[8] Bei längerer Dauer des Gallengangsverschlusses fällt sie allerdings schließlich auch pathologisch aus[9]. Von den Eiweißlabilitätsproben bleiben besonders die Thymoltrübungs- bzw. -flockungsreaktion[10] und die Kephalin-Cholesterinflockungsreaktion[11] relativ lange negativ, beim Hinzutreten einer Infektion werden allerdings die Eiweißlabilitätsproben bald stark positiv. Die Hippursäuresynthese[12] wird bei Gallestauung schon ziemlich frühzeitig gestört[13].

Der unkomplizierte Gallengangsverschluß wird im übrigen von Mensch und Tier verhältnismäßig lange ertragen[14]. Tritt schließlich der Tod ein, dann nicht etwa infolge einer Galleintoxikation, sondern infolge des Zusammenbruches der intermediären Stoffwechselfunktionen der Leber durch die im Gefolge der Gallestauung sich einstellende, sekundäre Leberzellschädigung.

Die bei sehr lange bestehendem Verschlußikterus gelegentlich — nach unseren Erfahrungen allerdings doch sehr selten — auftretenden cerebralen Erscheinungen[15] mögen mit den erwähnten beim Hund beobachteten Stammhirnveränderungen nach Gallengangsunterbindung zusammenhängen[16]. Die Ursache der günstigen Wirkung eines durch Gallengangsverschluß hervorgerufenen Ikterus auf zentrale Bewegungsstörungen, z. B. bei multipler Sklerose, ist noch nicht geklärt[17].

Ergießt sich Galle in die freie Bauchhöhle *(Cholaskos)*, so entwickelt sich nach kurzer Zeit ein schweres Krankheitsbild. Hunde gehen 24—48 Std nach Ableitung der Galle in die Bauchhöhle unter Intoxikationserscheinungen und zunehmender Somnolenz zugrunde[18]. Merkwürdigerweise tritt dabei kein stärkerer Ikterus auf. Der Tod erfolgt — im Gegensatz zum Gallengangsverschluß — offenbar an einer echten Gallensäurenvergiftung, denn im Serum wurden 18 bis

[1] DAM 1939, 1940. [2] QUICK 1938.
[3] KOLLER 1941, JEANNERET 1944, Literatur bei HEILMEYER und BEGEMANN 1951.
[4] STEFANINI 1950.
[5] STEFANINI 1950, SOKAL, SCHMID und HÖRDER 1955, WITTE und DIRNBERGER 1955.
[6] Vgl. DUCCI 1947, KÜHN 1954. [7] EDLUND 1948. [8] ALTHAUSEN 1948.
[9] SCHIFF 1946. [10] MACLAGAN 1944. [11] HANGER 1938. [12] QUICK 1936.
[13] PETERS und HARMANCI 1950. [14] EPPINGER 1937. [15] Vgl. EPPINGER 1937.
[16] Vgl. auch KIRSCHBAUM, zit. nach SCHALTENBRAND 1926.
[17] URBAN 1949 (Literatur). [18] ROSENTHAL und Mitarbeiter 1927.

34 mg-% Taurocholsäure gefunden, im Gehirn sogar 22—57 mg-%. Ähnlich sind die letalen Konzentrationen bei intravenöser Vergiftung von Hunden mit taurocholsaurem Natrium[1]. Im Gegensatz zum Cholaskos werden beim kompletten Gallengangsverschluß niemals so große Gallensäurenmengen in Blut und Geweben gefunden, vermutlich weil die Leberzellen die Gallensäurenproduktion unter dem Eindruck der Gallestauung bald einstellen.

Auf die Folgen des Übertritts von Galle in das Pankreas (bei Choledochusverschluß oberhalb der Papille bei gemeinsamer Mündung von Gallen- und Pankreasgang) wurde bereits S. 403 eingegangen.

III. Die wichtigsten Gallenbestandteile und ihre Ausscheidung unter pathologischen Bedingungen.

1. Gallenfarbstoffe.

A. Bilirubin.

Der eigentliche Farbstoff der Galle, dem sie ihre charakteristische goldgelbe bis braune Farbe verdankt, ist das *Bilirubin*. Seine Ausscheidung ist normalerweise wohl ausschließlich eine Funktion der Leberparenchymzellen.

Nur PAVEL (1943) vertritt die Ansicht, daß nicht nur die Bildung, sondern auch die Ausscheidung des Bilirubins durch die KUPFFERschen Sternzellen erfolge. Aus histologischen Beobachtungen schließt er, daß die Sternzellen mit ihren Fortsätzen zwischen den Leberzellen bis an die Gallencapillaren heranreichen, so daß sie das Bilirubin unmittelbar in diese abgeben können. Die Leberepithelien sollen durch Rückresorption von Wasser die „Primärgalle" konzentrieren.

Über die Vorgänge, die sich bei der Bilirubinausscheidung in die Gallencapillaren abspielen, sind wir nur unvollkommen unterrichtet. Der in den KUPFFERschen Sternzellen gebildete Teil des Gallenfarbstoffes wird wohl unmittelbar in die eng benachbarten Leberepithelien überführt. Aber auch das normalerweise im Blut kreisende Bilirubin wird von der Leber in die Galle eliminiert, ebenso in die Blutbahn eingebrachtes Bilirubin, welches sich in gleicher Weise wie das endogene Bilirubin sogleich an das Serumalbumin bindet. Zum Zwecke der Ausscheidung muß es also erst vom Serumalbumin abgekoppelt werden, die normale Galle ist eiweißfrei (vgl. S. 423). Wie die Trennung von Farbstoffen, und damit auch von Bilirubin, von ihrem Eiweißträger in der Leber erfolgt, insbesondere an welcher Stelle des Hepatons, ist noch nicht im einzelnen geklärt. Theoretisch könnte sich dieser Prozeß noch in der Blutbahn — in den Sinusoiden —, in den KUPFFERschen Sternzellen oder an ihrer Oberfläche (vgl. EPPINGER 1937) oder an der Oberfläche bzw. im Innern der Leberzellen, etwa am GOLGI-Apparat[2], abspielen.

Die letztgenannte Annahme, die allerdings voraussetzen würde, daß das bilirubinbeladene Albuminmolekül die Capillarwand passiert und in die Leberzelle eindringt[3], ist besonders deshalb erörtert worden, weil es naheliegt, für die Abhängung des Bilirubins vom Eiweiß die *Gallensäuren* verantwortlich zu machen, deren Fähigkeit, solche Bindungen zu lösen, seit langem bekannt ist[4]. Gallensäuren finden sich aber wohl nur im Innern der Leberzelle in wirksamer Konzentration, nicht dagegen im Lebercapillarblut oder gar in den KUPFFERschen Sternzellen.

Die Frage des Ausscheidungsmechanismus des Bilirubins — wie auch anderer lebergängiger Farbstoffe — hängt also eng zusammen mit dem Problem der *Permeabilität der Lebercapillaren*, auf das in diesem Zusammenhang etwas näher eingegangen werden muß (vgl. im übrigen den Abschnitt über Physiologie der Ausscheidung).

---

[1] ROSENTHAL und Mitarbeiter 1927. [2] PFUHL und DIENSTBACH 1938.
[3] Vgl. BENNHOLD 1953. [4] S. M. ROSENTHAL 1925, HARROP und BARRON 1929.

Bekanntlich sind die Capillaren in den meisten Körpergebieten unter normalen Bedingungen — d. h. im gesunden Organismus — für die Plasmaeiweißkörper nicht oder nur sehr wenig durchgängig[1]. Nach EPPINGER gilt diese Regel auch für die Lebercapillaren, und die Gewebsflüssigkeit ist hier genau so wie andernorts eiweißfrei.

Nun hat aber bereits STARLING (1894) darauf hingewiesen, daß die Leberlymphe sich vor der Lymphe aller anderen Körpergebiete durch ihren hohen Trockenrückstand auszeichnet. Diese alten Beobachtungen sind in neuerer Zeit durch Arbeiten amerikanischer Autoren und eigene Untersuchungen über den Eiweißgehalt der Leberlymphe bestätigt und erweitert worden. CAIN und Mitarbeiter (1947) fanden in der Leberlymphe von Hunden einen Eiweißgehalt von $^5/_6$ des Blutplasmas, McCARREL und Mitarbeiter (1941) bei Katzen sogar den gleichen Eiweißgehalt wie im Blut. Wir fanden zusammen mit HILDEBRAND (1953) bei Hunden durchschnittlich 70—80%, bei Katzen bis 97% der Bluteiweißkonzentration und bei elektrophoretischen Untersuchungen eine annähernd gleiche prozentuale Verteilung der Fraktionen wie im Blutplasma. Auch Prothrombin und Fibrinogen finden sich in der Leberlymphe in einer Menge, die etwa 85% ihrer Konzentration im Blut entspricht[2].

Diese Beobachtungen sprechen dafür, daß die Lebercapillaren normalerweise für die Plasmaeiweißkörper, zumindest das Albumin frei durchlässig sind[3]. Das wird weiterhin dadurch wahrscheinlich, daß kolloidale Farbstoffe und hochmolekulare Substanzen wie Kollidon und Fremdeiweiß, ins Blut eingebracht, schnell in die Leberlymphe übertreten und sich in gleicher Weise zwischen Blut- und Leberlymphe verteilen wie das Plasmaeiweiß[4].

Diese Tatsachen müssen bei der Diskussion über den Mechanismus der Bilirubinausscheidung und seine Störungen berücksichtigt werden. Es ist unnötig, eine Lösung der Bilirubineiweißbindung innerhalb der Blutbahn oder an der Oberfläche des Capillarendothels zu postulieren, denn man hat guten Grund für die Annahme, daß die Leberzellen direkt vom Plasmastrom bespült werden, so daß die bilirubinbeladenen Albuminmoleküle unmittelbar mit der Leberzelle in Berührung kommen[5]. Das gleiche gilt naturgemäß auch für die Ausscheidung körperfremder Farbstoffe in die Galle, die im Blut größtenteils ebenfalls an das Serumalbumin gebunden sind (vgl. S. 428).

Der Vorgang der Bilirubinausscheidung ist histologisch bei gewöhnlicher Bearbeitung nicht faßbar. Bilirubin stellt sich bei den üblichen Fixierungsverfahren, wenn es nicht übermäßig konzentriert ist, in den Leberzellen nicht dar. Die Darstellung gelingt erst nach Vorfixierung mit Bariumchlorid, wodurch Gallenfarbstoff und Säuren in der Leberzelle gefällt werden[6].

Die Bilirubinkonzentration in der normalen menschlichen Lebergalle (Duodenalgalle) beträgt durchschnittlich etwa 10—30 mg-%[7]. Wir fanden in der Duodenalgalle als Durchschnittswert einer größeren Untersuchungsreihe 10—15 mg-% (A-Galle), nach Auslösung des Gallenblasenreflexes bis 70 mg-% (B-Galle) (Bestimmung nach JENDRASSIK und CLEGHORN). Die tägliche Bilirubinausscheidung schwankt dementsprechend um 300 mg[8].

Das Bilirubin in der Galle gibt die sog. *direkte* Diazoreaktion, nach HIJMANS V. D. BERGH, d. h. es bildet sich ohne Anwesenheit bestimmter Katalysatoren oder Puffersubstanzen mit Diazobenzolsulfonsäure der rote Azofarbstoff. Diese Tatsache ist von großem Einfluß auf die Lehre von der Pathogenese der Gelbsucht gewesen, wird doch eine direkte Diazoreaktion im Serum auf die Anwesenheit von hepatischem, d. h. Gallebilirubin bezogen und als beweisend für die Existenz eines hepatischen Ikterus angesehen[9]. In diesem Zusammenhang ist aber darauf hinzuweisen, daß sich bei entsprechender Methodik auch in der Galle eine Differenz zwischen gesamtem und direktem Bilirubin feststellen läßt, d. h. auch in der Galle kuppelt nicht alles vorhandene Bilirubin direkt mit dem Diazoreagens. Man muß also annehmen, daß auch in der Galle indirektes Bilirubin vorkommt, doch ist diese Frage noch nicht ganz geklärt[10]. SHIMADA (1954) gelang es, in der Blasengalle chromatographisch drei

[1] STARLING 1894, KROGH 1924, EPPINGER 1937, 1949.
[2] BRINKHOUS und WALKER 1941, KÜHN und HILDEBRAND 1953.
[3] Vgl. auch KROGH 1924. [4] KÜHN und HILDEBRAND 1953. [5] WITH 1949.
[6] FORSGREEN 1918, vgl. S. 395ff.
[7] LEPEHNE 1921, EPPINGER 1937, KALK 1946, WITH 1945, ADLER 1929, DOMINICI 1952, BECKMANN 1952.
[8] EPPINGER 1937, ADLER 1929, WITH 1945, WATSON 1956.
[9] HIJMANS V. D. BERGH 1918, ASCHOFF 1925, 1928, 1932, LEPEHNE 1921, RICH 1930, EPPINGER 1937, vgl. S. 433ff.
[10] Vgl. COLE und Mitarbeiter 1954.

verschiedene Bilirubinfraktionen zu trennen (eine dibasische Säure, ein Ester und ein Salz). Wahrscheinlich wird der größte Teil des Bilirubins mit Glucuronsäure verestert ausgeschieden, und zwar vorwiegend als Diglucuronid, ein kleinerer Teil als Monoglucuronid. Diese beiden Fraktionen geben die direkte Diazoreaktion[1]. Ein geringer Teil gelangt dagegen unverestert (als freie Säure) zur Ausscheidung[2]. Nach unseren Beobachtungen beträgt das direkte Bilirubin in der Duodenalgalle durchschnittlich 70—80% des „Gesamt"-Bilirubins, die Verhältnisse ähneln also denen im ikterischen Serum. Früher war man der Ansicht, daß die Gallensäuren für die direkte Diazoreaktion des überwiegenden Teiles des Gallenbilirubins verantwortlich seien[3], jedoch läßt sich diese Vermutung heute nicht mehr aufrechterhalten. GEBHARDT (1939) teilt die eigentümliche Beobachtung mit, daß beim Gallenfistelhund die normalerweise direkt reagierende Fistelgalle nach Einverleibung von Galle in den Magen oder ins Duodenum nur noch indirekt reagiert. Diese Wirkung der Galle ist offenbar von den darin enthaltenen Gallensäuren unabhängig, denn der gleiche Effekt ließ sich mit reinem Bilirubin (Homburg) erzielen. Danach traten auch meßbare Mengen von Urobilinogen in der — sterilen — Fistelgalle auf. Diese Beobachtungen wurden von GEBHARDT als toxische Wirkung des Bilirubins auf die Leberzelle gedeutet.

Indirektes (chloroformlösliches) Bilirubin soll in der Galle bei diffusen Leberparenchymschäden, z. B. auch bei Hepatitis, vermehrt auftreten[4]. Bei manchen Tierarten z. B. Nutriaratte (Myscastor Coypus) findet sich nur indirektes Bilirubin (als Salz) in der Galle[2].

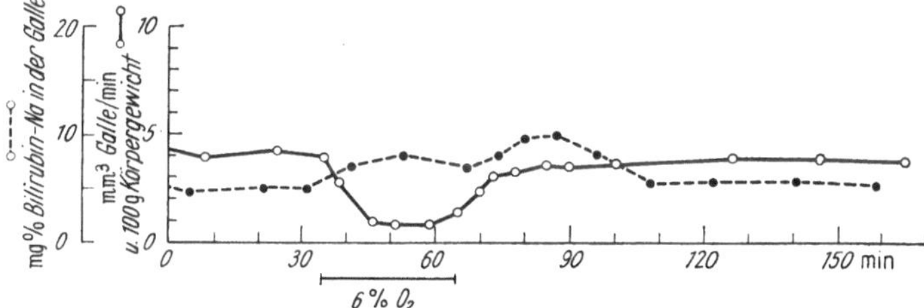

Abb. 6. Einfluß von Sauerstoffmangelatmung auf die Gallensekretion und die Bilirubinkonzentration der Galle bei der Ratte. - - - Bilirubinkonzentration in der Galle; —— ml Galle/min/100 g Körpergewicht. (Nach HANZON 1952.)

Durch *Sauerstoffmangel* wird die Bilirubinausscheidung erheblich gehemmt. Die Abnahme des Gallevolumens unter Sauerstoffmangel versucht die Leber zuerst durch eine Steigerung der Bilirubinkonzentration in der Galle zu kompensieren. Vermehrt man aber den Bilirubingehalt des Blutes durch intravenöse Bilirubininjektionen, so vermag die hypoxämische Leber das zusätzliche Bilirubinangebot nicht in gleicher Weise zu bewältigen wie ein normales Organ[5] (Abb. 6 u. 2).

Bei Ableitung der Galle nach außen sinkt die tägliche Bilirubinausscheidung in den ersten 7 Tagen ab, um sich schließlich auf einen neuen niedrigeren Wert einzustellen. WITH (1945) fand bei 35 Gallenfistelträgern unmittelbar nach der Operation Werte zwischen 200 und 400 mg, nach 7 Tagen zwischen 50 und 250 mg/24 Std. Entsprechende Beobachtungen wurden schon früher bei Hunden nach Anlegung einer Gallenfistel gemacht[6].

Verringerter Bilirubingehalt der Galle wird im übrigen beim Menschen vornehmlich bei mit Ikterus einhergehenden Lebererkrankungen (z. B. Hepatitis) beobachtet. Ob der völlige Farbstoffverlust der Galle nach lang dauerndem Gallengangsverschluß (*weiße Galle*, vgl. S. 399) Folge einer mangelhaften Galleausscheidung durch die Leberzellen oder einer bakteriellen Reduktion des Bilirubins zu farblosen Produkten ist[7], ist noch nicht entschieden. Vollständig farbstoff-freie Galle wird bei Schafen nach dem Fressen der Blätter der in Südafrika vorkommenden Pflanze Lippia Rehmanni Pears, einer Pflanze aus der

[1] BILLING und LATHE 1956, TALAFANT 1956, SCHMID 1956 (vgl. auch S. 435ff.)
[2] SHIMADA 1954. [3] BAUMGÄRTEL 1950, KÜHN 1950.
[4] OLIVA, zit. nach DOMINICI 1952. [5] HANZON 1952.
[6] BROWN, MCMASTER und ROUS 1923. [7] BAUMGÄRTEL 1950.

Familie der Verbenaceen, beobachtet. Das darin enthaltene Gift „Icterogenin", eine Triterpensäure, führt zu einer isolierten Hemmung der Bilirubinausscheidung durch die Leberzelle bei erhaltener Wasserausscheidung, somit zur Sekretion einer wirklich „weißen Galle". Eine ähnliche Vergiftung bei Lämmern durch die Blätter der Pflanze Narthecium ossifragum kommt in Skandinavien vor[1] (vgl. im übrigen S. 443ff.).

Ein erheblich *vermehrter* Bilirubingehalt der Galle (über 100 mg-%) wird bei gesteigertem Blutumsatz (hämolytischer Ikterus, hämolytische und perniziöse Anämie, Malaria) gefunden, aber auch in der Abheilungsphase der Hepatitis (sekundäre Pleiochromie).

Der Bilirubingehalt der *Blasengalle* beträgt das 10—20fache der Lebergalle und kann bei Lebercirrhose sogar auf das 100fache ansteigen[2]. Auch nach Hepatitis findet man hin und wieder eine ungewöhnlich stark konzentrierte Blasengalle, was wahrscheinlich mit der gestörten Gallenblasenmotilität bei Leberparenchymerkrankungen zusammenhängt[3], schließlich auch bei funktionellen Entleerungsstörungen der Gallenblase (vgl. S. 401).

B. Oxydations- und Reduktionsprodukte des Bilirubins.

a) Biliverdin.

In der menschlichen Lebergalle findet sich im Gegensatz zu der Galle der Herbivoren, die reichlich Biliverdin enthält — beim Kaninchen doppelt so viel wie Bilirubin[4] * —, unter normalen Bedingungen kein Biliverdin. In der Blasengalle sollen dagegen gelegentlich Spuren davon vorkommen[5]. Bei Stauung kommt es sehr schnell zur Oxydation des Gallenfarbstoffes, besonders wenn gleichzeitig eine Infektion der Gallenwege besteht. Franke (1931) fand in der Blasengalle bei länger dauerndem Gallengangsverschluß bis 84% des Gesamtfarbstoffes als Biliverdin[6]. Über das Auftreten von Biliverdin und anderen Oxydationsprodukten des Bilirubins in der menschlichen Galle bei Erkrankungen des Leberparenchyms liegen keine gesicherten Beobachtungen vor, nur Kanasaki (1933) erwähnt das Auftreten einer grünen Galle bei Lebercirrhose, deren Farbe nach intravenöser Glucosezufuhr in Gelb umschlug. Ähnliche Befunde wurden von Yamaoka und Mitarbeitern (1952) mitgeteilt: Bei tetrachlorkohlenstoffvergifteten Kaninchen kommt es nach intravenöser Zufuhr von hämolysiertem Blut und Glucose zu einem beträchtlichen Anstieg der Bilirubinkonzentration in der Galle, während die Biliverdinkonzentration abnimmt. Nach Ansicht der genannten Autoren handelt es sich um eine Anregung der Reduktion des Biliverdins zu Bilirubin im Reticuloendothel der Leber. Auch bei schweren Vergiftungen (Phosphor) wurde Biliverdin in der Lebergalle gefunden[7].

Der hohe Verdingehalt der Galle beim Gallengangsverschluß ist wohl auch die Ursache der beim Verschlußikterus häufig zu beobachtenden Biliverdinämie[8] und damit für die Entstehung des sog. Verdinikterus[9]. Das Biliverdin tritt dabei aus der Galle auf dem Blut- und Lymphwege in die Blutbahn über (vgl. S. 451). Diese Erklärung halten wir für wahrscheinlicher als die von anderen Autoren[10] diskutierte Blockierung der biliverdinreduzierenden Fermente beim Verschlußikterus, wodurch der Hämabbau auf der Verdinstufe stehenbleiben soll. Die

[1] Quin, J. L., 1933, With 1955, 1956, Rimington 1955, Ender 1955.
[2] Westphal und Mitarbeiter 1931, Kalk und Schöndube 1926. [3] Kalk 1947.
[4] Yamaoka und Mitarbeiter 1952. [5] Rosenthal 1927. [6] Vgl. auch Horsters 1932.
[7] Fischler 1925. [8] Larson und Mitarbeiter 1947.
[9] Brugsch 1935, Horsters 1939. [10] Larson und Mitarbeiter 1947, Baumgärtel 1950.

* Das in der normalen Kaninchengalle vorkommende Biliverdin stellt nach Yamaoka und Mitarbeitern ein Zwischenprodukt bei der Bilirubinbildung dar.

Fermentblockierung ist nach BAUMGÄRTEL Folge einer p_H-Verschiebung (die verdinhaltige Galle reagiert schwach sauer).

Nach HORSTERS (1932) beruht die schnelle Oxydation des Bilirubins in der gestauten Galle auf der Wirkung oxydierender Fermente aus zerfallenden Leukocyten. Deshalb die besonders schnelle Oxydation in infizierten Gallen. Auch das Serumbilirubin wird bei Verschlußikterus und Cholangitis schneller oxydiert als beim Parenchymikterus, ein Vorgang, den wir mit dem Übertritt der oxydierenden Fermente aus der gestauten Galle ins Blut erklärt haben[1].

b) Reduktionsprodukte des Bilirubins.

Der Nachweis von Reduktionsprodukten des Gallenfarbstoffes in der Galle ist von großer Bedeutung für die Frage der enteralen Entstehung der Urobilinkörper und ihres enterohepatischen Kreislaufs[2], Probleme, die in jüngster Zeit wieder im Mittelpunkt der Diskussion stehen[3].

Nach der heute geltenden Anschauung wird das in den Darm ausgeschiedene Bilirubin durch die Dehydrogenase der Colibakterien[4] zu Mesobilirubin reduziert, woraus Mesobilirubinogen (Urobilin IX α) und der dritte Urobilinkörper[5] entstehen. Wasserstoffdonator ist das Cystein. Ein Teil der Autoren ist der Ansicht, daß Mesobilirubinogen zu Stercobilinogen weiter reduziert werden kann. Die reduktive Umwandlung des Bilirubins würde sich also nach folgendem Schema vollziehen:

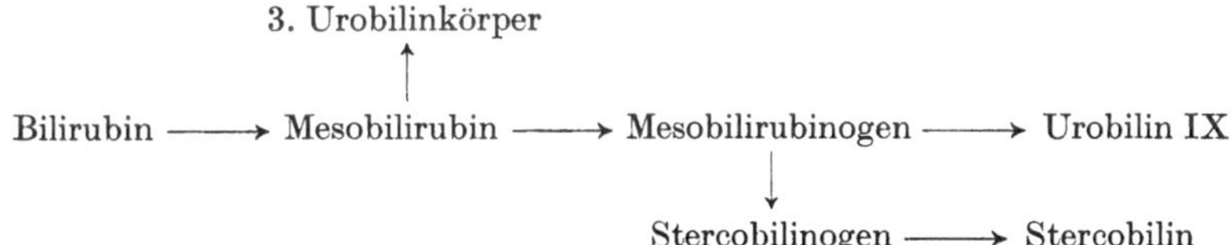

Stercobilin hat 4 H-Atome mehr als Urobilin IX α und 2 H-Atome mehr als Mesobilirubinogen[6]. Nach WATSON (1956) erfolgt die Reduktion über folgende Stufen:

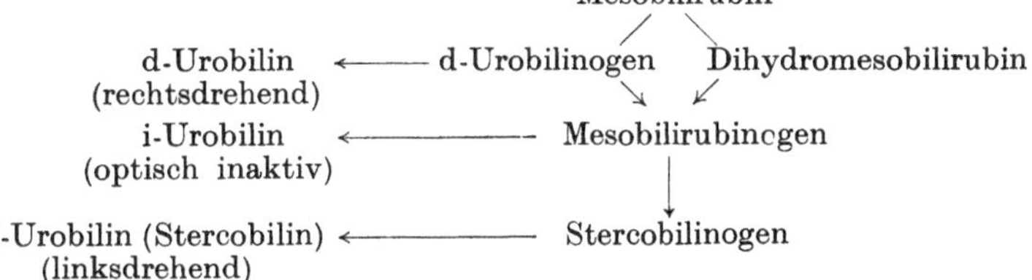

Die meisten Autoren stehen auch heute noch auf dem Standpunkt, daß *alle* Urobilinkörper durch bakterielle Reduktion im Darm entstehen, z. T. im Darm rückresorbiert und von der Leber zerstört werden[7]. Demgegenüber betont BAUMGÄRTEL (1950), daß ein Übergang von Urobilinogen in Stercobilinogen nicht möglich sei. Urobilinogen entsteht nach BAUMGÄRTEL nur durch fermentative Bilirubinreduktion in der Leber oder den extrahepatischen Gallenwegen, wenn die Verweildauer der Galle durch funktionelle oder mechanische Abflußbehinderung verlängert ist, während Stercobilinogen ausschließlich durch bakterielle Reduktion im Darm gebildet wird. Letzteres wird nach BAUMGÄRTEL nicht in den Pfortaderkreislauf rückresorbiert, sondern zum größten Teil mit den Faeces ausgeschieden, gelangt nur zu einem kleinen Teil über den Plexus

---

[1] KÜHN und BECK 1951. [2] FRIEDRICH V. MÜLLER 1887.
[3] BAUMGÄRTEL 1950, HEILMEYER und BEGEMANN 1951, BECKMANN 1952, WATSON 1956, DUESBERG 1956.
[4] BAUMGÄRTEL 1950. [5] MEYER 1947. [6] FISCHER und Mitarbeiter 1937.
[7] WATSON 1942, 1946, 1956, DUESBERG 1949, 1956, HEILMEYER und BEGEMANN 1951, BUNGENBERG DE JONG 1951.

haemorrhoidalis ins Blut und wird dann durch die Nieren eliminiert *(physiologische Stercobilinogenurie)*[1]. Die Richtigkeit dieser Ansichten muß aber nach den neueren Ergebnissen der Watsonschen Schule, insbesondere von Lowry und Mitarbeitern (1954)* in Zweifel gezogen werden[2]. Auf weitere Einzelheiten und neuere Ergebnisse auf dem Gebiet des Blut- und Gallenfarbstoffwechsels kann an dieser Stelle nicht eingegangen werden, es sei auf den entsprechenden Abschnitt dieses Handbuches, des Handbuches der inneren Medizin[3], sowie die Verhandlungen der 4. Freiburger Symposions über Pathologie, Diagnostik und Therapie der Leberkrankheiten (Springer 1957) verwiesen.

In der normalen frei fließenden *Lebergalle* findet sich beim Menschen nach Lepehne (1921) und Baumgärtei (1950) kein Urobilinogen. Baumgärtel und Braumüller (zit. nach[6]) fanden die Galle von frisch Cholecystektomierten stets urobilinogenfrei. With (1945) konnte zwar in den ersten Tagen nach Cholecystektomie Urobilinkörper in einer Konzentration von 1—5,3 mg-% in der Fistelgalle nachweisen, und auch Gebhardt (1939) fand bei Hunden nach Anlegen einer Gallenblasenfistel in der Operationsgalle Urobilinogen (5,4—8,6 mg-%). Vom dritten Tag an war die Galle aber, wenn sie steril blieb, immer frei von Urobilinkörpern[4].

Nach Meyer (1947) sollen in der Galle normalerweise Mesobilirubin, Dihydromesobilirubin und „Urobilinkörper" (nachgewiesen mit der Cu-Reaktion) vorkommen. „Daneben ist aber offenbar ein Nachweis von Stercobilin und von Urobilin IX α möglich." Diese an der Fistelgalle frisch cholecystektomierter Menschen erhobenen Befunde stehen in Widerspruch zu denen anderer Autoren, denn vor allem Stercobilin kommt nach Stich (1946, 1948) *niemals* in der Galle vor. Nach anderen Autoren beträgt die Menge des Urobilinogens in der Galle höchstens 1% der mit Stuhl und Urin ausgeschiedenen Urobilinkörper[5].

In der *Blasengalle* (auch von Leichen) wird dagegen *Urobilinogen* regelmäßig gefunden[6].

Bei *Leberschädigungen* tritt Urobilinogen auch in der Lebergalle auf, im Tierexperiment z. B. nach starkem Glykogenverlust, Eck-Fistel, umgekehrter Eck-Fistel und Fleischintoxikation[7], beim Menschen bei Leberkrankheiten, z. B. Hepatitis und Lebercirrhose[8].

Das Auftreten von Urobilinogen in der Galle beim Parenchymikterus erklärt Baumgärtel (1950) mit der fermentativen Reduktion des in den Leberzellen gestauten Bilirubins. Dementsprechend deutet er auch das Verschwinden der Urobilinkörper aus dem Harn beim kompletten Verschlußikterus als Ausdruck einer Blockierung des reduzierenden Fermentes infolge der hohen Bilirubinkonzentration. Bei weiterer Blockierung bleibt schließlich auch die Reduktion des Biliverdins zu Bilirubin aus (vgl. S. 454). Nachdem aber alle neueren Untersuchungen doch für die intestinale Bildung aller — oder doch der überwiegenden Menge — der Urobilinkörper sprechen, ist es wahrscheinlicher, daß bei Leberschäden ein geringer Teil des rückresorbierten Urobilinogens der Zerstörung in der Leber entgeht und mit der Galle wieder ausgeschieden wird.

Ob eine positive Aldehydprobe in der Duodenalgalle bei *Gallenwegsinfektionen*[9] auf der Anwesenheit von Urobilin oder Stercobilin beruht, ist noch nicht entschieden. Auch bei *Pleiochromie* der Galle, z. B. beim hämolytischen Ikterus und perniziöser Anämie, läßt sich Urobilinogen in der Galle nachweisen, nach Baumgärtel (1950) als Folge des dabei verlangsamten Galleflusses. Aber auch hier könnte es sich um rückresorbiertes und wieder ausgeschiedenes Stercobilinogen handeln.

---

[1] Baumgärtel 1950, Stich 1946. [2] Watson 1956.
[3] Heilmeyer und Begemann 1951. [4] Vgl. auch Bungenberg de Jong 1951.
[5] With 1954, Watson 1956 (dort weitere Literatur).
[6] Baumgärtel 1950, Eisenreich 1948, Bungenberg de Jong 1951.
[7] Fischler 1925, Gebhardt 1939, Fischler und Gebhardt 1944.
[8] Eppinger 1937, Dominici 1952. [9] Eppinger 1937, Royer 1939.

* Diese Autoren konnten mit Hilfe von mit radioaktivem Stickstoff (N^{15}) markiertem Mesobilirubinogen den Übergang von Urobilinogen in Stercobilinogen nachweisen, und zwar sowohl in vivo wie in vitro (in Stuhlbakterienkulturen).

Über einen *roten Farbstoff* in der Duodenalgalle bei *Cholelithiasis* berichten VARELA-FUENTES und VARELA-LOPEZ (1951). Ob es sich dabei um bakterielle Oxydationsprodukte von Biliverdin (Mesobiliverdin) oder Urobilin handelt, ist nicht geklärt.

c) Andere Pyrrolfarbstoffe.

Porphyrine sind ein normaler Bestandteil der Galle[1]. Sie werden von der Leberzelle in einer Menge mit der Galle ausgeschieden, die etwa dem endogenen Stuhlporphyrin entspricht. Das Gallenporphyrin besteht zu etwa $^2/_3$—$^3/_4$ aus Koproporphyrin, der Rest aus Protoporphyrin und Deutero-Mesoporphyrin. Die Zusammensetzung hängt weitgehend von der Nahrung ab. Stark vermehrte „Hämatoporphyrin"-Ausscheidung mit der Galle wurde bei Sulfonalvergiftung beobachtet[2].

Im *Harn* wird bei Leberschädigungen Koproporphyrin erheblich vermehrt ausgeschieden, während der Porphyringehalt des Stuhles abnimmt. Bei Virushepatitis wird eine vermehrte Ausscheidung vornehmlich von Koproporphyrin I gefunden, bei alkoholischer Lebercirrhose dagegen mehr vom isomeren Typ III[3]. Über den Porphyringehalt der Galle bei diesen Erkrankungen liegen u. W. noch keine Untersuchungen vor. Bei Gallengangsverschluß ist die Porphyrinausscheidung im Harn ebenfalls vermehrt als Folge des Übertritts von Gallenporphyrin ins Blut[4]. Einzelheiten im Abschnitt über Porphyrinstoffwechsel, Bd. IV/2 dieses Handbuches.

2. Gallensäuren.

Die Gallensäuren, ein spezifisches Produkt der Leberzellen, finden sich in der Galle als Natriumsalze, gekoppelt an *Taurin* und *Glykokoll.* Sie werden im Organismus aus Cholesterin gebildet, was neuerdings mit markiertem Cholesterin (C^{14}) mit Sicherheit nachgewiesen werden konnte[5]. Das Verhältnis Taurocholsäure zu Glykocholsäure beträgt beim Menschen etwa 1:3 bis 1:5[6]. Eine Umkehr dieses Verhältnisses wurde kurze Zeit nach Aufhebung eines Gallengangsverschlusses beobachtet[7]. Auch bei perniziöser Anämie wurde mehr Taurocholsäure als Glykocholsäure in der Galle gefunden[8]. In der Hunde- und Schafgalle findet sich nur Taurocholsäure, die durch Bariumchlorid nicht gefällt wird, weshalb die FORSGREENsche Färbung der Gallencapillaren bei solchen Lebern zu keinem Ergebnis führt[9]. Die Schweinegalle enthält hauptsächlich Glykocholsäure[10]. *Ungekoppelte* Gallensäuren sollen im Gegensatz zu Hundegalle[11] in der normalen menschlichen Galle nur in sehr geringen Mengen vorkommen[12], unmittelbar nach intravenöser Injektion von Natriumcholat wird dagegen ein Teil der Cholsäure in ungepaartem Zustand ausgeschieden[13]. Auch bei Leberkrankheiten sollen freie Gallensäuren in der Lebergalle auftreten[14]. In diesem Zusammenhang sei darauf hingewiesen, daß freie Gallensäuren erheblich toxischer sind als gekoppelte. Am giftigsten ist die Desoxycholsäure[15]. Diese toxische Wirkung der Gallensäuren äußert sich im Gewebe in Cytolyse[16], was für die Entstehung der Leberzellnekrosen beim Gallengangsverschluß von Bedeutung sein dürfte.

---

[1] BRUGSCH 1947, 1949, DUESBERG 1949. [2] NEUBAUER 1929.
[3] WATSON und LARSON 1947, WATSON, HAWKINSON und Mitarbeiter 1949.
[4] BRUGSCH 1947. [5] SIPERSTEIN und Mitarbeiter 1954.
[6] Ältere Literatur bei ROSENTHAL 1927, BABKIN 1927.
[7] ROSENTHAL, v. FALKENHAUSEN und FREUND 1926.
[8] ROSENTHAL und v. FALKENHAUSEN 1923. [9] FORSGREEN 1928.
[10] BABKIN 1927, ROSENTHAL 1927, BAUMGÄRTEL 1950, dort weitere Literatur (vgl. auch den Abschnitt über Physiologie der Gallensekretion in diesem Handbuch).
[11] JENKE 1932. [12] HORSTERS 1932, DOUBILET und COLP 1936.
[13] JOSEPHSON und LARSON 1939.
[14] ANDREWS 1932, SCHÖNHEIMER und Mitarbeiter 1932.
[15] Literatur bei EDLUND 1948. [16] CARPANELLI und FERREIRA 1950.

Die menschliche Galle enthält normalerweise *Cholsäure* (3,7,12-Trioxycholansäure), *Desoxycholsäure* (3,12-Dioxycholansäure), *Anthropodesoxycholsäure* (3,7-Dioxycholansäure) und *Lithocholsäure* (3-Monoxycholansäure)[1]. In der menschlichen Galle ist das Verhältnis Cholsäure zu Desoxycholsäure 8:1 (nach JENKE 3:1). Unter pathologischen Bedingungen kann die Anthropodesoxycholsäure, deren Menge sonst wie die der Lithocholsäure gering ist, stark vermehrt sein[2]. Nach BAUMGÄRTEL wird die Cholsäure im Darm bakteriell zu Desoxycholsäure reduziert, zellfermentativ dagegen zu Anthropodesoxycholsäure. Diese beiden Gallensäuren geben keine PETTENKOFERsche Reaktion, was bei der quantitativen Gallensäurenbestimmung in biologischen Medien beachtet werden muß.

Der Gehalt an Gesamtgallensäuren beträgt in der menschlichen Galle nach älteren Angaben 0,024—0,16 g-%[3]. Dabei ist einmal die unterschiedliche und nicht immer einwandfreie Methodik der quantitativen Bestimmung zu berücksichtigen, zum anderen der Umstand, daß häufig Fistelgalle zur Untersuchung verwandt wurde, die keine sicheren Schlüsse auf den Gallensäurengehalt der Lebergalle unter physiologischen Bedingungen zuläßt, da bei Unterbrechung des enterohepatischen Kreislaufs[4], die Gallensäurenausscheidung bald stark zurückgeht[5]. Auch bei der Untersuchung menschlicher Duodenalgalle erhält man keinen richtigen Einblick in die quantitativen Verhältnisse. Solche Untersuchungen sind nur sinnvoll, wenn man die erhaltenen Gallensäurenwerte mit der Farbstoffkonzentration vergleicht. So fanden FRANKE und BANDA (1941) in der A-Galle bei Gesunden durchschnittlich 3,5 bis 16 mg-% Bilirubin (bestimmt nach JENDRASSIK und CLEGHORN) und 0,27 g-% Gallensäuren, in der B-Galle 20—30 mg-% Bilirubin und 0,4 g-% Gallensäuren. Eine strenge Parallele zwischen Bilirubin- und Gallensäurenausscheidung war nicht festzustellen. Weitere Werte: MINIBECK (1937) 0,18 g-%, LIEBICH (1949) in der A-Galle 10 mg-% in der B-Galle 30—40 mg-%, GRIESSMANN und FALK (1948) in der Fistelgalle 0,5—2 g-%, MORRISON (1940) 1,8 g-%. Die von uns zusammen mit WOLF (1951) mit der Methode von GRIESSMANN und FALK gefundenen Werte waren: in der A-Galle 0,2—0,3 g-%, in der B-Galle 0,9—1,2 g-%.

Bei allen diffusen Schädigungen des Leberparenchyms geht die Gallensäurenausscheidung in der Galle erheblich zurück, z. B. nach Phosphor- und Chloroformvergiftung[6] und nach Anlegung einer ECK-Fistel[7]. In der *Blasengalle* von Hunden fanden wir nach akuter Tetrachlorkohlenstoffvergiftung 3,6 g-%, nach Toluylendiaminvergiftung dagegen nur 0,88 g-% Gallensäuren.

In die Blutbahn injizierte Gallensäuren verschwinden nach experimenteller Leberschädigung viel langsamer aus dem Blut als bei gesunden Versuchstieren[8], ebenso bei Menschen mit Lebererkrankungen[9].

In der *Duodenalgalle* werden bei diffusen Leberparenchymschädigungen häufig erheblich herabgesetzte Gallensäurenwerte gefunden, besonders wenn die Erkrankung mit Ikterus einhergeht[10]. Bei anikterischen *Lebercirrhosen* braucht dagegen die Gallensäurenkonzentration in der Duodenalgalle nicht wesentlich vermindert zu sein[11]. Wir fanden zusammen mit WOLF, daß das Absinken der Gallensäurenkonzentration im Duodenalsaft bei *Hepatitis* dem Anstieg des Serumbilirubins ungefähr parallel geht. Bei Serumbilirubinwerten unter 10 mg-% fanden wir durchschnittlich 0,18 g-% Gallensäuren in der A-Galle, bei Serumbilirubinwerten über 10 mg-% nur 0,03 g-%. Ähnliche Werte (0,05 g-%) wurden von MINIBECK (1937) bei Icterus catarrhalis gefunden. Dabei konnten wir im allgemeinen ein gleichsinniges Verhalten von Gallensäuren und Farbstoff in der Galle feststellen. Bemerkenswert ist das Verhalten der Gallensäuren in der Abheilungsphase der

---

[1] Chemie der Gallensäuren bei LETTRÉ und INHOFFEN 1936, KÜHNAU 1936, biologischer Abbau bei BAUMGÄRTEL 1950.
[2] BAUMGÄRTEL 1950. [3] Literatur bei ROSENTHAL 1927. [4] SCHIFF 1870.
[5] FOSTER, HOOPER und WHIPPLE 1919, HORSTERS 1932, THANNHAUSER 1929, JENKE 1932, JOSEPHSON 1941 u. a.
[6] SMYTH und WHIPPLE 1924, WHIPPLE und SMITH 1930, LICHTMAN 1938.
[7] SMITH und WHIPPLE 1930. [8] MARFORI 1938, JUNGNER und Mitarbeiter 1938.
[9] JOSEPHSON 1939. [10] LIFSCHITZ 1936, MINIBECK 1937, MORRISON 1940.
[11] ROSENTHAL und ZINNER 1932.

Hepatitis. Beim Absinken des Serumbilirubins wird zuerst ein starker Anstieg der Gallensäurenkonzentration in der Duodenalgalle beobachtet[1], danach sinkt die Konzentration ab, um erst langsam im Verlauf von Wochen die normale Höhe wieder zu erreichen (Abb. 7). Entsprechende Veränderungen zeigt die Bilirubinkonzentration der Galle, was als sekundäre Pleiochromie in der Abheilungsphase des katarrhalischen Ikterus seit langem bekannt ist und als Folge der Ausschwemmung im Körper gestauten Gallenfarbstoffes gedeutet wurde[2]. Ähnliches scheint also auch für die Gallensäuren zu gelten, wenn man nicht annehmen will, daß die gesteigerte Bilirubinausscheidung ihrerseits auf die Gallensäurenbildung anregend wirkt. Auch im *Hunger* wird eine Abnahme der Gallensäurenausscheidung beobachtet[3], ebenso nach *Tuscheblockade des RES*[4] und *VitaminA-freier Ernährung*[5], schließlich bei *Anämien*[6] und bei *Hyperthyreosen*[7].

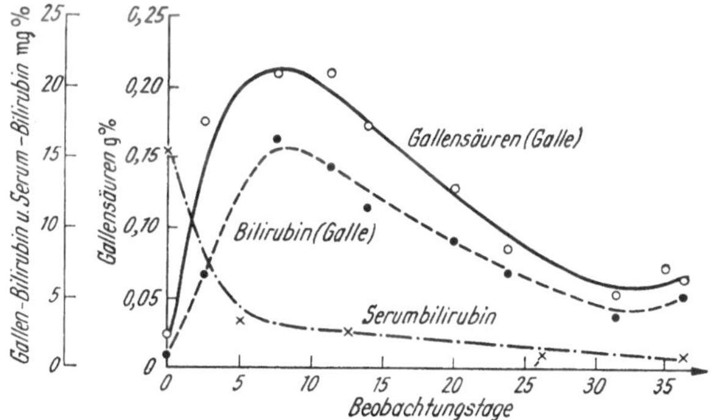

Abb. 7. Gallensäuren- und Bilirubingehalt der Duodenalgalle und Serumbilirubinkonzentration bei abklingender Hepatitis (nach Überschreiten des Höhepunktes der Gelbsucht). (Nach WOLF 1951.)

Bei *Cholecystitis* werden in der *Lebergalle* im allgemeinen normale Gallensäurenkonzentrationen gefunden[8], jedenfalls solange keine stärkere Cholangitis mit Leberparenchymschädigung hinzutritt[9], während in der *Blasengalle* der Gallensäurengehalt stark vermindert sein kann[10]. Die Abnahme der Gallensäurenkonzentration beruht dabei entweder auf bakterieller Zersetzung[11] oder vermehrter Resorption durch die entzündete Schleimhaut[12].

In der bei Operationen gewonnenen Blasengalle wird gelegentlich auch bei nicht durch Entzündung komplizierter *Cholelithiasis* ein herabgesetzter Gallensäurengehalt gefunden[13] (vgl. auch S. 464ff.).

In der Blasengalle menschlicher *Leichen* fanden sich auffallend niedrige Gallensäurenkonzentrationen auch bei Herzfehlern, Sepsis und Diabetes[14].

Nach *Gallengangsverschluß* sinkt der Gesamtgallensäurengehalt der Galle schnell und stark ab, ein Zeichen der bald einsetzenden Leberzellschädigung[15]. Das läßt sich sowohl im Tierexperiment zeigen[16] wie bei Untersuchung der menschlichen Galle nach operativer Beseitigung eines Gallengangsverschlusses[17].

Gesteigerte Gallensäurenausscheidung wurde nach Milzexstirpation beschrieben[18], diese Beobachtungen sind aber u. W. niemals nachgeprüft und bestätigt worden.

---

[1] Vgl. auch MINIBECK 1937. [2] EPPINGER 1937, KALK 1946 u. a.
[3] BALTACEANU und VASILIU 1937. [4] YONEMURA, zit. nach EPPINGER 1937.
[5] MURAKAMI 1928. [6] LIEBICH 1949. [7] GOLBER 1935. [8] MINIBECK 1937.
[9] WOLF 1951. [10] GRIESSMANN und FALK 1948. [11] EXNER und HEYROWSKI 1900.
[12] ROSENTHAL und LICHT 1928, RIEGEL und Mitarbeiter 1932.
[13] GRIESSMANN und FALK 1948. [14] HERZFELD und HÄMMERLI 1925.
[15] Vgl. EDLUND 1948.
[16] MCMASTER und Mitarbeiter 1923, BERMAN und Mitarbeiter 1940.
[17] ROSENTHAL und Mitarbeiter 1926, RAVDIN und Mitarbeiter 1933, GREENE und Mitarbeiter 1936/37, GRAY und Mitarbeiter 1938, BREUSCH und JOHNSTON 1934, GREENE und Mitarbeiter 1940, eigene Beobachtungen.
[18] TANAKA 1933.

Auf die Bedeutung der Gallensäuren als Choleretium wird im physiologischen Teil eingegangen. Interessant ist die Tatsache, daß bei ECK-Fistel und umgekehrter ECK-Fistel die intravenöse Injektion von Decholin zwar eine Steigerung der Gallenmenge, aber nicht der Farbstoffausscheidung bewirkt, also zu einer echten Verwässerung der Galle (Hydrocholerese) führt[1].

Bei Gallengangsverschluß treten die Gallensäuren zusammen mit dem Bilirubin zuerst in die Leberlymphe, dann unmittelbar ins Blut über, welches normalerweise nur Spuren davon enthält (beim Menschen $<$ 0,1 mg-%). Ihre Konzentration soll bei länger dauerndem Verschluß in der Ductus thoracicus-Lymphe wesentlich höher sein als im peripheren Blut[2]. Vereinzelt konnten wir auch in der Leberlymphe normaler Hunde geringe Gallensäurenmengen (bis 0,7 mg-%) nachweisen[3]. JOSEPHSON und KAUNITZ fanden ebenfalls geringe Gallensäurenmengen in der Ductus thoracicus-Lymphe nach Verfütterung von Gallensäuren-Fettgemischen (bis 0,5 mg-%), was aber wohl nicht unbedingt auf einer lymphogenen Resorption aus dem Darm zu beruhen braucht, sondern auch Folge des Übertritts von Gallensäuren aus dem Pfortaderblut in die Leberlymphe sein kann (vgl. S. 451).

Die morphologischen Veränderungen der Leber nach Gallengangsverschluß, insbesondere die sog. „Gallennekrosen" werden auf die Akkumulation der Gallensäuren in den Leberzellen bezogen[4]. Diesen Nekrosen geht ein Glykogenverlust der Leberzellen voraus, der ebenfalls mit der Anhäufung von Gallensäuren zusammenhängt, die in hoher Konzentration die Glykogenolyse beschleunigen[5], während sie in geringer Konzentration den Glykogenaufbau fördern[6].

Über das Verhalten der Gallensäuren in Blut und Harn bei den verschiedenen Ikterusformen vgl. S. 447ff.

Die Frage, ob Gallenfarbstoff und -säuren unabhängig voneinander in der Galle ausgeschieden werden, ist besonders von französischen Autoren im Zusammenhang mit dem Problem des dissoziierten Ikterus diskutiert worden[7]. Daß eine solche Dissoziation der Gallenbestandteile in Blut und Galle vorkommt, ist von ihnen mehrfach betont und später auch von deutschen Forschern bestätigt worden[8]. Die Ausscheidung der einzelnen Komponenten der Galle soll danach völlig unabhängig voneinander vor sich gehen. Dafür spricht u. a. die Beobachtung, daß beim hämolytischen Ikterus nur die Bilirubinkonzentration in der Galle vermehrt ist, nicht dagegen die der Gallensäuren[9], ferner, daß nach Verfütterung oder intravenöser Injektion von Gallensäuren nur die Gallensäurekonzentration in der Galle ansteigt [nach EPPINGER (1937) auch die des Cholesterins]. Auch kann man in seltenen Fällen bei primärer biliärer Cirrhose im Frühstadium eine isolierte Störung der Sekretion von Gallensäuren, Cholesterin und alkalischer Phosphatase beobachten bei nach vollständig ungestörter Farbstoffausscheidung[10]. Andererseits haben wir bei der Hepatitis meistens ein gleichsinniges Verhalten von Bilirubin und Gallensäuren in der Duodenalgalle gefunden, vor allem bei abklingender Erkrankung[11] (vgl. Abb. 7). Das gleiche fand MINIBECK (1937) beim Icterus catarrhalis; nur in der Abheilungsphase konnte er gelegentlich eine Dissoziation zwischen Gallensäuren und Cholesterin in der Galle beobachten, indem die Werte des letzteren schneller zur Norm zurückkehrten als die der Gallensäuren.

---

[1] GEBHARDT 1939. [2] JOSEPHSON und KAUNITZ 1937/38. [3] KÜHN 1952.
[4] EDLUND 1948, dort weitere Literatur. [5] SECKEL 1938, vgl. auch EDLUND 1948.
[6] MISAKI 1927, TERAOKA 1932.
[7] CARNOT 1924 Literatur bei CHABROL 1932, vgl. auch S. 448.
[8] ROSENTHAL 1927, ADLER 1929. [9] MINIBECK 1937.
[10] KÜHN, MÜLLER und PFISTER 1957 (vgl. auch S. 400).
[11] WOLF 1951.

3. Cholesterin, andere Lipoide und Fettsäuren.

Im Gegensatz zu den Gallensäuren wird das Cholesterin zum größten Teil durch die unteren Darmabschnitte und nur zum geringeren durch die Galle ausgeschieden, und zwar in unveresterter Form. Der Cholesteringehalt der normalen Galle schwankt in ziemlich weiten Grenzen (A-Galle 7—62 mg-%, B-Galle 60—250 mg-%)[1]. Das Gallencholesterin wird wahrscheinlich im Dünndarm größtenteils rückresorbiert und im Dickdarm ausgeschieden.

Über die *Beziehungen zwischen Blut- und Gallencholesterin* sind die Ansichten nicht einheitlich. Nach älteren Angaben findet sich ein gegensätzliches Verhalten bei Nephrosen, Diabetes und in der Gravidität, nicht dagegen bei Lebererkrankungen[2]. Nach neueren Untersuchungen lassen sich indessen zwischen Cholesteringehalt des Blutes und der Galle *keine* gesetzmäßigen Beziehungen aufstellen[3].

Eine *Zunahme* der Cholesterinausscheidung in der Galle wurde beim Hunde nach Toluylendiaminvergiftung beobachtet[4], ebenso nach Zufuhr von Blutkörperchenbrei. Beim Menschen ist die erhöhte Cholesterinkonzentration der Galle am Ende der Schwangerschaft bzw. nach der Geburt bekannt und als Ursache der Gallensteinbildung diskutiert worden[5]. Auch bei hämolytischem Ikterus sollen übernormale Cholesterinwerte in der Galle gefunden werden[6], ebenso bei *Hyperthyreosen*[7]. Gallensäurenzufuhr steigert die endogene Cholesterinausscheidung durch die Galle erheblich[8], die Ausscheidung intravenös injizierten Cholesterins wird jedoch bei Ratten durch Gallensäuren nicht beschleunigt[9]. Nach neueren Untersuchungen wird das injizierte Cholesterin zu 90% in Form von Gallensäuren durch die Galle ausgeschieden[10].

Bei der sog. *xanthomatösen biliären Cirrhose*[11], einer besonderen Verlaufsform der sog. *primären biliären Cirrhose*[12], bei der das 3—8fache des normalen Cholesterinwertes im Blutserum gefunden wird, ist die Ursache der enormen Cholesterinvermehrung wahrscheinlich in erster Linie eine gesteigerte Cholesterin- und Lecithinsynthese in der Leber, hinzu kommt vielleicht gelegentlich eine Störung der Ausscheidung durch Verlegung der kleinsten Gallengänge durch eine eigentümliche, ätiologisch unklare Cholangiolitis[13]. Bei einem selbst beobachteten Fall fand sich allerdings trotz stark erhöhtem Serum-Cholesterin-Spiegel (um 600 mg-%) in der Duodenalgalle keine herabgesetzte, vielmehr eine hochnormale Cholesterinkonzentration, so daß man eine Ausscheidungsstörung als Ursache der Hypercholesterinämie ausschließen konnte. Hier kam also nur eine Steigerung der Cholesterinbildung in Betracht, als deren Ort in erster Linie die Leber angesprochen werden mußte, da auch andere Sekretionsprodukte, vor allem Gallensäuren und alkalische Phosphatase, im Serum stark vermehrt waren[14].

Eine *Abnahme* des Cholesteringehaltes der Galle findet sich im Tierversuch nach Leberschädigung, z. B. durch Chloroform[15], auch im Hunger geht die Cholesterinausscheidung zurück. Beim Menschen wird in der zweiten Hälfte der Schwangerschaft, während das Serumcholesterin ansteigt, eine Abnahme des Cholesteringehaltes der Galle beobachtet[16]. Auch bei Icterus catarrhalis (Hepatitis) ist der Cholesteringehalt der Duodenalgalle vermindert[17], nach einzelnen

---

[1] Vgl. ADLER 1929, ROSENTHAL 1927, 1934, THANNHAUSER 1929, 1950, KÜHNAU 1936, EPPINGER 1937, SCHWIEGK 1938, DOMINICI 1952 und den Abschnitt über Physiologie der Ausscheidung in diesem Handbuch.
[2] Literatur bei SCHWIEGK 1938. [3] RIEGEL, CALDER und RAVDIN 1940.
[4] KUSUMOTO 1908. [5] BACMEISTER und HAVERS 1914, vgl. auch S. 465.
[6] KING, zit. nach MEDAK 1914. [7] GOLBER 1935. [8] Literatur bei SCHWIEGK 1938.
[9] FELDMANN und WEINBERG 1950. [10] SIPERSTEIN und Mitarbeiter 1954.
[11] THANNHAUSER und MAGENDANTZ 1938, MACMAHON und THANNHAUSER 1949.
[12] AHRENS und Mitarbeiter 1950. [13] Vgl. THANNHAUSER 1950.
[14] KÜHN, MÜLLER und PFISTER 1957. [15] WRIGHT und WHIPPLE 1934.
[16] BACMEISTER und HAVERS 1914.
[17] ELLIAS und SCHMIDT, zit. nach SCHWIEGK 1938, ALLODI und BUA 1935, 1937.

Autoren soll er dagegen vermehrt sein[1]. Ebenso uneinheitlich sind die Angaben über die Veränderungen der Cholesterinkonzentration der Galle bei Cholecystitis und Cholelithiasis[2].

Über den Gehalt der Galle an anderen Lipoiden und seine Veränderungen unter pathologischen Bedingungen ist nicht viel bekannt[3]. Bei länger bestehender Gallenfistel ist der Gehalt an Lipoiden und Fettsäuren in der Fistelgalle geringer als in der normalen Blasen- und Duodenalgalle, wahrscheinlich infolge Störung des enterohepatischen Kreislaufs[4].

Über das Verhalten des Cholesterins und anderer Lipoide im *Blut* bei Leberkrankheiten und Gallenabflußbehinderungen muß in dem Abschnitt über die Pathologie des Lipoidstoffwechsels nachgelesen werden (vgl. im übrigen auch S. 400 und 448).

4. Andere organische Bestandteile der Galle.

Über Veränderungen der Ausscheidung anderer organischer Gallenbestandteile unter pathologischen Bedingungen ist mit wenigen Ausnahmen nicht viel Sicheres bekannt.

Der *Milchsäuregehalt* der Galle (normalerweise um 30 mg-%) nimmt nach Insulin ab, nach Phosphorvergiftung zu[5]. Der *Reststickstoff* der Galle scheint sich bei Leberkrankheiten nicht signifikant zu verändern[6], steigt dagegen bei Urämie beträchtlich an[7]. Der Hauptanteil daran dürfte dem *Harnstoff* zukommen[8]. *Harnsäure* ist nach LUCKE (1930) in der Duodenalgalle in einer Konzentration von etwa 2 mg-% enthalten (in der Blasengalle 3—6 mg-%), ihre Konzentration ist vermehrt bei Niereninsuffizienz, aber auch bei Hyperurikern (auch nach experimenteller Hyperurikämie). Bei Icterus catarrhalis und Lebercirrhose ist die Harnsäurekonzentration der Duodenalgalle vermindert[9]. Der *Aminostickstoff* soll bei manchen Leberkrankheiten in der Galle etwas vermehrt sein (von durchschnittlich 10,44 mg-% auf 16,9 mg-%)[10]*. *Tyramin* (normale Konzentration 1,4 mg-%) wurde bei Intoxikationen, Migräne und Nephritis in der Galle vermehrt gefunden, bei akuten und chronischen Leberkrankheiten soll es dagegen vermindert sein[11], ähnlich verhält es sich mit *Histamin*, dessen Konzentration in der Galle allerdings erheblich geringer ist.

Von *Hormonen* sind oestrogene Wirkstoffe in der Galle Schwangerer nachgewiesen worden, ebenso ließen sich aus der Galle trächtiger Kühe Pregnandiol und Pregnanol isolieren[12]. Der Ketosteroidgehalt der normalen Fistelgalle wurde beim Menschen mit 1,5—3 mg/Liter ermittelt. Nach Gaben von 100 mg Testosteronpropionat wurden für die Dauer eines Tages 4—6 mg/Liter Ketosteroide in der Galle gefunden[13].

---

[1] Vgl. DOMINICI 1952. [2] Vgl. CATTANEO 1933, SCHWIEGK 1938, DOMINICI 1952.
[3] Vgl. EPPINGER 1937.
[4] RIEGEL, CALDER und RAVDIN 1940, CHABROL, CHARONNAT und BLANCHARD 1941.
[5] HATA 1941. [6] KRAUSE 1934. [7] DÜTTMANN 1923, BOECKELMANN 1928, LUCKE 1930.
[8] CHABROL und Mitarbeiter 1933. [9] MINIBECK 1937.
[10] OLIVA, PESCARMONA und Mitarbeiter 1937. [11] LOEPER und LESURE 1939.
[12] PEARLMAN und RAKOFF 1949, weitere Literatur bei WEISSBECKER 1953.
[13] WEISSBECKER 1953.

* Die in der *normalen Duodenalgalle* nachweisbaren Aminosäuren entstammen nach RISSEL und WEWALKA (1952) wahrscheinlich weniger der Galle, als dem Pankreas. Bei Cholangitis wurden Veränderungen des papierchromatographischen Aminosäurenmusters beobachtet, ebenso bei einzelnen Hepatitisfällen. Eine starke Vermehrung der Aminosäuren in der Duodenalgalle fanden die Autoren bei einem Fall von olivo-pontocerebellarer Degeneration.

Demgegenüber haben KNEDEL und NEIKES (1955) in bei der Operation gewonnenen Blasengallen und in Fistelgalle papierchromatographisch regelmäßig Aminsosäuren nachweisen können, und zwar in folgender Verteilung (Abb. 8). Nur bei einem Fall von Gallenblasenhydrops fehlten die Aminosäuren vollständig im Inhalt der Gallenblase.

Fermente werden in der Galle normalerweise nur in geringer Menge angetroffen. Unter pathologischen Bedingungen sollen tryptische Fermente in der Galle vorkommen[1]. Für die Klinik hat das Verhalten der *Phosphatasen* in den Körperflüssigkeiten eine erhebliche Bedeutung erlangt. Auch in der Galle ist normalerweise *alkalische* Phosphatase in einer Konzentration von 4—140 KING-ARMSTRONG-Einheiten, saure Phosphatase in Mengen bis 16 GUTTMANN-Einheiten nachweisbar[2]. Diese Phosphatase entstammt vermutlich z. T. den Leberzellen, sie läßt sich histochemisch mit der Methode von GOMORI (1941) nachweisen. In menschlichen Leberpunktaten ist sie vor allem in den Zellkernen der Leberparenchymzellen, aber auch in den Endothelien der Zentralvenen und Pfortaderäste gefunden worden[3]. Auch die Gallencapillaren lassen sich mit der GOMORIschen Methode darstellen[4]. Bei Hepatitis konnten SHERLOCK und WALSHE (1947) im Gegensatz zu Normallebern keine Phosphatase in den Gallencapillaren zur Darstellung bringen, das entspricht der bekannten Tatsache, daß im Bereich geschädigter Leberzellen sich die Gallencapillaren nicht mehr darstellen lassen (vgl. S. 395 ff.).

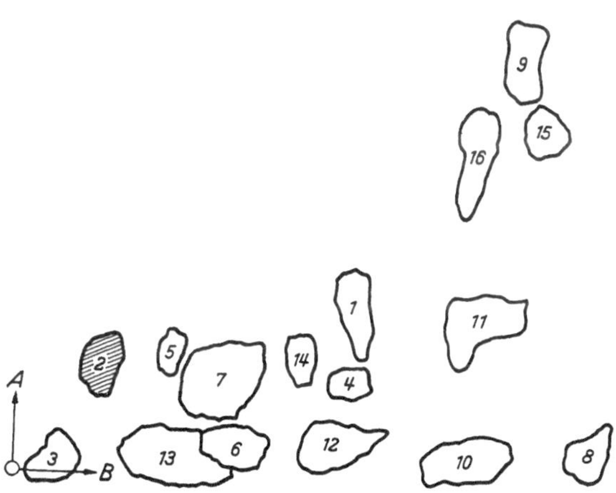

Abb. 8. Papierchromatogramm menschlicher Blasengalle. *A* Lösungsmittelsystem n-Butanol/Eisessig/Wasser; *B* Lösungsmittelsystem Phenol/Wasser ges. *1* Alanin; *2* Asparaginsäure; *3* Cystein/Cystin; *4* Glutamin; *5* Glutaminsäure; *6* siehe Text; *7* Glykokoll; *8* Histamin; *9* Leucin/Isoleucin; *10* Lysin; *11* Methionin; *12* Ornithin; *13* Taurin; *14* Threonin; *15* Tyramin; *16* Valin. (Nach KNEDEL und NEIKES 1955).

MERKER[5] fand an unserer Klinik bei Ratten deutliche Unterschiede in der Verteilung der alkalischen Phosphatase im Leberläppchen in der Weise, daß die Kerne der läppchen-zentralen Leberepithelien die geringste, die der läppchenperipheren Zellen die stärkste Fermentaktivität zeigten. Entsprechende Unterschiede fanden sich auch in der Darstellbarkeit der Gallencapillaren. Einen besonderen Reichtum an alkalischer Phosphatase zeigten die Kerne der Gallengangsepithelien. Saure Phosphatase ließ sich ziemlich gleichmäßig im Läppchen verteilt nachweisen, eher im Läppchenzentrum gehäuft, nicht dagegen in den Gallengangsepithelien.

Es war lange Zeit umstritten, ob die Galle hinsichtlich der alkalischen Phosphatase Sekret oder Exkret darstellt und ihr Anstieg im Blut nach Gallengangsunterbindung (Abb. 9) nur Folge einer Ausscheidungshemmung des *andernorts* gebildeten Enzyms ist[6]. Eine solche Möglichkeit mußte in Betracht gezogen werden, da nach totaler Hepatektomie die alkalische Serumphosphatase in den ersten Tagen ansteigt[7]. Gegen diese Auffassung spricht aber eine Reihe von Beobachtungen, so die, daß bei hepatocellulärem Ikterus die alkalische Serumphosphataseaktivität im allgemeinen nicht oder nur geringfügig vermehrt ist, ja u. U. sogar absinken kann,[8] daß nach Übertragung von phosphatasereichem

[1] FISCHLER 1925. [2] MARTINI und WEIDEMANN 1952, weitere Literatur bei BAUR 1948/49.
[3] CLEVELAND und Mitarbeiter 1950.
[4] WACHSTEIN und ZACK 1946, 1950, HARD und HAWKINS 1950.
[5] Siehe FREY und MERKER.
[6] Vgl. WACHSTEIN und ZAK 1946, GAD 1946, DALGAARD 1947, GUTMAN und Mitarbeiter 1940, MARTINI und WEIDEMANN 1952, BAUR 1948/49.
[7] FLOCK und Mitarbeiter 1952.
[8] BURKE 1950, MARTINI und WEIDEMANN 1952, LEONARDI und DE SANDRE 1952.

Blut (von Hunden mit Gallengangsverschluß) auf normale Tiere deren Gallephosphataseaktivität nicht ansteigt[1], und daß im Lebervenenblut eine höhere Phosphataseaktivität gefunden wird als im Pfortader- und peripheren Venenblut[2]. Die Leber muß also selber Phosphatase bilden. HARD und HAWKINS (1950) haben gezeigt, daß der Anstieg der alkalischen Serumphosphatase nach Gallengangsunterbindung den histologischen Leberveränderungen annähernd parallel geht, und zwar ist nach ihren Untersuchungen anzunehmen, daß dieser Anstieg vornehmlich durch den direkten Übertritt der Phosphatase aus den Gallencapillaren in die Sinusoide verursacht wird. Im Gegensatz dazu haben MARTINI und WEIDEMANN (1952) darauf hingewiesen, daß zwischen histologischen Leberveränderungen und Anstieg der alkalischen Serumphosphatase beim Gallengangsverschluß keine gesetzmäßigen Beziehungen bestehen; sie haben für den Anstieg der Serumphosphatase die im Gefolge des Gallengangsverschlusses sich einstellende Infektion (besonders mit Bacterium coli) in Verbindung mit gleichzeitiger Leberzellschädigung verantwortlich gemacht (Abb. 10). Wahrscheinlich sind für die Aktivität der Serumphosphatase neben der Leber noch zahlreiche andere Organe (Knochen, Nieren, Darmschleimhaut) von Bedeutung[3]. In der Klinik hat die Bestimmung der alkalischen Serumphosphatase eine große Bedeutung für die Differentialdiagnose des Ikterus erlangt[4].

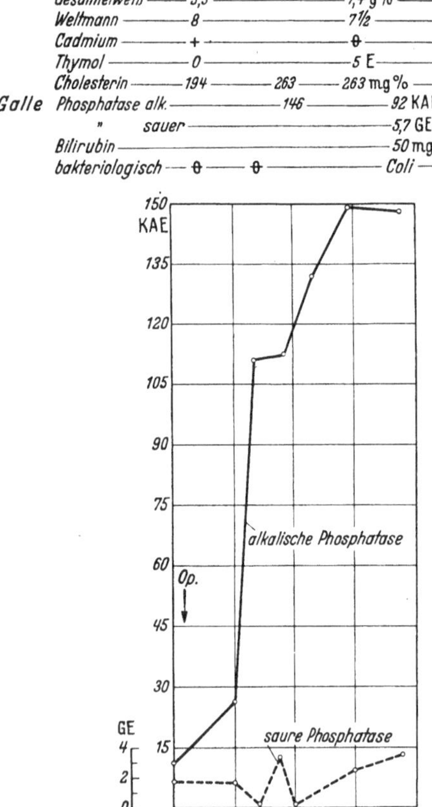

Abb. 9. Anstieg der alkalischen Serumphosphatase nach Gallengangsunterbindung beim Hund. (Nach MARTINI und WEIDEMANN 1952.)

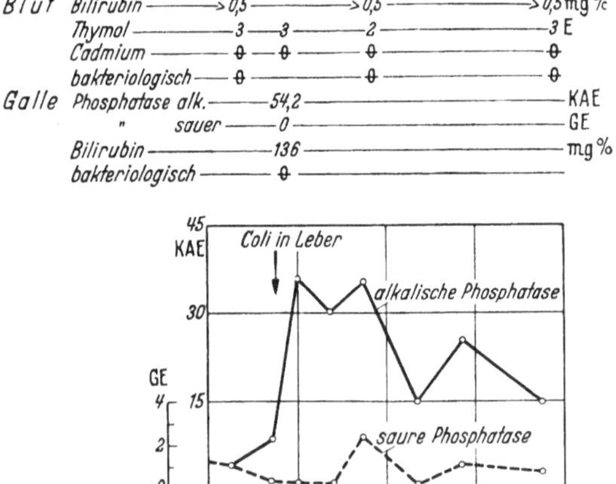

Abb 10. Verhalten der alkalischen und sauren Serumphosphatase beim Hund nach Einbringen von Bact. coli in die Leber. (Nach MARTINI und WEIDEMANN 1952.)

5. Glykocholie.

Über den *Zuckergehalt* der Galle und seine Veränderungen herrschten lange Zeit offenbar unrichtige Ansichten. In der älteren Literatur wird die Meinung

[1] WANG und GROSSMAN 1949. [2] MOYSON 1951. [3] FLOCK und Mitarbeiter 1952.
[4] Vgl. KIRBERGER und MARTINI 1950, RUPPERT 1956, sowie S. 448.

vertreten, daß in der normalen Menschen- und Hundegalle kein Zucker vorhanden sei[1]. Nur nach alimentärer Hyperglykämie[2], Pankreasexstirpation[3] und Pilocarpinvergiftung[4] wurde Zucker in der Galle nachgewiesen, nicht dagegen nach Phosphor- und Arsenvergiftung[5].

Diesen älteren Angaben stehen neue entgegen, daß Zucker ein konstanter Bestandteil der Hunde- und Menschengalle sei[6]. Der Zuckergehalt der Galle schwankt stark in Abhängigkeit von der Nahrung, nimmt nach Salzsäureeingießung in den Darm zu, ebenso nach Zufuhr von Natriumcarbonat. Bei Fleisch-, Brot- und Milchfütterung beim Hund nimmt er ab[7], ebenso nach Phosphorvergiftung[8]. Besonders eingehend hat sich ASZODI (1934) mit der Frage der Glykocholie beschäftigt. Er fand bei normalen nüchternen Hunden in der Galle 7—76 mg-% reduzierende Substanzen, nach Traubenzuckerfütterung stieg ihre Konzentration entsprechend dem Blutzucker an, nicht dagegen nach Fleisch- und Speckfütterung. Nach Insulin sank die Zuckerkonzentration in der Galle ab[9], nach Adrenalin stieg sie an. BALTACEANU und VASILIU (1937) fanden in der Hundegalle 0,3—0,6‰ Glucose, nach Pankreasexstirpation stiegen die Werte bis auf 5‰ an. In der A-Galle gesunder Menschen fand COZUTTI (1937) 45—62 mg-% Glucose. Bei allen mit Ikterus einhergehenden Leberkrankheiten war die Zuckerkonzentration in der Galle vermindert, bei Diabetes wurden sehr unterschiedliche Werte erhalten. In der B-Galle war der Zuckergehalt im allgemeinen höher (80—125 mg-%). Nach Zuckerzufuhr und Adrenalininjektion stieg die Konzentration an, während Insulin ohne deutliche Wirkung war.

Mit diesen Werten stimmen unsere eigenen zusammen mit GÖTZ (1957) erhobenen Befunde etwa überein. Die Abnahme des Gallenzuckers bei ikterischen Leberkrankheiten, insbesondere Hepatitis, können wir zwar nicht bestätigen, dagegen fanden wir eine signifikante Verminderung bei Lebercirrhosen. Bei einer Kranken mit Gallenfistel hatten wir Gelegenheit, das Verhalten des Gallenzuckers nach intravenösen Glucoseinfusionen zu beobachten: In den ersten Tagen nach der Operation erfolgte danach kein Anstieg der Glucosekonzentration in der Galle, später waren Glucoseinjektionen dagegen von einem erheblichen Anstieg des Gallenzuckers gefolgt.

Die Frage der Zuckerausscheidung in die Galle und ihrer Regulierung kann somit noch nicht als ganz geklärt betrachtet werden. Wenn wirklich fortlaufend Glucose in die Galle abgegeben wird, so würde das bedeuten, daß die gerichtete Permeabilität der Leberzelle für Glucose nicht so ideal ist, wie im allgemeinen angenommen wird[10], daß vielmehr eine gewisse physiologische „Parapedese" der Glucose möglich ist, eine Erkenntnis, die auch im Hinblick auf andere Funktionen der Leberzelle, etwa beim Gallenfarbstoffwechsel, von Bedeutung ist. Es sei hier auch auf ähnliche Verhältnisse bei anderen Drüsen (Pankreas, Magenschleimhaut) hingewiesen.

6. Anorganische Gallenbestandteile.

Über den *Eisengehalt* der normalen Galle gehen die Angaben im Schrifttum ziemlich weit auseinander[11]. EPPINGER (1937) fand in der A-Galle durchschnittlich 1,5 mg-%, STRANSKY (1931) in der Kaninchen- und Hundegalle 90—180 γ-%,

[1] BRAUER 1904, PILZECKER 1904, HAMMARSTEN 1922.
[2] CLAUDE BERNARD, zit. nach ROSENTHAL 1927.
[3] BRAUER 1904, MOSLER und PEIPER, zit. nach ROSENTHAL 1927. [4] HIRAYAMA 1925.
[5] PILZECKER 1904.
[6] KARATYGIN und HEFTER 1929, 1930, TAKEGAWA 1938, HATA 1940, 1941.
[7] KARATYGIN und HEFTER 1929, 1930. [8] HATA 1940. [9] Vgl. auch TAKEGAWA 1938.
[10] Vgl. BAUMGÄRTEL 1950. [11] ROSENTHAL 1927, dort ältere Literatur.

HEILMEYER (1944) in der Duodenalgalle nur 50—150 γ-%, VANNOTTI und DELACHAUX 100—200 γ-%[1]. Höhere Werte werden von italienischen und Schweizer Autoren angegeben[2]. Für den mit der subtilen Methodik der Eisenbestimmung in biologischen Medien Vertrauten ist diese Diskrepanz nicht verwunderlich. Wahrscheinlich wird normalerweise nur *sehr wenig* Eisen mit der Galle ausgeschieden, da der Organismus mit diesem Metall außerordentlich sparsam umgeht[3]. Das geht vor allen auch aus neueren Untersuchungen mit radioaktivem Eisen hervor. Nur nach großen intravenös verabfolgten Eisengaben steigt der Eisengehalt der Galle merklich an[4], ebenso nach hochgradiger Hämolyse, z. B. nach experimenteller Phenylhydrazinvergiftung[5].

Relativ hohe Eisenwerte (im Verhältnis zum Bilirubin) fand EPPINGER (1937) in der Galle bei Icterus catarrhalis und Lebercirrhose (s. Tabelle 2).

Tabelle 2. *Bilirubin- und Eisenausscheidung in der Galle bei verschiedenen Erkrankungen.* (Nach EPPINGER 1937.)

	Menge des Duodenalsaftes	Zeitdauer des Versuches Std	Bilirubinmenge mg	Eisenmenge mg	Verhältnis Bilirubin zu Eisen
Normal	250—340	4	23—87	2—6	11—15:1
Hämolytischer Ikterus	80—136	3—4	160—170	2—5	38—73:1
Perniciosa	60—150	2	10—50	3—5	10—40:1
Aplastische Anämie	150—200	3—4	6—27	3,8—4,8	1,6—6:1
Cirrhosen	180—270	3—4	20—100	5—13	3—11:1
Icterus catarrhalis	70—340	2—3	10—50	2—5	5—9:1
Hämochromatose .	80—130	2—4	70—96	1—2	44—65:1
Polycythämie. . .	168—325	2—3	65—71	2,2—2,9	23—31:1

Das entspricht der bekannten Erhöhung der *Serumeisenkonzentration* bei diesen Krankheiten, insbesondere der Hepatitis[6] und beruht offenbar darauf, daß die erkrankte Leberzelle die Fähigkeit verliert, das im Blutfarbstoffwechsel freiwerdende oder ihr vom Darm zuströmende Eisen zurückzuhalten (Störung der Apoferritinbildung ?). Auch das aus zugrunde gehenden Leberzellen freiwerdende Eisen ist zu berücksichtigen. Sicher ist die Eisenvermehrung im Serum bei den genannten Krankheiten nicht Folge einer verminderten Eisenausscheidung durch die Galle, wie früher z. T. angenommen wurde[7], denn bei Verschlußikterus ist der Serumeisenspiegel im Gegensatz zum Parenchymikterus nicht erhöht. Die Serumeisenbestimmung ist somit für die Klinik ein wichtiges Hilfsmittel in der Differentialdiagnose des Ikterus geworden[8]. Es sei bemerkt, daß Eisenbestimmungen im Stuhl natürlich nichts über die Ausscheidung in der Galle aussagen, da der größte Teil des Galleneisens sicher im Dünndarm rückresorbiert wird.

Im Gegensatz zum Eisen soll die *Kupferkonzentration* in der Galle nach Kupfergaben erheblich ansteigen[9]. Der *Calciumgehalt* der Galle ist bei Cholelithiasis vermehrt (bis auf 16,2 mg-%)[10], und in Kalkausgüssen der Gallenblase hat man bis zu 79% Calciumcarbonat gefunden[11]. Das ist aber wahrscheinlich Folge der vorangegangenen Cholecystitis. Dagegen wurde nach großen Gaben von Vitamin C ein Anstieg der Calciumkonzentration in der Lebergalle beobachtet[12].

[1] VANNOTTI und DELACHAUX 1942.
[2] OLIVA und TRAMONTANA, zit. nach DOMINICI 1952, JASINSKI und ROTH 1954.
[3] HEILMEYER 1944, HENRIQUES und ROLAND 1928. [4] HAHN und Mitarbeiter 1939.
[5] HAWKINS und HAHN 1944.
[6] HEILMEYER und PLÖTNER 1937, HEMMELER 1939, BROCHNER-MORTENSEN 1940, VANNOTTI und DELACHAUX 1942.
[7] HEMMELER 1939.
[8] KEIDERLING und SCHARPF 1952, KIPPING und SCHMOLDT 1951, DUBS 1952.
[9] EPPINGER 1937. [10] ALLODI und Mitarbeiter 1936.
[11] CAMERON, WHITE und MELTZNER 1938. [12] SCAGLIONI 1939.

Eine geringgradige Vermehrung des Gallencalciums findet sich auch kurze Zeit nach Toluylendiamin- und Phenylhydrazinvergiftung beim Hund, in späteren Stadien dagegen eine Abnahme[1]. Ein verminderter Calciumgehalt der Duodenalgalle wurde auch bei Icterus catarrhalis und Lebercirrhose beobachtet[2], im Tierexperiment bei experimenteller Tetanie[3].

Die *Natrium*- und *Kalium*konzentration der Galle zeigt bei Leberparenchymerkrankungen charakteristische Veränderungen. Auf der Höhe des Icterus catarrhalis (Hepatitis) wird Natrium vermindert, Kalium vermehrt ausgeschieden, bei abklingender Erkrankung steigt die Natriumkonzentration an und die Kaliumkonzentration sinkt ab. Das gleiche gilt für den Na-Cl-Quotienten in der Galle [vgl. Tabelle 3 (nach EPPINGER 1937)].

Tabelle 3.

	Na (mg-%)	K (mg-%)	Cl (mg-%)
Auf der Höhe der Erkrankung	249	63,7	319,6
Bei abklingender Erkrankung	358	35,1	292,5

Diese Veränderungen wurden als Ausdruck der Transmineralisation im Gefolge der serösen Hepatitis bei den genannten Krankheiten gedeutet[4].

Schwefel (normaler Gehalt der Galle an Gesamtschwefel etwa 10 mg-%) soll bei Hepatitis und Cholecystopathien in der Galle vermehrt sein[5]. Der *Ammoniakgehalt* der Galle (normalerweise um 6,2 mg-%) ist bei Leberparenchymschäden gering vermindert[6]. Die *Wasserstoffionenkonzentration* der Galle wird bei Erkrankungen der Leberzelle etwas nach der sauren Seite verschoben[7], sie scheint u. a. auch von hormonalen Einflüssen abhängig zu sein[8].

Über die Ionenausscheidung in die Galle nach Injektion in die Pfortader liegen eingehende Untersuchungen von BECKMANN (1928, 1929) vor. Manche Ionen, z. B. Bicarbonat, werden in die Galle ausgeschieden, nach Leberschädigung (durch Phosphor) geht diese Fähigkeit verloren. Nach Gallengangsunterbindung kann die ionenregulierende Tätigkeit der Leber dagegen noch lange Zeit erhalten bleiben.

IV. Weitere Veränderungen der Galle unter krankhaften Bedingungen.

1. Übertritt von Eiweiß in die Galle. (Proteinocholie*.)

Die menschliche wie tierische Leber- und Blasengalle enthält unter normalen Bedingungen nur Schleimstoffe (Pseudomucin, Nucleoproteide), dagegen keine echten Eiweißkörper. Daran möchten wir entgegen der Meinung von HARTMANN und KOHL (1950) festhalten, die in der Duodenalgalle Gesunder mit fraktionierter Ammonsulfatfällung und Elektrophorese Eiweiß, und zwar Albumin und Globuline, nachweisen konnten. Da es sich aber um Duodenalgalle handelte, ist es u. E. wahrscheinlicher, daß die auch von anderen Autoren[9] nachgewiesenen Eiweißspuren der Duodenalschleimhaut bzw. dem Pankreas entstammen.

[1] IWATA 1939. [2] MINIBECK 1937. [3] PARKOU und CAHANE 1937.
[4] EPPINGER, KAUNITZ und POPPER 1935.
[5] ALLODI und QUAGLIA, zit. nach DOMINICI 1952.
[6] OLIVA, PESCARMONA und OMAGLIA 1937. [7] CHIRAY, DIERYCK und DIERYCK 1938.
[8] OGAWA 1937. [9] Zum Beispiel RAUE 1923, ALTMANN und KÜHN 1949.
* Diese Bezeichnung sollte anstatt der früher üblichen (Albuminocholie) verwandt werden.

Das Auftreten von Eiweiß in der Galle wurde im Tierexperiment nach Vergiftung mit Alkohol[1], Phosphor[2], Arsen[3], Toluylendiamin und Phenylhydrazin[4] beobachtet. Beim Menschen wurden entsprechende Untersuchungen meistens an der Duodenalgalle durchgeführt. Dabei ist, wie erwähnt, zu berücksichtigen, daß der Duodenalinhalt häufig auch bei Gesunden Spuren von Eiweiß enthält. Vermehrten Eiweißgehalt findet man naturgemäß bei Duodenitis. Eine echte Proteinocholie wird bei entzündlichen Erkrankungen der Gallenwege (Cholecystitis, Cholangitis) beobachtet[5]. Dabei kommt es besonders zu einem Anstieg der Globuline[6].

Auch bei *Erkrankungen des Leberparenchyms*, besonders bei diffusen Prozessen, kann es zum Auftreten von Eiweiß in der Galle kommen, so besonders bei *Icterus catarrhalis (Hepatitis)*[7] und *Lebercirrhose*[8]. Wir fanden zusammen mit Altmann dabei allerdings keineswegs regelmäßig eine Proteinocholie. Auch bei *Metastasenleber* stellten Hartmann und Kohl eine Eiweißvermehrung, insbesondere der Globuline in der Galle fest.

Die bei den genannten Erkrankungen in der Galle nachweisbaren Eiweißmengen sind durchweg gering.

So fand Krause (1934) mit der Raueschen Methode (Ausfällung des Schleimes mit Essigsäure, Fällung des im Filtrat enthaltenen Eiweißes mit Pikrinsäure und Zentrifugieren im Nissl-Röhrchen) bei Icterus catarrhalis Werte zwischen 0,03 und 0,003 mg-%, wobei die Lebergalle meistens mehr Eiweiß enthielt als die Blasengalle, während bei Cholecystitis in der letzteren höhere Werte (bis 0,03 mg-%) gefunden wurden (vgl. im übrigen die Ausführungen auf S. 466).

Bei Hepatitis können sich nach unseren Beobachtungen[9] die Schleimstoffe in der Duodenalgalle stark vermindern, so daß man eine Sekretionshemmung auch der schleimbildenden Zellen der Gallenwege annehmen muß. Diese Beobachtungen konnten allerdings von Hartmann und Kohl (1950) nicht bestätigt werden.

Mehrfach ist versucht worden, durch Stickstoffbestimmungen nach Kjeldahl den Eiweißgehalt der Galle quantitativ zu erfassen, wobei aber z. T. sehr unterschiedliche Ergebnisse erhalten wurden, da offenbar die Trennung der echten Eiweißkörper von den Schleimstoffen nicht gelang. So fand Jünger (1925) bei Gesunden 60—300 mg-% *Gesamt*-Stickstoff, Erhöhung bei Icterus catarrhalis, luischen Lebererkrankungen und Cholangitis. Die Steigerung des Gesamt-N erfolgte immer durch Zunahme des Eiweiß-N (der Anteil der Schleimstoffe wurde dabei allerdings nicht berücksichtigt). Boeckelmann (1928) fand den Gesamtstickstoffgehalt normaler Blasengalle immer unter 200 mg-%, bei Cholecystitis dagegen höhere Werte[10].

Bei Beurteilung der für Eiweiß angegebenen Werte ist zu berücksichtigen, daß die in den älteren Arbeiten angewandten Methoden der qualitativen und quantitativen Eiweißbestimmung in der Galle von zweifelhaftem Wert sind. Die Trennung der Eiweißkörper von den Schleimsubstanzen durch Essigsäurefällung der letzteren hat den großen Nachteil, daß auch die Gallensäuren gefällt werden, die dann ihrerseits einen Teil des Eiweißes als Gallensäurealbuminat dem Nachweis entziehen[11]. Die mitgeteilten Eiweißmengen sind deshalb wohl z. T. als zu gering zu veranschlagen. Diese Schwierigkeiten soll man durch vorherige Entfernung der Gallensäuren durch Dialyse teilweise umgehen können[6]. Andererseits gelingt die Schleimausfällung durch Essigsäure nur unvollständig[12], da nur ein Bestandteil des Gallenschleimes, ein von Carnot und Gruzewska (1928) gefundenes mucinähnliches Nucleoproteid in Gegenwart von Kochsalz mit Essigsäure

---

[1] Brauer 1903/04. [2] Pilzecker 1904, Lang 1906. [3] Pilzecker 1904.
[4] Kiralyfi 1912, Deloch 1922, Jünger 1925, Krause 1934.
[5] Goldschmidt und Strisower 1927. [6] Hartmann und Kohl 1950.
[7] Raue 1923, Deloch 1922, Jünger 1925, Frank und Schour 1925, Löwenberg und Mitarbeiter 1927, Altmann und Kühn 1949, Hartmann und Kohl 1950.
[8] Frank und Schour 1925, Krause 1934, Hartmann und Kohl 1950.
[9] Vgl. auch Krause 1934.
[10] Weitere Angaben finden sich bei Düttmann 1923, Gundermann 1926.
[11] Hallauer 1904. [12] Chambon 1936.

fällbar ist[1]. Daneben enthält die Galle noch mindestens 4 weitere, nicht mit Essigsäure fällbare Mucinfraktionen[2].

Durch diese methodischen Schwierigkeiten erklären sich die außerordentlich unterschiedlichen Werte, die im Schrifttum hinsichtlich der in der Galle vorkommenden Eiweißmengen vorliegen. Wenn z. B. HARTMANN und KOHL in der Blasengalle 0,8—1,2 g-% Eiweiß gefunden haben, so beruht diese Zahl sicherlich auf der ungenügenden Abtrennung der Schleimsubstanzen. Wir haben zusammen mit DEPPE (1954) mit der Papierelektrophorese, deren Empfindlichkeitsgrenze in der von uns gewählten Versuchsanordnung etwa bei 40 mg-% lag, nur in vereinzelten Fällen von entzündlichen Gallenwegserkrankungen (z. B. Gallenblasenhydrops) Eiweißkörper in der Galle nachweisen können, die z. T. als Albumin, z. T. als β-Globuline wanderten. Bei Leberparenchymerkrankungen muß die Konzentration eventuell vorhandener Eiweißkörper also auf jeden Fall unter 40 mg-% liegen. KNEDEL[2] nimmt eine Konzentration von etwa $^1/_{100}$ der Plasmaproteine an.

Über die *Herkunft* der Eiweißkörper bei der Proteinocholie besteht nur bei entzündlichen Erkrankungen der Gallenwege Klarheit. Hier haben wir es mit dem Exsudat der entzündeten Schleimhäute zu tun, dementsprechend sind besonders die Globuline in der Galle vermehrt[3]. Schwieriger ist die Erklärung der Proteinocholie bei Erkrankungen des Leberparenchyms. Hier kommt theoretisch die Leberzelle als Spender des Eiweißes in Betracht, etwa im Sinne eines Abstroms von Substanzeiweiß bei nekrobiotischen Prozessen. Für diese Auffassung könnte die Beobachtung sprechen, daß bei akuter Leberdystrophie gelegentlich Aminosäuren vermehrt in der Galle auftreten. Oder es handelt sich um eine abwegige Sekretion von normalerweise in der Leberzelle gebildetem Eiweiß (Serumalbumin und Fibrinogen ?). LANG hat schon 1906 angenommen, daß das nach Phosphorvergiftung in der Galle auftretende Eiweiß Fibrinogen sei. Die dritte, besonders von ALTMANN und KÜHN (1949) erörterte Möglichkeit betrifft den Übertritt von Bluteiweiß aus den Lebercapillaren in die Galle, nicht wie es VOLHARD (1942) annimmt, durch passiven Einstrom von Plasma in die eröffneten Gallencapillaren, sondern durch aktive Vermittlung der Leberzellen. Dieser Vorgang hätte nach der bisher geltenden Anschauung eine Steigerung der Permeabilität der Lebercapillaren und der Leberzelle (also des Hepatons im Sinne RÖSSLEs) zur Voraussetzung, d. h. eine seröse Hepatitis (EPPINGER).

Betrachtet man allerdings das Capillarrohr des Leberläppchens als schon normalerweise durchlässig für Serumkolloide[4], vielleicht sogar als ein von keinem geschlossenen Endothel ausgekleidetes Gitterfaserrohr[5], so wird der Begriff der serösen Hepatitis in diesem Zusammenhang hinfällig. Wir müssen dann eine abnorm gesteigerte Permeabilität allein der *Leberzellmembran* als Ursache der Proteinocholie bei Leberparenchymerkrankung annehmen. Auf Grund unserer morphologischen und chemischen Untersuchungen bei Hepatitis epidemica, unserer Untersuchungen der Leberlymphe bei Hunden und Katzen[4] und der Befunde ALTMANNS (1949) bei experimentellem Sauerstoffmangel neigen wir zu der Ansicht, daß das Plasmaeiweiß infolge einer Membranstörung in die Leberzellen einströmt und dann aktiv in die Galle ausgeschieden wird. Die von ALTMANN (1949) bei Sauerstoffmangel und von uns bei Hepatitis in den Leberzellen gefundenen hyalinen Tropfen stellen offenbar Coacervate von Plasmaeiweiß nach dessen übermäßigem Einstrom in die Leberzelle dar, die dann später, wenn die geschädigte Zelle sich zu erholen beginnt, in die Gallencapillaren ausgeschieden werden. Dort bleibt das Eiweiß bei schwachem Sekretionsdruck liegen und bildet nach Imbibition mit Gallenfarbstoff die bekannten *Gallenthromben* EPPINGERS. In Leberpunktaten von Kranken mit frischer Hepatitis kann man diese Entstehung der Gallenthromben aus primär ungefärbten Eiweißgerinnseln gut verfolgen[6]. Auch kann man

---

[1] Siehe DEPPE 1954. [2] KNEDEL 1955 (persönliche Mitteilung).
[3] HARTMANN und KOHL 1950, DEPPE 1954.
[4] WITH 1947, KÜHN und HILDEBRAND 1952/53, vgl. auch S. 408. [5] PFUHL 1934.
[6] KÜHN 1947.

die gefärbten Gallenthromben durch Auswaschen der Schnitte mit H_2O_2 [1] oder alkalischen Lösungen[2] ihres Farbstoffes berauben, wonach ein mit speziellen Färbungen darstellbares Eiweißgerüst übrigbleibt.

Auch die erwähnten fluorescenzmikroskopischen Beobachtungen Hanzons (S. 391) lassen sich für die Richtigkeit dieser Ansicht anführen. Der Uraningehalt der nach intravenöser Uranininjektion bei Sauerstoffmangel in den läppchenzentralen Leberzellen auftretenden Vacuolen spricht dafür, daß Plasmaeiweiß, an das ja das Uranin gebunden ist, in die Vacuolen eingedrungen ist. Es erhebt sich somit die Frage, ob nicht die Lösung der Eiweißbindung, die für die Ausscheidung eines Stoffes in die Galle Voraussetzung ist, gerade durch den Sauerstoffmangel besonders beeinträchtigt wird.

Beweisend für die Herkunft der Eiweißkörper bei der im Gefolge von Leberparenchymerkrankungen auftretenden Proteinocholie sind alle diese Untersuchungen nicht. Versuche, eine Auftrennung mit physikalisch-chemischen Methoden vorzunehmen, gestalten sich bei den geringen Eiweißmengen und der komplizierten Zusammensetzung des Mediums sehr schwierig. Immerhin soll es mit Elektrophorese und fraktionierter Ammonsulfatsättigung[3] gelingen, Globuline und Albumine voneinander zu trennen. Bei Lebererkrankungen verlaufen die Veränderungen des Albumin-Globulinquotienten in Blut und Galle anscheinend weitgehend parallel[3], jedoch gelang es bislang noch nicht, diese Ergebnisse zu reproduzieren[4]. Gerade diese Beobachtung würde sehr dafür sprechen, daß tatsächlich Plasmaeiweißkörper in die Galle übertreten*. Im übrigen ist es schon lange bekannt, daß auch Hämoglobin[5] und körperfremdes Eiweiß[6] mit der Galle ausgeschieden werden können.

Gegen die Annahme, daß das Eiweiß nekrotischen Epithelien entstammt, scheinen uns auch eigene Versuche mit Tetrachlorkohlenstoffvergiftung bei Hunden und Meerschweinchen zu sprechen[7]. Zwei bis vier Tage nach der Vergiftung konnten wir kein Eiweiß in der Galle nachweisen, trotz ausgedehnter zentraler Lebernekrosen. Nur bei einem Hund fand sich reichlich Eiweiß in der Galle, und zwar 3 Std nach der Vergiftung. Die Proteinocholie hat also offenbar noch eine gewisse vitale Leistung der geschädigten Leberzelle zur Voraussetzung.

Ob der Proteinocholie eine besondere pathogenetische Bedeutung zukommt, ist nicht sicher. Immerhin ist daran zu denken, daß das kolloidale Gefüge der Galle durch das Auftreten positiv geladener Eiweißkörper empfindliche Störungen erleiden kann (vgl. S. 466), so daß die Proteinocholie möglicherweise eine Ursache für die Entstehung der Gallensteine darstellt. In diesem Zusammenhang ist bemerkenswert, daß von klinischer Seite auf das gehäufte Auftreten von Gallensteinen nach Icterus catarrhalis hingewiesen wurde[8].

Den Gallenthromben ist auch eine Bedeutung für die Entstehung des Ikterus zugeschrieben worden[9]. Sie sollen durch Verlegung der Gallencapillaren zu Gallenstauung und damit zum Übertritt von Galle in die pericapillären Lymphspalten bzw. ins Blut führen. Neuere, insbesondere bioptische Leberuntersuchungen haben indessen ergeben, daß den Gallenthromben in dieser Hinsicht kaum eine größere Bedeutung zukommen kann, denn man findet sie — allerdings relativ selten und in geringer Ausdehnung — auch bei anikterischen Fällen, und vermißt sie gelegentlich auch beim Ikterus. Auch ein Zusammenhang mit dem Auftreten von direktem Bilirubin im Blut, wie es Kodama (1925) angenommen hatte, läßt sich nach unseren Erfahrungen nicht mit Sicherheit nachweisen (vgl. auch S. 441).

---

[1] Heinrichsdorff 1922. [2] Kühn 1947. [3] Hartmann und Kohl 1950.
[4] Deppe 1954. [5] Stern 1891, Filehne 1889/90. [6] Gürber und Hallauer 1904.
[7] Unveröffentlicht.
[8] Lemmel und Büttner 1932, Lemmel 1934, 1935; vgl. auch Eppinger 1937.
[9] Kodama 1925, Eppinger 1937.

* In unseren gemeinsam mit Deppe (1954) durchgeführten Untersuchungen ist uns die Trennung des Eiweißes von den Schleimsubstanzen mit Hilfe der Ammonsulfatfällung nicht gelungen. Der „Albumingipfel“ der Trübungskurve wird durch die gleichzeitige Fällung von Mucin verursacht bzw. überlagert.

2. Übertritt von Bakterien in die Galle.

Ob die normale Leber Bakterien aus dem Blut in die Galle ausscheidet, kann noch nicht mit Sicherheit entschieden werden. Diese Frage ist nicht nur theoretisch von Interesse, sondern auch wichtig für die Pathogenese mancher Formen von Gallenwegsinfektionen, die von pathologisch-anatomischer Seite als deszendierende oder *Ausscheidungscholangitis* beschrieben wurden [1], über deren Häufigkeit die Meinungen allerdings geteilt sind [2]. Die sog. *Cholangitis lenta* [3], ein vorwiegend klinischer Begriff, wird von einigen Autoren auf eine hämatogene Infektion der präcapillaren Gallengänge zurückgeführt [4].

Einige Autoren haben bei *normalen* Versuchstieren keinen Übertritt von intravenös injizierten Keimen in die Galle und die Leberlymphe feststellen können [5], während andere zu gegensätzlichen Resultaten kamen [6]. Ohne Zweifel spielt die Menge und Art der injizierten Erreger eine Rolle, denn bei den positiven Ergebnissen handelte es sich um Bakterien, die bevorzugt in den Gallenwegen angetroffen werden wie Typhusbacillen und Enterokokken [7]. Wie die Ausscheidung der Bakterien bei normaler Leber in die Galle vor sich geht, ist nicht ohne weiteres verständlich. Wahrscheinlich geht der Ausscheidung eine Phagocytose durch die KUPFFERschen Sternzellen voraus. In Analogie zu der Theorie der Bilirubinausscheidung von PAVEL (vgl. S. 407) wäre daran zu denken, daß die KUPFFERschen Sternzellen die Bakterien durch Fortsätze zwischen den Leberzellen direkt in die Gallencapillaren abgeben. Andererseits betonen POPPER und GERZNER, daß erst nach weitgehender *Schädigung des RES* (durch elektrokolloidales Kupfer) Bakterien in die Galle übertreten, ebenso aber auch nach Narkose mit Äther, Chloroform und Urethan sowie nach Vergiftung mit Leberzellgiften (Phosphor). Ihr Schluß, daß nur nach Schrankenstörungen im Sinne der serösen Entzündung Keime in die Galle ausgeschieden werden, will nicht recht einleuchten, wenn man bedenkt, daß die von ihnen verwandten Gifte in erster Linie Leberzellgifte sind. Wir halten es deshalb für wahrscheinlicher, daß bei Zerstörungen des Leberzellgefüges, also vornehmlich im Bereich von dissoziierten bzw. nekrotischen Leberzellen Bakterien in die Galle übertreten, also ohne aktive Vermittlung der Leberzellen. Da die Wandungen der Sinusoide in solchen Gebieten ebenfalls geschädigt sind, dürften sie dem Durchtritt der Bakterien keinen großen Widerstand entgegensetzen, zumal sie schon normalerweise so stark durchlässig sind, daß z. B. kolloidale Farbstoffe ohne weiteres hindurchtreten können (vgl. S. 408). Auch der Übertritt von Bakterien in die Leberlymphe nach Allylformiat- und Histaminvergiftung [8] dürfte eher auf eine Leberzellschädigung der beschriebenen Art zurückzuführen sein. Der Übertritt von Keimen aus dem Blut in die Galle bei Sepsis wäre in gleicher Weise durch die dabei fast immer bestehende Leberparenchymschädigung zu erklären. Die dabei häufig zu beobachtende Cholangiolitis kann allerdings auch durch die Ausscheidung leukotaktischer Stoffe mit der Galle hervorgerufen werden, und hat nicht unbedingt den Übertritt von virulenten Keimen in die Galle zur Voraussetzung [9], da auch bei manchen Vergiftungen, z. B. Blei [10] oder Mangan [11] sowie bei Sauerstoffmangel [12] ähnliche morphologische Veränderungen in der Umgebung

[1] AJELLO 1924, SIEGMUND 1931, ASCHOFF 1932, BAHRMANN 1942.
[2] Vgl. LA MANNA 1937, RÖSSLE 1930. [3] SCHOTTMÜLLER 1921.
[4] Vgl. BINGOLD 1938, FRANKE 1950.
[5] KUNZ und POPPER 1935, POPPER und GERZNER 1935.
[6] Zum Beispiel KWASNIEWSKI und HENNING 1926, MEYER und LÖWENBERG 1926, s. auch HENNING 1949.
[7] Vgl. POSSELT 1931, ZORN 1931, GROSS 1931, ANDERSON und PRIESTLEY 1951.
[8] KUNZ und POPPER 1935. [9] KETTLER 1933, BAHRMANN 1942. [10] AJELLO 1924.
[11] RAO 1931. [12] ALTMANN 1949.

der kleinen Gallengänge angetroffen werden. Daß die präcapillären Gallengänge besonders empfindliche Strukturen sind („Achillesferse“ der Leber)[1], geht auch daraus hervor, daß ihre Epithelien sowohl bei Gallengangsverschluß wie bei Toluylendiaminvergiftung häufig früher regressive Veränderungen erkennen lassen als die Leberparenchymzellen[2].

Bakteriocholie ist nicht gleichbedeutend mit Gallenwegsinfektion. Auch die Gallenblase kann bekanntlich über lange Zeit Bakterien beherbergen, ohne daß eine Cholecystitis vorliegt (z. B. bei Typhusdauerausscheidern). Im übrigen sei nachdrücklich hervorgehoben, daß die hämatogene Infektion der Gallenwege gegenüber der ascendierenden Keimbesiedelung ganz an Bedeutung zurücktritt, eine für die klinische Diagnostik sehr wichtige Tatsache[3].

V. Störungen der Ausscheidung körperfremder Substanzen durch die Galle.

Zahlreiche körperfremde Substanzen werden nach unmittelbarer Einführung in die Blutbahn oder Resorption vom Magen-Darmkanal in die Galle ausgeschieden. Besonders eingehend ist das Verhalten von *Farbstoffen* in dieser Hinsicht untersucht worden, da die „Chromocholoskopie“ in der klinischen Diagnostik der Leberkrankheiten eine bedeutende Rolle spielt. An dieser Stelle können nur die pathophysiologischen Grundlagen der Methode gestreift werden. Einzelheiten finden sich in zahlreichen zusammenfassenden Darstellungen des deutschen Schrifttums[4].

Bei der Ausscheidung derartiger Substanzen in die Galle handelt es sich wohl um eine aktive Leistung der Leberparenchymzellen, die nach Ansicht mancher Autoren *ohne* Vermittlerrolle der KUPFFERschen Sternzellen vor sich geht[5]. Beim Hund reichen 20% des Lebergewebes aus, um Farbstoffe wie Bromsulphalein und Rose bengale in normaler Weise zu eliminieren[6], beim Menschen ist die Reservekraft wahrscheinlich erheblich geringer. Nach HÖBER und TITAJEW konzentriert die überlebende Froschleber vornehmlich leicht diffusible saure Farbstoffe. Die Konzentrationsfähigkeit kann durch Phenylurethan, Cyankali[7] und Jodacetat[8] gelähmt werden und erlischt, wenn das p_H der Durchströmungsflüssigkeit unter 6 sinkt. Dann treten die Farbstoffe unkonzentriert in die Galle über. Im Tierexperiment läßt sich durch Vergiftung mit Leberzellgiften wie Chloroform oder Tetrachlorkohlenstoff die Farbstoffausscheidung erheblich verzögern[9], ebenso durch Milzexstirpation[10], vermutlich infolge des danach verringerten Leber-Minutenvolumens. Auch Pfortaderunterbindung beeinflußt die Farbstoffausscheidung beträchtlich[11]. Nach Lösung eines kompletten Gallengangsverschlusses kommt die Farbstoffausscheidung dagegen verhältnismäßig rasch wieder in Gang[12].

Wichtig ist die Tatsache, daß die Ausscheidung einer gallenpflichtigen Substanz durch gleichzeitiges übermäßiges Angebot einer zweiten gehemmt wird. So läßt sich die Ausscheidung von Bilirubin durch gleichzeitige Gabe von Bromsulphalein verzögern und umgekehrt[13], das gleiche gilt für Uranin und Bilirubin bzw. Gallensäuren[14] oder für Bilirubin und Rose bengale[15].

---

[1] ASCHOFF 1932. [2] HIYEDA 1927, KÜHN 1952, vgl. im übrigen S. 400, 452.
[3] SELBERG 1953.
[4] v. MÖLLENDORFF 1920, LEPEHNE 1921/22, 1930, PASCHKIS 1927, ROSENTHAL und FALKENHAUSEN 1921, ROSENTHAL 1934, EPPINGER 1937, SCHWIEGK 1938, BECKMANN 1952.
[5] HÖBER und TITAJEW 1930, PFUHL 1938, TADA 1934.
[6] MANN und BOLLMAN 1926. [7] HÖBER und TITAJEW 1930. [8] KOLL-SCHRÖDER 1934.
[9] Zum Beispiel WAKABAYASHI 1934, BRAUER und PESOTTI 1949, BRAUER, PESOTTI und NICOSIA 1950.
[10] GON 1940. [11] HIRT, ANSORGE und MARKSTAHLER 1939, NAGATOMI 1938.
[12] ICHIYAMA 1934. [13] CANTAROW und Mitarbeiter 1948. [14] HANZON 1952.
[15] SNAPP und Mitarbeiter 1947.

Blockierung der KUPFFERschen Sternzellen beeinflußt die Farbstoffausscheidung nicht wesentlich[1] [nur nach MILLS und DRAGSTEDT (1938) wird beim Hund nach Tuscheblockade des RES die Ausscheidung von Bromsulphalein (nicht von Bilirubin) beträchtlich verzögert]. Bei der Durchströmung mit eiweißfreier Flüssigkeit kann die Leber ihre Ausscheidungs- und Konzentrationsleistung aufrechterhalten [ältere Versuche mit gegenteiligem Ergebnis von PLATTNER (1924) durch HÖBER und TITAJEW widerlegt], während die Speicherungsfähigkeit der KUPFFERschen Sternzellen an einen gewissen Kolloidgehalt der Durchströmungsflüssigkeit gebunden ist[2].

Nach HECHT[3] sind Azofarbstoffe mit drei oder weniger Sulfogruppen gut gallefähig, solche mit vier oder mehr dagegen nicht. Kolloidale Farbstoffe, etwa Trypanblau werden nicht in die Galle ausgeschieden bzw. nicht nennenswert konzentriert[4], treten dagegen ebenfalls in hoher Konzentration in die Leberlymphe über[5], was dafür spricht, daß sie die Wandungen der Lebersinusoide ziemlich ungehindert passieren können. Die Abhängung des auszuscheidenden Farbstoffes von seinem Eiweißträger scheint also jenseits der Capillarwand (wahrscheinlich an der Oberfläche oder sogar im Inneren der Leberzellen) zu erfolgen[5].

Ob ein Farbstoff mehr durch die Leber oder die Nieren ausgeschieden wird, ist wohl nur zum geringeren Teil durch seine chemische Konstitution bzw. Dispersität bedingt, wie es v. MÖLLENDORFF (1921) angenommen hatte. Von großer Bedeutung für den Ort der Ausscheidung ist die Form der *Eiweißbindung* des betreffenden Stoffes im Blut. Lebergängige Stoffe zeigen im allgemeinen eine quantitative Bindung an das Serumalbumin mit niederer Dissoziationskonstante, während nierengängige Farbstoffe locker, d. h. mit hoher Dissoziationskonstante an ihrem Eiweißträger haften[6].

Für die Klinik hat die Ausscheidung von Farbstoffen in die Galle neben der röntgenologischen Darstellung der Gallenwege besondere Bedeutung für die *Funktionsdiagnostik der Leber* erlangt, da die Farbstoffausscheidung im Gegensatz zu anderen Leberfunktionsproben von extrahepatischen Faktoren ziemlich unabhängig ist. Grundsätzlich kann als Regel gelten, daß bei allen Schädigungen der Leberparenchymzellen eine verzögerte Ausscheidung leberpflichtiger Farbstoffe in die Galle erfolgt, u. U. schon bei Schäden, die sich dem Nachweis mit anderen Methoden noch weitgehend entziehen. Allerdings hängt der Clearancewert des betreffenden Farbstoffes nicht ausschließlich vom Extraktionsvermögen der Leberzelle ab, es muß außerdem das die Leber in der Zeiteinheit durchströmende Plasmavolumen Berücksichtigung finden[7].

Eine Ausnahme scheint lediglich *Methylenblau* zu machen, das bei Leberkrankheiten angeblich leichter in die Galle übertritt als bei gesunder Leber. Hier liegen offenbar besondere, noch weitgehend ungeklärte Verhältnisse vor[8].

Morphologisch brauchen solche Störungen der Farbstoffausscheidung nicht faßbar zu sein. Möglicherweise können sie in einer mangelhaften Darstellbarkeit der Gallencapillaren ihren strukturellen Ausdruck finden (vgl. S. 396). Die Ausscheidung von Bromsulphalein oder intravenös injiziertem Bilirubin kann noch lange Zeit nach klinischer Abheilung einer Hepatitis gestört sein, ohne daß man histologisch (z. B. in Leberpunktaten) kennzeichnende Veränderungen an den Leberparenchymzellen nachweisen kann. Systematische Untersuchungen mit der FORSGREENschen Methode sind dabei allerdings u. W. bislang noch nicht durchgeführt worden.

Die Belastung mit Bromsulphalein[9] genießt den Ruf, eine der empfindlichsten Leberfunktionsproben zu sein, das gleiche gilt für die Prüfung der Ausscheidung von außen zugeführten Bilirubins[10]. Bei der Beurteilung aller dieser Proben muß der Kliniker sich aber vor Augen halten, daß die Verhältnisse im Organismus nicht so einfach liegen wie etwa bei der Perfusion der isolierten Froschleber,

[1] HÖBER und TITAJEW 1930, TADA 1934, PETROFF 1924/25. [2] v. JANCSÓ 1929.
[3] Zit. nach BENNHOLD und Mitarbeitern 1950. [4] v. MÖLLENDORFF 1920.
[5] KÜHN und HILDEBRAND 1953, BENNHOLD 1953.
[6] BENNHOLD, OTT und WIECH 1950, vgl. im übrigen den Abschnitt über die Vehikelfunktion der Plasmaeiweißkörper.
[7] NEUMAYR und Mitarbeiter 1954, MENDELOFF und Mitarbeiter 1949, GOODMAN 1952, 1953.
[8] HAMID 1922, SCHWIEGK 1938. [9] S. M. ROSENTHAL 1922. [10] EILBOTT 1927.

denn die Speicherfunktion des *gesamten* RES — nicht nur in der Leber — muß bei der quantitativen Bestimmung des Schwundes mancher Farbstoffe aus dem Blut in Rechnung gestellt werden, auch ohne daß man eine spezifische Zuträgerrolle der KUPFFERschen Sternzellen für die Leberzellen anzunehmen braucht[1]. Das gilt ganz besonders für kolloidale Farbstoffe, so ist z. B. der Schwund von Kongorot aus dem Blut als Funktionsprüfung des RES angegeben worden[2] (allerdings zu Unrecht[3]). Auch die Differenz zwischen errechneter und gefundener Konzentration etwa von Bilirubin unmittelbar nach der Injektion größerer Mengen in die Blutbahn kann nur mit der schnellen Absorption des Farbstoffes durch das RES erklärt werden, da eine so schnelle Ausscheidung in die Galle schwer vorstellbar ist[4]. Auf die Abhängigkeit des Farbstoffschwundes aus dem Blut von der Blutdurchströmung der Leber[5] wurde bereits hingewiesen.

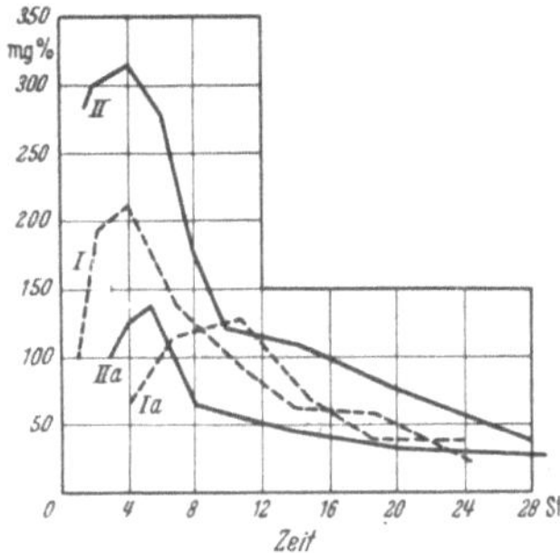

Abb. 11. Sulfonamidausscheidung durch die Galle vor und nach Leberschädigung beim Gallenfistelhund: 3,0 g Protocid intravenös vor *(I)* und 6 Tage nach *(I a)* Leberschädigung. 4,0 g Protocid intravenös vor *(II)* und 12 Tage nach *(II a)* Leberschädigung durch Tetrachlorkohlenstoff. (Nach SCHULZ und VOTH.)

Für die Klinik kommt eine besondere Bedeutung schließlich der Ausscheidung von *Arzneimitteln* in die Galle und ihren Störungen zu, besonders von Stoffen, die in der Therapie der Gallenwegsinfektionen verwandt werden. Manche *Sulfonamide* werden bei normaler Leberfunktion in relativ hoher Konzentration ausgeschieden, z. B. Sulfaäthylthiodiazol[6] und Methylsulfadiazin bzw. das aus diesen beiden Komponenten zusammengesetzte Protocid[7]. Daß es sich hier um eine echte Ausscheidungsarbeit der Leberzellen handelt, wird durch die Beobachtung bewiesen, daß die Sulfonamidkonzentration in der Galle beim Gallenfistelhund nach experimenteller Tetrachlorkohlenstoffvergiftung erheblich absinkt (s. Abb. 11).

Ähnliches gilt für manche *Antibiotica*, so Penicillin, Chloramphenicol und besonders Tetracycline (weniger für Streptomycin), die ebenfalls bei normaler Leberfunktion in einer für therapeutische Zwecke genügend hohen Konzentration in der Galle erscheinen[8], bei parenchymatösen Lebererkrankungen dagegen nicht mehr ausgeschieden werden[9].

VI. Die Pathogenese des Ikterus.

Es ist einleuchtend, daß bei der Besprechung des Ikterus manche Fragen offen bleiben müssen, solange nicht das Problem der Gallenfarbstoffbildung völlig geklärt ist, d. h. solange wir nicht sicher wissen, ob die Leber nur Ausscheidungsort oder auch Bildungs- und Umwandlungsstätte des Bilirubins ist, und welche Strukturelemente der Leber für diese Funktionen im einzelnen verantwortlich sind. An der Tatsache, daß die Leber normalerweise den einzigen Ort der Bilirubin-*Ausscheidung* darstellt, kann aber nicht gezweifelt werden. Es ist deshalb

[1] Vgl. PFUHL 1938. [2] ADLER und REIMANN 1925, vgl. auch DRAGSTEDT und MILLS 1937.
[3] LETTERER 1933. [4] DRAGSTEDT und MILLS 1927, eigene unveröffentlichte Versuche.
[5] Siehe NEUMAYR und Mitarbeiter 1954.
[6] SIEDE 1941, SIEDE und HOPPMANN 1943, SCHÖNDUBE 1950, ZASLOW und COUNSELLER 1947, GRASER 1950, EHLERT 1951.
[7] SCHULZ und VOTH 1952.
[8] GRUHZIT und Mitarbeiter 1949, ZASLOW und COUNSELLER 1947, ZASLOW, HEWLETT und Mitarbeiter 1950, PULASKI und FUSILLO 1955, eigene Beobachtungen mit WALTER.
[9] TUCKWELL 1947, ZASLOW und Mitarbeiter 1950. Übersicht bei KIRSNER und Mitarbeiter 1952.

berechtigt, den Ikterus als wichtigstes Zeichen einer Störung der Ausscheidungsfunktion der Leber an dieser Stelle zu besprechen.

1. Bildung und Zustand des Bilirubins im Blut.

Bilirubin, der kennzeichnende Farbstoff der Galle, entsteht im Organismus durch oxydativ-reduktiven Abbau des roten Blutfarbstoffes. Die Aufspaltung der Farbstoffkomponente erfolgt noch im Eiweißverband durch Sprengung des Porphyrinringes an der α-Methinbrücke, so daß zuerst ein noch eisenhaltiger Verdin-Globinkomplex (Verdoglobin) entsteht, der durch Eisenabspaltung und Trennung vom Eiweiß in das grüne Biliverdin übergeht. Aus diesem entsteht durch Reduktion überall (?) im Körper* schnell das gelbe Bilirubin. Dieser Weg der Bilirubinbildung ist in den letzten 20 Jahren durch die Arbeiten zahlreicher Forscher endgültig aufgeklärt worden[1]. Zusammenfassende Darstellungen finden sich bei FISCHER-ORTH (1937), SIEDEL (1944), LEMBERG und LEGGE, HEILMEYER und BEGEMANN, DUESBERG (1949, 1956), WATSON (1956a) sowie in dem entsprechenden Abschnitt dieses Handbuches.

Diesem „klassischen" Weg der Bilirubinbildung steht nach neueren Untersuchungen wahrscheinlich ein zweiter gegenüber, bei dem das Bilirubin als *Nebenprodukt* bei der Hämsynthese entsteht. Nach den Untersuchungen von LONDON, WEST, SHEMIN und RITTENBERG (1950) bildet der Organismus Pyrrol nicht, wie früher angenommen, aus Glutaminsäure, sondern aus einfacheren Vorstufen, vornehmlich Glykokoll und Essigsäure. Gibt man einem gesunden Menschen mit der Nahrung Glykokoll, das mit radioaktivem Stickstoff (N^{15}) markiert ist, und untersucht danach das aus den Faeces isolierte Stercobilin, so findet man bereits in den ersten 10 Tagen N^{15} in hoher Konzentration im Stercobilin. Die Radioaktivität sinkt danach auf Spuren ab, um nach 120 Tagen abermals zu hohen Werten anzusteigen. Während dieses zweite Auftreten radioaktiven Stercobilins auf den Abbau des zur Zeit der Glykokollaufnahme gebildeten Hämoglobins bezogen werden muß, ist der erste Anstieg nach der Auffassung von LONDON und Mitarbeitern, der sich auch andere Autoren anschließen[2], nur so zu deuten, daß Bilirubin *neben* dem Häm synthetisiert wurde, wahrscheinlich aus den Vorstufen des Porphyrins. LONDON nimmt an, daß beim gesunden Menschen etwa 11% des ausgeschiedenen Stercobilins einer solchen direkten Bilirubinsynthese, d. h. den Vorstufen des Porphyrins entstammen[3]. Bei einem Fall von perniziöser Anämie wurde diese „parahämatische" Bilirubinquote sogar mit 50% berechnet. Entsprechende Beobachtungen wurden auch bei kongenitaler Porphyrie gemacht[3, 4]. Allerdings muß auch die Möglichkeit diskutiert werden, daß das erste Auftreten radioaktiven Stercobilins unmittelbar nach der Aufnahme des markierten Glykokolls durch den Untergang neugebildeter Erythrocyten — noch im Knochenmark oder unmittelbar nach ihrer Ausstoßung — verursacht wird, was nach den Untersuchungen von HEILMEYER und EILERS (1948) über den latenten Blutumsatz besonders bei der perniziösen Anämie durchaus denkbar wäre (vgl. Band IV/2 dieses Handbuches).

Auf die Bedeutung dieser Befunde für die quantitative Berechnung des Blutfarbstoffumsatzes sei an dieser Stelle nur kurz hingewiesen. Hier interessieren besonders die Folgerungen, die sich auf unsere Vorstellungen von der Ikteruspathogenese ergeben, wie später zu zeigen sein wird (vgl. S. 440).

Auf den *Ort der physiologischen Bilirubinbildung* kann an dieser Stelle nicht ausführlich eingegangen werden. An der Tatsache, daß extrahepatisch aus Blutfarbstoff Bilirubin gebildet werden kann, ist seit den klassischen Beobachtungen VIRCHOWs über die Gallenfarbstoffbildung in Hämatomen niemals gezweifelt worden. Ob allerdings die Bildung des *gesamten* Bilirubins unter

[1] FISCHER und ORTH 1937, BARKAN 1937, KIESE 1942, WATSON 1946, LEMBERG und LEGGE 1949.
[2] WITH 1947, 1949, DUESBERG 1956.
[3] Vgl. auch LOWRY, HAWKINSON und WATSON 1952.
[4] LONDON, WEST, SHEMIN und RITTENBERG 1950, LONDON und WEST 1950.

* Ob an diesem Prozeß das gesamte RES oder nur sein intrahepatischer Anteil beteiligt ist, und welche Rolle die Leberparenchymzellen dabei spielen, ist trotz aller darauf verwandten Arbeit noch nicht im einzelnen geklärt (vgl. die neueren Arbeiten von YAMAOKA und seiner Schule).

physiologischen Verhältnissen außerhalb der Leber erfolgt, ob sie zum Teil in der Leber und zum anderen in Milz und Knochenmark vor sich geht, ob schließlich bei der intrahepatischen Gallenfarbstoffbildung die KUPFFERschen Sternzellen oder die Leberepithelien oder beide zugleich beteiligt sind, diese Fragen sind trotz einer Unmenge darauf verwandter Arbeit auch heute noch nicht mit absoluter Sicherheit zu entscheiden[1]. Der besonders von ASCHOFF und seinen Schülern[2] verfochtenen These von der Bildung des Gallenfarbstoffes im reticuloendothelialen System steht die von NAUNYN (1869), MINKOWSKI (1904) und PICK (1894) aufgestellte Theorie vom Primat der Leberzelle bei der Bilirubinbildung auch heute noch gegenüber, wenn auch die erstgenannte Lehre u. E. die weitaus größere Wahrscheinlichkeit für sich hat. Eine ausführliche kritische Darstellung des Problems, die im wesentlichen den zahlreichen z. T. gegensätzlichen Beobachtungen auch heute noch gerecht wird, findet sich bei LEPEHNE 1930, der selbst in dieser Übersicht einen vermittelnden Standpunkt einnimmt[3].

Neuerdings treten einige Autoren wieder stärker für eine Theorie der Bilirubinbildung in der Leberzelle ein[4], wobei besonders FISCHLER (1949) die Meinung vertritt, daß auch das normalerweise beim Menschen im Blut kreisende Bilirubin parapedetisch von der Leberzelle in die Blutbahn abgegeben wird, um im Knochenmark zur Bildung des Häms wieder verwandt zu werden, eine Auffassung, die aber auf Grund der neueren Arbeiten mit radioaktiv markierten Pyrrolfarbstoffen kaum noch ernstlich diskutiert werden kann (vgl. DUESBERG 1956).

Im *Blut* findet sich das Bilirubin nicht in freier molekular gelöster Form, sondern in *Bindung an die Serumeiweißkörper*, und zwar — unter normalen Bedingungen — ausschließlich an das Serumalbumin[5]. Nach COOLIDGE (1940) bindet 1 Molekül Serumalbumin mindestens 16 Moleküle Bilirubin, nach COHN (1948) 1 Mol Albumin bei alkalischer Reaktion mindestens 3 Mol Bilirubin. Bilirubin verhält sich also gegenüber den Plasmaproteinen wie zahlreiche andere Farbstoffe, d. h. es ist quantitativ und in ziemlich fester Form an das Serumalbumin gebunden. Diese Bindungsform ist charakteristisch für Stoffe, die von der Leber ausgeschieden werden, während von der Niere auszuscheidende Substanzen eine lockere Eiweißbindung mit hoher Dissoziationskonstante aufweisen[6].

Nur in besonderen Fällen, bei hochgradigem Ikterus, ist im Elektrophoreseversuch frei wanderndes Bilirubin[7] bzw. eine Bindung des Bilirubins an die α_2- und β-Globulinfraktion nachgewiesen worden[8]. Beim Verschlußikterus, und zwar besonders bei *malignem* Gallengangsverschluß, scheint ein gewisser Teil des Bilirubins besonders locker an den Serumeiweißkörpern zu haften (vielleicht an der β-Globulinfraktion ?), denn der Farbstoff läßt sich bei solchen Fällen zu etwa 5—20% mit Äther aus dem Serum extrahieren, was bei anderen Ikterusfällen, insbesondere bei Parenchymikterus oder hämolytischem Ikterus niemals möglich ist[9]. Der Nachweis dieses ätherlöslichen Bilirubins gewinnt eine gewisse praktische Bedeutung für die Differentialdiagnose des Ikterus[10]*.

[1] Vgl. YAMAOKA und Mitarbeiter 1952. [2] McNEE 1913, LEPEHNE 1921.
[3] Vgl. auch HEILMEYER und BEGEMANN 1951. [4] BAUMGÄRTEL 1950, FISCHLER 1949.
[5] BENNHOLD 1932, 1938, PEDERSEN und WALDENSTRÖM 1937, FORRAI und SIVÓ 1927, LAEMMER und BECK 1934, STENHAGEN und TEORELL 1938.
[6] BENNHOLD, OTT und WIECH 1950. [7] BENNHOLD 1932, 1938.
[8] MARTIN, zit. nach WESTPHAL und GEDIGK 1949, WESTPHAL, OTT und GEDIGK 1950.
[9] VARELA-FUENTES 1950 (Literatur), VARELA-FUENTES und VIANA 1933.
[10] ALBERS und MERTEN 1940, KÜHN und PIRWITZ 1952.

* Nach neueren eigenen zusammen mit BECK durchgeführten Untersuchungen ist es wahrscheinlich, daß der mit Äther extrahierbare Farbstoff nicht mit Bilirubin identisch ist, denn er unterscheidet sich von reinem Bilirubin (Homburg) und dem aus äthernegativen Seren sowie aus Galle gewonnenen Bilirubin durch seine etwas andere Spektralabsorption und sein physikalisch-chemisches Verhalten (BECK und KÜHN 1956). Möglicherweise handelt es sich um eine Verbindung des Bilirubins mit anderen Substanzen (Lipoiden ?) (vgl. auch DORCHE und ROLLET 1955).

2. Die Diazoreaktion des Bilirubins. (Hijmans v. d. Bergh-Reaktion.)

Die Einführung der Ehrlich-Pröscherschen Diazoreaktion (Kupplung des Bilirubins mit Diazobenzolsulfonsäure zu einem roten Farbstoff) als quantitative Bestimmungsmethode des Serumbilirubins hat eine große Bedeutung für die Ikterusforschung erlangt, besonders nachdem Hijmans v. d. Bergh (1918) gezeigt hatte, daß auch *qualitative* Differenzierungen des Bilirubins mit dieser Methode möglich sind. Der genannte Autor hatte gefunden, daß die Kupplungsreaktion in Seren von Kranken mit Ikterus hepatischer Natur ohne besondere Zusätze ablief (direkte Reaktion), während in Normalseren oder solchen von Kranken mit anhepatischem, z. B. hämolytischem Ikterus die Reaktion nur im alkoholischen Serumextrakt möglich war (indirekte Reaktion).

Die chemischen Vorgänge bei der Kupplungsreaktion reiner Bilirubinlösungen sind von Hans Fischer und seinen Mitarbeitern[1] weitgehend aufgeklärt worden. Bei der Diazoreaktion erfolgt eine Spaltung des Bilirubinmoleküls rechts oder links von der mittleren Methylenbrücke, so daß zweikernige Bruchstücke (Oxypyrromethene) entstehen, mit denen das Diazoniumsalz an dem in α-Stellung freien C-Atom kuppelt. Diese Art der Kupplungsreaktion ist für alle bilirubinoiden Farbstoffe typisch[2], die Geschwindigkeit der Reaktion ist nach Fischer allein vom Lösungsmittel abhängig[3]. Das Azobilirubin besitzt Indicatoreigenschaften, indem es bei stark saurer oder alkalischer Reaktion in eine blaue Modifikation übergeht. Untersuchungen über die Spektralabsorption wurden von Heilmeyer und Mitarbeitern durchgeführt[4].

Zur Erklärung des unterschiedlichen Verhaltens des Serumbilirubins gegenüber dem Diazoreagens ist in den letzten 40 Jahren eine Fülle klinischer Beobachtungen und experimenteller Befunde zusammengetragen worden, ohne daß man bis heute die Verhältnisse als restlos geklärt bezeichnen könnte. Es kann nicht Aufgabe dieser Darstellung sein, eine lückenlose Übersicht über die vorliegende umfangreiche Literatur zu geben. Der Beitrag von Maurer im biochemischen Handlexikon 1932 erwähnt bereits 45 Arbeiten, der von Mertens im Handbuch der allgemeinen Hämatologie 1934 eine noch größere Zahl. Es sollen deshalb nur die wichtigsten Theorien erläutert und der heutige Stand der Diskussion umrissen werden. Das ist schon deshalb erforderlich, weil das Verhalten des Bilirubins bei der Diazoreaktion immer wieder die Frage nach der Herkunft des im Blut kreisenden Bilirubins und damit nach der Pathogenese des Ikterus aufwirft. Die unter dem Eindruck der Hijmans van den Berghschen Arbeiten entwickelte und von den meisten Autoren auch heute noch vertretene Lehre besagt, daß das unter physiologischen Verhältnissen und bei anhepatischem Ikterus im Blut kreisende indirekte Bilirubin den Zellen des reticuloendothelialen Systems entstammt, das bei hepatischem Ikterus auftretende direkt reagierende Bilirubin dagegen der Leber, aus der es durch Resorption ins Blut gelangt ist[5]. Rich (1930) hat sein bekanntes Schema der Ikteruspathogenese fast ausschließlich auf die Diazoreaktion des Serumbilirubins gegründet. An der Richtigkeit dieser Ansicht sind aber immer wieder Zweifel geäußert worden[6].

Bei der Deutung der verschiedenen Reaktionsformen des Bilirubins geht man am besten von den Überlegungen aus, die Hijmans v. d. Bergh in seiner Monographie „Der Gallenfarbstoff im Blute“ selbst angestellt hat. Er erörtert darin 3 Möglichkeiten: 1. die Bedeutung der Wasserstoffionenkonzentration, 2. das Vorliegen zweier chemisch verschiedener Bilirubinmodifikationen und 3. die Anwesenheit „kupplungsfördernder“ Substanzen in Seren mit direkter Diazoreaktion.

[1] Fischer, H. und Barrenscheen 1921. [2] Fischer-Orth 1937.
[3] Fischer und Reindel 1923. [4] Heilmeyer und Krebs 1930, Heilmeyer 1933.
[5] Hijmans v. d. Bergh 1918, Aschoff 1932, Lepehne 1930.
[6] Zum Beispiel neuerdings von With 1947.

Die erste Möglichkeit *(Einfluß des p_H)* ist von HIJMANS V. D. BERGH selbst nicht weiter verfolgt worden, nachdem er gefunden hatte, daß Galle unabhängig vom p_H immer eine direkte Diazoreaktion gibt. Später haben sich noch zahlreiche andere Autoren mit der Bedeutung der Wasserstoffionenkonzentration beschäftigt, ohne daß jedoch eine befriedigende Klärung dieser Frage möglich wurde[1].

Reine, d. h. eiweißfreie wäßrige Lösungen von Bilirubin (Homburg), nach dem KÜSTERschen Verfahren aus Rindergallensteinen gewonnen, geben unterhalb von etwa p_H 4,0 keine Diazoreaktion, wohl aber bei höherem p_H[2]. Das ist, im Gegensatz zu den Angaben von HIJMANS V. D. BERGH und anderen Autoren[3] zu betonen. Das Optimum der Diazoreaktion derartiger wäßriger Bilirubinlösungen liegt zwischen p_H 6 und 7, die Extinktion der erhaltenen Azobilirubinlösung beträgt aber durchschnittlich nur 50% der Maximalfarbe (die man bei Durchführung der Reaktion mit einem „Katalysator", z. B. Coffein, erhält), d. h. in einer solchen reinen Lösung kuppelt offenbar nicht alles darin enthaltene Bilirubin. Setzt man einem Normalserum solches Bilirubin zu, so gibt dieses Serum bei p_H 4 ebenfalls keine Diazoreaktion, während die Reaktion bei p_H 7 zwar etwas verzögert. aber ebenfalls „direkt", d. h. ohne Katalysatoren, abläuft. In Seren von Ikterusfällen *hepatischer* Natur ist dagegen eine direkte Diazoreaktion auch bei einem p_H von 3—4 möglich. GEDIGK und GRIES haben neuerdings gezeigt, daß das Bilirubin aus Seren von hepatischem Ikterus, ebenso das Bilirubin der Galle die Eigenschaft, bei p_H 3—4 zu kuppeln, auch nach Isolierung und in wäßriger Lösung bzw. nach Überführung in Normalseren beibehält und sich damit grundsätzlich von indirektem Bilirubin unterscheidet, was für einen strukturellen Unterschied zwischen den beiden Bilirubinformen zu sprechen scheint.

Diese Ergebnisse weisen darauf hin, daß der Wasserstoffionenkonzentration eine erhebliche Bedeutung für den Ablauf der Diazoreaktion zukommt und rücken damit auch die von HIJMANS V. D. BERGH erwähnte zweite Möglichkeit — das Vorliegen zweier chemisch verschiedener Bilirubinmodifikationen — wieder mehr in den Vordergrund.

Diese Meinung wurde vor allem von ASCHOFF vertreten, der annahm, daß das Bilirubin bei der Leberzellpassage chemisch verändert und in direktes Bilirubin umgewandelt würde (da das Bilirubin der Galle direkt reagiert) (Bilirubin I und II). Zahlreiche Autoren haben sich später in gleichem Sinne geäußert[4]. Es liegen zwar ältere Untersuchungen über die *Spektralabsorption* von Bilirubin aus direkten und indirekten Seren im sichtbaren Bereich vor, wobei sich keine wesentlichen Unterschiede ergaben[5], ebensowenig bei ihren Azofarbstoffen[6]. Auch in der *Kristallform* von direktem und indirektem Bilirubin besteht kein Unterschied[7]. Man hat deshalb das Vorliegen zweier chemisch verschiedener Bilirubinmoleküle als unwahrscheinlich bezeichnet[8]. Spätere Untersuchungen haben indessen gezeigt, daß im UV-Bereich doch gewisse Unterschiede der Spektralabsorption beider Bilirubinformen bestehen[9], im übrigen würden gleiche physikalische Eigenschaften geringfügige intramolekulare Modifikationen, z. B. im Sinne einer Keto-Enoltautomerie nicht unbedingt ausschließen[10].

Für das Bestehen chemischer Unterschiede sprechen nun besonders neuere Untersuchungen von COLE und Mitarbeitern (1954), die mit Hilfe der Chromatographie an silikonbehandelten Kieselgursäulen in Seren von Kranken mit verschiedenen Gelbsuchtsformen drei unterschiedlich rasch wandernde Farbstoffe nachweisen konnten[11]. Ein Farbstoff gibt nur die indirekte Diazoreaktion, während die beiden anderen, die sich beim Verschlußikterus im Blut und Urin sowie immer in der Galle finden, direkt reagieren. Zwischen dem erstgenannten und den beiden letzteren Pigmenten bestehen geringe Unterschiede der Spektralabsorption. Auch NAJJAR und CHILDS (1953) haben zwei verschiedene Bilirubine aus dem

[1] DAVIES und DODDS 1927, WELTMANN und HÜCKEL 1928, GRIFFITHS und KAYE 1930, FOWEATHER 1932, BUNGENBERG DE JONG 1942.
[2] DAVIES und DODDS 1927, HARROP und BARRON 1929, KILCHLING und KÜHN 1951, WESTPHAL und GEDIGK 1949, GEDIGK und GRIES 1952.
[3] BAUMGÄRTEL 1950 WESTPHAL und GEDIGK 1949.
[4] LEPEHNE 1930, GRIFFITHS und KAYE 1930, DOMINICI und MARENGO 1933, FIESSINGER und BARDOS 1936, ENACHESCO und Mitarbeiter 1947.
[5] MÜLLER und ENGEL 1931, HEILMEYER und KREBS 1930.
[6] HEILMEYER und KREBS 1930. [7] MÜLLER und ENGEL 1931.
[8] Vgl. KÜHN 1948, HEILMEYER und BEGEMANN 1951.
[9] DAVIES und SHEARD 1937, DOMINICI 1951 (Literatur).
[10] HORSTERS 1932, FOWEATHER 1932.
[11] Vgl. auch KAWAI 1953, BILLING 1955, 1956.

Blut und der Galle gewinnen und kristallisieren können und sind der Ansicht, daß das in der Galle bzw. beim hepatischen Ikterus im Blut und Harn vorkommende direkte Bilirubin ein Metallion komplex gebunden enthält. Auch papierchromatographisch ist die Trennung von direktem und indirektem Bilirubin gelungen[1]. Wahrscheinlich wird das handelsübliche Bilirubin, das sich hinsichtlich seiner chemischen Eigenschaften wie indirektes Bilirubin verhält[2], bei seiner Gewinnung aus Galle so verändert, daß es nunmehr die indirekte Reaktion gibt. Dafür spricht die Tatsache, daß direktes Bilirubin durch Erwärmen in indirektes zu überführen ist[3].

Auch die neueren Untersuchungen von YAMAOKA (1953) und seiner Schule[4] sprechen dafür, daß das Bilirubin in verschiedenen Modifikationen vorkommt, und zwar als dibasische Säure, als Salz und als Ester. Im ersteren Falle reagiert es nur indirekt, während es in der Salz- bzw. Esterform die direkte Diazoreaktion gibt.

Welche Struktur dieser Bilirubinester besitzt, ist in jüngster Zeit von drei verschiedenen Forschergruppen geklärt worden[5]. Danach handelt es sich bei dem direkt reagierenden Bilirubin in Galle, Serum und Harn um einen Bilirubin-Glucuronsäureester, bei dem 1 Mol Bilirubin mit 2 Mol Glucuronsäure gekoppelt ist. Kleine Mengen liegen möglicherweise als Monoglucuronid vor. Dieser Ester ist auch bei niedrigem p_H gut wasserlöslich, deshalb seine „direkte" Diazoreaktion, während das Bilirubin sonst als Säure vorliegt (vgl. [5]) und infolgedessen bei niedrigem p_H nicht löslich und damit nicht kupplungsfähig ist. Die sog. „kupplungsfördernden" Substanzen (Alkohol, Coffein, Gallensäuren) sind also nichts anders als Lösungsvermittler, und die von H. FISCHER bereits 1923 ausgesprochene Meinung, daß die Kupplungsgeschwindigkeit des Bilirubins nur von seinem Lösungsmittel abhänge (vgl. S. 433), erfährt damit im wesentlichen ihre Bestätigung. Wir müssen uns also vorstellen, daß die Leberzelle das im Blut kreisende, schlecht wasserlösliche Bilirubin, um es in die Galle ausscheiden und dort in Lösung halten zu können, durch Veresterung mit Glucuronsäure in eine wasserlösliche Form überführt.

Die dritte Möglichkeit — *Wirkung katalytischer Substanzen* auf die Diazoreaktion — ist besonders von ADLER und STRAUSS (1925) in eingehenden Untersuchungen geprüft worden.

HIJMANS V. D. BERGH hatte in diesem Zusammenhang bereits die *Gallensäuren* erwähnt, ihnen aber keine ausschlaggebende Bedeutung beigemessen, da nur verhältnismäßig große Mengen gallensaurer Salze imstande waren, in Seren mit indirekter Reaktion die Kupplung herbeizuführen („Spuren haben keinen Effekt"). Eine kupplungsfördernde Wirkung der Gallensäuren ist später von zahlreichen Autoren nachgewiesen[6], von anderen dagegen nicht bestätigt worden[7]. Wir konnten zeigen, daß die Ursache dieser unterschiedlichen Ergebnisse in der hohen Gallensäurekonzentration zu suchen ist, die zur Erzielung eines kupplungsfördernden Effektes benötigt wird. Die Mindestkonzentration liegt für die wirksamste Säure (Cholsäure) bei ungefähr 20 mg-%, von Desoxycholsäure und Dehydrocholsäure werden wesentlich höhere Konzentrationen in vitro benötigt. Da so hohe Gallensäurenmengen im Blut beim Icterus niemals beobachtet werden, halten wir die Bedeutung der Gallensäuren für die direkte Diazoreaktion menschlicher Ikterusseren für fraglich[8]. BAUMGÄRTEL (1950) vertritt dagegen weiterhin diese Ansicht, da er der Meinung ist, daß nur das in Gallensäuren kolloidal gelöste Bilirubin direkt reagiert und für die in der Leberzelle erfolgende

[1] GRIES, GEDIGK und GEORGI 1954. [2] KILCHLING und KÜHN 1951.
[3] SHIMADA 1954. [4] HARA 1952, YOSHIOKA 1954 u. a.
[5] BILLING und LATHE 1956, SCHMID, R. 1956, TALAFANT 1956.
[6] ADLER und STRAUSS 1925, HARROP und BARRON 1929, WESPI 1935, WERNER 1943, BITTORF und RIESBECK 1947, KALK 1947, BAUMGÄRTEL 1950.
[7] THANNHAUSER und ANDERSEN 1921, WESTPHAL und GEDIGK 1949.
[8] KÜHN 1950.

kolloidale Lösung des Gallenfarbstoffes auch geringe Gallensäurenkonzentrationen ausreichen.

ADLER und STRAUSS haben auch eine kupplungsfördernde Wirkung zahlreicher anderer Stoffe in ikterischen Seren festgestellt und diese Wirkung einheitlich auf den entquellenden Einfluß dieser Substanzen auf die Serumeiweißkörper bezogen. Eine kupplungsfördernde Wirkung läßt sich aber bei den meisten Stoffen (z. B. Coffein, Alkohol, Aceton u. a.) auch in eiweißfreien Bilirubinlösungen nachweisen, so daß die von den genannten Autoren gegebene Erklärung nicht zutreffen kann[1]. Man kam ohne die Annahme einer zusätzlichen katalytischen Funktion dieser Stoffe nicht aus, wodurch erst die Kupplung des *gesamten* in Lösung befindlichen Bilirubins mit dem Diazoreagens ermöglicht würde. Nach den oben dargestellten neueren Untersuchungen wirken alle diese Stoffe offenbar nur als Lösungsvermittler für das schlecht wasserlösliche freie Bilirubin.

So viel sei über die von HIJMANS V. D. BERGH diskutierten Erklärungsversuche und die dazu vorliegenden Untersuchungen anderer Autoren gesagt. Einige weitere Theorien seien noch im folgenden besprochen. Durch die Untersuchungen von ADLER und STRAUSS wurde die Aufmerksamkeit auf die Bedeutung des *Serummilieus* für den Ablauf der Diazoreaktion gelenkt. Besonders BUNGENBERG DE JONG (1943) hat die Ansicht vertreten, daß allein das kolloidale Milieu für den Ablauf der Reaktion ausschlaggebend sei, indem hohe Solvatation bzw. Dispersität der Serumkolloide den Ablauf der Reaktion begünstigten. Wäre diese Ansicht richtig, so müßte man bei Zusatz von reinem Bilirubin zu Seren mit entsprechend veränderter kolloidaler Struktur (z. B. von Lebercirrhosen, Nephrosen u. ä.) eine direkte Diazoreaktion erhalten bzw. bei Seren von hepatischen Ikterusfällen den direkt reagierenden Anteil erhöhen können. Das ist aber nach unseren zusammen mit SPITZMÜLLER wie auch den von WESTPHAL und GEDIGK (1949) durchgeführten Versuchen, nicht möglich. Dagegen spricht auch die Beobachtung, daß bei Mischung von 2 Ikterusseren mit verschiedenem Gehalt an direktem Bilirubin die im Mischserum gefundene Konzentration genau der Summe der in den beiden Ausgangsseren enthaltenen Mengen direkten Bilirubins entspricht[2].

Daß die *Bindung des Bilirubins an das Serumalbumin* für den negativen Ausfall der direkten Diazoreaktion in Normalseren verantwortlich gemacht wurde[3], wurde bereits erwähnt. Die Eiweißbindung besteht aber bei direkten wie indirekten Seren in gleicher Weise, wie in Untersuchungen mit Elektrophorese[4], Ultrazentrifugierung[5] und Ultrafiltration[6] gezeigt werden konnte. Daraus ergibt sich, daß die Beziehungen zwischen Eiweißbindung des Bilirubins und Diazoreaktion nicht einfacher Art sind, etwa in dem Sinne, daß durch die direkte Reaktion ein von vornherein in freier Form im Serum vorhandener Bilirubinanteil erfaßt würde, wie es einige Autoren annehmen[7]. BENNHOLD (1938) sowie DIRR und SERESLIS (1938) haben deshalb die Meinung vertreten, daß das direkte Bilirubin in einer leichter lösbaren Form an das Serumalbumin gebunden sei, so daß allein eine Ionenänderung, wie sie mit der Zugabe des stark sauren Diazoreagens verbunden ist, genüge, das Bilirubin vom Eiweißmolekül abzulösen und damit kupplungsfähig zu machen. Die Ursache für den unterschiedlichen Ablauf der Diazoreaktion wird also in qualitativen Veränderungen der Trägersubstanz, nicht des Bilirubins, gesucht. Nach COHN (1948) soll der indirekt reagierende Anteil des Bilirubins in besonders fester Form an eine bestimmte Albuminunterfraktion gebunden sein. Nach KLATSKIN und BUNGARDS ist dagegen bei

---

[1] KILCHLING und KÜHN 1951. [2] COOLIDGE 1940.
[3] WIEMER 1926, HARROP und BARRON 1929, RICH 1930.
[4] PEDERSEN und WALDENSTRÖM 1937, BENNHOLD 1938, WESTPHAL, OTT und GEDIGK 1950, KLATSKIN und BUNGARDS 1956.
[5] PEDERSEN und WALDENSTRÖM 1937.
[6] DOMINICI und MARENGO 1933, FORRAI und SIVÓ 1927.
[7] Zum Beispiel WIEMER 1926.

p_H 5 das indirekte Bilirubin vollständig, das direkte nur zum Teil vom Albumin getrennt; unterhalb p_H 4 liegen beide Pigmente in ungebundener Form vor.

Neuerdings haben WESTPHAL und GEDIGK (1949) gezeigt, daß für das Zustandekommen einer direkten Diazoreaktion die Freisetzung des Bilirubins vom Albuminmolekül offenbar keine Voraussetzung ist, daß die Reaktion vielmehr im Eiweißverband erfolgen kann. Sie schließen daraus, daß das direkte Bilirubin in der Weise an das Eiweiß gebunden ist, daß die mittelständigen Methylengruppen reaktionsfähig bleiben, während das Molekül an den Enden am Eiweiß verankert ist. Beim indirekten Bilirubin sollen dagegen auch die mittelständigen Gruppen an der Eiweißbindung beteiligt sein, so daß das Bilirubin erst durch „Verdrängungsstoffe" vom Eiweiß abgehängt werden muß, bevor es reaktionsfähig wird. Diese Theorie ist vielleicht geeignet, die Verhältnisse bei Mischung zweier Seren mit verschiedenem direktem Bilirubinanteil einigermaßen zu erklären, da man sich vorstellen könnte, daß nur ein bestimmter Teil des Bilirubins jeweils in der die direkte Reaktion ermöglichenden Form an das Eiweiß gebunden wird. Es muß aber betont werden, daß durch die vorstehend beschriebenen Untersuchungen über die unterschiedliche Kupplungsfähigkeit des Bilirubins bei niedrigem p_H sowie vor allem die chromatographische Trennung verschiedener Bilirubinfraktionen und ihre Kristallisation aus eiweißfreien Lösungen (vgl. S. 434) die Bedeutung der Eiweißbindung des Bilirubins für den Ausfall der Diazoreaktion überhaupt sehr zweifelhaft geworden ist. KLATSKIN und BUNGARDS (1956) haben überdies, wie erwähnt, nachgewiesen, daß bei p_H 2—4, dem Milieu der direkten Diazoreaktion, beide Bilirubine vollständig vom Serumalbumin getrennt sind. Es mag abschließend noch erwähnt werden, daß bei Durchführung der Reaktion in bestimmten Ionengemischen neben der Bildung des Azobilirubins eine Zerstörung des gebildeten Farbstoffes herläuft, so daß die Reaktion hier die Resultante aus zwei gegensätzlichen Vorgängen darstellt, was besonders beim Arbeiten mit eiweißfreien Bilirubinlösungen niedriger Konzentration zu Täuschungen führen kann[1].

Aus dem Gesagten ergibt sich mit genügender Deutlichkeit, daß die Frage der direkten und indirekten Diazoreaktion des Serumbilirubins auch heute noch nicht mit Sicherheit beantwortet werden kann. WITH (1947) hat deshalb Zweifel daran geäußert, ob man aus dem Ablauf der Diazoreaktion so weitgehende Schlüsse auf die Herkunft des Bilirubins und damit die Pathogenese des Ikterus ziehen könne, wie das in der Vergangenheit geschehen ist[2]. Nach den neuesten Arbeiten scheint uns aber doch wieder vieles für die Richtigkeit dieser alten These zu sprechen.

Die Vorstellung, daß die Leberzelle das Bilirubin durch Veresterung mit Glucuronsäure in eine wasserlösliche Form überführt und damit gallenfähig macht, ist ohne Zweifel auf den ersten Blick bestechend. Freilich vermag sie nicht alle Fragen zu lösen. So ist es nur schwer zu verstehen, warum bei schwersten Leberschädigungen, z. B. der akuten Leberdystrophie, der überwiegende Teil des im Blut kreisenden Bilirubins *direkt* reagiert. Man sollte eigentlich erwarten, daß ein Organ, dessen spezifische Strukturelemente weitgehend zerstört sind, und dessen Funktionen auf allen anderen Gebieten seines Stoffwechsels darniederliegen, auch die Fähigkeit zur Veresterung des Bilirubins verliert. Das um so mehr, als wir von anderen ähnlichen Prozessen, etwa der Veresterung des Cholesterins, wissen, daß sie bei akuter Leberdystrophie schweren Schaden erleiden („Estersturz"[3]). Man müßte denn annehmen, daß die erhalten gebliebenen Leberepithelien gerade die Funktion der Bilirubinveresterung mit großer Zähigkeit festhalten, wenn man sich nicht entschließen will, die Stätte dieses Vorganges überhaupt in andere Strukturelemente (vielleicht die KUPFFERschen Sternzellen?) zu verlegen[4].

Für den Kliniker ist die Tatsache wichtig, daß es nicht möglich ist, feinere differentialdiagnostische Entscheidungen, insbesondere zwischen Verschluß- und Parenchymikterus, allein auf Grund des Ausfalls der Diazoreaktion zu treffen. Vielfache Unterteilungen des Reaktionsablaufes, wie sie früher z. T. durchgeführt

[1] KILCHLING und KÜHN 1951.
[2] ASCHOFF 1932, LEPEHNE 1930, RICH 1930, EPPINGER 1937 u. v. a.
[3] THANNHAUSER und SCHABER 1926. [4] WITH 1955.

wurden[1] und von einigen Autoren auch heute noch geübt werden[2], sind für die klinische Differentialdiagnose ohne Wert[3]. Eine Unterscheidung zwischen Parenchym- und Verschlußikterus ist weder durch die fortlaufende Messung der Reaktionskinetik noch die quantitative Bestimmung des direkten Bilirubins und seinen Vergleich mit dem Gesamtbilirubin möglich[4]. Der Anteil des direkten am Gesamtbilirubin liegt bei allen hepatischen Ikterusformen etwa zwischen 50 und 80% und ist in der Regel um so größer, je höher die Gesamtbilirubinkonzentration im Serum ist, gleichgültig, ob es sich um einen Verschluß- oder Parenchymikterus handelt[4]. Aus dem Verhalten des „Bilirubinindex" (indirektes/direktes Bilirubin) läßt sich nach unseren Erfahrungen, im Gegensatz zu VARELA FUENTES und Mitarbeitern[5], nichts über die Ätiologie des Ikterus aussagen[6]. Für den Kliniker behält die Reaktion ihren Wert im Sinne der ursprünglichen Angaben HIJMANS V. D. BERGHS, d.h. als Unterscheidungsmerkmal zwischen dynamischem (prähepatischem) Ikterus einerseits und mechanischem (hepatocellulärem bzw. posthepatocellulärem) Ikterus andererseits, mit der Einschränkung, daß auch beim ersteren bei stärkerer Erhöhung des Serumbilirubins (über etwa 5 mg-%) eine direkte Diazoreaktion auftreten kann (vgl. S. 440). Das muß man berücksichtigen, um vor Fehlschlüssen in der Ikterusdiagnostik bewahrt zu bleiben (vgl. hierzu auch die folgenden Abschnitte).

3. Entstehung des Gewebsikterus.

WITH (1947) definiert Ikterus als Gelbfärbung der Haut mit gleichzeitiger Hyperbilirubinämie, um den Unterschied von der Gelbfärbung durch andere Substanzen zum Ausdruck zu bringen. Als solche Stoffe kommen in Betracht: Pikrinsäure, Atebrin und andere Acridinderivate, atypische Produkte des Hämoglobinstoffwechsels, z. B. Hämatin, schließlich Fettfarbstoffe (Carotin, Lutein) und Lipochrome, die z. B. einen Teil der nach Entleberung beim Hunde auftretenden Gelbfärbung des Serums ausmachen[7]. Während das Bilirubin im Serum fast ausschließlich an das Serumalbumin gebunden ist (vgl. S. 432), geht es im Gewebe nur mit den elastischen Elementen eine Bindung ein, nicht dagegen mit Kollagen, wie auch manche exogenen Farbstoffe. Auch die Gelbfärbung des Augenweißes beim Ikterus beruht bekanntlich nicht auf einer Bilirubinimbibition der Skleren, sondern der elastischen Fasern der Conjunctiva sclerae. Über den feineren Mechanismus der Bilirubinablagerung im Gewebe bestehen noch keine gesicherten Kenntnisse. Die Gewebsflüssigkeit enthält unter normalen Bedingungen nur sehr wenig Eiweiß, die Albuminkonzentration der interstitiellen Flüssigkeit der Haut dürfte etwa $^1/_{16}$ der Konzentration im Blutplasma betragen[8]. Man muß also annehmen, daß dieser geringfügige Übertritt von Albumin genügt, um Bilirubin aus der Blutbahn in das Zwischengewebe zu transportieren, wo der Farbstoff dann sogleich an die elastischen Fasern übergeht, wahrscheinlich weil seine Affinität zum Elastin größer ist als zum Albumin. Da das Bilirubin bei hepatischen Ikterusformen offenbar lockerer am Eiweiß haftet, kann man sich vorstellen, daß in solchen Fällen die Ablösung des Bilirubins vom Albumin in der Gewebsflüssigkeit leichter vor sich geht. Dieser Vorstellung kommt die Beobachtung entgegen, daß bei anhepatischen Hyperbilirubinämien der Hautikterus trotz unter Umständen beträchtlicher Bilirubinvermehrung im Serum gering sein kann, und daß man im Tierexperiment nach Injektion relativ kleiner

[1] LEPEHNE 1921, WATSON 1937. [2] BALZER und SCHULTE 1949.
[3] G. KILCHLING-PEUS 1949, KILCHLING und KÜHN 1950.
[4] WITH 1943, G. KILCHLING-PEUS 1949, KLATSKIN und DRILL 1950.
[5] VARELA FUENTES, APOLO und VIANA 1931. [6] KILCHLING und KÜHN 1950.
[7] ENDERLEN, THANNHAUSER und JENKE 1927, THANNHAUSER 1929. [8] WITH 1949.

Bilirubinmengen nur dann einen Hautikterus entstehen sieht, wenn man gleichzeitig Gallensäuren injiziert[1], die bekanntlich die Fähigkeit besitzen, Farbstoffe vom Eiweiß abzuhängen[2]. Für die Ausscheidung des Bilirubins durch die Nieren dürften ähnliche Verhältnisse maßgebend sein (vgl. S. 449).

4. Die zur Hyperbilirubinämie führenden Vorgänge.

Was nun die dem Gewebsikterus vorausgehende Vermehrung des Gallenfarbstoffes im Blut angeht, so sind vom pathogenetischen Standpunkt aus zwei oder höchstens drei verschiedene Mechanismen zu unterscheiden. Im ersten Fall beruht die Bilirubinanhäufung im Blut auf einem Mißverhältnis zwischen Bilirubinbildung und -ausscheidung, im zweiten auf einer Störung der Ableitung des von den Leberzellen ausgeschiedenen, also transhepatocellulären Bilirubins. Auf diese beiden Prinzipien läßt sich die Entstehung der Gelbsucht bei vielen Erkrankungen zurückführen, und das Verständnis der ihnen zugrunde liegenden pathologischen Vorgänge bereitet keine grundsätzlichen Schwierigkeiten. Problematischer ist dagegen die dritte Möglichkeit, der direkte Übertritt von Gallenbestandteilen aus den Leberzellen in die Blut- oder Lymphbahn, der ohne morphologisches Substrat allein auf Grund einer funktionellen Schädigung der Leberepithelien erfolgt, also das, was MINKOWSKI und PICK als „Parapedese" bezeichnet haben. Dieser Vorgang soll im Rahmen des hepatocellulären Ikterus an letzter Stelle besprochen und als besonderes pathogenetisches Prinzip den beiden vorgenannten gegenübergestellt werden.

A. Ikterus durch Mißverhältnis zwischen Bilirubinbildung und -ausscheidung (prähepatischer Ikterus, dynamischer Ikterus).

Unter dynamischem[3] (prähepatischem) Ikterus fassen wir den *Hyperproduktionsikterus* und den *Retentionsikterus* zusammen. Seine Kriterien sind die leichte bis mäßige Bilirubinvermehrung im Blut, das Fehlen einer direkten Diazoreaktion, die mangelnde Bilirubinausscheidung im Harn und das Fehlen einer Gallensäurenvermehrung im Blut und ihres Übertritts in den Harn. Es sind das die bekannten Kennzeichen, die man seit jeher für die Diagnose eines „anhepatischen" Ikterus gefordert hat. Wieweit das richtig ist, wird im folgenden bei der Besprechung des Begriffes „hepatischer" Ikterus zu prüfen sein.

a) Ikterus durch gesteigerte Bilirubinbildung bei normaler Ausscheidungskapazität der Leber (Hyperfunktionsikterus im engeren Sinne).

Unter dem Eindruck der Versuche von MCMASTER und ROUS (1921) mit partieller Gallengangsunterbindung sowie von BOLLMAN und MANN mit partieller Leberentfernung beim Hund hat man früher angenommen, daß ganz geringe Reste von Leberparenchym (etwa 5%) genügen, um bei normalem Bilirubinanfall die Entstehung eines Ikterus durch mangelhafte Ausscheidung (Retentionsikterus[4]) zu verhindern. Dementsprechend war man der Ansicht, daß nur bei hochgradiger Steigerung des Bilirubinanfalls — z. B. bei excessiver Hämolyse — ein Ikterus durch Überschreitung der normalen Ausscheidungskapazität der Leber entstehen könne. Neuere Experimente mit intravenöser Zufuhr von Bilirubin beim Menschen[5] und Hund[6] haben indessen gezeigt, daß beim Menschen schon das 2—4fache

[1] BERMAN, SNAPP und IVY 1941.
[2] S. M. ROSENTHAL 1925, HARROP und BARRON 1929, BENNHOLD 1938. [3] LEPEHNE 1921.
[4] RICH 1930. [5] HENCH 1938, THOMPSON und WYATT 1938.
[6] SNAPP, GUTMANN und IVY 1947, DRAGSTEDT und MILLS 1936, 1937.

der normalen Bilirubinbildung genügt, um eine merkliche und anhaltende Bilirubinsteigerung im Blut hervorzurufen (vgl. [1]). Die Diskrepanz zwischen diesen Beobachtungen und denen, die früher bei Leberausschaltung und Gallengangsunterbindung gemacht wurden, ist entweder durch eine Rückwirkung der genannten Eingriffe auf den Blutumsatz zu erklären, wie es bei Gallenfistelträgern schon früher bekannt war ([2], vgl. im übrigen S. 404), oder durch die Annahme, daß die Hundeleber über eine erheblich größere Ausscheidungskapazität für Bilirubin verfügt als die des Menschen[2].

Jedenfalls ist es nunmehr verständlich, daß beim Menschen schon bei verhältnismäßig geringfügigen Steigerungen des Blutzerfalles, z. B. beim kongenitalen hämolytischen Ikterus, eine Hyperbilirubinämie eintreten kann, ohne daß man in solchen Fällen eine zusätzliche Leberzellschädigung (durch Hypoxämie) annehmen muß[3], wie es besonders für den Icterus neonatorum immer wieder diskutiert wurde[3].

Rechnerisch lassen sich die Verhältnisse etwa folgendermaßen darstellen: Beim Abbau von 1 g Hämoglobin entstehen 35 mg Bilirubin, d. h. bei einem 70 kg schweren Menschen, der täglich 6,25 g Hämoglobin neu bildet, müßten in 24 Std etwa 220 mg Bilirubin zur Ausscheidung gelangen. In Wirklichkeit werden jedoch etwa 250 mg gebildet, da etwa 10—20% der täglich ausgeschiedenen Menge nach LONDON und Mitarbeiter (s. S. 431) nicht den reifen Erythrocyten entstammen. Bei Annahme eines Plasmavolumens von 3000 ml, einer Bilirubinkonzentration von 0,5 mg-% und einer täglichen gebildeten Bilirubinmenge von 250 mg, errechnet sich daraus eine mittlere Verweildauer des Bilirubinmoleküls im Blut von etwa 90 min. Bei hämolytischen Anämien kann die täglich gebildete Hämoglobinmenge auf 35—45 mg ansteigen, die täglich anfallende Bilirubinmenge dementsprechend auf 1200 bis 1600 mg, bei Hinzurechnen der „extraerythrocytären" Bilirubinquote sogar auf 2000 mg. Bei chronischen hämolytischen Anämien beträgt die Serumbilirubinkonzentration im allgemeinen 3—4 mg-%, das ist das 7fache der Norm. Bei Zugrundelegen eines Plasmavolumens von 3000 ml und einer täglichen Bilirubinbildung von 1750 mg (7mal 250) ergibt sich also wiederum eine mittlere Verweildauer für das Bilirubin von etwa 90 min, was bedeutet, daß der Umfang der Bilirubin-Clearence durch die Leber bei hämolytischen Anämien normal ist[4].

Ob allerdings die extremen Grade von Ikterus, die in den Krisen hämolytischer Anämien beobachtet wurden[5], allein durch den gesteigerten Blutzerfall erklärt werden können, oder ob man in solchen Fällen nicht doch eine zusätzliche Leberschädigung annehmen muß, ist noch nicht endgültig entschieden[6]. Bei solchen Fällen nimmt die Gelbsucht mit fortschreitendem Verlauf der Erkrankung die Zeichen des „hepatischen" Ikterus an: Es tritt eine direkte Diazoreaktion im Serum auf, und Bilirubin und Gallensäuren lassen sich im Harn nachweisen*. Man nimmt dann die Entwicklung einer intrahepatischen Gallenstauung an. Die Verhältnisse sind also ähnlich wie bei der Entstehung des Ikterus durch hämolytische Gifte, von denen in der experimentellen Ikterusforschung besonders Toluylendiamin und Phenylhydrazin eine Rolle gespielt haben, und über deren Wirkung beim Versuchstier (insbesondere beim Hund) ein umfangreiches Schrifttum vorliegt[7].

Nach den elektronenoptischen Untersuchungen von JUNG (1946) ist es sicher, daß Phenylhydrazin und Toluylendiamin im Organismus (nicht in vitro!) eine

[1] SEYDERHELM und TAMANN 1927, 1929. [2] WITH 1949. [3] RICH 1930.
[4] CROSBY 1955. [5] SCHUBOTHE und ALTMANN 1950.
[6] Vgl. EPPINGER 1937, RICH 1930.
[7] STADELMANN 1881, AFFANASIEW 1883, JOANNOVICZ und PICK 1910, ROSENTHAL und MEIER 1921, MELCHIOR, ROSENTHAL und LICHT 1925, HIYEDA 1927, TANIGUCHI 1928, YUASA 1928, EITEL 1928, ABELOFF und HUMMEL 1930, ALCOBÉ 1930, ITOH 1931, OKA 1935.

* Das ist beim kongenitalen hämolytischen Ikterus gelegentlich auch außerhalb eigentlicher Krisen zu beobachten. Wir fanden bei einem derartigen Fall im Serum 5,23 mg-% Gesamtbilirubin, davon reagierten 2,2 mg-% direkt, ferner 1,5 mg-% Gallensäuren. Drei Wochen nach der Splenektomie war das Serumbilirubin auf 0,5 mg-% abgesunken, direktes Bilirubin und Gallensäuren waren nicht mehr nachweisbar.

schwere erythrocytenzerstörende Wirkung entfalten[1]. Dennoch nimmt der Ikterus nach Toluylendiaminvergiftung beim Hund bald einen hepatischen Charakter an, wobei allerdings das Auftreten direkten Bilirubins nicht bewertet werden kann, da Toluylendiamin selbst mit Diazobenzolsulfonsäure einen orangeroten Farbstoff bildet[2], der eine Beurteilung der direkten Diazoreaktion praktisch unmöglich macht, was von früheren Autoren[3] bei der Erörterung dieses Problems nicht immer genügend beachtet wurde. Aber schon STADELMANN (1881) hat im Harn toluylendiaminvergifteter Hunde Gallensäuren nachgewiesen[4], und wir konnten 48 Std nach der Vergiftung bei einem Bilirubingehalt des Blutes von 17 mg-% eine deutliche Gallensäurenvermehrung (2,5 mg-%) feststellen[5]. TAKÓ (1942) hat ähnliche Beobachtungen bei phenylhydrazinvergifteten Hunden gemacht (Gallensäurenkonzentrationen im Serum bis 1,7 mg-%). Es kann also wohl keinem Zweifel unterliegen, daß es im Verlauf der genannten Vergiftungen zum Übertritt von *Galle* ins Blut kommt. Wie läßt sich die Entstehung dieser Cholämie erklären? Da in der Leber der vergifteten Tiere häufig Gallenthromben in den intralobulären Gallencapillaren nachweisbar sind, haben die meisten Autoren entsprechend den EPPINGERschen Vorstellungen eine Verlegung dieser Kanälchen durch die pleiochrome Galle mit nachfolgenden Rupturen angenommen, wodurch der Galle der Übertritt in die pericapillären Lymphspalten und das Blut ermöglicht würde.

Das würde voraussetzen, daß allein ein Überangebot an Farbstoff genügt, um das Bilirubin in den Gallencapillaren ausfallen zu lassen. Ein solcher Vorgang ist zwar denkbar, da die Schleimstoffe, die in erster Linie die Stabilität der Galle garantieren, erst in den ableitenden Gallenwegen der Galle beigemischt werden und Bilirubinkalkkonkremente bei hämolytischem Ikterus nicht selten in den Gallengängen angetroffen werden[6]. Nach unseren Erfahrungen ist es aber nicht möglich, im Tierexperiment durch intravenöse Injektion noch so großer Bilirubinmengen Gallenthromben zu erzeugen, auch nicht, wenn man die Injektionen über mehrere Tage fortsetzt[7].

Diese Versuche müßten allerdings, um mit der menschlichen Pathologie vergleichbare Verhältnisse zu schaffen (etwa bei hämolytischen Anämien) mit noch größeren Bilirubinmengen und vor allem über längere Zeit fortgesetzt werden. Im übrigen ist aber zu bedenken, daß für die Thrombenbildung in den Gallencapillaren wahrscheinlich noch andere Veränderungen Voraussetzung sind, vor allem die Sekretion einer pathologischen, insbesondere eiweißhaltigen Galle (vgl. S. 423 ff.). Schließlich ist daran zu denken, daß unter besonderen pathologischen Bedingungen die Veresterung des Bilirubins mit Glucuronsäure (vgl. S. 435) notleidet, so daß es als freie Säure und damit in schlecht wasserlöslichem Zustand in die Gallencapillaren gelangt und dort ausfällt.

Es ist überhaupt fraglich, ob den Gallenthromben wirklich in jedem Falle ein mechanischer Effekt als Ursache einer Gallenstauung zukommt. EPPINGER hat später selber an der Allgemeingültigkeit seiner zuerst geäußerten Auffassung gezweifelt. Nur bei sehr ausgedehnter Thrombenbildung im ganzen Bereich des Leberläppchens wird man ihre mechanische Bedeutung im Sinne einer Gallenstauung anerkennen müssen, z. B. bei dem Fall von SCHUBOTHE und ALTMANN (Abb. 12), und es ist zu diskutieren, ob nicht die Cholämie bei den genannten Zuständen auch andere Ursachen haben kann. SCHUBOTHE und ALTMANN fanden bei ihren tödlich verlaufenen Fällen von hämolytischer Anämie durch Kälteagglutinine außer Gallenthromben auch verstreute Nekrosen im Läppchen,

[1] Vgl. auch JOANNOVICZ und PICK 1910, HIYEDA 1927, OHNO 1927.
[2] MELCHIOR, ROSENTHAL und LICHT 1925, YUASA 1928, OKA 1935.
[3] Zum Beispiel LEPEHNE 1920. [4] Später von EITEL (1928) bestätigt.
[5] KÜHN, unveröffentlicht. [6] LOCKWOOD 1952.
[7] SPITZMÜLLER 1952, ALTMANN und KÜHN, unveröffentlicht.

ähnlich den Gallennekrosen beim Verschlußikterus (Abb. 13), so daß hier eine Möglichkeit des Gallenübertritts ins Blut gegeben ist[1]. Bei der Toluylendiaminvergiftung spielen vielleicht auch destruierende Veränderungen an der Läppchen-Bindegewebsgrenze, im Bereich der Aschoff-Ohnoschen Ampullen eine Rolle[2]. Darauf weisen besonders auch die Beobachtungen hin, daß bei diesen Vergiftungen das Bilirubin früher in der Lymphe des Ductus thoracicus auftritt als im Blut[3]. Es scheint also ein ähnlicher Mechanismus vorzuliegen wie beim Verschlußikterus,

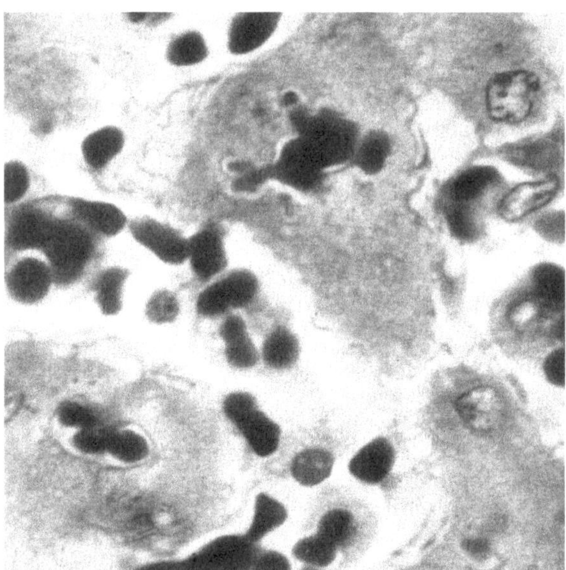

Abb. 12. Gallenthromben bei hämolytischer Anämie durch Kältehämagglutinine mit schwerem Ikterus. (Nach Schubothe und Altmann 1949.)

in dessen Frühstadium läppchenperipheren Veränderungen eine besondere Bedeutung für den Übertritt von Galle in die Lymphe zukommt (s. S. 451). Für die pathogenetische Verwandtschaft des Toluylendiaminikterus mit dem Verschlußikterus spricht auch die Erhöhung des Serumcholesterins und der alkalischen Serumphosphatase bei beiden Ikterusformen (nicht bei der Phenylhydrazinvergiftung)[4]. Daß die Leber für die Entstehung des Toluylendiaminikterus notwendig ist, geht im übrigen aus der Tatsache hervor, daß nach Leber- und Milzexstirpation der Ikterus nach der Vergiftung ausbleibt oder doch nur sehr schwach auftritt[5]. Allerdings ist zu bedenken, daß die hämolytisch und toxisch wirksamen Produkte in diesen Organen wahrscheinlich erst unter der Einwirkung des Toluylendiamins gebildet werden. Für eine Leberzellschädigung bei der Vergiftung spricht im übrigen die Abnahme des Blutfibrinogens[6] und das Auftreten eines positiven Thymoltestes[7] im Serum.

Zusammenfassend läßt sich feststellen, daß die Entstehung des Ikterus bei den genannten Vergiftungen nicht allein mit der Annahme eines gesteigerten

[1] Vgl. Rich 1930.
[2] Hiyeda 1927, Altmann und Kühn, unveröffentlicht.
[3] Hiyeda 1927, Yuasa 1928, Abeloff und Hummel 1930.
[4] Rosenthal und Meier 1921, Bodansky 1937.
[5] Joannovicz und Pick 1910, Melchior, Rosenthal und Licht 1925, Taniguchi 1928, Lauda 1928.
[6] Kisch 1923. [7] Kühn, unveröffentlicht.

Blutzerfalles erklärt werden kann, daß es aber noch nicht möglich ist, die anderen Faktoren (Leberzellschädigung, Gallenstauung) in ihrer Bedeutung im einzelnen voneinander abzugrenzen. Das gleiche gilt für den Ikterus im Verlauf hämolytischer Erkrankungen des Menschen, sobald er ein gewisses Ausmaß überschreitet. Hier spielen Leberzellschädigungen (Nekrosen) durch die anämische Hypoxämie für die Entstehung der „hepatischen" Komponente des Ikterus wohl eine größere Rolle als die intralobuläre Gallenstauung durch Gallenthromben

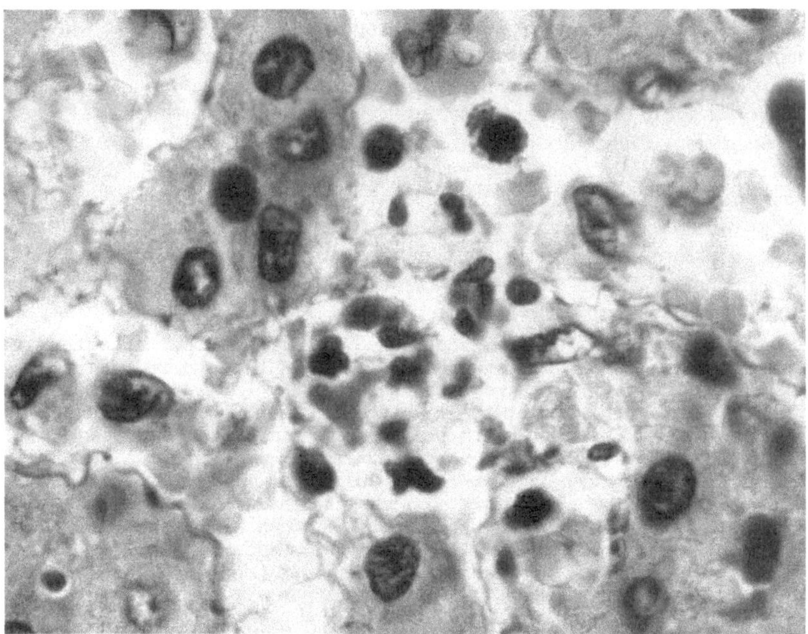

Abb. 13. Kleine Leberzellgruppennekrose (mit erhaltenen Gallenthromben) bei dem gleichen Fall.

(vgl. hierzu die Ausführungen über den Resorptionsikterus S. 450, sowie über den intrahepatischen Verschlußikterus und die primäre biliäre Cirrhose, S. 400).

With (1949) erörtert die Möglichkeit einer Ikterusentstehung durch gesteigerte „parahämatische" Bilirubinbildung (vgl. S. 431) und unterteilt dementsprechend den Hyperproduktionsikterus in eine *hämolytische* und eine *synthetische* Form („Synthetic production jaundice"). Der nichthämolytische familiäre Ikterus[1] bzw. Icterus juvenilis intermittens[2] könnte nach With auf einer kongenitalen Anomalie des Pyrrolstoffwechsels — vergleichbar etwa der kongenitalen Porphyrie — beruhen. Entsprechende experimentelle Untersuchungen mit markiertem Glykokoll bei solcher Art ikterischen Menschen sind u. W. aber noch nicht durchgeführt worden.

b) Ikterus durch Störung der Ausscheidungsfunktion der Leberzellen bei normalem Blutumsatz und ungestörter Ableitung der Galle (Retentionsikterus im engeren Sinne).

Daß es auch bei normalem Bilirubinangebot allein durch Störung der Ausscheidungsfunktion der Leberzellen (ohne morphologisch faßbare Veränderungen) zur Hyperbilirubinämie und zum Ikterus kommen kann, möchten wir — im Gegensatz zu früheren Autoren (z. B. Aschoff 1928) — als sicher annehmen.

[1] Gilbert und Lereboullet 1901, Patrassi 1943, Damashek und Singer 1941, Quatrin 1950, 1951, Hult 1950.

[2] Meulengracht 1939.

Da die Bilirubinvermehrung im Blut in diesem Falle auf einer mangelhaften Eliminierung des aus dem normalen Blutumsatz bzw. der physiologischen „parahämatischen“ Quote stammenden Bilirubins beruht, ist es zweckmäßig, nur diese Form der Hyperbilirubinämie als „*Retentionsikterus*“ zu bezeichnen und nicht den Hyperfunktionsikterus in diesen Begriff einzubeziehen, wie es z. B. Rich 1937 getan hat. Der Begriff des „*dynamischen*“ Ikterus[1] faßt beide Formen zusammen*.

Bei diesen Ikterusformen werden morphologische Leberveränderungen im Sinne einer Destruktion des Parenchyms[2] vermißt. Es finden sich auch keine Gallenthromben wie häufig beim Hyperfunktionsikterus. Wir können der Leberzelle nicht ansehen, daß sie ihrer bilirubinausscheidenden Funktion nicht mehr genügt. Degenerative Veränderungen (z. B. Verfettung und Ablagerung eines eisennegativen Pigmentes) können bei solchen Fällen nachweisbar sein, wie es besonders die intravitale Leberuntersuchung gezeigt hat, sie können aber auch fehlen. Der Ikterus erreicht bei diesen reinen Formen der Ausscheidungshemmung wohl keine erheblichen Grade, das Bilirubin gibt im allgemeinen nur die indirekte Diazoreaktion, Gallensäuren sind im Blut und Harn nicht nachzuweisen, die Verhältnisse sind also, bis auf den normalen Blutumsatz, die gleichen wie beim Hyperfunktionsikterus.

Wie stark ein solcher funktionell bedingter Retentionsikterus beim Menschen werden kann, ist fraglich. Beim Hund steigt das Bilirubin nach totaler Leberexstirpation im Blut bekanntlich nur geringfügig an und erreicht niemals so hohe Werte wie nach Gallengangsunterbindung[3]. Ob beim Menschen aber die Verhältnisse die gleichen sind, muß bezweifelt werden. Das Experiment der totalen Leberexstirpation wird in der menschlichen Pathologie ja hin und wieder bei schwersten Formen von akuter Leberdystrophie nachgeahmt, aber gerade diese Fälle zeichnen sich im allgemeinen durch den stärksten Ikterus aus. Fälle von akuter Leberdystrophie ohne Ikterus sind nur ganz vereinzelt beobachtet worden[4]. Als Ursache des fehlenden Ikterus wurde bei solchen Fällen ein Übergreifen der Zerstörung auf die intrahepatischen Anteile des RES als den Hauptbildungsort des Bilirubins angenommen, entsprechend den alten Versuchen McNees (1913) über das Ausbleiben des Arsenwasserstoffikterus bei entleberten Gänsen[5].

Solche Hemmungen der Bilirubinausscheidung sollen — reflektorisch ausgelöst — im Beginn eines *Stauungsikterus* eine Rolle spielen, noch bevor es zum Übertritt von Galle ins Blut kommt[6]. Dabei ist aber zu berücksichtigen, daß nach Gallengangsverschluß Bilirubin schon sehr bald in die Leberlymphe übertritt (vgl. S. 451), so daß transhepatocellulärer Gallenfarbstoff über den Ductus thoracicus ins Blut gelangen kann. Edlund (1948) hat überdies gezeigt, daß schon wenige Minuten nach der Gallengangsunterbindung die nach Forsgreen dargestellten Sekretionsgranula vom Gallenpol der Leberzelle an den Gefäßpol rücken, was als Ausdruck einer Umkehr der Sekretionsrichtung (Parapedese) gedeutet wurde[7]. Die Frage nach dem Mechanismus des Bilirubinanstiegs im Serum unmittelbar nach Gallengangsverschluß, ist also noch nicht endgültig entschieden. Die Beobachtung, daß das Bilirubin in der ersten Phase des Verschlußikterus im Blut keine direkte Diazoreaktion gibt[8], läßt zwar nach den neueren Forschungen über die Ursachen des unterschiedlichen Reaktionsablaufes

---

[1] Lepehne 1921. [2] Eppinger 1937.
[3] Mann, Bollman und Magath 1924, Mann und Bollman 1939, 1935, Taniguchi 1928.
[4] Satke 1940. [5] Vgl. Adler und zu Jeddeloh 1929.
[6] Lepehne 1921, Bollman, Sheard und Mann 1927, Aschoff 1928, Rich 1930, Eppinger 1937.
[7] With 1947, 1949. [8] Barron und Bumsteadt 1928.

* Strenggenommen gehört auch dieser Ikterus zu den hepatischen Ikterusformen, verdankt er doch seine Entstehung aller Wahrscheinlichkeit nach einer Funktionsstörung der *Leberzellen*, die sich offenbar auf einen höheren Schwellenwert für das auszuscheidende Bilirubin eingestellt haben.

an eine primäre Retention prähepatischen Bilirubins denken (vgl. S. 435). Der schnelle Anstieg der Gallensäuren im Blut nach der Gallengangs-Unterbindung[1] spricht indessen mehr für einen sofortigen Übertritt von Galle ins Blut.

Ist somit eine funktionelle Hemmung der Bilirubinausscheidung für das Frühstadium des Verschlußikterus nicht erwiesen, so sind solche Zustände sicher von Bedeutung für die Entstehung der Hyperbilirubinämie in manchen Phasen der *Hepatitis*, vor allem beim Beginn und während der Abheilung sowie bei ganz leichten Verlaufsformen der Erkrankung. In solchen Fällen zeigt der Ikterus keinen cholämischen Charakter, während der pathologische Ausfall anderer Leberfunktionsproben, etwa der Galaktosebelastung, des Prothrombinindex und der Eiweißlabilitätsreaktionen auf eine diffuse Erkrankung des Leberparenchyms hinweist. Daß die Ausscheidungsfunktion der Leber gestört ist, wird auch durch die verzögerte Elimination exogener Farbstoffe, z. B. von Bromsulphalein, wahrscheinlich gemacht. In der Lebergalle finden sich bei solchen Kranken verhältnismäßig niedrige Bilirubin- und Gallensäurenwerte (Wolf 1951). Der Gallenblasenreflex ist meist nur schwach oder auch gar nicht auslösbar.

In der Erkennung solcher Zustände sind wir seit Einführung der bioptischen Leberuntersuchung[2] erheblich weiter gekommen. Man findet in diesen Fällen die Zeichen der Hepatitis vorwiegend am Mesenchym in Gestalt einer Reticuloendothelreaktion im Läppchen und entzündlicher Veränderungen in den periportalen Feldern, während gröbere destruierende Veränderungen am eigentlichen Leberparenchym fehlen[3]. Der Ausdruck „Hepatitis sine iktero", der gerne für solche Fälle gebraucht wird, ist insofern nicht ganz zutreffend, als meistens doch eine, wenn auch nur mäßige Hyperbilirubinämie gefunden wird.

Diese abortiven Formen der Hepatitis leiten über zu jener Gruppe von Hyperbilirubinämien, die *nach* einer Hepatitis monate-, ja unter Umständen jahrelang zurückbleiben. Wir haben Fälle beobachtet, die noch 10 Jahre nach einer Hepatitis einen Bilirubinspiegel von 2—3 mg-% im Blut aufwiesen. Solche Fälle sind z. T. als erworbener hämolytischer Ikterus und damit als Hyperfunktionsikterus angesehen worden[4]. Vor allem der gelegentlich nachweisbare Milztumor verleitet zu einer solchen Deutung. Es unterliegt aber keinem Zweifel, daß die meisten Fälle auch bei sorgfältigster Untersuchung keine Zeichen eines gesteigerten Blutumsatzes erkennen lassen[5].

Wir haben zusammen mit Schubothe zahlreiche derartige Fälle genau auf das Vorkommen von Hämolysinen untersucht, aber niemals solche nachweisen können. In Leberpunktaten zeigten sich, wenn die ursprüngliche Erkrankung noch nicht allzulange zurücklag, hin und wieder noch geringe Reste periportaler Infiltrationen, bei längerem Abstand dagegen entweder eine mehr oder minder ausgeprägte unregelmäßige Verfettung der Leberzellen[6] oder aber völlig normales Lebergewebe[7].

Die Deutung der Hyperbilirubinämie als Folge einer funktionellen Restschädigung der Leberzellen liegt also wohl am nächsten, wenngleich auch bei diesen Fällen, ebenso wie beim familiären nichthämolytischen Ikterus oder dem Icterus juvenilis intermittens mit der Möglichkeit einer Störung im Pyrrolstoffwechsel im Sinne einer gesteigerten „parahämatischen" Bilirubinbildung, hier vielleicht ausgelöst durch die Hepatitis, gerechnet werden muß (vgl. S. 431). Allerdings läßt sich bei vielen ehemals Hepatitiskranken noch nach Jahren eine Störung der Ausscheidung intravenös injizierten Bilirubins nachweisen[8], wie es

---

[1] Mayo und Greene 1929.
[2] Iversen und Roholm 1939, Kofler 1940, Axenfeldt und Brass 1943, Kalk, Brühl und Sieke 1943, Kühn 1947.
[3] Axenfeldt und Brass 1944, Kühn 1947.
[4] Kalk 1947, Voit 1948, Wildhirt 1955, Finsterlin, Ley und v. Uexküll 1954.
[5] Axenfeldt und Brass 1949, Hult 1950, Gros und Kirnberger 1952, Kühn und Schubothe, unveröffentlichte Beobachtungen.
[6] Vgl. auch Hult 1950. [7] Kühn und Hitzelberger 1952.
[8] Kühn und Feistbauer 1949.

vom Icterus catarrhalis schon seit langem bekannt ist[1]. Auch die Bromsulphaleinausscheidung ist häufig verzögert. Diese Beobachtungen sprechen mehr für die erstere Deutung, daß es sich bei der posthepatitischen Hyperbilirubinämie um die Steigerung einer bei vielen Menschen nach einer Hepatitis zurückbleibenden latenten Ausscheidungsinsuffizienz für Gallenfarbstoff handelt. In anderen Fällen erfolgt allerdings die Ausscheidung injizierten Bilirubins regelrecht, hier müssen andere, noch unbekannte Ursachen der Hyperbilirubinämie angenommen werden[2]. Möglicherweise handelt es sich um einen enzymatischen Defekt bei der Veresterung des auszuscheidenden endogenen Bilirubins mit Glucuronsäure.

In die Gruppe des reinen Retentionsikterus gehören wahrscheinlich auch die Bilirubinsteigerungen, die gelegentlich bei Kranken mit dekompensierter *Herzinsuffizienz* beobachtet werden. Die Ursache der Leberschädigung ergibt sich dabei ohne weiteres aus der Hypoxämie, deren Bedeutung für die Leberfunktion in den vergangenen Jahren durch zahlreiche Autoren[3] aufgezeigt und in ihren morphologischen Auswirkungen durch BÜCHNER und seine Schüler geklärt worden ist. Auf die Veränderungen der Bilirubinausscheidung in der Galle unter Sauerstoffmangel wurde bereits auf S. 391 und 409 eingegangen.

Auch die Fälle von sog. „*nervösem*" Ikterus[4] müssen wohl an dieser Stelle eingeordnet werden, ebenso die Serumbilirubinsteigerungen bei Migräne und nach Encephalitis[5]. Wie wir uns die Hemmung der Bilirubinausscheidung bei diesen Zuständen vorzustellen haben, ob durch zentralnervöse Beeinflussung der Leber vom Zwischenhirn aus[6], oder ob nervale ausgelöste Spasmen im Bereich der abführenden Gallenwege, insbesondere des Sphincter Oddi dabei eine Rolle spielen[7], ist noch nicht entschieden (vgl. im übrigen S. 403). Die Vermutung, daß das vegetative Nervensystem bei der Gallensekretion und damit der Bilirubinausscheidung regulierend eingreifen kann, wurde bereits S. 392 ausgesprochen. Wahrscheinlich beruhen viele Fälle von sog. „konstitutioneller nicht hämolytischer Hyperbilirubinämie"[8] oder „Icterus juvenilis intermittens"[9] auf einer zentralen Regulationsstörung. Dieser Auffassung kommt die klinische Beobachtung entgegen, daß solche Personen häufig auch andere Zeichen einer „vegetativen Dystonie" (z. B. hypotone Kreislaufregulationsstörung usw.) erkennen lassen.

Auch im *Hunger* steigt der Bilirubingehalt des Blutes[10] vielleicht infolge der verringerten Gallenproduktion. BAUMGÄRTEL (1950) führt dieses Phänomen auf die im Hunger gesteigerte Glykogenolyse zurück (s. S. 459). Mit dem gleichen Mechanismus möchte BAUMGÄRTEL auch die eigentümliche Erscheinung erklären, daß bei starker Überlastung mit Glucose beim Hund ein Ikterus mit Bilirubinurie auftreten kann[11]. Dabei muß man u. E. aber auch die von FORSGREEN (1928, 1929, 1935) aufgedeckten antagonistischen Beziehungen zwischen Kohlenhydratstoffwechsel und Gallenproduktion in der Leber berücksichtigen. Möglicherweise werden bei übermäßigem Glucoseangebot für die Gallenproduktion tätige Zellen zur Glykogenbildung herangezogen, so daß die Bilirubinausscheidung vorübergehend gedrosselt wird. Schließlich sei erwähnt, daß bei *Fettleber* eine leichte Erhöhung des Serumbilirubins häufig das einzige Zeichen der gestörten Leberfunktion ist[12].

---

[1] EILBOTT 1927, KALK 1932, STROEBE 1932, SOFFER und PAULSON 1934, FULDE 1935, RUHBAUM und MATHEJA 1934, STRASSER 1937.
[2] Vgl. FINSTERLIN und Mitarbeiter 1954. [3] REIN 1943, SCHWIEGK 1950.
[4] CHROMETZKA 1929, ROZENDAAL, COMFORT, SNELL 1935.
[5] STERN 1928, BÜCHLER 1925. [6] Literatur bei ALBERT 1952, WAGNER 1953.
[7] PAVEL 1934. [8] DAMASHEK und SINGER 1941, PATRASSI 1943.
[9] MEULENGRACHT 1939. [10] NAUNYN 1869, MEYER und HEINELT 1920, HUHTALA 1937.
[11] BOLLMAN und MANN 1936. [12] KOCH-WESER und Mitarbeiter 1951.

B. Ikterus durch Störung der Galleableitung (Resorptions- oder Regurgitationsikterus, posthepatocellulärer Ikterus, mechanischer Ikterus).

a) Verhalten der Gallenbestandteile in Blut und Harn.

Während bei den im vorhergehenden besprochenen Ikterusformen mechanische Vorgänge offenbar keine Rolle spielen und ein morphologisches Substrat in der Leber im Sinne von destruierenden Veränderungen in der Regel vermißt wird, führen bei den jetzt zu besprechenden Gelbsuchtsformen sowohl blutchemische wie morphologische Befunde zu der Annahme, daß die Gelbsucht durch den Übertritt von *Galle* ins Blut hervorgerufen wird.

In der klinischen Diagnostik hat man bei der Erkennung dieser Zustände seit HIJMANS v. D. BERGH (1918) besonderen Wert auf die sog. *direkte Diazoreaktion* des Serumbilirubins gelegt[1], doch ist die Bedeutung dieser Reaktion nach wie vor zweifelhaft[2]. Dagegen unterscheidet sich das Serumbilirubin noch in anderer Hinsicht von dem des dynamischen Ikterus, insbesondere durch seine leichtere Oxydationsfähigkeit, die stärkere Absorption am Eiweißniederschlag bei der Fällung durch Alkohol und die schlechtere Chloroformlöslichkeit[3]. Die erstgenannte Eigenschaft läßt sich für die klinische Differentialdiagnostik nutzbar machen, sie erlaubt sogar u. U., d. h. bei ausreichend hoher Bilirubinkonzentration, eine Unterscheidung zwischen Parenchym- und Verschlußikterus[4]. Auch die Ätherextrahierbarkeit des Serumbilirubins bzw. eines dem Bilirubin nahestehenden Farbstoffes wird nur beim mechanischen Ikterus (aber nur bei bestimmten Fällen) beobachtet (vgl. S. 432).

Wichtiger für die Diagnose eines mechanischen Ikterus als das Verhalten des Bilirubins ist das der *Gallensäuren* in Blut und Harn.

Im Blut des gesunden Menschen sind Gallensäuren nicht nachweisbar[5]. JENKE (1939), der sich eingehend mit dieser Frage beschäftigt hat, konnte zeigen, daß die Angaben älterer Autoren über einen physiologischen Gallensäurengehalt des menschlichen Blutes von mehreren Milligrammprozent[6] auf der Anwendung unspezifischer bzw. mangelhafter Methoden beruhen. Er konnte zusammen mit BANDOW (1937) mit der Schwefelsäure-Fluorescenzreaktion (selektive Absorptionsbande bei 3850 Å), wie auch mit einer von ihm entwickelten spezifischen spektrophotometrischen Methode, deren Empfindlichkeit bei 0,1 mg-% liegen soll, im Normalserum keine Gallensäuren nachweisen. Auch im Harn gesunder Menschen finden sich keine Gallensäuren[7]. Ihr Auftreten in Blut und Harn deutet also, allerdings mit einem Vorbehalt, auf einen Übertritt von Galle ins Blut hin.

Sehr geringe Gallensäurenkonzentrationen (etwa 0,1—1,0 mg-%) lassen sich nämlich mit den genannten Methoden auch bei anderen, nicht mit Ikterus einhergehenden Krankheiten nachweisen (z. B. bei Herzinsuffizienz[8]). Diese Beobachtungen wurden mit der Annahme einer Kompression der Gallencapillaren durch die gestauten Blutcapillaren im Leberläppchen erklärt, doch liegt es u. E. näher, sie auf eine Leberzellschädigung zu beziehen. Die Gallensäuren unterliegen bekanntlich einem enterohepatischen Kreislauf[9]; es ist deshalb durchaus möglich, daß bei Leberzellschädigung die Abfangfunktion der Leber so gestört wird, daß Gallensäuren aus dem Pfortaderkreislauf in den großen Kreislauf übertreten. (Im Pfortaderblut lassen sich immer Gallensäuren nachweisen[10].)

Die bei solchen Zuständen im Blut auftretenden Gallensäuremengen sind aber gering. Kommt es zu stärkerem Anstieg, so ist man berechtigt, auf den Übertritt von Galle ins Blut zu schließen und einen mechanischen Ikterus anzunehmen.

---

[1] RICH 1930, ASCHOFF 1928, 1932.

[2] WITH 1947, 1955, KÜHN 1948, KILCHLING und KÜHN 1950, vgl. im übrigen S. 437.

[3] HIJMANS V. D. BERGH 1918. [4] KÜHN und BECK 1951.

[5] HERZFELD und HÄMMERLI 1924/25.

[6] GREGORY und PASCOE 1929, ALDRICH und BLEDSOE 1928, ACÉL und GOLDGRUBER 1932, JOSEPHSON 1941, ROSENTHAL und WISLICKI 1927, KATAYAMA 1928 u. a. m.

[7] HERZFELD und HÄMMERLI 1924/25, WILKEN 1937. [8] HEZEL 1944.

[9] SCHIFF 1870, FOSTER, HOOPER und WHIPPLE 1919, JENKE 1932, MELLANBY und SUFFOLK 1938 u. a.

[10] JENKE und GRAFF 1939.

Jenke (1939) hat besonders darauf hingewiesen, daß durch die Bestimmung des Gallensäure-Bilirubinquotienten im Serum eine Unterscheidung zwischen Parenchym- und Verschlußikterus möglich sei. Da die Gallensäuren in der Leberzelle gebildet werden, ist ihre Konzentration bei mit Leberparenchymschädigung einhergehendem Ikterus (z. B. Hepatitis) im Verhältnis zur Bilirubinkonzentration relativ niedrig (etwa 2—3 mg-% bei 10—20 mg-% Bilirubin), während bei Verschlußikterus bei hohen Bilirubinwerten auch hohe Gallensäurewerte im Blut angetroffen werden (etwa 5—10 mg-%). Diese Angaben sind von einigen anderen Autoren im wesentlichen bestätigt worden[1], wir konnten jedoch zusammen mit Krause ebenso wie Sherlock und Walshe (1948) ein derart kennzeichnendes Verhalten der Gallensäuren durchaus nicht regelmäßig feststellen[2]. Das dürfte daran liegen, daß es bei der Hepatitis neben der Leberzellschädigung auch zu Abflußbehinderungen der Galle kommt, beim Verschlußikterus, vor allem bei längerer Dauer, dagegen auch zu Leberzellschädigungen.

Damit hat sich gezeigt, daß der Begriff des „dissoziierten" Ikterus französischer Autoren[3] der von einigen Autoren nicht anerkannt worden ist[4], weil die Gallensäurebestimmungen vornehmlich auf Grund der unzuverlässigen Oberflächenspannungsmessungen vorgenommen worden waren, doch eine gewisse Berechtigung hat (wenn auch nicht in der ursprünglich postulierten Form). Bei Leberparenchymschäden kann es zu einer *relativen* Dissoziation zwischen Gallenfarbstoffen und Säuren im Blut kommen. Das Umgekehrte, eine Vermehrung der Gallensäuren (und des Cholesterins sowie der alkalischen Serumphospatase) bei normaler Serumbilirubinkonzentration — also eine „anikterische Cholämie" — haben wir im Frühstadium eines Falles von primärer biliärer Cirrhose beobachtet[5].

Auch der dritte Hauptbestandteil der Galle, das *Cholesterin*, zeigt beim Resorptionsikterus gewisse Veränderungen im Blut, die allerdings häufig weniger kennzeichnend sind, da es sich um eine schon normalerweise im Blut in hoher Konzentration vorkommende Substanz handelt. Bei komplettem Gallengangsverschluß wird Cholesterin stark vermehrt im Blut angetroffen, während es bei Leberparenchymerkrankungen ein wechselndes Verhalten zeigt[6]. Bei schweren Leberparenchymerkrankungen (z. B. Dystrophien und Cirrhosen) sinkt besonders der veresterte Anteil stark ab[7]. Die Cholesterinbestimmung im Serum kann deshalb für die Klinik von Nutzen für die Differentialdiagnose des Ikterus sein, nur muß man berücksichtigen, daß auch bei anderen Erkrankungen erhebliche Veränderungen, insbesondere auch Steigerungen des Cholesteringehaltes des Serums vorkommen können[8]. Hier sei vor allem an die primäre biliäre Cirrhose, besonders ihr xanthomatöses Stadium erinnert[9].

Für die Differentialdiagnose des Ikterus hat auch die Bestimmung der *alkalischen Serumphosphatase* erhebliche Bedeutung gewonnen. Ihre Aktivität ist bei parenchymatösem Ikterus nur leicht erhöht oder normal, regelmäßig und stark erhöht dagegen bei Verschlußikterus, und zwar sowohl bei extrahepatischem wie intrahepatischem Verschluß (z. B. bei Cholangitis). Einzelheiten vgl. S. 419ff.

Als charakteristisch für das Vorliegen eines mechanischen Ikterus galt von jeher das Auftreten von Bilirubin und Gallensäuren im *Harn*.

[1] Takó 1942, Chabrol 1940, Lichtman 1938, Jacoby 1950.
[2] Krause 1953.
[3] Lemierre und Brulé, zit. nach Chabrol 1932.
[4] Adler 1925, Rosenthal 1932, 1934, Eppinger 1937.
[5] Kühn, Müller und Pfister 1957.
[6] Adler und Lemmel 1928, Stepp 1921, Bürger 1928, 1940, Rosenthal und Meier 1921, Leupold 1928, Axenfeldt und Stelzig 1942 u. a. m.
[7] Thannhauser und Schaber 1926, Tannhauser 1929.
[8] Vgl. das entsprechende Kapitel dieses Handbuches.
[9] Ahrens und Mitarbeiter 1950, Mac Mahon und Thannhauser 1949, vgl. auch S. 400.

Lange Zeit war man der Ansicht, daß Bilirubin für die Niere eine Schwellensubstanz sei, deren Nierenschwelle unveränderlich bei einer Serumbilirubinkonzentration von 2 mg-% liege, und daß nur das direkte Bilirubin harnfähig sei. Nun ist bei diesen älteren Untersuchungen das Bilirubin im Harn nur mit ziemlich groben Methoden (GMELIN, Jodprobe) nachgewiesen worden. Schon mit diesen Methoden kann man aber bei fortlaufenden Untersuchungen feststellen, daß die Harnschwelle für Bilirubin sich im Verlauf einer Hepatitis verändert. So fanden BALZER und SCHULTE (1949) bei abklingenden schweren bis mittelschweren Fällen von Hepatitis, daß der Gallenfarbstoff bei einer Serumkonzentration von 4,6 mg-% Gesamt- und 2,08 mg-% direktem Bilirubin aus dem Harn verschwand, bei leichteren Fällen dagegen erst bei 2,3 mg-% Gesamt- und 1,26 mg-% direktem Bilirubin. Noch eindrucksvoller stellt sich diese Abhängigkeit der Bilirubinurie vom Krankheitsverlauf dar, wenn man die Bilirubinausscheidung im Harn quantitativ verfolgt. Die Abb. 14 zeigt den Verlauf der Bilirubinausscheidung im Harn in Beziehung zum Bilirubingehalt des Serums bei einem Fall von Hepatitis epidemica, wobei das Harnbilirubin quantitativ nach der Methode von JENDRASSIK und GRÓF bestimmt wurde[1]. Man erkennt die relativ große Bilirubinausscheidung im Beginn der Erkrankung und ihre schnelle Abnahme bei der abklingenden Erkrankung, die viel stärker ist als der Abfall der Bilirubinkonzentration im Blut. Dieses Ansteigen der Nierenschwelle läßt sich vielleicht mit einer im Verlauf der Hepatitis auftretenden Nierenschädigung erklären[2]. Beim Verschlußikterus wird im Verhältnis zum Serum-Bilirubinspiegel erheblich mehr Farbstoff durch die Nieren ausgeschieden als beim parenchymatösen Ikterus[3].

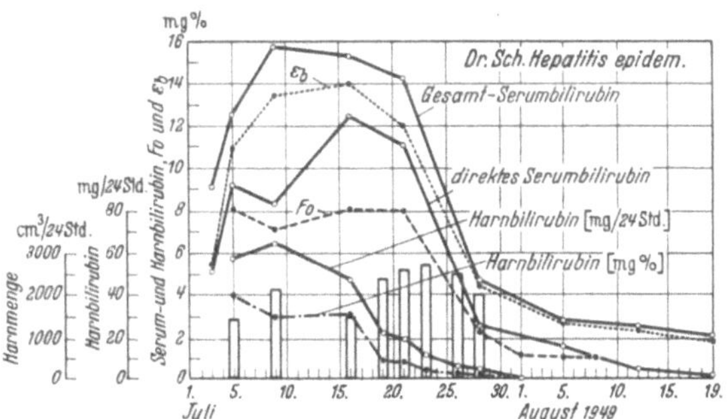

Abb. 14. Bilirubinausscheidung im Harn und Gesamt-Harnfarbstoffausscheidung (gemessen am reduzierten Harnfarbwert F_0 nach HEILMEYER) in Beziehung zur Serumbilirubinkonzentration und zum spezifischen Serumfarbwert (ε_b) im Verlauf einer Hepatitis epidemica. (Nach KÜHN und UGI 1951.)

Die Frage, ob nur das direkte Bilirubin harnfähig sei, läßt sich noch nicht mit Sicherheit beantworten. Es ist zwar richtig, daß im allgemeinen direkte Diazoreaktion des Serumbilirubins und Bilirubinurie parallel gehen, aber die vorstehende Kurve läßt bereits erkennen, daß bei der abklingenden Hepatitis trotz noch direkter Diazoreaktion des Serumbilirubins kein Gallenfarbstoff im Harn mehr ausgeschieden wird. Auch gibt es andere Fälle, bei denen es trotz direkter Diazoreaktion — bei allerdings nur gering erhöhtem Gesamtbilirubin — überhaupt nicht zum Übertritt von Bilirubin in den Harn kommt (z. B. bei subikterischen Cirrhosen). Auch das umgekehrte Verhalten — Bilirubinurie trotz negativer direkter Diazoreaktion, ja sogar ohne Bilirubinsteigerung im Blut — scheint möglich zu sein, z. B. im präikterischen Stadium der Hepatitis[4]. Wahrscheinlich treten dabei aber doch schon geringe Mengen direkten Bilirubins im Serum auf und in den Harn über, denn die Nieren scheinen tatsächlich nur mit Glucuronsäure verestertes, d. h. wasserlösliches Bilirubin ausscheiden zu können[5]. SCHMID (1956) konnten bei einem Kind mit kongenitalem, nicht hämolytischem Ikterus trotz eines Serum-Bilirubinspiegels über 30 mg-% (indirekt) keine Spuren von Bilirubin im Harn nachweisen.

Ob Bilirubin im Harn erscheint, hängt wahrscheinlich von verschiedenen Faktoren ab, von denen die wichtigsten sind: die Form des Serumbilirubins (d. h. frei oder mit Glucuronsäure verestert), das Verhalten der Nieren[6], die Art der Eiweißbindung des Bilirubins und die Anwesenheit von Stoffen im Blut, welche diese Bindung zu lockern vermögen, insbesondere von Gallensäuren. Auf die Bedeutung der letzteren weisen die Beobachtungen von WESPI (1935) hin, daß man beim Kaninchen intravenös injiziertes Bilirubin durch gleichzeitige

[1] KÜHN und UGI 1951.
[2] Vgl. auch FREY 1950, KÜNZER 1949, MOELLER und SCHROEDER 1953.
[3] RISSEL 1939, ENACHESCO und Mitarbeiter 1947, KÜHN und UGI 1951, MOELLER und SCHROEDER 1953.
[4] POLLOCK, zit. nach WITH 1947, GELLIS und STOKES 1945, HAVENS, zit. nach WITH 1947.
[5] SCHMID 1956, vgl. im übrigen S. 435.
[6] Vgl. HALASZ 1945, 1948.

Gallensäurengaben harnfähig machen kann. Die Gallensäuren selbst treten als sehr diffusible Körper schnell in den Harn über[1]. Daß sie unter normalen Bedingungen niemals im Harn vorkommen, wurde bereits erwähnt.

b) Das morphologische Substrat des mechanischen Ikterus in der Leber.

Für die Entwicklung der Lehre vom Ikterus sind die morphologischen Untersuchungen EPPINGERs von großer Bedeutung gewesen. EPPINGER betont noch 1937:

„Zunächst hat man die Tatsache erkannt, daß es bei Verlegung der großen Gallengänge zur Gelbsucht kommt. Diese immer wieder sich bestätigende Erfahrung bildet die Grundlage der ganzen Ikteruspathologie, von ihr muß man ausgehen, wenn man die anderen Formen des Ikterus verstehen will."

EPPINGER hatte mit der von ihm entwickelten Färbemethode bereits 1902 bei Gallenstauung charakteristische Veränderungen der intercellulären Gallencapillaren gefunden: Die unter physiologischen Verhältnissen nur als strichförmige Zellgrenzen kenntlichen Capillaren erwiesen sich bei Fällen mit Gallestauung als buchtig erweitert, zeigten kolbenförmig zwischen die Zellen sich erstreckende Fortsätze und enthielten stellenweise gallig gefärbte Massen, die auch von früheren Autoren bereits gesehen[2] und als „Gallenthromben" bezeichnet worden waren (Abb. 11). Bei fortgeschrittenen Fällen ließen sich zwischen den auseinandergedrängten Leberzellen Kommunikationen zwischen Gallencapillaren und pericapillären Lymphspalten nachweisen (Gallencapillarrupturen). Die Deutung lag nahe, daß man hier das morphologische Substrat des Gallenübertritts ins Blut vor sich habe: Bei Behinderung des Gallenabflusses pflanzt die Stauung sich bis ins Innere des Leberläppchens fort, die eingedickte Galle schlägt sich in Form der Gallenthromben nieder, die Leberzellen weichen unter dem Druck des gestauten Sekretes auseinander, bis die Galle sich durch die entstehenden Lücken in die pericapillären Lymphspalten (DISSEschen Räume) und von da ins Blut ergießen kann.

Gegen diese Deutung wurden in der Folgezeit mancherlei Einwände erhoben, die EPPINGER später z. T. selbst diskutiert hat (1937). Zuerst ist die schon erwähnte Tatsache hervorzuheben, daß im Frühstadium des Gallengangsverschlusses Bilirubin im Blut bereits vermehrt ist, *bevor* morphologische Veränderungen in der Leber nachweisbar sind. Diese Diskrepanz wurde im Tierexperiment immer wieder beobachtet, besonders wenn mit Hunden gearbeitet wurde, bei denen morphologische Veränderungen in der Leber nach Gallengangsunterbindung überhaupt verhältnismäßig spät auftreten und niemals größeres Ausmaß annehmen[3], während es bei den kleinen Nagern schneller zur Ausbildung struktureller, insbesondere degenerativer Veränderungen an den Leberzellen (Nekrosen) kommt[4].

Wie bereits S. 444 erwähnt, ist der Ikterus im Frühstadium des Gallengangsverschlusses deshalb von einigen Autoren als reflektorisch ausgelöster „Retentionsikterus" gedeutet worden. Es sei aber darauf hingewiesen, daß bei Injektion gallenpflichtiger Farbstoffe und gleichzeitigem Gallengangsverschluß schon sehr bald ein Zurücktreten des Farbstoffes aus den gestauten Gallencapillaren in die Leberzellen beobachtet wird[5], auch muß der sehr frühzeitig erfolgende Übertritt von Galle in die *Leberlymphe* bei der Erklärung dieses „Frühikterus" berücksichtigt werden.

---

[1] ADLER 1925. [2] AFFANASIEW 1883.

[3] HIYEDA 1925, OGATA 1913, KODAMA 1925, OHNO 1927, SNELL, GREENE und ROWNTREE 1927, BOLLMAN, SHEARD und MANN 1927, BARRON und BUMSTADT 1928, SCHEUNERT 1931 u. a. m.

[4] CAMERON und OKLEY 1932, KIKUCHI 1934/35, EDLUND 1948, dort weitere Literatur.

[5] HIRT, ANSORGE und MARKSTAHLER 1939.

c) Übertritt von Bilirubin und anderen Gallenbestandteilen in die Leberlymphe (sog. „lymphogener Ikterus").

Die Beobachtung, daß nach Gallengangsverschluß die Lymphgefäße an der Leberpforte sich gallig verfärben, ist schon alt und wahrscheinlich erstmals von SAUNDERS (1795)[1] mitgeteilt worden. Daß auch Gallensäuren nach Gallengangsverschluß in der Lymphe auftreten, wurde erstmals von FLEISCHL (1874) nachgewiesen. Diese ersten Beobachtungen sind in der Folgezeit z. T. bestätigt[2], z. T. nicht anerkannt worden[3]. Mit exakter Methodik des Bilirubinnachweises (Diazoreaktion) hat erstmals BLOOM (1923) das Verhalten des Bilirubins in der *Ductus thoracicus-Lymphe* nach Gallengangsunterbindung geprüft. Bei Hunden, denen Gallenblase und Nieren entfernt worden waren, erschien schon wenige Stunden nach der Unterbindung des Ductus choledochus Bilirubin in der Lymphe, das zuerst nur die indirekte Diazoreaktion gab (bis 5 Std nach der Unterbindung). Erst wesentlich später (2 Tage nach der Unterbindung) wurde Bilirubin auch im Blut nachweisbar. Wenige Jahre später haben BARRON und BUMSTEADT (1928) diese Versuche mit verbesserter Methodik wiederholt. Sie fanden 1 Std nach Choledochusunterbindung (bei gleichzeitiger Gallenblasen- und Nierenentfernung) in der Lymphe des Ductus thoracicus indirektes Bilirubin, nach $1^1/_2$ Std Anstieg des indirekten Bilirubins im Blut, nach $2^1/_2$ Std diphasische Reaktion des Bilirubins in der Lymphe, nach 3 Std im Blut. Erst $4^1/_2$ Std nach der Gallengangsunterbindung gab das Bilirubin in Blut und Lymphe eine prompte direkte Diazoreaktion. MAYO und GREENE (1929) haben diese Ergebnisse im wesentlichen bestätigt, mit dem Unterschied, daß sie schon 15 min nach Gallengangs- (und Cysticus-) Unterbindung Bilirubin in der Lymphe nachweisen konnten. Morphologische Leberveränderungen wurden bei diesen Versuchen nicht beobachtet (Sektion der Tiere 5—6 Std nach dem Eingriff).

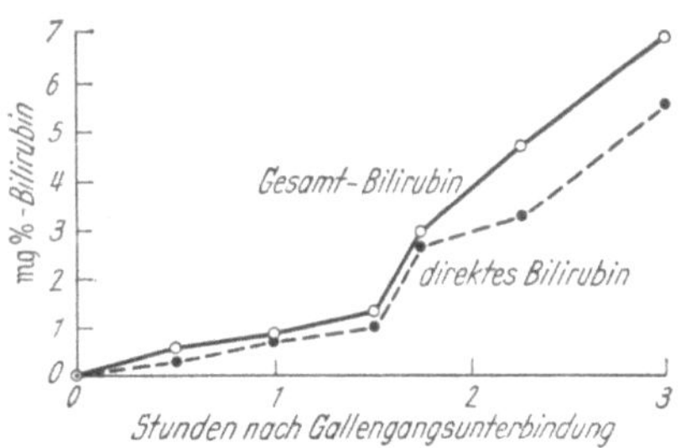

Abb. 15. Anstieg der Bilirubinkonzentration in der Leberlymphe nach Gallengangs- und Cysticusunterbindung beim Hund. (Nach KÜHN 1952.)

Der primäre Anstieg des indirekten Bilirubins in der Lymphe hat zu ausgedehnten Diskussionen Anlaß gegeben[4], da das Bilirubin der Lymphe den Gallencapillaren entstammt und deshalb als transhepatocelluläres Bilirubin (Bilirubin II nach ASCHOFF, Bilirubin-Glucuronsäureester nach dem Ergebnis neuerer Untersuchungen[5]) eigentlich die direkte Diazoreaktion geben müßte. ASCHOFF hat deshalb angenommen, das Bilirubin trete in der ersten Phase des Verschlußikterus unmittelbar aus den Blutcapillaren in die pericapillären Gewebsspalten und von da in die Lymphe über. Eigene Untersuchungen, bei denen die Leberlymphe unmittelbar aus den Lymphgefäßen der Leberpforte abgeleitet wurde, haben indessen gezeigt, daß mit dem Gesamtbilirubin immer auch das direkte Bilirubin in der Leberlymphe ansteigt[6] (Abb. 15). Die Beobachtung, daß nach der Gallengangsunterbindung das Lymphbilirubin zuerst nur die indirekte Diazoreaktion gibt, wird wahrscheinlich nur durch die niedrige Bilirubinkonzentration vorgetäuscht.

Wir fanden bei diesen Versuchen bei einigen Hunden schon *vor* der Gallengangsunterbindung geringe Mengen von Bilirubin und Gallensäuren in der Leberlymphe und konnten damit einen bislang vereinzelt dastehenden Befund von BLANKENHORN (1927) bestätigen, der bei Untersuchungen zur Frage der intestinalen Rückresorption des Bilirubins bei einigen Hunden in der Ductus thoracicus-Lymphe und der Lymphe des Mesenteriums Bilirubin in geringer Konzentration nachgewiesen hatte. BLANKENHORN hatte bereits diskutiert, ob es sich dabei um Bilirubin aus der Leber handeln könne, eine Annahme, die nach dem Ergebnis unserer Untersuchungen sehr an Wahrscheinlichkeit gewinnt.

---

[1] Zit. nach BAUMGÄRTEL 1950.
[2] KUNKEL 1880, zit. nach MIXER und Mitarbeiter 1947, KUFFERATH 1880, zit. nach RETZLAFF 1923, GERHARDT 1897.
[3] WERTHEIMER und LEPAGE 1897/98/99, MENDEL und UNDERHILL 1905.
[4] ASCHOFF 1932. [5] Vgl. S. 444. [6] KÜHN 1952.

Durch die Ableitung der Ductus thoracicus-Lymphe nach außen läßt sich der Eintritt des Verschlußikterus beim Hund zwar hinauszögern, aber nicht verhindern[1]. Es muß also in späteren Stadien Gallenfarbstoff auch unmittelbar ins Blut übertreten. Die Frage, unter welchen Bedingungen Galle in die Lymphe, unter welchen sie ins Blut übertritt, ist von SHAFIROFF und Mitarbeitern (1939, 1944), sowie von RIGLER und MIXER (1947) bearbeitet worden. Nach ihren Untersuchungen hängt es vornehmlich von der Höhe des Druckes im Gallengangssystem ab, welchen Weg die Galle nimmt. Bei einem Druck von 250 mm H_2O, der noch unterhalb des Sekretionsdruckes der Leber liegt[2], erscheint Bilirubin weder in der Lymphe noch im Blut. Wurde der Druck auf 300 mm H_2O gesteigert, was ungefähr dem maximalen Sekretionsdruck der Leber entspricht, so war nach 15 min Bilirubin in der Lymphe, nicht dagegen im Blut nachweisbar. Bei einem Druck von 400 mm Wassersäule trat Bilirubin innerhalb von 10 min in Lymphe und Blut über. Ähnliche Beobachtungen wurden bei Versuchen mit radioaktivem Phosphor und Thorothrast gemacht[3].

Die Frage, an welcher Stelle innerhalb der Leber der Übertritt von Galle in die Lymphe erfolgt, ist noch nicht entschieden. Der EPPINGERschen Ansicht, daß die Galle durch Gallencapillarrupturen in die pericapillären Lymphspalten und von da aus in die Leberlymphe gelange, steht die bereits erwähnte Beobachtung entgegen, daß in den ersten Stunden nach der Gallengangsunterbindung im allgemeinen keine morphologischen Veränderungen im Leberläppchen nachweisbar sind (was nach den Ergebnissen bioptischer Untersuchungen auch für den Menschen zu gelten scheint)[4]. Außerdem ist es nicht sicher, ob es eine durchgehende pericapilläre Lymphdrainage des Leberläppchens überhaupt gibt[5]. ASCHOFF (1928) und seine Schüler[6] haben deshalb angenommen, daß der primäre Übertritt von Bilirubin in die Lymphe diapedetisch an der Läppchen-Bindegewebsgrenze, im Bereich der besonders leicht lädierbaren Übergangsstrukturen (Ampullen), von ASCHOFF als „Achillesferse" der Leber bezeichnet, erfolgt. Diese Ansicht trifft wohl im wesentlichen das Richtige. Man kann allerdings schon kurze Zeit nach Gallengangsverschluß gelegentlich nekrobiotische Vorgänge im Bereich der Ampullen bzw. ihrer unmittelbaren Umgebung beobachten, besonders wenn man gleichzeitig das Druckreservoir der Gallenblase ausschaltet. Damit bietet sich eine ausreichende Erklärung für den Übertritt von Galle in die Lymphe[7] (Abb. 16 und 17).

Diese Deutung ist u. E. wahrscheinlicher als die von WITH (1947) aufgestellte These vom lymphogenen Ikterus. WITH nimmt an, daß sich unter der Wirkung der Gallestauung der Sekretionsmechanismus umkehrt, und daß es zu einer aktiven Gallesekretion in die pericapillären Lymphspalten kommt. Er beruft sich dabei besonders auf die Untersuchungen von PEDERSEN und WALDENSTRÖM (1937), wonach das Bilirubin auch in der Galle an kolloidale Substanzen gebunden ist, weshalb eine rein passive Diffusion des Bilirubins aus den Gallencapillaren in die Lymphspalten unmöglich sei. Eine Erklärung ist aber nach unseren oben erwähnten Befunden ohne weiteres möglich, außerdem ist zu bedenken, daß die Beimengung kolloidaler Substanzen (Mucoproteide) zur „Primär"-Galle erst in den ableitenden Gallenwegen erfolgt.

d) Pathogenese des Verschlußikterus.

Ist somit die Bedeutung des Lymphsystems für die Entstehung der Hyperbilirubinämie in den *Frühstadien* des Verschlußikterus gesichert, so spielt doch in *späteren* Stadien der unmittelbare Übertritt von Galle ins Blut im Innern

[1] MAYO und GREENE 1929. [2] Vgl. MCMASTER und ELMANN 1926.
[3] MIXER, RIGLER und GONZALEZ-ODDONE 1947. [4] ROHOLM und KRARUP 1941.
[5] KÜHN und HILDEBRAND 1953. [6] HIYEDA 1927, OHNO 1927.
[7] ALTMANN und KÜHN, unveröffentlicht.

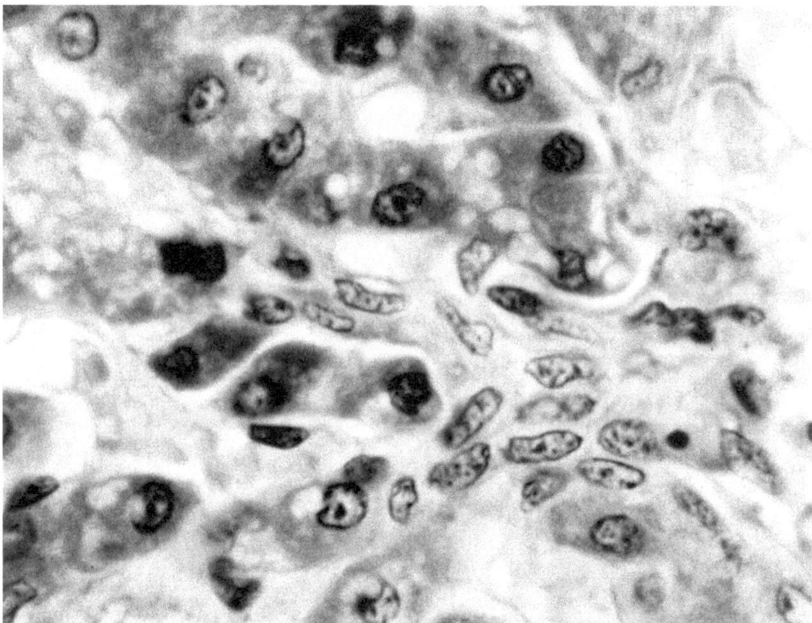

Abb. 16. Frühstadium der läppchenperipheren Nekrose, 3 Std nach Choledochus- und Cysticusunterbindung beim Hund. Etwas links unterhalb der Bildmitte drei in der Gabelung eines Schaltstückes gelegene Leberzellen mit beginnender Homogenisierung des Protoplasmas und (bei der am weitesten links gelegenen Zelle) Kernpyknose. (Nach ALTMANN und KÜHN, unveröffentlicht.)

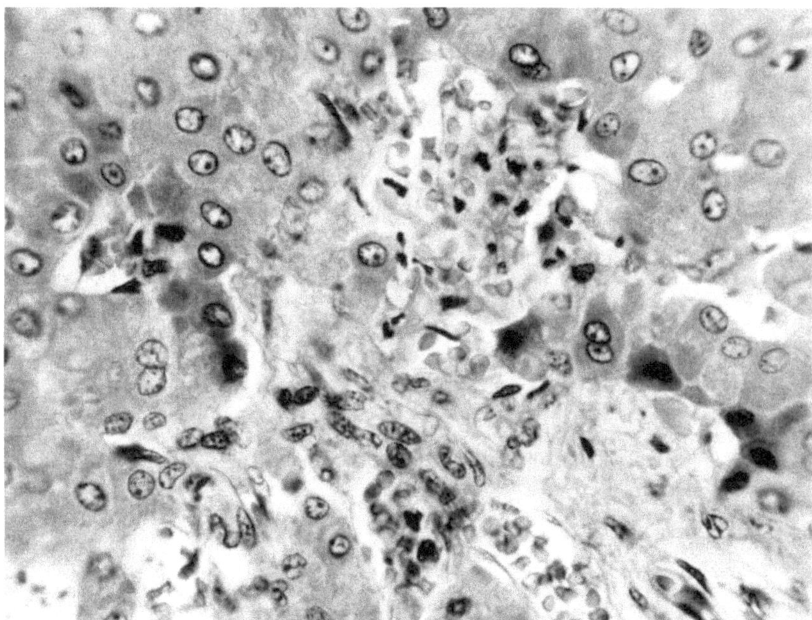

Abb. 17. Einzelne eosinophile Leberzellen mit Kernpyknose und kleine Nekrose mit beginnender Leukocyteneinwanderung in der äußersten Läppchenperipherie, 5 Std nach Choledochus-Cysticusunterbindung beim Hund. (Nach ALTMANN und KÜHN, unveröffentlicht.)

des Leberläppchens sicherlich eine bedeutendere Rolle. Darauf weisen die Beobachtungen hin, daß der Ikterus auch nach Ableitung der Ductus thoracicus-Lymphe auftritt, und besonders die Untersuchungen über die Abhängigkeit des Resorptionsmodus vom Druck im Gallengangssystem[1]. Auch werden in späteren Stadien des Verschlußikterus morphologische Leberveränderungen wie Gallengangsrupturen und Leberzellnekrosen kaum je vermißt.

Bei luminescenzmikroskopischen Untersuchungen an der lebenden Frosch- und Rattenleber mit Fluorescein zeigt sich allerdings, daß nach Gallengangsunterbindung der Farbstoff bereits 25 min nach der intravenösen Injektion aus den erweiterten Gallencapillaren bzw. den Sekretionströpfchen plötzlich in das Protoplasma der Leberzellen zurücktritt, wobei sich letztere diffus anfärben („die Zellen laufen mit Farbstoff voll")[2]. Das erinnert an die Ansammlung der nach FORSGREEN gefärbten Sekretionsgranula am Gallenpol der Leberzellen wenige Minuten nach der Choledochusunterbindung bei Ratten[3] und läßt daran denken, ob nicht doch ein Übertritt von Gallenfarbstoff unmittelbar aus den Leberzellen ins Blut (also eine „Parapedese") auch im Frühstadium des Verschlußikterus möglich ist. HANZON (1952) hat dagegen den unmittelbaren Einbruch der Galle aus den Gallencapillaren in die Sinusoide — nicht in pericapilläre Lymphspalten — bei fluorescenzmikroskopischen Untersuchungen neuerdings direkt beobachten können (vgl. auch S. 398).

ROHOLM und KRARUP (1941) sind auf Grund ihrer bioptischen Untersuchungen der Meinung, daß auch beim Menschen in späteren Stadien des Verschlußikterus das funktionelle Moment im Vordergrund stehe. Das wirft die Frage auf, ob und inwieweit bei länger dauernder Gallestauung eine Retention prähepatischen Bilirubins für die Entstehung des Ikterus mitverantwortlich zu machen ist, d. h. ob das Bilirubin bei solchen Fällen überhaupt noch bis zum Gallenpol der Leberzellen bzw. in die Gallencapillaren gelangt[4]. An der Tatsache einer sekundären Leberzellschädigung beim Gallengangsverschluß, wahrscheinlich durch die Akkumulation der Gallensäuren[3], kann ja nicht gezweifelt werden.

EDLUND (1948) hat *Störungen des Kohlenhydratstoffwechsels* bei Ratten schon am ersten Tag nach Gallengangsunterbindung nachweisen können. Auch Leberzellnekrosen in der Läppchenperipherie waren bereits nach 1 Tag bei mehr als der Hälfte der Versuchstiere nachweisbar, ihre Entwicklung war durch keine Maßnahmen (z. B. Gaben von Glucose, Adenosintriphosphorsäure, Fumarsäure, Aminosäuren) zu verhindern, lediglich durch reichliche Glucosezufuhr zu verzögern. Auch das Auftreten von Gallenthromben beim Verschlußikterus scheint für das Bestehen einer Leberzellschädigung zu sprechen, denn diese Gebilde stellen keine einfachen Ausfällungen eingedickten Gallenfarbstoffes dar, sondern besitzen ein Grundgerüst aus Eiweiß, das unter physiologischen Bedingungen nicht in der Galle enthalten ist (vgl. S. 423ff.). Auch beim Verschlußikterus läßt sich durch Entfärbung, z. B. mit H_2O_2, dieses Eiweißgerüst zur Darstellung bringen[5], ebenso wie bei parenchymatösen Lebererkrankungen, z. B. Hepatitis[6] oder akuter Leberatrophie[5]. Wahrscheinlich deutet das Auftreten von Eiweiß in der Galle auf eine Permeabilitätsstörung der Leberzelle hin, so daß sie für Plasmakolloide durchlässig wird[7]. Eine solche Störung scheint also auch beim Gallengangsverschluß zu bestehen. Dem Kliniker ist bekannt, daß die meisten der gebräuchlichen Leberfunktionsproben bei länger dauerndem Gallengangsverschluß pathologisch ausfallen, auch das läßt eine Leberzellschädigung bei längerer Gallestauung annehmen.

Hier sei schließlich auch an die Grünfärbung der Haut *(Verdinikterus)*[8] und der Leber[9] beim Gallengangsverschluß erinnert. Sie beruht auf einer Anhäufung von Biliverdin im Blut[10] und in den gestauten intrahepatischen Gallengängen. BAUMGÄRTEL (1950) nimmt eine Blockierung der beim Blutfarbstoffabbau wirksamen reduzierenden Fermente durch die Gallenstauung an, wodurch der Abbau auf der Verdinstufe stehenbleibe. Doch muß man wohl auch an den umgekehrten Vorgang, die Oxydation des in den Gallenwegen gestauten Bilirubins durch die in der Galle vorhandenen Oxydasen und den Übertritt von Biliverdin in die Blutbahn, denken (vgl. S. 410).

Die Entstehung des Ikterus beim Gallengangsverschluß dürfte sich also folgendermaßen abspielen: Im Beginn, solange der Druck im Gallengang noch

[1] SHAFIROFF und Mitarbeiter 1939, 1944. [2] HIRT, ANSORGE und MARKSTAHLER 1939.
[3] EDLUND 1948. [4] Vgl. HIRT, ANSORGE und MARKSTAHLER 1939.
[5] HEINRICHSDORFF 1921. [6] KÜHN 1947.
[7] Vgl. ALTMANN und KÜHN 1948 und S. 423ff. [8] BRUGSCH 1935, HORSTERS 1932.
[9] KALK 1949. [10] LARSEN, EVANS und WATSON 1947.

nicht über ein gewisses Maß erhöht ist (Druckregulierung durch die Gallenblase!), kommt es zum Übertritt von Galle in die Leberlymphe, vornehmlich an der Läppchen-Bindegewebsgrenze im Bereich der Ampullen, zuerst durch morphologisch nicht faßbare Permeabilitätsstörungen, bald aber auch durch strukturelle Schädigung.

Bei weiterem Ansteigen des Druckes erfolgt die unmittelbare Regurgitation der Galle in die Blutbahn, jetzt auch im Innern des Läppchens, z. T. aus den gestauten Gallencapillaren, z. T. im Bereich von Leberzellnekrosen. Von Anbeginn an, bald kenntlich an dem Einsetzen nekrobiotischer Leberzellveränderungen, besteht eine Leberzellschädigung, die sich in einer zusätzlichen Retention prähepatischen Bilirubins auswirkt.

C. Ikterus bei Erkrankungen des Leberparenchyms (sog. „parenchymatöser Ikterus“).

Auch der im Gefolge parenchymatöser Lebererkrankungen auftretende Ikterus ist von EPPINGER mit strukturellen Veränderungen, d. h. mit mechanischen Vorgängen innerhalb der Leber erklärt worden („Ikterus durch Destruktion des Leberparenchyms“).

EPPINGER hatte im 1. Weltkrieg Gelegenheit, die Lebern von Kranken zu untersuchen, die während einer Gelbsucht (Icterus catarrhalis) ihren Verletzungen oder einer interkurrenten Erkrankung erlegen waren. Er hatte dabei vorwiegend centroacinäre Parenchymnekrosen gefunden mit sekundärer Eröffnung der Gallencapillaren, außerdem waren die pericapillären Lymphspalten erweitert. Bei einigen Fällen fanden sich entzündliche Veränderungen in den periportalen Feldern. Das Bild wurde von EPPINGER im Sinne einer diffusen vorwiegend degenerativen Lebererkrankung gedeutet; damit wurde zum ersten Male die VIRCHOWsche Theorie vom Schleimpfropf an der Papille als Ursache des katarrhalischen Ikterus widerlegt und die Beziehung zur akuten Leberdystrophie aufgezeigt („Leberatrophie en miniature“).

Die Pathogenese des katarrhalischen Ikterus ist später von EPPINGER in immer neuen Experimenten zu klären versucht worden, wobei er sein Interesse ganz auf die Frage der Capillarpermeabilität konzentrierte[1]. In der Meinung, daß eine Intoxikation mit giftigen Eiweißabbauprodukten zur Capillarschädigung in der Leber führe, studierte er die Wirkung der Allylverbindungen (insbesondere Allylamin und Allylformiat) sowie des Histamins und kam zu der Überzeugung, daß diese Substanzen ausgesprochene Capillargifte darstellen, die die Capillarwand so schädigen, daß es zum Austritt von Bluteiweiß in das Gewebe kommt. Die morphologischen Folgen dieser „serösen Entzündung“ sind besonders von RÖSSLE (1942, 1944) bearbeitet worden (vgl. die entsprechenden Abschnitte dieses Handbuches). Spielen sich diese Vorgänge in der Leber ab, so gewinnen sie nach EPPINGER auch für die Ikterusentstehung eine Bedeutung, und zwar in doppelter Hinsicht:

1. Durch intralobuläre, vor allem centroacinäre Exsudation von Plasma in die pericapillären Spalträume werden die Leberzellen von der Capillarwand abgedrängt und dadurch sekundär geschädigt, das Zellgefüge wird gelockert, und die Gallencapillaren werden gewissermaßen von außen eröffnet. Dadurch wird der Galle die Regurgitation in die pericapillären Lymphspalten, bei fortgeschrittener Capillarschädigung auch direkt ins Blut, ermöglicht. Es entsteht die „Destruktion des Lebergefüges“, die nach EPPINGER die eigentliche morphologische Grundlage des parenchymatösen Ikterus darstellt und eine funktionelle Deutung etwa im Sinne der Parapedese MINKOWSKIs überflüssig macht. EPPINGER (1949) spricht von „akuter seröser Hepatitis mit Ikterus“.

---

[1] EPPINGER, KAUNITZ und POPPER 1935, EPPINGER 1949.

2. Spielt sich der beschriebene Prozeß mehr in der Läppchenperipherie ab, was besonders bei der Allylformiatvergiftung der Fall ist, wird vor allem das periportale Bindegewebe in die Exsudationszone einbezogen, so kommt es zur mechanischen Zerreißung der empfindlichen Übergangsstrukturen zwischen intralobulärem und periportalem Gallengangssystem, die Galle kann in das umgebende Gewebe einsickern und in die Lymphbahnen aufgenommen werden. Schließlich kommt es, sofern die Kontinuität nicht wiederhergestellt wird, sekundär zur intralobulären Gallestauung mit ihren oben dargestellten Folgen.

Die Bedeutung der serösen Entzündung für die Ikteruspathogenese ist von manchen Autoren ganz in den Vordergrund gerückt worden. HOLLER (1943) geht so weit, daß er für die Hepatitis epidemica eine allgemeine Reticuloendotheliose mit normalerweise anikterischem Verlauf annimmt und es nur dann zum Ikterus kommen läßt, wenn eine seröse Hepatitis (durch alimentäre Intoxikation) hinzukommt.

Die EPPINGERsche Lehre von der Entstehung des Ikterus bei Leberparenchymerkrankungen erfuhr eine wesentliche Korrektur durch systematische morphologische Untersuchungen bei Hepatitis epidemica, zu denen sich infolge des seuchenhaften Auftretens dieser Krankheit im 2. Weltkrieg reichlich Gelegenheit bot, vor allem nach Einführung der intravitalen Leberpunktion[1]. Die morphologischen Veränderungen der Leber bei Hepatitis sind durch autoptische[2], besonders aber bioptische Untersuchungen weitgehend aufgeklärt worden[3]. Dabei hat sich gezeigt, daß die von EPPINGER beim Icterus catarrhalis beschriebenen Veränderungen im wesentlichen denen bei Hepatitis entsprechen, daß aber bei Bearbeitung eines größeren bioptischen Untersuchungsgutes doch erhebliche Abweichungen beobachtet werden. So kommt die läppchenzentrale Destruktion des Leberparenchyms in Gestalt von Dissoziation und Nekrosen der Leberzellen im allgemeinen nur bei klinisch schweren Fällen zur Beobachtung, während andererseits die von EPPINGER nur bei besonderen (cholangiolitischen) Formen beschriebenen periportalen Infiltrate zum Regelbild der epidemischen Hepatitis gehören. Auch die Zeichen der serösen Hepatitis, auf die EPPINGER bei seinen Fällen so nachdrücklich hingewiesen hatte, werden im bioptischen Material wesentlich seltener und in viel geringerer Ausdehnung beobachtet, meistens nur dort, wo Leberzellen zugrunde gehen, so daß man zu der von ALTMANN auf Grund seiner Sauerstoffmangelversuche geäußerten Meinung gedrängt wird, daß das Bild der serösen Hepatitis erst sekundär, insbesondere agonal entsteht[4]. Was die Pathogenese des Ikterus angeht, so zeigt sich eines bei der bioptischen Untersuchung: Keinesfalls besteht zwischen dem Auftreten der serösen Hepatitis und der Entwicklung des Ikterus ein Zusammenhang, es kann vielmehr eine starke Gelbsucht bestehen, ohne daß irgendwelche Zeichen der serösen Entzündung in der Leber nachweisbar sind.

Zusammenfassend läßt sich feststellen: Bei diffusen Leberparenchymerkrankungen, z. B. bei Hepatitis, ist die Permeabilität der *Leberzellen* in krankhafter Weise verändert, was sich u. a. darin äußert, daß sie für Plasmaeiweißkörper in stärkerem Maße als gewöhnlich durchlässig werden. Diese Störung der Permeabilität ist aber für die Entstehung des Ikterus nur insofern von Bedeutung, als sie zum Übertritt von Gallenbestandteilen aus der Leberzelle unmittelbar in die Blutbahn führt. Einer mechanischen Zerstörung der Läppchenstruktur als Folge

---

1 ROHOLM, KRARUP und IVERSEN 1942, KOFLER 1940, KALK, BRÜHL und SIEKE 1943.
2 SIEGMUND 1943.
3 IVERSEN und ROHOLM 1939, AXENFELDT und BRASS 1943, 1944, VOEGT 1943, DIBLE, McMICHAEL und SHERLOCK 1943, KALK und BÜCHNER 1947, KÜHN 1947, MALLORY 1947, Zusammenstellung des deutschen Schrifttums bis 1946 bei KÜHN 1953, BÜCHNER 1952.
4 Vgl. auch POPPER 1948.

seröser Exsudation aus den Lebercapillaren kommt wohl keine große Bedeutung für die Ikteruspathogenese bei der Hepatitis zu.

EPPINGER hat übrigens später (1949) selbst Zweifel an der Richtigkeit seiner früheren Überlegungen geäußert, kommt es doch bei der Allylformiatvergiftung des Hundes trotz ausgedehnter Parenchymdestruktion und Entfaltung des DISSEEschen Raumes nur selten und auch dann nur zu einem geringfügigen Ikterus. EPPINGER wies darauf hin, daß beim Hund die Erzeugung eines rein hepatocellulären Ikterus überhaupt sehr schwierig sei*. Immerhin ist die Diskrepanz zwischen der geringen Hyperbilirubinämie und dem Ausmaß der morphologischen Leberveränderungen bei diesen Experimenten doch recht auffallend.

Das leitet über zu der Frage, welche Bedeutung die *Leberzellnekrosen* für die Entstehung des Ikterus besitzen. Die Nekrosen sind ja bekanntlich — als disseminierte Einzelzellnekrosen und zentrale Läppchennekrosen — ein wesentlicher Bestandteil des histologischen Bildes bei der Hepatitis, könnten also durchaus im Sinne EPPINGERs für den Übertritt von Galle ins Blut verantwortlich sein. RICH (1930) hat ihnen denn auch für die Entstehung des Regurgitationsikterus die entscheidende Bedeutung beigemessen, auch WITH sieht in ihnen den wichtigsten Faktor für die Ikterusgenese bei der Hepatitis[1].

Leberzellnekrosen werden nun aber auch bei zahlreichen Erkrankungen angetroffen, die *nicht* mit Ikterus einhergehen. F. B. MALLORY hat schon 1901 disseminierte fokale Nekrosen bei zahlreichen Infektionskrankheiten und bei Kreislaufstörungen beschrieben und im Tierexperiment hervorbringen können. Ihr Auftreten ist von perakuter Miliartuberkulose, Fleckfieber, Typhus, Intoxikationen wie Urämie und Ileus, Diphtherie und Sauerstoffmangel bekannt[2], alles Zustände, die ohne oder höchstens mit geringfügigem Ikterus einhergehen. Das gleiche gilt für die zonalen läppchenzentralen Lebernekrosen, wie sie bei kardialer Stauung, Verbrennungen und Hypoxämie[3], aber auch bei Vergiftungen, z. B. mit Tetrachlorkohlenstoff[4], beobachtet werden.

Wir haben bei Hunden nach Tetrachlorkohlenstoffvergiftung Leberlymphe und peripheres Blut untersucht und fanden trotz ausgedehnten, die Hälfte bis $^3/_4$ des Leberläppchens einnehmenden läppchenzentralen Nekrosen in der Leberlymphe kaum größere Bilirubinmengen als bei Normaltieren, und auch im Blut nur ganz geringfügige Steigerungen der Bilirubinkonzentration (bis auf 0,2 mg-%)[5].

Man kann also der mehrfach geäußerten Ansicht[6], daß *zentrale* Lebernekrosen für die Pathogenese des Ikterus von verhältnismäßig geringer Bedeutung sind, beipflichten. Sie werden wahrscheinlich nur im Sinne eines Retentionsikterus wirksam, indem bei genügender Ausdehnung der Nekrosen die Ausscheidungskapazität der Leber so verringert wird (beim Menschen auf weniger als $^1/_3$), daß die normalerweise auffallende Bilirubinmenge nicht mehr bewältigt werden kann. Eine Erklärung für das Ausbleiben der Galleregurgitation bei zentralen Nekrosen ergibt sich dadurch, daß in den Läppchenzentren die die Nekrose umgebenden Zellschichten in ihrer Ausscheidungsfunktion bereits so beeinträchtigt sind, daß ein Rückstrom von Galle in die Nekrosen und damit ins Blut nicht mehr stattfinden kann, jedenfalls solange der Abfluß in die Peripherie nicht gestört ist. Das läßt sich im Experiment zeigen, wenn man Tiere mit Tetrachlorkohlenstoff vergiftet und einige Tage später (nach Ausbildung der läppchenzentralen Nekrosen) größere Bilirubinmengen intravenös injiziert.

* Wahrscheinlich Folge der beim Hund im Gegensatz zum Menschen viel größeren Ausscheidungskapazität der Leber für Bilirubin.

[1] Vgl. neuerdings auch POPPER und SCHAFFNER 1952. [2] Literatur bei ALTMANN 1953.
[3] BÜCHNER 1942, 1945, 1953, ALTMANN 1949, 1953.
[4] LAMSON und Mitarbeiter 1924. [5] KÜHN 1952.
[6] SCHMIDT 1944, ALTMANN 1953 (Literatur).

In nach FORSGREEN fixierten und gefärbten Schnitten kommen dann die stark erweiterten Gallencapillaren in der erhaltenen Läppchenperipherie gut zur Darstellung, während sie nicht nur innerhalb der Nekrosen, sondern auch in der umgebenden Zone (im Bereich verfetteter Zellen) unsichtbar bleiben[1] (vgl. Abb. 3). Kommen allerdings läppchenperiphere oder gar periportale Veränderungen hinzu, die den Galleabfluß beeinträchtigen, so kann es bei solchen Fällen zu einer besonders schnellen und ausgiebigen Regurgitation von Galle und damit zum Auftreten eines erheblichen Ikterus kommen. Hier scheint eine Möglichkeit gegeben, das wechselvolle Verhalten der *Hepatitis* hinsichtlich des Ikterus zu verstehen, auf das besonders AXENFELDT und BRASS (1943, 1944), EPPINGER (1949) und KÜHN (1948) hingewiesen haben. Ein starker Ikterus cholämischen Charakters entsteht bei der Hepatitis wahrscheinlich nur dann, wenn im Leberläppchen Nekrosen (vornehmlich *Einzelzell*-Nekrosen) vorhanden sind und gleichzeitig in den periportalen Feldern entzündliche Veränderungen mit Trennung der Gallengangskontinuität vorliegen. Für diese Auffassung sprechen besonders auch vergleichende funktionelle und bioptische Leberuntersuchungen[2].

Ob der *Lymphweg* bei der Entstehung des Ikterus bei Leberparenchymerkrankungen, insbesondere Hepatitis, eine ähnliche Rolle spielt wie beim Verschlußikterus, ist ungeklärt. Bei unseren oben erwähnten Untersuchungen an tetrachlorkohlenstoffvergifteten Hunden fanden wir keine erheblichen Bilirubinsteigerungen in der Leberlymphe, aber es ist zu bedenken, daß dabei nur läppchenzentrale Nekrosen ausgebildet waren, und auch die Hyperbilirubinämie bei diesen Tieren auffallend geringfügig war, so daß diese Versuche wohl nicht voll beweiskräftig sind. Sie müßten mit einem sicher zum Ikterus führenden Lebergift wiederholt werden. Auf die Bedeutung läppchenperipherer Veränderungen für die Ikterusentstehung bei Hepatitis haben neuerdings besonders CAROLI und Mitarbeiter (1950) hingewiesen.

Daß schließlich die *Gallenthromben* bei der Hepatitis eine mechanische Wirkung im Sinne einer intralobulären Gallenstauung entfalten, ist nicht sehr wahrscheinlich. Sie werden im allgemeinen nur bei schweren Fällen und auch dann nur im Läppchenzentrum angetroffen, bei leichteren Fällen häufig ganz vermißt. Auch findet man sie vereinzelt in Leberpunktaten von nicht ikterischen Menschen. Sie sind wohl vornehmlich Ausdruck einer Permeabilitätssteigerung der Leberzellen, die für Plasmaeiweißkörper durchlässig werden, möglicherweise entstehen sie auch durch Sekretion von in der Leberzelle neugebildetem Eiweiß in die Galle (vgl. S. 425). Daß sie sich nicht allein auf Grund einer übermäßigen Pleiochromie der Galle entwickeln, wie es früher angenommen wurde, wird im übrigen gerade durch ihr Auftreten bei der Hepatitis bewiesen, denn die Galle zeichnet sich bei dieser Erkrankung durch ihre Farbstoffarmut aus.

Die von EPPINGER beschriebenen morphologischen Veränderungen sind somit für die Entstehung des hepatischen Ikterus nicht unbedingt erforderlich, und es ergibt sich die Frage, ob man ihre Bedeutung für die Ikterusentstehung bei Erkrankungen des Leberparenchyms nicht überhaupt gänzlich leugnen muß (wie es z. B. BAUMGÄRTEL tut[3]), oder ob sie vielleicht nur in gewisser Weise Ikterus-*verstärkend* wirksam werden. Worin müssen wir aber dann das pathogenetisch entscheidende Prinzip für die Entstehung des *hepatocellulären* Ikterus sehen?

Um diese Frage beantworten zu können, muß noch einmal auf das Problem des von MINKOWSKI und PICK aufgestellten Begriffes der *Parapedese* eingegangen werden, der besagt, daß die Leberzellen unter der Einwirkung von Schädlichkeiten ihre gerichtete Permeabilität verlieren, so daß sie das in ihr gebildete Bilirubin in die Blutbahn zurücktreten lassen. Diese Theorie ist schon von KRETZ 1913, später aber besonders von EPPINGER unter dem Eindruck seiner morphologischen Untersuchungen scharf abgelehnt worden:

[1] ALTMANN und KÜHN, unveröffentlicht.

[2] SCHAFFNER, POPPER und STEIGMANN 1950, CAROLI 1950, CAROLI, PARAY und Mitarbeiter 1950.

[3] BAUMGÄRTEL 1950.

„Fragt man sich, was für MINKOWSKI und PICK die Gründe für ihre Theorie waren, so muß man sagen, ihre Auffassungen sind rein hypothetisch und durch nichts bewiesen und daher auch kaum zu entkräften.“

Immerhin kann man heute, bei Berücksichtigung der vorher erwähnten Tatsachen, die MINKOWSKIschen Anschauungen nicht mehr ganz beiseite schieben. Es sei hier noch einmal an die Beobachtungen EDLUNDs (1948) erinnert, daß unmittelbar nach der Gallengangsunterbindung die Sekretionsgranula der Leberzellen sich am Gefäßpol ansammeln, was WITH (1947) als den Ausdruck einer Umkehr der Sekretionsrichtung ansieht. Auch die Beobachtungen bei der Ausscheidung von Fluorescein an der lebenden Frosch- und Säugetierleber lassen einen direkten Übertritt von Farbstoff aus der Leberzelle in die Blutbahn annehmen[1]. Besonders BAUMGÄRTEL (1950) hat sich neuerdings wieder sehr für die Bedeutung der Paracholie für die Ikterusentstehung eingesetzt.

Nach BAUMGÄRTEL hängt der Bilirubinübertritt ins Blut mit einer gesteigerten Glykogenolyse zusammen. Er ging von der Beobachtung aus, daß Bilirubin normalerweise nicht durch eine Kollodiummembran diffundiert, daß aber eine Diffusion einsetzt, sobald man der Bilirubinlösung Glucose zugibt. Da es bei allen schweren Leberparenchymerkrankungen zu einer gesteigerten Glykogenolyse kommt, nimmt BAUMGÄRTEL an, daß die ins Blut übertretende Glucose das Bilirubin gewissermaßen mitnimmt. Dabei handelt es sich um einen zweckmäßigen Vorgang, durch den der Körper sich des in der Leber gestauten Bilirubins zu entledigen trachtet, indem er es den Nieren zur Eliminierung zuleitet. Auch beim Stauungsikterus soll dieser Mechanismus wirksam sein, tatsächlich kommt es ja bereits kurze Zeit nach der Gallengangsunterbindung im Tierexperiment zu einem starken Absinken des Leberglykogens[2]. Andererseits läßt sich bei der Hepatitis nicht regelmäßig ein stärkerer Glykogenverlust der Leberzellen nachweisen[3]. Im übrigen ist es u. E. fraglich, ob man die an der Kollodiummembran gemachten Beobachtungen ohne weiteres auf die biologischen Verhältnisse übertragen kann[4]. Es bleibt somit noch abzuwarten, inwieweit die BAUMGÄRTELschen Anschauungen auf Richtigkeit beruhen.

Aber auch ungeachtet dieser noch strittigen Verknüpfung von Bilirubin- und Glucosestoffwechsel läßt sich an der Bedeutung parapedetischer Vorgänge für die Ikterusgenese heute kaum noch zweifeln. Gerade die Verhältnisse beim parenchymatösen Ikterus mit der oft auffallenden Diskrepanz zwischen Bilirubinkonzentration einerseits, Cholesterin-, Gallensäuren- und Phosphatasekonzentration im Blut andererseits, lassen es fraglich erscheinen, ob bei diesen Fällen wirklich *Galle*, d. h. das *fertige* Sekretionsprodukt der Leberzellen in die Blutbahn übertritt. Auch die bioptisch-histologischen Beobachtungen bei manchen Hepatitisfällen, die trotz eines Ikterus mit direkter Diazoreaktion des Serumbilirubins keine destruierenden Veränderungen im Leberläppchen aufweisen, zwingen zu der Annahme, daß hier Bilirubin — sei es in den Leberzellen gebildet, sei es aus dem Blut oder den KUPFFERschen Sternzellen in die Leberzellen aufgenommen — zwar noch von den letzteren angereichert und möglicherweise in die direkte Form, einen Bilirubin-Glucuronsäure-Ester[5], umgewandelt, aber nicht mehr auf dem vorgeschriebenen Wege in die Gallencapillaren eliminiert wird. Wahrscheinlich tritt es infolge einer Störung des gerichteten Sekretionsmechanismus bzw. des Erlöschens der Membranpotentiale in das Blut zurück. Da die Bildung der anderen Gallenbestandteile darniederliegt, kommt es im Blut zu der — relativen — Dissoziation zwischen dem Bilirubin und den genannten übrigen Gallenkomponenten.

Wir möchten deshalb die *„Parapedese“* als drittes pathogenetisches Prinzip neben die Störung des Gleichgewichtes zwischen Bilirubinbildung und -ausscheidung einerseits und die Störung der Galleableitung andererseits stellen.

Eine allen Tatsachen gerecht werdende Erklärung für die Ikterusentstehung bei Leberparenchymerkrankungen läßt sich somit heute noch nicht geben[6]. Mit

[1] HIRT, ANSORGE und MARKSTAHLER 1939, HANZON 1952. [2] EDLUND 1948. [3] KÜHN 1947. [4] Vgl. EPPINGER 1949. [5] Vgl. S. 435. [6] Vgl. S. 437 letzter Absatz.

einiger Sicherheit kann man nur sagen, daß der Destruktion des Lebergewebes nicht die Bedeutung zukommt, die EPPINGER ihr zuerkannt hatte. Wichtiger scheint das funktionelle Moment zu sein. Ob in dem Sinne, daß das (eventuell vermehrt gebildete ?) Bilirubin von den geschädigten Leberzellen nicht aufgenommen werden kann, oder in der Weise, daß durch eine Störung der gerichteten Permeabilität der Leberzelle Glucuron-säure-verestertes Bilirubin ins Blut zurücktritt, kann noch nicht endgültig entschieden werden. Ganz wird man allerdings die Bedeutung des mechanischen Momentes, d. h. der Regurgitation von Galle, auch für die Entstehung des Ikterus bei manchen Leberparenchymerkrankungen nicht ablehnen können. Für die Erklärung mancher Formen von Ikterus, die, ohne daß ein extrahepatischer Gallengangsverschluß vorliegt, mit einer echten Cholämie einhergehen, kommt man schließlich ohne die Annahme mechanischer Vorgänge nicht aus. Vor allem gilt das für die sog. „cholangiolitischen" Verlaufsformen der Hepatitis[1] und den intrahepatischen Verschlußikterus nach Salvarsan, Phenothiazinkörpern und anderen Giften[2].

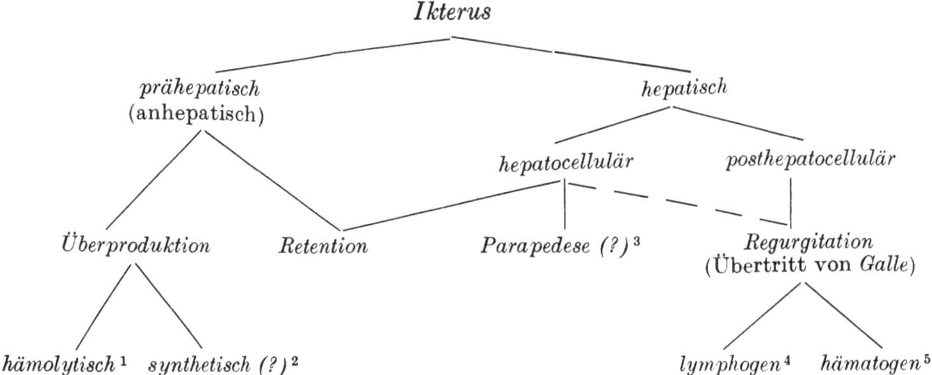

¹ Vermehrter Blutzerfall.
² Gesteigerte „synthetische" Bilirubinbildung aus anderen Quellen (Atmungsfermente ?, Porphyrin ?, Häm ?, Pyrrol ?).
³ Übertritt von (einzelnen) Gallenbestandteilen aus der Leberzelle unmittelbar in das Blut infolge Störung der gerichteten Permeabilität. Dabei häufig Übertritt von Eiweiß in die Galle (Proteinocholie)!
⁴ Vorwiegend an der Läppchenbindegewebsgrenze durch mechanische oder funktionelle Schädigung der Nahtstellen zwischen intralobulärem und periportalem Gallenableitungssystem. Bei Drucksteigerung (Frühstadium des Verschlußikterus), Entzündung (Hepatitis, Cholangitis), toxischer Schädigung durch mit der Galle ausgeschiedene Gifte (z. B. Toluylendiamin (?), Mangan, Salvarsan, Phenothiazin ?).
⁵ Nur intralobulär durch Gallencapillarrupturen oder im Bereich von Einzelzell- (vielleicht auch intermediären und peripheren zonalen) Nekrosen. Bei Drucksteigerung (späteres Stadium des Verschlußikterus), Hepatitis epidemica, Gelbfieber usw.

Wir sind bei der Darstellung des Ikterusproblems von pathogenetischen Gesichtspunkten ausgegangen und haben die sonst gebräuchliche, mehr nach praktischen Gesichtspunkten orientierte Einteilung in hämolytischen, hepatocellulären und Verschlußikterus bewußt vermieden. Das obenstehende Schema gibt einen Überblick über die verschiedenen pathogenetischen Mechanismen, die nach unseren heutigen Vorstellungen für die Entstehung eines Ikterus von Bedeutung sein können. Wahrscheinliche Beziehungen sind durch gestrichelte

[1] ADLER 1932, EPPINGER 1937, WATSON und HOFFBAUER 1946, GROS 1955.
[2] HANGER und GUTMANN 1940, BENDA, RISSEL und THALER 1950, vgl. auch S. 400.

Tabelle 4.

	Extrahepatischer Ikterus		*Hepatischer Ikterus*					
Ursache der Hyperbilirubinämie →	Vermehrte Bilirubinbildung (*Hyperfunktionsikterus*)		Retention extrahepatischen Bilirubins (*Retentionsikterus*)		Parapedese hepatocellulären Bilirubins (*Hepatocellulärer Ikterus im engeren Sinne*)	Resorption (Regurgitation) von *Galle* (eigentlicher *Resorptionsikterus*)		
Pathogenetisches Prinzip →	Gesteigerter Blutumsatz (Hyperfunktionsikterus im eigentlichen Sinne)	„Parahämatische" Bilirubinsynthese („Synthetic jaundice")	Funktionell-reflektorische Hemmung der Bilirubinausscheidung	Leberzellschädigung (toxisch, hypoxämisch)	Leberzellschädigung (Störung der gerichteten Permeabilität)	Periportale bzw. läppchenperiphere, vorwiegend *lymphogene* Gallenresorption durch Schädigung der Übergangsstrukturen: funktionell	mechanisch	Intralobuläre (*hämatogene*) Gallenresorption (Gallencapillarrupturen, Leberzellnekrosen)
Krankheitsbild								
Kongenitaler hämolytischer Ikterus	+	?	?	—	—	—	—	—
Icterus neonatorum	+	—	—	+*	—	—	—	—
Kongenitaler nicht hämolytischer Ikterus	—	?	(+) ?	+	—	—	—	—
Posthepatitische Hyperbilirubinämie	(+) ?	?	(+) ?	+	(+) ?	—	—	—
Ikterus bei perniziöser Anämie .	+	+	—	?	—	—	—	—
Akute Hepatitis	?	—	—	++	++	?	(+)	(+)
Akute Leberdystrophie	—	—	—	++	++	?	+	+
Chronische Hepatitis	?	—	—	+	+	?	++	—
Cholangitis	—	—	—	+	(+)	+	++	(+)
Akuter extrahepatischer Verschluß	—	—	(+)	—	(+)	+	++	—
Chronischer extrahepatischer Verschluß	—	—	(+)	(+)	(+)	+	++	++
Toluylendiaminikterus des Hundes	+	?	—	+	+	+	+	—
Frühikterus nach Salvarsan, Ikterus nach Aureomycin und Methyltestosteron, „Cholostatische Hepatitis" (GROS) . . .	—	—	(+)	+	+	+	(?)	(?)

* noch nicht ausgereifte sekretorische Funktion.

Linien angedeutet (so kann eine Leberzellschädigung vermutlich auf 3 Wegen zum Ikterus führen, einmal durch Retention prähepatischen Bilirubins, zum anderen durch Störung der gerichteten Permeabilität [Parapedese] und schließlich durch Regurgitation von Galle im Bereich von Nekrosen, vornehmlich Einzelzellnekrosen).

Wie wir gesehen haben, greifen diese Vorgänge bei den verschiedenen mit Gelbsucht einhergehenden Erkrankungen vielfach ineinander. Beim „parenchymatösen" wie beim „Verschluß"-Ikterus sind funktionelle *und* strukturelle Momente neben- und nacheinander wirksam, ja sogar bei der Erklärung des hämolytischen Ikterus kommt man ohne die Annahme einer zusätzlichen Leberschädigung häufig nicht aus. Mit dem beschrittenen Weg, die verschiedenen pathogenetischen Prinzipien voranzustellen und sie dann erst zu einzelnen Krankheitsbildern in Beziehung zu setzen, glaubten wir dem Anliegen dieses Handbuches eher gerecht zu werden. Ihre Zuordnung zu einigen klinischen Krankheitsbildern wird in der Tabelle 4 versucht, wobei die Unsicherheit, die pathogenetischen Erkenntnisse und Hypothesen mit den klinischen Erfahrungen zur Deckung zu bringen, in den zahlreichen Fragezeichen zum Ausdruck kommt. Sie sollen zeigen, wo die weitere Forschung anzugreifen hat.

VII. Die Bildung der Gallensteine.

Die Bildung der Gallenkonkremente an dieser Stelle zu besprechen, ist streng genommen nur insoweit berechtigt, als ihre Entstehung Folge einer fehlerhaften Zusammensetzung der Galle, d. h. einer echten Dyscholie ist. Bei der komplexen Natur des Problems erweist sich eine solche Beschränkung aber als unmöglich, denn bei kaum einem Vorgang sind so vielfache pathogenetische Faktoren neben- und nacheinander wirksam und gehen die Meinungen auch heute noch so auseinander wie bei der Konkrementbildung, so daß jede allzu schematische Betrachtung den Dingen nicht gerecht würde. Es soll deshalb versucht werden, einen Gesamtüberblick über das Problem zu geben, wobei in Einzelheiten und bezüglich des älteren Schrifttums auf die zusammenfassenden Darstellungen des deutschen Schrifttums verwiesen sei[1].

Wenn Stroebe in seiner Darstellung im Handbuch der inneren Medizin 1938 die Entstehungsweise der Gallensteine beim Menschen als ungeklärt bezeichnet, so ist dem insofern auch heute noch zuzustimmen, als die Ursachen der Konkrementbildung im Einzelfall in der Tat meistens nur schwer aufzufinden sind. Immerhin verfügen wir über die der Konkrementbildung im allgemeinen zugrunde liegenden pathologischen Vorgänge doch über gewisse, z. T. wohl auch richtige Vorstellungen. Insbesondere die *formale* Genese der Gallensteine, deren Bearbeitung vor allem an die Namen Naunyn und Lichtwitz in Deutschland geküpft ist, ist durch die kolloidchemische Forschung heute weitgehend aufgeklärt worden[2].

Lichtwitz (1908) hat gezeigt, daß in einem kolloidalen System positiv geladene Ionen (z. B. Eiweiß) leicht mit anodischen Kolloiden reagieren. Cholesterin wird im Modellversuch aus wäßrig-methylalkoholischer Suspension, Bilirubin aus Seifenlösungen durch Eiereiweiß gefällt. Die Bedeutung der Schutzkolloide in einem so komplexen und z. T. übersättigten System wie der Galle erhellt schon aus dem alten Versuch von Boltz und Heeres: bei Durchströmung der Froschleber mit Ringer-Lösung wird eine Galle mit viel Cholesterinkonkrementen gebildet, setzt man aber der Durchströmungsflüssigkeit Kolloide (Gelatine, Lecithin) zu, so bleibt die Galle frei von Niederschlägen.

---

[1] Aschoff und Bacmeister 1909, Naunyn 1924, Aschoff 1923, 1926, 1931, 1939, Torinoumi 1924, Gerlach 1926, Lichtwitz 1929, Stroebe 1938, Eppinger 1937.

[2] Lichtwitz 1929, Schade 1937.

1. Formale Pathogenese.

Die formale Genese der Gallenkonkremente kann an dieser Stelle nicht ausführlich besprochen werden. Es sei auf die ausgezeichnete Darstellung von LICHTWITZ im Handbuch der normalen und pathologischen Physiologie 1929 verwiesen, die, was die formale Seite des Problems angeht, auch heute noch volle Gültigkeit besitzt.

Einteilung der Gallenkonkremente nach LICHTWITZ (1929):

a) Steinkerne. Bilirubinkalksteinchen.
b) Gallensteine, deren Struktur von mehreren Bestandteilen gebildet wird:
  α) Facettierte Steine (Herdensteine, gewöhnliche Gallensteine, Cholesterinpigmentkalksteine).
  β) Große Steine, Tonnensteine, Riesensteine.
c) Steine, deren Struktur von einem Bestandteil vorherrschend bedingt wird:
  α) Radiäre Cholesterinsteine.
  β) Bilirubinkalksteine.
  γ) Calciumcarbonatsteine.
  δ) Eiweißsteine.
d) Kombinationssteine, gestreckte Steine.

Nach LICHTWITZ gehen alle Gallensteine aus Steinkernen hervor, die aus Bilirubinkalk und eiweißartigem Kolloid mit oder ohne Einschluß von nichtkristallinem Cholesterin bestehen. Diese Kerne lassen sich in 5—8,3% aller Fälle von Cholelithiasis in den Gallenwegen nachweisen, ihre Beziehungen zu den bekannten Mikrolithen[1] sind noch nicht völlig geklärt. Die Steinkerne entstehen nach LICHTWITZ auf Grund einer kolloidalen Fällungsreaktion unter Vermittlung aktiver Oberflächen. Nach den Untersuchungen von WESTPHAL und Mitarbeitern muß man annehmen, daß die Übersättigung der Galle mit Bilirubin von gewisser Bedeutung für die Kernbildung ist. Zu einer solchen übermäßigen Bilirubinkonzentration kann es bei Stauungszuständen funktioneller Natur in der Gallenblase, etwa unter gesteigerter Vaguswirkung kommen[2]. Beim kompletten Gallengangsverschluß durch organische Ursachen werden allerdings nur selten Konkremente in den Gallenwegen gefunden, ebenso soll Pleiochromie der Galle, etwa beim hämolytischen Ikterus, nicht zur Steinbildung — in der Gallenblase — disponieren[3].

Nach LOCKWOOD (1952) werden allerdings doch bei 60% der Fälle von kongenitalem hämolytischem Ikterus Ca-Bilirubinatniederschläge in den *Gallenwegen* gefunden. Dabei ist die Möglichkeit zu diskutieren, daß unter besonderen Bedingungen unverestertes und damit schlecht wasserlösliches Bilirubin zur Ausscheidung gelangt, das bei leichter Verschiebung des p_H der Galle nach der sauren Seite ausfällt (vgl. S. 408, 409).

Die häufigsten Gallensteine, die *Cholesterin-Pigmentkalksteine (Herdensteine)* entwickeln sich nach LICHTWITZ auf dem Boden derartiger Steinkerne durch Apposition cholesterinreicher Schichten im Gelzustand, Auflösung der Kerne und sekundäres Eindringen von Cholesterin in den Stein (Cholesterinierung), ein Vorgang, der von anderen Autoren, so besonders ASCHOFF, für unwahrscheinlich gehalten wird. Die auf Querschnitten dieser Steine hervortretenden dunklen Ringbildungen entstehen wahrscheinlich bei der sekundären Abwanderung des Bilirubins aus den Steinkernen entsprechend der rhythmischen Niederschlagsbildung von Ionen, die in Gelen wandern (im Sinne der LIESEGANGschen Ringe). Weitere, die endgültige Struktur der Konkremente formende Prozesse sind Cholesterinkristallisation, Kristallmimese und eventuell Bildung eines falschen Kernes, wobei die verschiedenen Prozesse z. T. nebeneinander herlaufen.

---

[1] ASKANAZY 1929, LEMMEL und BÜTTNER 1932.
[2] WESTPHAL, GLEICHMANN und MANN 1931. [3] LICHTWITZ 1929.

Die Herdensteine sind anfangs, solange sie frei in der Flüssigkeit schweben, kugelig. In engen Gängen passen sie sich dem Lumen an. Später formen sie sich zu Tetraedern und Hexaedern um, d. h. zu Körpern mit größter Oberfläche im Verhältnis zur Masse. Nach NAUNYN (1923, 1924) ändern sie ihre Gestalt durch Zusammenwachsen zweier noch weicher kugeliger Steinchen. Die endgültige Umformung geschieht am größenmäßig fertigen Stein. Nach ASCHOFF sind zu unterscheiden: 1. die Auskristallisierungsperiode, 2. die Agglutinationsperiode (Zusammenlagerung der Rosette zu dem sog. Kern), 3. die Appositionsperiode (Bildung der Rinde).

Nach LICHTWITZ ist auch der *solitäre radiäre Cholesterinstein* keine primäre Bildung, sondern wahrscheinlich aus einem geschichteten Gallenstein entstanden, eine Auffassung, die von ASCHOFF entschieden abgelehnt wurde.

Die *Kombinationssteine* entstehen nach ASCHOFF aus einem primären Cholesterinstein, um den sich infolge sekundär entzündlicher Vorgänge eine Schale aus Bilirubinkalk und Cholesterin bildet. Nach NAUNYN können sie auch durch Umformung eines primären Solitärsteines von innen heraus entstehen.

2. Kausale Pathogenese.

Die deskriptive, formale und besonders kolloidchemische Betrachtungsweise ist naturgemäß die Voraussetzung für ein erfolgreiches Angehen auch der ätiologischen Fragen der Konkrementbildung, die besonders von ASCHOFF bei seiner Klassifikation der Gallenkonkremente in den Vordergrund gerückt wurde.

Einteilung der Gallenkonkremente nach ASCHOFF:

I. *Nichtentzündliche Steinbildung.* Radiärer Cholesterinstein. Bilirubinkalksteine und Niederschlagsbildungen. Geschichteter Cholesterinkalkstein ?	Aus sich steril zersetzender und mit den Steinbildnern übersättigter Galle auskristallisierend.
II. *Entzündliche Steinbildung.* Geschichteter Cholesterinkalkstein. Cholesterinpigmentkalkstein.	
a) Die größeren rundlichen Formen mit wenig Exemplaren in einem Fall. b) Die multiplen, facettierten Cholesterinpigmentkalksteine, Bilirubinkalksteine und Niederschlagsbildungen.	Aus entzündlich zersetzter Galle entstehend.

Die Berechtigung, ja Notwendigkeit eines solchen Vorgehens erhellt aus der Tatsache, daß praktische klinische Konsequenzen, was Prophylaxe und Therapie des Gallensteinleidens angeht, nur aus Fortschritten der kausalen Forschung erwachsen können. Freilich bleibt auf diesem Gebiet noch viel zu tun übrig, denn unsere Kenntnisse von den ätiologischen Faktoren der Konkrementbildung (in den Gallenwegen wie in den ableitenden Harnwegen) sind noch keineswegs vollständig.

ASCHOFF unterscheidet bekanntlich die metabolischen und entzündlichen Steinbildungen. Nur die ersten sind im eigentlichen Sinne „dyscholischer" Natur. Das gilt vornehmlich für den reinen Cholesterinstein (auf die gegenteilige Ansicht von LICHTWITZ wurde bereits hingewiesen). Für die Entstehung dieser Konkremente ist möglicherweise eine Störung der Gallensäuren-Cholesterinrelation in der Galle von Bedeutung, wobei die *Verminderung der Gallensäurenkonzentration* wohl den wichtigeren Faktor darstellt. Cholesterin wird in der Galle vornehmlich durch Vermittlung der gallensauren Salze in Lösung gehalten. Wenn im Duodenalsaft weder bei Cholelithiasis noch Gravidität verminderte Gallensäurenmengen gefunden wurden[1], so spricht das nicht unbedingt gegen die Richtigkeit dieser Ansicht, denn die veränderten Verhältnisse brauchen nur

[1] CHAUFFARD 1913, CHABROL 1924.

vorübergehend bestanden zu haben und können sich zum Zeitpunkt der Untersuchung schon wieder normalisiert haben. Nach unseren eigenen Erfahrungen[1] findet man aber bei Cholecystopathien doch häufig leicht erniedrigte Gallensäurewerte in der Duodenalgalle, vor allem erheblich größere Schwankungen als bei Gesunden. Auch in operativ erhaltenen Blasengallen wurden bei Cholelithiasis verminderte Gallensäurekonzentrationen gefunden[2].

Verminderter Gallensäurengehalt der Galle braucht dabei nicht unbedingt Folge einer gestörten Leberzellfunktion zu sein, er kann auch durch gesteigerte Rückresorption von Gallensäuren in der entzündeten Gallenblase verursacht werden[3] (vgl. S. 415). Auch bauen Colibakterien Gallensäuren ab[4].

Die Bedeutung der *Hypercholesterinämie* für die Gallensteinentstehung, die besonders von BACMEISTER, später von SCHAEFER (1932) und neuerdings wieder von SCHÖNDUBE (1956) hervorgehoben wurde, ist dagegen nach LICHTWITZ keineswegs erwiesen. Die in der Duodenalgalle am Ende der Schwangerschaft gefundenen Cholesterinwerte[5] übersteigen nicht die normale Schwankungsbreite (30—75 mg-%), das gleiche gilt für die Blasengalle[6]*. Nach LICHTWITZ ist die Bedeutung dyscholischer Störungen im Zusammenhang mit den Generationsvorgängen bei der Frau für die Gallensteinentstehung überhaupt nicht sicher[7]. Für die stärkere Morbidität des weiblichen Geschlechtes (4—5 zu 1) sind wahrscheinlich andere Faktoren verantwortlich zu machen, in erster Linie die größere Neigung zu Schwankungen im Funktionszustand des endokrinen und neurovegetativen Systems, dessen Bedeutung für die Lithogenese auch experimentell gestützt ist[8]. Dyskinetische Vorgänge an den Gallenwegen sind bei Frauen erheblich häufiger als bei Männern (vgl. auch S. 402), besonders im Verlaufe und am Ende der Schwangerschaft[6]. Hier Zusammenhänge zu vermuten, liegt um so näher, als *Beziehungen zwischen Dyskinesien und Konkrementbildung* nach den WESTPHALschen Untersuchungen sehr wahrscheinlich sind. Mit dieser Auffassung stimmt auch gut die bekannte Tatsache überein, daß Gallensteine gerade bei Frauen, die zu neuroendokrinen Regulationsstörungen wie Migräne und Fettsucht neigen, gehäuft angetroffen werden[9]. Auch verfügt wohl jeder Kliniker über Beobachtungen, daß nach jahrelangem „dyskinetischem" Vorstadium sich schließlich Gallensteine entwickeln[10]. Dabei ist wohl weniger die Stauung als solche von Bedeutung, als die über Jahre hingehende mangelhafte Entleerung der Gallenblase mit Ausbildung eines „Schlammfanges" im Fundus, die verstärkte Eindickung unter Vagusreiz[11] und möglicherweise zusätzliche Entzündungen (s. S. 401 ff.).

Ob es noch andere Störungen der kolloidalen Stabilität der Galle als Folge *gestörter Leberfunktion in der Schwangerschaft*, vielleicht auch während des Cyclus gibt, ist noch nicht sicher erwiesen[12].

Auch *Schwermetalle* können für die Störung der kolloidalen Stabilität der Galle von Bedeutung sein, da sie entgegengesetzt geladene Ionen fällen[13]. Vor allem Kupfer ist ein häufiger Bestandteil der Steinkerne, daneben werden aber auch Zink, Mangan und Eisen gefunden. In reinen Pigmentsteinen findet sich ein bemerkenswert hoher Kupfergehalt. Über die Bedingungen, die zu einem

* Zu *Beginn* der Schwangerschaft und im *Wochenbett* ist der Cholesteringehalt der Galle allerdings meistens erhöht (Lit. bei SCHÖNDUBE 1956).

1 WOLF 1951. 2 NEWMAN 1931, GRIESSMANN und FALK 1948.
3 ANDREWS, SCHOENHEIMER und HRDINA 1932.
4 EXNER und HEYROWSKI, zit. nach EPPINGER 1937, THUDICHUM 1899, LICHT 1924.
5 MEDAK und PRIBRAM 1915. 6 POTTER 1936. 7 Vgl. auch WOLLESEN 1942.
8 GAISSINSKY 1933. 9 CHIRAY und Mitarbeiter 1950, HORN 1956.
10 Siehe LOCKWOOD 1952. 11 WESTPHAL, GLEICHMANN und MANN 1931.
12 KAUFMANN 1932, s. auch LUETKENS 1948. 13 LICHTWITZ 1929.

vermehrten Auftreten von Schwermetallen in der Galle führen, wissen wir allerdings noch wenig. Zum Teil dürften entzündliche Vorgänge an den Gallenwegen dabei eine Rolle spielen, besonders beim Calcium. Andererseits ist der Calciumgehalt der Galle in entzündeten Gallenblasen durchaus nicht regelmäßig höher als in normalen[1].

Von weiteren „dyscholischen" Faktoren sei schließlich noch *Vitamin A-Mangel* erwähnt, dessen Wirkung allerdings auch in einer vermehrten Epitheldesquamation in die Gallenwege und damit einer Begünstigung der Steinkernbildung gesehen wurde[2]. Auch der bei Vitamin A-frei ernährten Ratten gelegentlich auftretende Ikterus[3] ist mit Epithelveränderungen an den kleinen Gallengängen erklärt worden (vgl. S. 400). Auch Veränderungen des *Fettsäurengehaltes*[4] und des p_H der Galle bei Leberzellschädigung[5] sind möglicherweise von Bedeutung, wobei vor allem an die Ausfällung unveresterten Bilirubins bei Verschiebung des p_H nach der sauren Seite zu denken ist.

Für die Rolle *entzündlicher Vorgänge* bei der Lithogenese haben sich vor allem Naunyn („Steinbildender Katarrh") und Umber, später Aschoff und seine Mitarbeiter ausgesprochen. Gegen die Bedeutung der Entzündung sind mancherlei Einwände vorgebracht worden, so z. B. der, daß in der Mehrzahl der operierten Steingallenblasen die Galle steril gefunden wird[6]. Aber mit Recht hat Aschoff erwidert, daß der fehlende Bakteriennachweis bezüglich der Bedeutung der Entzündung nichts besagt, da die Infektion längst abgeklungen sein kann. Durch die Erkennung der *serösen Entzündung* als pathogenetisches Prinzip ist die Frage des Bakteriennachweises in diesem Zusammenhang überhaupt nebensächlich geworden[7]. Schließlich sei auch an das Vorkommen primär aseptischer Entzündungen, z. B. beim Übertritt von Pankreassaft in die Gallenwege erinnert (vgl. S. 403), sowie an die Tatsache, daß Lipoidablagerungen in der Gallenblasenschleimhaut sekundär zu entzündlichen Veränderungen führen können[8].

Das Entscheidende ist in jedem Falle der Übertritt von *Eiweiß* in die Galle, das als positiv geladenes Ion mit ihren anodischen Kolloiden reagiert[9]. Als Quelle des Eiweißes dürften in erster Linie milde Entzündungszustände der Gallenblasenschleimhaut in Frage kommen. Natürlich ist auch die Frage zu erörtern, inwieweit bereits innerhalb der Leber Eiweiß in die Galle übertreten und damit Anlaß zu Konkrementbildung werden kann. Da die Lebercapillaren für Eiweiß, insbesondere Albumin normalerweise durchlässig sind[10], ist ein solcher Übertritt von Plasmaeiweiß in die Galle denkbar, ohne daß man eine besondere Capillarschädigung anzunehmen braucht, entweder bei Funktionsstörungen der Leberzellen[11] oder auch bei Dissoziation des Leberzellgefüges mit direkter Kommunikation zwischen Sinusoiden und Gallencapillaren (vgl. im übrigen S. 423 ff.). Der Begriff der serösen Entzündung, den wir für das Leberparenchym nicht anerkennen, behält für die Gallenblasenschleimhaut seine Gültigkeit, und wir möchten Eppinger (1937) in der Betonung dieses Vorgangs für die Gallensteingenese durchaus zustimmen. Vielleicht erfährt auch die Cholangie Naunyns, deren fehlendes morphologisches Substrat immer bemängelt wurde, durch eine seröse Entzündung in der Umgebung der kleinsten Gallengänge (also im Bereich des Leberbindegewebes!) seine Aufklärung.

---

[1] Lichtwitz und Bock, zit. nach Lichtwitz 1929.
[2] Fujimaki, zitiert nach Eppinger 1937. [3] Hamre 1950.
[4] Dolkart, Jones und Brown 1938. [5] Morrison und Mitarbeiter 1938.
[6] Rovsing 1923. [7] Eppinger 1937. [8] Weisman und McDonald 1948.
[9] Lichtwitz 1929.
[10] Starling 1894, Krogh 1924, Kühn und Hildebrand 1953, vgl. auch S. 408.
[11] Altmann und Kühn 1949.

Bei der Erörterung der Proteincholie (ebenso auch anderer Dyscholien) als lithogene Faktoren erhebt EPPINGER (1937) die berechtigte und praktisch (z. B. versicherungsmedizinisch) bedeutsame Frage nach gesicherten *Zusammenhängen zwischen primären Lebererkrankungen und Gallensteinbildung.* Man muß zugeben, daß hier in der klinischen wie experimentellen Forschung eine erhebliche Lücke klafft. Vereinzelte Beobachtungen über Gallensteinbildung etwa nach Icterus catarrhalis [1] reichen für eine Fundierung dieser bislang im wesentlichen theoretischen Folgerungen nicht aus. Immerhin ist zu bedenken, daß die der Gallensteinbildung vorangehenden Lebererkrankungen durchaus latent verlaufen und sich der Erkennung entziehen können. Aber bei schweren chronischen Leberkrankheiten, z. B. Cirrhosen, sind Gallensteine anscheinend nicht häufiger als bei Lebergesunden.

Daß die Besiedelung der Gallenblase mit *Bakterien* und die *bakterielle Entzündung* ihrer Wand die kolloidale Stabilität der Galle entscheidend verändern können, steht außer Frage. Schon die Bakterien als solche können bei entsprechender Menge Eigenschaften eines Suspensionskolloids entfalten und die Eukolloidalität ihres Nährbodens empfindlich stören. Weiterhin erfährt die Zusammensetzung der Galle durch den Stoffwechsel der Bakterien starke Veränderungen, so daß u. U. Salze wie Calciumphosphat, Calciumcarbonat und Magnesiumphosphat ausfallen [2]. Auf den bakteriellen Abbau der Gallensäuren und das dadurch veränderte Gallensäuren-Cholesteringleichgewicht wurde bereits hingewiesen [3]. Die Angaben über einen *spezifischen,* in Gallensteinen anzutreffenden Erreger [4] bedürfen noch der Bestätigung.

Die Bedeutung entzündlicher Vorgänge für die Entstehung der Gallensteine kann somit kaum bestritten werden. Allerdings ist es wohl weniger der einmalige entzündliche Schub, denn in akuten Gallenblasenempyemen finden sich nur selten Konkremente, wichtiger dürften milde chronisch-entzündliche Vorgänge sein, vor allem in Verbindung mit Gallestauung. Zu bedenken ist außerdem, daß Entzündungen auch *Folge* von Gallensteinen sein können. Dafür spricht die Beobachtung, daß um so häufiger entzündliche Veränderungen in der Gallenblase angetroffen werden, je höher das Alter der Gallensteinträger ist [5].

Die Ursachen der Gallensteinbildung lassen sich somit in Anlehnung an die LICHTWITZsche Darstellung folgendermaßen zusammenfassen:

Grundsätzlich ist die Konkrementbildung Folge einer kolloidalen Fällungsreaktion. Als ihre Ursachen kommen in Betracht:

1. Übersättigung der Lösung hinsichtlich einzelner Bestandteile (Farbstoff, Cholesterin), z. B. durch unphysiologisch gesteigerte Konzentrationsarbeit der Gallenblase in Verbindung mit mangelhafter Entleerung (in der vagotonen Phase der Dyskinesie).

2. Verminderter Gehalt der Galle an lösungsfördernden Bestandteilen, besonders an Gallensäuren, eventuell auch Fettsäuren, entweder durch Störung ihrer Produktion (Leberzellschädigung) oder sekundären Schwund (Entzündung). Besonders bedeutungsvoll scheint die Störung der Gallensäuren-Cholesterinrelation zu sein.

3. Störung des kolloidalen Gleichgewichtes der Galle durch Auftreten gegensinnig geladener Ionen (Eiweiß, Schwermetalle), p_H-Verschiebung und Bakterien. Quelle des Eiweißes können Entzündungen der Schleimhäute der ableitenden Gallenwege sein (insbesondere auch seröse Entzündung), möglicherweise aber

---

[1] LEMMEL 1934, 1935.
[2] GERARD, zit. nach LICHTWITZ 1929, CRAMER 1907, BACMEISTER 1913, LICHTWITZ 1929.
[3] Vgl. auch REINHOLD, FERGUSON und HUNSBERGER 1937.
[4] MARTENSON 1938, REMDE 1951. [5] BRANDBERG 1950.

auch Leberparenchymschäden (Proteinocholie). Das gleiche gilt vermutlich auch für den Übertritt von Metallen in die Galle.

In dieses Schema lassen sich die speziellen pathogenetischen Faktoren, soweit sie bekannt sind, ohne große Schwierigkeiten einordnen. Welche der verschiedenen Möglichkeiten verwirklicht sind, wird sich allerdings im Einzelfall nur schwer entscheiden lassen.

Literatur[1].

ABELOFF, A. J., u. R. HUMMEL: Beobachtungen an der Fistel des Ductus thoracicus. Beitr. path. Anat. **83**, 319 (1930). — ACÉL, D., u. G. GOLDGRUBER: Über den Mechanismus der Bilirubinreaktion. Z. exper. Med. **84**, 787 (1932). — ADLER, A.: Über Verhalten und Wirkung von Gallensäuren im Organismus. Z. exper. Med. **46**, 371 (1925). ~ Die Leber als Excretionsorgan. In Handbuch der normalen und pathologischen Physiologie, Bd. IV. Berlin: Springer 1929. ~ Der sogenannte Ikterus catarrhalis, eine hepatocelluläre oder cholangene Erkrankung? Verh. dtsch. Ges. inn. Med. **44**, 389 (1932). — ADLER, A., u. W. BREHM: Methode der dauernden Gewinnung absolut steriler Gesamtgalle bei Hunden. Z. exper. Med. **48**, 148 (1925). — ADLER, A., u. B. ZU JEDDELOH: Zur feineren Diagnostik der Leber- und Gallenwegserkrankungen. Dtsch. Arch. klin. Med. **164**, 129, 282 (1929). — ADLER, A., u. H. LEMMEL: Zur feineren Diagnostik der Leberkrankheiten. Dtsch. Arch. klin. Med. **158**, 173 (1928). — ADLER, A., u. H. REIMANN: Beitrag zur Funktionsprüfung des R.E.-Apparates. Z. exper. Med. **47**, 617 (1925). — ADLER, E., u. L. STRAUSS: Beitrag zum Mechanismus der Bilirubinreaktion im Blutserum. Z. exper. Med. **44**, 1, 26, 43 (1925). — AFFANASIEW: Über Ikterus und Hämoglobinurie, hervorgerufen durch Toluylendiamin und andere blutkörperchenzerstörende Agentien. Z. klin. Med. **6**, 281 (1883). — AHRENS, E. H., M. A. PAYNE, H. G. KUNKEL, W. J. EISENMENGER and S. H. BLONDHEIM: Primary biliary cirrhosis. Medecine **29**, 299 (1950). — AJELLO, G.: Zur Frage der Häufigkeit der capillären Cholangitis. Arch. klin. Chir. **130**, 415 (1924). — ALBERS, D., u. R. MERTEN: Über den diagnostischen Wert von Carcinomreaktionen. Z. Krebsforsch. **49**, 375 (1940). — ALBERT, E.: Wechselwirkungen zwischen Gehirn und Leber. 3. Kolloquium Ges. Physiol. Chem. Heidelberg: Springer 1952. — ALCOBÉ, S.: Studien über den Phenylhydracinikterus beim Hunde. Beitr. path. Anat. **83**, 313 (1930). — ALDRICH, M., and M. S. BLEDSOE: Studies of the metabolism of the bile. J. of Biol. Chem. **77**, 519 (1928). — ALLODI, A., e F. BUA: Der Cholesteringehalt der Galle bei verschiedenen Erkrankungen der Leber und der Gallenwege. Giorn. Accad. Med. Torino **98** (II), 227 (1935). ~ Cholesteringehalt der Galle. Minerva med. (Torino) **41** (1937). — ALLODI, A., R. MOLFESE e G. DONEGANI: Über den Anteil einzelner Mineralien in der Galle. Arch. ital. Mal. Appar. diger. **5**, 87 (1936). — ALTHAUSEN, T. L.: Liver function tests in the differential diagnosis of jaundice. Amer. J. Med. **4**, 208 (1948). — ALTMANN, H. W.: Über Leberveränderungen bei allgemeinem Sauerstoffmangel, nach Unterdruckexperimenten an Katzen. Frankf. Z. Path. **60**, 376 (1949). ~ Die Pathologie der Leber. In Naturforschung und Medizin in Deutschland 1939—1946. Weinheim 1953. — ALTMANN, H. W., u. H. A. KÜHN: Zur Pathogenese der Albuminocholie. Klin. Wschr. **1949**, 44. — ANDERSON, R. E., and J. T. PRIESTLEY: Observations on the bacteriology of choledochal bile. Ann. Surg. **133**, 486 (1951). — ANDREWS, E., L. HRDINA and L. E. DOSTAL: Etiology of gallstones. II. Analysis of duct bile from diseased livers. Arch. Surg. **25**, 1081 (1932). — ANDREWS, E., R. SCHOENHEIMER and L. HRDINA: Etiology of gallstones. I. Chemical factors and the rôle of the gallbladder. Arch. Surg. **25**, 796 (1932). — ANTOGNETTI, L., e D. SCOPINARO: Modificazioni ematiche in segnito a derivazione esterna totale della bile. Rass. Fisiopat. **10**, 193 (1938). — ARONSOHN, H. G.: Pathogenesis of „White bile". Proc. Soc. Exper. Biol. a. Med. **32**, 695 (1935). — ASCHOFF, L.: Über Orthologie und Pathologie der extrahepatischen Gallenwege. Arch. klin. Chir. **126**, 233 (1923). ~ Über den Ort der Gallenfarbstoffbildung. Vortr. über Pathologie. Jena 1925. ~ Von den Bedingungen der Gallensteinbildungen. Ein Beitrag zu den Funktionsstörungen der extrahepatischen Gallenwege. Dtsch. med. Wschr. **1926**, Nr 42 u. 43. ~ Über Bildungs- und Ausscheidungsstörungen der gallenfähigen Substanzen (Dyscholie), besonders des Gallenfarbstoffes (Ikterus). Acta path. scand. (København.) **5**, 338 (1928). ~ Gallensteine. Beitr. Med. Klin. **1931 I**. ~ Die Erkrankungen der steinfreien Gallenwege. Verh. dtsch. Ges. inn. Med. **44**, 261 (1932). ~ Über Gallenfarbstoffbildung und Gelbsucht. Klin. Wschr. **1932**, 1620. ~ Die kolloidale Struktur der Gallensteine. Kolloid-Z. **89**, 107 (1939). — ASCHOFF, L., u. A. BACMEISTER: Die Cholelithiasis. Jena 1909. — ASCOLI, M.: Störungen des Lipoidhaushaltes bei malignen Tumoren. Klin. Wschr. **1935 II**, 1593. — ASKANAZY, M.: Mikrolith und Pigmentkalkstein. Verh. dtsch. path. Ges. **24**, 87 (1929). — ASZODI, Z.: Über den Zuckergehalt der Galle. 4. Tagg. der ungarischen physiol. Ges. Budapest 1934. Ref. Ber. Physiol. **81**, 565 (1934). — AXENFELD, H., u. K. BRASS:

[1] Die Literatur wurde bis 1956 berücksichtigt.

Klinische und bioptische Untersuchungen über den sog. Ikterus catarrhalis. Frankf. Z. Path. **57**, 147 (1943). ~ Weitere Beiträge zur Morphologie und Pathogenese der Hepatitis epidem., insbesondere der Hepatitis epidem. sine ictero. Frankf. Z. Path. **58**, 220 (1944). ~ Zur Frage der funktionellen Diagnostik der Leberparenchymerkrankungen. Wien. klin. Wschr. **1949**, Nr 12. — AXENFELD, H., u. R. STELZIG: Untersuchungen über den Cholesterinspiegel im Blut bei verschiedenen Ikterusformen und seine differentialdiagnostische Bedeutung. Z. klin. Med. **141**, 322 (1942).

BABKIN, P. B.: Die sekretorische Tätigkeit der Verdauungsdrüsen. Die Galle als Verdauungssekret. In Handbuch der normalen und pathologischen Physiologie, Bd. III/2. Berlin: Springer 1927. — BACMEISTER, A.: Die Entstehung des Gallensteinleidens. Erg. inn. Med. **11**, 1 (1913). — BACMEISTER, A., u. HAVERS: Zur Physiologie und Pathologie des Cholesterinstoffwechsels. Dtsch. med. Wschr. **1914**, 385. — BAHRMANN, E.: Über die Ausscheidungscholangitis. Virchows Arch. **308**, 808 (1942). — BAINBRIDGE and DALE: J. of Physiol. **33**, 138 (1905). — BALTACEANU, G., et C. VASILIU: Les variations du sucre biliaire dans le diabète experimental. C. r. Soc. Biol. Paris **126**, 721 (1937). ~ Les modifications de composition de la bile dans l'inanition. C. r. Soc. Biol. Paris **126**, 715 (1937). — BALZER, E., u. P. SCHULTE: Über den Verlauf der Bilirubinämie des hepatocellulären Ikterus bei vergleichender Bilirubinbestimmung im Serum. Dtsch. Arch. klin. Med. **196**, 252 (1949). — BARKAN, G.: Blutfarbstoff, Eisen, Gallenfarbstoff. Klin. Wschr. **1937 II**, 1265. — BARRON, G., and J. H. BUMSTEADT: The pathogenesis of early obstructive jaundice. J. of Exper. Med. **47**, 999 (1928). — BATEMAN, J. C., J. R. BARBERIO and J. K. CROMER: Investigations of mechanism and type of jaundice produced by large doses of parenterally administered aureomycin. Antibiotics a. Chemother. **3**, 1 (1953). — BAUMGÄRTEL, T.: Physiologie und Pathologie des Bilirubinstoffwechsels als Grundlagen der Ikterusforschung. Stuttgart: Georg Thieme 1950. — BAUR, H.: Tierische Phosphatasen. Z. Vitamin-, Hormon- u. Fermentforsch. **2**, 507 (1948/49). — BECK, K., u. H. A. KÜHN: Über das ätherlösliche Bilirubin. Klin. Wschr. **1956**, 630. — BECKMANN, K.: Leber und Mineralhaushalt. II. Mitt. Dtsch. Arch. klin. Med. **160**, 63 (1928). ~ Leber und Mineralhaushalt. III. Mitt. Dtsch. Arch. klin. Med. **164**, 309 (1929). ~ Die Wasser- und Ionenabgabe der Leber an Blut, Lymphe und Galle nach Schädigung des Leberparenchyms. Z. exper. Med. **66**, 702 (1929). ~ Die Krankheiten der Leber und der Gallenwege. In Handbuch der inneren Medizin, Bd. III/2. Berlin: Springer 1952. — BENDA, L., E. RISSEL u. H. THALER: Über die Hepatitis bei Lues und antiluischer Behandlung mit besonderer Berücksichtigung ihrer Folgekrankheiten. Dtsch. Arch. klin. Med. **197**, 477 (1950). — BENNHOLD, H.: In BENNHOLD, KYLIN, RUSZNYAK, Die Eiweißkörper des Blutplasmas. Dresden u. Leipzig: Theodor Steinkopff 1938. ~ Über die Vehikelfunktion der Serumeiweißkörper. Erg. inn. Med. **42**, 237 (1932). ~ Die Rolle der Bluteiweißkörper im Regulationsgeschehen. Verh. dtsch. Ges. inn. Med. **59**, 135 (1953). — BENNHOLD, H., H. OTT u. M. WIECH: Über den Bindungsunterschied lebergängiger und nierengängiger Substanzen an die Serumeiweißkörper. Dtsch. med. Wschr. **1950**, 11. — BERGMANN, G. v.: Die Cholecystopathien. Dtsch. med. Wschr. **1926 II**, 1757, 1801. ~ Funktionelle Pathologie. Berlin: Springer 1936. — BERMAN, A. L., E. SNAPP and A. C. IVY: Surgery **11**, 1 (1940). Zit. nach EDLUND 1948. ~ The effect of choleresis on the rate of exretion of intravenously injected bilirubin. Amer. J. Physiol. **132**, 176 (1941). — BERNHARD, FR.: Über moderne Gesichtspunkte in der chirurgischen Behandlung der Erkrankungen der Leber und der Gallenwege. Dtsch. med. Wschr. **1950 I**, 760. — BERNHARD, FR., u. E. FENSTER: Besteht die operative Behandlung der Stippchengallenblase zu Recht? Dtsch. Z. Chir. **247**, 145 (1936). — BERNHARD, K., E. SEELIG u. H. WAGNER: Die Sezernierung von Körperfett in das Darmlumen. Z. physiol. Chem. **304**, 138 (1956). — BERNHEIM u. VÖGTLIN: Is the anastomosis between the portal vein and vena cava inf. compatible with life? Bull. Johns Hopkins Hosp. **23** (1912). — BILLING, B. H.: The three serum bile pigments in obstructive jaundice and hepatitis. J. Clin. Path. **8**, 130 (1955). — BILLING, B. H., and G. H. LATHE: The excretion of Bilirubin as an Ester Glucuronide, giving the direct van den Bergh reaction. Biochemic. J. **63**, 1, 6 P (1956). — BINGOLD, K.: Das Verhalten von Leber und Gallenwegen bei der Sepsis. Med. Klin. **1938 I**, 317, 362, 574. — BITTORF, A., u. K. H. RIESBECK: Über die Bindung des Gallenfarbstoffes im Blute. Dtsch. Gesundheitswesen **1**, 412 (1947). — BJÖRNEBOE, M., P. IVERSEN u. K. TRAUTNER: Obstructive jaundice with negative findings at operation. Acta med. scand. (Stockh.) **141**, 249 (1952). — BLANKENHORN, M. A.: On the absorption of bile pigments from the intestine. J. of Exper. Med. **45**, 195 (1927). — BLOOM, W.: The role of the lymphatics in the absorption of bile pigment from the liver in early obstructive jaundice. Bull. Johns Hopkins Hosp. **34**, 316 (1923). — BODANSKY, A.: Alkalische Serumphosphatase bei Toluylendiaminvergiftung. Enzymologia (Den Haag) **3**, 258 (1937). — BOECKELMANN, A. J.: Die Bestimmung des Stickstoffgehaltes der Galle als diagnostisches Hilfsmittel bei Erkrankungen der Gallenblase. Klin. Wschr. **1928**, 65. — BOLLMAN, J. L., and F. C. MANN: Studies of the physiology of the liver. XII. The v. d. Bergh reaction in the jaundice following complete removal of the liver. Coll. Papers Mayo Clin. 23, 180 (1931). ~ The physiology of the impaired liver. Erg. Physiol. 38, 445 (1936). — BOLLMAN, J. L., CH. SHEARD and F. C. MANN: An experimental study of obstructive jaundice with particular reference to the initial bilirubinemia. Amer. J. Physiol. 80, 461 (1927). — BOLTZ u. HEERES: Zit. nach LICHTWITZ. — BRACKERTZ, W.: Gleichzeitiges Vorkommen von perforationsloser Gallen- und Bauchspeichelperitonitis ohne Erkrankungen des Pankreas. Arch. klin. Chir. 168, 665 (1932). ~ Tierexperimentelle Untersuchungen an den extrahepatischen Gallenwegen. Dtsch. Z. Chir. 237, 141 (1932). ~ Vergleichende pathologisch anatomische Untersuchungen an den extrahepatischen Gallenwegen bei bakteriellen Entzündungen und bei Pankreasfermentschäden. Z. Path. 58 (1933). — BRANDBERG, R.: Cholelithiasis and cholecystitis from a statistical point of view. Acta chir. scand. (Stockh.) 100, 57 (1950). — BRAUER, L.: Untersuchungen über die Leber. Z. physiol. Chem. 40, 182 (1903/04). — BRAUER, R. W., and R. L. PESOTTI: The removal of bromsulphalein from blood plasma by the liver of the rat. J. of Pharmacol. 97, 358 (1949). — BRAUER, R. W., R. L. PESOTTI and N. Y. NICOSIA: Hepatic uptake and biliary excretion of bromsulphalein in the dog. Amer. J. Physiol. 162, 675 (1950). — BREUSCH, F., u. C. G. JOHNSTON: Zum Verschwinden und Wiedererscheinen der Gallensäuren in der Galle bei vorübergehendem Choledochusverschluß. Klin. Wschr. 1934 II, 1856. — BRICK, J. B., and L. H. KYLE: Jaundice of hepatic orign during the course of methyl-testosteron therapy. New England J. Med. 246, 176 (1952). — BRINKHOUS, K. M., and S. A. WALKER: Prothrobin and fibrinogen in lymph. Amer. J. Physiol. 132, 666 (1941). — BRØCHNER-MORTENSEN: Eisengehalt des Serums bei Schädigung der Leber und der Gallengänge. Acta med. scand. (Stockh.) 112, 277 (1940). — BRONNER, H.: Studien zur Entleerung der Gallenblase. Bruns' Beitr. 142, 48 (1927). — BROWN, J. O., Ph. D. McMASTER and P. ROUS: Enterohepatic circulation of bile pigments. J. of Exper. Med. 37, 699 (1923). — BRUGSCH, J.: Untersuchungen zur Bedeutung der Tetrapyrrolsysteme. Z. inn. Med. 1947, 71. ~ Untersuchungen des Tetrapyrrolstoffwechsels beim Menschen. Dtsch. Arch. klin. Med. 195, 425 (1949). — BRUGSCH, TH.: Mechanisch bedingter Ikterus. Med. Klin. 1935, 376. — BÜCHLER, P.: Über Funktionsstörungen der Leber bei Geistes- und Nervenkrankheiten. Orv. Hetil 69, 250 (1925). Ref. Zbl. Neur. 41, 282 (1925). ~ Über das Verhalten des Blutbilirubins bei Geistes- und Nervenkranken. Mschr. Psychiatr. 58, 141 (1925). ~ Leberfunktionsstörungen bei Geistes- und Nervenkranken. Arch. f. Psychiatr. 73, 610 (1925). ~ Beiträge zur psycho-somatischen Wechselwirkung. Arch. f. Psychiatr. 102, 98 (1934). — BÜCHNER, F.: Die pathogenetische Wirkung des allgemeinen Sauerstoffmangels, insbesondere bei der Höhenkrankheit und dem Höhentode. Klin. Wschr. 1942, 721. ~ Die pathogenetische Bedeutung des allgemeinen Sauerstoffmangels. Zbl. Path. 83, 53 (1945). ~ Die Pathologie der unkomplizierten reversiblen Virushepatitis. Verh. 4. Konf. internat. Ges. Geograph. Path. Lüttich 1952. ~ Die allgemeine Pathologie der Zell- und Gewebsatmung. In Naturforschung und Medizin in Deutschland 1939—1946. Weinheim 1953. ~ Spezielle Pathologie. München u. Berlin: Urban & Schwarzenberg 1955. — BÜRGER, M.: Der Cholesterinhaushalt beim Menschen. Erg. inn. Med. 34, 583 (1928). ~ Der Sterinhaushalt in seinen Beziehungen zu den Leber- und Gallenwegserkrankungen. Med. Klin. 1940 I, 186. — BUNGENBERG DE JONG, W. H. J.: Ein Verfahren zur getrennten quantitativen Bestimmung des direkten und indirekten Bilirubins. Klin. Wschr. 1942 II, 885. ~ Über den Unterschied zwischen mechanischem und dynamischem Bilirubin und ihren Eigenschaften, sowie ein diesbezüglicher Deutungsversuch. Dtsch. Arch. klin. Med. 190, 229 (1943). ~ Über Blutfarbstoffwechsel und Urobilinogen. Dtsch. Arch. klin. Med. 198, 655 (1951). — BURKE, J. O.: Serum alkaline phosphatase in liver disease a concept of its significance. Gastroenterology 16, 660 (1950).

CAIN, J. H., J. H. GRINDLAY, J. L. BOLLMAN, E. V. FLOCK and F. C. MANN: Lymph from liver and thoracic duct. An experimental study. Surg. etc. 85, 559 (1947). — CAMERON, A. T., F. D. WHITE and S. MELTZNER: Calcium carbonat deposits in the human gall bladder. Canad. Med. Assoc. J. 39, 441 (1938). — CAMERON, G. R., and C. L. OAKLEY: Ligation of the common bile duct. J. of Path. 35, 769 (1932). — CANTAROW, A., and H. L. STEWART: Alteration in serum bilirubin and bromsulphalein retention in relation to morphological changes in the liver and bile passages in cats with total biliary stasis. Amer. J. Path. 11, 561 (1935). — CANTAROW, A., C. W. WIRTS, W. J. SNAPE and L. L. MILLER: Excretion of bilirubin and bromsulphalein in bile. Amer. J. Physiol. 154, 211 (1948). — CARNOT: Thése de Paris 1924. Zit. nach EPPINGER. — CARNOT, P., u. Z. GRUZEWSKA: C. r. Soc. Biol. Paris 99, 589 (1928). — CAROLI, J.: Valeur de la ponction-biopsie dans le diagnostic des ictères par rétention. Acta gastro-enterol. belg. 13, 111 (1950). ~ Les dyskinésies biliaires. Etude clinique physiopathologique et radiomanométrique. Praxis (Bern) 1950, 549. ~ Les papillites ictérigènes primitives. Paris: Vigot Frères 1950. — CAROLI, J. M. ALLIOT et H. RICHAUD: Epreuve de la bromsulfonephthaléine. Semaine Hôp. 1950, 1110. — CAROLI, J., A. PARAY et J. ETÉVE: Etude histo-pathologique de la rétention biliaire. Bull. Soc. méd. Hôp. Paris 66, 8 (1950). — CARPANELLI, J. B., y J. A. FERREIRA: Coleperitoneo: contribucion experimental a su fisiopatologia. Rev. Asoc. méd. argent. **64**, 251 (1950). — CATTANEO, M.: Calcium und Cholesterin im Blut und in der Galle der Gallenblase bei Cholelithiasis und Cholecystitis. Z. exper. Med. **91**, 683 (1933). — CHABROL, E., R. CHARONNAT et J. BLANCHARD: Les acides gras et les lipides des voies biliaires à l'état normal et chez les sujets sans ictère. C. r. Soc. Biol. Paris **135**, 141 (1941). — CHABROL, E., R. CHARONNAT, M. MAXIMIN et J. COTTET: La secrétion biliaire dans l'urémie expérimentale. C. r. Soc. Biol. Paris **114**, 464 (1933). — CHAMBON, R.: C. r. Soc. Biol. Paris **122**, 303 (1936). — CHABROL, E.: Bull. Soc. méd. Hôp. Paris **40**, 1145 (1924). ~ L'origine hépatique de l'acide cholalique. Presse méd. **1940 II**, 897. ~ Les Ictères. Paris: Masson & Cie. 1932. — CHARDON, G., G. NEVERRE et G. JEANNOEL: C. r. Soc. Biol. Paris **143**, 697 (1949). — CHAUFFARD: C. r. Soc. Biol. Paris **74**, 1005 (1913). — CHIRAY, M., CH. DEBRAY et P. DELATTRE: La lithiase biliaire de jeunes. Acta gastroenterol belg. **13**, 89 (1950). — CHIRAY, M., J. DIERYCK et DIERYCK: Essai de détermination de la valeur fonctionelle du foie: l'étude de l'équilibre acido-basique de la bile. Bull. Acad. Méd. Paris **120**, 395 (1938). — CHIRAY, M., et R. DUPUY: L'atteinte des voies biliaires au cours de l'ictère catarrhal. Arch. des Mal. Appar. digest. **29**, 937 (1940). — CHIRAY, M., et J. PAVEL: La vésicule biliaire et ses voies d'excrétion. Paris: Masson & Cie 1936. ~ Les troubles fonctionnels du tractus biliaire. Presse méd. **1947**, 777. ~ Le diagnostic clinique et le traitment des troubles fonctionnels de la vésicule et des voies biliaires. Arch. des Mal. Appar. digest. **39**, 5 (1950). — CHROMETZKA, F.: Über die Norm des Bilirubinspiegels des Menschen und die Hyperbilirubinämie. Z. exper. Med. **67**, 475 (1929). — CLARA, M.: Der Bau der Gallencapillaren unter physiologischen und experimentellen Bedingungen. Z. mikrosk.-anat. Forsch. **35**, 1 (1934). ~ Über die Morphologie der Gallensekretion. Med. Mschr. **1953**, 356. — CLAUSSEN, F.: Über die Diurese der Herzkranken. Z. exper. Med. **83**, 231 (1932). — CLEVELAND, F. P., D. F. RICHFIELD, E. A. GALL and L. SCHIFF: Needle biopsy of the liver. V. Observations on the distribution of alkaline phosphatase and its diagnostic significance. Arch. of Path. **49**, 333 (1950). — COHN, E. J.: The chemical specifity of the interaction of diverse human plasma proteins. J. of Hämatol. **3**, 471 (1948). — COLE, P. G., G. H. LATHE and B. H. BILLING: Separation of the bile pigments of serum, bile and urine. Biochemic. J. **1954**, 514. — COLWELL, A. R.: The relation of bile loss to water balance in the rat. Amer. J. Digest. Dis. **17**, 270 (1950). — COOLIDGE, TH. B.: Chemistry of the van den Bergh reaction. J. of Biol. Chem. **132**, 119 (1940). — COSSEL, L.: Zur Morphologie der Gallensekretion im Säuglings- und Kindesalter. Acta hepatol. **4** (I), 227 (1956). — COURTADE u. GUYON: Zit. nach WESTPHAL, GLEICHMANN u. MANN. — COZUTTI, G.: Lo zucchero biliare in condizioni normali e patologiche con speziale rignardo alle malattie del fegato. Arch. Fisiopat. **5**, 221 (1937). — CRAMER: J. of Exper. Med. **9**, 11 (1907). — CREUTZFELDT, W., u. H. A. KÜHN: Zur bioptischen Diagnose des Verschlußikterus und zur Leberpunktion bei Gallenwegserkrankungen. Dtsch. med. Wschr. **1954**, 1817. — CROSBY, W. H.: The metabolism of hemoglobin and bile pigment in hemolytic disease. Amer. J. Med. **18**, 112 (1955).

DALGAARD, J. B.: Serum phosphatase in rats with obstructive jaundice. Acta physiol. scand. (Stockh.) **13**, 310 (1947). — DAM, H.: Skand. Arch. Physiol. (Berl. u. Lpz.) **82**, 299 (1939). ~ Annual Rev. Biochem. **9**, 353 (1940). — DAMASHEK, W., and K. SINGER: Familial non hemolytic jaundice. Constitutional hepatic dysfunction with indirect v. d. Bergh reaction. Arch. Int. Med. **67**, 259 (1941). — DAVIES, D. T., and E. C. DODDS: A study of the properties of pure bilirubin and its behavior to the v. d. Bergh reaction. Brit. J. Exper. Path. **8**, 316 (1927). — DAVIES, G. E., and C. SHEARD: J. Labor. a. Clin. Med. **23**, 22 (1937). — DAVISON, W. T.: The postcholecystektomie syndrome, incidence, etiology and treatment. Amer. J. Digest. Dis. **14**, 290 (1947). — DELOCH, E.: Ergebnisse der Duodenalsondierung. Mitt. Grenzgeb. Med. u. Chir. **35**, 265 (1922). — DEL VALLE y DONAVAN: Choledoco-odditis scleroretractil chronica. Arch. Argent. Enferm. Apar. digest. **1** (1926). — DEPPE, E.: Zur Frage der Albuminocholie. Inaug.-Diss. Freiburg 1954. — DIBLE, J. H., H. McMICHAEL and S. SHERLOCK: Pathology of acute hepatitis. Lancet **1943 I**, 402. ~ Gastroenterology **9**, 736 (1947). — DIRR, K., u. N. SERESLIS: Über die Ursachen der Unterschiede in den Ergebnissen der Bilirubinbestimmung im Serum nach H. v. D. BERGH und JENDRASSIK und CLEGHORN. Z. exper. Med. **104**, 337 (1938). — DOLKART, R. E., K. K. JONES and C. F. G. BROWN: Chemical factors concerned in the formations of gallstones. Ann. Int. Med. **62**, 618 (1938). — DOMINICI, G.: La malattie del fegato e delle vie biliari. Milano 1952. — DOMINICI, G., e G. MARENGO: Studien über Bilirubinämie. Arch. Sci. med. **57**, 523 (1933). — DORCHE, J., et M. ROLLET: Spektrophotometrische Studien über den Ätherextrakt einiger ikterischer Seren. Bull. Soc. Chim. biol. Paris **37**, 739 (1955). — DOUBILET, H., and R. COLP: Differential bile acid analysis in various pathological conditions. Proc. Soc. Exper. Biol. a. Med. **34**, 326 (1936). — DRAGSTEDT, C. A., and M. A. MILLS: Bilirubinemia and bromsulphalein retention. Proc. Soc. Exper. Biol. a. Med. **34**, 467 (1936). ~ The removal of intravenously injected bilirubin from the blood in the dog. Amer. J. Physiol. **119**, 713 (1937). — DUBS, P.: Das Serumeisen in der Differentialdiagnose des Ikterus. Schweiz.

med. Wschr. **1952**, 73. — DUCCI, H.: Contribution of the laboratory to the differential diagnosis of jaundice. J. Amer. Med. Assoc. **135**, 694 (1947). — DUESBERG, R.: Zur Physiologie und Pathologie des Hämoglobinstoffwechsels. Dtsch. Arch. klin. Med. **195**, 371 (1949). ~ Physiologie und Klinik des Urobilinstoffwechsels. Symposion über Pathologie, Diagnostik und Therapie der Leberkrankheiten. Freiburg 1956. — DÜTTMANN, G.: Untersuchungen über die Leberfunktion und die Duodenal- und Magensekretion bei Erkrankungen der Gallenwege. Bruns' Beitr. **129**, 507 (1923).

EDLUND, Y.: Studies on the carbohydrate metabolism and liver protection therapy in experimental extrahepatic biliary obstruction. Acta chir. scand. (Stockh.) **96**, Suppl., 136 (1948). — EHLERT, H.: Die Behandlung der Gallenwegsentzündungen mit Protocid und ihre experimentelle Grundlage. Med. Welt **1951**, 279. — EIGER: Der sekretorische Einfluß des Nervus vagus auf die Gallenabsonderung. Z. Biol. **66** (1916). — EILBOTT, W.: Funktionsprüfung der Leber mittels Bilirubinbelastung. Z. klin. Med. **106**, 529 (1927). — EISENREICH, F.: Zur Differenzierung der Bilirubinderivate Urobilin und Stercobilin. Klin. Wschr. **1948**, 474. ~ Der Bilirubinumbau in Galle und Darm. Dtsch. med. Wschr. **1948**, 506. — EITEL, H.: Ein Beitrag zum Wesen des Toluylendiaminikterus. Beitr. path. Anat. **79**, 700 (1928). — ELMAN, R., and PH. D. MCMASTER: The physiological variations in resistence to bile flow to the intestine. J. of Exper. Med. **44**, 151 (1926). — ENACHESCO, M., V. COMANESCO et M. ZAMFIRESCO: La rétention sanguine de la bilirubine dans les ictères en fonction de la constitution chimique de la bilirubine. Presse méd. **1947**, 63. — ENDER, F.: Etiological Studies on "Alveld". Nord. Veterinaer med. **7**, 329 (1955). — ENDERLEN, E., S. J. THANNHAUSER u. M. JENKE: Die Einwirkung der Leberexstirpation bei Hunden auf den Cholesterinstoffwechsel. Arch. exper. Path. u. Pharmakol. **120**, 16 (1927). — EPPINGER, H.: Beiträge zur normalen und pathologischen Histologie der menschlichen Gallencapillaren. Beitr. path. Anat. **31**, 230 (1902). ~ Die Leberkrankheiten. Wien: Springer 1937. ~ Die Permeabilitätspathologie. Wien: Springer 1949. — EPPINGER, H., H. KAUNITZ u. H. POPPER: Die seröse Entzündung. Wien: Springer 1935. — EPSTEIN, H. J., and B. LIPSHUTZ: Hemobilia, cholecystitis and gastrointestinal bleeding with rupture of liver. J. Amer. Med. Assoc. **1952**, 1132. — ERB, K. H., u. F. BARTH: Tryptisches Ferment im Inhalt exstirpierter Gallenblasen, zugleich ein Beitrag zur Bakteriologie der Galle. Bruns' Beitr. **134**, 507 (1925). — EVANS, A. S., H. SPRINZ and R. S. NELSON: Adrenal hormone therapy in viral hepatits. Ann. int. Med. **38**, 1115, 1134, 1148 (1953). — EXNER u. HEYROWSKI: Wien. klin. Wschr. **1900**, Nr 7.

FAUST, CL., H. GROS, E. J. KIRNBERGER u. A. BISSER: Störungen der Leberfunktion bei neurologischen Erkrankungen. Dtsch. med. Wschr. **1953**, 1739. — FELDMANN, M., and T. WEINBERG: Effect of biliary stimulents on disappearence rate of intravenously administered cholesterol. Proc. Soc. Exper. Biol. a. Med. **73**, 619 (1950). — FIESSINGER, N., et G. BARDOS: La bilirubinémie dissimulée ou indirecte et la bilirubinémie franche ou directe en pathologie hépatique. Sang **10**, 912 (1936). — FILEHNE, W.: Der Übergang von Hämoglobin in die Galle. Virchows Arch. **117**, 415 (1889); **121**, 605 (1890). — FINSTERLIN, E., H. LEY u. TH. v. UEXKÜLL: Untersuchungen zum Problem der chronischen Bilirubinämie nach Hepatitis. Z. klin. Med. **152**, 306 (1954). — FISCHER, H.: In FISCHER-ORTH, Die Chemie des Pyrrols. Leipzig 1937. — FISCHER, H., u. H. BARRENSCHEEN: Über Azofarbstoffe des Bilirubins. Z. physiol. Chem. **115**, 94 (1921). — FISCHER, H., u. F. REINDEL: Über Hämatoidin. Z. physiol. Chem. **127**, 316 (1923). — FISCHER, R., F. GEORGI, R. WEBER u. R. M. PIAGET: Psychophysische Korrelationen. VII. Leberstütztherapie bei Schizophrenie. Schweiz. med. Wschr. **1950**, 129. — FISCHLER, F.: Physiologie und Pathologie der Leber. Berlin 1925. ~ Bemerkungen zum Ikterusproblem und zum Gallenfarbstoffwechsel. Ärztl. Forsch. **1949**, 226. — FISCHLER, F., u. F. GEBHARDT: Urobilinfragen. Münch. med. Wschr. **1944**, 90. — FLEISCHL, E.: Von der Lymphe und den Lymphgefäßen der Leber. Ber. kgl. sächs. Ges. Wiss. **25**, 42 (1874). — FLEXNER, J., and J. WRIGHT: Automanic drugs and the biliary system. J. of Pharmacol. **66**, 171 (1939). — FLOCK, E. V., M. A. BLOCK, J. L. BOLLMAN and F. C. MANN: Alkaline phosphatase and amylase of plasma after hepatectomy. Amer. J. Physiol. **170**, 467 (1952). — FORRAI, E., u. R. SIVÓ: Physikalisch-chemische Eigenschaften des Bilirubins in Körperflüssigkeiten. Biochem. Z. **189**, 162 (1927). — FORSGREEN, E.: Zur Kenntnis der Histologie der Leberzellen und der Gallensekretion. Anat. Anz. **51** (1918/19). ~ Mikroskopische Untersuchungen über die Gallenbildung in den Leberzellen. Z. Zellforsch. **1**, 647 (1928). ~ Über Glykogen- und Gallenbildung in der Leber. Skand. Arch. Physiol. (Berl. u. Lpz.) **55**, 144 (1929). ~ Über die Rhythmik der Leberfunktion, des Stoffwechsels und des Schlafes. Stockholm 1935. — FOSTER, M. G., C. W. HOOPER and G. H. WHIPPLE: The metabolism of bile acids. J. of Biol. Chem. **38**, 355, 379, 393, 421 (1919). — FOWWEATHER, F. S.: Bilirubin und die v. d. Bergh-Reaktion. Biochemic. J. **36**, 165 (1932). — FRANK, S., u. M. SCHOUR: Die Methoden, Ergebnisse und die klinische Bedeutung der chemisch-morphologischen Untersuchungen des Duodenalinhaltes. Arch. Verdgskrkh. **35**, 90 (1925). — FRANKE, H.: Zur Problematik der Diagnose und Therapie der sog. Cholangitis lenta. Z. klin. Med. **148**, 92 (1950). — FRANKE, H., u. H. BANDA: Über den Gallensäure- und Bilirubingehalt des menschlichen Duodenalsaftes. Klin. Wschr. **1941 II**, 1003. —

FRANKE, K.: Hautfarbe und Uringallenfarbstoffe beim Ikterus. Z. exper. Med. **79**, 107, 125 (1931). — FRANKE, K., u. A. SYLLA: Mikroskopische Lebensbeobachtungen innerer Organe. Z. exper. Med. **89**, 141 (1933). — FRAZER, A. C.: Normale und gestörte Fettresorption. Medizinische **1953**, 1317. — FREEMAN, S.: Effect of Eck fistula formation, simple portal obstruction and „meat intoxication" on serum phosphatase and dye clearence of adult dogs. Amer. J. Physiol. **159**, 351 (1949). — FREERS, A.: Die Cholesteatose der Gallenblase. Frankf. Z. Path. **54**, 330 (1941). — FREY, J.: Die Rolle des Kochsalzes bei der Harnbereitung. Klin. Wschr. **1950**, 263. — FREY, J., u. H. H. MERKER: Noch unveröffentlicht. — FULDE, W.: Wert und Methodik verschiedener Leberfunktionsprüfungen für Klinik und Praxis. Klin. Wschr. **1935 II**, 1201.

GAD, J.: Investigations of the phosphatase activity in serum and organs after ligation of the common bile duct in dogs. Acta physiol. scand. (Stockh.) **11**, 151 (1946). — GAISSINSKY, B. E.: Das sympathische Nervensystem und seine Bedeutung für die Pathogenese der Gallensteine. Z. exper. Med. 88, 357 (1933). — GALLEGO FERNANDEZ, A., u. F. DÍAZ-GONZÁLES: Secreción biliare en anoxemia. Arch. Med. experimental (Madrid) **12**, 161 (1949). — GEBHARDT, F.: Untersuchungen über den Einfluß der Portalblutumleitung (Eckfistel und umgekehrt) auf die Leberfunktion und auf den Gallenfarbstoffwechsel. Z. exper. Med. **106**, 213, 468 (1939). — GEDIGK, P., u. G. GRIES: Über den Unterschied zwischen den Diazoreaktionen des direkten und indirekten Bilirubins. Z. physiol. Chem. **289**, 261 (1952). — GELLIS, S. S., and J. STOKES: The methylene blue test in infectious hepatitis. J. Amer. Med. Assoc. **128**, 782 (1945). — GEORGI, F., R. FISCHER, R. WEBER u. P. WEIS: Psychophysische Korrelationen. V. Schizophrenie und Leberstoffwechsel. Schweiz. med. Wschr. **1948**, 1194. — GERHARDT, D.: Zur Pathogenese des Ikterus. Verh. dtsch. Ges. inn. Med. **15**, 460 (1897). — GERLACH: Das Gallensteinpathogeneseproblem. Erg. inn. Med. **30**, 221 (1926). — GIBSON, W. R., and H. E. ROBERTSON: So called biliary cirrhosis. Arch. of Path. **28**, 37 (1939). — GILBERT, A., et P. LEREBOULLET: La cholémie simple familiale. Semaine méd. **21**, 241 (1901). — GLICKSON, E. B., u. V. M. RUBEL: Wirkung des verschiedenen Luftdruckes auf die Gallensekretion. Bull. Biol. Méd. exper. URSS. **9**, 334 (1940). — GÖTZ, W.: Über den Zuckergehalt der Galle. Inaug.-Diss. Freiburg 1957. — GOLBER, L. M.: Über den Gallenchemismus bei Schilddrüsenerkrankungen. Arch. exper. Path. u. Pharmakol. **177**, 159 (1935). — GOLDSCHMIDT, W., u. R. STRISOWER: Beitrag zur experimentellen Albuminocholie. Wien. Arch. inn. Med. **14**, 345 (1927). — GOMORI, G.: The distribution of phosphatase in normal organs and tissues. J. Cellul. a. Comp. Physiol. **17**, 41 (1941). — GON, K.: Über die Beziehungen zwischen Leber und Milz. J. Chosen Med. Assoc. **30**, 200 (1940) (japan., deutsch. Zusammenfassg.). — GOODMAN, R. D.: Bromsulphalein clearence: a quantitative clinical test of liver function. J. Labor. a. Clin. Med. **40**, 531 (1952). ~ J. Amer. Med. Assoc. **153**, 462 (1953). — GRAFFLIN, A. L., and E. H. BAGLEY: Studies of hepatic structure and function by fluorescence microscopy. Bull. Johns Hopkins Hosp **90**, 395 (1952). — GRASER, V.: Übersicht der wichtigsten modernen Sulfonamidpräparate und Gesichtspunkte zu ihrer praktischen Anwendung in der inneren Medizin. Neue med. Welt **1950**, Nr 50—52. — GRAY, H. K., W. L. BUTSCH and J. M. MCGOWAN: Effect of biliary operations on the liver. Their relation to the concentration of bile acids in bile. Arch. Surg. **37**, 609 (1938). — GRAY, H. K., J. M. MCGOWAN, W. S. NETTROUR and J. L. BOLLMAN: Hepatic damage in biliary disease. Its relation to the concentration of bile acids in the bile. Arch. Surg. **37**, 790 (1938). — GREENE, C. H., R. HOTZ, R. F. CARTER and J. R. TWISS: The postoperative concentration of bile salts in human bile. Amer. J. Surg. **49**, 264 (1940). — GREENE, H. C., W. WALTERS and C. H. FREDRICKSON: The composition of the bile following the relief of biliary obstruction. J. Clin. Invest. **9**, 295 (1936/37). — GREGORY, R., and T. A. PASCOE: The quantitative determination of bile acids by means of a new color reaction and monochromatic light. J. of Biol. Chem. **83**, 35 (1929). — GRIES, G., P. GEDIGK u. J. GEORGI: Zur Trennung des direkten und indirekten Bilirubins durch Papierchromatographie. Z. physiol. Chem. **298**, 132 (1954). — GRIESSMANN, H.: Pankreasfermentschädigungen am extrahepatischen Gallensystem und der Leber. Dtsch. Z. Chir. **256**, 128 (1942). — GRIESSMANN, H., u. W. FALK: Über den Gehalt und die Bestimmung der Gallensäuren in Gallenflüssigkeiten des Menschen. Klin. Wschr. **1948 I**, 52. — GRIFFITHS, W. J., and G. KAYE: A study of the blood pigment in obstructive jaundice, with observations on the van den Bergh reaction. Brit. J. Exper. Path. **11**, 441 (1930). — GROS, H.: Cholostatische Hepatitis. 2. Kolloquium über Leberkrankheiten. Bad Bertrich 1955. — GROS, H., u. E.-J. KIRNBERGER: Posthepatitische Zustände mit indirekter Hyperbilirubinänie. Ärztl. Wschr. **1952**, 1051. — GROSS, W.: Pathologische Anatomie der Typhus- und Paratyphusausscheider. Jena: Gustav Fischer 1931. — GRUHZIT, O. M., R. A. FISKEN, T. F. REUTNER and E. MARTINO: Chloramphenicol (Chlormacetin), an antibiotic. Pharmacological and pathological studies in animals. J. Clin. Invest. **28**, 943 (1949). — GÜRBER, A., u. B. HALLAUER: Über die Ausscheidung körperfremder Eiweißstoffe durch die Galle. Z. Biol. **45**, 372 (1904). — GUNDERMANN, W.: Experimentelle Gallenstudien. Mitt. Grenzgeb. Med.

u. Chir. **39**, 353 (1926). — GUTMAN, A. B., B. M. HOGG and K. B. OLSON: Increased serum phosphatase activity without hyperbilirubinemia after ligation of hepatic ducts in dogs. Proc. Soc. Exper. Biol. a. Med. **44**, 613 (1940).

HAHN, P. F., W. F. BALE, R. A. HETTIG, M. D. KAMEN and G. H. WHIPPLE: Radioactive iron and its excretion in urine, bile and feces. J. of Exper. Med. **70**, **443** (1939). — HALASZ, M.: Über die Bilirubinausscheidung und Glomerulusfiltration bei mechanischem und parenchymatösem Ikterus. Schweiz. med. Wschr. **1945**, 220. ~ Quantitative Untersuchungen über Bilirubin im Serum und Harn. Gastroenterologia (Basel) **74**, **76** (1948). — HALLAUER, B.: Über das Vorkommen von Eiweiß in der Galle bei Infektionskrankheiten. Verh. physik.-med. Ges. Würzburg **36**, 186 (1904). — HAMID: Über Leberfunktionsproben durch Chromocholoskopie. Klin. Wschr. **1922 II**, 2332. — HAMMARSTEN, O.: Lehrbuch der physiologischen Chemie. Wiesbaden 1922. — HAMRE, C. J.: Dilatation of the bile ducts and intrahepatic lesions with obstructive jaundice in rats fed diets deficient in vitamin A. Amer. J. Med. Sci. **220**, 183 (1950). — HANGER, F. M.: The flocculation of cephalin-cholesterol emulsions by pathological sera. Trans. Assoc. Amer. Physicians **53**, 148 (1938). — HANGER, F. M., and A. B. GUTMAN: Postarsphenamin jaundice apparently due to obstruction of intrahepatic biliary tract. J. Amer. Med. Assoc. **115**, 263 (1940). — HANZON, V.: Liver cell secretion under normal and pathological conditions studied by fluorescence microscopy on living rats. Acta physiol scand. (Stockh.) **28**, Suppl., 101 (1952). — HARA, Y.: Studies on the bile pigment. I. The chloroform extrability of bilirubin fractions in living body. Its quantitative measuring method. Igaku Kenkyuu (Acta medica) **22**, 70 (1952). — HARD, W. L., and R. K. HAWKINS: The role of the bile capillaries in the secretions of phosphatase by the rabbit liver. Anat. Rec. **106**, 395 (1950). — HARROP, G. A., and E. S. G. BARRON: The nature of the van den Bergh reaction. Trans. Assoc. Amer. Physicians **44**, 143 (1929). — HARTMANN, F., u. E. KOHL: Über den Eiweiß- und Schleimgehalt der Galle bei Gesunden und bei Erkrankungen des Leberparenchyms und der Gallenwege. Klin. Wschr. **1950**, 500. — HARTOCH, W.: Zur Morphologie der Leber- und Nierensekretion. Lebendbeobachtungen im Lumineszenzlicht. Z. exper. Med. **79**, 538 (1931). — HATA, M.: Der Gehalt der Galle an Zucker und Milchsäure bei Hunden und der Einfluß der Pharmaca auf denselben. Mitt. med. Akad. Kioto **30**, 801 (1940). ~ Über die zeitliche Veränderung des Zuckers und der Milchsäure in der von der Gallenblasenfistel angesammelten Galle. Mitt. med. Akad. Kyoto **31**, 239 (1941). — HAWKINS, W. B., and P. F. HAHN: Biliary excretion of radioactive iron and total iron as influenced by red cell destruction. J. of Exper. Med. **80**, 31 (1944). — HEILMEYER, L.: Medizinische Spektrophotometrie. Jena: Gustav Fischer 1933. ~ Die Eisentherapie und ihre Grundlagen. Leipzig: S. Hirzel 1944. — HEILMEYER, L., u. H. BEGEMANN: Blut und Blutkrankheiten. In Handbuch der inneren Medizin, Bd. II. Berlin: Springer 1951. — HEILMEYER, L., u. TH. EILERS: Der kryptogene Erythrocytenumsatz. Schweiz. med. Wschr. **1948**, 975. — HEILMEYER, L., u. W. KREBS: Spektrophotometrische Untersuchungen des Ehrlich-Pröscherschen Bilirubin-Azofarbstoffes und ihre praktische Anwendung besonders zur quantitativen Bestimmung des Bilirubins im Blutserum. Biochem. Z. **223**, 352 (1930). — HEILMEYER, L., u. K. PLÖTNER: Das Serumeisen und die Eisenmangelkrankheit. Jena: Gustav Fischer 1937. — HEILMEYER, L., FR. SCHMID u. H. A. KÜHN: Erfahrungen mit der Cortisonbehandlung bei Virushepatitis. Dtsch. med. Wschr. **1955**, 992. — HEINRICHSDORFF, P.: Über die Zusammensetzung der sog. Gallenthromben. Zbl. Path. **32**, 314 (1921). ~ Über die Natur der Gallenkörperchen. Virchows Arch. **239**, 64 (1922). ~ Zur Histologie der akuten gelben Leberatrophie. Berl. klin. Wschr. **1920 II**, 1216. — HEMMELER, G.: Serumeisen und Leber. Klin. Wschr. **1939 II**, 1245. — HENCH, P. S.: Arch. Int. Med. **61**, 495 (1938). — HENNING, N.: Lehrbuch der Verdauungskrankheiten. Stuttgart: Georg Thieme 1949. — HENRIQUES, V., u. H. ROLAND: Zur Frage des Eisenstoffwechsels. Biochem. Z. **201**, 479 (1928). — HERTEL, E.: Zur klinischen Bedeutung der Stippchengallenblase. Bruns' Beitr. **181**, 211 (1950). — HERZFELD, E., u. A. HÄMMERLI: Die Galle im Stoffwechsel. Schweiz. med. Wschr. **1924**, 141; **1925**, 142, 164. — HESS, W.: Operative Cholangiographie. Stuttgart: Georg Thieme 1955. — HEZEL, E.: Über Gallensäurebestimmungen bei Leber- und Kreislauferkrankungen. Inaug.-Diss. Freiburg 1944. — HIJMANS V. D. BERGH, A. A.: Der Gallenfarbstoff im Blute. Leipzig: Johann Ambrosius Barth 1918. — HIRAYAMA, S.: Einwirkung des Pilokarpins und Atropins auf den Zuckergehalt der Galle des Kaninchens. Tohoku J. Exper. Med. **6**, 186 (1925). — HIRT, A., J. ANSORGE u. H. MARKSTAHLER: Lumineszenzmikroskopische Untersuchungen an der lebenden Frosch- und Rattenleber. Z. Anat. **109**, 1 (1939). — HIYEDA, K.: Experimentelle Studien über den Ikterus. Beitr. path. Anat. **73**, 541 (1925). ~ Experimentelle Studien über die Pathogenese des Ikterus. Über die Entstehung des Toluylendiaminikterus. Beitr. path. Anat. **78**, 389 (1927). — HÖBER, R., u. A. TITAJEW: Über die Sekretionsarbeit der Leber vom Frosch. Pflügers Arch. **223**, 180 (1930). — HOFFMANN, V.: Stauungsgallenblase und Schwangerschaft. Klin. Wschr. **1925 II**, 2008. — HOLLER, G.: Die epidemischen Gelbsuchtskrankheiten. Berlin u. Wien 1943. — HOLMER, A. J.: Histologische Untersuchungen über den Bau der Gallencapillaren. Frankf.

Z. Path. **37**, 51 (1929). — HORN, G.: Observations on the aetioloy of cholelithiasis. Brit. Med. J. **1956 II**, 732. — HORSTERS, H.: Physiologie und Pathologie der Galle. Erg. Physiol. **34**, 494 (1932). ~ Differentialdiagnose des Ikterus nach färberischen Merkmalen. Erg. inn. Med. **56**, 575 (1939). — HUHTALA, A.: Über den Bilirubingehalt des Blutes und seine Schwankungen bei Gesunden. Duodecim (Helsingfors) **53**, 1034 (1937). — HULT, H.: Cholémie simple familiale (Gilbert) and posthepatitic states without fibrosis of the liver. Stockholm 1950.

ICHIYAMA, T.: Zur Frage der Erholung der Leberfunktion nach der operativen Behandlung des kompletten Gallenwegsverschlusses. Arch. klin. Chir. **181**, 129 (1934). — ITOH, T.: Experimentelle Studien über die Pathogenese des Toluylendiaminikterus. Beitr. path. Anat. **86**, 488 (1931). — IVERSEN, P., u. K. ROHOLM: On aspiration biopsy of the liver, with remarks on its diagnostic significance. Acta med. scand. (Stockh.) **102**, 1 (1939). — IVY, A. C.: Factors concerned in the evacuation of the gall bladder. Medicine **11**, 345 (1932). — IVY, A. C., and L. G. GOLDMAN: Physiology of the biliary tract. J. Amer. Med. Assoc. **113**, 2413 (1939). — IWATA, Y.: Über die Ausscheidung des Calcium durch die Galle bei verschiedenen experimentellen Ikterusarten. Nagasaki Igakkwai Zasshi **17**, 1465 (1939).

JACOBY, F.: Use of phosphatase reaction in a method of demonstrating bile capillaries in rats. J. of Physiol. **106**, 33 (1947). — JACOBY, J.: Klinische und experimentelle Untersuchungen zum Ikterusproblem. Verh. dtsch. Ges. Verdgs- usw. Krkh. **15**, 215 (1950). — JANCSÓ, N. v.: Die Untersuchung der Funktion des Reticuloendothels mit Durchströmungsversuchen. Z. exper. Med. **64**, 256 (1929). — JASINSKI, B., u. O. ROTH: Larvierte Eisenmangelkrankheit. Basel: Benno Schwabe & Co. 1954. — JEANNERET, H.: Le diagnostic et le traitement pathogénique des diathèses hémorragiques. Rev. méd. Suisse rom. **64**, 581 (1944). — JENDRASSIK, L., u. R. A. CLEGHORN: Photometrische Bilirubinbestimmung. Biochem. Z. **289**, 1 (1937). — JENDRASSIK, L., u. P. GRÓF: Verfahren zur photometrischen Bestimmung des Bilirubins im Harn. Biochem. Z. **296**, 71 (1938). — JENKE, M.: Über den Stoffwechsel der Gallensäuren. Arch. exper. Path. u. Pharmakol. **163**, 175 (1932). ~ Bestimmung der Gallensäuren im Blut. Klin. Wschr. **1939**, 317. — JENKE, M., u. F. BANDOW: Über die Verwertbarkeit der Schwefelsäure-Fluoreszenzreaktion der Gallensäuren zur quantitativen Bestimmung der Gallensäuren im Blut, Stuhl und Harn. Z. physiol. Chem. **249**, 16 (1937). — JENKE, M., u. U. GRAFF: Über den Gallensäurengehalt des Pfortaderblutes. Klin. Wschr. **1939**, 125. — JOANNOVICZ, G., u. E. P. PICK: Beitrag zur Kenntnis der Toluylendiaminvergiftung. Z. exper. Path. **7**, 185 (1910). — JOSEPHSON, B.: The climination of cholic acids. II. In patient with liver diseases. J. Clin. Invest. **18**, 343 (1939). ~ Physiologic. Rev. **21**, 463 (1941). — JOSEPHSON, B., u. N. KAUNITZ: Über die Resorption der Gallensäuren bei experimentellem Ikterus. Z. exper. Med. **102**, 195 (1937/38). — JOSEPHSON, B., u. H. LARSON: Elimination of cholic acids. III. In man. Acta med. scand. (Stockh.) **99**, 140 (1939). — JÜNGER, J.: Erfahrungen mit der Duodenalsonde. Dtsch. Arch. klin. Med. **149**, 54 (1925). — JUNG, F.: Über toxische Schädigungen an Erythrocyten. Klin. Wschr. **1946/47**, 459. — JUNGNER, G., A. RYDIN u. B. JOSEPHSON: Elimination of cholic acids. II. In experimental jaundice. Acta med. scand. (Stockh.) **97**, 254 (1938).

KA, T.: Ausscheidung der Galle bei Hunden mit ECKscher Fistel. Tohoku J. Exper. Med. **36**, 503 (1939). — KALK, H.: Probleme und Ergebnisse der Gallenwegsdiagnostik. Z. klin. Med. **109**, 118 (1928). ~ Klinische Untersuchungen über die Frage des latenten Leberschadens. Dtsch. med. Wschr. **1932 II**, 1078, 1119, 1160. ~ Die Duodenalsondierung, ihre klinische und therapeutische Auswertung. Med. Klin. **1946**, Nr 15. ~ Die chronischen Verlaufsformen der Hepatitis epidemica in Beziehung zu ihren anatomischen Grundlagen. Dtsch. med. Wschr. **1947**, 308. ~ Die chronischen Verlaufsformen der Hepatitis epidem. im Hinblick auf ihre klinische Symptomatologie. Dtsch. med. Wschr. **1947**, 471. ~ Über die Differentialdiagnose des Ikterus. Med. Klin. **1949**, 490. — KALK, H., W. BRÜHL u. W. SIEKE: Die gezielte Leberpunktion. Dtsch. med. Wschr. **1943**, 693. — KALK, H., u. F. BÜCHNER: Das bioptische Bild der Hepatitis epidemica. Klin. Wschr. **1947**, 874. — KALK, H., u. W. SCHÖNDUBE: Über die Funktion der Gallenblase. Z. exper. Med. **53**, 461 (1926). — KALK, H., u. P. SIEBERT: Ulcus duodeni und Gallenwege. Klin. Wschr. **1927 II**, 2313. — KANASAKI, K.: The effect of the injektion of glucose upon green bile. Jap. J. Gastroenterol. **5**, 91 (1933). — KARATYGIN, W. H., u. A. HEFTER: Über Veränderungen der Alkalireserve und des Zuckergehaltes in der Galle bei Einwirkung von verschiedenen physiologischen Reizmitteln. Z. exper. Med. **65**, 183 (1929); **70**, 666 (1930). — KATAYAMA, I.: Bile acids in jaundice. Arch. Int. Med. **42**, 916 (1928). — KAUFMAN, P., J. HOLLO, J. ROSENTHAL, J. STONE, R. D. BECK, V. FINK and H. WULFSON: The effect of 10% and 100% oxygen inhalation on certain liver function tests. New England J. Med. **242**, 90 (1950). — KAUFMANN, C.: Über die Schwangerschaftsumstellung der Leberfunktion. Klin. Wschr. **1932**, 493. — KAWAI, K.: Studies on the paper chromatography of hemoglobin decomposition products. IV. On the paper chromatography of bilirubin. Igaku Kenkyuu (Acta medica) **23**, 24 (1953). — KEIDERLING, W., u. H. SCHARPF: Über die klinische Bedeutung der Serumkupfer- und Serumeisenbestimmung bei Erkrankungen des Leberparenchyms und der Gallenwege.

Ärztl. Forsch. **6**, 115 (1952). — KELLER: Die Elektrizität in der Zelle. Mährisch Ostrau 1934. — KETTLER, W.: Die Rundzellenanhäufungen im periportalen Gewebe der Leber. Virchows Arch. **291**, 706 (1933). — KIESE, M.: Verdoglobin beim Abbau von Hämoglobin im Organismus. Naturwiss. **30**, 587 (1942). — KIKUCHI, S.: Experimentelle Studien über die Entstehung der biliären Lebercirrhose unter Berücksichtigung der sog. Netznekrosen. Beitr. path. Anat. **94**, 581 (1934/35). — KILCHLING, H., u. H. A. KÜHN: Über die klinische Bedeutung der direkten Diazoreaktion des Serumbilirubins. Med. Klin. **1950**, 601. ~ Über die Diazoreaktion eiweißfreier Bilirubinlösungen. Z. exper. Med. **117**, 481 (1951). — KILCHLING-PEUSS, G.: Zur Frage der direkten Diazoreaktion des Bilirubins. Inaug.-Diss. Freiburg 1949. — KINSELL, L., H. A. WEISS, G. D. MICHAELS, J. S. SHAVER and H. C. BARTON: The correlation of hepatic structure and function. Amer. J. Med. **6**, 292 (1949). — KIPPING, H., u. H. SCHMOLDT: Die Bedeutung des Eisens bei Lebererkrankungen. Dtsch. Arch. klin. Med. **198**, 434 (1951). — KIRALYFI, J.: Die bakteriologische und chemische Untersuchung der Galle in vivo. Berl. klin. Wschr. **1912 II**, 1985. — KIRBERGER, E., u. G. A. MARTINI: Bestimmungsmethode und klinische Auswertung der Phosphataseaktivität im Blut. Dtsch. Arch. klin. Med. **197**, 268 (1950). — KIRSNER, J. B., E. LEVIN and W. L. PALMER: Use of antibiotics in gastrointestinal diseases. Arch. Int. Med. **90**, 677 (1952). — KISCH, F.: Experimentelle und klinische Untersuchungen über das Verhalten des Blutfibrinogens bei pathologischen Zuständen. Klin. Wschr. **1923 II**, 1452. — KLATSKIN, G., and L. BUNGARDS: Bilirubin-Protein linkages in serum and their relationship to the van den Bergh reaction. J. Clin. Invest. **35**, 537 (1956). — KLATSKIN, G., and V. A. DRILL: The significance of the „one-minute“ (prompt direct reacting) bilirubin in serum. J. Clin. Invest. **29**, 660 (1950). — KLINKE, R.: Der Mineralstoffwechsel. Leipzig u. Wien: Franz Deutike 1933. — KNEDEL, M., u. K. NEIKES: Der Gehalt der Galle an Aminosäuren. Verh. dtsch. Ges. Verdgs- usw. Krkh. **1955**, 290. — KOCH-WESER, D., E. FARBER and H. POPPER: Fatty liver with and without necrosis. Arch. of Path. **51**, 498 (1951). — KODAMA, M.: Beiträge zur Pathogenese des Ikterus. Beitr. path. Anat. **73**, 187 (1925). — KOFLER, W.: Die Leberpunktion als brauchbare und wertvolle klinische Untersuchungsmethode. Z. klin. Med. **138**, 744 (1940). — KOLL-SCHRÖDER, M.: Einige Beobachtungen an der isolierten, mit Monojodessigsäure vergifteten Froschleber. Pflügers Arch. **234**, 264 (1934). — KOLLER, F.: Das Vitamin K und seine klinische Bedeutung. Leipzig: Georg Thieme 1941. — KRAUSE, H.: Über den Wert der quantitativen Gallensäurenbestimmung für die klinische Praxis. Inaug. — Diss. Freiburg 1953. — KRAUSE J.: Über den Albumin- und Stickstoffgehalt im Duodenalsaft. Arch. Verdgskrkh. **56**, 141 (1934). — KRETZ: Handbuch der allgemeinen Pathologie von KREHL-MARCHAND, Bd. II. 1913. — KROGH, A.: Anatomie und Physiologie der Kapillaren. Berlin: Springer 1924. — KÜHN, H. A.: Die formale Pathogenese der Hepatitis epidemica, nach Untersuchungen an Leberpunktaten. Beitr. path. Anat. **109**, 589 (1947). ~ Über die Pathogenese des parenchymatösen Ikterus, insbesondere die Ikterusentstehung bei der Hepatitis epidemica. Ärztl. Forsch. **1948**, 389. ~ Über den Einfluß der Gallensäuren auf die Diazoreaktion des Bilirubins. Z.exper. Med. **115**, 371 (1950). ~ Über den Übertritt von Gallenbestandteilen in die Leberlymphe. Klin. Wschr. **1952**, 662. ~ Über die Leberlymphe und die Bedeutung des Lymphweges für die Entstehung des Resorptionsikterus. Hab.-Schrift. Freiburg 1952. ~ Die Hepatitis epidemica. In Naturforschung und Medizin in Deutschland 1939—1946. Weinheim: Verlag Chemie 1953. ~ Über Pathogenese und Differentialdiagnose des Ikterus. Dtsch. med. Wschr. **1954**, 1018. — KÜHN, H. A., u. H. BECK: Messung der Oxydationszeit des Serumbilirubins als Hilfsmittel bei der Differentialdiagnose des Ikterus. Klin. Wschr. **1951**, 27. — KÜHN, H. A., u. E. FEISTBAUER: Verzögerte Bilirubinausscheidung als Spätfolge nach Hepatitis epidemica. Med. Mschr. **1949**, 439. — KÜHN, H. A., u. H. HILDEBRAND: Untersuchungen über die Leberlymphe. Arch. exper. Path. u. Pharmakol. **217**, 43, 366 (1953). — KÜHN, H. A., u. A. HITZELBERGER: Über Häufigkeit und prognostische Bedeutung posthepatischer Beschwerden und Leberfunktionsstörungen. Dtsch. med. Wschr. **1952 II**, 1562. — KÜHN, H. A., W. MÜLLER u. R. PFISTER: Über chronische Cholangiolitis und ihre Beziehungen zur primären biliären Cirrhose. Z. klin. Med. (im Druck). — KÜHN, H. A., u. J. PIRWITZ: Die Ätherprobe in der Differentialdiagnose des Ikterus. Münch. med. Wschr. **1952**, Nr 14. — KÜHN, H. A., R. SCHNEIDER u. I. SPITZMÜLLER: Experimentelle Beiträge zu Frage der Diazoreaktion des Serumbilirubins. Z. exper. Med. **124**, 52 (1954). — KÜHN, H. A., u. I. UGI: Quantitative Untersuchungen über die Bilirubinausscheidung im Harn, insbesondere bei Virushepatitis. Z. klin. Med. **148**, 202 (1951). — KÜHNAU, J.: In OPPENHEIMERS Handbuch der Biochemie. Erg.werk, Bd. 3. Jena: Gustav Fischer 1936. — KÜNZER, W.: Untersuchungen und Überlegungen zur Kenntnis der Nierenschwelle für Bilirubin. Arch. Kinderheilk. **137**, 98 (1949). — KUNZ, H., u. H. POPPER: Zur Frage des Bakterienübertrittes aus der Blutbahn in die Lymphe Z. klin. Med. **128**, 568 (1935). — KUSUMOTO, CH.: Über den Einfluß des Toluylendiamins auf die Ausscheidung des Cholesterins in der Galle. Biochem. Z. **13**, 345 (1908). — KWASNIEWSKI, ST., u. N. HENNING: Experimentelle und klinische Untersuchungen über die Streptokokkeninfektion. Klin. Wschr. **1926 II**, 1870.

LAEMMER, M., u. J. BECK: La bilirubinométrie. Presse méd. **1934 I**, 858. — LA MANNA, S.: Beitrag zur Kenntnis der Beziehungen zwischen Hepatose und Gelbsucht. Virchows Arch. **300**, 398 (1937). ~ Die Pathogenese der weißen Galle. Virchows Arch. **298**, 447 (1937). ~ Zur Pathogenese der Cholangitiden. Virchows Arch. **298**, 44 (1937). — LAMSON, P. D., G. H. GARDNER, R. GK. GUSTAVSON, E. D. MAIRE, A. J. MCLEAN and H. S. WELLS: The pharmacology and toxikology of carbon tetrachloride. J. of Pharmacol. **22**, 215 (1924). — LANG, K.: Die Resorption der Fette. Medizinische **1953**, 10. — LANG, S.: Zur Lehre vom Ikterus. Z. exper. Path. u. Ther. **3**, 473 (1906). — LARSON, E. A., G. T. EVANS and C. J. WATSON: A study of serum biliverdin concentration in various types of jaundice. J. Labor. a. Clin. Med. **32**, 481 (1947). — LAUDA, E.: Das Problem der Milzhämolyse. Erg. inn. Med. **34**, 1 (1928). — LEE, Y. K.: The effect of hard x-ray on bile secretion. Mitt. med. Akad. Kioto **30**, 1174 (1940). — LEMBERG, R., and J. W. LEGGE: Hematin compounds and bile pigments. New York 1949. — LEMMEL, G.: Gallensteinbildung als Folge einer parenchymatösen Hepatitis. Klin. Wschr. **1934 II**, 1124. ~ Über Gallensteinbildung vor dem 30. Lebensjahr. Dtsch. Arch. klin. Med. **177**, 262 (1935). — LEMMEL, G., u. W. BÜTTNER: Über die Entstehungsbedingungen der Mikrolithen in der Galle. Dtsch. Arch. klin. Med. **174**, 206 (1932). — LEONARDI, P., e G. DE SANDRE: Sulla interpretazione della modificazioni fosfatemiche nelle epatopatie. Arch. med. Patavina **13**, 177 (1952). — LEPEHNE, G.: Milz und Leber. Beitr. path. Anat. **64**, 56 (1918). ~ Untersuchungen über Gallenfarbstoff im Blutserum des Menschen. Dtsch. Arch. klin. Med. **132**, 96 (1920). ~ Pathogenese des Ikterus. Erg. inn. Med. **20**, 221 (1921). ~ Experimentelle Untersuchungen zum mechanischen und dynamischen Ikterus. Dtsch. Arch. klin. Med. **136**, 88 (1921). ~ Über den Gallenfarbstoff in der Leichengalle und im Duodenalsaft. Dtsch. Arch. klin. Med. **137**, 78 (1921). ~ Die Leberfunktionsprüfung. Halle 1921. ~ Über Leberfunktionsprüfungen. Münch. med. Wschr. **1922**, 342. ~ Das Problem der Gallenfarbstoffbildung innerhalb und außerhalb der Leber. Fol. haemat. (Lpz.) **39**, 277 (1930). — LESKOVAR, R.: Wirkung der Kurzwellen auf den Gallenfluß. Z. exper. Med. **108**, 523 (1940). — LETTERER, E.: Histologische und experimentelle Untersuchungen über die Brauchbarkeit der Funktionsprüfungen des reticuloendothelialen Systems. II. Mitt. Die Funktionsprüfung mit Kongorot nach ADLER und REIMANN. Z. exper. Med. **93**, 103 (1934). — LETTRÉ, H., u. INHOFFEN: Über Sterine, Gallensäuren und verwandte Naturstoffe. Stuttgart: Ferdinand Enke 1936. — LEUPOLD, E.: Der Cholesterinstoffwechsel. In Handbuch der normalen und pathologischen Physiologie, Bd. V. Berlin: Springer 1928. — LICHT, H.: Untersuchungen über den Einfluß der Bakterien auf die Gallensäuren. Biochem. Z. **153**, 159 (1924). — LICHTMAN, S. S.: The influence of experimental biliary obstruction and liver injury upon the total bile acid content and partition in blood and urine. Amer. J. Physiol. **124**, 94 (1938). ~ Diseases of the liver. gallbladder and bile ducts. Philadelphia 1949. — LICHTWITZ, L.: Experimentelle Untersuchungen über die Bildung von Niederschlägen in der Galle. Dtsch. Arch. klin. Med. **92**, 100 (1908). ~ Prinzipien der Konkrementbildung. In Handbuch der normalen und pathologischen Physiologie, Bd. IV. Berlin: Springer 1929. — LIEBICH, CH.: Die Gallensäurebildung als Maß der Leberfunktion. Klin. Wschr. **1949**, 313. — LIFSCHITZ, L. S.: Veränderungen des Gallencholesterins und der Gallensäuren bei einigen Lebererkrankungen. Wien. Arch. inn. Med. **29**, 259 (1936). — LOCKWOOD, B. C.: Gallbladder disease. Rev. Gastroenterol. **19**, 144 (1952). — LOEPER, M., et A. LESURE: Die Ausscheidung von basischen Aminen mit der Galle beim Menschen. C. r. Soc. Biol. Paris **131**, 1008 (1939). — LÖWENBERG, W., W. NAUENBERG u. G. NOAH: Vergleichende Leberfunktionsprüfungen. Klin. Wschr. **1927**, 445. — LOFTUS, L. R.: Jaundice caused by chlorpromazine. J. Amer. Med. Assoc. **157**, 1286 (1955). — LONDON, J. M., and R. WEST: The formation of bile pigment in pernicious anemia. J. of Biol. Chem. **184**, 359 (1950). — LONDON, J. M., R. WEST, D. SHEMIN and D. RITTENBERG: On the origin of bile pigment in normal man. J. of Biol. Chem. **184**, 351 (1950). ~ Porphyrin formation and hemoglobin metabolism in congenital porphyria. J. of Biol. Chem. **184**, 365 (1950). — LOWRY, P. T., V. HAWKINSON and C. J. WATSON: An isotopic study of type III porphyrins and hemoglobin metabolism in an unusual case of „mixed" porphyria. Metabolism **1**, 149 (1952). — LOWRY, P. T., N. R. ZIEGLER, R. CARDINAL and C. J. WATSON: The conversion of N^{15}-labeled mesobilirubinogen to stercobilinogen by fecal bacteria. J. of Biol. Chem. **208**, 543 (1954). — LUCKE, H.: Beiträge zur Physiologie und Pathologie des menschlichen Harnsäurestoffwechsels. Z. exper. Med. **72**, 753 (1930). ~ Beiträge zur Physiologie und Pathologie des menschlichen Harnsäurestoffwechsels. VII. Mitt. Z. exper. Med. **74**, 329 (1930). — LUDWIG u. FLEICHL: Zit. nach BAUMGÄRTEL. — LUETKENS, U.: Aufbau und Funktion der extrahepatischen Gallenwege mit besonderer Bezugnahme auf die primären Gallenwegsstauungen und die Gallensteinkrankheiten. Leipzig: F. C. W. Vogel 1926. ~ Lebergallenwegssystem und weibliches Genitalsystem. Berlin: Urban & Schwarzenberg 1948.

MACLACHLAN, P. L., C. K. SLEETH and J. GOVER: Effect of anoxic anoxia on bile secretion in the rat. Proc. Soc. Exper. Biol. a. Med. **66**, 275 (1947). — MACMAHON, H. E., and

S. T. THANNHAUSER: Xanthomatous biliary cirrhosis (a clinical syndrom). Ann. Int. Med. **30**, 121 (1949). — MAIER, C., u. J. R. RÜTTNER: Toxische Hepatose unter dem Bild des intrahepatischen Verschlußikterus nach Chlorpromazin (Largactil), Atophan, Salvarsan und Methyltestosteron-Medikation. Schweiz. med. Wschr. **1955, 445.** — MALLET-GUY, FEROLDI et MICEK: Maladie du Sphincter Oddi. Rev. de Chir. **45,** Nr 1 (1950). — MALLET-GUY, JEANJEAN et MARION: La chirurgie biliaire sous contrôle manométrique et radiologique peropératoire. Paris: Masson & Cie. 1947. — MALLORY, F. B.: Necroses of the liver. J. Med. Res. **6**, 264 (1901). — MALLORY, T. B.: Pathology of epidemic hepatitis. J. Amer. Med. Assoc. **134**, 655 (1947). — MANN, F. C., and J. L. BOLLMAN: Liver function tests. Arch. Path. a. Labor. Med. **1**, 681 (1926). ~ Jaundice. J. Amer. Med. Assoc. **104**, 371 (1935). ~ Physiology of the liver. Annual Rev. Physiol. **1**, 269 (1939). — MANN, F. C., J. L. BOLLMAN and TH. B. MAGATH: The formation of bile pigment after total removal of the liver. Amer. J. Physiol. **69**, 393 (1924). — MANN, F. C., and T. B. MAGATH: The production of chronic liver insufficiency. Amer. J. Physiol. **59**, 485 (1922). — MARFORI, L.: Über das Verhalten intravenös injizierter Gallensalze. Rass. Fisiopat. **10**, 431 (1938). — MARTENSON: Acta path. scand. (København.) Suppl. **38**, 57 (1938). — MARTINI, G. A., u. J. WEIDEMANN: Über experimentelle Aktivierung der alkalischen Serumphosphatase. Z. exper. Med. **119**, 89 (1952). — MAURER, H.: Gallenfarbstoffe. In Biochemisches Handlexikon. Berlin: Springer 1933. — MAYO, CH. II, and C. H. GREENE: Studies in the metabolism of the bile. Amer. J. Physiol. **89**, 280 (1929). — MACLAGAN, N. F.: The thymol turbidity test as an indicator of liver dysfunction. Brit. J. Exper. Path. **25**, 234 (1944). — MCCARELL, J. D., S. THAYER and C. K. DRINKER: The lymphe drainage of the gall bladder, together with observations on the composition of liver lymph. Amer. J. Physiol. **133**, 79 (1941). — MCGOWAN, J. H.: Complications and sequelae of gallbladder disease. Rev. Gastroenterol. **17**, 649 (1950). — MCMASTER, PH. D., G. O. BROWN and P. ROUS: Studies on the total bile. I. The effect of operation, exercise, hot weather, relief of obstruction, intercurrent disease and other normal and pathological influences. J. of Exper. Med. **37**, 395 (1923). ~ Studies on the total bile. III. On the bile changes caused by an pressure obstacle to secretion, and on hydrohepatosis. J. of Exper. Med. **37**, 685 (1923). — MCMASTER, PH. D., and R. ELMANN: On the expulsion of bile by the gall bladder, and a reciprocal relationship with the sphincter activity. J. of Exper. Med. **44**, 173 (1926). — MCMASTER, PH. D., and P. ROUS: The biliary obstruction required to produce jaundice. J. of Exper. Med. **33**, 731 (1921). — MCMICHAEL, J.: Disease of the liver. A review of some clinical biochemical problems as revealed by systematic biopsy-studies. J. Amer. Med. Assoc. **137**, 234 (1948). — MCNEE, J. W.: Gibt es einen echten hämatogenen Ikterus? Med. Klin. **1913 II**, 1125. — MEDAK, E.: Beitrag zur Chemie des Blutes bei anämischen Krankheitsbildern. Biochem. Z. **59**, 419 (1914). — MEDAK, E., u. B. O. PRIBRAM: Klinisch-pathologische Bewertung von Gallenuntersuchungen am Krankenbett. Berl. klin. Wschr. **1915 II**, 706, 740. — MELCHIOR, E., F. ROSENTHAL u. H. LICHT: Untersuchungen am leberlosen Säugetier. I. Die Bedeutung der Leber für die Gallenfarbstoffbildung beim Säugetier. Arch. exper. Path. u. Pharmakol. **107**, 238 (1925). — MELLANBY, J., and S. F. SUFFOLK: A quantitative investigation into the enterohepatic circulation of bile salts in the cat. Proc. Roy. Soc. Lond., Ser. B **126**, 287 (1938). — MENDEL, L. B., and F. B. UNDERHILL: On the paths of absorption from the liver. Amer. J. Physiol. **14**, 252 (1905). — MENDELOFF, A. I., PH. KRAMER, F. J. INGELFINGER and S. E. BRADLEY: Studies with bromsulphalein. II. Factors altering its disappearance from the blood after a single intravenous injection. Gastroenterology **13**, 222 (1949). — MERTENS, E.: Farbstoffe des Serums. In Handbuch der allgemeinen Hämatologie. Berlin u. Wien: Urban & Schwarzenberg 1934. — MEULENGRACHT, E.: Icterus intermittens juvenilis. Klin. Wschr. **1939 I**, 118. — MEYER, E. C., u. H. HEINELT: Über den Einfluß des Galleflusses und der Nahrungsaufnahme auf den Bilirubingehalt des Blutes und die Urobilinogenausscheidung mit dem Urin. Dtsch. Arch. klin. Med. **142**, 94 (1920). — MEYER, K., u. W. LÖWENBERG: Über experimentelle Enterokokkeninfektion der Gallenblase. Z. exper. Med. **51**, 81 (1926). — MEYER, W. C.: Untersuchungen über das Schicksal des Gallenfarbstoffes im menschlichen Organismus. Ärztl. Forsch. **1947**, 63. — MILLS, M. A., and C. A. DRAGSTEDT: Removal of intravenously injected bromsulphalein from the blood stream of the dog. A comparison of the removal of i. v. injected bilirubin and that of bromsulphalein. Arch. Int. Med. **62**, 216 (1938). — MINIBECK, H.: Mineral- und Gallenbestandteile des Duodenalsaftes bei Leberkrankheiten und anderen Erkrankungen. Z. klin. Med. **132**, 55 (1937). — MINKOWSKI, O.: Zur Pathogenese des Ikterus. Z. klin. Med. **55**, 2 (1904). — MISAKI, K.: J. of Biochem. 8, 235 (1927). Zit. nach EDLUND 1948. — MIURA, W.: Biologische Wirkungen der Kurzwellenbehandlung der Lebergegend. Tohoku J. Exper. Med. **32**, 27 (1938). — MIXER, H. W., L. G. RIGLER and M. V. GONZALEZ-ODDONE: Experimental studies on biliary regurgitation during cholangiography. Gastroenterology **9**, 64 (1947). — MIZUTO, N., M. KUBO and Y. IMAI: The influence of the piqure of regio hypothalamica upon the pigment-excreting function of the liver. Jap. J. Gastroenterol. **10**, 1 (1938). —

MIZUTO, N., and A. NARIYAMA: On the central regulation of the pigment excreting function of the liver. II. The influence of the piqure of the intermediary brain. Jap. J. Gastroenterol. **10**, 17 (1938). — MOELLER, J., u. R. SCHROEDER: Die Bilirubinausscheidung im Urin beim parenchymatösen und mechanischen Ikterus. Z. klin. Med. **151**, 313 (1953). — MÖLLENDORFF, W. v.: Vitale Färbungen an tierischen Zellen. Erg. Physiol. **18**, 141 (1920). — MONGES, A.: Distension des voies biliaires et motricité intestinale. C. r. Soc. Biol. Paris **143**, 94 (1949). — MORRISON, L. M.: A new test of liver function determined from the concentration of bile salts in bile and urine. Studies of liver function in health and disease. Amer. J. Digest. Dis. **7**, 527 (1940). — MORRISON, S., M. FELDMANN, J. C. KRANTZ and F. F. BECK: An experimental study of the hydrogen ion concentration and chemistry of bile, its effect upon stones, and a suggestion as to, therapeutic application of ox-bile in gall bladder disease. Amer. J. Digest. Dis. **5**, 288 (1938). — MOYSON, F.: Recherches sur le rôle du foie dans la formation de la phosphatase sérique. Acta gastroenterol. belg. **14**, 77 (1951). — MÜLLER, F. v.: Z. klin. Med. **12**, 45 (1887). — MÜLLER, P., u. L. ENGEL: Über das Absorptionsspektrum des Bilirubins in verschiedenen Lösungsmitteln. Z. physiol. Chem. **202**, 56 (1931). — MURAKAMI, K.: Bedeutung der Gallensäure im Kohlenhydratstoffwechsel. J. of Biochem. **9**, 261 (1928). — MUTOLO, V.: Sur la différentiation des sérums ictériques néoplasiques et non néoplasiques. Acta med. scand. (Stockh.) **131**, 602 (1948).

NAGATOMI, J.: Experimentelle Untersuchungen über den Einfluß der Pfortaderunterbindung auf die Leberfunktion, insbesondere auf die Widerstandsfähigkeit des Organismus. Arch. klin. Chir. **191**, 581 (1938). — NAJJAR, V. A., and B. CHILDS: The crystallisation of „direct" and „indirect" Bilirubin from human serum and their respective properties. J. Clin. Invest. **30**, 663 (1951). ~ The crystallisation and properties of serum bilirubin. J. of Biol. Chem. **204**, 359 (1953). — NAUNYN, B.: Arch. Anat. u. Physiol. **1869**, 879. ~ Über Ikterus und seine Beziehungen zu den Cholangien (Erkrankungen der Gallenwege). Mitt. Grenzgeb. Med. u. Chir. **31**, 537 (1919). ~ Versuch einer Übersicht und einer Ordnung der Gallensteine des Menschen. Jena 1924. — NEUBAUER, O.: Hämatoporphyrinurie und Sulfonalvergiftung. Wien. Arch. inn. Med. **18**, 365 (1929). — NEUMAYR, A., O. PARZER u. H. VETTER: Zur Problematik der Bromsulphalein-Clearance als Leberfunktionsprüfung. Dtsch. med. Wschr. **79**, 1039 (1954). — NEWMAN, C. E.: Beitrag zum Studium der Gallenniederschlags- und Gallensteinbildung. Beitr. path. Anat. **86**, 187 (1931).

OGATA, T.: Beiträge zur experimentell erzeugten Lebercirrhose und zur Pathogenese des Ikterus mit spezieller Berücksichtigung der Gallencapillaren bei der Unterbindung des Ductus choledochus und der Ikterogenvergiftung. Beitr. path. Anat. **55**, 236 (1913). — OGAWA, T.: Über den Einfluß verschiedener Hormone auf die Wasserstoffionenkonzentration der Galle. Fol. endocrin. jap. **13**, 28 (1937). — OHNO, Y.: Zur Frage der Pathogenese des Ikterus. Med. Klin. **1927 II**, 1639. — OKA, T.: Zur Pathogenese des Toluylendiaminikterus. Klin. Wschr. **1935 I**, 861. — OLIVA, G., M. PESCARMONA e F. OMAGLIA: Studi sul metabolismo del l'ammoniaca. Arch. Sci. med. **63**, 283 (1937). — OSBORNE, S. L., F. S. GRODINS, L. GOLDMANN and A. C. IVY: The effect of hyperpyrexia on the secretion and flow of bile. Amer. J. Physiol. **132**, 32 (1941).

PARKOU, C. J., u. M. CAHANE: Diminution du calcium biliaire dans la tétanie expérimentale. Bull. Sect. Endocrin. Soc. roum. Neur. etc. **3**, 111 (1937). — PASCHKIS, K.: Über die Leberfunktionsprüfung mit Farbstoffen. Z. exper. Med. **54**, 237 (1927). — PATRASSI, G.: Konstitutionell-familiäre und erworbene Cholämie. Z. klin. Med. **142**, 285 (1943). — PATTERSON, P. R., J. F. DINGMAN, H. SHWACHMAN and G. W. THORN: Choleretic action of cortisone. New England J. Med. **251**, 502 (1954). — PAVEL, J.: Über die durch Spasmen am ODDIschen Sphinkter verursachten Ikterusfälle. Wien. klin. Wschr. **1934 II**, 1485. ~ Les Ictères. Bukarest 1943. — PEARLMAN, W. H., and A. E. RAKOFF: A note on the estrogens in the bile of pregnant women. Endocrinology **44**, 199 (1949). — PEDERSEN, K. O., u. J. WALDENSTRÖM: Studien über das Bilirubin im Blut und Galle mit Hilfe von Elektrophorese und Ultrazentrifugierung. Z. physiol. Chem. **245**, 152 (1937). — PETERS, G., u. N. A. HARMANCI: Der intravenöse Hippursäuretest als Leberfunktionsprobe. Dtsch. med. Wschr. **1950**, 252. — PETROFF, J. R.: Untersuchungen über die Ablagerung kolloidaler Substanzen in der Leber. Z. exper. Med. **35**, 219 (1923). ~ Zur Frage nach der Speicherung des kolloidalen Silbers im RES. Z. exper. Med. **42**, 243 (1924). ~ Studien über Gallensekretion. Z. exper. Med. **45**, 418, 428 (1925). — PFUHL, W.: Physiologische Anatomie der Blutcapillaren. Z. Zellforsch. **20**, 390 (1934). ~ Über die funktionellen Beziehungen zwischen den Leberzellen und den KUPFFERschen Sternzellen. Anat. Anz. **86**, 273 (1938). — PFUHL, W., u. O. DIENSTBACH: Die Speicherung und Verarbeitung von kolloidalen Farbstoffen, Pigmenten und Lipoiden in der GOLGI-Substanz der Leberzellen. Z. Anat. **108**, 260 (1938). — PICHOTKA, J.: Tierexperimentelle Untersuchungen zur pathologischen Histologie des akuten Höhentodes. Beitr. path. Anat. **107**, 117 (1942). — PICK: Wien. klin. Wschr. **1894**. — PILZECKER, A.: Gallenuntersuchungen nach Phosphor- und Arsenvergiftung. Z. physiol. Chem. **41**, 157

(1904). — PLATTNER, P.: Zur Frage der Ausscheidung saurer Farbstoffe durch die Leber. Pflügers Arch. **206**, 91 (1924). — POPPER, H.: Significance of agonal changes in the human liver. Arch. of Path. **46**, 132 (1948). — POPPER, H., M. FRANKLIN, F. STEIGMANN and D. D. KOZOLL: Relation between structural and functional alterations of the liver. J. Labor. a. Clin. Med. **32**, 318 (1947). — POPPER, H., u. L. GERZNER: Über den Bakterienübertritt in die Galle. Z. klin. Med. **128**, 547 (1935). — POPPER, H., u. F. SCHAFFNER: Laboratory diagnosis of liver disease. J. Amer. Med. Assoc. **150**, 1367 (1952). — POPPER, H., F. STEIGMANN and P. B. SZANTO: Quantitative correlation of morphologic liver changes and clinical tests. Amer. J. Clin. Path. **19**, 710 (1949). — POPPER, H. L.: Bedeutung des Eindringens von Pankreassaft in die Gallenwege. Bruns' Beitr. **164**, 125 (1936). ~ Pankreassaft in den Gallenwegen. Arch. klin. Chir. **175**, 660 (1933). ~ Die Pathogenese der akuten Pankreaserkrankung. Wien. klin. Wschr. **1934 I**, 295. — POSSELT, A.: Beziehungen zwischen Leber, Gallenwegen und Infektionskrankheiten. Erg. Path. **25**, 492 (1931). — POTTER, M. G.: Observations of the gall bladder and bile during pregnancy at term. J. Amer. Med. Assoc. **1936**, 1070. — PRIBRAM, B. O. C.: Postcholecystectomy syndromes. J. Amer. Med. Assoc. **129**, 344 (1951). — PULASKI, E. J., and M. H. FUSILLO: Gallbladder bile concentrations of the major antibiotics following intravenous administration. Surg. etc. **100**, 571 (1955).

QUATTRIN, N.: The intermediate constitutional haemolytic jaundices. Acta med. scand. (Stockh.) **138**, 381 (1950). ~ Le attuali concezioni di fisio-semiopatologia biliare e gli itteri ereditari non emolitici. Medicina **1**, 41 (1951). — QUICK, A. J.: Clinical value of the test for hippuric acid in case of disease of the liver. Arch. Int. Med. **57**, 544 (1936). ~ The normal antithrombin of the blood and its relation to heparin. Amer. J. Physiol. **123**, 712 (1938). — QUIN, J. L.: Onderstepoort J. vet. Sci. **1**, 501 (1933).

RABL, R.: Zur Morphologie der Gallenwege in der Leber beim mechanischen Ikterus. Beitr. path. Anat. **86**, 135 (1931). — RAO, K.: Die Beziehungen des Mangans zu Leberveränderungen. Beitr. path. Anat. **87**, 599 (1931). — RAUE, F.: Die Albuminocholie und ihre differential diagnostische Bedeutung. Klin. Wschr. **1923**, 741. — RAVDIN, I. S., C. G. JOHNSTON, C. RIEGEL and S. L. WRIGHT: A study of human liver bile after release of common duct obstruction. J. Clin. Invest. **12**, 659 (1933). — RAY, A., A. VAN OMMEN, and CH. H. BROWN: Obstructive type jaundice due to Chlorpromazine (Thorazine). J. Amer. Med. Assoc. **157**, 321 (1955). — REID, ST. E.: Effect of pancreatic juice on the gall bladder. Surg. etc. **89**, 160 (1949). — REIN, H.: Einführung in die Physiologie des Menschen. Berlin: Springer 1943. — REINHOLD, J. G., L. K. FERGUSON and A. HUNSBERGER: The composition of human gallbladder bile and its relationships to cholelithiasis. J. Clin. Invest. **16**, 367 (1937). — REMDE, W.: Über eine spezifische Hautreaktion bei Gallensteinträgern. Z. inn. Med. **6**, 201 (1951). — RETZLAFF, K.: Experimentelle und klinische Beiträge zur Pathologie des Ikterus. Z. exper. Med. **33/34**, 133 (1923). — RICH, A. R.: The pathogenesis of the forms of jaundice. Bull. Johns Hopkins Hosp. **47**, 338 (1930). — RIEGEL, C., D. G. CALDER and I. S. RAVDIN: Changes in cholesterol content of hepatic bile subjected to gall-bladder activity. Amer. J. Physiol. **129**, 271 (1940). — RIEGEL, C., I. S. RAVDIN and C. G. JOHNSTON: Studies of gall bladder function. IV. The absorption of bile salts and cholesterol from the bile-free bladder. Amer. J. Physiol. **99**, 656 (1932). — RIGLER, L. G., and H. W. MIXER: Cholangiography and biliary regurgitation. Radiology **48**, 463 (1947). — RIMINGTON, C.: A liver poison with unusual properties. Lancet **1955 I**, 772. — RISSEL, E.: Zur Frage der Bilirubinausscheidung und der Nierenfunktion beim Ikterus. Wien. klin. Wschr. **1939**, 873. — RISSEL, E., u. F. WEWALKA: Papierchromatische Untersuchungen über freie Aminosäuren im Duodenalsaft. Klin. Wschr. **1952 II**, 1065, 1069. — RÖSSLE, R.: Entzündungen der Leber. In Handbuch der speziellen pathologischen Anatomie, Bd. V/1. Berlin: Springer 1930. ~ Akute Krankheiten des Leberparenchyms. Jkurse ärztl. Fortbildg **33**, 1 (1942). ~ Über die serösen Entzündungen der Organe. Virchows Arch. **311**, 252 (1944). — ROGER: Physiologie normale et pathol. du foie. Paris 1922. — ROHOLM, K., u. N. B. KRARUP: Histopathology of the liver in obstruction jaundice, examined by aspiration biopsy. Acta med. scand. (Stockh.) **108**, 48 (1941). — ROHOLM, K., N. B. KRARUP u. P. IVERSEN: Aspirationsbiopsie der Leber. Erg. inn. Med. **61**, 635 (1942). — ROSENTHAL, F.: Die Galle. In Handbuch der normalen und pathologischen Physiologie, Bd. III/2. Berlin: Springer 1927. ~ Das Problem der Bildungsstätten des Gallenfarbstoffes. Klin. Wschr. **1932 I**, 441. ~ Krankheiten der Leber und der Gallenwege. Berlin: Springer 1934. — ROSENTHAL, F., u. M. v. FALKENHAUSEN: Untersuchungen über die Möglichkeit einer Funktionsprüfung der Leber mit gallefähigen Farbstoffen. Berl. klin. Wschr. **1921 II**, 1293. ~ Beiträge zur Physiologie und Pathologie der Gallensekretion. Arch. exper. Path. u. Pharmakol. **98**, 321 (1923). — ROSENTHAL, F., M. v. FALKENHAUSEN u. H. FREUND: Weitere Beiträge zur Physiologie und Pathologie der Gallensäurensekretion beim Menschen. V. Über das Phänomen der Umkehr der Gallensäurenrelation in der Galle von Leberkranken. Arch. exper. Path. u. Pharmakol. **111**, 170 (1926). — ROSENTHAL, F., u. H. LICHT: Die Resorption der Gallensäuren in der normalen und entzündeten Gallenblase. Klin. Wschr. **1928**, 1952. — ROSENTHAL, F., u. K. MEIER: Über den Reaktionstypus des Gallenfarbstoffes und über die quantitativen Verhältnisse von Bilirubin und Cholesterin im Blut bei verschiedenen Ikterusformen. Arch. exper. Path. u. Pharmakol. **91**, 246 (1921). — ROSENTHAL, F., u. L. WISLICKI: Gallensäurestudien am ikterischen Menschen. Klin. Wschr. **1927**, 781. — ROSENTHAL, F., L. WISLICKI u. E. MELCHIOR: Das Krankheitsbild des Cholaskos, zugleich ein Beweis für die Existenz einer echten Cholämie. Z. exper. Med. **54**, 795 (1927). — ROSENTHAL, F., u. K. ZINNER: Gallensäureausscheidung bei Leberkrankheiten. Klin. Wschr. **1932 II**, 1664. — ROSENTHAL, S. M.: J. of Pharmacol. **19**, 385 (1922). ~ The liberation of adsorbed substances from proteins. A function of the bile salts. J. of Pharmacol. **25**, **449** (1925). — ROUS, P., and PH. D. MCMASTER: Physiological causes for the varied character of stasis bile. J. of Exper. Med. **34**, 75 (1921). — ROVSING, TH.: Zur Beurteilung und Wertschätzung NAUNYNS und anderer Infektionstheorien bezüglich der Pathogenese der Gallensteinkrankheit. Acta chir. scand. (Stockh.) **56**, 207 (1923). — ROYER, M.: Bilirubin and urobilin content of bile obtained by duodenal drainage. Normal values and values for patients with cholecystitis. Arch. Int. Med. **64**, **445** (1939). — ROZENDAAL, H. M., M. W. COMFORT and A. M. SNELL: Slight and latent jaundice. J. Amer. Med. Assoc. **104**, 374 (1935). — RUHBAUM, W., u. W. MATHEJA: Leberfunktionsproben bei latenter Leberschädigung. Vergleich der Belastungen mit Bilirubin, Lävulose und Galaktose nach abgeklungenem Icterus catarrhalis. Klin. Wschr. **1934 II**, 1568. — RUPPERT, F.: Die klinische Bedeutung der alkalischen Phosphatase zur Beurteilung von Lebererkrankungen. Ärztl. Labor. **2**, 342 (1956).

SATKE, O.: Akute Leberatrophie ohne Ikterus. Wien. klin. Wschr. **1940 I**, 145. — SCAGLIONI, C.: Il comportamento del calcio nel sangue, nell'orina e nella bile di animali portatori die fistola biliare dopo carico di vitamino C. Giorn. Clin. med. **20**, 1160 (1939). — SCHADE, H.: Konkremente. Kolloidchem. Beih. **46**, 311 (1937). — SCHAEFER, W.: Zur Physiologie und Pathologie der Gallenblase in Schwangerschaft, Geburt und Wochenbett unter besonderer Berücksichtigung der Steinentstehung in dieser Periode. Arch. Gynäk. **150**, 696 (1932). — SCHAFFNER, F., H. POPPER and F. STEIGMANN: The significance of bilirubin partition in hepatobiliary diseases. Amer. J. Med. Sci. **219**, 307 (1950). — SCHALTENBRAND, G.: Über einen Fall von Chorea mit Lebercirrhose. Dtsch. Z. Nervenheilk. **91**, 174 (1926). — SCHEUNERT, G.: Die Morphologie des experimentellen Stauungsikterus. Beitr. path. Anat. **86**, 455 (1931). — SCHIFF, L.: Differential diagnosis of jaundice. Chicago 1946. — SCHIFF, M.: Gallenbildung, abhängig von der Aufsaugung der Gallenstoffe. Pflügers Arch. **3**, 598 (1870). — SCHMID, R.: Glukuronsäure-konjugiertes Bilirubin, das „direkt reagierende" Bilirubin in Serum, Harn und Galle. Schweiz. med. Wschr. **1956**, 775. ~ Direct reacting Bilirubin. Bilirubin-Glucuronide, in Serum, Bile and Urine. Science (Lancaster, Pa.) **124**, 76 (1956). — SCHMIDT, A., u. STRASSBURGER: Fäces des Menschen. Berlin 1915. — SCHMIDT, C. R., J. M. BEAZELL, A. J. ATKINSON and A. C. IVY: The effect of therapeutic agents on the volume and the constituents of bile. Amer. J. Digest. Dis. **5**, 613 (1938). — SCHMIDT, W.: Ikterus und Leberbefunde bei Fleckfieber. Virchows Arch. **311**, **173** (1944). — SCHNEDORF, J. G., u. TH. G. OHR: The effect of anoxemia and oxygen therapy upon the flow of bile and urine in the nembutalised dog. II. Its possible relation to the hepatorenal syndrome. Amer. J. Digest. Dis. a. Nutrit **8**, 356 (1941). — SCHÖNBAUER, L.: Die Fermente in ihrer Beziehung zu gewissen Erkrankungen der Gallenblase und zum Ileus. Arch. klin. Chir. **130**, 427 (1924). — SCHÖNDUBE, W.: Über Dysfunktionen stein- und entzündungsfreier Gallenblasen. Z. klin. Med. **109**, **447** (1928). ~ Zur Differenzierung der Gallenwegsdyskinesien. Z. klin. Med. **135**, 542 (1939). ~ Über die interne Behandlung des Gallenwegsleidens. Dtsch. med. Wschr. **1950**, 997. ~ Die Erkrankungen der Gallenwege. Stuttgart: Ferdinand Enke 1956. — SCHÖNHEIMER, R., E. ANDREWS u. L. HRDINA: Über das Auftreten ungekuppelter Gallensäuren in menschlicher Galle. Z. physiol. Chem. **208**, 182 (1932). — SCHOTTMÜLLER: Cholangitis lenta. Münch. med. Wschr. **1921 II**, 1667. — SCHOTTMÜLLER u. BINGOLD: Die septischen Erkrankungen. In Handbuch der inneren Medizin, 2. Aufl., Bd. I. Berlin: Springer 1925. — SCHUBOTHE, H., u. H. W. ALTMANN: Kältehämagglutinine als Ursache hämolytischer Anämien. Z. klin. Med. **146**, 428 (1950). — SCHULZ, W., u. H. VOTH: Experimentelle Untersuchungen über die Leber-Galle-Passage von „Protocid". Z. exper. Med. **118**, 169 (1952). — SCHWIEGK, H.: Physiologie und funktionelle Pathologie der Leber. In Handbuch der inneren Medizin. Berlin: Springer 1938. ~ Physiologie und funktionelle Pathologie der Leberdurchblutung. Verh. dtsch. Ges. Verdgs- usw. Krkh. **15**, 85 (1950). — SECKEL, H. P. G.: The influence of various physiological substances on the glycogenesis of surviving rat liver. Endocrinology **23**, 751 (1938). — SELBERG, W.: Die pathologische Anatomie der Cholangitis. Verh. dtsch. Ges. Verdgs- usw. Krkh. **17**, 230 (1953). — SEYDERHELM, R., u. TAMANN: Über die Blutmauserung. I. Z. exper. Med. **57**, 641 (1927). ~ II. Über die Beeinflussung der Gallenfistelanämie durch Bestandteile der Galle. Z. exper. Med. **66**, 557 (1929). ~ III. Über die Gallenfistelanämie des wachsenden Hundes und ihre

Beeinträchtigung durch Kastration. Z. exper. Med. **66**, 557 (1929). — SHAFIROFF, B. G. P., H. DOUBILET, I. S. BARCHAM and Co TUI: The effect of intrahepatic pressure on bile resorption during obstructive jaundice. Amer. J. Physiol. **141**, 480 (1944). — SHAFIROFF, B. G. P., H. DOUBILET and W. RUGGIERO: Bilirubin resorption in obstructive jaundice. Proc. Soc. Exper. Biol. a. Med. **42**, 203 (1939). — SHERLOCK, SH., and V. WALSHE: Hepatic alkaline phosphatase: histological and microchemical studies on liver tissue in normal subjects and in liver and in bone disease. J. of Path. a. Bacter. **59**, 615 (1947). ~ Blood cholates in normal subjects and in liver disease. Clin. Sci. **6**, 223 (1948). — SHIMADA, Y.: Studies on the bile pigments in bile. Igaku Kenkyuu (Acta medica) **24**, 81, 87 (1954). — SHMULEVICH, M. G.: The activity of cerebral cortex in relation to the functioning of visceral organs. VIII. The effect of functional disturbance of higher nervous activity on bile secretion. Fiziol. Ž. **25**, 919 (1938). Ber. Physiol. **115**, 84 (1938). — SIEDE, W.: Chemotherapeutische Erfolge bei Gallenwegserkrankungen. Klin. Wschr. **1941**, 920. — SIEDE, W., u. G. A. HOPPMANN: Die Ausscheidung von Sulfonamidverbindungen mit der Galle als experimentelle Grundlage der Chemotherapie der entzündlichen Erkrankungen der Gallenwege. Verh. dtsch. Ges. Verdgs- usw. Krkh. **7**, 161 (1943). — SIEDEL, W.: Chemie und Physiologie des Blutfarbstoff-Abbaues. Ber. dtsch. chem. Ges. **77**, 21 (1944). — SIEGMUND, H.: Selbständige intrahepatische Cholangitis. Beitr. path. Anat. **87**, 425 (1931). ~ Veränderungen der Leber beim Icterus epidemicus. Virchows Arch. **311**, 180 (1943). — SIPERSTEIN, M. D., F. M. HAROLD, I. L. CHAIKOFF and W. G. DAUBEN: Bilary end-products of cholesterol metabolism. J. of Biol. Chem. **210**, 181 (1954). — SMITH, H. P., and G. H. WHIPPLE: Bile salt metabolism. IX. Eck fistula modifies bile salt output. J. of Biol. Chem. **89**, 739 (1930). — SMYTH, F. S., and G. H WHIPPLE: Bile salt metabolism. I. Influence of chloroform and phosphorus on bile fistula dogs. J. of Biol. Chem. **59**, 623, 637, 647, 655 (1924). — SNAPE, W. J., M. H. FRIEDMAN and J. E. THOMAS: The assay of cholecystokinin and the influence of vagotomy on the gall bladder response. Gastroenterology **10**, 496 (1948). — SNAPP, F. E., M. GUTMANN and A. C. IVY: The experimental production of jaundice of the direct reacting type by the injection of a preparation of direct reacting bilirubin. J. Labor. a. Clin. Med. **32**, 321 (1947). — SNELL, A. M., S. H. GREENE and L. G. ROWNTREE: Diseases of the liver. VII. Further studies in experimental obstruction jaundice. Arch. Int. Med. **40**, 471 (1927). — SOFFER, L. Y., and M. PAULSON: Residual hepatic damage in catarrhal jaundice as determined by the bilirubin excretion test. Arch. Int. Med. **53**, 809 (1934). — SOKAL, G., F. SCHMID u. A. H. HÖRDER: Die Antithrombinaktivitäten des Plasmas bei Lebererkrankungen und Verschlußikterus. Klin. Wschr. **1955**, 934. — SPITZMÜLLER, I.: Beitrag zur Frage der Diazoreaktion des Serumbilirubins mit besonderer Berücksichtigung der Beziehungen zwischen direkter Diazoreaktion und morphologischen Leberveränderungen. Inaug.-Diss. Freiburg 1952. — STADELMANN, E.: Toluylendiamin und seine Wirkung auf den Tierkörper. Ein Beitrag zur Lehre vom Ikterus. Arch. exper. Path. u. Pharmakol. **14**, 231, 422 (1881). — STARLING, E. H.: The influence of mechanical factors on lymph production. J. of Physiol. **16**, 224, 230 (1894). — STEFANINI, M.: The hemorrhagic diathesis of liver dysfunction and obstructive jaundice. Proc. Int. Soc. Haematol. **1950**, 483. — STEIGMANN, F., K. A. MEYER and H. POPPER: Severe interference with bile flow in primary hepatitis. Arch. Surg. **59**, 101 (1949). — STEIN, A. A,. and A. W. WRIGHT: Hepatic pathology in jaundice due to chlorpromazine. J. Amer. Med. Assoc. **161**, 508 (1956). — STENHAGEN, E., and T. TEORELL: Electrophoretic behaviour in nucleic acid-protein mixtures. Nature (Lond.) **141**, 415 (1938). — STEPP, W.: Über das Verhalten des Blutcholesterins beim Ikterus. Beitr. path. Anat. **69**, 233 (1921). — STERN, F.: Die epidemische Encephalitis. Berlin: Springer 1928. — STERN, R.: Über das Auftreten von Oxyhämoglobin in der Galle. Virchows Arch. **123**, 33 (1891). — STICH, W.: Stercobilinurie bei Botriocephalus-Perniciosa. Klin. Wschr. **1946/47**, 177. ~ Klinische Untersuchungen zur Unterscheidung von Stercobilin und Urobilin mit der Pentdyopentreaktion. Klin. Wschr. **1948**, 365. — STIEFEL, G. E., H. J. SULZER, B. JASINSKI, H. MÄRKI u. F. WUHRMANN: Neuere Gesichtspunkte zur Beurteilung der sogenannten „vegetativen Dystonien“ und verwandter Krankheitszustände in der Praxis. Schweiz. med. Wschr. **1954**, 635. — STOCKER, H.: Die Dyskinesie der Gallenwege als Wegbereiterin der akuten Pankreasnekrose. Dtsch. Z. Chir. **237**, 498 (1932). — STOLZER, B. W., G. MILLER, W. A. WHITE and M. ZUCKERBROD: Postasenical obstructive jaundice complicated by xanthomatosis and diabetes mellitus. Amer. J. Med. **9**, 124 (1950). — STRANSKY, E.: Untersuchungen über die Pharmakologie der Gallensekretion. Z. exper. Med. **77**, 807 (1931). — STRASSER, U.: Zur Bewertung der Bilirubinbelastungsprobe nach v. BERGMANN-EILBOTT. Wien. Arch. inn. Med. **31**, 267 (1937). — STRISOWER, R.: Beiträge zur Frage des Ikterus mit besonderer Berücksichtigung der Duodenalsaft- und Serumuntersuchung. Wien. Arch. inn. Med. **3**, 153 (1922). — STROEBE, F.: Zur Klinik und Stoffwechselpathologie der latenten Hepatopathien. Z. klin. Med. **119**, 564 (1932). ~ Spezielle Pathologie der Leberkrankheiten. In Handbuch der inneren Medizin, Bd. III/2. Berlin: Springer 1938.

TADA, Y.: Experimentelle Untersuchungen über die Ausscheidungsstelle der Farbstoffe in der Leber. In J. MATSUO, Biologische Untersuchungen über Farbstoffe. Kyoto 1934. — TAKEGAWA, E.: Experimentelle Untersuchungen über den Zucker in der Galle. Nagasaki Igakkwai Zasshi **16**, 2041 (1938). — TAKÓ, J.: Über dissoziierten Ikterus. Klin. Wschr. **1942 II**, 776. — TALAFANT, E.: Properties and composition of the bile pigment giving a direct diazoreaction. Nature (Lond.) **178** (1956). — TANAKA, T.: Einfluß der Milz auf die Gallen- und Gallensäureausscheidung. J. of Biochem. **18**, 369 (1933). — TANIGUCHI, K.: Experimentelle Untersuchungen über den Bildungsort des Bilirubins. Arch. exper. Path. u. Pharmakol. **130**, 37 (1928). — TANTURI, C. A., and A. C. IVY: A study of the effect of vascular changes in the liver and the excitation of its nerve supply on the formation of bile. Amer. J. Physiol. **121**, 61 (1937). ~ On the existence of secretory nerves in the vagi for and the reflex excitation and inhibition of bile secretion. Amer. J. Physiol. **121**, 270 (1938). — TERAOKA, M.: Bedeutung der Gallensäuren im Kohlenhydratstoffwechsel. Biochem. Z. **249**, 95, 115 (1932). — THANNHAUSER, S. J.: Lehrbuch des Stoffwechsels und der Stoffwechselkrankheiten. München: J. F. Bergmann 1929. ~ Lipidoses. New York: Oxford University Press 1950. — THANNHAUSER, S. J., u. E. ANDERSEN: Methodik der quantitativen Bilirubinbestimmung im menschlichen Serum. Dtsch. Arch. klin. Med. **137**, 179 (1921). — THANNHAUSER, S. J., and M. MAGENDANTZ: The different clinical groups of xanthomatous dieseases. A clinical physiological study of 22 cases. Ann. Int. Med. **11**, 1662 (1938). — THANNHAUSER, S. J., u. H. SCHABER: Über die Beziehungen des Gleichgewichtes Cholesterin und Cholesterinester im Blut und Serum zur Leberfunktion. Klin. Wschr. **1926**, 252. — THIESSEN, N. W., and R. H. HANZAL: The effect of partial obstruction of the common bile duct. Surg etc. **72**, 854 (1941). — THOMPSON, H. E., and B. L. WYATT: Experimental induced jaundice (hyperbilirubinemia). Report on animal experimentation and of the physiological effect of jaundice in patients with atrophic arthritis. Arch. Int. Med. **61**, 481 (1938). — THOREK, P.: Jaundice. J. Amer. Med. Assoc. **141**, 767 (1949). — THUDICHUM, J. W. L.: Über den chemischen Prozeß der Gallensteinkrankheit beim Menschen und in Tieren. Virchows Arch. **156**, 384 (1899). — THURNHER, B., u. M. WENZL: Über den Einfluß der abdominalen Vagektomie auf die Funktion der extrahepatischen Gallenwege. Wien. Z. inn. Med. **30**, 457 (1949). — TORINOUMI, R.: Über den Bau und die formale Genese der Gallensteine. Mitt. Grenzgeb. Med. u. Chir. **37**, 385 (1924). — TUCKWELL, E. G.: The concentration of penicillin in bile. Proc. Roy. Soc. Med. **40**, 654 (1947).

UEYAMA, H.: Über die Beziehungen zwischen Bilirubinämie und Gallencapillaren, besonders über das Verhalten der Gallencapillaren bei verschiedenen Ikterusformen. Mitt. med. Ges. Chiba **18**, 66 (1940) [japanisch]. Ref. Kongreßzbl. inn. Med. **107**, 284 (1941). — UMBER, F.: Erkrankungen der Leber, der Gallenwege und des Pankreas. In Handbuch der inneren Medizin, Bd. III/2. Berlin: Springer 1926. ~ Zur Diagnose und Behandlung der Krankheiten der tieferen Gallenwege. Dtsch. med. Wschr. **1929 II**, 2167. ~ Erkrankungen der steinfreien Gallenwege und ihre Folgen. Ver. dtsch. Ges. inn. Med. **44**, 289 (1932). — URBAN, H.: Ittero artificiale contra la sclerosi disseminata. Riv. Neur. **19** (1949). ~ Künstliche Gelbsucht zur Behandlung von Bewegungsstörungen zentralen Ursprungs. Wien. Z. Nervenheilk. **2**, 349 (1949).

VANNOTTI, A., u. A. DELACHAUX: Der Eisenstoffwechsel und seine klinische Bedeutung. Basel: Benno Schwabe & Co. 1942. — VARELA FUENTES, B.: La bilirubine extractible par l'ether. Acta med. scand. (Stockh.) **138**, 65 (1950). — VARELA FUENTES, B., E. APOLO et C. VIANA: Resultate mit der neuen Methode zur getrennten Bestimmung des direkten und indirekten Bilirubins in ikterischen Seren. C. r. Soc. Biol. Paris **108**, 1014 (1931). — VARELA FUENTES, B., et J. VARELA-LOPEZ: Le tubage duodénal dans les ictères par altération primitive du parenchyme hépatique: ictères hépatocytiques. Arch. des Mal. Appar. digest. **40**, 979 (1951). ~ La signification de la bile rouge obtenue pendant le sondage duodénal. Presse méd. **1951**, 1126. — VARELA FUENTES, B., et C. VIANA: A propos d'une nouvelle forme de bilirubine indirecte du serum ictérique, la bilirubine éthéro-extractible. C. r. Soc. Biol. Paris **114**, 786 (1933). ~ De la nature de bilirubine éthéro-extractible de quelques sérums ictériques. C. r. Soc. Biol. Paris **114**, 789 (1933). ~ Les courbes de la bilirubine séparée dans les ictères catarrhaux. C. r. Soc. Biol. Paris **118**, 927 (1935). — VARELA-LOPEZ, J., B. VARELA FUENTES et G. MARTINEZ PRADO: Les cinq temps du tubage duodénal normal et leurs modifications dans les cholécysto-cholangiopathies. Arch. des Mal. Appar. digest. **39**, 797 (1950). — VERNE, J., et J. M. VERNE: Modifications histologiques précoces observées à la suite de la dérivation biliaire. Presse méd. **1940 II**, 918. — VOEGT, H.: Pathologische Anatomie der Hepatitis contagiosa. Klin. Wschr. **1943**, 318. — VOIT, G.: Zur Frage des Überganges der chronischen Hepatitis epidemica in einen hämolytischen Ikterus. Klin. Wschr. **1948**, 176. — VOLHARD, E.: Zur Entstehung der Hepatitis serosa. Zbl. inn. Med. **63**, 349 (1942).

WACHSTEIN, M., u. F. G. ZAK: Histochemical distribution of alkaline phosphatase in the dog liver after experimental biliary obstruction. Proc. Soc. Exper. Biol. a. Med. **62**,

73 (1946). ~ Alkaline Phosphatase in experimental biliary cirrhosis. Amer. J. Clin. Path. **20**, 99 (1950). — WAGGONER, R. W., u. N. MALAMUD: J. Nerv. a. Ment. Dis. **96**, 410 (1942). — WAGNER, B.: Extrapyramidale Erkrankungen und latente Leberschäden. Inaug.-Diss. Freiburg 1953. — WAKABAYASHI, E.: Über die Farbstoffausscheidung bei experimenteller Leberstörung. In MATSUO, Untersuchungen über Farbstoffe. Kyoto 1934. — WANG, C. C., and M. I. GROSSMAN: Non excretion of serum alkaline phosphatase by the liver and the pancreas of normal dogs. Amer. J. Physiol. **156**, 256 (1949). — WATSON, C. J.: Studies of urobilinogen. Arch. Int. Med. **59**, 206 (1937). ~ Proc. Soc. Exper. Biol. a. Med. **49**, 647 (1942). ~ Some newer concepts of the natural derivations of hemoglobin. J. of Haematol. **1**, 99 (1946). ~ The pyrrol pigments and hemoglobin metabolism. Minnesota Med. **39**, 294, 403, 467 (1956). ~ Die Urobilin- und Urobilinogen-Gruppe. Symposion über Pathologie, Diagnostik und Therapie der Leberkrankheiten. Freiburg 1956. — WATSON, C. J., V. HAWKINSON, R. B. CAPPS and E. M. RAPPAPORT: Studies of coproporphyrin. IV. J. Clin. Invest. **38**, 621 (1949). — WATSON, C. J., and F. W. HOFFBAUER: The problem of prolonged hepatitis with particular reference to the cholangiolitic type and to the development of cholangiolitic cirrhosis of the liver. Ann. Int. Med. **25**, 195 (1946). — WATSON, C. J., and E. A. LARSON: The urinary coproporphyrins in health and disease. Physiologic. Rev. **27**, 478 (1947). — WEISMAN, R. E., and J. R. McDONALD: Cholecystitis. Arch. of Path. **45**, 639 (1948). — WEISSBECKER, L.: Leber und Steroidstoffwechsel. Verh. dtsch. Ges. Endocrinol. **1953**. — WELTMANN, O., u. H. HÜCKEL: Untersuchungen über den Mechanismus der direkten und indirekten Bilirubinreaktion. Med. Klin. **1928 II**, 1393. — WERNER, L.: Über die Umwandlung der indirekten in die direkte Reaktion der Gallenfarbstoffe im Serum nach H. v. D. BERGH. Münch. med. Wschr. **1943**, 267. — WERNER, S. C., F. M. HANGER and R. A. KRITZLER: Jaundice during methyl-testosterone therapy. Amer. J. Med. **8**, 325 (1950). — WERTHEIMER, E., et L. LEPAGE: Arch. Physiol. norm. et path. **1897**, 363; **1898**, 334; **1899**, 259. — WESPI, H.: Experimentelle Untersuchungen über die Beeinflussung der Bilirubinausscheidung im Urin durch Gallensäure. Klin. Wschr. **1935 II**, 1820. — WESTPHAL, K.: Muskelfunktion, Nervensystem und Pathologie der extrahepatischen Gallenwege. Z. klin. Med. **96**, 22 (1923). ~ Die durch Dyskinesien der Ausführungsgänge bedingten Pankreasfermentschädigungen an den Gallenwegen und der Leber. Z. klin. Med. **109**, 55 (1928). — WESTPHAL, K., F. GLEICHMANN u. W. MANN: Gallenwegsfunktion und Gallensteinleiden. Z. klin. Med. **115**, 99, 329 (1931) und Berlin: Springer 1931. — WESTPHAL, U., u. P. GEDIGK: Über das Verhältnis von „direktem“ zu „indirektem“ Bilirubin. Z. physiol. Chem. **284**, 274 (1949). — WESTPHAL, U., H. OTT u. P. GEDIGK: An welche Komponenten der Serumproteine ist das Bilirubin gebunden? Z. physiol. Chem. **285**, 200 (1950). — WHIPPLE, G. H., and H. P. SMITH: Bile salt metabolism. VIII. Liver injury and liver stimulation. J. of Biol. Chem. **89**, 727 (1930). — WIEMER, P.: Direkte und indirekte Diazoreaktion im Blutserum. Dtsch. Arch. klin. Med. **151**, 154 (1926). — WILDHIRT, E.: Hyperbilirubinämie und erworbener hämolytischer Ikterus nach Hepatitis. Zweites Kolloquium über Leberkrankheiten. Bad Bertrich 1955. — WILKEN, W.: Lassen sich Gallensäuren im Urin Gesunder nachweisen? Klin. Wschr. **1937 II**, 1350. — WITH, TH. K.: Über die sog. direkte Diazoreaktion des Serumbilirubins und ihre quantitative Messung. Z. physiol. Chem. **278**, 130 (1943). ~ Bilirubin and urobilinoid content of human bile. Acta med. scand. (Stockh.) **122**, 513 (1945). ~ The pathogenesis and different forms of jaundice. Acta med. scand. (Stockh.) **128**, 25 (1947). ~ On jaundice. Acta med. scand. (Stockh.) Suppl. **234**, 331 (1949). ~ The Biology of the Bile Pigments. Kopenhagen: Arne Frost Hansen 1954. ~ Note on the pathogenesis of jaundice. Acta med. scand. (Stockh.) **152**, 239 (1955). ~ Über Lippia-Ikterus und andere Formen von Ikterus infolge toxischer Lähmung der exkretorischen Leberfunktion. Symposion über Pathologie, Diagnostik und Therapie der Leberkrankheiten, Freiburg 1956. Berlin-Göttingen-Heidelberg: Springer 1957 — WITTE, S., u. P. DIRNBERGER: Plasmaantithrombin und Thrombininhibitor bei Leberparenchym- und Gallenwegskrankheiten. Klin. Wschr. **1955**, 705. — WITTKOWER: Über den Einfluß der Affekte auf den Gallenfluß. Klin. Wschr. **1928 II**, 2193. — WOLF, K.: Die quantitative Gallensäurenbestimmung in der Duodenalgalle in der klinischen Diagnostik. Inaug.-Diss. Freiburg 1951. — WOLLESEN, J. M.: Schwangerschaft und Gallensteinbildung. Bruns' Beitr. **173**, 368 (1942). — WOMACK, N. A., and L. C. RUSSEL: The persistence of symptoms following cholecystectomy. Ann. Surg. **126**, 31 (1946). — WRIGHT, A., and G. H. WHIPPLE: Bile cholesterol. Fluctuations due to diet factors, bile salt, liver injury and hemolysis. J. of Exper. Med. **59**, 411 (1934).

YAMAOKA, K.: Bile pigments. J. Jap. Soc. internat. Med. **42**, 531 (1953). — YAMAOKA, K., K. KOSAKA and S. ARIJI: Studies on the mechanism of bile pigment formation in vivo. I. On the correlation between the production of bile pigments and functions of the parenchymal cells of the liver. Acta Med. Okayama **8**, 84 (1952). — YAMAOKA, K., K. KOSAKA, T. SHIMAMURA and T. MIYAKE: Studies on the mechanism of bile pigment formation in vivo. II. On the process of intrahepatical production of bilirubin. Acta Med. Okayama **8**, 111 (1952). —

YAMAOKA, K., K. KOSAKA and Y. YAMAMOTO: Studies on the mechanism of bile pigment formation in vivo. III. On the transition of biliverdin and bilirubin in the bile of rabbits. Acta Med. Okayama **8**, 120 (1952). — YOSHIDA, T.: The pigment excreting function of the liver in experimental disturbances of the pancreas. Jap. J. Gastroenterol. **10**, 25 (1938). — YOSHIOKA, T.: Spectrochemical studies on bilirubinoids. III. Spectrochemical studies on the function of alcohol toward bilirubinoids. Igaku Kenkyuu (Acta medica) **24**, 88 (1954). — YUASA, D.: Beitrag zur Frage des Toluylendiaminikterus. Beitr. path. Anat. **79**, 713 (1928).

ZASLOW, J., and V. S. COUNSELLER: Sulfathiazole in the abnormal human biliary tract. Amer. J. Med. Sci. **214**, 68 (1947). — ZASLOW, J., T. H. HEWLETT and P. GOLDSMITH: The excretion and concentration of Aureomycin in the abnormal human biliary tract. II. Hepatic bile. Gastroenterology **16**, 479 (1950). — ZASLOW, J., T. H. HEWLETT and R. LORRY: The excretion and concentration of Aureomycin in the abnormal human biliary tract. I. Gallbladder. Gastroenterology **16**, 475 (1950). — ZORN: Über Typhus- und Parathyphusinfektion der Gallenwege. Mitt. Grenzgeb. Med. u. Chir. **42** (1931).

Die Pathologie der Ausscheidung des Colon.

Von

Hans Adolf Kühn-Lübeck

Bei der Besprechung der Störungen, die die ausscheidende Tätigkeit des Dickdarmes erleiden kann, sei wie auch im Abschnitt über die Orthologie der Colonsekretion zwischen Pathologie der Sekretion und Exkretion unterschieden.

I. Die Pathologie der Colonsekretion.

Das Colonsekret, das vornehmlich aus Schleim besteht (vgl. den vorstehenden Abschnitt über die Orthologie der Colonsekretion), wird bei manchen krankhaften Zuständen vermehrt abgesondert. Ein beträchtliches Ausmaß erreicht die Schleimsekretion bei der als *Colica mucosa* bekannten Dickdarmerkrankung, bei der anfallsweise große Mengen manchmal wasserreichen, meist jedoch wasserarmen zähen Schleimes in band- oder röhrenförmiger Gestalt, häufig in Form ganzer „Darmausgüsse" entleert werden. Gelegentlich sind darin sandartige Konkremente aus phosphorsaurem und kohlensaurem Kalk sowie abgestoßene verschleimte Drüsenepithelien enthalten.

Histologisch findet man eine Umbildung des Deckzellenbelages in Schleimzellen. Auch die Drüsenepithelien der Lieberkühnschen Krypten können sich in Schleimzellen umbilden[1]. Entzündliche Veränderungen pflegen zu fehlen.

Als Ursache der Erkrankung wird heute von den meisten Autoren eine vegetative Regulationsstörung mit Fehlsteuerung der Dickdarminnervation im Sinne einer „Sekretionsneurose" angenommen. (Deshalb die ältere Bezeichnung „Myxoneurosis intestinalis membranacea".) Häufig bieten die Kranken auch andere Zeichen der „vegetativen Dystonie". Die Erregung wird offenbar über parasympathische Nervenfasern vermittelt. Im Tierexperiment (Katze) läßt sich durch Reizung der Nn. erigentes eine starke Vermehrung der Schleimsekretion hervorrufen[2]. Die Erkrankung ist ohne Zweifel psychogen auslösbar und dementsprechend auch durch Psychotherapie zu heilen.

Die Abhängigkeit der Schleimsekretion von psychischen Faktoren ist durch die eingehenden Untersuchungen von Grace, Wolf und Wolff (1950, 1951) an Colonfistel-Trägern erwiesen[3]. Danach ist der Colonschleim dünnflüssig und spärlich in Zeiten seelischer Ruhe, dickflüssig, zäh und reichlich unter seelischem „Stress", d. h. bei Ärger, Groll und Furcht (über ähnliche Beobachtungen an der prolabierten Magenschleimhaut des Menschen wurde bereits früher von den gleichen Autoren berichtet)[4].

Es gibt aber auch Fälle von Colica mucosa, bei denen eine Allergie im Spiel ist, meistens wohl gegen bestimmte Nahrungsmittel[5]. Mogena (1935) konnte sogar in 30% seiner Fälle nutritive Allergene nachweisen. In solchen Fällen findet man reichlich Eosinophile, unter Umständen auch Charcot-Leydensche

---

[1] Kaufmann. zit. nach Lubarsch und Borchardt 1929.

[2] Wright, Florey und Jennings 1938.

[3] Vgl. auch Wener und Polonsky 1950. [4] Wolf und Wolff 1943.

[5] Kalk 1926, dort ältere Literatur.

Kristalle in den ausgestoßenen Schleimmassen. Die Schleimhaut zeigt bei der Röntgenuntersuchung stärker ausgeprägte entzündliche Veränderungen (während man bei den anderen Fällen nur das Bild der „Irritation" des Schleimhautreliefs findet)[1]. Gelegentlich zeigen solche Kranken auch andere allergische Reaktionen wie Asthma, Urticaria und Quinckesches Ödem, die ebenso wie die Erscheinungen von seiten des Dickdarms durch Antihistamine günstig zu beeinflussen sind[2]. Durch die Verknüpfung vegetativ-nervöser und allergischer ursächlicher Faktoren hat die Erkrankung in pathogenetischer Hinsicht vieles mit dem Asthma bronchiale gemeinsam.

Daß bei *Entzündungszuständen*, gleich welcher Ätiologie, die Schleimproduktion stark gesteigert sein kann, bedarf keiner besonderen Begründung. Die primären Veränderungen bei Entzündungen bakterieller Natur[3], bei toxischen Schleimhautschädigungen, auch bei Ausscheidungscolitiden (s. später) bestehen häufig allein in einer vermehrten Schleimsekretion. Dabei sieht man nicht selten eine ausgedehnte Umwandlung der Cylinderepithelien in Becherzellen; die entzündlichen Veränderungen wie Hyperämie und Leukocytenvermehrung erscheinen dagegen erst später in der Tiefe der Schleimhaut[4].

Auch bei langdauerndem Hunger wurde von SIEGMUND (1929) eine Vermehrung der Schleimzellen beschrieben. Dabei können Bilder wie bei der Colica mucosa entstehen, auch Eosinophile können vermehrt auftreten, ein Hinweis, daß man bei der differentialdiagnostischen Beurteilung dieser Zellen im Colonschleim Zurückhaltung üben muß.

Ob im Dickdarm auch eine „paralytische Sekretion" vorkommt, analog der Sekretionssteigerung des Dünndarms nach Durchtrennung der sympathischen Nervenfasern[5], ist nicht sicher bekannt. Ebensowenig, ob es Störungen der hormonalen Regulation der Colonsekretion gibt[6].

Eine Abnahme der Colonsekretion haben LIUM und PORTER (1939) bei durstenden Hunden beobachtet. Eine verminderte Schleimsekretion findet man bei schwerer Colitis, da dann die Schleim produzierenden Drüsen zerstört sind. Mangel an Schleim und vorwiegend blutig-seröser Charakter der Entleerungen ist deshalb bei ulcerösen Colitiden ein Zeichen für die Schwere und Bösartigkeit des Prozesses[7]. Ob eine Hemmung der Schleimsekretion auch unter anderen pathologischen Bedingungen, insbesondere bei bestimmten Allgemeinerkrankungen vorkommt, ist nicht bekannt (über die pharmakologische Beeinflussung der Colonsekretion vergleiche das Kapitel über die Physiologie). Zwar läßt sich durch Sauerstoffmangel bei Hunden eine Abnahme der Dünndarmsekretion und eine Veränderung der Zusammensetzung seines Sekrets hervorrufen[8], ein Effekt, der bis zu 60 Tagen anhalten kann[9], ob von dieser Sekretionshemmung auch die Dickdarmschleimhaut betroffen wird, ist indessen nicht bekannt.

Auf ein weiteres Sekretionsprodukt der Colonschleimhaut, das *Lysozym*, wurde bereits im Abschnitt über die Orthologie der Sekretion eingegangen. Dort wurde auch bereits die Frage seiner Bedeutung für die Entstehung der Colitis ulcerosa gestreift.

Im Tierversuch lassen sich mit großen Dosen Lysozym Ulcera in Magen und Dünndarm hervorrufen[10], und bei Beträufelung der prolabierten Dickdarmschleimhaut mit an Lysozym reicher Tränenflüssigkeit beobachteten GRACE und Mitarbeiter (1951) die Entwicklung entzündlicher Veränderungen wie Ödem und Hyperämie.

[1] KNOTHE 1932. [2] STERNE 1948. [3] REINER, SCHLESINGER und MILLER 1952.
[4] SIEGMUND 1929. [5] VALETTE und CAVIER 1950, BABKIN 1950, dort ältere Literatur.
[6] BABKIN 1950, vgl. auch den Abschnitt über die Physiologie der Colonsekretion.
[7] SCOSSA, VARRÓ und HETÉNYI 1955. [8] KHASEN 1940. [9] RASENKOW 1940.
[10] MEYER und Mitarbeiter 1947, 1949, WANG und Mitarbeiter 1950.

Für die Rolle des Lysozyms bei der Pathogenese der Colitis ulcerosa haben sich vor allem MEYER und Mitarbeiter[1] ausgesprochen, nachdem sie im Stuhl von Colitis-Kranken eine 27mal stärkere Aktivität dieses Enzyms als in normalen Stühlen gefunden hatten[1]. Noch höhere Werte (bis zum 200fachen) fanden RACHET und SARAZIN (1950), während im Speichel von Colitis-Kranken der gleiche Lysozymgehalt nachgewiesen wurde wie bei Normalpersonen. Interessant ist die Beobachtung, daß die Lysozym- wie auch die Schleimsekretion unter psychischer Erregung stark zunimmt[2]. Das haben vor allem GRACE und Mitarbeiter (1950) an Patienten mit einem Colonprolaps einwandfrei zeigen können. Bei einem dieser Kranken, bei dem häusliche Konflikte jedesmal einen Schub der Colitis auslösten, konnten sie im Verlauf der Psychotherapie beobachten, daß in der Colonschleimhaut sogar Petechien auftraten, wenn die ursächlich bedeutsamen Konflikte in der Aussprache berührt wurden. Das ist ein eindringlicher Hinweis auf die Bedeutung psychischer Faktoren für die Entstehung der Colitis ulcerosa, wenngleich hierin sicher nicht die einzige Ursache der Erkrankung gesucht werden darf[3]. Immerhin hat sich die Psychotherapie als eine der wirkungsvollsten Maßnahmen bei der Behandlung der Colitis ulcerosa erwiesen[4]. Die Vermutung liegt nahe, daß der psychische Stress auf dem Wege über die Erregung parasympathischer Zentren zu einer vermehrten Lysozymproduktion führt, wodurch die stärker durchblutete und gereizte Schleimhaut ihres Schleimschutzes beraubt wird. Daß man durch lange fortgesetzte Gaben von cholinergischen Mitteln im Tierexperiment eine starke Hyperämie der Schleimhaut mit Blutungen, ja sogar mit Entwicklung von Ulcera im Colon erzeugen kann, ist bekannt[5].

Andere Autoren haben diese Wirkung des Acetylcholins allerdings weniger auf eine Anregung der sekretorischen als der motorischen Dickdarmfunktion bezogen und auch die Colitis ulcerosa als eine besondere Reaktionsform der Schleimhaut auf Spasmen der Colonmuskulatur angesehen[6]. Sie glaubten, diese Auffassung durch die Beobachtung stützen zu können, daß die Ulcera in den Colonabschnitten am stärksten ausgebildet waren, die die kräftigste Muskulatur aufwiesen[7].

Die Wirkung des Lysozyms besteht anscheinend nicht nur in einer Auflösung des Colonschleims, sondern auch in einer cytolytischen Wirkung auf Epithelien[8]. Ob auch der Schwund der Basalmembran des Cylinderepithels bei Colitis[9] mit der gesteigerten Lysozymaktivität zusammenhängt, ist indessen nicht sicher. SOMMERS und Mitarbeiter (1953) konnten dieses Phänomen nämlich nur im Bereich entzündlicher Exsudate nachweisen.

Die Ansicht von der Bedeutung desLysozyms für die Pathogenese der Colitis ulcerosa ist nicht *unwidersprochen* geblieben. GLASS und Mitarbeiter (1950) haben die mucolytische Wirkung des Lysozyms angeblich nicht bestätigen können, und NICKEL und Mitarbeiter (1951) konnten die Ergebnisse anderer Autoren bei Versuchen an Hunden nicht regelmäßig reproduzieren[10]. Aber die am Menschen gemachten Beobachtungen der Arbeitsgruppen um MEYER und GRACE sind — was die Bedeutung des Lysozyms für die Entstehung der Colitis ulcerosa beim Menschen angeht — unseres Erachtens beweiskräftiger als Tierversuche. Nicht so gesichert ist dagegen die Annahme, daß das im Stuhl nachgewiesene Lysozym wirklich in Form eines echten Sekretionsvorganges von der Colonschleimhaut ausgeschieden wird, denn es muß berücksichtigt werden, daß auch in Granulations-

---

[1] MEYER und Mitarbeiter 1948. [2] PRUDDEN und LANE 1950. [3] HENNING 1954.
[4] GRACE und WOLFF 1951, GROEN und BASTIAANS 1951.
[5] WENER, HOFF und SIMON 1949, NICKEL, GORDON und ANDRUS 1951.
[6] LIUM 1939. [7] LIUM und PORTER 1939.
[8] STOUGHTON 1952. [9] LEVIN und Mitarbeiter 1951.
[10] Vgl. auch MOELLER, KLOTZ und KIRSNER 1952.

gewebe, vor allem aber in Eiterzellen reichlich Lysozym enthalten ist[1]. Die Lysozymaktivität im Stuhl von Kranken mit Colitis ulcerosa scheint dem Gehalt an Granulocyten parallel zu gehen[2]. Mit diesen Einwänden wird allerdings die mögliche Bedeutung des Lysozyms für die Pathogenese der Colitis ulcerosa nicht grundsätzlich berührt. Eine vermehrte Leukocyten-Emigration aus den gereizten Schleimhäuten kann durch das beim Zerfall der Leukocyten freiwerdende Lysozym letztlich zu dem gleichen Effekt führen wie eine unmittelbare Lysozym-Sekretion aus den Drüsen der Colonschleimhaut. Anhangsweise sei erwähnt, daß unter pathologischen Bedingungen außer dem Lysozym wahrscheinlich noch ein weiteres schleimauflösendes Ferment von der Colonschleimhaut sezerniert wird, eine *Mucinase*, die in normalen Stühlen nicht gefunden wird, deren Aktivität bei Colitis-Kranken dagegen stark vermehrt ist[3]. Diese Mucinase inaktiviert das Lysozym, sie wird offenbar nicht von Bakterien gebildet, denn sie konnte auch im Stuhl von Colitis-Kranken nach Behandlung mit Aureomycin nachgewiesen werden. Ob die in normalen Faeces gefundene alkalische Phosphatase, deren Aktivität bei Leukämien häufig vermehrt sein soll[4], der Dickdarmschleimhaut entstammt, ist ungewiß. Das gleiche gilt für die im Stuhl nachgewiesene Katalase[5].

II. Die Pathologie der Exkretion des Colon.

1. Störungen der Exkretion körpereigener Stoffe.

Über Störungen der Ausscheidung körpereigener Substanzen im Dickdarm ist nicht viel Gesichertes bekannt, ebensowenig über ihre Ausscheidung unter pathologischen Bedingungen. Wie im Abschnitt über die Orthologie der Dickdarmsekretion ausgeführt, ist das Colon Ausscheidungsorgan vornehmlich für Cholesterin und gewisse Schwermetalle.

Die Frage, ob es *Störungen der Cholesterinausscheidung* im Sinne einer Vermehrung oder Verminderung dieses Vorganges gibt, kann bislang nicht sicher beantwortet werden. Wir kennen zwar Zustände, die mit einer vermehrten Fettausscheidung mit den Faeces einhergehen, das ist z. B. der Fall beim Gallengangsverschluß[6]. Das dabei in den Faeces auch bei fettfreier Diät ausgeschiedene Fett entstammt wohl kaum den verstärkt wachsenden Bakterien, wie es Holasek (1956) angenommen hat, sondern stellt offenbar körpereigenes Fett dar, das aktiv in den Darm ausgeschieden wird. Ob auch bei anderen Formen der Steatorrhoe (z. B. Sprue) eine solche Fettexkretion (oder -Sekretion?) stattfindet, müssen weitere Untersuchungen ergeben. Daß bei der Cöliakie die Fettausscheidung bedeutungsvoller ist als die Störung der Fett-Resorption, ist nach neueren Untersuchungen sehr wahrscheinlich[7]. Alle diese Untersuchungen erstreckten sich aber nur auf Neutralfette (gesättigte und ungesättigte Fettsäuren). Ob auch eine vermehrte Cholesterinausscheidung bei den genannten Zuständen stattfindet, ist bislang nicht bekannt, ebensowenig, ob die Ausscheidung der Fette mehr im Dünndarm oder Dickdarm oder in beiden Darmabschnitten erfolgt.

Die Frage der Abhängigkeit der Cholesterinausscheidung im Colon von der Höhe des Serumcholesterinspiegels läßt sich heute noch nicht bündig beantworten. Nach Byers und Mitarbeitern (1950) scheint nur bei extrem erhöhtem Plasma-Cholesterinspiegel die fäkale Cholesterin- bzw. Koprosterinausscheidung anzusteigen. Bei intravenöser Injektion mäßiger Cholesterinmengen ließ sich

[1] Sammons 1951, Hiatt und Mitarbeiter 1952. [2] Hiatt und Mitarbeiter 1952.
[3] Sammons 1951. [4] Koster 1939. [5] Sisti und Guglielmetti 1938.
[6] Bernhard, Ritzel und Hug 1952, Bernhard, Seelig und Wagner 1956.
[7] Wejers und van de Kamer 1953.

dagegen — bei der Ratte — keine vermehrte Exkretion mit den Faeces nachweisen. Ob eine Hemmung der Cholesterinausscheidung im Colon für manche Zustände von Hypercholesterinämie von ursächlicher Bedeutung ist, ist ebenfalls nicht bekannt. Nach totaler Colektomie, wie sie in jüngster Zeit bei der Behandlung der Colitis ulcerosa häufiger ausgeführt wird[1], scheinen jedenfalls keine gröberen Störungen des Cholesterinstoffwechsels aufzutreten.

Dazu ist allerdings zu bemerken, daß unsere Kenntnisse über die Ausscheidung des Cholesterins noch sehr lückenhaft sind. Das mit der Galle ausgeschiedene Cholesterin wird offenbar im Dünndarm weitgehend rückresorbiert[2]. Beim Menschen und bei Carnivoren ist der Dickdarm nach der bisher herrschenden Ansicht das Hauptausscheidungsorgan, während Herbivoren Cholesterin nicht ausscheiden können[3]. Nach neueren Untersuchungen mit markiertem Cholesterin[4] ist es allerdings zweifelhaft, ob die Ausscheidung von Cholesterin im Dickdarm auch bei Carnivoren im Cholesterinstoffwechsel überhaupt eine nennenswerte Rolle spielt (vgl. dazu den Abschnitt über den Cholesterinstoffwechsel in diesem Handbuch).

Auf die Ausscheidung von körpereigenen bzw. dem Stoffwechsel entstammenden Substanzen, insbesondere Metallen und Metalloiden im Colon wurde bei der Orthologie bereits hingewiesen. Hier seien noch einige Bemerkungen über die Ausscheidung derartiger Stoffe unter pathologischen Bedingungen angefügt. Eine verminderte Calciumausscheidung mit den Faeces wurde bei gesteigerter Calciumausscheidung durch die Nieren beobachtet, eine Vermehrung dagegen bei diabetischer Acidose[5]. Daß bei Colitis ulcerosa ein erheblicher Kaliumverlust mit dem Sekret der entzündeten Schleimhaut stattfindet[6], sei hier, da es sich dabei nicht um einen echten Ausscheidungsvorgang handelt, nur am Rande erwähnt.

Eine vermehrte Ausscheidung stickstoffhaltiger Substanzen wird naturgemäß bei allen mit gesteigerten exsudativen Vorgängen einhergehenden Prozessen, also vor allem Entzündungen, beobachtet. Auf die Tatsache, daß gelöstes Eiweiß im Stuhl immer der Darmwand und nicht der Nahrung entstammt, hat SCHMIDT schon 1916 hingewiesen. Bei Colitis ulcerosa kann diese Stickstoffausscheidung ein ganz beträchtliches Ausmaß annehmen. POSEY und BARGEN (1950) fanden bis 15,9 g Eiweiß-Stickstoff innerhalb 24 Std in den Faeces, was einem Calorienverlust von etwa 450 Calorien entspricht. Noch größere Mengen fanden GARDNER und MILLER (1951). Ein vermehrter Eiweißgehalt des Stuhls ist also nicht etwa für Darmtuberkulose charakteristisch, wie früher vielfach angenommen wurde.

An dieser Stelle sei kurz auf die Folgen einer gesteigerten Harnstoffausscheidung bei Niereninsuffizienz eingegangen. Die dabei auftretende *urämische Colitis* wird von einigen Autoren auf die bakterielle Zersetzung des ausgeschiedenen Harnstoffes in Kohlensäure und Ammoniak zurückgeführt. Ammoniak soll dann zu einer entzündlichen Reizung der Schleimhaut führen, denn durch experimentelle Einverleibung von Ammoniak können im Tierexperiment nekrotisierende und geschwürige Darmveränderungen hervorgerufen werden[7]. Daß Harnstoff auch nach parenteraler Gabe bei Hunden vermehrt im Dickdarm ausgeschieden wird, haben schon ältere Autoren nachgewiesen[8]. Freilich darf nicht übersehen werden, daß entzündliche Veränderungen bei Urämie auch an den Schleimhäuten anderer Organe, ebenso an den serösen Häuten auftreten,

---

1 RIPSTEIN, MILLER und GARDNER 1952, RIPSTEIN 1953, DEUCHER 1955 (Literatur).
BEUMER und HEPPNER 1929.
Literatur bei THANNHAUSER 1950, SCHETTLER 1952, 1955.
SIPERSTEIN, HAROLD, CHAIKOFF und DAUBEN 1954.
KRONE, zit. nach STRASSBURGER 1929.
6 LUBRAN und MCALLEN 1951, POLLARD und BOLT 1952.
7 KREUER und KELTSCH, zit. nach SIEGMUND 1929.
8 GRIGAUT und RICHET 1912, zit. nach STRASSBURGER 1929.

also an Stellen, an denen eine bakterielle Einwirkung auf den ausgeschiedenen Harnstoff ausgeschlossen werden kann. Hier muß man also eine unmittelbar entzündungserregende Wirkung der ausgeschiedenen Stoffwechselschlacken annehmen, und es ist u. E. durchaus denkbar, daß auch für die Pathogenese der urämischen Colitis eine solche unmittelbare Reizwirkung des ausgeschiedenen Harnstoffes (oder anderer Urämie-Gifte) den entscheidenden Faktor darstellt.

SIEGMUND (1929) hat für die Pathogenese der Dickdarmveränderungen bei Urämie primäre Kreislaufstörungen in der Darmwand verantwortlich gemacht, entweder durch capilläre Thrombosen nach vorangehender Gefäßlähmung oder auch durch Arteriolonekrosen, wie er sie bei maligner Sklerose in der Submucosa des Darmes nachweisen konnte.

Schließlich sei noch darauf hingewiesen, daß die Ausscheidung von *H-Ionen* durch die Colonschleimhaut nicht bedeutend ist. Nach HEUPKE (1931) ist die intravenöse Zufuhr von saurem Mononatriumphosphat beim Kaninchen ohne Einfluß auf die alkalische Reaktion des Coecum-Saftes. Bei der Regulierung des Säure-Basen-Gleichgewichtes des Organismus spielt der Dickdarm somit vermutlich keine Rolle.

Wie denn überhaupt abschließend festgestellt sei, daß die exkretorische Funktion des Dickdarms in ihrer Bedeutung für den Organismus nicht überschätzt werden darf. Diese im Gegensatz zu der Ansicht früherer Autoren[1] stehende Meinung läßt sich heute mit den Erfahrungen begründen, die am Menschen nach Entfernung des gesamten Colons gemacht werden konnten, nachdem dieser Eingriff bei der Colitis ulcerosa heutzutage häufiger ausgeführt und — wie die Erfahrungen gezeigt haben — erstaunlich gut vertragen wird[2]. Die Tatsache, daß solche schwerkranken Patienten nach der totalen Colektomie klinisch gesunden, ja nicht selten unmittelbar danach aufblühen und auch später keine nennenswerten Störungen zeigen, läßt an der Bedeutung der exkretorischen und sekretorischen Dickdarmfunktion als eines unentbehrlichen Hilfsmechanismus des Stoffwechsels begründeten Zweifel aufkommen. Eine „Autointoxikation" durch Fortfall des Ausscheidungsorgans Dickdarm scheint es jedenfalls beim Menschen nicht zu geben. Lediglich Harnkonkremente scheinen nach totaler Colektomie gehäuft aufzutreten (DEUCHER, persönliche Mitteilung und eigene Beobachtung).

Auch eine Ausscheidung von *Pigmenten* durch den Dickdarm findet offenbar nicht statt. Jedenfalls beruhen die gelegentlich zu beobachtenden Pigmentierungen der Colonschleimhaut durch Melanin[3] oder Lipofuscin[4] sicher nicht auf einer Ausscheidung dieser Substanzen. Auch der nicht selten anzutreffende Eisengehalt der Pigmente[5] ist nicht Folge einer vermehrten Eisenausscheidung, wie früher angenommen wurde[6]. MADDOCK und HEATH (1939) konnten jedenfalls am explantierten Colon des Hundes nach intravenöser Eisenzufuhr keine Ausscheidung dieses Metalls durch die Colonschleimhaut feststellen. Nach HEILMEYER (1944) spielt die Eisenausscheidung — auch die Ausscheidung im Darm — mengenmäßig in der Eisenbilanz des Organismus überhaupt keine Rolle, und die in der älteren Literatur genannten Befunde von relativ großen Mengen im Stuhl ausgeschiedenen Eisens beruhen auf mangelhafter Methodik des quantitativen Eisennachweises. Die geringen Eisenmengen, die gelegentlich im Colonschleim histochemisch nachgewiesen werden können[7], sind im Eisenstoffwechsel bilanzmäßig sicher zu vernachlässigen.

---

[1] Zum Beispiel KALK 1936. [2] RIPSTEIN 1953, DEUCHER 1955.
[3] BACON und SCHEFFLER 1938. [4] GRAEV 1954. [5] HIERONYMI 1954.
[6] GOTTLIEB 1891, zit. nach STRASSBURGER 1929. [7] M. B. SCHMIDT 1940.

2. Pathologie der Ausscheidung körperfremder Substanzen.

Hier ist in erster Linie die Ausscheidung von körperfremden Metallen, Metalloiden und Medikamenten mit ihren Folgen für die Colonschleimhaut zu nennen. Hinsichtlich der älteren Literatur sei auf die zusammenfassenden Darstellungen von STRASSBURGER 1929, SIEGMUND 1929 und KAUFMANN 1931 verwiesen.

Am eingehendsten sind die *Ausscheidungs-Colitiden* bei der Vergiftung mit *Quecksilber*, *Wismut* und *Arsen* bearbeitet worden[1].

Bei der akuten Quecksilbervergiftung entwickelt sich die Colitis erst nach mehreren Tagen. Die verschorfenden und ulcerösen Schleimhautveränderungen sind nicht auf den Dickdarm beschränkt, sondern reichen nicht selten ein Stück weit in das Ileum hinein, manchmal findet man sie auch an der Schleimhaut der Tonsillen, des Rachens, der Trachea und der Bronchien. Das Quecksilber findet sich oft in Form feinstaubiger Niederschläge in den oberflächlichen Schleimhautgefäßen abgelagert.

Was die Pathogenese der Schleimhautläsionen betrifft, so stehen sich verschiedene Theorien gegenüber. Früher nahm man eine Ätzwirkung durch das ausgeschiedene Quecksilber bzw. das unter der Einwirkung von Schwefelwasserstoff aus dem Darmlumen gebildete Quecksilbersulfid an[2]. Dagegen spricht die Beobachtung, daß für die Entwicklung der Veränderungen oft nur sehr geringe Konzentrationen des Quecksilbers ausreichen, ferner, daß die Menge des aufgenommenen Giftes bzw. des abgelagerten Quecksilbersulfids und die Schwere der Schleimhautläsionen nicht parallel gehen. So beobachtet man z. B. gelegentlich nach Einverleibung sehr großer Quecksilberdosen zwar schwere Veränderungen an den Nieren, aber keine Colitis[3].

Nach HEINECKE[4] und KAUFMANN (1888, 1889) ist Quecksilber ein Gefäßgift, das auf dem Wege über eine primäre Stase mit nachfolgender Capillarthrombose zu intramukösen Kreislaufstörungen führt [vgl. die Ausführungen von WALTHARD (1925) über die Wirkung der Urämiegifte an der Haut]. In die so geschädigte Schleimhaut dringen Bakterien vom Darmlumen her ein, und erst durch ihre Toxine soll es zur Entwicklung der ulcerösen bzw. pseudomembranösen Veränderungen kommen. Daß durch Bakterieneinwirkungen derartige ulceröse Colitiden entstehen können, ist durch die Erfahrungen, die man in jüngster Zeit bei der Verwendung von Breitspektrum-Antibiotica machen konnte, nachdrücklich unter Beweis gestellt[5]. Dabei kommt es zu einer Störung der normalen Keimsymbiose mit Selektion resistenter Keime (meist hämolytischer Staphylokokken), die dann offenbar vom Darmlumen her die Schleimhaut schädigen.

RICKER[6] hat einen primären Angriff des Quecksilbers an den Gefäßnerven der kleinsten Gefäße angenommen, wodurch es zur Stase mit nachfolgender Nekrose und hämorrhagischer Infarzierung der Schleimhaut komme. Ob zusätzlich noch eine Ätzwirkung des Quecksilbers von Bedeutung sei, wurde von RICKER offengelassen. Die sekundär eingewanderten Bakterien werden nicht für entscheidend gehalten, da die gleichen Veränderungen auch an anderen Schleimhäuten beobachtet würden, die normalerweise nicht von Bakterien besiedelt seien.

Ob und in welchem Umfange ähnliche Mechanismen bei Colitiden im Gefolge von Vergiftungen mit anderen Metallen und Metalloiden von Bedeutung sind, läßt sich bislang nicht bündig beantworten. Derartige Entero-Colitiden, die nicht selten mit hämorrhagischen Diarrhoen einhergehen, werden gelegentlich

---

[1] BARGEN und Mitarbeiter 1929. [2] ALMKVIST, zit. nach SIEGMUND 1929.
[3] Ältere Literatur bei KAUFMANN 1931.
[4] Zit. nach SIEGMUND 1929.
[5] REINER, SCHLESINGER und MILLER 1952, RIECKERT 1955 (Literatur).
[6] Zit. nach SIEGMUND 1929, s. außerdem WEILER 1913, RICKER und HESSE 1914.

nach parenteraler Einverleibung von *Wismut* beobachtet, das in Form von Wismutindoxylsulfat, allerdings im ganzen Darmkanal ausgeschieden wird[1]. Nach Einreibung in die Haut wurden 30% der Gesamtmenge innerhalb von 20 Tagen wiedergefunden, davon 94,3% in den Faeces[2]. Auch nach *Arsenvergiftung* können sich schwere Entero-Colitiden entwickeln[3]. Weitere Metalle, deren Ausscheidung z. T. im Dickdarm erfolgt, sind Blei[3], Kupfer, Lithium, Mangan und Radium[4]. Entzündliche verschorfende bzw. ulceröse Läsionen der Dickdarmschleimhaut werden dabei allerdings nicht beobachtet. Nur bei der Ausscheidung von *Radium* soll es durch die Strahlenwirkung zu Schleimhautschädigungen mit blutigen Diarrhoen kommen, ähnlich wie bei den Strahlenschädigungen der Rectumschleimhaut bei Röntgen- und Radiumbestrahlungen von Uteruscarcinomen[4]. Über die Folgen der Ausscheidung anderer radioaktiver Isotopen durch die Dickdarmschleimhaut ist bislang nichts bekanntgeworden.

Die Ausscheidung von *Bakterientoxinen* durch die Dickdarmschleimhaut ist besonders im Zusammenhang mit der Frage der Pathogenese der Bacillenruhr diskutiert worden. BRAUER (1918) hat die Vermutung ausgesprochen, daß das Ruhrtoxin im Dünndarm resorbiert werde und im Dickdarm zur Ausscheidung gelange, nachdem bereits DOERR (1907) die Beobachtung gemacht hatte, daß parenteral verabreichtes Shiga-Kruse-Toxin beim Versuchstier ruhrähnliche Dickdarmläsionen hervorruft[5]. Diese Wirkung scheint hauptsächlich dem Ruhr-Endotoxin zuzukommen[6]. Die gleiche Ansicht vertrat HOLLER (1943) auf Grund der im letzten Weltkrieg wiederholt gemachten Beobachtung, daß manchmal schon wenige Stunden nach der Ruhrschutzimpfung profuse Durchfälle auftreten. Erst die Einverleibung des Toxins und seine nachfolgende Ausscheidung im Dickdarm soll nach seiner Meinung zur Entwicklung der entzündlichen Veränderungen der Colonschleimhaut führen, wodurch dann den Dysenteriebacillen das Haften und Eindringen in die Schleimhaut ermöglicht würde. Einen primären Angriff des Ruhrtoxins an der terminalen Strombahn der Darmschleimhaut nimmt LETTERER (1943) auf Grund autoptischer Beobachtungen und tierexperimenteller Befunde bei Versuchen mit Flexner-Endo-Toxin an Mäusen und Meerschweinchen an. Bemerkenswert ist die Tatsache, daß in den Darm eingebrachtes Endo-Toxin in 20facher Menge der bei intravenöser Zufuhr tödlichen Dosis ohne Schaden vertragen wird. Ob eine *Ausscheidung* des Ruhr-Toxins durch die Colonschleimhaut erfolgt, läßt sich allerdings auf Grund der LETTERERschen Untersuchungen nicht entscheiden, und wird auch von dem Autor selbst für unwahrscheinlich gehalten. Andere Autoren (z. B. BINGEL 1943, 1944) haben die Möglichkeit einer Ausscheidung des Ruhr-Toxins durch die Colonschleimhaut ganz in Abrede gestellt und sprechen sich für einen unmittelbaren Angriff der Ruhrkeime am Epithel des Dickdarms aus. Die Pathogenese wäre dann die gleiche wie bei der Entstehung der vorher erwähnten Colitiden nach Gaben von Breitspektrum-Antibiotica (Diskussion der verschiedenen Ansichten über die Ruhrpathogenese bei LETTERER 1943, 1949, BINGEL 1942, BRASS 1953). Gegen die pathogenetische Bedeutung einer Ausscheidung des Ruhrtoxins spricht besonders auch die Beobachtung, daß nach Einbringen von Ruhrbacillen in isolierte Colonschlingen bei Affen ruhrähnliche Schleimhautveränderungen entstehen, die auf die infizierten Darmabschnitte beschränkt bleiben[7]. Hier kann also eine Resorption und nachfolgende Ausscheidung des Toxins ausgeschlossen werden.

---

[1] LANGER 1928. [2] STRASSBURGER 1929. [3] PETRI 1930, SCHÖNLEBE 1937.
[4] SIEGMUND (ältere Literatur), CRAIG und BUIE 1949.
[5] Ältere Literatur bei KAUFMANN 1931. [6] PRIGGE und KICKSCH 1942.
[7] DACK und PETRAN 1934.

Auch die Frage, ob Toxine anderer Bakterien im Dickdarm ausgeschieden werden und bei ihrer Ausscheidung Veränderungen der Schleimhaut hervorrufen können, ist nicht mit Sicherheit zu beantworten[1]. ADLER und Mitarbeiter (1940) beobachteten zwar nach der Injektion von Colivaccinen sowie Toxinen von Spirillum rubrum und Staphylococcus aureus bei Hunden gelegentlich eine Zunahme der Schleimsekretion aus dem Colon, verbunden mit heftigen Kontraktionen der Darmmuskulatur. Ob die betreffenden Toxine dabei vermehrt von der Colonschleimhaut ausgeschieden wurden, ist allerdings nicht sicher.

Die Ausscheidung einiger *Arzneimittel* hat HEUPKE (1931) am Dickdarm des Hundes geprüft. Er konnte Jod, Brom, Rhodankali und Antipyrin nachweisen, allerdings nur in sehr geringer Menge.

Zusammenfassend kann man feststellen, daß die Rolle des Dickdarms auch bei der Ausscheidung körperfremder Substanzen hinter der anderer Ausscheidungsorgane (Niere, Leber, Haut) zurücktritt. Klinische und pathologische Bedeutung erlangt dieser Vorgang nur dann, wenn die Schleimhaut selbst dabei in Mitleidenschaft gezogen wird, wie bei den beschriebenen Ausscheidungscolitiden, z. B. bei der Quecksilbervergiftung. Für die Entfernung der betreffenden Substanz aus dem Organismus sind aber die anderen Ausscheidungsorgane im allgemeinen von größerer Bedeutung.

Literatur.

ADLER, H. F., R. D. TEMPLETON, R. L. FERGUSON and E. A. GALAPEAUX: The motor reaction of the dog's colon to intravenous injections of E. coli communior, spirillum rubrum and staphylococcus aureus. Amer. J. Med. Sci. **200**, 514 (1940). — ALMY, TH. P., and M. TULIN: Alterations in colonic function in man under stress: experimental production of changes simulating the "irritable colon." Gastroenterology **8**, 616 (1947).

BABKIN, B. P.: Secretory mechanism of the digestive glands, 2. Aufl. New York: P. B. Hoeber 1950. — BACON, H. E., and W. A. H. SCHEFFLER: Melanosis proctocoli. Preliminary report of twelve cases. Amer. J. Digest. Dis. **5**, 681 (1938). — BARGEN, J. A., A. E. OSTERBERG and F. C. MANN: Absorption and excretion of arsenic, bismuth and mercury: experimental work on the colon. Amer. J. Physiol. **89**, 640 (1929). — BERNHARD, K., G. RITZEL u. E. HUG: Über die Secernierung von Lipiden in das Darmlumen bei Abwesenheit der Galle. Helvet. physiol. Acta **10**, 68 (1952). — BERNHARD, K., E. SEELIG u. H. WAGNER: Die Sezernierung von Körperfett in das Darmlumen. Z. physiol. Chem. **304**, 138 (1956). — BEUMER, H., u. F. HEPNER: Über die Ausscheidungswege des Cholesterins. Z. exper. Med. **64**, 787 (1929). — BINGEL, K. F.: Phasen und Pathogenität der Kruse-Sonne-Ruhr im Tierexperiment. Zbl. Bakter. I Orig. **150**, 225 (1943). ~ Tierexperimentelle Beiträge zur Pathogenese der Ruhr. Z. Hyg. **125**, 100 (1944). — BRASS, K.: Die Bazillenruhr. In Naturforschung und Medizin in Deutschland 1939—1946, Spezielle Pathologie I. Weinheim: Verlag Chemie 1953. — BRAUER: Die Ruhr, ihr Wesen und ihre Behandlung. Berlin 1918. — BYERS, S. O., M. FRIEDMAN and F. MICHAELIS: Observations concerning the production and excretion of cholesterol in mammals. I. Plasma cholesterol after bile duct ligation and free cholesterol injection. J. of Biol. Chem. **184**, 71 (1950).

CRAIG, M. S., and L. A. BUIE: Factitiae (irradiation) proctitis. A clinicopathologic study of 200 cases. Surgery (Amer.) **25**, 472 (1949).

DACK, G. M., and E. PETRAN: Experimental dysentery, produced by introducing Bact. dysenteriae (FLEXNER) into isolated segments of the colon of monkeys. J. Inf. Dis. **55**, 1 (1934). — DEUCHER, F.: Die Colitis ulcerosa. Erg. Chir. **39**, 69 (1955). — DOERR: Das Dysenterietoxin. Jena 1907.

ELBE: Die Nieren- und Darmveränderungen bei der Sublimatvergiftung des Kaninchens in ihrer Abhängigkeit vom Gefäßnervensystem. Virchows Arch. **182**, 445 (1905).

GARDNER, C., and G. G. MILLER: Total colectomy for ulcerative colitis. Arch. Surg. **63**, 370 (1951). — GLASS, G. B. J., P. L. PUGH, W. J. GRACE and S. WOLF: Observations on the tratment of human gastric and colonic mucus with lysozyme. J. Clin. Invest. **29**, 12 (1950). — GRACE, W. J., P. H. SETON, S. WOLF and H. G. WOLFF: Studies on the human colon. I. Variations in concentration of lysozyme with life situations and emotional state. Amer. J. Med. Sci. **217**, 241 (1949). — GRACE, W. J., S. WOLF and H. G. WOLFF: Life situ-

[1] MEYER-GOTTLIEB, zit. nach STRASSBURGER 1929.

ations, emotions and chronic ulcerative colitis. J. Amer. Med. Assoc. **142**, 1044 (1950). ~ The human colon. An experimental study based on direct observation of four fistolous subjects. New York: P. B. Hoeber 1951. — GRACE, W. J., S. WOLF, H. G. WOLFF, P. H. SETON and C. R. LEE: Life situations, emotions and colonic function. Gastroenterology **14**, 93 (1950). — GRACE, W. J., and H. G. WOLFF: Treatment of ulcerative colitis. J. Amer. Med. Assoc. **146**, 981 (1951). — GRAEV, M.: La lipofuscinosi dell'intestino e i suori rapporti con la melanosi e la pseudomelanosi. Arch. „De Vecchi" (Firenze) **22**, 233 (1954). — GRAY, S. J., R. W. REIFENSTEIN, E. P. CONOLLY, H. M. SPIRO and G. YOUNG: Studies on lysozyme in ulcerative colitis. Gastroenterology **16**, 687 (1950). — GROEN, J., and J. BASTIAANS: Psychotherapy of ulcerative colitis. Gastroenterology **17**, 344 (1951).

HEILMEYER, L.: Die Eisentherapie und ihre Grundlagen. Leipzig: S. Hirzel 1944. — HENNING, E.: Ätiologie und interne Therapie der Colitis ulcerosa. Verh. dtsch. Ges. Verdgs- u. Stoffw.krkh. **17**, 86 (1954). — HEUPKE, W.: Über die Sekretion und Excretion des Dickdarmes. Z. exper. Med. **75**, 83 (1931). — HIATT, R. B., C. ENGLE, C. FLOOD and A. KARUSH: The role of the granulocyte as a source of lysozyme in ulcerative colitis. J. Clin. Invest. **31**, 721 (1952). — HIERONYMI, G.: Ein Beitrag zur Kenntnis der Melanosis coli. Zbl. Path. **91**, 428 (1954). — HOLASEK, A.: Über den Ursprung des Kotfettes. I. Untersuchungen an fettfrei ernährten Ratten. Z. physiol. Chem. **298**, 55 (1956). ~ Über den Ursprung des Kotfettes. II. Versuche an Ratten mit Gallengangsverschluß. Z. physiol. Chem. **298**, 219 (1956). HOLLER, G.: Erfahrungen über Bazillenruhr. Berlin: Springer 1941.

KALK, H.: Pathologische Physiologie der Darmdrüsen. In Handbuch der normalen und pathologischen Physiologie, Bd. III. Berlin: Springer 1926. ~ Die entzündlichen Dickdarmerkrankungen. Fortschr. Röntgenstr. **54**, 1 (1936). — KAUFMANN, E.: Die Sublimatintoxikation. Beiträge zur Geschichte, Klinik und pathologischen Anatomie derselben nebst experimentellen Untersuchungen zur Theorie ihres Wesens. Breslau 1888. ~ Neuer Beitrag zur Sublimatintoxikation nebst Bemerkungen über die Sublimatniere. Virchows Arch. **117**, 227 (1889). ~ Lehrbuch der speziellen Pathologischen Anatomie. Berlin: Walter de Gruyter & Co. 1931 u. 1956. — KHASEN, J. M.: The secretory and excretory function of the intestine under reduced barometric pressure. Arch. biol. Nauk. (russ.) **58**, 87 (1940). — KNOTHE: Die Dickdarmschleimhaut im Röntgenbild. Leipzig: Georg Thieme 1932. — KOSTER, L.: The presence of glycerophosphatase in human faeces. Estimation and clinical significance. Acta med. scand. (Stockh.) **101**, 482 (1939).

LANGER, E.: Die Nebenerscheinungen bei der Wismutbehandlung der Syphilis. Klin. Wschr. **1928**, 554. — LETTERER, E.: Beiträge zur Pathogenese der Bazillenruhr. Virchows Arch. **312**, 673 (1944). ~ Experimentelle und morphologische Untersuchungen über die Wirkungsweise reiner Ruhrgifte. Virchows Arch. **317**, 34 (1949). — LEVIN, E., J. B. KIRSNER and A. P. KLOTZ: A new concept of the pathogenesis of ulcerative colitis. Science (Lancaster, Pa.) **114**, 552 (1951). — LIUM, R.: Etiology of ulcerative colitis. II. Effect of induced muscular spasm on colonic explants in dogs, with comment on relation of muscular spasm to ulcerative colitis. Arch. Int. Med. **63**, 210 (1939). — LIUM, R., and J. PORTER: Etiology of ulcerative colitis. I. The preparation, care and secretions of colonic explants in dogs. Arch. Int. Med. **63**, 201 (1939). — LUBARSCH, O., u. H. BORCHARDT: Atrophie und sogenannte Degenerationen des Magens und Darmes. In Handbuch der speziellen pathologischen Anatomie und Histologie, Bd. IV/3. Berlin: Springer 1929. — LUBRAN, M., and P. M. MCALLEN: Potassium deficiency in ulcerative colitis. Quart. J. Med. **20**, 221 (1951).

MADDOCK, ST., and CL. W. HEATH: Is iron excreted by the gastro intestinal tract of the dog? A histologic study. Arch. Int. Med. **63**, 584 (1939). — MEYER, K., A. GELLHORN, J. F. PRUDDEN, W. L. LEHMAN and A. STEINBERG: Lysozyme in chronic ulcerative colitis. Proc. Soc. Exper. Biol. a. Med. **65**, 221 (1947). ~ Lysozyme activity in ulcerative alimentary disease. II. Lysozyme activity in chronic ulcerative colitis. Amer. J. Med. **5**, 496 (1948). ~ Symposion on ulcerative colitis. Lysozyme activity in chronic ulcerative colitis. Rev. Gastroenterol. **16**, 476 (1949). — MOELLER, H. C., A. P. KLOTZ and J. B. KIRSNER: Lack of effect of crytsalline lysozyme on the isolated intestinal pouch of the dog. Gastroenterology **20**, 604 (1952). — MOGENA, H. G.: Le facteur allergique dans les colites. Arch. des Mal. Appar. digest. **25**, 57 (1935). — MURRAY, C. D.: Psychogenic factors in etiology of ulcerative colitis and bloody diarrhoe. Amer. J. Med. Sci. **180**, 239 (1930).

NICKEL, W. F., G. M. GORDON and W. ANDRUS: Studies on lysozyme as an etiologic agent in ulcerative colitis. Gastroenterology **17**, 406 (1951).

PENNER, A.: The pathogenesis of experimental dysentery intoxication: further studies in the inhibition of the lesions. Gastroenterology **19**, 855 (1951). — PETRI, E.: Pathologische Anatomie und Histologie der Vergiftungen. In Handbuch der speziellen pathologischen Anatomie und Histologie, Bd. X. Berlin: Springer 1930. — POLLARD, H. M., and R. J. BOLT: Potassium balance in ulcerative colitis. Gastroenterology **22**, 564 (1952). — POSSEY, E. L., and J. A. BARGEN: Metabolic derangements in chronic ulcerative colitis. Gastroenterology

16, 39 (1950). — PRIGGE, R., u. L. KICKSCH: Experimentelle Untersuchungen über die giftigen Antigene des Ruhrbazillus. Z. Hyg. **123**, 417 (1942). — PRUDDEN, J. F., and N. LANE: Studies on the mechanism of alimentary lysozyme. Gastroenterology **15**, 104 (1950).

RACHET, J., et A. SARAZIN: Première note sur le taux du lysozyme dans quelques affections gastro-intestinales. Acta gastro-enterol. belg. **13**, 767 (1950). — RASENKOW, J. P.: Processus de la digestion lors de la pression barométrique abaissée. Vopr. Pitanija **9**, Nr 6 (1940). Ref. Ronas Ber. **126**, 250 (1941). — REINER, L., M. J. SCHLESINGER and G. M. MILLER: Pseudomembraneous colitis following aureomycin and chloramphenicol. Arch. of Path. **54**, 39 (1952). — RICKER, G., u. W. HESSE: Über den Einfluß des Quecksilbers, namentlich des eingeatmeten, auf die Lungen von Versuchstieren. Mit einem Abschnitt über die Lungengefäßnerven. Virchows Arch. **217**, 267 (1914). — RIECKERT, P.: Die Entstehung frischer nekrotisierender Colitiden während einer antibiotischen Behandlung. Dtsch. med. Wschr. **1955**, 855. — RIPSTEIN, CH. B.: Primary resection of the colon in acute ulcerative colitis. J. Amer. Med. Assoc. **152**, 1093 (1953). — RIPSTEIN, CH. B., G. G. MILLER and C. M. GARDNER: Results of the surgical tratment of ulcerative colitis. Ann. Surg. **135**, 14 (1952).

SAMMONS, H. G.: Mucinases in ulcerative colitis. Lancet **1951 II**, 239. — SCHETTLER, G.: Neues von Cholesterinstoffwechsel. Erg. inn. Med., N. F. **3**, 299 (1952). ~ Lipidosen. In Handbuch der inneren Medizin, Bd. VII/2. Berlin-Göttingen-Heidelberg: Springer 1955. — SCHMIDT, A.: Die schweren entzündlichen Erkrankungen des Dickdarmes. Arch. Verdgskrkh. **22**, 1 (1916). — SCHMIDT, M. B.: Störungen des Eisenstoffwechsels und ihre Folgen. Erg. allg. Path. **35**, 105 (1940). — SCHÖNLEBE, H.: Histochemischer Bleinachweis im Magendarmkanal. Arch. exper. Path. u. Pharmakol. **184**, 289 (1937). — SCOSSA, K., V. VARRÓ u. G. HETÉNYI: Das Stercogramm bei chronischen Durchfallserkrankungen, unter besonderer Berücksichtigung der allergischen Diarrhoe. Dtsch. med. Wschr. **1955**, 246. — SIEGMUND, H.: Einfache Entzündungen des Darmrohres. In Handbuch der speziellen pathologischen Anatomie und Histologie, Bd. IV/3. Berlin: Springer 1929. — SIPERSTEIN, M. D., F. M. HAROLD, I. L. CHAIKOFF and W. G. DAUBEN: Biliary End-Products of Cholesterol Metabolism. J. biol. Chem. **210**, 181 (1954). — SISTI, M. A., e P. GUGLIELMETTI: Ricerche sulle catalasi in alcuni quadri patologici dell'apparato digerente. Policlinico, Sez. med. **45**, 243 (1938). — SOMMERS, SH. C., L. M. ANDERSON and S. WARREN: Basement membranes in chronic intestinal diseases. Labor. Invest. **2**, 223 (1953). — STERNE, J.: Les colites d'origine histaminique. Gaz. méd. France **55**, 615 (1948). — STOUGHTON, R. B.: Enzymatic zytolysis of epithelium by filtrates of feces from patients with ulcerative colitis. Science (Lancaster, Pa.) **116**, 3002 (1952). — STRASSBURGER, J.: Der Darm als Exkretionsorgan. In Handbuch der normalen und pathologischen Physiologie, Bd. IV. Berlin: Springer 1929.

THANNHAUSER, S. J.: Lipidoses. New York: Oxford University Press 1950.

VALETTE, G., et R. CAVIER: Nature et origine de la „sécretion paralytique“ de l'intestin. J. de Physiol. **42**, 469 (1950).

WALTHARD, B.: Zur Lehre der urämischen Hautveränderungen. Frankf. Z. Path. **32**, 8 (1925). — WANG, K. J., R. GRANT, H. D. JANOWITZ and M. S. GROSSMAN: Action of lysozyme on gastro-intestinal mucosa. Arch. of Path. **49**, 298 (1950). — WEIJERS, H. A., and J. H. VAN DE KAMER: Coeliac disease. Acta paediatr. **42**, 24, 97 (1953). — WEILER, F.: Die anatomischen Veränderungen bei der Sublimatvergiftung des Kaninchens. Virchows Arch. **212**, 200 (1913). — WENER, J., E. H. HOFF and M. A. SIMON: Production of ulcerative colitis in dogs by the prolonged administration of mecholyl. Gastroenterology **12**, 637 (1949). — WENER, J., and A. POLONSKY: The reaction of the human colon to naturally occurring and experimentally induced emotional states: observations through a transverse colostomy on a patient with ulcerative colitis. Gastroenterology **15**, 84 (1950). — WOLF, S., and H. G. WOLFF: Human gastric function. London u. New York: Oxford Univ. Press 1943. — WRIGHT, R. D., H. W. FLOREY and M. A. JENNINGS: The secretion of the colon of the cat. A. Effects of nerve stimulation and certain drugs. B. An investigation of the enzymes of the juice. Quart. J. Exper. Physiol. **28**, 207 (1938).

Die Orthologie und Pathologie der Ausscheidung durch die Lunge.

Von

A. GOEBEL - Köln

Mit 6 Abbildungen.

Die drüsige Struktur der Lunge legt die Annahme von Ausscheidungsvorgängen nahe. Dabei soll nicht verkannt werden, daß durch strukturellen Umbau der Endstücke der Gaswechsel die wichtigste Rolle spielt[1].

Als Ausscheidungsorgan haben die Lungen — zusammen mit den Nieren — die Aufgabe der Regelung des Säure-Basengleichgewichtes des Blutes. Dieser Funktion wird die Lunge durch gesteigerte oder verminderte Abgabe der Kohlensäure gerecht. Zweifellos ist die Kohlensäureaussonderung die wichtigste, aber keineswegs die einzige Ausscheidungsfunktion der Lunge. Auch ein beträchtlicher Teil des Wassers wird bei der Atmung abgegeben. In geringer Menge werden in der Lunge Wasserstoff, Methan und andere gas- oder dampfförmige Stoffe (Aceton, Alkohol u. a.) ausgeschieden. Unter experimentellen Bedingungen werden gas- und dampfförmige Stoffe, die z. B. zum Zwecke der Narkose durch die Lunge entsprechend ihrem Partialdruck in das Blut aufgenommen worden sind, bei Sinken des Teildruckes an der gleichen Stelle wieder abgegeben (Äther, Chloroform, Lachgas usw.).

Der Ausscheidungsmechanismus gas- oder dampfförmiger Stoffe wird nach den Diffusionsgesetzen erklärt. Danach ist die in der Zeiteinheit aus dem Blute in die Alveolen strömende Menge Gas abhängig von wenigstens folgenden Größen: vom Partialdruckgefälle zwischen Blut und Alveolarlichtung, von der Dicke der zu passierenden Gewebsschicht, vom Diffusionskoeffizienten des betreffenden Gases in den geweblichen Bestandteilen der zu passierenden Schicht und der Löslichkeit des Gases in dieser Schicht, schließlich von der Austauschfläche, also der alveolären Capillaroberfläche[2].

Neben der Ausscheidung gas- oder dampfförmiger Stoffe spielen echte Sekretionsvorgänge unter normalen Bedingungen eine geringere Rolle. Es handelt sich um die Absonderung bekannter oder unbekannter Sekrete in drüsigen Strukturen verschiedener Abschnitte des Respirationstractus[3].

Eine dritte Möglichkeit der Stoffabgabe in den Lungen ist an den Flüssigkeitswechsel und die Alveolarzellen geknüpft. Dabei gelangen mit dem Blutstrom kreisende, im Blut gelöste oder corpusculäre Stoffe mit ihrem Lösungsmittel aus der Blutbahn in das pericapilläre Gewebe, von dort in die Alveolarlichtungen und können von Alveolarepithelzellen aufgenommen werden. Dort werden sie unter Abgabe des Lösungsmittels kondensiert. Die speichernden Alveolarepithelien können in die Alveolarlichtung losgelöst werden und so nach außen gelangen. Die Ausscheidung dieser Stoffe ist an die Voraussetzung eines gesteigerten Gehaltes in der Blutflüssigkeit — sei er alimentär oder durch

[1] BARGMANN 1936, TÖNDURY 1956, SEEMANN 1931.
[2] REIN-SCHNEIDER 1955, LOESCHCKE 1949. [3] CLARA 1937.

bestimmte Stoffwechseleigentümlichkeiten bedingt, — an die Möglichkeit des Austrittes aus der (intakten oder zerrissenen) Blutbahn und schließlich an vitale Leistungen der speichernden Zellen geknüpft. Da — normale Verhältnisse des Flüssigkeitswechsels im Capillargebiet der Lunge vorausgesetzt — ein Flüssigkeitsübertritt aus der Blutbahn in die Alveole nur in geringem Maße erfolgt, werden in der Norm derartige Stoffe nur in geringer Menge ausgeschieden. Dem gleichen Mechanismus der Aussonderung unterliegen staubförmige, mit der Atemluft in die Lungen gelangte Stoffe, wenn sie nach Speicherung in den Alveolarphagocyten wieder abgegeben werden.

Ihrer Herkunft nach sind die in der Lunge zur Ausscheidung kommenden Substanzen z. T. im Körper entstehende Stoffe, und zwar Endprodukte des Stoffwechsels (CO_2, Wasser, Harnstoff) oder Zwischenprodukte desselben (Aceton, Alkohol, Methan, H_2), die im Gewebe resorbiert und mit dem Blute in die Lungen gebracht werden; teilweise stammen sie von außen, gelangen durch Lungen oder Magendarmkanal in den Organismus und werden wieder ausgeschieden (Narkotica, Staub). Andere Stoffe (Fette, Lipoide, Siderin) stammen aus einem gesteigerten Angebot im Blut.

Die Ausscheidungsstätten der genannten Substanzen sind die Alveolen und die größeren und kleineren Abschnitte des Bronchialsystems mit ihren verschiedenen drüsigen Einrichtungen. Die Abgabe gas- und dampfförmiger Stoffe erfolgt in den Alveolen. Die Absonderung der Sekrete kommt in verschiedenen drüsigen Elementen zustande. Die Elimination von Eiweißkörpern, Lipoiden, Pigmenten, Staub findet durch die Alveolardeckzellen statt.

Die Abgabe der gas- oder dampfförmigen Stoffe geht ohne aktive Mitwirkung der Alveolarzellen durch Diffusionskräfte ohne sichtbare Formänderungen vor sich; demgegenüber kann die Aussonderung der übrigen Stoffe unter bestimmten Bedingungen sichtbar werden.

I. Ausscheidung der Kohlensäure.

Die Ausscheidung gas- oder dampfförmiger Stoffe, insbesondere der Kohlensäure, ist wie der gesamte Gaswechsel abhängig von den Gegebenheiten des Atemorgans, von den Bedingungen der Brustwand, von der Muskulatur, die die Erweiterung des Brustkorbes bewirkt, von ihrer Innervation, vom Atemzentrum, schließlich von der Tonuslage des autonomen Nervensystems, die die glatte Binnenmuskulatur der Lunge an Gefäßen und Atemwegen beeinflußt. Sie ist eng verknüpft mit dem Gesamtstoffwechsel und dem Blut. Demnach sind an der Gasausscheidung in der Lunge — insbesondere an der Ausscheidung des CO_2 — folgende Organe bzw. funktionellen Vorgänge beteiligt: Die Lungen als Organe der Ausscheidung; das Blut und seine Strombahn, insbesondere in den Lungen, da auf diesem Wege die Kohlensäure transportiert wird und vom Blute aus über das Atemzentrum und die Chemoreceptoren die Atembewegungen beeinflußt werden; der Stoffwechsel, da von seiner Intensität die Größe der gebildeten Stoffwechselendprodukte abhängt; schließlich nervöse Regulationen, insbesondere das Atemzentrum. Es liegt also ein Komplex verschiedener, ineinander übergehender und voneinander abhängiger Mechanismen vor. Ohne Kenntnis topographischer und struktureller Besonderheiten des Atemorgans, seines Kreislaufes, der Transportverhältnisse des Blutes für Kohlensäure, der funktionellen Eigenheiten der bei der Ausscheidung beteiligten Faktoren und ohne Berücksichtigung der funktionellen Verknüpfungen dieser Systeme untereinander ist ein Verständnis der Orthologie und Pathologie der Ausscheidung in den Lungen nicht möglich.

In diesem Zusammenhang ist besonders auf den zweiten wichtigen Regulator im Säure-Basenhaushalt des Blutes — die Nieren — hinzuweisen. Die Lungen haben durch ihre für die Ausscheidung flüchtiger Stoffe wie des CO_2 besonders geeignete Struktur die Möglichkeit rascher regulatorischer Wirkungen, während die Nieren durch die Absonderung fixer Säuren und andere Mechanismen (Ammoniakbildung) langsamer, aber länger wirken. Beide Organe beeinflussen sich. Wie eng die Beziehungen zwischen ihnen sind, geht daraus hervor, daß bei willkürlicher Hyperventilation sofort eine vermehrte Natriumbicarbonatausscheidung im Urin erfolgt, um die entstehende Alkalose zu kompensieren[1]. In ähnlicher Weise wird die Ausscheidungstätigkeit der Lungen bei veränderter Nierenfunktion beeinflußt: bei Retention saurer harnpflichtiger Substanzen im Verlauf chronischer Nierenleiden und bei Störung der Funktion der Tubuli, in denen der Elektrolytenaustausch und die Ansäuerung des Urins erfolgt, kann es zu einer Hyperventilation kommen[2].

1. Die Lunge.

Die Orthologie der CO_2-Ausscheidung hat zunächst die Struktur des Atemorgans, seine räumliche Einordnung und seine Durchblutung zu berücksichtigen. Der Bauplan der Lunge des Menschen ist der einer tubulo-alveolären Drüse. Die Stätten der spezifischen Organleistung sind die Alveolen; sie bieten für die Ausscheidung gas- und dampfförmiger Stoffe die besten Voraussetzungen, da ihre Struktur einem stark vascularisierten Gebiet mit zahlreichen Capillaren entspricht, bedeckt mit einer sehr dünnen Schicht zwischen Blut und Alveolarinnenräumen. Entsprechend den eingangs erwähnten Diffusionsgesetzen ist für die Ausscheidung des CO_2 die Aufrechterhaltung eines Spannungsgefälles zwischen dem CO_2-Gehalt des Blutes und der Alveolarluft entscheidend; bei der sehr raschen Diffusion der Kohlensäure durch die alveolo-capilläre Membran ist es sehr unwahrscheinlich, daß membranbedingte Faktoren eine Rolle spielen. Membran- bzw. Diffusionsgradienten und die Kontaktzeit in den Capillaren sind für die Ausscheidung des CO_2 im Gegensatz zu den Verhältnissen bei der Sauerstoffaufnahme nicht so wichtig, da die Kohlensäure bei gleicher Spannungsdifferenz etwa 20mal schneller diffundiert als der Sauerstoff. Unter sehr extremen Bedingungen, z. B. bei ausgedehnten entzündlichen Veränderungen und künstlicher O_2-Beatmung könnte der Membrangradient für Kohlensäure eine Rolle spielen.

Die Aufrechterhaltung des Gefälles durch Belüftung ist für die CO_2-Ausscheidung wesentlich. Für die Ventilation ist die Größe der Alveolen, ihr Wandbau und die Beschaffenheit des Gangsystems von ausschlaggebender Bedeutung.

Unter normalen Bedingungen und in Ruhe ist der Kohlensäuregehalt der Alveolarluft bemerkenswert konstant, etwa 5,6% im Mittel[3]. Er ist identisch mit der arteriellen CO_2-Spannung, 39,5 $\pm$ 1 mm Hg in Rückenlage[4]. Bei der Vermehrung des CO_2-Gehaltes der Alveolarluft wird die Atmung so intensiviert, daß durch Verstärkung der Ventilation — d. h. des Gaswechsels — die CO_2-Spannung in der Alveole bald wieder die normale Höhe hat. Umgekehrt führt Erniedrigung des CO_2-Gehaltes der Alveolarluft zu einer Verminderung der Atmung (z. B. nach willkürlich forcierter Atmung), bis die alveoläre CO_2-Konzentration wieder ihr normales Maß hat[5]. Bei weitgehender Konstanz der alveolären CO_2-Spannung wird die Menge der ausgeschiedenen Kohlensäure demnach reguliert durch Intensivierung oder Verminderung der Atemgröße.

[1] Peters und van Slyke 1924, Pitts 1955, Gamble 1949, Peters und van Slyke 1946.
[2] Rossier 1956. [3] Haldane und Priestley 1905. [4] Rossier 1956.
[5] Campbell, Haldane und Hobson 1913.

Hinsichtlich der Regulation der Atemgröße gilt, daß die Mittellage der in- und exspiratorischen Bewegung bei erhöhtem Bedarf zunimmt, d. h. daß das Lungenvolumen hierbei insgesamt zunimmt. Diese Volumenzunahme wird von VERZAR (1933) durch Entfaltung sog. „physiologischer Atelektasen" erklärt. Vom anatomischen Standpunkt ist die Existenz solcher „physiologischer Atelektasen" unwahrscheinlich, sodaß die Atelektase als Mechanismus der Atmungsregulation abzulehnen ist[1]. — Gegenüber dieser Auffassung über die Anpassung an erhöhten Atembedarf wird von ENGELHARDT (1941) angenommen, daß die Durchlüftung der Lunge bei ruhiger Atmung läppchenweise wechselt, so daß erst nach 10—12 Atemzügen die Einatmungsluft mit der der Alveolen aller Läppchen durchmischt wird. Diese Auffassung würde einen Wechsel im Tonus der Muskulatur der Bronchiolen zur Voraussetzung haben. Dadurch könnte die Inspirationsluft in solche Bronchiolen abgelenkt werden, deren Muskulatur erschlafft ist. Der Tonus der intralobulären Muskulatur würde durch den CO_2-Gehalt der Verweilluft geregelt. Tatsächlich bringt erhöhter CO_2-Gehalt die Bronchialmuskulatur zur Erschlaffung[2]. Von dem gesamten Atemluftvolumen werden $^2/_2$—$^3/_4$ zur Belüftung der Alveolen verwandt, während der Rest im Totraum umgewälzt wird[3].

Die Voraussetzung für einen geordneten, dem Bedarf angepaßten Gaswechsel ist eine bestimmte Alveolargröße, die einen raschen Gasausgleich zuläßt und ein entsprechendes Gangsystem. Größe der Alveolen und Weite der Bronchiolen müssen in einem bestimmten Verhältnis zueinander stehen, um eine vollständige Durchmischung der eingeatmeten und der in der Lunge restierenden Luft zu gewährleisten.

In diesem Zusammenhang ist eine Erörterung des Totraumbegriffes erforderlich. Als anatomischer Totraum wird das Gangsystem der Lungen mit Einschluß des Pharynx bezeichnet; hier nimmt die Luft in so geringem Grade am Gasaustausch mit dem Blut teil, daß dieser praktisch zu vernachlässigen ist. Der anatomische Totraum variiert mit dem Entfaltungsgrad der Lunge[4]. Seine Kapazität schwankt unter normalen Bedingungen bei der Inspiration durch Verlängerung und Erweiterung der Bronchien. Die Weite des Gangsystems ist abhängig von der Dehnungslage der Gesamtlunge und nervös gesteuerten Mechanismen, der glatten Muskulatur und dem venösen Gefäßsystem in der Schleimhaut mittlerer Bronchien[5]. Für die Kapazität des anatomischen Totraums sind Werte von 175 cm^3 [6], 142—189 cm^3 [7] angegeben worden.

In neueren Darstellungen über die Orthologie[8] der Lungen wird unterschieden zwischen anatomischem und funktionellem Totraum, wobei ein funktioneller Totraum zum anatomischen hinzukommen kann. Als funktioneller Totraum gelten alle die Lungenabschnitte, in denen kein Gasaustausch stattfindet. Umstritten ist die Frage, ob der Totraum unter verschiedenen Bedingungen konstant ist. Die unterschiedlichen Ergebnisse und Auffassungen sind weitgehend durch die angewandte Methodik und die Definition erklärt. Nach ROSSIER ist der „funktionelle Totraum" gleich der Differenz der alveolären Ventilation zum Minutenvolumen, dividiert durch die Atemfrequenz. Mit dieser Relation kann festgestellt werden, daß bei schwerer Arbeit eine Vergrößerung des Totraumes eintritt. Sie erklärt sich daraus, daß bei Intensivierung des Gasaustausches und Verkürzung der Verweildauer der Gase in der Lunge infolge Erhöhung der Atemfrequenz z. B. bei Arbeit kein homogenes Gasgemisch mehr sein kann, sodaß an der Austauschzone eine etwas höhere Kohlensäurespannung

---

[1] v. MÖLLENDORFF 1942. [2] P. TRENDELENBURG 1912. [3] ROSSIER 1956.
[4] ROHRER 1915, LOEWY 1891. [5] v. MÖLLENDORFF 1942, ROHRER 1921, v. HAYEK 1940.
[6] LOEWY 1891. [7] HALDANE und PRIESTLEY 1905. [8] ROSSIER 1956.

herrscht als in der Mitte der Alveole. Diese Heterogenität der Gaszusammensetzung in der einzelnen Alveole bedeutet nach ROSSIER (1956) nichts anderes, als daß ein Teil der Alveole in den Totraum miteinbezogen wird.

Unter pathologischen Bedingungen ist der funktionelle Totraum vergrößert beim Emphysem; dabei können ganze Lobuli zu einer großen Emphysemblase zusammentreten. Der normale Luftstrom und Gaswechsel geht dann verloren. An Stelle der Durchmischung durch einen gesteuerten in- und exspiratorischen Luftstrom tritt die Mischung durch Diffusion. Hinzu kommt ein Mißverhältnis zwischen Bronchiolenweite und zugehörigem Alveolarraum, so daß schließlich auf das ganze Organ gesehen eine diffuse Stenose resultiert. Hinzu kommt hierbei der Elastizitätsverlust und die Starre der Brustwand.

Eine weitere Möglichkeit, die zu einer Vergrößerung des funktionellen Totraums führt, ist ein Mißverhältnis von Ventilation zu Durchblutung (ventilation/perfusion ration nach RILEY und COURNAND).

Die Größe des funktionellen Totraums wird beeinflußt von der Größe des anatomischen Totraums, vom Ventilations-Durchblutungsverhältnis in den verschiedenen Alveolarbezirken, von der Intensität des Gasaustausches in den Alveolen im Verhältnis zum Atemtyp (Frequenz und Atemvolumen.)

Die Bedeutung der elastischen Kräfte der Lungen, der Elastizität des Thorax und der Beschaffenheit der Muskulatur ergibt sich daraus, daß ein großer Teil (63%) der Inspirationsarbeit zur Überwindung der elastischen Widerstände, ein geringerer für den viscösen Luftwiderstand (29%) aufgewandt wird. Bei einem Atemvolumen von 500 cm^3 ist die Inspirationsarbeit 2100 cm · g je Atemzug; bei einem Atemvolumen von 1550 cm^3 ist sie auf 17300 cm · g erhöht. Bei tieferen Frequenzen (unter 15 je Minute) steigt der elastische Widerstand an, bei höheren der viscöse Widerstand[1].

Aus diesen Tatsachen ergibt sich also für die Ausscheidung des CO_2 hinsichtlich des Atemorgans, daß sie geknüpft ist an eine intakte Ventilation, die ihrerseits normale strukturelle Verhältnisse der Lunge, normale Bewegungsmöglichkeiten der Lungen durch die Brustwand- und Zwerchfellmuskulatur und die Möglichkeit der normalen Luftzufuhr voraussetzt.

Zwischen der Ventilation und der Durchblutung müssen enge Beziehungen bestehen, da die CO_2-Ausscheidung von beiden Faktoren abhängt. Beide Größen sind normalerweise gut aufeinander abgestimmt. Von der Seite des Kreislaufs ist die Aufrechterhaltung eines Gefälles für die CO_2-Ausscheidung ebenso notwendig wie von der Seite der Ventilation.

2. Der Lungenkreislauf.

Das Kreislaufsystem der Lunge des Menschen ist so organisiert, daß alles Blut durch die Lungen getrieben wird. Außer dieser Hauptschlußstellung des Kreislaufs der Lunge bestehen Nebenschlüsse über die A. bronchialis. Nach einem großen Windkesselabschnitt der Lungenschlagader beginnt der muskuläre Teil weit in der Peripherie. Der Muskulatur dieser Gefäßabschnitte kommt wahrscheinlich eine aktive Rolle in der Regulierung der Lungenstrombahn zu (Regulierungsarterie[2]). — Als weiteres aktives regulatorisches Element kommen gegebenenfalls arteriovenöse Anastomosen in Frage[3]. — Die Arterien sind biegungsfeste Gebilde, deren Weite vom Spannungszustand der Lunge unabhängig ist. Ihre Weite ist nur vom Blutdruck und der Spannung ihrer muskulär-elastischen Wand bedingt. Bei den muskelarmen Arteriolen ist das elastische Gerüst der Gefäße in das gleiche Netzwerk des Lungengewebes eingebaut. Den

[1] OTIS, FENN und RAHN 1950. [2] MERKEL 1941. [3] v. HAYEK 1940.

gleichen Einbau zeigen Capillaren und postcapilläre Venen. Dadurch sind diese Gefäßabschnitte den Spannungsänderungen des Lungengewebes direkt unterworfen; eine Erweiterung der Alveolen durch elastischen Zug wird auch diese Gefäßabschnitte erweitern und umgekehrt[1].

Da die Capillaren in der Alveolarwand mechanischen Beeinflussungen aus dem Alveolarraum unmittelbar ausgesetzt sind, ist der alveoläre Druck für ihre Weite von Bedeutung. Bei Erhöhung des alveolären Druckes (Ausatmung gegen Widerstände, Überdruckatmung) müssen die Capillaren verengt werden und umgekehrt, bei Einatmung entgegen einem Widerstand im Gangsystem der Lunge mit der Konsequenz der Drucksenkung im Alveolarraum, erweitert werden.

Die Blutmenge in den Arterien kann weitgehend unabhängig von der Spannung des Lungengewebes wechseln. Demgegenüber ist sie in den Venen und Capillaren von der Spannung des Lungengewebes abhängig. So wird die Lungendurchblutung von der Atemmechanik beeinflußt.

Die Aufgabe des Lungenkreislaufes besteht im Zusammenhang mit der Ausscheidung der Kohlensäure in der Anpassung der Gasaustauschfläche, d. i. der Capillaroberfläche an den Bedarf; die Capillaroberfläche hängt ab von der Anzahl und der Länge der Capillaren; die Strömungsgeschwindigkeit spielt ebenfalls eine Rolle. Bei dem beträchtlichen Wechsel der Ausscheidung bedeutet das eine Anpassung an große Schwankungen der Durchflutung. Ferner sollte der Blutstrom auf diejenigen Lungengebiete verteilt werden, die die Ausscheidung der Kohlensäure am besten gewährleisten. Die unmittelbare Beobachtung des Lungenkreislaufs stößt auf technische Schwierigkeiten und hat deshalb bisher widersprechende Ergebnisse erbracht[2]. v. MÖLLENDORFF (1941) nimmt an, daß die Capillaren immer Blut enthalten; diese Annahme werde durch die Struktur der Lunge mit ihrem Spannungssystem nahegelegt. Demgegenüber wird von anderen[3] die Auffassung vertreten, daß „Reservecapillaren" existieren, die in Ruhe nicht durchströmt werden.

Das Blutvolumen der Lunge wird beim Menschen in der Norm auf etwa 800 cm³ geschätzt (740—1320 ml oder 20% des totalen Blutvolumens[4]). Das Blutvolumen der Alveolarcapillaren soll dagegen nur 60 cm³ in Ruhe und 95 cm³ bei schwerer Muskelarbeit sein[5]. Das Ansteigen des Blutstromes bei Muskelarbeit zeigt sich deshalb mehr in der Passagezeit der Alveolarcapillaren, die in Ruhe 0,7—0,8 sec, bei Muskelarbeit $^1/_3$ sec und weniger betragen soll[6]. Die Lungenverweilzeit des Blutes beträgt vom Rechtsherz zum Linksherzgipfel 4 sec. Für die CO_2-Ausscheidung steht die wechselnd angegebene Passagezeit der Alveolarcapillaren zur Verfügung ($^1/_3$—$^1/_4$ sec). Wie erwähnt, muß sich eine Verkürzung der Kontaktzeit wegen der besseren Diffusion des CO_2 auf den O_2-Ausgleich früher auswirken als auf den des CO_2.

Man wird nun zu fragen haben, in welcher Weise die Lungen den wechselnden Bedürfnissen bei der Ausscheidung der Kohlensäure gerecht werden können. Es wird angenommen, daß der ruhende Organismus etwa mit einem Zehntel der vollen Lungenleistung auskommt. Eine Steigerung der Ruheleistung des Organs zum Zwecke der vermehrten Gasausscheidung erfolgt einmal über die Chemoreceptoren durch die vom Atemzentrum gesteuerten Mechanismen der Vertiefung und der Vermehrung der Atemzüge. Neben dieser, von außen gesteuerten Regulations-

---

[1] v. HAYEK 1945, MACKLIN 1945, FLEISCH in BETHE-BERGMANN 7, 2 1281.
[2] WEARN, BARR und GERMAN 1926, TIEMANN und Mitarbeiter 1932, 1933, 1936.
[3] EULER 1951, TOYAMA 1925 u. a.
[4] LAGERLÖF, WERKÖ, BUCHT und HOLMGREN 1949.
[5] ROUGHTON 1945. [6] EULER 1951.

möglichkeit mit dem Effekt einer intensiven Ventilation ist noch eine weitere, im Organ liegende, selbstregulatorische Tätigkeit anzunehmen, die in der Lungendurchblutung gesucht werden kann. Eine aktive Regulation der Lungendurchblutung kann nur von den kleinen intralobulären Arterien (sowie gegebenenfalls von den arteriovenösen Anastomosen) bewirkt werden. Eine Änderung der Durchblutung kann auch von den interlobulären Venen erfolgen. Durch Beeinflussung dieses Gefäßsystemabschnittes wird namentlich die Verweildauer des Blutes in den Capillaren geregelt. Für die Gasausscheidung muß es besonders wichtig sein, in welcher Menge das Blut in der Zeiteinheit durch die Capillaren der Alveolen fließt und der Gasgehalt des Capillarblutes sich mit dem der Alveolen ins Gleichgewicht setzen kann.

v. EULER hat auf Grund von Tierversuchen mit LILJESTRAND einen Einfluß regional veränderter alveolärer O_2 bzw. CO_2-Drucke auf die Lungendurchblutungsverteilung angenommen. Bei Erhöhung der alveolären Kohlensäurespannung oder Senkung der alveolären Sauerstoffspannung kommt es zu einer Verengerung der Arteriolen[1]. Dieser „alveoläre" Reflex kommt auch beim Menschen vor[2]. An der Katze ließ sich nachweisen, daß die Wirkung des CO_2 größer ist als die des Sauerstoffmangels[3]. Kohlensäureanreicherung in der Atmungsluft wirkt kontrahierend auf die kleinen Venen[3]. Bei ungenügender Ventilation, wenn also die O_2-Spannung auf der venösen Seite der Capillaren unter der Norm läge, würde der Blutabfluß erschwert und damit der Blutstrom automatisch zu denjenigen Teilen der Lunge dirigiert, in denen die Belüftung am effektivsten ist[4]. Hiermit wäre weiter erklärt, auf welche Weise sich der Blutkreislauf den verschiedenartigen Belüftungsbedingungen anpaßt. Wie die beschriebene Wirkung der Gasspannung zustande kommt, ob sie direkt oder über Zwischensubstanzen den Tonus der Arteriolen beeinflußt, ist noch nicht geklärt.

Als Folge der allgemeinen Vasoconstriction steigt der Druck in der Lungenschlagader an. An isolierten Lungen oder ganzen Tieren führt O_2-Mangel oder erhöhter Gehalt der Atemluft an Kohlensäure eine Drucksteigerung in der Lungenschlagader herbei, während Erhöhung des O_2-Gehaltes eine Drucksenkung verursacht.

Aus diesen Ausführungen geht hervor, daß die Kohlensäure selbst bei ihrer Ausscheidung eine überragende regulatorische Wirkung entfaltet. Sie wirkt sowohl von dem Alveolarinnenraum aus wie vom Blut. Sie greift bei der normalen Regulation der Atmung auf einem der beschriebenen Wege im ganzen Atemorgan oder Teilen desselben an, indem sie entweder die Belüftung verschiedener Lungenabschnitte reguliert oder indem sie eine alternierende Durchblutung bestimmter Abschnitte der Lungenstrombahn beeinflußt. Sie bewirkt weiter bei erhöhtem Bedarf, das ist bei Steigerung des CO_2-Gehaltes im venösen Blut, eine verstärkte Atemtätigkeit. Sie hat die Möglichkeit einer unmittelbaren Beeinflussung der elastischen Fasern der Lunge und der glatten Muskulatur. Durch diese Mechanismen, die also insgesamt über eine Verstärkung der Ventilation und eine Steuerung der Durchblutung laufen, wird erreicht, daß durch Ventilation und Durchblutung ein Gefälle aufrechterhalten wird. Eine Erhöhung der Kohlensäure im Blut hat bei entsprechender Ventilation eine verstärkte Abgabe des CO_2 durch die Lungen zur Folge. Damit wirkt die Lunge durch die CO_2-Ausscheidung auf den Kohlensäuregehalt des Blutes ein und ist eine der wichtigsten Regulationen im Säure-Basengleichgewicht des Blutes. Es ergibt sich nunmehr die Frage nach den Zustandsformen der Kohlensäure im Blut.

---

[1] v. EULER 1951. [2] MOTLEY und Mitarbeiter 1950.
[3] NISELL 1951. [4] v. EULER und LILJESTRAND 1946.

3. Das Blut.

Die Kohlensäure wird im Blut in verschiedener Weise transportiert. Ein großer Teil der Kohlensäure ist chemisch gebunden, während ein kleiner Teil physikalisch gelöst ist. Die Menge der freien Kohlensäure, physikalisch gelöst, ergibt sich aus dem Löslichkeitskoeffizienten (bei $37^0 = 0{,}521$) und dem Partialdruck der Kohlensäure in mm Hg. Die vorwiegend als Bicarbonat gebundene Kohlensäure ist gleich der Differenz von gesamter und freier Kohlensäure. Ein Teil der Kohlensäure ist direkt chemisch an eine Aminogruppe des Hämoglobins labil als Carb-Hämoglobin gebunden[1]. Das Kohlensäurebindungsvermögen des sauerstofffreien Blutes ist größer als das des sauerstoffhaltigen[2]. Der Kohlensäuregehalt des arteriellen Blutes bei einem CO_2-Partialdruck von 30—40 mm Hg ist rund 45 Vol.-% ; der des venösen zeigt in verschiedenen Gefäßprovinzen wegen der in verschiedenen Geweben je nach dem Tätigkeitszustand der Organe unterschiedlichen CO_2-Bildung und der verschiedenen Verweilzeit des Blutes größere Schwankungen. Reduziertes Blut bindet bei gleicher Kohlensäurespannung mehr Kohlensäure als oxydiertes. Das Verhältnis von freier zu gebundener Kohlensäure bestimmt — unabhängig von der Gesamtmenge — die Reaktion des Blutes. Dem normalen Verhältnis von CO_2 : Bicarbonat im Plasma (etwa 1 : 20) entspricht ein p_H-Wert von 7,4. Bei Änderung der normalen Relation freier Kohlensäure zu Bicarbonat entsteht eine Änderung des p_H-Wertes, der durch vermehrte oder verminderte Abgabe des CO_2 in den Lungen und unterschiedliche Basen- und Säureausscheidung in den Nieren wieder auf das normale Maß zurückgebracht werden kann[3]. Wenn das ursprüngliche Verhältnis CO_2 : Bicarbonat wieder hergestellt ist, so ist dic Rcaktion dos Blutes wieder die normale. In einem solchen Fall kann sich jedoch das Bindungsvermögen für CO_2, die Pufferkapazität des Plasmas, verändert haben.

Neben dem hier genannten Puffersystem freier zu gebundener CO_2 wirken Phosphate und besonders die Eiweißkörper bei der Erhaltung der normalen Reaktion des Blutes mit[4].

Zwei Drittel der Kohlensäure sind im Plasma, ein Drittel in den roten Blutkörperchen vorhanden. Den Blutkörperchen kommt jedoch für die Bindung des CO_2 eine größere Bedeutung zu als dem Plasma[5]. Diese scheinbar einander widersprechenden Feststellungen sind dadurch erklärt, daß zur Bindung der Kohlensäure basische Äquivalente benötigt werden. Diese werden von den Eiweißkörpern des Blutes geliefert, an die, entsprechend ihrer Ampholytnatur, stets eine gewisse Menge von Alkali-Ionen gebunden ist. Zwischen den Alkaliproteinen und der Kohlensäure spielt sich folgende Reaktion ab:

$$B - \text{Prot} + H_2CO_3 \rightleftarrows H - \text{Prot} + BHCO_3.$$

In dem Alkaligehalt der Bluteiweißkörper liegt demnach die wahre Alkalireserve des Blutes vor, welche die Bindungsfähigkeit des Blutes für Kohlensäure begrenzt. Der klinische Begriff der Alkalireserve ist demgegenüber die Kohlensäuremenge, die vom Serum bei Sättigung mit einem Luftgemisch mit einem Kohlensäurepartialdruck von 40 mm Hg gebunden wird. Von den verschiedenen Bluteiweißkörpern haben Hämoglobin bzw. Oxyhämoglobin die größte Pufferwirkung, weil sie durch den Übergang von Oxyhämoglobin zu reduziertem Hämoglobin mehr Alkali für die Kohlensäurebindung zur Verfügung stellen können als die Serumeiweißkörper. Das beruht auf der stärkeren Säurenatur des Oxyhämoglobins. Mit dem Übergang des reduzierten Hämoglobins in Oxyhämoglobin

[1] HENRIQUES 1928, ROUGHTON 1949, MARGARIA 1933. [2] REIN-SCHNEIDER 1955.
[3] GAMBLE 1949, FANCONI 1954.
[4] GAMBLE 1949, FANCONI 1954, PETERS und VAN SLYKE 1946. [5] DAUTREBANDE 1931.

sind Ionenverschiebungen verbunden, die erst die Abgabe oder Aufnahme des CO_2 ermöglichen. Für die Verhältnisse im Organismus hat das zur Folge, daß im Gewebe bei der Abgabe von O_2 aus dem Hb-O_2 ohne Änderung der Blutreaktion Alkali frei wird, das zur Bindung der Kohlensäure zur Verfügung steht. In der Lunge wird durch Bindung des Sauerstoffs an das Hämoglobin aus der schwächeren Säure Hämoglobin wieder die stärkere Säure Oxyhämoglobin und damit aus dem Bicarbonat Kohlensäure in Freiheit gesetzt; das dabei frei werdende Alkali wird wieder vom Oxyhämoglobin gebunden. Aus Berechnungen geht hervor, daß von 5 Vol.-% CO_2, die vom menschlichen Blut in vitro gebunden werden, 3 bis 4 Vol.-% = 68% der Gesamtmenge mit dem beim Übergang von Oxyhämoglobin in Hämoglobin frei werdenden Alkali vereinigt werden und nur 1,6 Vol.-% = 32% durch eigentliche Pufferung beseitigt werden. Von diesen sind wieder 1 Vol.-% durch Phosphat, 0,2 Vol.-% durch die Plasmaeiweißkörper und nur 0,68 Vol.-% = 1,6% durch den Bicarbonatpuffer gebunden[1].

Der Bindung des Kohlendioxyds als Bicarbonation muß nach Aufnahme ins Blut seine Hydratisierung zu H_2CO_3 vorausgehen; umgekehrt geht der Ausscheidung durch die Lungen eine Dehydratisierung voran. Diese Reaktionen beanspruchen mehr Zeit als für die CO_2-Bindung und -Abgabe beim Durchgang des Blutes durch die Capillaren zur Verfügung steht. Zur Beschleunigung dieser Reaktion $CO_2 + H_2O \rightleftarrows H_2CO_3$ steht ein Ferment, die Carbanhydrase, zur Verfügung[2].

Bei der Bindung der Kohlensäure finden zwischen den roten Blutkörperchen und dem Plasma Ionenverschiebungen statt. Bei der Bindung der Kohlensäure durch das Blut treten Bicarbonationen aus den Blutkörperchen in das Plasma über und dafür werden äquivalente Mengen von Cl-Ionen durch die Blutkörperchen aufgenommen (Anionenaustausch)[3]. Gleichzeitig findet ein Wasseraustausch zwischen Blutkörperchen und Plasma statt; durch den Einstrom von Wasser in die Erythrocyten schwellen diese an, während das Plasmavolumen abnimmt. Der Grund hierfür liegt in der osmotisch höheren Wirksamkeit des Cl-Ions.

Der Gesamtmechanismus des Kohlensäuretransportes ist demnach etwa folgendermaßen darzustellen: Die Kohlensäure wird im Gewebe in das Blutplasma aufgenommen und dringt in die Erythrocyten ein. Hier wird sie durch katalytische Wirkung der Carbanhydrase mit Wasser zu H_2CO_3 vereinigt. Mit dem vom Hämoglobin *gelieferten* Kalium bildet sie Kaliumbicarbonat. Das Anion (HCO_3) tritt z. T. wieder aus den Erythrocyten aus. Im Plasma bindet es sich mit Natrium zu Natriumbicarbonat. Chlor tritt zur Herstellung des Donnan-Gleichgewichtes in die Erythrocyten ein und verbindet sich mit Kalium, das vom reduzierten Hämoglobin bereitgestellt wird; durch den Chlor-Übertritt wird im Plasma Natrium für die Kohlensäurebindung freigemacht. Die Freistellung von Basen wird durch die Reduktion des Hämoglobins (wegen des schwächeren Säurecharakters) begünstigt. In den Lungen spielen sich umgekehrte Mechanismen im Zusammenhang mit der O_2-Aufnahme ab.

Die Vorgänge des CO_2-Transportes hängen somit von einer Reihe von Teilreaktionen ab, so daß sich an vielen Stellen Störungsmöglichkeiten ergeben können. Für den hier zu erörternden Gegenstand ist die Feststellung wesentlich, daß durch wechselnde CO_2-Ausscheidung in den Lungen Regelungsmöglichkeiten des Säure-Basengleichgewichtes bestehen.

Die Menge des zur Bindung der Kohlensäure verfügbaren Alkalis schwankt von Mensch zu Mensch. Eine Beeinflussung des Alkalibestandes des Blutes kann durch primäre Basenverluste oder Anreicherung, ferner durch Kohlensäure und

[1] GAMBLE 1949. [2] DAVENPORT und WILHELMI 1941.
[3] PETERS und VAN SLYKE 1946, SCHNEIDER-REIN 1955.

andere Säuren erfolgen, die bei intermediären Stoffwechselvorgängen gebildet werden und ins Blut gelangen. Besonders wichtig sind nichtflüchtige Säuren, die also nicht durch die Lungen ausgeschieden werden. Bei verstärkter Muskelarbeit, ferner bei Diabetes und anderen Zuständen können Milchsäure oder Ketokörper ins Blut gelangen und die Kohlensäure aus ihren Alkaliverbindungen vertreiben[1]. Die Alkalireserve sinkt schon, während das an fixe Säuren gebundene Alkali noch im Blut kreist; durch anschließende Ausscheidung in den Nieren kommt es zu einem Alkaliverlust des Blutes, es entsteht eine Acidose. Alkaliüberschuß kann zur Entwicklung einer Alkalose führen[2].

Die Wasserstoffionenkonzentration des Blutes wird bestimmt durch das Verhältnis des gebundenen zum freien CO_2, das unter normalen Bedingungen 20:1 ist. Daraus ergibt sich nach der Gleichung von HASSELBALCH-HENDERSON

$$p_H = pK + \log \frac{20}{1} = 6{,}11\,(pK) + 1{,}3 = 7{,}41.$$

Wenn sich in dieser Gleichung Zähler und Nenner proportional ändern, so daß der Quotient unverändert bleibt, so verschiebt sich das p_H nicht. Verlagerungen dieser Art ohne Änderung des p_H werden als kompensiert bezeichnet. Wenn sich dagegen der Quotient und damit das p_H ändert, so entstehen dekompensierte Störungen. Primäre Änderungen des Zählers — der Bicarbonate und daher des Kohlensäurebindungsvermögens — werden als fix oder metabolisch[3] bezeichnet; demgegenüber liegen bei primärer Änderung des Nenners, also der freien Kohlensäure, flüchtige oder respiratorische[3] Störungen vor. Flüchtige oder respiratorische Störungen sind durch das leicht flüchtige CO_2 bedingt. Metabolische Störungen können durch fixe, saure Metabolite, außerdem durch Störung der Nierenfunktion und Elektrolytänderung herbeigeführt werden.

Man kann demnach folgende Störungen des Säure-Basengleichgewichtes unterscheiden[4]:

1. Fixe oder metabolische Acidosen, gekennzeichnet durch Verminderung der für die CO_2-Bindung zur Verfügung stehenden Basen; sie können bedingt sein durch Basenverlust[5] oder Verdrängung des CO_2 aus dem Bicarbonat durch stärkere Säuren[1]. Wenn das freie CO_2 des Blutes durch vermehrte Abgabe desselben in der Lunge vermindert wird, so daß das p_H normal bleibt, entsteht die kompensierte Acidose. Die Lunge spielt demnach bei der Kompensation dieser Acidose eine entscheidende Rolle (Renale[6], diabetische[1], Arbeits-Acidose und Acidose bei Früh- und Neugeborenen[7]).

2. Fixe oder metabolische Alkalose bei Vermehrung der zur CO_2-Bindung zur Verfügung stehenden Basen. Sie kommt zustande durch Einnahme von Bicarbonat[2] oder durch Säureverlust z. B. bei Erbrechen[8]. Eine Kompensation wird erreicht durch Hypoventilation mit verminderter CO_2-Abgabe.

3. Flüchtige oder respiratorische Acidose, wenn das CO_2 nicht in ausreichendem Maße durch die Lungen abgegeben wird[9]. Sie entsteht daher besonders bei ventilatorischen Störungen, z. B. Emphysem[10], Atemlähmung[11].

---

[1] BRÜGEL 1941, DIENST 1939, MARKUS und MENCZER 1946, GOLDNER 1951, ESSELIER und Mitarbeiter 1952.
[2] KIRSNER und Mitarbeiter 1955. [3] PETERS und VAN SLYKE 1946.
[4] DAUTREBANDE 1931, ROSSIER 1956, GROSSE-BROCKHOFF 1950.
[5] PETERS und VAN SLYKE 1946, GAMBLE 1949, FANCONI 1954, DARROW und Mitarbeiter 1949.
[6] ALBRIGHT und Mitarbeiter 1940, LIGHTWOOD 1935, LUNDBAEK 1951.
[7] DROESE 1955, MILLER und Mitarbeiter 1957.
[8] PEREZ-CASTRO 1937, GAMBLE 1949, FANCONI 1954, NAEGELI 1953.
[9] FRIEDMAN und JACKSON 1917, GRODINS und Mitarbeiter 1946, HJELT und Mitarbeiter 1956, MILLER und Mitarbeiter 1957.
[10] SCOTT 1920, DAUTREBANDE 1925.
[11] BLALOCK und Mitarbeiter 1926.

4. Flüchtige oder respiratorische Alkalose. Sie entsteht als Folge einer alveolären Hyperventilation mit daraus resultierender vermehrter Abgabe von CO_2, z. B. bei forcierter Atmung, beim O_2-Mangel, in der Schwangerschaft[1].

Kompensierte Zustände (ohne Verschiebung des p_H) lassen keine Aussage darüber zu, ob eine Acidose oder Alkalose vorliegt[2]. Störungen des Säure-Basengleichgewichtes können mittels der verstärkten oder verminderten CO_2-Abgabe in den Lungen oder durch die Nieren oder den Stoffwechsel ausgeglichen werden.

4. Die Steuerung der Atmung[3].

Bei der Steuerung der Atmung und damit der Gasausscheidung spielen nervöse und neuro-humorale Mechanismen eine Rolle. Im Mittelpunkt der nervösen Atemregulation stehen die Atemzentren: Das inspiratorische Zentrum, dessen Reizung zu einer koordinierten Inspiration führt, das exspiratorische Zentrum, dessen Reizung aktive Exspiration herbeiführt und das pneumotaxische Zentrum, das sowohl mit dem inspiratorischen und exspiratorischen Zentrum als auch mit den thermoreceptiven Zentren des Hypothalamus in Verbindung steht. Die in- und exspiratorischen Zentren sind nervös mit den Kernen des N. phrenicus und den Intercostalnerven verbunden.

Die Atemzentren stehen unter dauernder Einwirkung von Impulsen, die von der Hirnrinde und von der Peripherie stammen. Die Impulse aus der Peripherie kommen von Dehnungsreceptoren der Lunge (kinetische Atemregulation). Durch nervös-reflektorische Beeinflussung wird ein geregelter Wechsel zwischen Aus- und Einatmung gewährleistet.

Zur adäquaten Ventilation der Alveolen werden die gleichen Zentren und efferenten Bahnen benutzt. Die Zentren werden jedoch durch zwei Gruppen von Chemoreceptoren und Thermoreceptoren bei der Anpassung an verschiedene Bedingungen der Umwelt und des Organismus beeinflußt.

Die Atemzentren der Medulla oblongata reagieren besonders auf Änderungen des p_H und der Kohlensäurespannung im Capillarblut des Gehirns. Erhöhung der Kohlensäurespannung oder Senkung des p_H lösen eine Hyperventilation in den Lungen aus, die dann zu vermehrter CO_2-Abgabe führt und umgekehrt. Sie sind verhältnismäßig unempfindlich gegenüber einer mäßigen Abnahme der Sauerstoffspannung. Die peripheren Chemoreceptoren des Glomus caroticum und in der Aorta reagieren vor allem auf Änderungen der Sauerstoffspannung; dagegen sind sie für Änderungen der Kohlensäure und des p_H weniger empfindlich. Die Impulse werden von den Chemoreceptoren den bulbären Zentren auf nervösem Wege zugeleitet. Bei sinkender O_2-Spannung (unter 80 mm Hg) lösen sie eine Hyperventilation aus. Demnach wird die Atmung durch O_2-Mangel, CO_2-Atmung (flüchtige Acidose), p_H-Erniedrigung (fixe Acidose) und Muskelarbeit verändert[4].

Unter pathologischen Bedingungen kann sich die Reizbarkeit der Atemzentren erheblich ändern. Die Zentren können sich bei chronischer alveolärer Hypoventilation an die erhöhte Kohlensäurespannung im Blut anpassen[5] und werden dann in vermehrtem Maße über die peripheren Receptoren durch die Sauerstoffspannung gesteuert.

5. Orthologie der Ausscheidung der Kohlensäure.

Wenn man nunmehr nach Betrachtung der Lungenstruktur, der Lungenstrombahn und unter Berücksichtigung der Atemmechanik durch Brustwand

[1] Collip und Mitarbeiter 1920.
[2] Gamble 1949, Fanconi 1954, Darrow und Mitarbeiter 1949.
[3] Hess 1931, Bucher 1952, Rossier 1956. [4] Rossier 1956. [5] Massion 1955.

und Muskulatur, der Steuerung der Atmung und der Bindungsverhältnisse des Blutes die funktionellen Gegebenheiten für die CO_2-Ausscheidung zusammenfaßt, so ergibt sich folgendes Bild: Maßgebend für die Ausscheidung des CO_2 aus dem Blut in den Lungen ist die Aufrechterhaltung eines Konzentrationsgefälles zwischen Blut und Alveolarluft. Die normale CO_2-Spannung der Alveolarluft (= arterielle CO_2-Spannung) liegt bei etwa 40,0 mm Hg. Sie wird bemerkenswert konstant erhalten, indem bei Steigerung des CO_2-Antransportes durch das Blut die Atmung durch Regulation über Chemoreceptoren und Atemzentrum intensiviert wird. Normale Verhältnisse des Atemorgans vorausgesetzt, kommt eine Vermehrung oder Verminderung der CO_2-Abgabe in den Lungen zustande in Anpassung an den CO_2-Gehalt des Blutes zur Regelung des Säure-Basengleichgewichts mit dem Erfolg, daß die Wasserstoffionenkonzentration des Blutes konstant bleibt (kompensierte Acidosen und Alkalosen).

Eine Steigerung der CO_2-Ausscheidung in den Lungen kommt bei jenen Zuständen vor, die als fixe metabolische Acidose bezeichnet werden. Diese Zustände sind bedingt durch Verminderung der für die CO_2-Bindung zur Verfügung stehenden Basen oder dadurch, daß das CO_2 durch stärkere Säuren aus seinen Verbindungen verdrängt wird. Durch vermehrte Abgabe des CO_2 in den Lungen wird das p_H des Blutes normalisiert, bis das Verhältnis des freien zu gebundenem CO_2 im Blute im Zustand der Kompensation wieder seine normale Größe hat. Die Lungen haben durch die vermehrte Ausscheidung der Kohlensäure bei diesen metabolischen Acidosen die Aufgabe, das Säure-Basengleichgewicht zu erhalten, das durch Wirkungen in anderen Organen gestört zu werden droht.

Derartige metabolische Acidosen, bei denen durch gesteigerte CO_2-Ausscheidung in den Lungen Störungen des Säure-Basengleichgewichts ausgeglichen werden, kommen bei erhöhter Säurebildung im Gefolge starker, körperlicher Anstrengungen vor, ferner bei Hungerzuständen und Diabetes mellitus. Dabei entstehen in erhöhtem Maße fixe Säuren (Milchsäure, β-Oxybuttersäure, Acetessigsäure), die sich zunächst mit den Basen der Bicarbonate verbinden und durch den Harn als Alkalisalze ausgeschieden werden. Bei exogener Säurezufuhr (Ammoniumchlorid) kommt ein gleicher Basenverlust zustande[1]. Ähnliche Wirkungen kommen im Zusammenhang mit Nierenerkrankungen infolge gestörter Tubulusfunktion[2] durch ein Unvermögen H-Ionen auszuscheiden und durch Elektrolytverlust zustande[3]. Basenverluste durch den Magen-Darmkanal ergeben sich bei Durchfällen[4], intestinalen und biliären Drainagen und Fisteln[5]. Alkaliverluste renaler Art treten ferner auf bei der Addisonschen Krankheit[6].

Umgekehrte Regulationen mit Einschränkung der Kohlensäureausscheidung werden im Falle der primär metabolischen Alkalosen vorgenommen. Dabei liegt eine Vermehrung der für die CO_2-Bindung zur Verfügung stehenden Basen vor. Durch entsprechende Einschränkung der Kohlensäureabgabe in den Lungen wird die Alkalose kompensiert. Eine verminderte CO_2-Abgabe durch die Lungen in diesem Sinne liegt vor bei starken Säureverlusten durch Erbrechen[7], Magen-Drainage[5] oder bei inadäquater Zufuhr alkalisierender Salze (Natriumbicarbonat)[8], bei Morbus Cushing[9] und Gaben von ACTH[10].

[1] PITTS 1955.
[2] LIGHTWOOD 1935, ALBRIGHT und Mitarbeiter 1940, STAPLETON 1949, LUNDBAEK 1951, FANCONI 1954.
[3] GAMBLE 1949. [4] DARROW und Mitarbeiter 1949, GAMBLE 1949.
[5] KENNEDY und Mitarbeiter 1949. [6] DUNCAN 1952, THORN 1951, 1952.
[7] GAMBLE 1949, FANCONI 1954.
[8] KIRSNER und Mitarbeiter 1943, HOLTEN und LUNDBAEK 1955.
[9] KEPLER und Mitarbeiter 1948.
[10] LIND 1953, REINBERG und Mitarbeiter 1954.

6. Störungen der CO_2-Ausscheidung.

Gegenüber diesen Änderungen des Säure-Basengleichgewichts, die durch vermehrte oder verminderte Abgabe der Kohlensäure in den Lungen ausgeglichen werden können, liegen bei einer Reihe von Lungenerkrankungen Ausscheidungsstörungen für die Kohlensäure vor, die ihrerseits zu Änderungen des Säure-Basengleichgewichts des Blutes führen können, sofern sie nicht durch die regulatorische Tätigkeit anderer Organe ausgeglichen werden können. Es handelt sich um Störungen der CO_2-Ausscheidung in den Lungen, die dann zustande kommen, wenn durch primäre Veränderungen der Atmung eine verstärkte oder verminderte Abgabe des CO_2 erfolgt. Ursächlich liegen Erkrankungen des Atemorgans und der Atemwege oder Erkrankungen der Atemsteuerung in den nervösen Zentren vor.

Eine verminderte Abgabe des CO_2 entsteht bei eingeschränkter Ventilation durch Stenosen der Atemwege[1] oder bei Lungenemphysem mit steifem Thorax[2], bei ausgedehnten Fibrosen, Silikosen, bei der Kypho-Skoliose und chronischer Tuberkulose. Man findet sie ferner bei zentralbedingter Hypopnoe im Gefolge von Schlafmittelvergiftungen[3], Narkosezwischenfällen, Schädeltraumen und -Operationen und bei der Kinderlähmung. Die arterielle CO_2-Spannung wird erhöht. Sie kann kompensiert werden durch Retention von Basen.

Bei diesen Störungen der CO_2-Ausscheidung, die im Gefolge von Erkrankungen des Atemorgans und der Luftwege entstehen, kann zwischen akut einsetzenden und chronischen Zustandsformen unterschieden werden. Eine akute Verlegung der Luftwege führt zwangsläufig zu einer Verhaltung der Kohlensäure, zu einem Anstieg derselben im Blut und damit zu einer dekompensierten respiratorischen Acidose[4]. Bei langsam entstehenden Ausscheidungsstörungen mit verminderter CO_2-Abgabe entsteht eine kompensierte respiratorische Acidose, indem die Alkalireserve eine Erhöhung erfährt[5]. Im terminalen Stadium derartiger Ventilationsstörungen mit CO_2-Verhaltung kann es wieder zu einer Dekompensation kommen, zumal hier die respiratorische CO_2-Ausscheidungsstörung infolge Sauerstoffmangels durch eine metabolische Acidose überlagert wird[6]. Diese erwähnten Störungen in der Sauerstoffaufnahme überschatten schließlich bei erheblicheren Ventilationsstörungen die Wirkungen der verminderten CO_2-Abgabe[7].

Bei vermehrter Abgabe von Kohlensäure durch Hyperventilation entsteht die umgekehrte Störung, respiratorische Alkalose[8]. Sie kann durch vermehrte Ausscheidung von Basen im Harn kompensiert werden. Sie kommt vor bei der Salicylvergiftung. Schließlich kann eine respiratorische Alkalose bei Atmung in größeren Höhen im Gefolge eines Sauerstoffmangels entstehen, wo durch verstärkte Atmung zum Zwecke der stärkeren Arterialisierung gleichzeitig vermehrt CO_2 abgegeben wird.

Bei den respiratorischen Acidosen und Alkalosen liegt demnach eine in der Atmung begründete Störung der CO_2-Ausscheidung vor (Globalinsuffizienz nach ROSSIER); besonders bedeutungsvoll sind sie im Falle der Hypoventilation bei Erkrankungen des Atemorgans. Sie können durch verstärkte regulatorische Tätigkeit anderer Organe ausgeglichen werden[9].

Partielle Störungen der Ventilation mit verminderter CO_2-Abgabe in umschriebenen Abschnitten der Lunge, die auf kleinere Teile beschränkt bleiben,

[1] FRIEDMAN und JACKSON 1917, GRODINS und Mitarbeiter 1946.
[2] SCOTT 1920, DAUTREBANDE 1925. [3] BLALOCK und Mitarbeiter 1926.
[4] FRIEDMAN und JACKSON 1917, GRODINS und Mitarbeiter 1946.
[5] DAUTREBANDE 1925, SCOTT 1920.
[6] KOEHLER, BRUNQUIST und LOEVENHART 1923, GRODINS und Mitarbeiter 1946.
[7] HASTINGS, NEILL, MORGAN und BINGER 1924.
[8] COLLIP und Mitarbeiter 1920. [9] GAMBLE 1949.

können durch entsprechend verstärkte Tätigkeit anderer Lungenabschnitte ausgeglichen werden. Derartige Zustände kommen zustande, wenn ein Teil der Alveolen hypoventiliert wird. Durch die kompensatorische Hyperventilation der übrigen Alveolen kann dabei die Kohlensäureabgabe vermehrt sein. Dieser Störung liegt immer eine Änderung der Relation: Ventilation zur Durchblutung zugrunde. Dementsprechend kommen derartige Zustände gelegentlich auch bei intrapulmonalem vasculärem Kurzschluß, bei Abschluß von Lungenbezirken von der Ventilation bei erhaltener Durchblutung, z. B. bei Lungenkollaps, frischen Atelektasen und beginnender entzündlicher Infiltration vor. Im Regelfall kommt es bald nach Drosselung der Ventilation zu einer verminderten Durchblutung; der Grund dafür liegt darin, daß die alveolären Gasspannungen über den Tonus der kleinen Lungengefäße — in der ganzen Lunge wie in einzelnen Abschnitten — die Durchblutung beeinflussen[1].

Zu einer akuten Störung der CO_2-Abgabe kann es schließlich kommen, wenn auf dem Boden einer bestehenden Lungenerkrankung, bei der in Ruhe eine ausreichende CO_2-Ausscheidung stattfindet, im Anschluß an Belastung eine Steigerung der Kohlensäureabgabe wegen der Lungenerkrankung nicht möglich ist. Als zusätzlicher Faktor kommt hier eine Vermehrung fixer Säuren durch unvollständige Verbrennung zustande[2].

Im Gefolge von Ausscheidungsstörungen der Kohlensäure mit gesteigerter Retention können an verschiedenen Organen, namentlich an den Epithelien der Nierenkanälchen, Strukturveränderungen entstehen[3]. Zunächst ist hier jedoch nicht klar, ob es sich um unmittelbare Wirkungen der Kohlensäure handelt, oder ob die Veränderungen sekundär, durch eine im Gefolge der CO_2-Retention entstehende Transmineralisation von Zellen verursacht sind. Neben der Wirkung der Kohlensäure spielt jedoch ein hypoxisch bedingter Kollaps eine entscheidende Rolle[4].

II. Ausscheidung anderer gas- und dampfförmiger Stoffe.

Gegenüber der Abgabe der Kohlensäure in den Lungen spielt die Ausscheidung anderer gasförmiger Stoffe kaum eine Rolle. Wasserstoff und Methan sind als Ausscheidungsprodukte der Lunge bei einigen Tieren nachgewiesen worden. Sie entstehen durch Gärungsvorgänge im Darmkanal und werden dort resorbiert[5]. Aceton kann bei gesteigerter Bildung in den Lungen ausgeschieden werden, z. B. bei Hungerzuständen und bei Diabetes mellitus. Nach oraler Einnahme von Äthylalkohol wird ein geringer Teil des Alkohols durch die Lungen abgegeben[6].

In den Lungen bzw. in den Atemwegen wird ein nicht unbeträchtlicher Teil des Wassers ausgeschieden. Die Ausatmungsluft ist mit Wasserdampf gesättigt. Die Wasserabgabe in den Lungen hängt ab von den Bedingungen der Umgebung (Trockenheit der Luft) und von der Größe der Ventilation. In Ruhe werden bei gemäßigtem Klima um 400 cm^3 je Tag ausgeschieden. Bei körperlicher Arbeit, ferner im Fieber wird diese Menge erhöht. Sie kann besonders verstärkt werden durch Totraumhyperventilation und kommt als Mittel zur Wärmeregulation besonders beim Hund vor. Dabei liegt eine Form der Wasserelimination vor, die der Perspiration in der Haut zur Seite gestellt werden kann[7].

---

[1] v. EULER 1951.

[2] HASTINGS, NEILL, MORGAN und BINGER 1924, FRIEDMAN und JACKSON 1917, GRODINS und Mitarbeiter 1946.

[3] MEESSEN 1948, GOEBEL 1955, HJELT und Mitarbeiter 1956, PLIESS 1958.

[4] HJELT und Mitarbeiter 1956, PLIESS 1958, GOEBEL und KOBURG 1958.

[5] REGNAULT 1849, TACKE 1884.

[6] LILJESTRAND und LINDE 1930.

[7] MARIOTT 1950, RANDALL 1952, ROSSIER 1956.

III. Ausscheidungsvorgänge in den drüsigen Strukturen der Lunge und der Luftwege und ihre Störungen.

Die Sekretionsvorgänge in der Lunge sind an die drüsigen Strukturen verschiedener Abschnitte des Organs geknüpft. Wenn sich auch die drüsigen Endstücke der Lunge in Anpassung an den Gaswechsel von der ursprünglichen Struktur der Drüse weitgehend entfernt haben, so sind doch auch hier Hinweise auf echte sekretorische Leistungen gelegentlich erkennbar. Die Alveolarepithelzellen der Wirbeltierlungen (mit Ausnahme der Vögel) enthalten Granula, die manchmal mit Fettfarbstoffen angefärbt werden können. Beim Frosch soll in ihnen eine Absonderung von Tröpfchen stattfinden und ein mucoides Sekret gebildet werden können[1].

Das Ausführungssystem der Lunge, von den Ductus alveolares bis zu den Bronchien, enthält eine Schleimhaut mit einem in verschiedenen Abschnitten unterschiedlich hohen Epithel, in den größeren Ästen mit Flimmer- und Becherzellen. In den Becherzellen findet die Sekretion von Mucin statt. In granulierten Epithelien der letzten Verzweigungen der Bronchuli findet die Sekretion eines flüssigen, nicht näher bekannten Sekrets statt[1]. In größeren Bronchien sind gemischte Schleimdrüsen weit entfernt vom Schleimhautepithel vorhanden.

Störungen der Sekretbildung mit Umwandlung von ausgedehnten Abschnitten des Epithels in Becherzellen und vermehrter Sekretion sind besonders bei ententzündlichen Reizen unterschiedlicher Ätiologie möglich[2]. An den Schleimdrüsen der Trachea sind bei Entzündungen Merkmale veränderter Sekretion nachweisbar. Bei den herdförmigen Entzündungen steht im Anfang eine Hypersekretion, die dann über ein Versiegen der Schleimbildung gelegentlich in eine Nekrose übergehen kann. Die diffusen Veränderungen bestehen innerhalb der Drüsenzellen aus groben Schleimtropfen, während die engen Lichtungen schleimarm sind[3]. In kleineren Bronchien läßt sich die Umwandlung des flimmernden Zylinderepithels in schleimbildende Becherzellen bei Bronchitis feststellen[4].

Störungen der Sekretion sind besonders im Zusammenhang mit dem Asthma bronchiale bekannt. Dabei findet man erhebliche schleimige Absonderungen aus den Drüsen und Becherzellen in den Luftröhrenästen in Form der bekannten spiraligen Bildungen. Ferner sind ausgedehnte schleimige Entartungen der Deckzellen in den kleineren drüsenlosen Bronchialverzweigungen beschrieben[5] („schleimige Verquellung" MARCHAND 1915). Neben einer Hypertrophie des Schleimdrüsenapparates und einer vermehrten Schleimsekretion (Hyperkrinie) ist auch eine qualitative Veränderung des Sekretes (Dyskrinie) vorhanden, die in einer auffallenden Viscosität besteht und besondere Strukturen enthält. Es finden sich einerseits spiralige Schleimformationen (Curschmannsche Spiralen) sowie spiralig angeordnete Zellansammlungen, andererseits fadenförmige Gebilde, bei denen mit Muci-Carmin anfärbbare Schleimfäden und eosinophile Fäden zu unterscheiden sind. Daneben sind Charkot-Leydensche Kristalle vorhanden. Zum Teil handelt es sich um Sekretionsprodukte, teilweise um Zerfallsprodukte eosinophiler Zellen.

Eine ähnliche Störung der Sekretion im Bereich der Drüsen des Bronchialsystems kann bei der cystischen Pankreasfibrose vorliegen, welche analoge Bilder von Hyper- und Dyskrinie mit Bildung abnorm viscösen Schleims aufweisen kann (Mucoviscidosis)[6].

---

[1] CLARA 1937. [2] LETTERER 1932. [3] WÄTJEN 1921.
[4] FISCHER 1889. [5] PAGEL 1932.
[6] SEIFERT 1956, BACHMANN 1957.

IV. Ausscheidung von Stoffen in den Alveolen.

Unter bestimmten Bedingungen werden in den Alveolarlichtungen, in Alveolarepithelien und gelegentlich im Gerüst der Lungen verschiedenartig zusammengesetzte Ablagerungen gefunden. Diese Substanzen können aus der Blutbahn stammen oder mit der Atemluft in die Alveolarräume gelangt sein und von da aus in die Alveolarepithelien aufgenommen sein.

An der Grenze zwischen dem von Gewebsflüssigkeit durchtränkten Bindegewebsraum mit seinen Blutcapillaren und der Außenluft in den Alveolen regeln die epithelialen Auskleidungen der Alveolen Menge und Art der durchtretenden Substanzen und können als reaktionsbereite Elemente der Abwehr von außen oder innen eingedrungene Substanzen verändern und ausscheiden. Die Tätigkeit der Alveolarepithelien steht in engem Zusammenhang mit dem Flüssigkeitswechsel der Lunge und mit der Luftzusammensetzung der Alveole. Die unter normalen Bedingungen aus den Capillaren in die Alveolen austretende Flüssigkeitsmenge ist sicherlich sehr gering. Ihr Übertritt wird nach v. HAYEK (1953) durch eine Ausbreitung der Alveolarepithelzellen verhindert. Die Hemmung des Adrenalinödems[1] erklärt v. HAYEK teilweise durch eine dichte Ausbreitung der Alveolarepithelien unter der Einwirkung des Atropins; bei einer Abrundung der Alveolarepithelien und unvollständiger Epithelbedeckung (z. B. durch Adrenalin oder bei Atemnot), soll ein Ödem entstehen können. Eine Retraktion der Fortsätze der Alveolarepithelien soll den Austritt von Erythrocyten aus der Blutbahn in die Alveolen gestatten[2].

Für die Ablagerung bestimmter Stoffe in Alveolarepithelien ist das biologische Verhalten dieser Zellen von Bedeutung. Körperfremde Substanzen können in wenigen Sekunden[3] oder Minuten[4] von Phagocyten aufgenommen werden. Intraalveoläre Exsudatzellen treten sehr rasch auf[5]. Auf Grund von Untersuchungen an der Gewebskultur sind die Alveolarphagocyten nach den morphologischen Äußerungen ihres Zellebens amöboide, phagocytäre und speichernde Zellelemente[6]. Hinsichtlich ihres funktionellen Verhaltens gehören sie zu jenem ausgebreiteten Zellsystem des Körpers, dem die parenterale Verdauung obliegt. Ihre Speicherungsfähigkeit wechselt nach den gleichen Gesetzen; daher ist aus der Gleichsetzung des biologischen Verhaltens der Alveolarepithelien mit den Makrophagen ihr wechselhaftes Verhalten in der Speicherung und Stoffverarbeitung erklärt. In Übereinstimmung mit SEEMANN (1931) stellt CLARA (1936) fest, daß z. B. Lipoideinschlüsse nicht in allen Deckzellen, sondern nur in den „aktiven" Elementen („Reizformen") vorkommen. Der Nachweis von Stoffspeicherung in den Alveolarepithelien setzt demnach eine bestimmte Speicherungsfähigkeit voraus und ist eine biologische Leistung der Zelle. Wie eingangs erwähnt, ist die weitere Voraussetzung für eine Stoffspeicherung in diesen Elementen ein entsprechendes Angebot aus der Blutbahn bzw. Gewebsflüssigkeit oder aus dem Alveolarinnenraum. Die speichernden Alveolarzellen können von der Alveolarwand losgelöst werden und in den freien Alveolarraum gelangen. Sie dienen damit der Ausscheidung von Material, das aus der Blutbahn stammen kann oder der Wiederaussonderung von corpusculären Substanzen verschiedener Art, die mit der Luft in die Alveolen gelangt sind.

Die Stoffabgabe im Bereiche der Alveolen ist nicht nur an die Alveolarepithelien geknüpft. Vielmehr kommt in vielen Fällen auch die Aussonderung von Eiweißkörpern, Fetten und Lipoiden und anderen Substanzen aus der Blutbahn in die Alveolen vor, ohne daß eine Speicherung in Alveolarepithelien nachweisbar ist.

---

[1] FROEHLICH und PICK 1912. [2] v. HAYEK 1953. [3] ASCHOFF 1926.
[4] GARDNER und SMITH 1927. [5] SCHWARTZ 1935. [6] LANG 1926, BARGMANN 1936.

V. Wiederabgabe von aus der Atemluft stammenden Stoffen.

Was zunächst die Wiederaussonderung von Stoffen angeht, die mit der Luft in die Alveolarräume gelangt sind, so ist dieser Vorgang seit langem aus Erfahrungen der Pathologie und des Experiments bekannt[1]. Die Phagocytose des mit der Einatmungsluft in die Lungen gelangten Staubes kann noch als normales Vorkommnis gewertet werden (Staubzellen). Bei verstärkter Einatmung derartigen Materials, namentlich bestimmter Staubarten, entsteht zunächst eine vermehrte Speicherung und dann Abgabe; experimentelle Untersuchungen über diesen Gegenstand sind namentlich im Zusammenhang mit den Forschungen über die Pneumokoniosen und über Abwehrvorgänge gegenüber eingedrungenen Bakterien[2] angestellt worden (ausführliche Literatur bei WORTH und SCHILLER 1954).

Fettablagerungen in Alveolarepithelzellen kommen nach Aspiration fetthaltigen Materials vor[3].

Speicherung, Lösung und Wiederausscheidung mit Hilfe der Alveolarepithelien ist auch bei experimenteller Infektion mit Tuberkelbacillen nachgewiesen worden[4].

Aus allen experimentellen Untersuchungen nach Zufuhr von Fremdmaterial in die Lungen geht hervor, daß den Alveolarepithelien durch Speicherung und Abstoßung eine bedeutende Rolle in der Reinigung und im Schutz des Organismus gegenüber Schädlichkeiten aus der Atemluft zukommt.

VI. Ausscheidung von aus der Blutbahn stammenden Stoffen.

Neben der Wiederaussonderung von Stoffen, die aus den Atemwegen in die Lungen gelangt sind, spielt die Ausscheidung verschiedener aus dem Blute stammender Substanzen — Eiweißkörper, Fette und Lipoide, corpusculäre Elemente, Bakterien — eine große Rolle. Diese Art von Ausscheidung ist an ein entsprechendes Angebot aus der Blutbahn und an bestimmte Voraussetzungen der Lungenstrombahn geknüpft. Sie ist aufs engste gekoppelt an die Flüssigkeitsbewegungen in der Lunge. Wie eingangs erwähnt, ist die unter normalen Bedingungen aus der Blutbahn in die Alveolarlichtungen übertretende Flüssigkeitsmenge sicher sehr gering. Entsprechend sind normale Ausscheidungsvorgänge durch die Alveolen auch nur in spärlichem Umfange vorhanden. Der Flüssigkeitsübertritt wird außer durch das Verhalten der Capillaren, durch die alveolären Epithelzellen geregelt[5].

Die Kenntnisse über den normalen Flüssigkeitstransport in den Lungen und seine Störungen sind sehr gering. Dieser ist aufs engste geknüpft an normale Wandbeschaffenheit und Blutströmung in den Lungencapillaren und an den Lymphtransport. Im einzelnen sind folgende Tatsachen bekannt.

Die Blutmenge der Lungen schwankt mit dem Atemcyclus[6]. Die zufließenden und abfließenden Blutvolumina der Lungen sind dementsprechend in der Zeiteinheit nie gleich groß. Neben diesen durch den Atmungscyclus bedingten, geringfügigen Schwankungen des Zu- und Abflusses sind anders bedingte Veränderungen der Blutzu- und -ableitung für die Flüssigkeitsbewegungen bedeutungsvoller. Der Blutzustrom zum alveolären Capillarsystem setzt sich zusammen aus dem Blutvolumen der rechten Herzkammer und einer kleinen zusätzlichen Blutmenge aus den Bronchialarterien. Bei Störungen des Durchflusses durch die Pulmonalarterie kann der Anteil aus der A. bronchialis erhöht werden

[1] ARNOLD 1885. [2] ROSIN 1928.
[3] HOCHHEIM 1903, ASCHOFF 1926, LUBARSCH und PLENGE 1931.
[4] HERXHEIMER 1903, LANG 1925, TÖPPICH 1925, GROSS 1927.
[5] v. HAYEK 1953. [6] MACCANON und HORVATH 1952, ALTSCHULE 1956.

(Pulmonalstenose, schwere Erkrankungen des Lungenparenchyms). Die aus den Lungencapillaren filtrierte Flüssigkeitsmenge wird von der Größe des Capillardruckes, von der Oberfläche des Capillarbettes, vom capillären Blutstrom in der Zeiteinheit, von der Capillarpermeabilität und vom onkotischen Druck des Blutplasmas bestimmt. Der Gewebsdruck, der an anderen Organen eine einschränkende Rolle bei dem Flüssigkeitswechsel spielt, ist im Falle der Lunge entsprechend der Struktur wohl sehr niedrig. Demgemäß stellt sich dem Flüssigkeitsübertritt kein Widerstand entgegen. Hinzu kommt, daß eine Rückresorption von Flüssigkeitsmengen in den Lungencapillaren nur in geringem Maße stattfindet. Der Abtransport von Flüssigkeit erfolgt vielmehr fast ausschließlich auf dem Lymphwege. Demgemäß ist die aus dem Capillarbett abfließende Blutmenge um den Betrag der Lymphflüssigkeit gegenüber dem Zuflußvolumen vermindert. Das Volumen der Lymphflüssigkeit ist beim Menschen unbekannt. Wahrscheinlich wird durch eine Vergrößerung des Venendruckes im großen Kreislauf der Lymphabfluß in der Lunge behindert, da alle Lymphgefäße in die obere Hohlvene münden[1].

Der Flüssigkeitstransport in den Lungen hat besondere Bedeutung im Zusammenhang mit dem Lungenödem. Aus experimentellen Untersuchungen zum Lungenödem[2] (mit α-Naphthylthioharnstoff) ist bekannt, daß vor dem Ödem eine deutliche Erweiterung der großen Lymphgefäße im Hilusgebiet auftritt, die sich in den hilusnahen Gewebsspalten ausbreitet und immer weiter auf die Lunge übergreift, bis sie schließlich in den Alveolenwänden auftritt. Dann dringt die Flüssigkeit endlich in die Alveolen ein. Die Bildung der intraalveolären Flüssigkeitsansammlung ist eine Spätmanifestation. Aus diesen Untersuchungen geht hervor, daß die Lymphfunktion der wichtigste Faktor beim Lungenödem ist und daß das Ödem erst auftritt, wenn die Kapazität der großen perihilären Lymphgefäße zur Ableitung der Flüssigkeit überschritten wird.

Es ist sicher, daß eine Hypoproteinämie zu einem verstärkten Lymphfluß in den Lungen führt[3]. Wahrscheinlich ist dieser Faktor im Verlaufe einer Nephritis und der Lebercirrhose ursächlich an der Entstehung eines Lungenödems beteiligt.

Die Steigerung des Filtrationsdruckes durch erhöhten Capillardruck in den Lungen kann ein Ödem verstärken[4]. Der Capillardruck der Lungen kann ansteigen bei Erhöhung des Lungenvenendruckes; derartige Capillardrucksteigerungen sind bekannt bei drei klinischen Krankheitsgruppen: chronischer Herzinsuffizienz, Mitralklappenfehler und Perikarditis.

Erhöhter Druck in den Lungenvenen kann eine Rolle für die Flüssigkeitsübertritte aus der Blutbahn in die Alveolarlichtungen spielen. In welchem Umfange Veränderungen der Lungenvasomotorik eine Rolle für derartige Störungen der Flüssigkeitsbewegung spielen, ist z. Z. nicht zu übersehen. Ein wichtiger ursächlicher Mechanismus für die Entstehung eines Lungenödems ist die Capillarpermeabilität[5]. Bronchospasmen scheinen in gleicher Richtung wirken zu können[6].

Insgesamt weisen die vorhandenen physiologischen Befunde darauf hin, daß Störungen der Flüssigkeitsbewegung in den Lungen in Richtung auf ein Lungen-

---

[1] PAINE, HOWARD, BUTCHER und SMITH 1949, PAINE, BUTCHER, SMITH und HOWARD 1950.
[2] RICHTER 1952.
[3] PAINE, HOWARD, BUTCHER und SMITH 1949, PAINE und SMITH 1949.
[4] PAINE, SMITH, BUTCHER und HOWARD 1952, WARREN und DRINKER 1949, DRINKER 1945, PAINE, BUTCHER, SMITH und HOWARD 1950.
[5] RICHTER 1952, TENNEKOON 1954, GIBBON, BRUNER und LOCKWOOD 1948, WAUD und HORNER 1948, AVIADO und SCHMIDT 1952, HALL 1953.
[6] VAN BOGAERT, FANNES, BUYTAERT, DE MUNCK, VAN GENABECK, VAN DEN HEUST und VANDAEL 1953.

ödem durch Summation submaximaler Veränderungen verschiedener physiologischer Phänomene verursacht werden können, wobei der eine oder andere Mechanismus unter verschiedenen Bedingungen eine besondere Rolle spielen kann. Die fundamentale Störung ist offenbar eine Transsudation aus den Lungencapillaren, die die Rückresorptionsfähigkeit der Lungenlymphgefäße überschreitet. Folgende Faktoren sind besonders wichtig[1]: 1. Erhöhte Transsudation bei gesteigertem Capillardruck der Lungen, bei vergrößerter filtrierfähiger Oberfläche der Lungen, vermehrter Blutdurchströmung, Senkung des Plasmaproteinspiegels, erhöhter Capillarpermeabilität und Bronchospasmen.

2. Verminderung der Rückresorption bei Störung der Lymphfunktion (z. B. bei Steigerung des Venendrucks im großen Kreislauf oder Verstopfung der Lymphgefäße).

3. Vergrößerung des extracellulären Flüssigkeitsvolumens.

Die gemeinsame pathogenetische Grundlage aller Formen vermehrten Flüssigkeitsübertritts ist — neben Störung des Lymphabflusses — eine Funktionsstörung der capillären Gefäßwandung, die von innen her erfolgen kann — durch Veränderung der Blutmenge und Beschaffenheit — oder von außen her angreift, wobei die Vasomotorik eine Rolle spielen mag[2]. Alle Faktoren, die zu einer Durchblutungsänderung in der Endstrombahn führen, können zu erhöhtem Austritt von Flüssigkeit führen. Sie können herdförmig oder auf das ganze Organ ausgebreitet sein. Es kann sich um herdförmige oder generalisierte Störungen handeln, je nachdem ob die Durchblutungsänderung Teile oder die ganze Lunge befällt. Sie stehen nach den eingangs erwähnten Gesetzen in engem Zusammenhang mit der Relation der Ventilation zur Durchblutung. Je nach dem Intensitätsgrad der Funktionsstörung und nach der Beschaffenheit des Blutes werden sich verschiedene Formen hinsichtlich der Zusammensetzung der übergetretenen Flüssigkeit ergeben. Bei schwereren Graden der Durchblutungsstörung werden reichlich eiweißhaltige Substanzen mit allen daran geknüpften Bestandteilen übertreten, bei geringen weniger. Auch Erythrocyten können durchtreten.

Von zeitlichen Verhältnissen dürfte es abhängig sein, ob außer der Ansammlung der aus der Blutbahn ausgetretenen Stoffe auch noch Speicherungen und Umwandlungen in den Alveolarepithelien nachweisbar sind. Mit der übergetretenen Flüssigkeit kann bei der Urämie auch Harnstoff in die Lunge ausgeschieden werden. Mehr oder weniger eiweiß- und lipoidhaltiges Material[3] findet sich in der Alveolarlichtung häufig im Zusammenhang mit entzündlichen Lungenerkrankungen verschiedener Ätiologie. Sie kommen ferner vor als Wirkungen der Kohlensäure[4], der Sauerstoffvergiftung[5], bei Neugeborenen in den sog. hyalinen Membranen[6], bei Hypoxie.

Besonderes Interesse verdienen Stoffausscheidungen, die mit einer Speicherung in den Alveolarepithelien einhergehen. Das funktionale Verhalten der Alveolarepithelien spielt hierbei eine große Rolle. Je nach den Bedingungen des Einzelfalls, nach den Besonderheiten der Örtlichkeit (Störung der Ventilation/Durchblutung) und nach der chemischen Natur der gespeicherten Substanz werden verschiedenartige morphologische Bilder entstehen[7].

Körnige Speicherungen von Eiweißkörpern findet man bei vielen chronischen Pneumonien. Bildungen besonderer Art stellen die Corpora amylacea dar[8].

[1] ALTSCHULE 1956. [2] CEELEN 1931. [3] M. B. SCHMIDT 1944/45.
[4] MEESSEN 1948. [5] PICHOTKA 1941, LIEBEGOTT 1941.
[6] FARBER und SWEET 1931, ROULET 1941, TESSERAUX 1949, BENITEZ 1952, WEBER 1953, v. GAVALLÉR 1956, KLOOS und WULF 1957.
[7] CEELEN 1931. [8] LUBARSCH und PLENGE 1931.

Sie kommen besonders in Stauungslungen vor und sind wahrscheinlich von abgestoßenen Alveolarepithelien und Exsudatzellen herzuleiten[1].

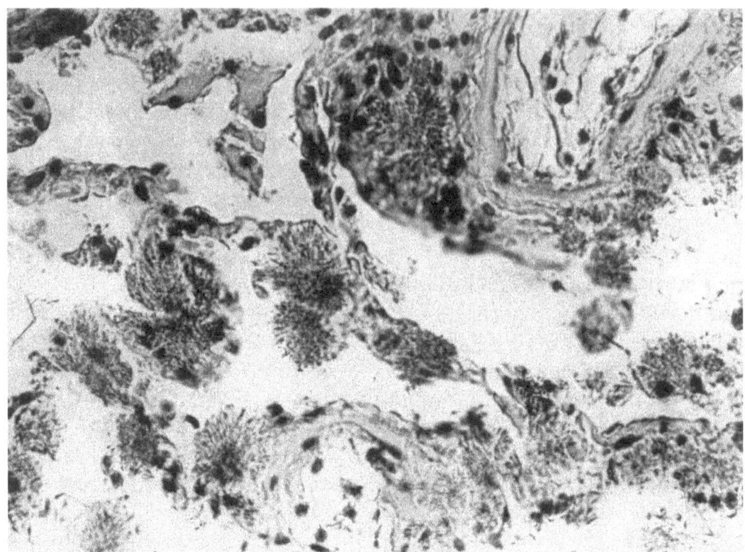

Abb. 1. Harnstoffausscheidung durch die Lunge bei Urämie-Xanthydrolreaktion. Kristallinische Ablagerungen von Dixanthylharnstoff an Alveolarwandungen in der Umgebung von Capillaren. (Vergr. 500fach.)

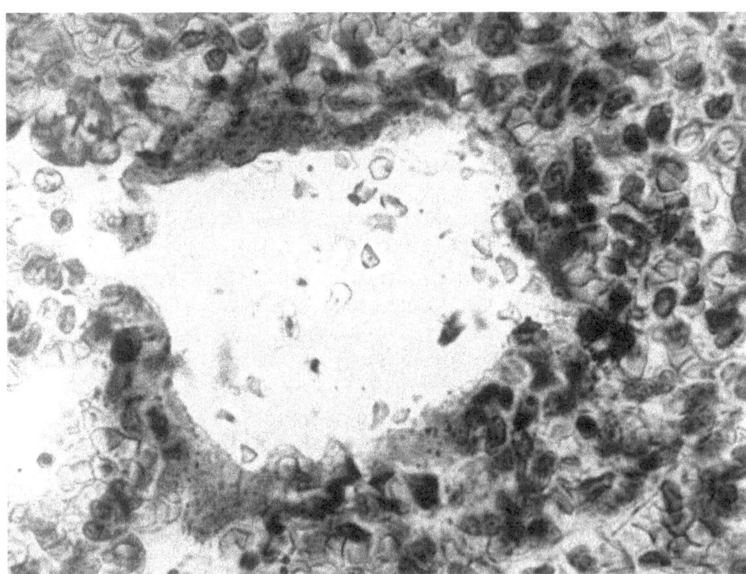

Abb. 2a. Diffuse Fettdurchtränkung hyaliner Membranen in Alveolen einer 2 Tage alt gewordenen Frühgeburt. Sudanrotfärbung. (Vergr. 600fach.)

Eine zellige Speicherung von Fetten und Lipoiden ist häufig zu beobachten[2]. Sie findet sich bei allgemeinen Fettstoffwechselstörungen, die mit einer Erhöhung der Lipoide im Blute einhergehen. Diese Fettstoffe treten unter den gegebenen

[1] CEELEN 1931. [2] ASCHOFF 1926, QUENSEL 1932, SEEMANN 1930, JECKELN 1933/34.

Voraussetzungen mit Eiweißkörpern als Vehikel aus[1]. Bei reichlichem Fettangebot im Anschluß an Zerstrümmerung des Knochenmarks sind die Alveolar-

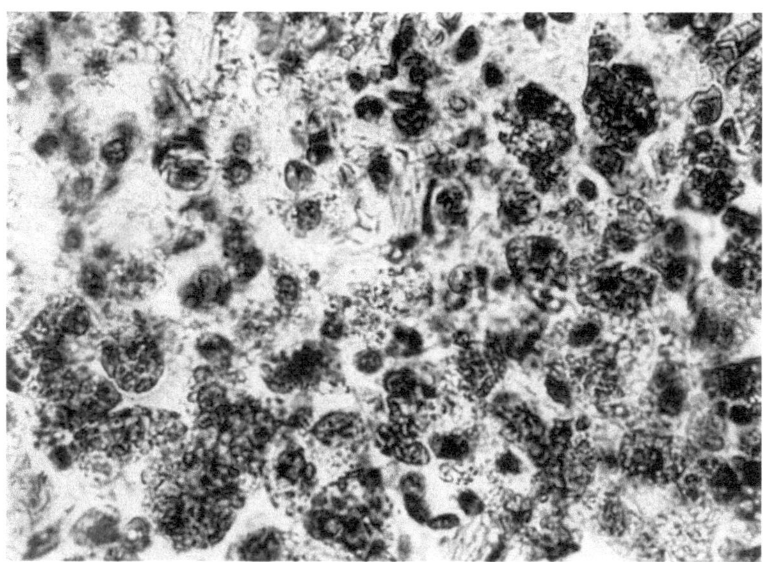

Abb. 2b. Verfettete Alveolarepithelien bei chronischer Herdpneumonie. $1^1/_4$ Jahre altes Kind. Sudanrotfärbung. (Vergr. 600fach.)

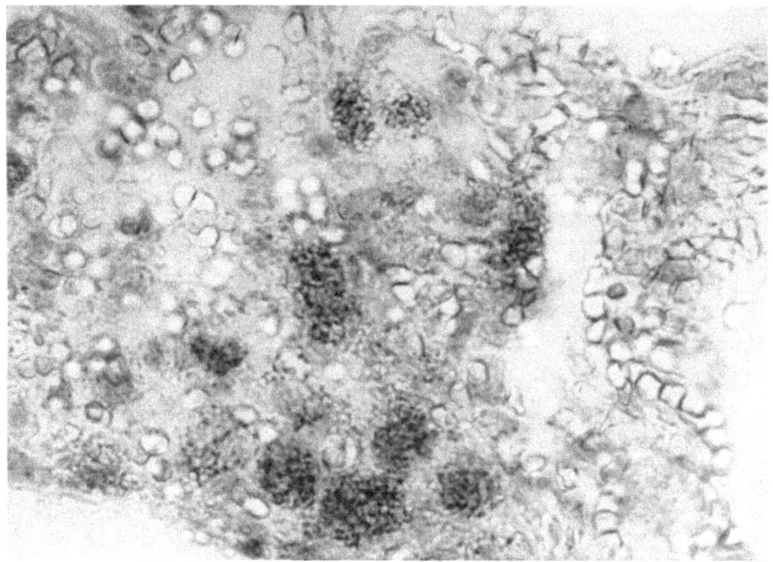

Abb. 2c. Fettablagerung in Alveolarepithelien bei Pulmonalsklerose. Sudanrotfärbung. (Vergr. 600fach.)

epithelien reichlich mit Fettstoffen beladen[2]. Nach intravenöser Zufuhr von Cholesterinlösungen kann das gleiche beobachtet werden[3]. Beim Menschen ist Fettablagerung in Alveolarepithelien bei Lipämie zu beobachten (Lipoidnephrose[4],

[1] M. B. Schmidt 1944/45. [2] Wuttig 1905.
[3] Seemann 1930, Merkulow 1932. [4] Lubarsch und Plenge 1931.

Diabetes mellitus)[1]. Daß außer der Lipämie der Funktionszustand der Alveolarepithelzellen wichtig ist, geht aus der Fettspeicherung in entzündlich veränderten Lungenbezirken hervor (Buhlsche Desquamativpneumonie). Hier liegen örtliche Durchblutungsstörungen und eine durch die Entzündung bedingte bestimmte Speicherungsfähigkeit der Alveolarepithelien vor. Lipoidspeicherung und -ausscheidung ist in besonders imponierender Form bei allgemeinen Lipoidstoffwechselstörungen zu beobachten. Bei der Niemann-Pickschen Krankheit, die bekanntlich gekennzeichnet ist durch eine celluläre Dysfunktion[2], sind reichlich Sphingomyelin speichernde Alveolarepithelien vorhanden. Im wesentlichen aus Cholesterin bestehende Lipoidablagerungen kommen bei der Lipoidgranulomatose vor. Hier wie bei der Niemann-Pickschen Krankheit bestehen Anhaltspunkte dafür, daß neben der besonderen Speicherungsfähigkeit der Zellen auch noch Kreislaufstörungen eine Rolle spielen, da die Lipoidspeicherung besonders in entzündlich veränderten und atelektatischen Gebieten der Lunge vorkommt.

Gelegentlich werden Verkalkungen der Lungengerüstsubstanz und der Alveolarepithelzellen beobachtet. Abgesehen von jenen lokalen Kalkstoffwechselstörungen, die bei Ernährungsstörungen des Lungengewebes vorkommen, handelt es sich um Ausscheidungsstörungen, die eng mit der Aufgabe der Kohlensäureabgabe in den Lungen verknüpft sind. Durch die CO_2-Ausscheidung wird in der Lunge zumindest zeitweilig eine lokale Voraussetzung für die Kalkniederschlagsbildung geschaffen, indem die Reaktion nach der Säureausscheidung alkalisch wird[3]. Darüber hinaus bestehen, sofern Kalkablagerungen in verdichteten Partien des Lungengerüstes vorlagen, noch weitere physikalisch-chemische Möglichkeiten, die die Bildung von Kalkniederschlägen erleichtern. Die wesentliche Voraussetzung für die Kalkausscheidung durch die Lungen bei den genannten Formen der Verkalkung (metastatische Verkalkung) muß in einem erhöhten Blutkalkspiegel erblickt werden, der seinerseits eine Folge von Kalkmobilisierungen aus den Speichern durch Anoxämie oder durch Elektrolytverschiebungen aus dem einen oder anderen Grunde sein kann (Hypochlorämie[4]; Anoxämie[5], Hyperkapnie[6]). Ein anderer bedeutungsvoller Faktor ist das Vorliegen einer Nierenerkrankung, die jedoch auch fehlen kann[7]. Bei der engen Beziehung der Ausscheidungsfunktion der Nieren zu den Lungen in der Regelung des Säure-Basenhaushaltes, namentlich bei den besonderen Aufgaben des tubulären Apparates der Nieren in der Abgabe der Elektrolyte, ist es nicht verwunderlich, wenn — namentlich bei gesteigertem Blutkalkgehalt — nach Versagen der Nieren, durch ihre Ausscheidung den Kalkspiegel des Blutes zu regeln, die Lungen als Ausscheidungsorgan einspringen.

Aus Beobachtungen im Experiment ist die Speicherung und Abscheidung von Fremdmaterial verschiedener Art bekannt. Nach intravenöser Zufuhr von Staubteilchen ist eine Speicherung in Alveolarepithelien zu beobachten[8]. Zur Erklärung muß darauf hingewiesen werden, daß in diesen Fällen ein Lungenödem bestand. Die Staubteilchen sind nach Austritt in die Alveolen sekundär von den Alveolarepithelien gespeichert worden. In die Gruppe der Ausscheidung von gröberen Teilchen gehören schließlich die Siderinspeicherungen in Alveolarepithelien (Herzfehlerzellen), die im Zusammenhang mit Kreislaufstörungen der Lunge bei Herzfehlern oder der idiopathischen progressiven braunen Lungeninduration (CEELEN 1931) oder bei Transfusionssiderosen zu beobachten sind.

[1] JECKELN 1933/34. [2] LETTERER 1938, GOEBEL 1953.
[3] GOEBEL 1955, KOLLER und LEUTHARDT 1934. [4] BÜCHNER 1938.
[5] GOEBEL 1955, HJELT, AHVENAINEN und HALLMAN 1956.
[6] HJELT und Mitarbeiter 1956, PLIESS 1958. [7] LUBARSCH und PLENGE 1931.
[8] GIESE 1934/35, WORTH und SCHILLER 1954.

Voraussetzung für die Ausscheidung siderinhaltigen Materials ist der Übertritt roter Blutkörperchen aus der Blutbahn und die Umwandlung der roten Blutkörperchen in braunes Pigment (zusammenfassende Literatur GOEBEL 1955). Dabei gibt es

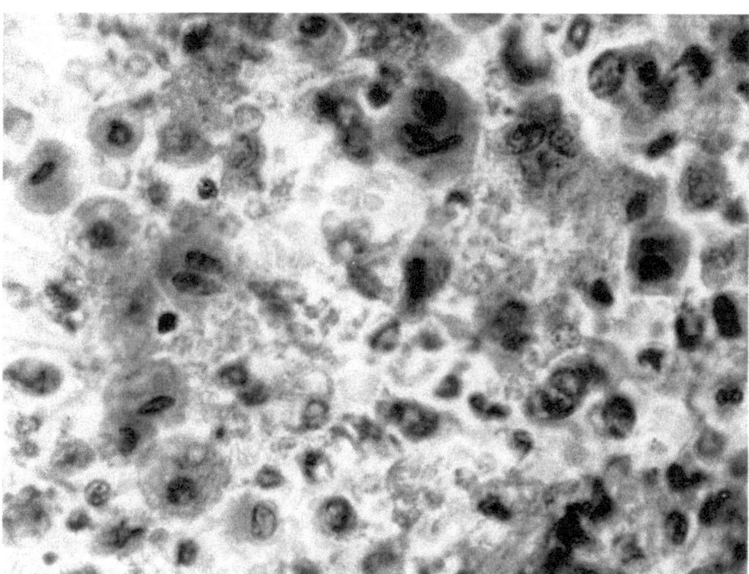

Abb. 3. Eiweißspeicherung in Alveolarepithelien bei chronischer Pneumonie. Azanfärbung. (Vergr. 600fach.)

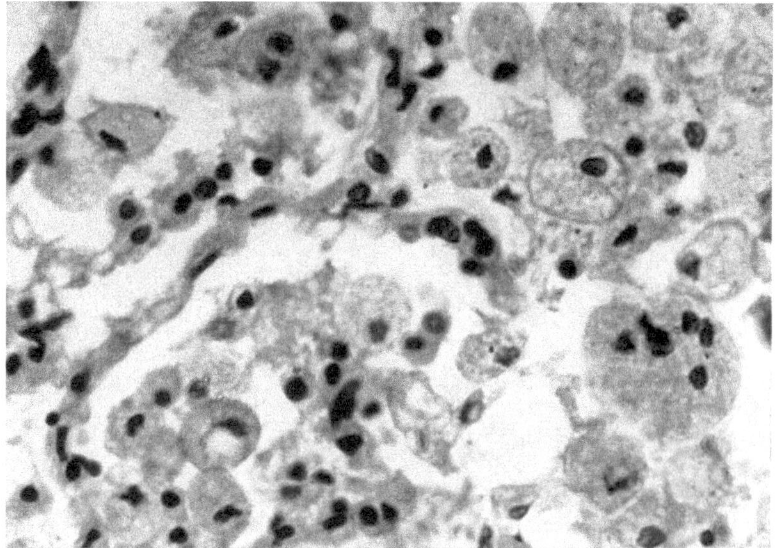

Abb. 4. Sphingomyelinspeicherung in Alveolarepithelien bei Niemann-Pickscher Krankheit. H.-E.-Färbung (Vergr. 600fach.)

die Möglichkeit der Siderinbildung nach Phagocytose roter Blutkörperchen oder nach Aufnahme des gelösten roten Blutfarbstoffes. Siderosen der Alveolarepithelien mit der Folge der Ausscheidung des Siderinpigmentes kommen aus pulmonalen und extrapulmonalen Ursachen vor, nach Lungenverletzungen, Blutaustritten bei Entzündung, Infarkten und besonders unter den Bedingungen, unter denen insgesamt eine vermehrte Aussonderung von Flüssigkeit aus der Blutbahn erfolgt (CEELEN). Unter den pulmonalen Ursachen spielt die idiopathische progressive braune Lungeninduration[1] eine Rolle.

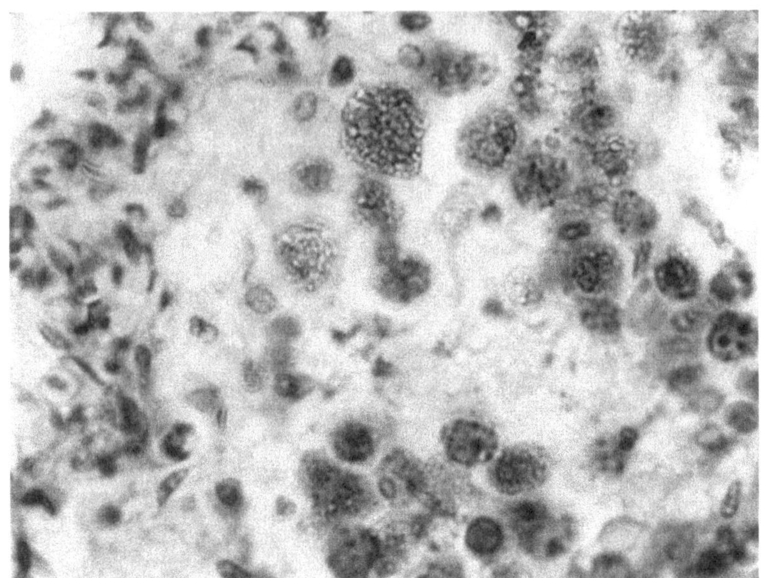

Abb. 5. Siderinablagerung in Alveolarepithelien bei Stauungslunge (Mitralstenose). H.-E.-Färbung. (Vergr. 600fach.)

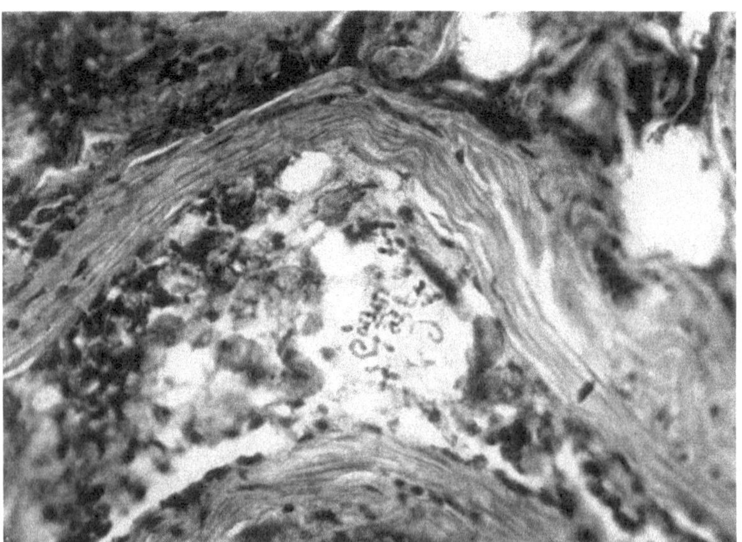

Abb. 6. Ascaridenlarven in der Lichtung eines Bronchus bei 2jährigem Kind. H.-E.-Färbung. (Vergr. 700fach.)

Eine Verschleppung von Bakterien aller Art auf dem Blutwege und ihre Phagocytose und Ausscheidung durch die Alveolarepithelien der Lunge findet nach den Erfahrungen der Pathologie und Beobachtungen im Experiment häufig statt. In jenen Fällen, in denen eine embolische Verschleppung größerer Mengen

[1] CEELEN 1930, GLANZMANN und WALTHARD 1941.

und Absiedlung der Erreger in der Lunge erfolgt, entstehen Kreislaufstörungen mit septischen Infarkten. Nicht immer jedoch entstehen Entzündungen und Blutungen[1]. Viele Mikroorganismen passieren die Lungengefäße ohne nennenswerte Kreislaufstörungen zu machen. Der Übertritt von Tuberkelbacillen und ihre Ausscheidung durch Alveolarepithelien ist häufig beschrieben[2] (Ausscheidungsphthise ORTH). Die Ausscheidung von Colibakterien durch die Lunge ist von SIEGMUND (1926) beobachtet.

Die Ausscheidung tierischer Parasiten in den Lungen kommt gleichfalls vor[3]. Besonders bekannt ist beim Menschen der Übertritt von Larven des Ascaris lumbricoides. Über Bronchitis und flüchtige eosinophile Infiltrationen der Lunge bei verwurmten Kindern ist häufig berichtet worden (s. dazu R. MÜLLER 1938). Der Übertritt anderer tierischer Parasiten im Lungengewebe ist gleichfalls festgestellt worden (zusammenfassende Literatur bei CEELEN 1931).

Im Zusammenhang mit den Störungen der Ausscheidung durch die Lungen ergeben sich mancherlei Folgen für das Atemorgan selbst, aber auch für andere Organe. Insbesondere sind hier die als Folge von gestörter Ausscheidung auftretenden akuten oder chronischen Veränderungen zu nennen. Häufig entwickeln sich umschriebene oder allgemeine Kreislaufstörungen, die bei entsprechender Ausdehnung und Intensität Rückwirkungen auf das Herz haben können (Zusammenfassende Literatur bei [4]). Darüber hinaus können als Folge von Ausscheidungsvorgängen krankhafter Art entzündliche Organveränderungen und Umbauvorgänge des Atemorgans entstehen, die namentlich im Hinblick auf die Pneumokoniosen von Bedeutung sind. Auf Grund experimenteller Untersuchungen[5] und der Beobachtungen am Menschen ist es möglich, daß bestimmte Formen des Bronchialcarcinoms mit den Ausscheidungsvorgängen durch die Lunge zusammenhängen (Chromat-Krebs[6], Arsen bei Winzern).

Die Lungen stellen demnach ein wesentliches Organ der Ausscheidung dar, dessen Bedeutung für die Kohlensäureausscheidung und die Regelung des Säure-Basengleichgewichts im Blute besonders groß ist. Durch ihre wechselnde Tätigkeit wirkt sie ausgleichend bei Veränderungen des Säure-Basenhaushaltes, die von anderen Organen verursacht sind. Bei Störungen der Ausscheidungsfunktion wirkt die Lunge als Störungsfeld des Säure-Basengleichgewichts.

Neben dieser durch ihre besondere Struktur bedingten Ausscheidung der Kohlensäure treten andere Aussonderungsfunktionen an Bedeutung zurück.

Literatur.

ALBRIGHT, F., W. V. CONSOLAZIO, F. S. COOMBS, H. W. SULKOWITCH and J. H. TALBOTT: Metabolic studies and therapy in case of nephrocalcinosis with rickets and dwarfism. Bull. Johns Hopk. Hosp. **66**, 7 (1940). — ALTSCHULE, M. D.: Neuere Ergebnisse über die Pathogenese des Lungenödems. Klin. Wschr. **1956**, 169. — ANTHONY, A. J.: Über Durchblutungsversuche der Lunge mit corpusculären Elementen. Z. ges. exp. Med. **63**, 1 (1928). — ARNOLD, J.: Staubinhalation und Staubmetastasen. Leipzig: F. C. W. Vogel 1885. — ASCHOFF, L.: Bemerkungen zur Physiologie des Lungengewebes. Z. ges. exp. Med. **50**, 52 (1926). — AVIADO, D. M., and C. F. SCHMIDT: Respiratory burns with special reference to pulmonary edema and congestion. Circulation **6**, 666 (1952).

BACHMANN, K. D.: Die sogenannte cystische Pankreasfibrose (Mucoviscidosis). Ergebn. inn. Med. Kinderheilk., N. F. **8**, 316 (1957). — BARGMANN, W.: Die Lungenalveole. In Handbuch der mikroskopischen Anatomie des Menschen, S. 799. Berlin: Springer 1936. — BARTELS, H., G. RODEWALD u. E. OPITZ: Untersuchungen zum Problem des Gasaustausches

[1] CEELEN 1931. [2] KAGEYAMA 1925, HUEBSCHMANN 1922—1924, LANG 1925.
[3] CEELEN 1931.
[4] ROSSIER 1956, KÖNN 1956, GOEBEL und RUDOLPH 1955.
[5] KUHN 1956.
[6] K. B. LEHMANN 1932, LETTERER, NEIDHARDT und KLETT 1944, ROTH 1958.

in der Lunge. Klin. Wschr. **1953**, Nr 43/44, 1020. — BENITEZ, R. E.: Degenerative changes in liver associated with aspiration of vernix and hyaline membrane formation in lungs in intrauterine anoxia. A.M.A. Arch. Path. **54**, 378 (1952). — BENNINGHOFF, A.: Der Bau der Lungengefäße. Verh. dtsch. Ges. Kreisl.-Forsch. 8 (1935). — BLALOCK, A., T. R. HARRISON and C. P. WILSON: Partial tracheal obstruction: An experimental study in the effects on the circulation and respiration of morphinized dogs. Arch. Surg. **13**, 81 (1926). — BOGAERT, A. VAN, E. FANNES, L. BUYTAERT, J. DE MUNCK, A. VAN GENABECK, H. VAN DEN HEUST et J. VANDAEL: Hypertension artérielle pulmonaire après ligature d'une ou de plusieurs veines pulmonaires (étude experimentale). Arch. Mal. Coeur **46**, 289 (1953). — BRÜGEL, H. G.: Über das Verhalten des Ketokörperspiegels im Coma diabeticum. Klin. Wschr. **1941 I**, 89. — BUCHER, K.: Reflektorische Beeinflußbarkeit der Atmung. Wien 1952. — BÜCHNER, F.: Experimente über Kalknephrose bei Hypochlorämie. Verh. dtsch. path. Ges. **31**, 348 (1938).

CAMPBELL, D., J. S. HALDANE and P. HOBSON: The response of the respiratory centre to carbonic acid oxygen and hydrogen concentration. J. Physiol. (Lond.) **46**, 301 (1913). — CARPENTER, T. M.: Metabolism of alcohol: review. Quart. J. Stud. Alcohol **1**, 201 (1940). — CEELEN, W.: Die Kreislaufstörungen der Lunge. In Handbuch der pathologischen Anatomie und Histologie, Bd. III/3, S. 1. Berlin 1931. — CLARA, M.: Vergleichende Histobiologie des Nierenglomerulus und der Lungenalveole. Z. mikr.-anat. Forsch. **40**, 147 (1936). ~ Zur Histobiologie des Bronchialepithels. Z. mikr.-anat. Forsch. **41**, 321 (1937). ~ Über die Beziehungen zwischen dem Epithel und den Blutkapillaren. Anat. Anz. **90**, 161 (1940/41). — COLLIP, J. B., and P. L. BACKUS: The effect of prolonged hyperpnoea on the carbon dioxide combining power of the plasma, the carbon dioxide content of alveolar air and the excretion of acid and basic phosphate and ammonia by the kidney. Amer. J. Physiol. **51**, 568 (1920).

DARROW, D. C., E. L. PRATT, J. FLETT, A. H. GAMBLE and F. H. WIESE: Disturbance, of water and electrolytes in infantile diarrhea. Pediatrics **3**, 129 (1949). — DAUTREBANDE, L.: L'équilibre acide-base chez les emphysémateux. Les croiations au cours de la décompensation cardiaque. C. R. Soc. Biol. (Paris) **93**, 1025 (1925). ~ Der Gaswechsel in den Lungen und in den Geweben. Physiologie und Physiopathologie. Ergebn. inn. Med. Kinderheilk. **40**, 336 (1931). — DAVENPORT, H. W., and A. E. WILHELMI: Renal carbonic anhydrase. Proc. Soc. exp. Biol. (N. Y.) **48**, 53 (1941). — DERMANN, G. L., u. S. LEITES: Experimentell-morphologische Studien über die Rolle der Lungen, Leber und Milz im Fett- und Lipoidstoffwechsel. Virchows Arch. path. Anat. **268**, 440 (1928). — DIENST, C.: Insulin und Säurebasenhaushalt. Klin. Wschr. **1939**, 1936. — DRINKER, C. K.: Pulmonary edema and inflammation. Cambridge, Mass.: Harvard University Press 1945. — DROESE, W.: Der Säure-Basenhaushalt der Frühgeburten und seine Besonderheiten bei der interstitiellen Pneumonie. Helv. paediat. Acta **1955**, 97. — DUNCAN, G. G.: Diseases of Metabolism, S. 290. Philadelphia u. London 1952.

ENGELHARDT, A.: Die lokale bronchomotorische Reaktion. Pflügers Arch. ges. Physiol. **244**, 536 (1941). — ESSELIER, A. F., R. L. JEANNERET u. B. C. KOSZEWSKI: Die Prognose des Coma diabeticum. Ergebn. inn. Med. Kinderheilk. N. F. **3**, 488 (1952). — EULER, U. S. v.: Physiologie des Lungenkreislaufes. Verh. dtsch. Ges. Kreisl.-Forsch. **17**, 8 (1951). — EULER, U. S. v., and G. LILJESTRAND: Observations on the pulmonary arterial blood pressure in the cat. Acta physiol. scand. **12**, 301 (1946).

FANCONI, G.: Wandlungen in der Auffassung und der Therapie der Ernährungsstörungen des Säuglings und des Kleinkindes im Verlauf der letzten 50 Jahre. Dtsch. med. Wschr. **1954**, 1773. — FANCONI, G., C. KNAUER u. E. UEHLINGER: Das Coeliakiesyndrom bei angeborener cystischer Pankreasfibromatose und Bronchiektasien. Wien. med. Wschr. **1936**, 753. — FARBER, S., and L. T. SWEET: Ammiotic sac contents in lungs of infants. Amer. J. Dis. Child. **42**, 1372 (1931). — FISCHER, WILHELM: Über die feineren Veränderungen bei Bronchitis und Bronchiektasie. Beitr. path. Anat. **5**, 453—468 (1889). — FLEISCH, A.: Der Blutdruck im Lungenkreislauf. In BETHE-BERGMANN Handbuch der normalen und pathologischen Physiologie, Bd. 7/II, S. 1281. Berlin: Springer 1927. — FRIEDMAN, E. D., and H. C. JACKSON: The carbon dioxide content of blood and of alveolar air in obstructed exspiration. Arch. intern. Med. **19**, 767 (1917). — FROEHLICH, A., u. E. P. PICK: Die Folgen der Vergiftung durch Adrenalin, Histamin, Pituitrin, Pepton sowie der anaphylaktischen Vergiftung in bezug auf das vegetative Nervensystem. Naunyn-Schmiedeberg's Arch. exp. Path. Pharmak. **71**, 23 (1912). ~ Zur Kenntnis der Wirkungen der Hypophysenpräparate. I. Wirkung auf Lunge und Atmung. Naunyn-Schmiedeberg's Arch. exp. Path. Pharmak. **74**, 92 (1913).

GAIDA, M.: Anatomisch-physiologische Untersuchungen über den Nachweis von Reservekapillaren in der Lunge. Anat. Anz. **89**, 52 (1939). — GAMBLE, J. L.: Chemical anatomy, physiology and pathology of extracellular fluid. Cambridge (Mass.): Harvard Univ. Press 1949. — GARDNER, L. U., and D. T. SMITH: The origin of the alveolar phagocyte studied in paraffin section of tissue stianed supravitally with neutral red. Amer. J. Path. **3**, Nr 5 (1927). — GAVALLÉR, B. v.: Die hyalinen Membranen in der Lunge Neugeborener. Verh. dtsch. Ges. Path. **40**, 191 (1956). — GEORG, F.: Die Fettspeicherung der Alveolarepithelien von Blute aus. Beitr. path. Anat. **99**, 224 (1937). — GIBBON, M. H., H. D. BRUNER and J. S. LOCKWOOD: Studies on experimental phosgene poisonning; pulmonary artery pressure in phosgene poisonned cats. J. thorac. Surg. **17**, 264 (1948). — GIESE, W.: Experimentelle Untersuchungen zur Staublungenfrage. Beitr. path. Anat. **94**, 442 (1934/35). — GLANZMANN, F., u. B. WALTHARD: Idiopathische progressive braune Lungeninduration im Kindesalter mit hereditärer Hämoptyse, intermittierender sekundärer Anämie und Eosinophilie und embolischer Herdnephritis. Mschr. Kinderheilk. **88**, 1, 2 (1941). — GOEBEL, A.: Niemann-Picksche Krankheit bei Geschwistern. Zbl. allg. Path. path. Anat. **90**, 243 (1953). ~ Die Pathologie des Mineralstoffwechsels der Zelle. In Handbuch der allgemeinen Pathologie, Bd. II/1, S. 389. Berlin-Göttingen-Heidelberg: Springer 1955. ~ Über Störungen des Mineralstoffwechsel im Kindesalter. Zbl. allg. Path. path. Anat. **93**, 79 (1955. — GOEBEL, A., u. E. KOBURG: Experimentelle Untersuchungen zur Frage der Nierenveränderungen bei respiratorischer Insuffizienz. Beitr. path. Anat. **120**, 95 (1959). — GEOBEL, A., W. OEHLERT, G. RUDOLPH u. P. SCHNEPPENHEIM: Organveränderungen bei interstitieller plasmacellulärer Pneumonie. Z. Kinderheilk. **76**, 340 (1955). — GOEBEL, A., u. G. RUDOLPH: Morphologische Veränderungen am Herzen bei der interstitiellen plasmacellulären Pneumonie. Beitr. path. Anat. **115**, 561 (1955). — GOLDNER, M. G.: Diabetic coma; problems of fluid and electrolyte balance. Amer. J. Dig. Dis. **18**, 235 (1951). — GRODINS, F. S., A. LEIN and H. F. ADLER: Changes in blood acid-base balance during asphyxia and resuscitation. Amer. J. Physiol. **147**, 433 (1946). — GROSS, F.: Über die alveoläre Reaktion der Lunge gegenüber Ruß, Quarzstaub und Phthisebazillen und die hier herrschenden Lokalisationsgesetze. Beitr. path. Anat. **76**, 374 (1927). — GROSSE-BROCKHOFF, F.: Pathologische Physiologie. Berlin-Göttingen-Heidelberg 1950.

HALDANE, J. S., and J. G. PRIESTLEY: The regulation of lung ventilation. J. Physiol. **32**, 225 (1905). ~ Respiration. Oxford 1935. — HALL, P. W.: Effects of cenoxish on port-arteriolar pulmonary viscular resistanc. Circulat. Res. **1**, 238 (1953). — HART, C., u. E. MAYER: Kehlkopf, Luftröhre und Bronchien. In Handbuch der speziellen pathologischen Anatomie und Histologie, Bd. III/1. Berlin 1928. — HASTINGS, A. B., I. M. NEILL, H. I. MORGAN and C. A. L. BINGER: Blood reaction and blood gases in penumonia. J. clin. Invest. **1**, 25 (1924). — HAYEK, H. v.: Die Läppchen und septa interlobularia der menschlichen Lunge. Z. Anat. **405**, 110 (1940). ~ Die Muskulatur der Bronchi und Bronchioli und ihre Wirkung. S.-B. phys.-med. Ges. Würzburg, N. F. **64**, 82 (1940). ~ Die menschliche Lunge und ihre Gefäße, ihr Bau unter besonderer Berücksichtigung der Funktion. Ergebn. Anat. Entwickl.-Gesch. **34** (1945), Neudruck 1952. ~ Anatomisches zur Frage des Asthma bronchiale. Klin. Wschr. **1952**, Nr 27/28, 625. ~ Die menschliche Lunge. Berlin-Göttingen-Heidelberg: Springer 1953. — HENDERSON, L. J.: Blut. Seine Pathologie und Physiologie. Deutsch herausgeg. von Michel Tennenbaum. Dresden u. Leipzig 1932. — HENRIQUES, O. M.: Die Bindungsweise des Kohlendioxyds im Blut. II. Vorl. Mitteilung: Der experimentelle Nachweis schnellregulierenden gebundenen CO_2 im Hämoglobin. Biochem. Z. **200**, 5 (1928). — HERING, E., u. J. BREUER: S.-B. Akad. Wiss. Wien, math.-math. Kl., 2. Abt. **58**, 909 (1868). — HERXHEIMER, G.: Über die Wirkungsweise des Tuberkelbazillus bei experimenteller Lungentuberkulose. Beitr. path. Anat. **33**, 363 (1903). — HESS, W. R.: Die Regulierung der Atmung. Leipzig 1931. — HJELT, L., E. K. AHVENAINEN and N. HALLMAN: Renal calcification in infancy. Autopsy findings in interstitial plasmacell pneumonia and other pathological conditions. Ann. Paediat. Fenn. **1956**, 196. — HOCHHEIM, K.: Über einige Befunde in den Lungen von Neugeborenen und ihre Beziehungen zur Aspiration von Fruchtwasser. Festschrift für ORTH, Berlin 1903, S. 421. — HOLTEN, C., and K. LUNDBAEK: Renal insufficiency and severe calcinosis due to excessive alkali-intake. Acta med. scand. **151**, 177 (1955). — HUEBSCHMANN, P.: Über primäre Herde, Miliartuberkulose und Tuberkuloseimmunität. Münch. med. Wschr. **1922**, 1654. ~ Bemerkungen zur Einteilung und Entstehung der anatomischen Prozesse bei der chronischen Lungentuberkulose. Beitr. Klin. Tuberk. **55**, 76 (1923).

JECKELN, E.: Über die Rolle der Lungen beim Fettstoffwechsel. Beitr. path. Anat. **92**, 357 (1933/34).

KAGEYAMA, S.: Über die frühzeitigen Reaktionen des reticuloendothelialen Systems bei phthisischer Infektion. Beitr. path. Anat. **74**, 356 (1926). — KENNEDY, T. I., J. H. WINKLEY and M. F. DUNNING: Gastric alkalosis with hypokalemia. Amer. J. Med. **6**, 790 (1949). — KEPLER, E. J., R. G. SPRAGUE, O. TH. CLAGETT, M. H. POWER, H. L. MASON and H. M. ROGERS: Adrenal cortical tumor associated with Cushing's syndrome; report of case with metabolic studies and remarks on pathogenesis of Cishing's syndrome. J. clin. Endocr. 8, 499 (1948). — KIRSNER, I. B., W. L. PALMER and E. HUMPHREYS: Morphologic changes in the human kidney following prolonged administration of alkali. Arch. Path. **35**, 207 (1943). — KLOOS, K. F., G. MALORNY u. H. WULF: Experimentelle pulmonale hyaline Membranen. Verh. dtsch. Ges. Path. **1957**. — KLOOS, K. F., u. H. WULF: Pulmonale „hyaline Membranen" bei Neugeborenen. 3. Mitt.: Morphogenese und histochemische Analysen. Zbl. allg. Path. path.

Anat. **96**, 41 (1957). — KOEHLER, A. E., E. H. BRUNQUIST and A. S. LOEVENHART: The production of acidosis by anoxaemia. Amer. J. Physiol. **63**, 404 (1923). — KÖNN, G.: Die pathologische Morphologie der Lungengefäße bei chronischem Cor pulmonale. Beitr. path. Anat. **116**, 273 (1956). — KOLLER, F., u. F. LEUTHARDT: Nekrose und Autolyse. Beitrag zur Kenntnis der dystrophischen Verkalkung. Klin. Wschr. **1934**, 1527. — KOJO, S.: Studien über Fettembolie. Bonn: P. Haupt 1922. — KROGH, J.: Zit. nach VAN SLYKE, D. D., Fators, affecting the distribution of electrolytes, water and gases in the animal body. Philadelphia & Boston: J. B. Lippincott Company 1926. — KUHN, O., u. U. KÖCKE: Über die Entstehung von Primärtumoren und präcancerösen Stadien in der Mäuselunge nach Implantation cancerogener Stoffe unter die Rückenhaut. Photogr. u. Forsch. **1956**, H. 1.

LAGERLÖF, H., L. WERKÖ, H. BUCHT and A. HOLMGREN: Separate determination of blood volume of right and left heart and lungs in man with aid of dye injection method. Scand. J. clin. Lab. Invest. **7**, 114 (1949). — LANG, F. J.: The reaction of lung tissue to tuberculous infection in vitro. J. infect. Dis. **37**, 430 (1925). ~ Über Gewebskulturen der Lunge. Ein Beitrag zur Histopathologie des respiratorischen Epithels und zur Histogenese der Alveolarphagocyten. Arch. exp. Zellforsch. **2**, 13 (1926). ~ Über die Alveolarphagocyten der Lunge. Virchows Arch. path. Anat. **275**, 104 (1929). — LEHMANN, K. B.: Ist Grund zu einer besonderen Beunruhigung wegen des Auftretens von Lungenkrebs bei Chromatarbeitern vorhanden? Zbl. Gew.-Hyg. **9**, 168 (1932). — LÉNÁRT, E.: Beobachtungen über das Verhalten der glatten Muskulatur der kleinen Luftwege bei verschiedenen Erkrankungen. Zbl. allg. Path. path. Anat. **34**, 202 (1924). — LETTERER, E.: Über epitheliale und mesodermale Schleimbildung. Leipzig 1932. ~ Allgemeine pathologische Anatomie der Lipoidosen. Verh. dtsch. path. Ges. **31**, 12 (1938). ~ Untersuchung einer Chrom-Silikose-Lunge. Arch. Gewebepath. Geweberhyg. **9**, 496 (1939). — LETTERER, E., K. NEIDHARDT u. H. KLETT: Chromatlungenkrebs und Chromatstaublunge. Arch. Gewerbepath. Gewerbehyg. **12**, 323 (1944). — LIEBEGOTT, G.: Über Organveränderungen bei langer Einwirkung von Sauerstoff mit erhöhtem Partialdruck im Tierexperiment. Beitr. path. Anat. **105**, 413 (1941). — LIGHTWOOD, R.: Some points in diagnosis and treatment of diseases in childhood. Arch. Dis. Childh. **10**, 205 (1935). — LIJESTRAND, G.: Chemismus des Lungengaswechsels. In Handbuch der normalen und pathologischen Physiologie, Bd. II, S. 197. Berlin 1925. — LILJESTRAND, G., u. P. LINDE: Über die Ausscheidung des Alkohols mit der Exspirationsluft. Naunyn-Schmiedeberg's Arch. exp. Path. Pharmak. **157**, 100 (1930). — LIND, J.: Kaliumterapi vid ACTH — och cortisonbehandling. Svenska Läk.-Tidn. **1953**, 1233. — LOESCHCKE, H. H.: Über Reiz und Erregbarkeit der zentralen Atmungsregulation. Klin. Wschr. **1949**, 761. ~ Über die Wirkung von Steroidhormonen auf die Lungenbelüftung. Klin. Wschr. **1954**, 441. — LOEWY, A.: Über die Bestimmung der Größe des schädlichen Luftraumes im Thorax und der alveolären Sauerstoffspannung. Pflügers Arch. ges. Physiol. **58**, 416 (1891). — LUBARSCH, O., u. K. PLENGE: Die krankhaften Ablagerungen und Speicherungen. In Handbuch der pathologischen Anatomie und Histologie, Bd. III/3, S. 633. Berlin 1931. — LUNDBAEK, K.: Renal anacidogenesis. Lancet **1951 II**, 419.

MACCANON, D. M., and S. M. HORVATH: Influence of respiration on arterial and right and left ventricular pressures. Amer. J. Physiol. **168**, 612 (1952). — MACKLIN, C. C.: Terminal pulmonary venules in mammalian lungs. Trans. roy. Soc. Can., Sect. V **39**, 105 (1945). — MAGAT, J.: Zur experimentellen Lipoidspeicherung. Virchows Arch. path. Anat. **267**, 477 (1928). — MARCHAND, F.: Beitrag zur Pathologie und pathologischen Anatomie des Bronchialasthma, mit besonderer Berücksichtigung der plastischen Bronchitis und Colica mucosa. Beitr. path. Anat. **61**, 251 (1915). ~ Ein neuer Fall von Asthma bronchiale mit anatomischer Untersuchung. Dtsch. Arch. klin. Med. **127**, 184 (1918). — MARGARIA, R., and A. A. GREEN: The first dissociation constant p_H' of carbonic acid in hemoglobin solutions and its relation to the existence of a combination of hemoglobin with carbon dioxide. J. biol. Chem. **102**, 611 (1933). — MARIOTT, H. L.: Water and Salt Depletion. Springfield (Ill.) 1950. — MARKUS, S., u. A. MENCZER: Experimentelle Studien zum Acidoseproblem. Schweiz. med. Wschr. **1946**, 255, 337, 828. — MASSION, W.: Sauerstoffintoxikation. Klin. Wschr. **33**, 457 (1955). — MCLETCHIE, N. B. G.: Renal lesions in a case of excessive vomiting. J. Path. Bact. **55**, 17 (1943). — MEESSEN, H.: Chronic carbon dioxyde poisonning. Arch. Path. Chicago **35**, 36 (1948). — MERKEL, H.: Zur Histologie der Lungengefäße. Beitr. path. Anat. **105**, 176 (1941). — MERKULOW, G. A.: Über einige Veränderungen im Lungengewebe bei Cholesterinsoleinführungen in Blutadern. Virchows Arch. path. Anat. **286**, 571 (1932). — MILLER, H. C., F. C. BEHRLE, N. W. SMULL and R. D. BLIM: Studies of respiratory insufficiency in newborn infants. II. Correlation of hydrogen-ion concentration, carbon dioxide tension, carbon dioxide content and oxygen saturation of blood with trend of respiratory rates. Pediatrics **19**, 387 (1957). — MÖLLENDORF, W. v.: Beiträge zum Verständnis der Lungenkonstruktion. Z. Anat. **111**, 224 (1941). ~ Die örtliche Regulierung der Atmung und ihre gestaltlichen Grundlagen. Freiburg: Schulz 1942. — MOESCHLIN, S.: Klinik und Therapie der Vergiftungen. Stuttgart: Georg Thieme 1956. — MOTLEY, H. L., and J. F. TOMAS-

HEFSKI: Effect of high and low oxygen levels and intermittent positive pressure breathing on oxygen transport in the lungs in pulmonary fibrosis and emphysema. J. appl. Physiol. **3**, 189 (1950). — MÜLLER, R.: Lehrbuch der Hygiene, Teil II, Medizinische Mikrobiologie. München u. Berlin: J. F. Lehmann 1938. — MÜRTZ, R., u. G. NEUHAUS: Über die Erregbarkeit des Atemzentrums bei Patienten mit Morbus caeruleus. Klin. Wschr. **1954**, Nr 35/36, 847.

NAEGELI, H. R.: Die Stellung des Kaliums im Wasser- und Elektrolythaushalt, mit spezieller Berücksichtigung des Einflusses von Desoxycorticosteron auf den Kaliumstoffwechsel. Helv. med. Acta **20**, Suppl. 31, 1 (1953). — NISELL, O.: Influence of blood gases on the pulmonary vessels of the cat. Acta physiol. scand. **23**, 85 (1951). ~ The influence of carbon dioxide on the respiratory movements of isolated perfused lungs. Acta physiol. scand. **23**, 352 (1951). ~ Reaction of the pulmonary venules of the cat with special reference to the effect of pulmonary elastance. Acta physiol. scand. **23**, 361 (1951).

OPITZ, E.: Entthronung der Kohlensäure? Betrachtung über Atemregulation. Klin. Wschr. **1941**, Nr 47, 1161. — OTIS, A. B., W. O. FENN and H. RAHN: Mechanics of braething in man. J. appl. Physiol. **2**, 11 (1950).

PAGEL, W.: Zur Pathologie des Asthma bronchiale. Virchows Arch. path. Anat. **286**, 580 (1932). — PAINE, R., H. R. BUTCHER, H. R. SMITH and F. A. HOWARD: Observations on role of pulmonary congestion in reproduction of edemes of lungs. J. Lab. clin. Med. **36**, 288 (1950). — PAINE, R., F. A. HOWARD, H. R. BUTCHER and J. R. SMITH: Observations on pulmonary lymph flow and edema. Fed. Proc. **8**, 123 (1949). — PAINE, R., and J. R. SMITH: Observations on experimental pulmonary edema. J. clin. Invest. **28**, 802 (1949). — PAINE, R., J. R. SMITH, H. R. BUTCHER and F. A. HOWARD: Heart failure and pulmonary edema produced by certain neurologic stimuli. Circulation **5**, 759 (1952). — PÉREZ-CASTRO, H.: Kalknephrose bei Pförtner- und Duodenalstenose. Beitr. path. Anat. **99**, 107 (1937). — PETERS, J. P., and D. D. VAN SLYKE: Respiratory quotient during physical exercise. Proc. roy. Soc. B **96**, 438 (1924); **97**, 84 (1924). ~ Quantitative clinical chemistry, Vol. I, Interpretations. Baltimore: Williams & Wilkins Company 1946. — PICHOTKA, J.: Über die histologischen Veränderungen der Lunge nach Atmung von hochkonzentriertem Sauerstoff im Experiment. Beitr. path. Anat. **105**, 381 (1941). — PITTS, R. F.: Über aktive Transportmechanismen in den Tubuli der Niere. Klin. Wschr. **1955**, 465. — PLIESS, G.: Interstitielle plasmacelluläre Säuglingspneumonie als Allgemeinerkrankung. Frankf. Z. Path. **68**, 565 (1957).

QUENSEL, U.: Zur Frage des Vorkommens von Fettstoffen im Sputum und in den Lungen. Upsala Läk.-Fören. Förh. Ny följd **38**, 20 (1932).

RANDALL, H. T.: Symposium on basic sciences in surgical practice; water and electrolyte balance in surgery. Surg. Clin. N. Amer. **32**, 445 (1952). — REGNAULT et REISET: Ann. chemie et de physique **3**, 26, 299 (1849). — REIN, H.: Einführung in die Physiologie des Menschen, 11. Aufl. von MAX SCHNEIDER. Berlin-Göttingen-Heidelberg 1955. — REINBERG, A., J. GHATA, H. LESTRADET et E. AZERAD: Étude clinique de la réabsorption tubulaire rénale du potassium sous l'action de la cortisone. II. Dans l'insuffisance surrénale. Ann. Endocr. (Paris) **15**, 145 (1954). — REINHARDT, F.: Beiträge zur Kenntnis der Lunge als neurovasculäres und neuromuskuläres Organ. Virchows Arch. path. Anat. **292**, 322 (1934). — RICHTER, C. P.: Physiology and cytology of pulmonary edema and pleural effusion produced in rats by alphanaphthylthiourea (ANTU). J. thorac. Surg. **23**, 66 (1952). — RIVIA, G., u. R. PROBST: Der Tod an Asthma bronchiale. Schweiz. med. Wschr. **1950**, 50/51. — ROHRER, F.: Der Strömungswiderstand in den menschlichen Atemwegen und der Einfluß der unregelmäßigen Verzweigung des Bronchialsystems auf den Atmungsverlauf in verschiedenen Lungenbezirken. Pflügers Arch. ges. Physiol. **162**, 225 (1915). ~ Mechanik des Hustens. Schweiz. med. Wschr. **1921**, 765. — ROSIN, A.: Über Vorkommen und Herkunft vital gefärbter Zellen im Sputum und über die cellulären Reinigungsvorgänge in der Lunge. Beitr. path. Anat. **79**, 625 (1928). — ROSSIER, P. H., A. BÜHLMANN u. K. WIESINGER: Physiologie und Pathophysiologie der Atmung. Berlin-Göttingen-Heidelberg: Springer 1956. — ROTH, F.: Über den Bronchialkrebs arsengeschädigter Winzer. Virchows Arch. path. Anat. **331**, 119 (1958). — ROUGHTON, F. J. W.: Average time spent by the blood in the human lung capillary and its relation to the rate of CO_2 uptake and elimination in man. Amer. J. Physiol. **143**, 621 (1945). ~ The role of carbamino compounds of hemoglobin on the respiratory transport of CO_2 by the blood. J. Physiol. (Lond.) **102**, 12 (1949). — ROULET, F.: Über die interstitielle plasmacelluläre Pneumonie im Säuglingsalter. Schweiz. med. Wschr. **1941**, 1313.

SCHMIDT, M. B.: Der Transport von Neutralfett durch das Blutplasma. Virchows Arch. path. Anat. **313**, 158 (1944/45). — SCHNEIDER-REIN: Einführung in die Physiologie des Menschen von H. REIN, 11. Aufl. von M. SCHNEIDER. Berlin-Göttingen-Heidelberg: Springer 1955. — SCHWARTZ, PH.: Empfindlichkeit und Schwindsucht. Leipzig 1935. — SCOTT, R. W.: Observations on the chronic pulmonary emphysema. Arch. intern. Med. **26**, 544 (1920). — SEEMANN, G.: Zur Biologie des Lungengewebes. Beitr. path. Anat. **74**, 345 (1925). ~ Über das Schicksal des ins Blut eingeführten Cholesterins, insbesondere über die Filtrations- und Abwehrvorgänge im Lungengewebe. Beitr. path. Anat. **83**, 705 (1930). ~ Histologie der

Lungenalveole. Jena 1931. — SEIFERT, G.: Die Pathologie des kindlichen Pankreas. Leipzig 1956. — SEIFERT, P.: Zur Frage der Relation von Blutalkohol zum Atemalkohol. Naunyn-Schmiedeberg's Arch. exp. Path. Pharmak. **214**, 427 (1952). — SEIFERT, P., u. H. GÜNTHER: Alkoholintoxikation und Atemalkohol. Naunyn-Schmiedberg's Arch. exp. Path. Pharmak. **213**, 37 (1951). — SIEGMUND, H.: Untersuchungen über Immunität und Entzündung. Verh. dtsch. path. Ges. **1923**. ~ Über das Schicksal eingeschwemmter Retikulo-Endothelien (Bluthistiocyten in den Lungengefäßen). Z. ges. exp. Med. **58**, 73 (1926). — SLYKE, D. D. VAN: Abderhaldens Handbuch der biologischen Arbeitsmethoden, Abt. IV. Berlin u. Wien 1926. — STAPLETON, T.: Idiopathic renal acidosis in an infant with excessive loss of bicarbonate in the urine. Lancet **1949**, 683.

TACKE, B.: Diss. Berlin 1884. B. d. ch. G. **17**, 1827 (1884). — TENNEKOON, G. E.: Pulmonary oedema due to thiosemicarbazide. J. Path. Bact. **67**, 341 (1954). — TESSERAUX, H.: Zur Histopathologie der Lungenalveole (bandförmige Wandauskleidungen). Frankfurt. Z. Path. **60**, 188 (1949). — THORN, G. W.: Diagnosis and treatment ad addison. Springfield: Thomas 1951. — THORN, G. W., u. D. JENKINS: Behandlung der Nebennierenrindeninsuffizienz. Schweiz. med. Wschr. **1952**, 697. — TIEMANN, F., u. E. DAIBER: Beobachtungen an den Lungenkapillaren. Z. ges. exp. Med. **86**, 464 (1933). — TIEMANN, F., u. F. ROEDER: Beobachtungen an den Lungenkapillaren. Z. ges. exp. Med. **80**, 540 (1932). — TIEMANN, F., u. G. VOIGT: Beobachtungen am Lungenkreislauf des Warmblüters. Z. ges. exp. Med. **97**, 534 (1936). — TÖNDURY, G.: Anatomische Vorbemerkungen. In Handbuch der inneren Medizin, Bd. IV/1, S. 1. Berlin-Göttingen-Heidelberg: Springer 1956. — TÖPPICH, G.: Die zellulären Abwehrvorgänge in der Lunge bei Erst- und Wiederinfektion mit Tuberkelbazillen. Krankheitsforsch. **2**, H. 1 (1925). ~ Die zellulären Abwehrvorgänge in der Lunge bei Erst- und Wiederinfektion mit Tuberkelbazillen. Krankheitsforsch. **2**, 15 (1926). — TOYAMA, K.: Experiment. Forschung über die Lungenkapillaren. Z. ges. exp. Med. **46**, 168 (1925). — TRENDELENBURG, P.: Physiologische und pharmakologische Untersuchungen an der isolierten Bronchialmuskulatur. Naunyn-Schmiedeberg's Arch. exp. Path. Pharmak. **69**, 79 (1912).

VERZÁR, F.: Die Regulation des Lungenvolumens. Pflügers Arch. ges. Physiol. **232**, 322 (1933). — VERZÁR, F., u. L. JECKER: Die physiologischen Atelektasen der Lunge. Pflügers Arch. ges. Physiol. **238**, 379 (1936). — VERZÁR, F., L. SZÉCHÉNY-NAGY u. L. JECKER: Untersuchungen über den Mechanismus der Regulation des Lungenvolumens. Verhandl. d. Fr. Vereins Schweiz. Physiol. 1936. — VOLLAND, W.: Kalkeiseninkrustationen der Lungen bei callösem Magengeschwür mit Pylorusstenose. Virchows Arch. path. Anat. **307**, 85 (1940/41).

WÄTJEN, J.: Zur Pathologie der trachealen Schleimdrüsen. Beitr. path. Anat. **68**, 58 (1921). — WARREN, M. F., and C. K. DRINKER: The flow of lymph from the lungs of the dog. Amer. J. Physiol. **136**, 207 (1942). — WAUD, R. A., and R. HORNER: Treatment of phosgene poisonning with tracheotomy and suction. Cardian J. Res., Sect. E **26**, 167 (1948). — WEARN, J. T., J. S. BARR and J. GERMAN: The behaviour of the arterioles and capillaries of the lung. Proc. Soc. exp. Biol. (N. Y.) **24**, 114 (1926). — WEBER, H. W.: Über Pneumonie mit hyaliner bandförmiger Auskleidung der Lungenalveolen. Frankfurt. Z. Path. **64**, 357 (1953). — WORTH, G., u. E. SCHILLER: Die Pneumokoniosen. Köln: Staufen-Verlag 1954. — WUTTIG, H.: Experimentelle Untersuchungen über Fettaufnahme und Fettablagerung. Beitr. path. Anat. **37**, 378 (1905).

ZIPP, H., R. MAULER u. F. O. MÜLLER: Über die Bedeutung sogenannter Herzfehlerzellen, besser Siderophagen, im Sputum. Klin. Wschr. **1955**, 602.

Orthologie und Pathologie der Ausscheidung der Haut.

Von

A. Marchionini-München und H. W. Spier-München.

Mit 6 Abbildungen.

Funktionelle Orthologie der Ausscheidung der Haut.

Die Haut ist Mittlerorgan zwischen Innen- und Umwelt und als solches mit Strukturen ausgestattet, die der Rezeption von Sinneseindrücken und der Regulation für den Gesamtkörper wichtiger Funktionen dienen, insbesondere hinsichtlich des Wärmehaushaltes. Als Integument umhüllt sie den gesamten Organismus, der ihre Ausgestaltung bedingt und, je nach Region und Milieu sehr variable Anforderungen an die Haut stellt, jedoch insgesamt eine spezifisch hohe Resistenz gegen äußere physikalische wie chemische Einflüsse fordert. Es wäre völlig unökonomisch, wenn die Adaptation der Haut an die wechselvollen Umweltbedingungen ausschließlich zentral gesteuert wäre. Im Sinne einer Enkapsis (Heidenhain) zeigt die Haut ein beträchtliches Autoregulationsvermögen nicht etwa nur neurovegetativer Art, das in einem histomorphologisch recht komplizierten Aufbau seinen Ausdruck findet. Mit diesem Sondercharakter der Haut mag auch der als solcher nicht wegzudiskutierende Formenreichtum pathologischer Hautveränderungen zusammenhängen. So geläufig die Heterogenität der Struktur der Haut und ihrer Anhangsorgane dem Histo- und Pathologen ist, so oft ist — nicht nur in der chemischen Organ-Physiologie — die *Dreischichtung* der Haut (Corium, lebendes Zellepithel, unbelebte Hornschicht) unbeachtet geblieben.

Das scheinbar so banal-uninteressante *Bindegewebe* hat wichtige Depot- und Schutzfunktionen auszuüben und bestimmt zudem in seiner Feinstruktur entscheidend die Gesamtphysiognomie des Organismus. Abgesehen von seinen noch recht unklaren Aufgaben im Intermediärstoffwechsel sowie als Inkretorgan ist andererseits das *Hautepithel* die Matrix der unbedingt lebensnotwendigen *Hornschicht* (Stratum corneum). Lebensnotwendig ist die Epidermis nicht so sehr aus früher überschätzten bzw. fehlgedeuteten, scheinbar sinnfälligen Motiven („Atmung", Verbrennungsfolgen), sondern zumindest im Sinne einer erstaunlichen Fähigkeit, den Organismus an die Umwelt zu adaptieren.

Pars pro toto: Die immer wieder zu beobachtende Abneigung gegen eine Einbeziehung der Haut in den Kreis der biochemischen Organanalysen hat ganz heterogene Gründe. Bei Versuchstieren mag es die Befürchtung einer Analysenverfälschung durch Haare, Kot und Urin sein. Wesentlich mehr ins Gewicht fallen dürften jedoch die in vieler Hinsicht mehr behauptete als nachgewiesene Stoffwechsel-Trägheit bzw. -Irrelevanz des Coriums sowie — wiederum ein anderer Gesichtspunkt — die Schwierigkeiten einer rationellen Trennung von Corium, Zellepithel und Hornschicht. Ein Problem, das erst erstaunlich spät, und zwar im wesentlichen auch nur für die haararme menschliche Haut gelöst worden ist [thermisch[1], (thermo)mechanisch[2], chemisch[3]].

Analytische Befunde der vergangenen Jahrzehnte bezogen sich jedenfalls fast ausschließlich auf die „Gesamthaut" (mit Recht meist ausschließlich subcutanen Fettgewebes); die Berücksichtigung der Sonderstellung der parenchymatös strukturierten Epidermis in biochemischer Hinsicht setzt naturgemäß neben einer rationellen Separationstechnik auch Fortschritte der mikroanalytischen Methodik voraus, mit der Hand in Hand eine Detaillierung histochemischer Möglichkeiten geht. Es darf gesagt werden, daß wir zur Zeit in strukturbiochemischer Hinsicht erst an der Pforte einer rationellen Hautforschung stehen.

Die eben gestreiften Probleme der Schwierigkeiten einer adäquaten Strukturanalyse bestehen auch auf dem Forschungsgebiete der *Hautabsonderungen.* Hier liegen die Dinge insofern eher noch komplizierter, als die Eufunktion der äußersten Körperperipherie, d. h. der epidermalen Hornschicht, offensichtlich an bestimmte Schweiß- und Talgproportionen gebunden ist; die gesunde Hornschicht ist offenbar befähigt, gewissermaßen ein Eutekticum von Schweiß, Talg und transepidermalen Einzelstoffen autoregulativ aufrechtzuerhalten und den jeweils im Interesse des Gesamtorganismus oder der Augenblickssituation produzierten Sekretüberschuß nach außen abzustoßen (auch gegebenenfalls zu resorbieren). Es ergibt sich hieraus, daß beim Studium der Hautsekretion grundsätzlich mit modifizierenden Einflüssen seitens der ihrer Erfassung vorgeschalteten Hornschicht gerechnet werden muß[4].

Die *geformten* Ausscheidungsprodukte der Epidermis von Keratincharakter (Haare, Nägel) bleiben hier, unbeschadet ihrer Fähigkeit zur Eliminierung körperfremder Stoffe (z. B. As) außer Betracht, da sie infolge ihres langsamen Nachschubes (Haare etwa 0,3—0,4, Nägel etwa 0,1 mm/die) quantitativ nicht ins Gewicht fallen.

Die epidermale Hornschicht als Ausscheidungsprodukt der Haut.

Die epidermale Hornschicht = Stratum corneum (Strat. corn.) als Strukturbestandteil der Haut steht hier nicht zur Diskussion (s. dieses Handbuch III/2). Ihre Berücksichtigung in diesem Abschnitt erscheint jedoch in mehrfacher Hinsicht gerechtfertigt:

1. Das Strat. corn. wird vom lebenden Zellepithel kontinuierlich in einem komplizierten biochemischen Differenzierungs-Prozeß gebildet und in durchschnittlich gleicher Intensität an der Körperperipherie in Form des Spontandetritus abgestoßen.

2. Das Strat. corn. steht in physikalischen wie chemischen Wechselbeziehungen zur Schweiß- und Talgsekretion, d. h. zu den sinnfälligen, nichtgeformten Ausscheidungsprodukten der Haut. Bei Außerachtlassung der chemischen wie funktionellen Physiologie des Strat. corn. ist mithin ein eigentliches Verständnis der Talg- und Schweißabsonderung nicht möglich.

3. Das unbelebte Strat. corn. stellt die — in Anbetracht seines geringen Durchmessers von meist nur einigen μ — erstaunlich leistungsfähige, am weitesten peripher gelegene Schutzschicht des Körpers gegen exogene chemische wie physikalische Insulte dar.

---

[1] Baumberger und Mitarbeiter 1942.
[2] Van Scott 1952. [3] Siehe Oberste-Lehn 1953.
[4] Herrmann 1957, Spier und Pascher 1957.

Biochemie des Stratum corneum[1].

Die epidermale Hornschicht wird auch als „*weiches Keratin*", Haare und Nägel bzw. die diesen bei Tieren entsprechenden Anhangsgebilde der Haut hingegen als „*hartes Keratin*" bezeichnet. Diese Einteilung führt jedoch leicht zu der nicht zutreffenden Auffassung, daß es sich bei den betreffenden Hornsubstanzen um jeweils einheitliche Skleroproteine handelt, was durchaus nicht der Fall ist. Im Gegensatz zu einer zeitweiligen Skepsis gegenüber der Daseinsberechtigung des Keratinbegriffes dürfte heute allgemein als Kriterium des Keratins Trypsinresistenz sowie vor allem die Nachweisbarkeit von in relativ erheblicher Zahl im betreffenden Eiweißmolekül vorliegenden S-S-Brücken gelten, unbeschadet der Bedeutung von Salz- und Wasserstoffbindungen usw. für die bekannte Widerstandskraft dieser Skleroproteingruppe gegenüber mechanischen, zum Teil auch chemischen Einflüssen. Ob ein

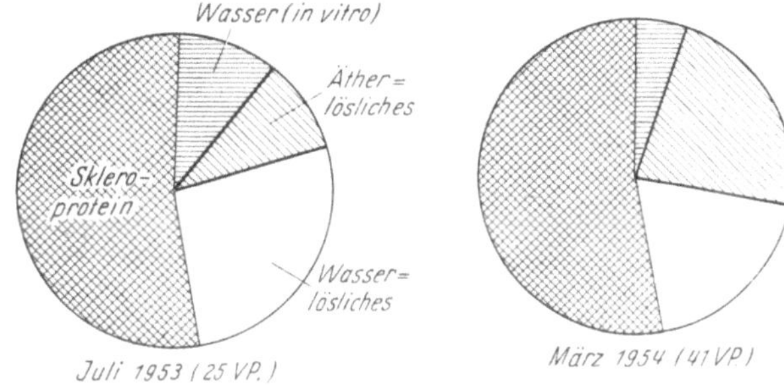

Abb. 1. Allgemeine analytische Charakterisierung des abschabbaren Teiles des Stratum corneum (Stratum disjunctum). (Aus SPIER und PASCHER 1956.)

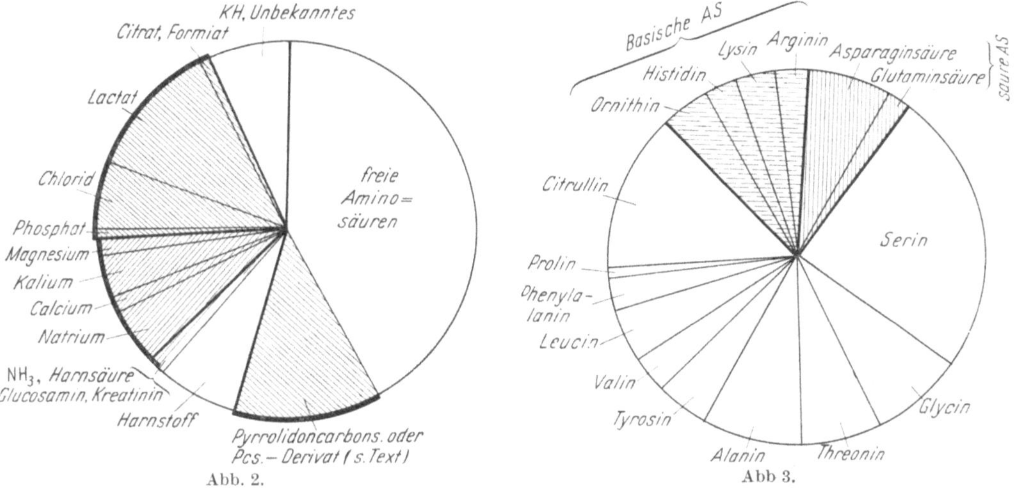

Abb. 2. Prozentuale Aufgliederung der wasserlöslichen Inhaltsstoffe des abschabbaren Stratum disjunctum (Durchschnittswerte). (Aus SPIER und PASCHER 1956.)

Abb. 3. Prozentuale Aufgliederung der freien Aminosäuren im abschabbaren Stratum disjunctum (Durchschnittswerte). (Aus SPIER und PASCHER 1956.)

für Keratine charakteristisches Mol-Verhältnis Histidin: Lysin: Arginin[2] auch für das Strat. corn.-Keratin sensu strictiori zutrifft, bedarf noch der Klärung.

Das Strat. corn. kann definiert werden als ein inhomogen strukturiertes Misch-Skleroprotein mit einem nicht sehr großen Keratinanteil, das neben einem minimalen Wassergehalt eine individuell unterschiedliche, aber im Durchschnitt fast sein eigenes Gewicht erreichende Menge niedrigmolekularer wasserlöslicher oder lipoider Substanzen in extrahierbarer Form enthält. Die den Abb. 1—5 zugrunde liegenden Analysen

[1] Ältere Literatur ROTHMAN 1929. [2] BLOCK 1939.

beziehen sich auf das abschabbare Strat. disjunctum. Es ist anzunehmen und zum Teil nachgewiesen, daß die relativen Anteile zumindest der wasserlöslichen Inhaltsstoffe sich in Richtung auf das Strat. lucidum ändern, jedoch dürfte der Skleroproteinanteil als solcher ziemlich konstant sein[1].

Auf die heutigen Vorstellungen der Biochemie des Keratinisierungsprozesses kann hier nicht eingegangen werden[2]. Der komplizierte Aufbau des Stratum corneum bedingt sein nicht mit eindeutigen Kennzahlen zu umschreibendes Verhalten bei chemischen und physikalischen Eingriffen; es stellt in chemischer wie physikalischer Hinsicht ein in sich vernetztes System teils sich chemisch nahestehender, teils sehr heterogener, aber in gegenseitiger Korrelation stehender Bausteine dar (z. B. S-freie Skleroproteine vermutlich verschiedener Dehydrationsstufen, andererseits Kationen und Anionen, amphotere Aminosäuren, Cholesterin, freie und veresterte Fettsäuren usw.), wodurch die für gepufferte Systeme charakteristische Glättung physikalischer wie chemischer Reaktionskurven bedingt ist.

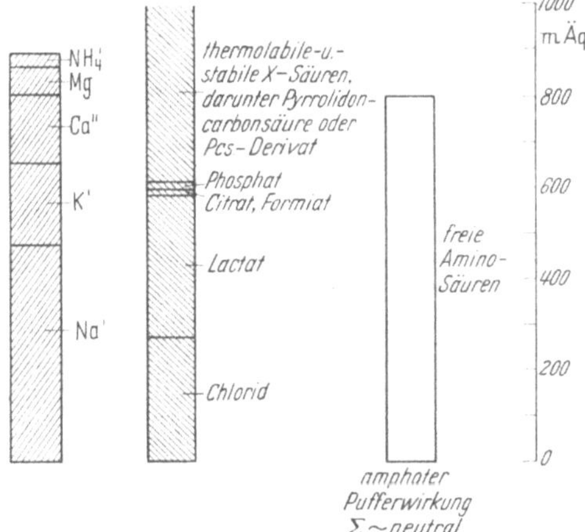

Abb. 4. Durchschnittliche Säuren-Basen-Äquivalente des Wasserlöslichen im abschabbaren Stratum disjunctum (bezogen auf Ausgangs-Sammelschabsel). (Aus SPIER und PASCHER 1956.)

Eigentümlicherweise ist über das Schicksal der bei dem *normalen Kernzerfall* in der Sphäre des Strat. granulosum freiwerdenden Kernsubstanzen wenig bekannt. *Purine* sind an der Hautoberfläche, wenn überhaupt, so nur in Spuren vorhanden, auch *Phosphat* sowie *Pentosen* finden sich dort nur in geringer Konzentration. Bemerkenswert ist die Anwesenheit der Einzelglieder des *Arginincyclus* (Arginin, Ornithin, Citrullin) an der Hautoberfläche in relativ beträchtlicher Konzentration, sowie von *Urccaninsäure* (s. S. 552).

Im trypsinresistenten Anteil des cornealen Skleroproteins reichern sich S-haltige Eiweiße derart an, daß keine Bedenken bestehen, diesen etwa 20% des Strat. corn. betragenden Anteil als „Keratin" zu bezeichnen. Wahrscheinlich liegt letzteres in 3-dimensionaler wabenartiger Struktur vor, die ihrerseits „banale" Skleroproteine einhüllt. Die alte UNNAsche Einteilung in Keratin A (resistent gegen 40% H_2SO_4 + 10% H_2O_2), Keratin B (angreifbar von starken Säuren und verdünnten Alkalien), Keratin C (alkaliempfindlich, aber salpetersäureresistent) und Keratinalbumosen[3] hat immer noch einen gewissen praktischen Wert. Plantares Strat. corn. besteht nach UNNA[3] aus 13% Keratin A, 10% B und reichlichst „Albumosen". Modernere Einteilungsprinzipien[4] sind nicht befriedigender, da deren chemische und physikalische Kriterien sich teils auf Keratin, teils auf S-freie Skleroproteine, aber auch auf Lipoide oder wasserlösliche Inhaltsstoffe beziehen.

Herkunft und Bedeutung der niedrigmolekularen, d. h. nichteiweißartigen wasserlöslichen Inhaltsstoffe des Stratum corneum.

Die naheliegende Annahme, daß das Wasserlösliche (WL) des Strat. corn. als Verdunstungsrückstand des Schweißes aufzufassen sei, erwies sich in dieser

[1] SZAKALL 1955.
[2] Übersichten siehe ROTHMAN 1954 (Monogr.), ferner SZAKALL 1951, 1952, SZODORAY 1951, Literatur zur Chemie der Keratine: GRASSMANN und Mitarbeiter in FLASCHENTRÄGER-LEHNARTZ 1952. [3] UNNA 1920. [4] GIROUD, BULLIARD, LEBLOND 1934.

allgemeinen Formulierung als nicht zutreffend. Für die in erstaunlicher Konzentration in der Barriere[1] sowie an der Peripherie[2] vorliegenden *freien Aminosäuren* (fr. AS) jedenfalls ist die epidermale Genese als so gut wie gesichert zu betrachten, obwohl der gegenüber den Sommer-Werten niedrigere AS-Gehalt des Strat. disjunctum im Winter auffällig ist.

Als Beweis für die epidermale Genese kann allerdings eine Total-Bausteinbilanz der epidermalen und cornealen Eiweißkörper noch nicht herangezogen werden. Die Nutzanwendung der begründeten Vorstellung, daß beim Umbau der cytoplasmatischen Eiweiße (am Leitseil der epithelialen intercellulären Brückenfasern ?) zu cornealen Skleroproteinen einige AS in unterschiedlichem Ausmaß als überflüssig nach außen abgestoßen werden, ist verlockend; humanes Epidermiseiweiß enthält z. B. relativ mehr Tryptophan, Histidin, Lysin und relativ weniger Cystin als Menschenhaar[3]; leider aber sind sowohl die z. Z. vorliegenden Analysen wie auch unsere Kenntnisse über etwaige Einbeziehung der AS in die der Keratingenese vorgeschalteten bzw. mit ihr verbundenen fermentativen Redoxvorgänge[1] usw. zu gering, um diese Hypothese als wohlfundiert betrachten zu können.

Für eine epidermale Genese der freien AS des Strat. corn. spricht ihre hohe Konzentration in der Barriere sowie die Tatsache, daß auch unter rigorosen Kautelen gewonnener „Reinschweiß" in seinem AS-Spektrum sich grundsätzlich von dem eines Blutplasma-Ultrafiltrates, wie es im Drüsensekret denkbar wäre, unterscheidet; die AS-Zusammensetzung des Schweißes kann vielmehr zwanglos nur als Folge einer noch nicht abgeschlossenen Hornschichtauslaugung gedeutet werden. Im Gegensatz zu ihrer Eluierbarkeit mit Aq. dest. werden AS durch Salzlösungen (Schweiß!) aus hornigen Substanzen nur schlecht ausgelaugt[1], was einen sehr nützlichen Spareffekt beinhaltet und die AS-Konzentration im „Reinschweiß" mit erklärt. Andererseits ist der relativ hohe *Milchsäure*gehalt des Strat. corn. sicherlich schweißbedingt (Weiteres s. unter „Schweiß").

Die *klinisch-physiologische Bedeutung* des WL des Strat. corn. sei hier nur in 2 Richtungen angedeutet: a) Wasserstoffionenkonzentration an der Hautoberfläche, b) Euhydration der Hornschicht.

Wasserstoffionenkonzentration an der Hautoberfläche.

Daß die Hautoberfläche bei Berührung mit Wasser letzterem einen sauren p_H-Wert erteilt, war schon Ende des 19. Jahrhunderts bekannt[4]. Ausgedehnte Messungen von Marchionini und Schade (1928/29)[5] mit adäquater Methodik (Wasserstoff- und Chinhydronelektrode) ergaben p_H-Werte an freien Hautregionen von etwa 3,0—5,0, d. h. eine erstaunlich hohe Wasserstoffionenkonzentration der durch Wasser auslaugbaren oberen Hornschicht. In intertriginösen Hautgebieten (Achselhöhle, Anogenitalgegend, auch Interdigitalpartien) wurde hingegen eine deutliche Verschiebung in der Richtung auf den Neutralpunkt und über diesen hinaus (p_H 4,8—8,1), d. h. „Lücken im Säuremantel" beobachtet[6], die teils auf neutrale Reaktion des apokrinen Schweißes der betreffenden Gegenden, teils auf sekundäre bakterielle Veränderungen bei Behinderung der Verdunstung ekkrinen Schweißes zurückzuführen sind[6]. Die Ergebnisse wurden späterhin vielerseits nachgeprüft und qualitativ bestätigt, wenn auch meist an freien Hautpartien um 1—2 Dezimalen höhere p_H-Werte ermittelt wurden. Die meisten Angaben bewegen sich bei je nach Alter, Region usw., wechselnden Streubreiten bzw. Durchschnittswerten um etwa 5,0, bei Frauen etwa p_H 5,5, jedoch wird auch in neuerer Zeit vereinzelt von recht sauren

[1] Szakall 1955. [2] Spier und Pascher 1955 a, b. 1956.
[3] Mardashev 1947, Block 1939.
[4] Heuss 1892. [5] Schade und Marchionini 1928, Marchionini 1929.
[6] Marchionini und Hausknecht 1938.

p_H-Werten berichtet (bei schwülem Wetter bis p_H 3,0)[1]. Die niedrigen $H^{\cdot}$-Konzentrationen an intertriginösen Orten wurden allgemein bestätigt[2]. Auch nach Abzug methodisch oder apparativ bedingter Abweichungen ist nicht daran zu zweifeln, daß die Haut-p_H-Werte selbst innerhalb identischer Regionen bei der Einzelperson sowohl wie auch von Individuum zu Individuum schwanken können, wahrscheinlich annähernd nach Art einer Gaussschen Verteilungskurve[2], wobei jedoch z. B. an der Brusthaut über 90% aller Einzelwerte in die p_H-Zone von etwa 4,9—6,2 fallen, d. h. die Spanne der physiologischen $H^{\cdot}$-Konzentrationsschwankungen überschreitet eine Dezimale nur wenig. Die physiologische Schwankungsbreite ist nur bei flüchtiger Betrachtung erheblich, sie ist in Wirklichkeit gering in Anbetracht der mit Abstand größeren Variationsbreite der p_H-Werte des die Hornschicht imbibierenden Schweißes, die etwa 4 p_H-Stufen umfaßt (s. Abschnitt Schweiß, S. 553. Methodisches zur p_H-Messung[3]. Tagescyclus[4]. Individuelle Schwankungsbreiten[5]).

Das Hautoberflächen-p_H ist die Resultante der Konzentrationen aller p_H-aktiven wasserlöslichen Hornschicht-Inhaltsstoffe unter Berücksichtigung ihrer Dissoziationskonstanten. Höhere Fettsäuren, im Ätherlöslichen des Strat. corn. stark vertreten, spielen, wie experimentell bestätigt, keine Rolle, da ihre Wasserlöslichkeit wie auch Dissoziation viel zu gering ist[6]. Die quantitative chemische Analyse ergibt, daß das Hauptkontingent der wasserlöslichen Kationen von Natrium und Kalium, das der Anionen von Chlorid und Lactat gestellt wird. Ein erhebliches analytisches Anionendefizit wird offenbar von dem inneren Glutaminsäureanhydrid aufgefüllt (s. Abb. 4). Die beträchtliche *Pufferkapazität* wäßriger Oberflächenextrakte wird durch die Summe der freien Aminosäuren bedingt, die als solche ungefähr neutral reagieren dürfte. Die Substratkonfiguration der alkalischen p_H-Werte in apokrinen Gegenden ist noch nicht exakt bekannt. Ein signifikant höherer NH_3-Gehalt der Hautoberfläche der Axillen kann, muß aber nicht bakteriell bedingt sein. Die Skleroproteine des Strat. corn. verfügen naturgemäß, wie alle Eiweiße, über basische und saure Gruppen, von denen aber nur ein so minimaler Teil frei verfügbar ist, daß das (weiche) Hornschicht-„Keratin" als solches als p_H-inert zu bezeichnen ist[7]. Seine Pufferkapazität macht sich erst in unphysiologischen p_H-Bereichen geltend, z. B. ab etwa p_H 9,5[8].

Der Aufrechterhaltung relativ konstanter Körperoberflächen-p_H-Werte trotz Interferenz von Schweiß- und Wascheinflüssen usw. dürften spezifische p_H-Regulationsmechanismen dienen. Es ist sicher kein Zufall, daß die genannte p_H-Spanne zusammenfällt mit dem isoelektrischen p_H-Bereich des „Keratins" bzw. der Hornschicht-Skleroproteine, d. h. der p_H-Spanne, in der letztere die geringste Zahl ionisierter saurer oder alkalischer Gruppen — physikalisch gesehen, die geringste Quellung usw. aufweisen (Einzelheiten betr. Skleroproteine[9]). J. P. um p_H 4,1[10]. Arbeitshypothetisch kann die Hornschicht als autoregulativ wirksamer, d. h. selektiver *Ionenaustauscher* aufgefaßt werden. Es erscheint äußerst unwahrscheinlich, daß die Bildung bzw. Durchschleusung zahlreicher p_H-aktiver Substanzen in heterotopen Strukturen (Schweißdrüsen, Zellepithel, Kernzerfallszonen, auch nichtfettige Talgdrüsenprodukte) — etwa von einem übergeordneten Zentrum aus — quantitativ derart fein abgestimmt wird, daß eine relativ geringfügige p_H-Schwankungsbreite an der Hautoberfläche resultiert. In diesem Zusammenhang ist darauf hinzuweisen, daß keine Beziehungen

---

[1] Klauder und Gross 1951. [2] Arbenz 1952. (Dort auch Zusammenstellung der Lit.)
[3] Schirren 1953. [4] Inch und Burton 1953.
[5] Blank 1939. [6] Spier und Pascher 1955b. [7] Szakall 1955.
[8] Anderson 1952, Spier und Fortleff 1953.
[9] Flaschenträger-Lehnartz 1952. [10] Matoltsy und Balsamo 1955.

zwischen Blut-Alkalireserve und Körperoberflächen-p_H bestehen[1]. Tiefere Hornschichtanteile weisen im übrigen noch etwas niedrigere p_H-Werte als die Hautoberfläche auf[2].

Euhydration des Stratum corneum.

Die epidermale Hornschicht dürfte die wasserärmste Struktur des gesamten Körpers darstellen. Der Wassergehalt der oberen Hornschicht, d. h. des Strat. disjunctum sowie auch von Schwielenhorn liegt um 10%, während der H_2O-Anteil der Haut als Ganzes (ohne subcutanes Fettgewebe), die bekanntlich ein wichtiges Reservoir für den Wasser- (und NaCl-) Haushalt des Gesamtorganismus darstellt, zwischen 64,7[3], 69 und 74%[4] schwankt. Die Gesamthaut ist demnach immerhin wasserreicher als Skelet und Fettgewebe.

Die Wasserarmut der Hornschicht ist nicht als Folge eines einfachen Austrocknungseffektes aufzufassen, sondern dürfte im wesentlichen bedingt sein durch den Mangel eines nennenswerten Wasserbindungsvermögens der hochmolekularen cornealen Skleroproteine. *Exogene* Dehydration ist jedenfalls kein integraler Faktor der Hornschichtbildung, da Epithelexplantate auch bei guter Ernährung in vitro verhornen[5], ferner die Umstellung der Haut der Neugeborenen vom intrauterinen zum extrauterinen Milieu offensichtlich schnell und ohne nachweisliche histochemische Änderungen innerhalb der Epidermisstrukturen verläuft; bekanntlich beginnt die Verhornung der Epidermis im 4. Fetalmonat, palmoplantar noch früher[6].

So gering der Wassergehalt des Strat. corn. ist, so bedeutungsvoll ist die Aufrechterhaltung eines bestimmten Gleichgewichtes zwischen endogener H_2O-Zufuhr und exogener Abdunstung für die optimale Kohärenz und Elastizität des Strat. corn. — physikalische Eigenschaften, die ihrerseits entscheidend wichtig sind für die Abwehrfähigkeit der Haut.

Man ist allgemein geneigt, die Geschmeidigkeit der Hautoberfläche dem Fett- und Lipoidgehalt des Strat. corn. zuzuschreiben. Soweit damit ein relativ geringer Reibungswiderstand gemeint ist, dürfte dieses auch zutreffen; die stofflichen Voraussetzungen für eine kleinstmögliche Brüchigkeit bzw. maximale Elastizität der Oberflächenstruktur sind jedoch offenbar wesentlich komplexer. Durch Entfettung vor allem mit „polaren" Lipoidlösungsmitteln wird die Wasserbindungskapazität der Hornschicht wenig verändert, wohl aber die H_2O-Auslaugungsbereitschaft der Hornschicht entscheidend gefördert[7]. Für die physiologische *Hygroskopizität* der Hornschicht sind wohl in erster Linie wasserlösliche Inhaltsstoffe verantwortlich. Werden letztere ausgelaugt, so kann die Hornschicht dem in seinem Ausmaß von der jeweiligen relativen Luftfeuchtigkeit abhängigen Austrocknungseffekt des umgebenden Luftmantels keinen genügenden Widerstand entgegensetzen. Entscheidend wichtig ist nun die empirische Beobachtung, daß Hand in Hand mit einer Austrocknung eine Neigung zum Brüchigwerden der Hornschicht geht[7], womit deren Funktionstüchtigkeit entscheidend gemindert wird. Die Wasseravidität der Barriere (keratogene Zone) ist im übrigen noch höher als die der Peripherie[8]. Das stoffliche Substrat dieser physiologischen Hygroskopizität des Strat. corn. ist ebensowenig bekannt, wie die Art der Bindung zwischen diesen und den Hornschichtlipoiden, deren Aufhebung als die Voraussetzung der schädlichen Wirkung einer „Doppelextraktion" (1. Lipoidentzug, 2. Auslaugung des Wasserlöslichen) gilt[7]. Für die Richtigkeit

---

[1] MARCHIONINI und CERUTTI 1934.
[2] SZAKALL 1955. [3] VOLK und FANTL 1939. [4] EISELE und EICHELBERGER 1945.
[5] MISZURSKI 1937, HANSON 1950. [6] PATZELT 1948.
[7] BLANK 1952, 1953. [8] SZAKALL 1955.

dieser Auffassung spricht jedenfalls die Beobachtung, daß auch protrahierte Wasserbäder im allgemeinen keinen nachteiligen Einfluß auf den Zustand der Hornschicht haben. Reines Hornschicht-Skleroprotein ist im übrigen hydrophob[1]. Die Lipide sollen an der Hautoberfläche in einer W/O-Emulsion vorliegen mit Cholesterinester als Stabilisator[2]. Die Hautoberfläche ist „nicht trotz, sondern infolge ihres sogenannten Fettmantels benetzbar"[3]. Die benetzungsfördernden Stoffe werden von Alkohol wie Wasser herausgelöst[3].

Nach neueren analytischen Untersuchungen ist damit zu rechnen, daß hygroskopische Kondensationsprodukte von α-Aminosäuren und Pentosen, z. B. Ribose, sowie durch Amadori-Umlagerung sekundär Isoglukosamine im spezifisch wasserarmen Milieu des Strat. corn. und zwar schon in Barriere-Nähe entstehen[4].

Im Rahmen der sehr komplexen Bakterien-Abwehr der Hautoberfläche (partielle Selbststerilisation: p_H-Werte, UV-Licht, Fettsäuren)[5] spielt der sog. *Exsiccose-Effekt* eine bedeutende Rolle[6]. Ohne auf dieses Problem hier näher eingehen zu können, sei darauf hingewiesen, daß nach neueren Modell-Untersuchungen[7] nicht etwa ein absolut wasserfreies, sondern ein relativ wasserarmes Milieu die höchste Absterbequote von Hautoberflächenbakterien ergibt, ein Phänomen, das zweifellos ebenfalls auf die Bedeutung der Euhydration des Strat. corn. hinweist.

Lipide des Stratum corneum.

In Anbetracht der funktionellen Einheit der teils der Epidermis, teils den Talgdrüsen entstammenden Fette und Lipoide der Hautoberfläche werden diese gemeinsam im Kapitel Talg besprochen.

Spontandetritus, reaktive Hyperkeratose.

Über das Ausmaß der normalen Epidermisabschuppung in Form subvisibler Hornschichtfragmente finden sich auch in der neueren Literatur recht schwankende Angaben, was z. T. darauf beruhen dürfte, daß die meisten angewandten Methoden für den zu messenden Vorgang selbst nicht indifferent genug sind. Es werden durch sie Störungen der normalen Hornschichtregeneration bedingt, die erklärlicherweise zu hohe Werte bedingen, da das Zellepithel durch ganz heterogene Reize zur vermehrten Hornschichtbildung angeregt wird. Indirekte Methoden (Berechnungen aus der Total-Stickstoffbilanz[8]) erscheinen a priori von zweifelhaftem Wert. Einleuchtend ist folgende Methode[9]:

Anfärbung von auf mehrere Regionen verteilten paarigen Hautfeldern mit indifferentem eiweißaffinem Farbstoff (Ninhydrin), sorgfältige Entfernung und N-Bestimmung der gefärbten Strat. corn.-Partien des jeweils einen Feldes, Registrierung des Zeitintervalls bis zum optischen Verschwinden des anderen Feldes. — Eine 2. Methode desselben Autors (Sammlung des abgeschilferten Hornmaterials unter Gipsverbänden) erscheint unzuverlässiger und ergab auch offenbar zu niedrige Werte. — Die zuerst genannte Methode ließe sich noch verfeinern durch Ermittlung der Hornschichtlage, bis zu der Farbstoff eingedrungen ist, mit Hilfe der mit einiger Übung wägbaren Hornschicht-Klebfilmabrisse. — Die Erneuerungszeit der mit der sog. Silbernitratmethode erfaßbaren Hornschichtlagen schwankt zwischen 7 und 11 Tagen[10] (etwa $^1/_3$ des Gesamtdurchmessers).

Der allerdings an einem größeren Personenkreis zu sichernde tägliche *Eiweißverlust* durch Spontanabschilferung beläuft sich auf etwa 0,8 g für die Gesamtkörperoberfläche[9] (1. Methode). Bei Zugrundelegung einer durchschnittlichen Hornschichtdicke von 10 μ ergibt die $AgNO_3$-Methode 0,65—1,0 g. Diese N-Aus-

[1] JACOBI 1949. [2] JÄGER 1937.
[3] SCHNEIDER und SCHULEIT 1951. [4] SZAKALL 1957.
[5] MARCHIONINI 1938/39, BURTENSHAW 1945, GERBERT, PILLSBURY und Mitarbeiter 1950, RICKETTS 1951, MIESCHER, LINCKE und RINDERKNECHT 1953, 1954, 1955, MIESCHER 1955.
[6] GERBERT, PILLSBURY und Mitarbeiter 1950. [7] MIESCHER 1955.
[8] MITCHELL 1949. [9] PEGUM 1954. [10] SUTTON 1938.

scheidung (etwa 1% der durchschnittlichen täglichen N-Ausfuhr) ist an sich völlig irrelevant für den Gesamtorganismus, ihre Kenntnis ist aber als Vergleichsbasis für die nicht unerheblichen Verluste bei mit Abschuppung verbundenen Verhornungsstörungen (s. Pathologie) wichtig. Im übrigen dürften sehr beträchtliche Unterschiede der Spontanabstoßung individueller bzw. regionärer Art, insbesondere aber je nach funktioneller Beanspruchung der Haut bestehen.

Eine grundsätzlich andere Möglichkeit der Abschätzung der spontanen Hornschichtabstoßung könnte die Bestimmung der Mitosenquoten gesunden Epithels eröffnen, da die Gesamtepidermis ja trotz dauernder Regeneration und Abstoßung ihren Durchmesser in loco beibehält. Die Ergebnisse dieser in letzter Zeit wiederholt durchgeführten Mitosenzählung[1] sind jedoch kaum hinsichtlich des hier zu erörternden Problems zu interpretieren. Bemerkenswert, daß schon ein so wenig epidermisschädigender Eingriff, wie ihn etwa 4—30 übereinandergelegte Klebstreifenabrisse darstellen, die Mitosequote in dem Epithel auf das 4—30fache ansteigen läßt und passagere Ausbildung parakeratotischer Hornschichtlagen als Zeichen überstürzter reaktiver Hornschichtproduktion bedingt[1].

Als Beispiele der für das Epithel charakteristischen, *reaktiven*, nicht (primär) schuppig zerfallenden *Hyperkeratosen* seien Druck- und UV-Lichtschwielen[2] genannt. So sehr die teleologische Bedeutung dieser reaktiven Bildung schwieliger bzw. flächiger Hyperkeratosen als Mittel der Druckverteilung bzw. der Abfilterung zellschädigender kurzwelliger Strahlung auf der Hand liegt, so unklar ist der Entstehungsmodus der mechanisch bedingten Schwielen, während die UV-Hyperkeratose in allfälligen Stimulierungen der Keratinisierung durch entzündliche Reize jedweder Art ihr Analogon hat. Man könnte an einen Summationseffekt passagerer, relativer Verkleinerung des Sauerstoffangebotes an der Epithel-Cutisgrenze durch mechanische Drosselung der Durchblutung denken, jedoch kann man schon durch Ausübung eines mäßigen Druckes für 10 min täglich, 38 Tage lang, eine Zunahme des Hornschichtdurchmessers der druckexponierten Haut bis max. 71% erzielen[3]. — Andererseits: An den Unterschenkeln mit ihrer allgemein wie insbesondere bei Venostase verminderten Hautdurchblutungsintensität neigen ganz heterogene Hauterkrankungen (Psoriasis, Lichen ruber, Elephantiasis usw.) regionsspezifisch zur Ausbildung verruciformer, d. h. acanthotisch-hyperkeratotischer Morphen. Mit der Herausstellung der passageren, oder jedenfalls nicht akut gewebsschädigenden Hypoxämie ist sicherlich schon deshalb nur ein Teilfaktor angedeutet, weil z. B. die Schwielenbildung regionär (palmoplantar!) excessiv bevorzugt auftritt, ferner auch *fluxionshyperämische* Zustände die Bildung lokaler Hyperkeratosen anregen können, wenn auch meist eine solche inkohärenter, d. h. spontan abschuppender Natur (Weiteres s. Pathologie).

Allgemein gesehen muß die äußerst exakt eingestellte Durchmesserkonstanz der Hornschicht (die ja nur einseitig durch andere Strukturen im Körperraum fixiert wird) das Ergebnis eines planvollen Wechselspieles endogen-biologisch und exogen-chemophysikalischer Faktoren sein. Zerstörung der Kittlipide durch Luftoxydation? Wie sich allerdings die Hornschicht unter völligem O_2-Abschluß verhält, dürfte nicht bekannt sein.

Perspiratio insensibilis (P. I.) und gasförmige Ausscheidungen der Haut.

Die *Perspiratio insensibilis*[4] (P. I.), einleuchtend definiert als die ohne Mitwirkung der Schweißdrüsen zustande kommende, transepidermale Wasserverdunstung an der Hautoberfläche, erweist sich bei näherer Betrachtung als ein von vielen Faktoren abhängiger Vorgang mit zudem beträchtlichen regionären Unterschieden. Die P. I. kann indirekt erfaßt werden durch Körperwägung bei bekannter Einfuhr- und Ausfuhrbilanz und gesonderter Erfassung der Atemluft

---

[1] Pinkus in Rothman (Monogr. 1954). [2] Miescher 1930. [3] Rubin 1949.
[4] Moog 1927, Kuno 1934.

oder in loco bestimmt werden ($CaCl_2$-Kammern über definierter Hautfläche; Ausnutzung des von der Luftfeuchtigkeit [der Körperhülle] abhängigen Gleichstromwiderstandes bestimmter Kristalle, z. B. KBr[1]). Bei beiden Methoden wird jedoch auch bei Temperaturen, die unterhalb der kritischen Schwelle der sichtbaren Schweiß-Sekretion liegen, die *invisible Schweiß-Sekretion* (S. I.) mit erfaßt. Der Anteil der S. I. an der Gesamt-P. I. ist nicht ohne weiteres abzuschätzen, da die S. I. sich der Nachweisbarkeit selbst bei Anwendung eines als empfindlich geltenden Schweißtestes wie Jod-Stärke entzieht. Mit sehr empfindlichen Schweißnachweisen läßt sich allerdings auch bei 20—27° Umgebungstemperatur die S. I. als periodische Schweiß-Sekretion erfassen[2]. Der beste Weg, die S. I. auszuschalten, dürfte *Atropinisierung* in nicht zu knapper Dosierung sein, wobei die ,,unbereinigte" P. I. je nach gewählter Testregion mehr oder weniger beträchtlich absinkt, z. B. an der unteren Extremität auf etwa 30%[3]. Immerhin kann die P. I. auch bei schweißdrüsenlosen oder -armen Individuen (s. unter ,,Pathologie") maximal noch etwa 800 cm^3 H_2O pro die betragen[4]. Anhidrosis-Kranke fühlen sich bei normalen Temperaturen völlig ungestört, werden aber bei höheren Umgebungstemperaturen hyperpnoisch und hypertherm. Über P. I. bei schweißdrüsenlosen Tieren haben Heide, Tennent, Kaufmann und Lütcke berichtet[5]. Die *Total-P. I.* dürfte einen ziemlich beträchtlichen physiologischen Schwankungsbereich haben; die meisten Angaben liegen zwischen (100) 300 und 700 g pro die. In ihr mögen im gemäßigten Klima $\lesssim$ 10% S. I. enthalten sein.

Genese der P. I. und ihre Beziehungen zu Innen- und Umwelt-Faktoren.

Rothman (Monographie 1954) sieht als zumindest bedeutungsvollen genetischen Faktor der P. I. die — als solche erwiesene — Dehydratisierung der Epidermis im Verlaufe ihrer Verhornung an. Bedenkt man allerdings, daß der täglich anfallende, etwa 10% H_2O enthaltende Spontandetritus (der ja in direkter Korrelation zur Keratinisierungsintensität stehen muß) letztlich aus der nur etwa 2—3fachen Menge verhornenden Epithels entsteht, so wird durch die mit dem Verhornungsvorgang zwangsläufig gekoppelte Epidermisdehydration Wasser gewichtsmäßig allenfalls in doppelter Höhe des täglichen Detritusverlustes frei, d. h. eine ganz unbedeutende Menge. Erheblich, aber doch wohl kaum entscheidend mehr H_2O fällt an, wenn bei der Verhornung durch chemische Intermediärprozesse letzlich oxydativer Art H_2O frei wird. Hierüber dürften kaum quantitative Anhaltspunkte vorliegen; dieser Modus wäre auch besser als ,,Keratinisierungswasser" zu bezeichnen. Die Bedenken gegen die Annahme einer maßgeblichen Beteiligung des Dehydrationswassers gelten auch hinsichtlich der experimentellen Argumente, die für die Bedeutung des genannten epidermisspezifischen Vorgangs bei dem Verhalten der P. I. über Hautarealen mit Verhornungsstörungen sprechen (s. Pathologie).

Das allgemeinere, als solches alte Problem, ob nämlich die P. I. überhaupt Ausdruck einer *vitalen Sekretion* ist[6] oder aber als *physikalischer Abdunstungsvorgang zu gelten hat*[7], dürfte noch keineswegs völlig geklärt sein. Die Schwierigkeiten einer alle Befunde befriedigend erklärenden Deutung beruhen offenbar auf dem Aufbau der Haut aus heterogenen Strukturlagen mit jeweils verschiedenen physikalischen Diffusions- und (biologisch gesteuerten) Schleusen-Mechanismen. Fest steht, daß die bei einem rein physikalischen Vorgang zu erwartende umgekehrte Proportionalität zwischen P. I.-Intensität und relativem

[1] Greuer und Peukert 1940, Schölmerich 1950.
[2] Randall 1946. [3] Mayr 1933. [4] Grosse-Brockhoff 1950, Felsher 1944.
[5] Heide 1928, Tennent 1946, Kaufmann und Lütcke 1955.
[6] Moog 1926. [7] Loewy und Wechselmann 1911.

H_2O-Gehalt der Lufthülle des Körpers nicht eindeutig genug ist[1]. Andererseits spricht die Wasseraufnahme des Körpers in Aq. dest.-Bädern[2], die Wasserabgabe in Salzbädern für die Bedeutung physikalischer (hier: osmotischer) Faktoren. Die Hyperämie der Hautgefäße (Alkohol-Konsum, Amylnitrit) jedoch erhöht die P. I. ebensowenig gesetzmäßig wie entzündliche und vasoparetische Hautprozesse (Scharlach), soweit sie nicht schuppen.

Die post mortem zu beobachtende allmähliche Abnahme der P. I. läßt sich naturgemäß verschieden deuten. Wenn auch Überlebensvermögen der Epidermis und ihrer Anhangsorgane als gesichert angesehen werden darf, so kann die etwa 14 Tage post mortem oft abrupt einsetzende Permeabilitätssteigerung der Haut für Wasser[3] kaum als Indiz für den Sekretionscharakter der physiologischen P. I. in vivo angesehen werden, da sie offensichtlich ein Zeichen des Zusammenbruches der membranartig übereinandergeschichteten Epidermisstrukturen ist, letztere aber schon längst vor diesem physiko-histologischen Zusammenbruch lebensunfähig geworden sein dürften. Daß die P. I. nicht abhängig ist von der *Durchblutung*, wird durch die post mortem-Studien der P. I. jedenfalls evident.

Geht man das Problem der P. I. von einer anderen Warte aus an, nämlich von der eigentlichen Grenzstruktur des Körpers, d. h. dem sicher unbelebten, wenn auch naturgemäß funktionell wie anatomisch ferngesteuerten Strat. corn., so wird die Bedeutung physikalischer Faktoren sinnfällig. Die naheliegende Annahme, daß der *Talg*gehalt des Strat. corn. die Intensität der P. I. mindert, ist allerdings eindeutig widerlegt[4], jedoch ergaben in vitro-Modellstudien, daß die Geschwindigkeit der Diffusion verdunstenden Wassers durch isolierte *periphere* Hornschicht (Ballenhorn) etwa 50—100mal größer ist als die Wasserabgabe einer entsprechend großen Fläche excidierter Haut. Die limitierende Schicht ist offenbar nicht die Hornschichtperipherie, sie muß vielmehr tiefer liegen[5]. Vieles spricht dafür, daß das *Strat. lucidum* (bei histologischer Nichtnachweisbarkeit auch „Barriereschicht" genannt) die das Ausmaß der P. I. der gesunden Haut entscheidend determinierende membranartige Struktur ist, wie sie andererseits auch einen wirksamen Absorptionsriegel darstellt.

Im scheinbaren Widerspruch hierzu steht der bei Normaltemperatur unerwartet hohe relative Anteil der Handteller und Fußsohlen an der Gesamt-P. I. (zusammen 30% ![6], s. auch Burch[7]) — unerwartet deswegen, weil diese Regionen ein bekanntlich wohlausgebildetes Strat. lucidum aufweisen. Die Lösung des scheinbaren Paradoxons liegt jedoch sehr wahrscheinlich in einer besonders intensiven unsichtbaren Schweiß-Sekretion dieser Regionen, womit zwanglos in Einklang zu bringen ist: 1. die palmoplantar besonders häufige Neigung zu nichtthermogener Hyperhidrosis, 2. der an den Handtellern aufgedeckte „sweat promotion effect" der Hornschichtlipide[8], 3. der hier als besonders markant anzusetzende Atropineffekt[9], 4. die merkwürdige Neigung zu excessivem, macerierendem Palmoplantar-Schwitzen von Patienten mit Keratoma palmoplantare, 5. die Befunde bei ektodermaler Dysplasie mit Anhidrosis[10].

Die Bedeutung der P. I. für den Gesamtorganismus.

Für den Wasser- wie Wärmehaushalt des Körpers spielt die P. I. eine recht erhebliche Rolle. Bei einer Gesamtwasserbilanz von 2700 cm³ pro die dürften unter normalen Bedingungen etwa 450 cm³, d. h. 17% der Gesamtwasserabgabe als P. I. vom Körper abgegeben werden, mithin fast ebensoviel wie durch die

[1] Moog 1923, Vasti 1932. [2] Whitehouse, Hancock, Haldane 1923.
[3] Burch und Winsor 1944. [4] Jores 1931. [5] Blank 1952.
[6] Hertzman, Randall, Peiss, Seckendorf 1952. [7] Burch 1946.
[8] Hermann 1953. [9] Mayr 1933. [10] Klingmüller und Kirchhof 1954.

Ausatmungsluft[1] und immerhin rund $^1/_3$ des täglichen durchschnittlichen Urinvolumens. Der Anteil der P. I. kann aber — bei ungefähr konstanter Gesamt-H_2O-Bilanz — auch ohne P. sensibilis das Harnvolumen erreichen, z. B. bei dekompensierten Herzvitien[2].

Daß die P. I. im Rahmen des *Wärme*haushaltes einen ebenfalls bedeutsamen Faktor darstellt, sei hier nur angedeutet. Die Angaben über den prozentualen Anteil der P. I. an der Gesamtwärmeabgabe schwanken zwischen 12% [3] und 30% [4]. Nebenbei sei bemerkt, daß die Haut als Wärmeabstrahlungs- und Verdunstungsfläche um 90% der vom Körper entwickelten gesamten Wärmeenergie nach außen abgibt[4]. Wenn auch naturgemäß der Wärmeverlust durch Strahlung, Leitung und Konvektion dominiert, so erklärt sich der relativ hohe Anteil der P. I. durch die intensive Wärmebindung seitens verdunstenden Wassers (bei Körpertemperatur knapp 600 cal/Liter)[5].

Gasförmige Ausscheidungen der Haut.

Die wichtigste gasförmige Ausscheidung der Haut ist die *Kohlensäure*. Der Mechanismus der CO_2-Abgabe der Haut ist weitgehend bekannt. Vorzugsweise experimentelle Variationen des CO_2-Gehaltes der Außenluft wie auch desjenigen von Wasserbädern haben erwiesen, daß die cutane CO_2-Abgabe, die nach neueren Messungen 1% der Gesamt-CO_2-Abgabe des Körpers ausmacht[6], als *physikalischer* Diffusionsvorgang aufzufassen ist. Bilanznullpunkt liegt bei etwa 50 mm Hg CO_2-Spannung der umgebenden Luft, d. h. etwa bei der CO_2-Spannung des Gewebes[7]. Dieser rein physikalische Vorgang, bei dem die Haut die Rolle einer Diffusionsmembran spielt, wird allerdings in seinem jeweiligen Ausmaß determiniert durch die Durchblutungsintensität der Haut (stark vermehrte transcutane CO_2-Abgabe bei Hauthyperämie, Thyreotoxikose; nicht jedoch über Gebieten mit venöser Stase[8]). Ob gesunde Haut einen kleinen Teil ihres eigenen Stoffwechsel-CO_2 nach außen abzugeben vermag, erscheint fraglich. Außer Zweifel ist dies bei entzündlichen Hautprozessen mit Epidermisbeteiligung der Fall. Dasselbe gilt naturgemäß bei exogen-toxischen Schädigungen der Epidermis, z. B. durch Laugen. Interessanterweise zeigt die mit zunehmender Außentemperatur langsam ansteigende CO_2-Abgabe im Augenblick des Einsetzens der sichtbaren Schweißbildung eine plötzliche erhebliche Zunahme, was auf die CO_2-Produktion sezernierender ekkriner Drüsen zurückgeführt wird[9]. Hier sei erwähnt, daß die Schweißdrüsen gleich Lunge, Niere usw. beträchtlich H_2CO_3-Anhydratase-Aktivität aufweisen[10]. Weitere Studien der CO_2-Abgabe nach außen als Indicator der Schweißdrüsensekretion dürften fruchtbar sein. Fällt z. B. bei Dauerschwitzen die CO_2-Produktion ab, so würde dieser Abfall mit einer Erschöpfung des Drüsenglykogens in Zusammenhang gebracht werden können.

Hier sei nur kurz angefügt, daß eine normalerweise nur relativ geringfügige *O_2-Aufnahme* seitens der Haut gesichert ist. Der O_2/CO_2-Austauschquotient beträgt etwa $1{,}4 \pm 0{,}4$ (s. ROTHMAN 1954). Bei lokaler Asphyxie vermag Sauerstoff transcutan Hb in den Blutgefäßen der Haut nachweislich in HbO_2 überzuführen[11]; auch bei sehr niedrigem O_2-Partialdruck (z. B. unter 0,5 Vol.-%) der Lufthülle wird O_2 von der Haut absorbiert. Ob diese O_2-Aufnahme als partiell „cutan" oder aber als ausschließlich „transcutan" zu bezeichnen ist, dürfte noch nicht entschieden sein. Das erstere ist nicht unwahrscheinlich, da Extremitäten noch bis etwa 24 Std post amputationem O_2 aufzunehmen vermögen, d. h. keine Abhängigkeit von Durchblutungsfaktoren zu bestehen scheint[12]. Die Durchlässigkeit der Haut für eine große Zahl gasförmiger Substanzen (nicht CO) findet sich z. B. in der Gewerbetoxikologie oft bestätigt.

[1] REIN 1949. [2] KOEPPE 1937. [3] GROSSE-BROCKHOFF 1950.
[4] BÜRGER 1950. — RUBNER, zit. nach LANDOIS-ROSEMANN 1950.
[5] LANDOIS-ROSEMANN 1950. [6] SCHULZE 1943. [7] KRAMER 1935.
[8] SCHULZE 1943. [9] SHAW und MESSER 1930. [10] BRAUN-FALCO und RATHJENS 1955.
[11] GOLDSCHMIDT und Mitarbeiter 1934. [12] KIHN und RACKOW 1954.

Schweiß.

Die Schweiß-Sekretion steht ganz bevorzugt, aber keineswegs ausschließlich im Dienst der *Thermoregulation*[1] des Gesamtorganismus. Zunächst ist gegenüber den beim Menschen in überwältigender Mehrzahl vorhandenen *ekkrinen (e-)Drüsen* die funktionelle Sonderstellung der *apokrinen (a-)Drüsen* hervorzuheben. Die a-Drüsen unterscheiden sich nach Art ihrer Stimulierung und ihres Sekretes deutlich von den ubiquitären ekkrinen Drüsen, selbst ihre Prädilektionsstellen weisen aber eine nicht unerhebliche Dichte an e-Drüsen auf. Von letzteren dienen wiederum die *palmoplantar (pp) lokalisierten* Anteile, wenn überhaupt, so nur zusätzlich der Regulierung des Wärmehaushaltes; sie unterstehen ganz bevorzugt emotionellen Impulsen, so daß man in funktioneller Hinsicht von 3 Schweißdrüsensystemen sprechen kann[2].

Auch diese Einteilung befriedigt keineswegs, da das *ganze* ekkrine System, in sich — auch abgesehen von den pp-Drüsen — wiederum unterschiedlich auf stärkere emotionelle Reize ansprechen kann, die e-Drüsen der Stirn z. B. bevorzugt. Ferner wäre der wenig beachtete und untersuchte (nicht febrile) *Spontanschweiß*[3] zu nennen (Schock- und Krankheitszustände, prämortal), als ein kaum der sinnvollen Thermoregulation dienender Schweißtyp, der gewisse Beziehungen zum emotionellen Schweiß aufweisen dürfte, vielleicht aber auch formell zum a-Schweiß insofern, als orthosympathische Impulse bei ihm sicher eine Rolle spielen. Letztere werden im Rahmen der Drüsenphysiologie sowieso diskutiert werden. Da, abgesehen von einer gewissen Betonung der Stirn, der Spontanschweiß ebenso wie der *kalte Schweiß über asphyktischen Hautpartien* keine markanten Prädilektionsstellen aufweist, wird er als Ausdruck einer allfälligen Funktionsmöglichkeit der e-Drüsen anzusehen sein.

Sekretionsauslösende Reize, Sekretionsmechanismus, regionäre Verschiedenheiten sowie chemische Zusammensetzung des Schweißes sind gerade in den letzten Jahrzehnten sehr eingehend untersucht worden, wobei jedoch bei der Bearbeitung scheinbar einfacher Fragestellungen zahlreiche neue Probleme auftauchten, die auf die recht komplexen Bedingungen des so sinnfälligen Phänomens hinweisen.

Die weitschichtigen pharmakologischen wie neurochirurgischen Experimentalbefunde werden hier zwar in nuce verwertet, können aber nicht im einzelnen herangezogen werden, zumal negative Urteile über die Zulässigkeit vieler Deutungen ohne ausführliche Wiedergabe der jeweiligen Versuchsbedingungen nicht begründet erscheinen würden.

Es ist jedenfalls erforderlich, auf die grundsätzlichen Schwierigkeiten einer eindeutigen Interpretation vieler Schweißphänomene hinzuweisen, die letztlich auf der methodisch bedingten Mangelhaftigkeit der Kenntnisse über den *Sekretionsvorgang als solchen* beruhen. Die so einfach gebaute Schweißdrüse stellt ein Sekretionsorgan dar, d. h. eine Funktionseinheit, die sehr wahrscheinlich in Wechselbeziehungen zur Lederhaut steht, und deren uns allein zugängiges Endprodukt, der Schweiß, das Ergebnis mehrerer übereinandergestaffelter Einzelvorgänge ist. Über letztere wissen wir, abgesehen von der Tatsache ihrer weitgehend neurovegetativen Steuerung, viel weniger als vergleichsweise über die Funktion der einzelnen Nierenstrukturen. Das Ausmaß der mit dem unbewaffneten Auge, ja selbst der mit empfindlichen Indicatoren nachweisbaren Schweißbildung unbesehen als Maßstab der „Drüsenaktivität" schlechthin zu wählen, kann zu entscheidenden Fehldeutungen Anlaß geben: *Schweiß-Sekretion und -Exkretion sind — wenn überhaupt jemals — nur fakultativ identisch.* Grundsätzlich sind auseinanderzuhalten: *Sekretschweiß* (= primärer Drüsenschweiß),

[1] Übersichten: HENSEL 1952, PRECHT, CHRISTOPHERSEN, HENSEL 1955.
[2] EBBECKE 1955. [3] KARITZKY und Mitarbeiter 1949.

(Ausführungs-)*Gangschweiß* (= Sekretschweiß nach Abschluß corialer Austauschvorgänge), *Porenschweiß* (= Gangschweiß nach Interferenz mit dem Wasserlöslichen des Zellepithels und eventuell auch des Strat. corn.) und *Oberflächenschweiß*, d. h. Porenschweiß nach intensiver Auseinandersetzung mit dem Strat. corn. und den physikalischen Außenweltfaktoren. Zugänglich ist z. Zt. lediglich der *Porenschweiß* (durch Katheterisierung) und der sinnfällige *Oberflächenschweiß*. Letzterer wäre folgerichtig als *Exkretschweiß* dem primären *Sekretschweiß* gegenüber zu stellen.

Drüsensekretion einerseits, zum anderen ductale Rückresorption und insensible Schweißverdunstung können, ihrerseits beeinflußt von Hauttemperatur, relativer Luftfeuchtigkeit usw., ungünstigenfalls miteinander entscheidend interferieren oder sich gar die Waage halten; ohne Berücksichtigung dieser Möglichkeiten ist die Gefahr einer Überfolgerung oder gar Fehldeutung experimenteller Ergebnisse erheblich, insbesondere bei quantitativen Studien. Die Gleichsetzbarkeit von Sekretion und Exkretion ist vielleicht hinsichtlich des profusen, kontinuierlichen Schweißes gegeben, doch stellt dieser nur einen Ausschnitt aus den umfangreichen Funktionsmöglichkeiten der Schweißdrüsen dar; aber selbst bei diesem Schweißtyp gibt es Hinweise für die Existenz von Rückresorptionsvorgängen (s. z. B. Harnstoff).

Im Kapitel „Perspiratio insensibilis" wurde schon darauf hingewiesen, daß mit adäquaten Methoden, von denen hoch wassersensible Farbindicatoren, insbesondere aber die äußerst empfindliche Messung des scheinbaren Gleichstrom-Haut-Widerstandes genannt seien, auch bei 20°, d. h. weit unterhalb der Temperaturschwelle sichtbarer Schweißabsonderung (etwa 31—34° rel.-% Luftfeuchtigkeit bei Körperruhe) Drüsenaktivität nachweisbar ist. Mit der minutiösen Katheterisierung der Ausführungsgänge[1] läßt sich diese nachweisen, wobei eine je nach Reizintensität recht differenzierte *Rhythmik*, grob vergleichbar den Muskelzuckungen, aufgedeckt wurde; ein Vorgang, der von breiterem Interesse ist, da je nach Art der Austreibungskinetik auch die chemische Zusammensetzung des Schweißes sicher grundsätzlich variieren kann, wenngleich letztere Korrelation zunächst nur für den Palmarschweiß nachgewiesen sein dürfte[2].

Unter den Milieubedingungen des „unsichtbaren Schwitzens" sind lediglich bis etwa 45 sec anhaltende Sekretionsstöße vereinzelter Drüsen zu beobachten[3], die bald hier, bald da aufflackern, wobei alternierende Aktivität räumlicher Drüsengruppen-Aktivität festgestellt wurde[4]. Jedoch verbleibt ein gewisser Teil der Einzeldrüsen in Ruhe. Mit zunehmender Stimulierung steigt zunächst die Zahl der rhythmisch tätigen Drüsen, bald aber auch die Sekretionsintensität der Einzeldrüse, die zunächst rhythmisch bleibt, jedoch bei immer kürzer werdenden Ruheintervallen. Filmische Darstellung des Rhythmus[5]. Beziehungen zu periodischen Vasomotorenimpulswellen werden beschrieben[6]. Die Periodizität geht bei maximaler Stimulation offenbar verloren[4].

Diese allgemeine Beschreibung der Drüsenkinetik scheint sowohl für thermoregulatorisch tätige wie für palmoplantare Drüsen zu gelten; letztere sind in dieser Hinsicht besser untersucht, offensichtlich wegen der weitgehenden Temperaturunabhängigkeit ihrer Sekretion, d. h. ihrer mehr in Erscheinung tretenden Aktivität unter günstigen Experimental-Bedingungen. Die Schweiß-Sekretion einer Einzeldrüse beläuft sich auf etwa $4 \pm 0{,}4\,\gamma$ (Arme, Beine) bzw. 2—3 γ/min (Hand- und Fußrücken) bei Ruhe und warmer Umgebung[7].

---

[1] Lobitz und Osterberg 1945, Takahara 1934, Kuno 1934. [2] Lobitz 1947.
[3] Kuno 1934. [4] Jürgensen 1924—1927. [5] Oberste-Lehn 1955.
[6] Franke, Randall und Mitarbeiter 1947. [7] Randall und McClure 1948.

Orthologie der Sekretionsreize.

Hinsichtlich der für den Gesamtorganismus bevorzugt wichtigen e-Drüsen gilt als der allgemein dominierende *Sekretionsreiz die Erhöhung der Bluttemperatur,* die normalerweise durch höhere Milieutemperaturen, d. h. *exogen,* oder durch Muskelarbeit, d. h. *endogen,* bedingt wird. Dieser Wärmereiz stimuliert jedoch nicht oder jedenfalls nicht in der Regel direkt, vielmehr ist im Sinne einer ganzheitsbezogenen Regulation das autonome Nervensystem, vorzugsweise ein cholinergisch-parasympathischer Anteil des Sympathicus, als Mittler eingeschaltet.

Naturgemäß stehen die Ergebnisse pharmakologischer Schweiß-Studien in allerengster Beziehung zur funktionellen Schweißabsonderung, jedoch ist auf letztere hier der Akzent zu setzen, da die Pharmakologie der Schweißdrüsen mehr Rahmengesetze bzw. mögliche Reaktionsmechanismen aufgedeckt hat, aber wenig über die natürlichen Konditionalfaktoren aussagen kann.

Das Acetylcholin ist als neurohumorale sekretionsanregende Übertragungssubstanz der vegetativen Impulse auf die e-Drüse biologisch (DALE und FELDBERG 1934) sowie histochemisch (HURLEY, SHELLEY und KOELLE 1953) in Übereinstimmung mit zahlreichen pharmakologisch orientierten Untersuchungen an innervierten wie denervierten Drüsen sichergestellt. Andererseits gibt es eine pharmakologische, wohl auch eine physiologische adrenergische Stimulation der e-Drüsen, wenn man Exkretion poral sichtbarer Flüssigkeit als „Schweiß" bezeichnen will. Eine adrenergische, echte Schweiß-Stimulation, d. h. Drüsensekretion, erscheint keineswegs gesichert (s. unten). Viele Widersprüche in der Literatur decken sich im übrigen auf, wenn man die Sonderstellung der pp-Drüsen sowie den apokrinen oder unbestimmten Charakter der meisten Tierfell-Schweißdrüsen beachtet.

Das thermoregulatorische Schweißzentrum im Hypothalamus[1], der „Thermostat" des Gesamtorganismus (ROTHMAN 1954), wird entweder durch erwärmtes Blut direkt oder neural von auf offenbar ziemlich komplizierten Wegen laufenden afferenten Impulsen erregt. Zunahme der Bluttemperatur, die einer Erhöhung der Rectaltemperatur um 0,2° entspricht, bedingt eine Erhöhung der Hautfeuchtigkeitsabgabe auf das 10fache[2].

Instruktiv in dieser Hinsicht ist der Einfluß der Blutzirkulationsdrosselung oberhalb eines erwärmten Unterarmhautbezirkes: Konsensuelles bzw. allgemeines Schwitzen tritt erst beim Lösen der Stauung ein[3]. Der Befund blieb allerdings nicht ohne Widerspruch[4].

Bei schwerster körperlicher Arbeit kann nebenbei die Rectaltemperatur über 40° steigen und noch nach 30 min Ruhe über 38° liegen[5]. Wahrscheinlich hängt das Ausmaß der Reaktion des Schweißzentrums auf direkte thermische Blutreize gemäß einer allgemeinen Regel nicht ausschließlich von der absoluten Differenz zur Bluttemperaturnorm, sondern von dem Ausmaß der Temperaturänderung in der Zeiteinheit ab.

Nicht Blutwärme, sondern Blut- bzw. (bei lokalem Schwitzen) lokale Gewebs-Acidose sei der eigentliche Sekretionsreiz; nicht der Thermoregulation, sondern der Regulierung des Säure-Basengleichgewichtes soll demnach das Schwitzen dienen[6]. So sehr zu beklagen ist, daß der Spontanschweiß (s. S. 539) selten Gegenstand eingehender Untersuchung ist, so skeptisch stehen wir der verallgemeinernden Auffassung der Schweißbildung als Mittel der Säure-Basenregulation[6] gegenüber, da trotz des verdienstvollen Hinweises auf die Bedeutung der Pufferkapazität des Schweißes die Gesamt-Auswirkung letzterer zu hoch angesetzt erscheint.

Nervöse afferente Impulse der Peripherie dürften von leicht durch Lokalanaesthesie blockierbaren, marklosen, oberflächennahen Fasern ihren Ursprung

[1] CLARK, MAGOUN und RANSON 1939. [2] ADOLPH 1946, RANDALL 1946.
[3] CARMICHAEL, zit. nach LIST 1948. [4] RANDALL 1948.
[5] LANDOIS-ROSEMANN 1950. [6] KARITZKY und Mitarbeiter 1949.

nehmen, die nicht identisch mit Schmerzfasern, geschweige denn mit viel tiefer lokalisierten „Thermorezeptoren" sind. ROTHMAN (1951) plädiert für Identifizierung dieser offenbar „dünnen Fasern" mit (ortho)sympathischen Fasern, die auch das „antidrome intrasympathische Reflexschwitzen"[1] vermitteln sollen. Die höheren afferenten Bahnen scheinen nicht sicher identifiziert zu sein.

Jedenfalls löst adäquate Erwärmung eines Körperteils generalisiertes Schwitzen aus, ein Grundphänomen, das als „*Reflexschwitzen*" bezeichnet wird. Über die *efferenten* Schweiß-Bahnen sind wir im Gegensatz zu den mageren Kenntnissen über die afferenten Neuronen relativ gut unterrichtet; das Schema von GUTTMANN-LIST (1928) gilt im wesentlichen auch jetzt noch. Im Detail gibt es allerdings noch manche Unklarheit, was vorzugsweise in dem methodisch bedingten Unwissen über den primären Drüsenschweiß begründet liegt.

Vom Cortex bzw. vom Hypothalamus ziehen die efferenten Schweißbahnen, teils in der Pons gekreuzt, teils ungekreuzt, wohl im lateralen wie anterolateralen Rückenmarksbezirk hinab. Mit Sicherheit verläßt die eigentlich sekretorische, cholinergische Bahn das RM durch die vorderen Wurzeln und endet in seinem „praeganglionären" Anteil im Grenzstrang, den sie via rami communic. albi erreicht. Nach Synapse in Grenzstrangganglien wendet sie sich über die rami communic. grisei den peripheren gemischten Nerven zu, die sie verläßt, um sich reichlich in der Nähe der Schweißdrüsen zu verzweigen.

Neben dieser Hauptbahn, zu der sich nach jetzt wohl wieder strittiger Ansicht auch einige Fasern, die den Grenzstrang überspringen, fakultativ gesellen sollen, laufen orthosympathische modifizierende Bahnen der cholinergischen Hauptbahn in etwa parallel (distal periarteriell ?), ferner werden als dritte Leitung Fasern, die über die hinteren Wurzeln und den entsprechenden sensiblen peripheren Nerven laufen, angenommen, auf deren Durchschneidung z. B. FÖRSTER Hemmphänomene bei der Resektion hinterer Wurzeln zurückführte, Beobachtungen, die heute allerdings anders gedeutet werden können.

Pharmakologie der Schweißdrüsensekretion.

Entsprechend der cholinergischen Natur der sekretionanregenden Fasern kann *Acetylcholin* (ACh) als die orthische Erregungssubstanz angesehen werden, was im Einklang mit zahlreichen experimentellen Untersuchungen steht. ACh erregt sowohl die Schweißdrüsen direkt[2] als auch durch Reizung der postganglionären Fasern[3]. Es scheinen große individuelle Unterschiede der Ansprechbarkeit auf lokal intracutan gegebenes ACh zu bestehen[4]. *Atropin* blockiert die Drüse selbst mehr oder weniger. Therapeutisch, d. h. nicht lokal appliziert, sind neuere synthetische ACh-Inhibitoren bedeutend wirksamer. Nach ausgedehnten elektrophoretischen Untersuchungen wird hinsichtlich lokaler Wirksamkeit ACh von Doryl und anderen synthetischen Parasympathicomimetica z. T. weit übertroffen[5]. Novocainblockade eines sensiblen Nerven alteriert die Empfindlichkeit der Schweißdrüsen des betreffenden Hautareals für intracutan gegebenes ACh ebensowenig wie präganglionäre Sympathektomie[3]. Cholin ist lokal nur wenig wirksam; dementsprechend steigern Cholinesterase-Inhibitoren die ACh-Wirkung bedeutend[6], andererseits kann Physostigmin auch ohne ACh lokale Sekretion anregen, was für eine kontinuierliche physiologische ACh-Zufuhr (bzw. für einen cholinergischen Ruhetonus) spricht. Nach postganglionärer Sympathektomie sinkt die direkte ACh-Ansprechbarkeit sehr bald, wenn auch recht unterschiedlich, was verschieden gedeutet wird. ROTHMAN 1954 weist auf die Bedeutung von „*Conditioning*"-Faktoren im Sinne einer ausschlaggebenden Unterstützung der neuralen bzw. ACh-Sekretion hin. Bei Alkohol, wohl auch Thyreotoxikose ist u. E. die erhöhte Intensität der Hautdurchblutung als Conditioning-Faktor anzusehen. Plausibel erscheint andererseits die These von ACKERMANN (1939), daß dem (bei postganglionärer Ektomie ja bevorzugt lädierten) Orthosympathicus sehr wohl ein die cholinergischen Impulse unterstützender Einfluß zugeschrieben werden kann.

Sekretion und Exkretion.

Neuere, vorwiegend chemisch-analytische Schweißbefunde lassen die Annahme eines in ihrem Ausmaß allerdings unbekannten, sehr wahrscheinlich schwankenden *Rückresorptionsvorganges* zumindest in den e- und pp-Drüsen zwingend erscheinen.

[1] SCHWARTZ 1934. [2] MANUILA 1952. [3] ARNOLD 1945. [4] CHALMERS und KEELE 1952. [5] BRUN, FAVRE und LINDER 1954. [6] COON und ROTHMAN 1941.

Bei normaler Milieutemperatur sondern zumindest pp-Einzeldrüsen teils „profusen“ (nicht zu verwechseln mit dem sichtbaren thermogenen profusen Schweiß), teils „intermittierenden“ (Katheter-)Schweiß ab, wobei die signifikant höhere Konzentration mehrerer wichtiger Schweißbestandteile im intermittierenden Schweiß durch eine Rückresorption (von Wasser) erklärt wird[1] — Hornschichtauslaugung dürfte allerdings näher liegen —, während das Auf- und Absteigen des intermittierenden Schweißes einem wechselnden Tonus des propulsierenden Myoepithels zugeschrieben werden kann. Vielleicht noch eindeutiger spricht Glykogenschwund im Drüsenparenchym nach Mecholylinjektion bei symptomatischem „Sweat-Retention-Syndrom“ ohne entsprechende hydrohidrotische Gangerweiterung für die Existenz einer Rückresorption[2]. Ackermann (1939) hat als erster diesen wichtigen Teilmechanismus vermutet und ihn in seine arbeitshypothetische Formulierung des gesamten Drüsenmechanismus eingebaut, eine These, die zwar im einzelnen heute noch nicht bewiesen ist, aber viele scheinbare Diskrepanzen, z. B. solche von Stimulationsstudien und neurochirurgischen Befunden, befriedigend erklären kann.

Ackermann-*Hypothese:*

1. Als sekretorische Hauptbahn gelten, wie allgemein unbestritten, cholinergische Fasern, via Grenzstrang und vordere Wurzeln.
2. Parasympathische, die Rückresorption fördernde Fasern verlassen das RM durch die Hinterwurzeln und erreichen die Drüsen über die peripheren sensiblen Nerven (vgl. jedoch S. 544).
3. Orthosympathische Fasern laufen im wesentlichen parallel zu 1.; sie bedingen Hemmung der Rückresorption und vielleicht auch der Sekretion und wirken bis zu einem gewissen Grade aktiv an der Herausbeförderung des Schweißes mit.

Die Exkretion wäre demnach die Resultante des Zusammenwirkens neural recht komplex gesteuerter Sekretion + Rückresorption + Propulsion. Mit der Annahme einer Rückresorption tauchen sogleich *Analogieschlüsse zur Nierenfunktion* auf, jedoch ist zu bedenken:

1. Das Schweißdrüsenparenchym liefert *echtes Sekret*, kein Serum-*Ultrafiltrat*, wie zwingend aus dem hohen Gehalt des Schweißes an Milchsäure gefolgert werden kann, deren Bildungssubstrat, das Glykogen, aus den Drüsenzellen während der Sekretion verschwindet, im Gegensatz zu Sulfhydrylgruppen, Desoxyribonucleinsäure und Phosphomonoesterasen I, II[3]. Die Charakterisierbarkeit des Glykogenabbaus als Energie-Lieferant für die Drüsenaktivität bzw. des Glykogens als Schweißmilchsäurematrix wird zwar angezweifelt[4], erscheint aber vorerst erlaubt. Die Beobachtung, daß nach maximaler Schweißabsonderung ein Erschöpfungszustand eintritt, auch die einer alternierenden Drüsentätigkeit, ist jedenfalls gut damit vereinbar. Nicht ohne weiteres deutbar erscheint uns allerdings der Lactat-Anstieg im länger sezernierten Schweiß (s. S. 531). Vermehrte Rückresorption von Wasser?

2. Während der neuralen Steuerung der Niere nur eine untergeordnete Rolle zuzukommen scheint[5], dominiert sie bei der Schweiß-Sekretion.

3. Die Rückresorption von primärem Schweißdrüsensekret, seien es Wasser, Na-, Cl-Ionen oder Sonstiges, findet vorzugsweise in das Corium (eventuell auch in das Zellepithel sowie auch in das Strat. corn.) statt, d. h. nicht bzw. nur mittelbar in die Blutbahn. In Anbetracht der Bedeutung des Coriums für den Wasser- und Salzhaushalt des Gesamtorganismus erscheint das recht sinnvoll; die Art dieser Rückresorption bedeutet aber, daß neben supponierbar kontinuierlicher neuraler Steuerung *(für die allerdings keinerlei Beweise vorliegen!)* limitierende *gewebliche* Faktoren vorhanden sind, da die Aufnahmetätigkeit des

[1] Lobitz 1947. [2] Cormia und Kuykendall 1951. [3] Shelley und Mescon 1952.
[4] Weiner und van Heyningen 1949, Dill 1938. [5] Landois-Rosemann 1950.

Corium trotz in der Tat erstaunlicher Schwankungsbreite seines Salzgehaltes naturgemäß beschränkt ist. Der mittelbare Abtransport durch die Hautgefäße wird durch fluxionäre Hyperämie ohne Zweifel erheblich gefördert werden, sodaß bei erhöhter Hauttemperatur die Beseitigung periduktaler geweblicher Konzentrationsunterschiede, mithin die Rückresorption entscheidend erleichtert ist.

Hautvasomotorische Impulse sind im übrigen nur fakultativ mit Drüsenimpulsen gekoppelt. Die Haut kann beim Schwitzen primär warm oder kalt sein oder sekundär kühl werden. Der „kalte Angstschweiß" gilt auch heute noch als Zeuge für die orthosympathische Erregbarkeit der Schweißdrüsen, es liegt jedoch wohl orthosympathisch bedingte Propulsion bzw. geförderte *Ex*-kretion und nicht adrenergische *Se*-kretion vor.

So gut vereinbar die Annahme eines Antagonismus zwischen Sekretions- und Rückresorptionsmechanismen mit einer Unzahl klinisch wie experimenteller Befunde ist, so besteht doch die Gefahr, qualitativ unterschiedliche Befunde mit Postulierung quantitativ abgestufter antagonistischer oder synergistischer Erregungsimpulse kurzerhand als erklärt anzusehen, ohne daß jedoch entsprechende Unterlagen erbracht wären.

Immerhin spricht für die Richtigkeit der „ACKERMANN-These" in etwa die Beobachtung, daß die Schweißhemmung durch Hinterwurzelreizung zwar durch Reizung afferenter Grenzstrangbahnen nicht aufgehoben wird (FÖRSTER), der Drüsenaktionsstrom nach Grenzstrangreizung aber bei Hinterwurzelreizung trotz visueller Schweiß-Sistierung weiterhin unverändert nachweisbar bleibt[1]. Sekretionsaktivität ohne Exkretionsaktivität dürfte in der Tat nur durch (orthosympathisch gesteuerte ?) Rückresorption erklärbar sein. Histochemische Hinweise für Aktivität der ekkrinen Schweißdrüsen-Ausführungsgänge bringen LOBITZ u. Mitarb.[2].

Daß lokal appliziertes *Adrenalin* sehr wohl Schweiß-„Sekretion" hervorrufen kann, ist erstmals 1948, d. h. auffallend spät, beschrieben[3]. Wahrscheinlich hängt dies mit den immer mehr verfeinerten Nachweismethoden, nicht so sehr dagegen mit der Applikationsmethode als solcher zusammen. Das Phänomen des (lokalen) adrenergischen Schwitzens beruht vermutlich nicht auf Sekretion, sondern auf Propulsion, d. h. Kontraktion des Myoepithels, wofür auch die auffallend einförmige, im ganzen mäßige Sekretion nach lokal eingebrachten synthetischen Sympathicomimetica[4] sprechen dürfte. — Wahrscheinlich irrelevant für das Problem des adrenergischen Schweißes sind Studien an Tieren mit diffusen a-Drüsen, für die doppelte Innervation oder direkte Ansprechbarkeit angenommen wird. Im übrigen ist nicht jeder Reizerfolg spezifisch. In einer Serie reagierten fast alle Versuchspersonen, die auf Adrenalin intracutan Schweißexkretion zeigten, ebenso auf NaCl-Injektion[5]. Adrenalininjektionen intracutan sind zudem schmerzhaft, können also sekundäre Prozesse auslösen.

Ekkriner, thermoregulatorischer Schweiß.

Bei starken klimatischen Anforderungen bzw. schwerster Arbeit können außerordentlich große, die Urinabsonderung um das Mehrfache übertreffende Schweißmengen sezerniert werden, von Bergarbeitern und bei Muskelarbeit in den Tropen z. B. bis 15 Liter/24 Std, von einzelnen Versuchspersonen bis 3 Liter/Std, allerdings nur kurzfristig[6]. In feuchter Atmosphäre wird mehr Schweiß abgesondert als in trockener bei vergleichbaren Temperaturen[7]. Wüstenklima: bei geringer körperlicher Arbeit im Schatten 500 cm^3/Std[8], 10 Liter/24 Std[9], bei schwerer Arbeit im gemäßigten Klima 0,35—1,5 Liter/Std[10] usw.

[1] WANG und LU 1929. [2] LOBITZ, HOLYOKE und BROPHY 1955.
[3] Literatur bei MANUILA 1952. [4] BRUN, FAVRE und LINDER 1954.
[5] HERRMANN und MANDOL 1955.
[6] EICHNA und Mitarbeiter 1945, GERKING und ROBINSON 1946, MCARDLE, zit. nach LIST 1948. [7] MCARDLE, zit. nach LIST 1948.
[8] LADELL und Mitarbeiter 1944. [9] DILL und Mitarbeiter 1933. [10] KUNO (Monogr.) 1934.

Der *Wärmeentzug* in Calorien ergibt sich jeweils durch Multiplikation mit etwa 600/Liter, jedoch spielt die Zunahme des Wärmeverlustes bei Schweiß-kühler Haut durch vermehrte Ausstrahlung und Konvektion eine bedeutende Rolle, wie andererseits die durch erhöhten Temperaturgradienten in der Haut ermöglichte Drosselung der Hautdurchblutung sich für den Gesamtorganismus ökonomisch auswirkt. Wichtige Einzelheiten der hautbedingten Thermoregulation als Ganzes, die die Schweißorthologie als solche entscheidend vertiefen bzw. überhaupt erst sinnvoll interpretieren lassen, siehe ROTHMAN (Monogr. 1954), HENSEL 1952, PRECHT, CHRISTOPHERSEN und HENSEL 1955.

Maximale Schweißabsonderung erfolgt jeweils nur relativ kurzfristig, was nicht oder jedenfalls nicht grundsätzlich auf Dehydration des Gesamtkörpers beruht, da nur rigoroser Wasserentzug zum limitierenden Faktor der Schweißbildung werden kann[1]; auch peroraler Ersatz abgegebener größerer Schweißmengen läßt maximales Schwitzen nicht etwa kontinuierlich werden[2]. Von praktischer Bedeutung ist die Beobachtung, daß bei peroraler NaCl-Zufuhr, die größer als der NaCl-Verlust durch Schwitzen ist, letzteres weniger intensiv wird[3].

Die regionäre *Reihenfolge*, in der die Schweiß-Sekretion einsetzt, hängt offenbar von den Versuchsbedingungen ab: wird der Körper einer Temperatur von 39—40° bei 90% relativer Luftfeuchtigkeit ausgesetzt, so wird sie wie folgt angegeben: Stirn, Nacken, Rumpf (dorsal, ventral), Handrücken und distale Unterarme; anschließend Wangen, seitliche Rumpfpartien, Extremitäten (obere < untere). Nur wenig beteiligen sich mediale Gesäßpartien, Achselfalten, am wenigsten die Palmoplantarflächen[4]. Überschlagsmäßig werden dabei 50% von den Rumpfpartien, 25% von den unteren Extremitäten, 25% von den oberen Gliedmaßen + Kopfhaut geliefert[5].

Wird der Gesamtkörper langsam ansteigenden Temperaturen ausgesetzt, so ändert sich die Reihenfolge, in der die einzelnen Regionen sichtbares Schwitzen zeigen: Fußrücken 26—27°, Waden 27—28°, Oberschenkel 28—29°, Bauchhaut 29—30°, oberer Rumpf 30°, Handrücken 29—30°, Unterarm und Stirn 32—33°, Wangen 34°[6]. Bei dieser Versuchsanordnung wird das inverse Verhalten der *Palmoplantarhaut* besonders deutlich: während letztere bei 24° fast 30% der Gesamthautwasserabgabe bestreitet (vgl. Perspiratio insensibilis), sinkt der Anteil dieser Flächen auf 4% bei 37°. (Beobachtung anderer Reihenfolgen z. B.[7] Einzelheiten[8].) Der Grad der offenbar schwankenden, gelegentlich u. a. starken Beteiligung der *Achseln* hängt wohl von deren individueller e-Drüsendichte ab.

Sehr instruktiv sind Berechnungen der „*relativen Schwitzintensität*" (d. h. Anteil an der gesamten Schweißbildung je Anteil des betreffenden Areals an der Körperfläche)[5] bzw. der *relativen Drüsenaktivität* (genannter Quotient dividiert durch die relative Dichte der Einzeldrüsen in den betreffenden Arealen).

Tabelle 1.

	Relative Schwitzintensität[5]	Zahl der Schweißdrüsen je cm² *	Relative Drüsenaktivität
Rumpf	1,4—1,5	1130	etwa 1,0—1,4
Kopf	1,0—1,4	1200**	etwa 1,3—1,4
Oberschenkel	0,5—0,8	550	etwa 1,0—1,4
Unterschenkel	0,7—1,2		
Ober- und Unterarm	0,6—0,8	1100***	
Füße	0,2—0,4	920 2700****	etwa 0,1—0,4
Hände	0,2—0,3	1500 2700****	etwa 0,1—0,15

* Nach KRAUSE (1844). *** Unterarm.
** Stirn; Gesamtkopfhaut bedeutend weniger. **** Palmar bzw. plantar.

[1] EICHNA und Mitarbeiter s. 1945.
[2] PITTS und Mitarbeiter 1944, LADELL 1945. [3] LADELL 1945.
[4] IKEUCHI und KUNO 1927, WEINER 1945, RANDALL 1946, HERRMANN und Mitarbeiter 1952, HERTZMAN und Mitarbeiter 1952.
[5] WEINER 1945. [6] HERTZMAN und Mitarbeiter 1952.
[7] RANDALL und Mitarbeiter 1950. [8] HERRMANN und Mitarbeiter 1952.

Wie aus der Tabelle eindeutig ersichtlich, läßt sich das Integument in *zwei thermoregulatorisch völlig unterschiedlich aktive Drüsengebiete* aufteilen: Kopf, Rumpf, Extremitäten (ausschließlich der distalen Partien) einerseits, Hände und Füße andererseits. Die relative thermoregulatorische Drüsenaktivität dürfte auf der weitaus größeren aktiven Körperfläche ziemlich homogen sein, in striktem Gegensatz zumindest zu den Palmoplantarflächen.

Palmoplantar-Schweiß („emotioneller Schweiß").

Auf die funktionelle Sonderstellung der an Handtellern und Fußsohlen lokalisierten ekkrinen Drüsen wurde schon wiederholt hingewiesen; insbesondere wurde ihre fast fehlende Ansprechbarkeit auf thermische, aber ihr Ansprechen auf psychische Reize hervorgehoben. Andererseits soll ihre Tätigkeit, teleologisch gesehen, die *Griffsicherheit* der Hände und Füße, d. h. die der wichtigsten Arbeitskontaktflächen des Körpers erhöhen[1]. Hiermit ist gut zu vereinbaren, daß vermehrte Sekretion schon bei Vorstellung bzw. Planung eines Arbeitsvorhabens seitens des Probanden nachweisbar ist[1], auch, daß mittelbar enge Beziehungen zu psychischen Ungleichgewichtssituationen (Angst, Psychotensionen)[1] bestehen. Die emotionelle pp-Schweiß-Sekretion untersteht einer determinierenden corticalen und hypothalamen Kontrolle[1], eine Annahme, die auch durch das corticale oder subcorticale Muster scharf umgrenzter, in ihrem Ausmaß u. a. von Schlaf, Erregungszustand usw. bedingter Palmoplantar-Areale spezifisch niedrigen galvanischen Hautwiderstandes (als Ausdruck vermehrter Schweiß-Sekretion)[2] gestützt wird. Die Ergebnisse pharmakologischer wie orthologischer Schweißstudien, für die die Palmoplantar-Flächen gern herangezogen werden, dürfen mithin keineswegs als Maßstab des Verhaltens des gesamten ekkrinen Drüsensystems angesehen werden, wobei als weitere Sonderheit der genannten Regionen das Fehlen von Talgdrüsen (wohl aber Nachschub von „Hornfett" [s. unten]) sowie der regionär spezifisch beträchtliche Durchmesser der betreffenden Hornschicht zu beachten ist, der den des Strat. corn. am Rumpf usw. bis um das 100fache und mehr übertrifft. Terrainbedingte Auslaugungseffekte wie auch Sonderheiten der externen Beeinflußbarkeit, z. B. bei iontophoretischer Applikation schweißaktiver Pharmaka, sind demnach zu beachten.

Apokriner Schweiß.

Die morphologische Sonderstellung der apokrinen (a) Drüsen steht in Korrelation zu der des apokrinen, exakter semiholokrinen Schweißes, wobei jedoch zu beachten ist, daß die bekanntlich von SCHIEFFERDECKER (1922) eingehender untersuchte topographische Häufung der a-Drüsen in der Regio axillaris, areolaris mammae, anogenitalis, inguinalis nicht die Durchsetzung dieser Regionen auch mit ekkrinen Drüsen vergessen lassen darf, wie umgekehrt zerstreut stehende diffuse apokrine Drüsenlager z. B. an den Nasenflügeln, vorderen Halspartien gefunden wurden, darüber hinaus aber wahrscheinlich mehr oder weniger ubiquitär sind. Diese anatomische Situation erschwert die exakte Erfassung der a-Drüsenfunktionen immerhin nicht ganz unerheblich.

Über die Sonderstellung der a-Drüsen ist in den vergangenen 3 Jahrzehnten verschieden geurteilt worden. Während HOLMGREEN (1922, zit. nach SCHWENKENBECHER) aus cytomorphologischen Gründen keine grundsätzlichen Unterschiede zwischen großen und kleinen Knäueldrüsen anerkennen will, wird heute auf Grund von spezifischer Stimulation die Spezifität der a-Drüsen von einer Forschergruppe scharf herausgestellt, andererseits der semiholokrine Charakter der a-Drüsen histologisch in Zweifel gezogen[3], wenn damit auch nicht deren

[1] SILVERMAN und POWELL 1944.
[2] RICHTER, WOODRUFF und EATON 1943.
[3] MONTAGNA, CHASE und LOBITZ 1953.

Sonderstellung, da z. B. Glykogenfreiheit der a-Drüsenzellen im Gegensatz zu dem Glykogen-Gehalt der e-Drüsen betont wird[1]. Die Problemstellung wird dadurch noch (bisweilen unnötigerweise) getrübt, daß tierexperimentelle Drüsenstudien unbesehen in Analogie zu solchen an ekkrinen menschlichen Schweißdrüsen gesetzt werden, obwohl bisweilen wahrscheinlich a-Drüsen vorliegen (Hund)[2], oder eine klare Zuordnung nicht möglich ist, wohl deswegen, weil die funktionelle oder anatomische Drüsendifferenzierung bei Tieren, die nicht oder wenig thermoregulatorisch schwitzen, andere Wege als beim Menschen gehen kann. Selbst bei dem so excessiv schwitzfähigen Pferd scheinen die Meinungen auseinanderzugehen[3]. Im übrigen beweisen Experimente mit lokal applizierten vegetativen Pharmaka noch keineswegs eine dem Erfolg entsprechende physiologische Innervation[2]. Die nervöse Versorgung der a-Drüsen ist auffallend ärmer als die der e-Drüsen. Wenn man die Gemeinsamkeit anatomischer, histologischer oder pharmakologischer Einzelbefunde bei a- wie e-Drüsen abwägt gegenüber der Summe jeweils charakteristischer, wenn auch bisweilen sich überschneidender Eigenschaften, so dürften keine Zweifel an der Sonderstellung der menschlichen a-Drüsen aufkommen.

Offensichtlich untersteht die a-Drüse und damit die Sekretion des a-Schweißes dem *Endokrinium:* Die Achselhöhlen verhalten sich z. B. in der Präpubertät wie eine ekkrine Region (7.—9. Jahr[4]). Die Aktivität der a-Drüsen scheint während der Schwangerschaft gemindert zu sein[5], was allgemein bei höherem Oestrogen-Blutspiegel zutreffen soll, andererseits ist jedoch die Gesamtzahl der a-Drüsen bei der Frau höher als beim Mann; im Senium sollen die a-Drüsen zur Involution neigen[6]. Beobachtungen, die für eine gewisse Parallelität zwischen Talg- und a-Drüsen-Funktion sprechen, die jedoch nicht so sehr für das männliche Geschlecht gelten, bei dem andererseits Korrelationen zwischen Gonaden-Entwicklung und a-Drüsenaktivität deutlicher als bei der Frau sein sollen[7].

Unbestritten scheint die *emotionelle Stimulierbarkeit* der a-Drüsen zu sein, obgleich die axillaren e-Drüsen, an Dichte immerhin selbst dort die der a-Drüsen übertreffend, beim Erwachsenen nicht gerade sonderlich der Thermoregulation dienen, also ebenfalls der pp-Sekretion analoge Funktionen aufweisen könnten.

Der durch a-spezifische niedrige Fettsäuren bedingte *sexualspezifische Geruch* des a-Drüsensekretes, dem ja im Tierreich eine wohl größere Bedeutung als Mittel der sexuellen Anziehungskraft beizumessen ist als beim Menschen, wird durch sekundär bakterielle Schweiß-Zersetzung mehr oder weniger modifiziert.

Als sinnfälliger Hinweis auf die Rolle des Endocriniums wird angeführt, daß der penetrante „Bocksgeruch", apokrinen Interdigitaldrüsen entströmend, nach Kastration schlagartig aufhört[8]. Die Dinge können aber offenbar sehr unterschiedlich liegen, zumal der Geruchssinn beim Menschen relativ mäßig entwickelt ist. *Katheter*-a-Schweiß ist oft „*geruchlos*"[9]; andererseits sollen Antibiotica (Aureomycin, Neomycin) sowie Lokalchemotherapeutica bei stärkerem Achselgeruch sehr wirksam sein[10]. Fast möchte man sagen: wenn menschlicher Achselgeruch „*auffällt*", ist er bakteriell bedingt.

Zur Zeit werden Befunde erhoben, die für eine *ausschließlich adrenergische* Stimulierung der a-Drüsen (der Achseln) zu sprechen scheinen[11]: Nach lokaler Adrenalininjektion entleert sich (auch auf atropinisiertem Gebiet) im Haarfollikel-Katheterröhrchen leicht milchiger, zu glasigem Film eintrocknender, eiweißhaltiger a-Schweiß in kleinen Mengen (nicht vom „intermittend" Typ). Profuser („cholinergischer") Achsel-e-Schweiß entleert sich aus perifollikulären Poren[12]. Eine doppelte Innervation der a-Drüsen mit entsprechend verschiedener Sekretion wird abgelehnt. Obgleich nach Adrenalinstimulation eine Refraktärperiode

---

[1] MONTAGNA, CHASE und LOBITZ 1953.
[2] AOKI 1955. [3] SHELLEY und HURLEY 1952, ROTHMAN (Monogr.) 1954.
[4] KUNO 1934. [5] CORNBLEET 1952. [6] RICHTER 1932.
[7] PANA 1934. [8] Ref. nach DE GRACIANSKY.
[9] SHELLEY und HURLEY 1952. [10] FERGUSON 1955.
[11] SHELLEY und HURLEY 1952, HURLEY, SHELLEY und KOELLE 1953, HURLEY und SHELLEY 1953.
[12] HURLEY und SHELLEY 1954.

obligat ist und wellenartige Kontraktionen (des Drüsenmyoepithels) unter Adrenalin in vivo beobachtet wurden, wird expulsatorischer Charakter des a-Schweißes wegen Fehlens histologischer Indizien in Frage gestellt[1].

Die These des ausschließlich adrenergischen Charakters der a-Drüsen ist in Anbetracht der lokalen Interferenz der e-Sekretion, die bei den der Theorie widersprechenden Befunden naturgemäß leicht zur Erklärung herangezogen werden kann, wohl noch nicht völlig bewiesen. Andererseits sind die Befunde z. T. gar nicht so befremdlich. Infolge ihrer sicher nicht thermoregulatorischen Funktion kann die cholinergische Sekretion gering sein, oder infolge des ampullären a-Drüsencharakters gewissermaßen unter der Oberfläche bleiben. Der Adrenalineffekt entspricht durchaus einem Expulsionseffekt (bei sekundärer Eindickung durch Rückresorption?). Er verhält sich in seiner Intensität zu dem bei den e-Drüsen größenordnungsmäßig offensichtlich wie das a- zu dem e-Lumen.

Anders formuliert: der quantitative Unterschied der adrenergischen „Stimulation" (der *Exkretion*!) zwischen a- und e-Drüsen ist verständlicher als das Fehlen der cholinergischen Erregbarkeit. Letzteres scheint noch nicht ganz erwiesen.

Insgesamt gesehen, scheinen uns die funktionellen, strukturellen und histochemischen Unterschiede zwischen a- und e-Drüsen eher größer zu sein als die der pharmakologischen Stimulierbarkeit. Nähere Aufschlüsse könnten vielleicht simultane e- und a-Katheterisierung im Achselfeld vermitteln.

Die nicht seltene „paroxysmale Spontan-Ausstoßung tropfenden wäßrigen Schweißes in der Achselhöhle („Sudor nudorum"), die die Betroffenen meist, aber zu Unrecht, als krankhaft empfinden, ist schwer zu erklären: Adrenergischer a-Schweiß obengegebener Definition kann es nicht sein, für ekkrinen Schweiß ist sein explosiver Charakter zwar durchaus ungewöhnlich, er muß aber doch wohl e-Drüsen entstammen[2].

Chemische Orthologie des Schweißes.

Nach den bisherigen Ausführungen kann eine auch nur annähernde Konstanz der Schweißzusammensetzung nicht erwartet werden. Die bisher angedeuteten, die Zusammensetzung des Schweißes ganz offensichtlich beeinflussenden Faktoren sind:

Übergeordnete neurale Einflüsse

Unterschiedliche coriale (epitheliale, corneale) *Rückresorption* bzw. Imbibitionseffekte und Auslaugungseffekte.

Haut*region*, von der Schweiß gewonnen wird, sowie deren Gehalt an e-, pp- und a-Drüsen.

*Verdunstungs*effekte, determiniert durch *Hauttemperatur, Absonderungsintensität;* Temperatur, relative Feuchtigkeit und Bewegungsausmaß der umgebenden *Lufthülle.*

Sie sind noch durch weitere Momente zu ergänzen wie z. B.

Einfluß der Blutzusammensetzung, der Hormonkonstellation usw.

Sekretions*phase* des Drüsenparenchyms (initial, kontinuierlich),

Sekretions*intensität*,

Milieuadaptation,

Einfluß sekundärer bakterieller Vorgänge.

Teils aus physiologisch-anatomischen Gründen, teils wegen analytischer Schwierigkeiten ist selbst eine ungefähre Abschätzung der jeweiligen Bedeutung der genannten endogenen und exogenen Faktoren in einer gegebenen Situation nicht immer möglich, so daß feste Bezugswerte, etwa die Zusammensetzung eines „Normalschweißes", nicht gegeben werden können. Es ist unvermeidbar, an sich oft heterogene analytische Angaben nebeneinanderzustellen, wobei erschwerend

[1] Hurley und Shelley 1954. [2] Shelley (persönliche Mitteilung).

hinzukommt, daß in vielen Arbeiten die Gewinnungsbedingungen nicht eingehend genug dokumentiert sind. Nach Möglichkeit wurden nur solche Angaben berücksichtigt, bei denen exakte Analysenmethodik als gegeben vorausgesetzt werden darf. Die weitaus meisten Angaben beziehen sich auf (thermoregulatorischen) e-Schweiß; immerhin erfordern einige Angaben über pp- und a-Schweiß eine gesonderte Besprechung.

Allgemeine Befunde. Ekkriner Schweiß.

Reiner frischer Schweiß ist eine wasserhelle, salzig schmeckende, geruchlose, kaum getrübte Flüssigkeit von variablem, meist relativ niedrigem spezifischem

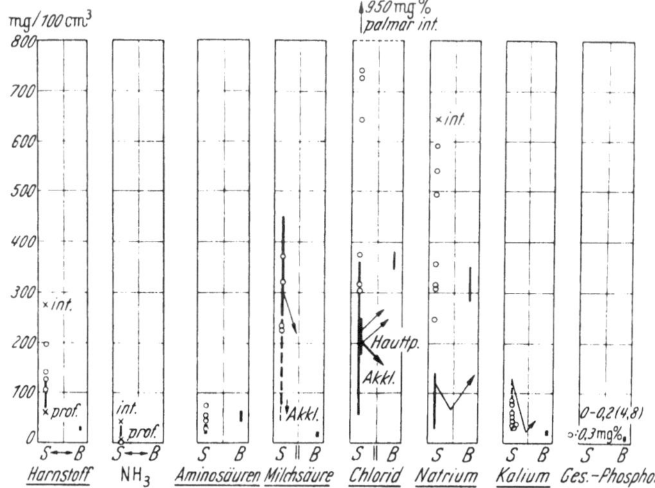

Abb. 5. Schweißbestandteile (nach Literatur, vorzugsweise ROTHMAN, Monogr. 1954, ○ eigene „Reinschweiß“-Werte); *int.* intermittierender; *prof.* profuser Katheter-Schweiß (LOBITZ 1947); *Akkl.* nach Akklimatisation (s. ROTHMAN); *Hauttp.* mit steigender Hauttemperatur: *S* Schweiß; *B* Blut. Pfeilrichtung zeigt Tendenz des Verhaltens des betreffenden Stoffes bei längerem Schwitzen an. ↔ Beziehungen zwischen Blut und Schweißkonzentration; ‖ keine (oder jedenfalls keine eindeutigen bzw. durchgehenden) Beziehungen. Zu Na˙ und Cl': Während in vielen in der Literatur veröffentlichten Analysen der Natriumgehalt aus dem analytisch bestimmten Chloridgehalt berechnet ist, wurden die eigenen Werte getrennt ermittelt (Natrium: flammenphotometrisch; Chlorid: merkurimetrisch nach LANG). Eigene Na:Cl'-Quotienten meist um 1,1—1,2 (vgl. BERENSON 1953). — [Na]:[K] bei längerem Schwitzen 1:1 → 9:1. NB.: Milchsäure verhält sich *zunächst* wie Chlorid. (Aus SPIER und PASCHER 1956.)

Gewicht (1,001—1,006), variabler Gefrierpunktserniedrigung und wechselndem p_H (s. unten). Oberflächenspannung 60—70 dyn/cm[1].

Einzelsubstanzen. Ionen. Eindeutig prävalieren Natrium, Kalium bzw. Chlorid und Lactat. Am einfachsten ist hiervon das *Chlorid* zu bestimmen. Aus den ermittelten Werten wurde meist unter Zugrundelegung eines stöchiometrischen Verhältnisses Na : Cl der *Kochsalzgehalt* bzw. die *Natrium*-Konzentration berechnet. Nach eigenen getrennten Analysen von Na und Cl trifft diese unter üblichen Bedingungen der Schweißgewinnung in etwa geltende Annahme[2] nicht zu für den (alkalisch reagierenden) „thermischen Reinschweiß“ nach rigoroser Reinigungsprozedur, der ein bedeutendes Cl-Defizit aufweist, das nicht ganz durch Lactat-Anion aufgefüllt wird[3] (Abb. 5). Immerhin ermittelten auch andere Autoren[4] auch für thermischen Normalschweiß Na/Cl-Quotienten von 1,32 bzw. 1,14.

[1] RANDALL und CALMAN 1954. [2] REYNOLDS 1952, LOCKE, TALBOT und Mitarbeiter 1951.
[3] SPIER und PASCHER 1956.
[4] AHLMANN und Mitarbeiter 1953, BERENSON und BURCH 1953.

Kochsalz, Na, Cl. Der Schweißgehalt an aus Cl berechnetem NaCl ist sehr variabel; die ermittelten Werte schwanken zwischen 50 und 950 mg-% mit Betonung eines mittleren Bereiches um 250 mg-%. Der Schweiß ist in der Regel hypoton gegenüber dem Blutplasma[1]. Folgende physiologische Korrelationen wurden gefunden:

Die (Na)Cl-Konzentration steigt

a) mit der *Dauer* des thermalen Schwitzens unabhängig vom Verhalten der Rectaltemperatur, was als Ermüdungseffekt gedeutet wird[2],

b) ziemlich streng proportional der Intensitätszunahme des Schwitzens[3],

c) proportional der Temperaturzunahme der absondernden Hautfläche[4].

Eine deutliche Parallelität besteht zwischen Höhe der *Cl-Zufuhr* und Cl'-Gehalt des Schweißes[5], die nicht allein via Blutspiegel, sondern durch Austauschvorgänge bei corialer Rückresorption bedingt sein könnte in Anbetracht der Funktion der Lederhaut als Salzdepot für den Gesamtorganismus. Sie besteht offenbar auch unter extremen diesbezüglichen Versuchsbedingungen. Hinsichtlich *hormonaler* Einflüsse ist die Bedeutung der Nebennierenrinde eklatant. Bei M. Addison ist der Cl-Spiegel im Blut bekanntlich erniedrigt, die Cl-Schweißkonzentration dagegen beträchtlich erhöht. Zufuhr des „Mineralcorticoids" Desoxycorticosteron kann sogar den normalen Ermüdungs-(Na)Cl-Anstieg im Schweiß hemmen. Mit NNR-Einflüssen wird auch das *Akklimatisationsphänomen* in Verbindung gebracht[6], was in bezug auf den Schweiß besagt, daß mit zunehmender Adaptation an hohe Umgebungstemperaturen der Cl-Gehalt des Schweißes signifikant absinkt. Noch besser als DOCA vermag ACTH-Zufuhr Akklimatisationserscheinungen der Schweiß-Sekretion zu reproduzieren, indem deren Einfluß auch hinsichtlich der N-Ausfuhr mit dem der Hitzeadaptation parallel läuft. Cortison, Methyltestosteron, Progesteron haben keinen oder sogar konträren Effekt.

Die Stichhaltigkeit der Auffassung, daß nicht die NNR, sondern die Cl-Verarmung des Gesamtorganismus in Verbindung mit Hauttemperatursenkung in heißen Klimaten für das Schweiß-Akklimatisationsphänomen verantwortlich sei[7], könnte mittels Urinbestimmung der NNR-Metaboliten und Cl-Analysen des Coriums nachgeprüft werden.

Kalium. Das Verhalten der Schweißkonzentration des Kaliums ist ein treffliches Beispiel für die Interferenz von extraglandulären Faktoren. Um 90% des K des bei *kühler* Temperatur gewonnenen, d. h. nicht profusen Schweißes, müssen aus dem Strat. corn. bzw. den Talgdrüsen stammen, da das diesbezügliche Verhältnis Na:K 1 $\leq$ 1 auf etwa 9:1 beim thermischen Schwitzen ansteigt. Immerhin ist bemerkenswert, daß auch die K-Konzentration im Schweiß mit zunehmender Schwitzintensität dann wieder leicht anzusteigen scheint, wenn auch nur von 10 auf 12 mg-%[8]. (Na unter den betreffenden [milden?] Versuchsbedingungen um ungefähr 70%[8].) K-Anwesenheit im Reinschweiß dürfte weniger auf Glykogenzerfall, als vielmehr auf denselben Gesetzen beruhen, die auch den Na-Gehalt regulieren, da bei beiden Alkali-Ionen der Quotient Blut/Schweiß unter physiologischen Schwitzbedingungen um 2 liegt. Bei eigenen „Reinschweißanalysen" (s. Abb. 5) liegt der Na:K-Quotient ebenfalls um 10:1 (beide Kationen in bezug auf das Blut leicht hypoton bis leicht hyperton).

Milchsäure. Die Ausscheidung von Milchsäure bzw. Lactat-Anionen in relativ beträchtlicher Konzentration ist ein durchaus schweißdrüsenspezifischer Sekretionsvorgang. Erwähnt wurde schon die These, sie als Folge eines (anaeroben,

---

[1] ROTHMAN (in Hdb.) 1929, LOBITZ 1947a, 1948. [2] LADELL 1945.
[3] CRAMER 1890. [4] CRAMER 1890, HANCOCK, WHITEHOUSE und HALDANE 1929.
[5] LOCKE, TALBOT und Mitarbeiter 1951. [6] CONN 1948, 1949.
[7] ROBINSON und Mitarbeiter 1950, LADELL 1945. [8] DILL, HALL und EDWARDS 1938.

d. h. auf der ersten Stufe stehen gebliebenen) Glykogenabbaus des sezernierenden Parenchyms und damit als Stigma der spezifischen Drüsenarbeit ansehen zu können.

Der Schwankungsbereich der Milchsäurekonzentration im Schweiß umfaßt eine Dezimale (50—500 mg-%). Die wichtigsten konzentrationsbeeinflussenden Faktoren scheinen mehr oder weniger gleichsinnig mit denen der Chloridkonzentration zu wirken einschließlich des Akklimatisationsphänomens (s. dort). Dieses Phänomen bleibt ungeklärt, da ja bei Zugrundelegung einer „Drüsenermüdung" für die allmähliche Einebnung der Blut/Schweiß-Konzentrationsunterschiede von Na-Cl hinsichtlich der Milchsäure eher das Gegenteil zu erwarten wäre.

Da bei schwerer Muskelarbeit die Lactatkonzentration auch des Blutes vorübergehend zunimmt, liegt die Annahme eines durch das Blutlactat bedingten, d. h. eines chemoreceptorischen Schwitzens scheinbar nahe, doch dürfte sie unnötig sein, da der Arbeitsschweiß zwangloser mit den Befunden der allgemeinen Orthologie der Sekretionsanregung (s. S. 541) zu vereinbaren ist. Der Lactat-Schweiß-Spiegel übertrifft den des Blutes um das 10—20fache und zwar auch beim profusen, rein thermoregulatorischen Schwitzen; die Reinschweiß-Werte liegen dementsprechend hoch (Abb. 5). Die gesamte Lactat-Ausscheidung via Schweiß stellt auch bei schwerer körperlicher Arbeit (z. B. 2,2 g in 80 min, s. ROTHMAN 1954) nur einen verschwindenden Bruchteil der im Muskel intermediär gebildeten Gesamtmenge dar; eine höhere Ausscheidung wäre auch eine unökonomische Vergeudung. Parallelität zwischen Blut- und Schweißkonzentration scheint i. e. nicht zu bestehen[1]. Ob Milchsäure-Ausscheidung im Schweiß als kompensatorisches Phänomen zwecks Äquilibrierung des Blut-p_H-Wertes eine (bescheidene) Rolle spielen könnte, dürfte noch eine offene Frage sein; leider ist der Arbeitsschweiß derzeit gegenüber dem thermogenen Schweiß, wohl aus methodischen Gründen, als Untersuchungssubstrat etwas in den Hintergrund getreten. Die Lactatkonzentration liegt bei Männern unter gleichen Versuchsbedingungen höher als bei Frauen[2].

Weitere in ionisierter Form vorliegende bzw. anorganische Inhaltsstoffe.

Ammoniak. Der NH_3-Gehalt des thermogenen Reinschweißes unserer Definition ist mit ungefähr max. 3 mg-% praktisch zu vernachlässigen; er ist offenbar die Folge eines reinen Blut-Drüsen-Diffusionsprozesses[3]. Höhere Werte dürften auf allfälliger, schnell einsetzender, bakterieller Harnstoffzersetzung beruhen (so auch ROTHMAN 1954). Im übrigen siehe pp- und a-Schweiß.

Calcium. Der Ca-Gehalt des Schweißes fällt mit zunehmender Schwitzdauer in Analogie zum Kalium signifikant (von etwa 6 mg-% auf 0,5 mg-%)[4], so daß Epidermis-Herkunft des Initial-Schweiß-Calciums anzunehmen ist. Die **Magnesium**-Konzentrationen liegen noch etwa 1 Dezimale tiefer[4]. Für **Eisen**[4,5] gilt offenbar dasselbe wie für K: Schon Abzentrifugieren des epithelialen Detritus läßt im Überstehenden nur noch 60 γ-% finden statt 0,1—2 mg-% in lediglich filtriertem Schweiß[5]. Selbst diese Werte erscheinen noch im Hinblick auf Isotopenversuche mit radioaktivem Fe[6] sowie auf relativ hohe Werte des wasserlöslichen Schabsel-Fe[7] zu hoch, was vermutlich auch für **Kupfer** (4—8 γ-%)[4] gilt. Nicht vergessen werden darf auch, daß die Hautoberfläche gerade mit Fe leicht verschmutzt werden kann.

Konzentrationsmäßig sehr niedrig liegt der (vermutlich ziemlich konstante, aber damit nicht sicher glandogene) wasserlösliche *(Gesamt)***phosphor** (um

[1] KAWAHATA 1951. [2] THURMON und OTTENSTEIN 1952. [3] GAD-ANDRESEN 1921.
[4] MITCHELL und HAMILTON 1949. [5] ADAMS und Mitarbeiter 1950.
[6] STEWART u. a. 1950. [7] SPIER und PASCHER 1955a.

0,02 mg-%)[1]. — *Sulfat* scheint allenfalls in Spuren vorzukommen. *Fluor*[2] sowie *Jod* (0,5—1,2 γ-%)[3] sind nachgewiesen. Die tägliche Ausscheidung von 60 bis 70 mg *Citronensäure*[4] ist bedeutungslos und möglicherweise z. T. epidermaler Herkunft. *Brenztraubensäure* wurde im Schweiß nachgewiesen. Parallelität zum Blut-Bts-Spiegel scheint nicht zu bestehen[5].

N-haltige organische Substanzen.

Harnstoff. Der Gehalt des Schweißes an Harnstoff, seinem mengenmäßig wichtigsten N-haltigen Inhaltsstoff (meist 95 ± 30 mg-%) ist insofern für den Sekretions- und Exkretionsmechanismus der Schweißdrüsen von grundsätzlicher Bedeutung, als er im weiten Bereich proportional der Harnstoff-Plasmakonzentration zu sein scheint (Plasma: Schweiß 1,7—2,0)[6], was als Hinweis für die Richtigkeit der Rückresorptionstheorie gewertet wird, da eine drüsenepithelständige Konzentrierung relativ viel Energie erfordern soll. [Die anatomischen Voraussetzungen für die Entstehung konzentrierter Lösungen aus verdünnten durch bloße Membranwirkung (W. KUHN 1942) dürften in der Tat nicht günstig sein.] Allgemein sollen nichtionisierte Substanzen mit einem hohen, ionisierte mit einem niedrigen Schweiß/Blutplasmaquotienten ausgeschieden werden[7].

Der maximale Schwankungsbereich scheint zwischen 30 und 600 mg-% zu liegen. Eigene thermische ,,Reinschweiß"-Werte (s. Abb. 5) (Urease-Conway-Methode) liegen eher über einem Plasmaschweißquotienten von 2, wobei allerdings der diesem angeblichen Normal-Quotienten zugrunde gelegte Plasmaharnstoffgehalt (22,9 mg Urea-N[8]) uns reichlich hoch zu liegen scheint[9]. — Die Harnstoffkonzentration ist im übrigen auch von der Schweißabnahme-Region abhängig[10]. Da auch epidermogene Genese des Harnstoffes der Hautoberfläche (Arginin-Cyclus s. S. 530) anzunehmen ist, wären Pluswerte im Initialschweiß nicht auffällig (Auslaugungseffekt).

Kreatinin soll sich bei geringer Schweißintensität in etwas höherer Konzentration im Schweiß finden als bei größerer Intensität, mithin ein gegenüber Cl' inverses Verhalten zeigen, wobei jedoch die naheliegende epidermogene Verursachung nicht zutreffen soll[11]. *Harnsäure* kommt, wenn überhaupt, nur in Spuren im *Schweiß* vor. — Ein interessanter Bestandteil ist die *Urocanin*säure (Imidazolacrylsäure)[12], die mit gutem Grund als Histidinmetabolit angesehen werden kann. Ihre Konzentration (um 10 mg-%) soll im Arbeitsschweiß höher sein als im thermogenen Schweiß[12]; ihre epidermogene Herkunft ist wahrscheinlich.

Freie Aminosäuren. Seitdem schon 1910 Serin und andere Aminosäuren (AS) im ,,Schweiß" nachgewiesen wurden[13] ist das Problem der freien AS im Schweiß wiederholt aufgegriffen worden. Der Brutto-α-Amino-N-Gehalt des Schweißes liegt zwischen 1,5 und 4,8 mg-%[14] entsprechend etwa 15—50 mg-% freie AS und hält sich um 5 mg-% auch nach scharfer Hautreinigung[15]. Bei quantitativer Einzel-Analyse der wichtigsten 15 AS ergab sich jedoch eine derart gute Übereinstimmung mit dem quantitativen Spektrum der freien AS an den oberflächlichen Hornschichtlagen, wo sie sich in der etwa 200fachen Konzentration finden (durchschnittlich etwa 8—10% (!)[16], daß an der epidermogenen Herkunft dieser ,,Schweiß"-AS kein Zweifel bestehen kann, zumal das Blutspektrum der fr. AS (insgesamt auch etwa 50 mg-%) quantitativ ganz anders aussieht[17]. Da von einer Anhäufung

---

[1] MITCHELL und HAMILTON 1949. [2] McCLURE und Mitarbeiter 1945.
[3] SPECTOR und Mitarbeiter 1945. [4] LEAKE 1923.
[5] KAWAHATA 1951. [6] GAD-ANDRESEN 1921, SCHWARTZ und Mitarbeiter 1953.
[7] THAYSEN und SCHWARTZ 1953.
[8] GAD-ANDRESEN 1921. [9] HINSBERG 1954. [10] MICKELSEN und KEYS 1943.
[11] LADELL 1947. [12] ZENISEK und KRAL 1953. [13] EMBDEN und TACHAU 1910.
[14] HAUGEN und TALBERT 1928. [15] SPIER und PASCHER 1956.
[16] SPIER und PASCHER 1955a. [17] Siehe LANG 1952.

von fr. AS im Initialschweiß z. Zt. nichts bekannt ist, muß vorerst ein auffallend widerwillig verlaufender Auslaugungsprozeß angenommen werden.

Kohlenhydrate[1]. Die ersten zuverlässigen Glucose-Werte ermittelte SCHULZE[2], sie liegen mit etwa 0,2—1 mg-% etwa 1 Dezimale tiefer als die der Gesamtheit der reduzierenden Stoffe. Entweder ist demnach die Drüsenzelle impermeabel für Glucose, oder sie verbraucht letztere beim Sekretionsvorgang. Im übrigen konnte eine von mehreren Seiten nicht reproduzierbare Schweißzuckererhöhung bei Hyperglykämie[3] in einzelnen Fällen (nach Glucose intravenös) bestätigt werden[1]. Im allgemeinen aber bestehen offensichtlich keine eigentlichen Beziehungen zwischen Glucosespiegel im Blut oder Urin und Schweiß. Da im pp-Katheterschweiß zumeist überhaupt keine Glucose nachweisbar ist[1], erscheint epidermogene Herkunft wahrscheinlich.

Das Schweiß-p_H-Problem.

Naturgemäß stellt wie auf der Hautoberfläche so auch beim Schweiß der aktuelle p_H-Wert und der Grad seiner Stabilität, d. h. die Pufferkapazität, die Resultante aller p_H-aktiven Inhaltsstoffe dar; die Ausscheidungsmodi letzterer sind aber in quantitativer Hinsicht durchaus nicht identisch untereinander. Mithin gesellen sich zu den eingangs erwähnten zahlreichen und komplex modifizierenden endogenen und exogenen Einflüssen noch weitere Faktoren, die eine immerhin ventilierbare Konstanz des primären Sekret-p_H a priori völlig zunichte zu machen imstande sind. Dies um so mehr, als die bisweilen als hoch veranschlagte Pufferwirkung der Milchsäure als p_H-regulierendes Prinzip in Wirklichkeit nicht sehr in Erscheinung treten kann, da die Milchsäure eine relativ starke Säure ist; die an der Hautoberfläche in der Tat zur Pufferkapazität beitragenden freien Aminosäuren sind im Schweiß jedoch nur spärlich vertreten und stellen zudem artifizielle, eben aus der Epidermis stammende Zutaten zum Reinschweiß sensu strictiori dar. Es nimmt daher kein wunder, daß die zahlreichen in der Literatur niedergelegten Messungen sehr schwankende Ergebnisse zeitigten, die aufzuzählen müßig ist. Der gefundene Schwankungsbereich ist erstaunlich ($p_H < 4$ bis etwa 8,5).

Es läßt sich überschlagsmäßig berechnen, daß der tägliche Nachschub an Oberflächen-p_H determinierenden wasserlöslichen sauren Inhaltsstoffen der Hornschicht bei der Annahme einer Regenerationszeit letzterer von 25 Tagen etwa 0,5—1,0 cm^3 einer n/10 Lauge zur Neutralisation erfordern würde. Diese scheinbar kleine Menge saurer Äquivalente würde immerhin genügen, um täglich 5—10 Liter eines neutralen, ungepufferten, ideal Hornschicht-auslaugenden Schweißes auf den p_H-Wert 5 zu bringen. So nichtssagend diese Zahlen für eine bestimmte Situation sind, so mahnen sie doch zur Zurückhaltung bei der Interpretation von p_H-Schwankungen des Schweißes.

Das deutliche Ansteigen des e-Schweiß-p_H (von einem Startpunkt von etwa [4,5—]5,5—6,5) bis zu p_H-Werten um 8 und höher im weiteren Schwitzverlauf ist vielerseits bestätigt[4], offenbar in etwa parallel dem Anstieg der NaCl-Konzentration. Vermutlich nimmt aber die Pufferkapazität, auf deren Bedeutung von KARITZKY[5] mit Recht hingewiesen wird, jedenfalls beim profusen thermalen Schweiß gleichzeitig immer mehr ab, jedoch bei steigender Alkalität nur bis zur Grenze von dem p_H-Bereich, innerhalb dessen die Pufferkapazität der Kohlensäure eine Rolle spielen kann.

---

[1] LOBITZ und OSTERBERG 1947b. [2] SCHULZE 1941.
[3] MARCHIONINI und OTTENSTEIN 1931.
[4] KITTSTEINER 1910/11, MARCHIONINI 1929a, b, HERRMANN und FÜRST 1929, HARDT und PALMER 1937, HERRMANN und MANDOL 1955.
[5] KARITZKY und Mitarbeiter 1949.

In einem thermischen „Reinschweiß" vom p_H 8,3 wurden immerhin 6 Vol.-% CO_2 gefunden[1]. Die daraus berechenbare Menge von als $NaHCO_3$ vorliegendem Na beträgt allerdings nur um 1% der Gesamt-Na-Konzentration. Die Regulierungsmöglichkeiten der Niere in Form von NH_3-Bildung und Phosphatpuffern besitzen die Schweißdrüsen nicht.

Zusammengefaßt möchten wir den Zusammenhang zwischen Wasserlöslichem der Hornschicht, aktuellem *e-Schweiß* p_H und dessen Pufferkapazität zur Zeit wie folgt sehen:

Das p_H des Schweißes vom stark sauren Bereich bis etwa p_H 5,0 (5,5) wird durch entsprechende Mengen freier Milchsäure bedingt, die nicht ausschließlich glandogener Herkunft sein müssen, da dissoziierte Ionenaustauschvorgänge zwischen dem Drüsenschweiß und (Lederhaut sowie) Strat. corn. denkbar sind. In dem praktisch weitaus wichtigsten Schweiß-p_H-Bereich von etwa p_H 5,5 bis 7,0 kann das Lactat/Milchsäure-Puffersystem nicht mehr regulieren, d. h. der (nicht faßbare) Gang-Schweiß hat keine Pufferkapazität, jedoch kann er unter natürlichen Bedingungen freie Aminosäuren aus dem Strat. corn. auswaschen, die ihm ihrerseits eine unbedeutende Pufferkapazität erteilen. Verschiebt sich mit zunehmender Schwitzdauer die Schweißreaktion in alkalische p_H-Bereiche, so tritt ein H_2CO_3/HCO_3'-System, d. h. eine Kohlensäurepufferung hinzu, die in Anbetracht der verwickelten Zusammenhänge zwischen CO_2-Spannung und Kohlensäuredissoziation in ihrer Wirkung auf das p_H schwer zu durchschauen ist. Diese CO_2, ohne deren Anwesenheit die Alkalität des Schweißes noch größer werden könnte, ist sicher nicht epidermogener Natur. Sie ist möglicherweise schon vom Beginn des regulatorischen Schwitzens im kritischen Temperaturbereich an glandogener Herkunft (s. Perspiratio insensibilis), d. h. womöglich schon bei schwach saurem Schweiß-p_H; sie könnte aber auch transepidermaler Natur, d. h. diffusionsbedingt sein. Sei dem, wie es wolle, mit zunehmender Schweiß-Sekretion dürften Bicarbonat-Ionen einen gewissen (sehr bescheidenen ?) Cl-sparenden Effekt haben, jedenfalls zur Schweißpufferung beitragen. Wodurch nun aber das labile p_H des schwach sauren, d. h. zumeist anfallenden Schweißes bedingt ist, wird schwer zu klären sein, da ja schon eine geringfügig dissoziierte Eluierung der 15 freien Aminosäuren an der Hautoberfläche genügen würde, (z. B. etwa Bevorzugung der Asparaginsäure), um einem als blutisohydrisch[2] oder als leicht alkalisch[3] und pufferfrei angesehenen primären Drüsenschweiß eine leicht saure Reaktion zu erteilen[4].

Stoffwechselverluste durch Schwitzen.

In Anbetracht der äußerst variablen Zusammensetzung des Schweißes sind die Ergebnisse z. T. in Form sorgfältiger Stoffwechsel-Totalbilanzen vorliegender Untersuchungen[5] nur cum grano salis zu verwerten. Naturgemäß ist der relative Stoffwechselverlust (rel. Stw.v.), d. h. der Anteil einer bestimmten Schweißsubstanz an der Gesamtausfuhr ceteris paribus von der äußerst variablen Schwitzintensität abhängig. Summarisch darf gesagt werden, daß zwar bezüglich H_2O-Ausfuhr der Schweiß unter entsprechenden Umständen eindeutig das Primat vor der Niere hat; im übrigen aber darf von einer nierenanalogen Funktion der Schweißdrüsen bei gesundem, aber auch bei erkranktem Organismus — etwa im Sinne gegenseitiger Beeinflussung oder gar vicariierender Ausscheidung — nur recht bedingt gesprochen werden, wobei die im Vergleich zur Niere viel autonomere, im ganzen recht isosthenhidrotische (Analogon zu isosthenurisch) thermoregulatorische Schweißdrüsensekretion offensichtlich eher die Nierentätigkeit beeinflußt als vice versa. Von den für den Körperhaushalt quantitativ

[1] SPIER und PASCHER 1956. [2] WHITEHOUSE 1935. [3] LIST 1948.
[4] HIER und Mitarbeiter 1946. [5] MITCHELL und HAMILTON 1948.

bedeutendsten Elementen interessieren naturgemäß in erster Linie *Natrium* und *Chlorid*, da deren Schweißausscheidung osmotisch obligat ist. Die Verluste durch einen spezifischeren Schweißbestandteil, die *Milchsäure*, sind sowohl vom energetischen wie vom Stoffwechsel-Standpunkt aus belanglos.

Kochsalz. Mit den im vorhergehenden begründeten Vorbehalten dürfen Na- und Cl-Ausfuhr approximativ als NaCl-Verluste zusammengefaßt werden. Nimmt man als durchschnittliche NaCl-Ausfuhr im Urin 8—10 g/ die an[1], so ist dieselbe NaCl-Menge schon in etwa 2—2,5 Liter Schweiß eines unakklimatisierten, in etwa 5 Liter eines akklimatisierten Menschen[2] enthalten — durchaus nicht extrem große Schweißmengen! Bei 4 Sitzungen zu je 20 min in warmer Luftkammer werden über 8 g Chlorid ausgeschwitzt. Der Cl-Blutspiegel sinkt dabei nur um 12 mg-%[3]. Da der Körper seinen Chloridbestand hartnäckig festhält bzw. nur eine mäßige Chloridstoffwechsel-Elastizität aufweist *(bei der die Lederhaut, in der die Schweißdrüsen eingebettet sind, wohl die bedeutendste Rolle spielt)*, wird die unter Umständen vitale Notwendigkeit extranutritiver NaCl-Zufuhr bei kontinuierlichem starkem Schwitzen evident.

Bemerkenswerterweise scheinen auch die relativen *Gesamtstickstoff*-Stw.v. via Schweiß unter entsprechenden Umständen keineswegs unerheblich sein zu können. In den klassischen Bilanzstudien von Voit (1930, s. Rothman 1954) ist bei den Berechnungen des täglichen cutanen N-Verlustes der betreffenden ruhenden Versuchsperson naturgemäß auch der durch Schweißdrüsen-Ruhesekretion bedingte N-Verlust einbezogen. Mit der Dauer der thermogenen Schweißabsonderung soll der N-Gehalt des Schweißes von 33 mg-% auf 28 mg-% sinken[4]; die Schwankungsbreiten der Schweiß-N-Verluste sollen zwischen 15—100 mg/m²/Std liegen[5], d. h. maximal bis (ganz annähernd) 2—3 g/ die, was etwa 15—20% der durchschnittlichen täglichen N-Urin-Ausfuhr[6] entsprechen würde. Diese Zahlen stehen annähernd in Einklang mit anderweitigen Angaben: Anteil der N-Abgabe an Gesamt-N-Ausfuhr bei behaglicher Umgebungstemperatur 2,7%, bei heißem Milieu 22,5%[7]. Die Schwankungen der alimentären N-Zufuhr spiegelt sich nicht in der Schweiß-N-Ausscheidung[5]. Sowohl im Urin als im Schweiß stellt Harnstoff den weitaus größten Anteil des Gesamt-N.

Hinsichtlich der übrigen Schweiß-Ionen soll die Calcium-Ausfuhr im Schweiß von 15 rel.-% (behagliches Milieu) auf 30 rel.-% (heißes Milieu) steigen[8]. Die Zuverlässigkeit des angegebenen hohen cutanen rel. Stoffwechselverlustes des *Eisens* (13,5 bzw. 37 (!)%[8]) wird bestritten[9] (vgl. S. 551).

Die tropischen Kriegsschauplätze des 2. Weltkrieges gaben erneut Anstoß zur Bestimmung der *Vitamin*verluste durch Schweiß. Carotin, Vitamin A, K und Provitamin D treten offenbar überhaupt nicht in den Schweiß über[10], die Ausscheidungen der wasserlöslichen Vitamine schwankt zwischen 0,08 γ-% (Pyridoxin) und 15—55 γ-% Vitamin C[11]. Sie sind insgesamt offenbar zu vernachlässigen. Nur Folsäure und Inositol werden unter entsprechenden Umständen vicariierend mehr im Schweiß als renal ausgeschieden[12].

Talg.

Der Lipidfilm des Integuments setzt sich aus epidermogenen und glandogenen, chemisch untereinander zum Teil verwandten Komponenten zusammen.

---

[1] Gamble 1949. [2] Conn 1949. [3] Hardt und Palmer 1937.
[4] Dill und Mitarbeiter 1938. [5] Moore und Mitarbeiter 1931. [6] Everett 1946.
[7] Mitchell und Hamilton 1949. [8] Mitchell and Hamilton 1949.
[9] Heilmeyer 1953. [10] Festenstein und Morton 1951.
[11] Literatur s. Hoppe-Seyler/Thierfelder, Bd. V, 1953. [12] Literatur s. Rothman 1954.

Der mit regionären Ausnahmen (insbesondere Palmoplantarflächen) den Hauptteil stellende *Drüsentalg* — orientierend mit 80—90% angesetzt — wird in den holokrinen Talg- (Haarbalg-) Drüsen gebildet. Da seine „Sekretion“ mithin in viel engeren Beziehungen zur Histologie und Histochemie als die des Schweißes steht, ist der einschlägige Beitrag in diesem Handbuch (III, 2), als spezifisch wichtige Fundierung bzw. Ergänzung dieses Kapitels anzusehen.

Im Gegensatz zu der Schweißsekretion, die ja im weit höheren Ausmaß auf den Gesamtorganismus zu beziehende und daher auch mehr oder weniger zentral gesteuerte Funktionen zu erfüllen hat, unterliegt die Talgsekretion als solche offenbar nicht der vegetativ-neuralen Regulation, was die Analyse ihres Mechanismus zunächst entscheidend zu vereinfachen scheint.

Nur wenige Autoren wie Stein, Kepecs und Robin plädieren für eine sympatische Innervation der Talgdrüsen[1]. — Ein erst kürzlich erhobener Einwand gegen die allgemein anerkannte These von der Unabhängigkeit der Talgsekretion vom Nervensystem beruht auf der erheblich stärkeren OsO_4-Anfärbbarkeit der Stirnhaut bei psychischen Affektzuständen[2], die sich jedoch zwanglos auf den talgfördernden Effekt des „emotionellen“ Schweißes zurückführen läßt, wobei zudem noch offenbleibt, inwieweit OsO_4-Reduktion spezifisch für Lipide ist[3].

Abgesehen von dieser Unabhängigkeit der Talgsekretion vom Vegetativum (Weiteres s. unten) wird die Bearbeitung talgfunktioneller Fragestellungen auch durch den im Vergleich zum Schweiß funktionell wie physikalisch trägen Charakter des Talges in mancher Hinsicht erleichtert. Bedenkt man noch, daß die chemische Lipid-Analyse schon um die Jahrhundertwende, d. h. relativ früh von der dermatologischen Forschung aufgegriffen wurde (wenn auch erst die moderne Verteilungsmikroanalyse entscheidend wichtige Detaillierungen ermöglicht), so könnte die Talgphysiologie als bedeutend abgerundeter erschlossen gelten, als die Schweiß- oder gar die noch komplexere Oberflächenfunktion, zumindest in chemisch-physiologischer Richtung. Bei näherer Betrachtung birgt allerdings auch die Talgdrüsenorthologie noch viele Rätsel.

Physik und Chemie des Talges.

In Anbetracht der eigentümlichen, talgspezifischen Abhängigkeit der Talgdrüsensekretion von bio- und exophysikalischen Faktoren erscheint es tunlich, zum besseren Verständnis der Talgorthologie physikalische und chemische Daten vorwegzunehmen.

Definiert man Talg als Ausscheidungsprodukt der Talgdrüsen *(Drüsentalg)* und des verhornenden Epithels *(Epidermistalg)*, die auf der Hautoberfläche und — zumindest in den oberen — Strat. corn.-Lagen zu findende Mischung beider als *Oberflächentalg*, so gilt zunächst, daß diese Talge strenggenommen nicht identisch sind mit den Substanzen, die mit Lipoidlösungsmitteln (LLM) extrahiert werden können, da beim Untergang der Talgdrüsenzellen auch wasserlösliche Stoffe (z. B. Aminosäuren) frei werden, die ihrerseits sich dem „Wasserlöslichen“ der Hornschicht mehr oder weniger schwer erkennbar beimengen. Andererseits gibt es hautständige Substanzen, die sowohl wasser- wie lipoidlöslich sind (z. B. Harnstoff in Aceton); sie können aus Äther-, Aceton-, Chloroform-, Trichloräthylen- usw. -Lösungen des Talges mit Wasser rückausgeschüttelt werden, womit aber ihre Herkunft aus dem Drüsen- oder Epidermistalg keineswegs bewiesen ist. Ferner sind die einzelnen LLM verschieden gute Talglösungsmittel. Im allgemeinen wird Äther, (chloroformrückextrahiertes) Aceton, Trichloräthylen als Talg-LM genommen und der betreffende Rückstand, d. h. das „Ätherlösliche“ usw. als repräsentatives Substrat für Talguntersuchungen angesehen.

---

[1] Stein 1949. [2] Kepecs und Robin (und Diskussion) 1953.
[3] Rothman (Handbuch) 1929.

Im folgenden werden solche direkt oder indirekt von der Oberfläche gewonnenen Extraktrückstände als „*Lipide*" bezeichnet und gegebenenfalls in *Epidermislipide* und *Drüsenlipide* gegliedert.

1. Physik.

Die Talglipide sind ein Gemisch zahlreicher Einzelstoffe, die z. T. Einzelglieder homologer Reihen mit identischen, chemischen Strukturprinzipien darstellen. Es wird so verständlich, daß die physikalischen Kennlinien dieses Lipidgemisches keine scharfen Knickpunkte aufweisen, sondern mehr oder weniger nur durch ihren Gesamtverlauf gekennzeichnet sind. Auch ist zu beachten, daß Talg keineswegs unverändert beständig ist (Autoxydation, Ranzidität usw.). Bei exakter Charakterisierung bestimmter Eigenschaften in Form einer einzigen Kennzahl ist Angabe von Herkunft, Alter, Gewinnungsart, Temperatur (gegebenenfalls Luftdruck des Darstellungs-Vakuums) erforderlich.

Spezifisches Gewicht um 0,9[1] bis 0,93[2]. Kein definierter *Schmelzpunkt:* Bei Körpertemperatur (37°) ist Stirntalg flüssig, er erstarrt bei Temperaturen $\lesssim 30^0$ unter Körnelung bzw. Entmischung und wird bei etwa $+ 20^0$ in toto ziemlich hart[1]. Seine Viscosität steigt von 550 Millipoise bei 37° auf 860 bei 30°, dann unvermittelt auf 984 bei 28,5°. Dieser Knick der Viscositätskurve wird bei trichloräthylenextrahierten und vom Wasserlöslichen (1—7%) befreiten Rumpfoberflächenlipoiden (Leibchenmethode) nicht gesehen[2]; die betreffende Kennlinie steigt von etwa 30 [(g/cm. sec) $\eta \times 10^2$] bei 40° über 45 (30°), 60 (25°), 80 (20°) auf etwa 100 (18°) an. Aber auch bei diesem Talg beginnen sich in einer kritischen Zone acetonschwerlösliche Bestandteile auszukristallisieren. Selbst bei 40° hat das betreffende Material demnach eine etwa 3mal höhere Viscosität als Glycerin bei 18°[2]. Wichtig die *Oberflächenspannung:* Sie ist mit 29—30 dyn/cm bei 18—45° (Capillarensteighöhe und stalagmometrisch) etwa 2,5mal geringer als Wasser und entspricht der des Benzols[2]. Stirn„fett" weist rund 25 dyn/cm bei 26,5—31° auf[1].

2. *Chemie.*

Die Talglipide lassen sich in 3 Hauptgruppen einteilen:

Freie Fettsäuren, Fettsäure-Alkoholester, „*Unverseifbares*". Letzteres ist insofern eine nichtgenuine Stoffklasse, als der Anteil des Unverseifbaren sich erst nach Aufspaltung der Ester ergibt. Diese 3 Gruppen halten sich prozentual z. B. im Acetonextrahierten der Unterarmoberfläche ungefähr die Waage[3], im allgemeinen scheint aber der Esteranteil etwas zurückzutreten; wie weit in natura, läßt sich schwer sagen, da Esterspaltung sowohl in vivo wie nach Isolierung anzunehmen ist[5]. In Leibchenextrakt-Lipiden wurden allerdings Säurezahlen von nur etwa 40 gefunden[4].

a) Freie und veresterte Fettsäuren.

Die Summe beider Fraktionen stellt etwa 60—75% der Gesamtlipide dar; sie scheint relativ konstant zu sein, d. h. ist der Anteil freier Fettsäuren klein, dann ist der der veresterten meist relativ groß und vice versa. Neuerdings liegen Analysen der Haar-Fettsäuren hinsichtlich ihrer Kettenlängen[5] vor, nach denen um 5% der Gesamtfettsäuren eine solche von $< C_{14}$, etwa 15% $C_{14} + C_{15}$, etwa 35% C_{16}, 30% $C_{17} + C_{18}$, der Rest $> C_{18}$ aufweisen. Betont sind eindeutig $C_{14, 16, 18}$. Mit zunehmender Kettenlänge zeigt der Anteil der ungesättigten Fettsäuren (1 Doppelbindung in $C_{12} \rightarrow C_{20}$-Säuren $= 4 \rightarrow 85\%$). Die C_{18}-Säuren gliedern sich auf in 80,8% Ölsäure, 14,8% Linolsäure, 1,8% Linolensäure und nur 2,6%

[1] BUTCHER und COONIN (1949). [2] LINCKE 1949. [3] MACKENNA 1950. [4] LINCKE 1949.
[5] WEITKAMP, SMILJANIC und ROTHMAN 1947 (s. auch ROTHMAN, Monogr. 1954), ROTHMAN 1957.

Stearinsäure (gesättigt). Chromatographische Feststellung höherer Fettsäuren siehe auch HORACEK und KOBELE[1].

b) Freie und veresterte Alkohole.

Wachsalkohole. Ester von Wachsalkoholen mit höheren Fettsäuren sollen im menschlichen Körper nur auf der Haut vorkommen. Isoliert sind gradzahlige Alkohole C_{14}—C_{24} aus Dermoidcysten. Chromatographische Analyse der Wachsalkohole von Menschenhaarlipiden ergab gesättigte und ungesättigte Alkohole im Verhältnis 4:1; gradzahlige C_{16}—C_{26} überwiegen die ungradzahligen, wie ja auch bei den Fettsäuren. Durchschnittliche Kettenlänge C_{20}[2]. Die Wachsalkohole scheinen alle verestert zu sein (ROTHMAN 1954).

Sterine. Neben dem längst bekannten *Cholesterin* als Talglipid sind neuerdings 3 Begleitsterine beschrieben worden, darunter wahrscheinlich *Dihydro-*, *7-Oxy-Cholesterin* (NICOLAIDES, s. ROTHMAN 1954). *Cholesterin* selbst siehe unten.

Glycerin. Triglyceride sollen etwa 15—25—50%[3] der Gesamtlipide darstellen, die niedrigeren Werte beruhen offenbar auf teilweiser Esterspaltung nach Entnahme. Der Glyceringehalt der Triglyceride beträgt jeweils um 10%.

c) Kohlenwasserstoffe.

Squalen[4]**.** Dieser 1916 in Lebertranen entdeckte, eigentümliche, gewisse Strukturähnlichkeiten mit Vitamin A bzw. Carotinoiden zeigende Kohlenwasserstoff $C_{30}H_{50}$ wurde 1941 auch in ovariellen Dermoidcysten[5], 1949 im menschlichen Haarfett aufgefunden[6]. Er stellt immerhin bei Erwachsenen um 5—6, bei Knaben um 1,5% der Gesamtlipide. Da zwischen Cholesteringehalt und Alter inverse Beziehungen bestehen, auch Squalen im tierischen Organismus ein Pro-Cholesterin darstellt, wird angenommen, daß diese Umwandlung bei Kindern in höherem Ausmaß verläuft[7]. Existenz von Zwischenprodukten sowie anderer Kohlenwasserstoffe siehe ROTHMAN (1954). Kürzlich wurde im übrigen die aus Tierversuchen bekannte Fähigkeit der Haut, aus Acetat Cholesterin zu bilden, auch für die menschliche (Kopf)-Haut sichergestellt. Mit 1-C_{14}-Acetat ließ sich auch Squalenbildung nachweisen. Squalen scheint in den Talgdrüsen gebildet zu werden[8]. Peroxydierbarkeit und Schutzfunktion des Squalens wurden von SOBEL und MARMORSTON untersucht[9].

Sonstiges.

Es wird auffallen, daß bislang *Phospholipide*, d. h. Lecithin oder lecithinanaloge Verbindungen nicht genannt worden sind, Substanzen, denen ein großer Einfluß auf die Hydrophilie bzw. Emulgierfreudigkeit von nichtwasserlöslichen Fettstoffen zugesprochen wird. Der Gesamt*cholin*gehalt der Gesamtepidermis ist mit beiläufig 120 mg-% (Feuchtgewicht, davon etwa 95% verestert) relativ hoch, jedenfalls etwa 6mal höher als der des Coriums, vor allem jedoch über 20mal höher als der des abschabbaren Strat. corn.[10]. Da die in letzterem vorhandenen Spuren von Cholin überwiegend in nichtveresterter Form vorliegen, dürften epidermogene Phospholipide auf ihrer Wanderung an die Hautoberfläche (vielleicht in der zumindest Phosphatase II- und Esterasen-reichen Sphäre des Strat. keratohyalinicum) in einfache Bausteine zerlegt worden sein. Vielleicht

[1] HORACEK und KOBELE 1955. [2] NICOLAIDES und ROTHMAN 1953.
[3] KVORNING 1949. [4] FLASCHENTRÄGER/LEHNARTZ, Bd. I (1951).
[5] DIMTER 1941. [6] SOBEL 1949.
[7] NICOLAIDES und ROTHMAN 1952. Vgl. MACKENNA, WHEATLEY und WORMALL 1952.
[8] NICOLAIDES und ROTHMAN 1955.
[9] SOBEL und MARMORSTON 1956. Vgl. BOUGHTON, HODGSON-JONES, MACKENNA, WHEALTEY und WORMALL 1955.
[10] SNIDER, GOTTSCHALK und ROTHMAN 1949, OTTENSTEIN und Mitarbeiter 1952.

läuft der Prozeß auch noch nach Talgentnahme weiter, analog der Fettaufspaltung (s. oben). Jedenfalls läßt sich in Oberflächen-Lipoid-Extrakten äther- usw. -löslicher P nur in völlig unbedeutenden Mengen nachweisen: Aceton (!)-Extrakt $<$ 0,003 % P[1], Petrolätherextrakt 0—0,03% P[2]. Rückenschabsel-Ätherextrakt: 2,2 mg-% (eigene Bestimmungen im Sammelsubstrat). Im Stirntalg soll überhaupt kein Lipoid-P nachweisbar sein[3], in Schuppen exfoliierender Dermatitiden immerhin in Höhe von etwa $^1/_{10}$ des Cholesteringehaltes[4]. Palmoplantar-Epidermis und -Hornschicht[5].

Auf die mögliche Bedeutung nachgewiesener *reduzierender Stoffe* von Lipidcharakter als *Autoxydantien* wird hingewiesen[6]. Offenbar sind hiermit wichtige Probleme der Talgphysiologie wie -chemie angeschnitten[7] im Hinblick auf die relativ beträchtlichen Konzentrationen ungesättigter Fettsäuren an der Hautoberfläche, die bekanntlich in Gegenwart von atmosphärischem Sauerstoff zur Autoxydation neigen (s. oben). Jodzahlen der Fraktion der Gesamtfettsäuren, von denen über 60% ungesättigt sind, liegen bei 41—56[8], nach Vollbad-bedingter Erneuerung des Lipidmantels sinken sie im Laufe von Tagen ab[9]. Schwer analysierbare Rückstände (z. T. Oxydations- oder Polymerisationsprodukte: etwa 20% des Unverseifbaren)[10].

D- und A-Vitamin.

Durch operative Entfernung der Bürzeldrüse konnte Hou bei Wasservögeln rachitische Erscheinungen hervorrufen[11]. Nach Rothman wurde aber erst 1937 gezeigt, daß bestrahlter humaner Talg antirachitische Eigenschaften aufweist[12], jedoch gelang es auch einer englischen Forschergruppe mit modernen Hilfsmitteln nicht, die Existenz eines der bislang bekannten Provitamine auf der Hautoberfläche wahrscheinlich zu machen. Diskutiert wird von ihr 7-α-Oxycholesterin als Provitamin[13]. — Trotz des deutlichen Einflusses von Vitamin A-Mangel auf die Differenzierungsvorgänge in der Epidermis bzw. von hochdosiertem Vitamin A auf Verhornungsanomalien (Ichthyosis, Morbus Darier und anderen Genokeratosen [s. Pathologie]) ist es bisher trotz mehrfacher Versuche nicht gelungen, Vitamin A in oder auf der Haut nachzuweisen. Dasselbe scheint von β- (und α)-Carotin zu gelten.

Jüngst wurden mit der Zimmermann-Methodik 17-Ketosteroide auf der Hautoberfläche gefunden[14].

Orthologie des Talges.

1. Talgsekretion.

Ob Talg als das *ausschließliche* Produkt des holokrinen Talgdrüsenzerfalles aufgefaßt werden kann, sei dahingestellt.

Einige Befunde, allerdings meist älteren Datums (s. Schwenkenbecher 1929), sowie Tierversuche lassen die Talgdrüsen als fakultatives *Ausscheidungsorgan* peroral zugeführter, bestimmter, nichtglandogener Fette erscheinen bzw. als in ihrer Exkret-Quantität (auch Qualität?) beeinflußbar durch fett- sowie kohlenhydratreiche Kost[15] (vgl.[16]. Cholesterin s. unten. — Vgl. ferner Pathologie der Ausscheidungen der Haut.)

---

[1] Mackenna 1950. [2] Kvorning 1949. [3] Carrié 1955.
[4] Eckstein und Wile 1926. [5] Engman und Kooyman 1934.
[6] Snider, Gottschalk und Rothman 1949. Ottenstein und Mitarbeiter 1952.
[7] Lifschütz 1914/1917. [8] Mackenna und Mitarbeiter 1950. [9] Carrié 1949a.
[10] Mackenna und Mitarbeiter 1951. [11] Hou 1929, 1931. [12] Helmer und Jansen 1937.
[13] Mackenna und Mitarbeiter 1952, Festenstein und Morton 1952.
[14] Carrié 1955. [15] Serrati 1938. [16] Dünner 1946.

Jedenfalls aber dürfte die Sekretionsintensität in erster Annäherung von der Proliferationsintensität der Basalzelltapete der Talgdrüsen bestimmt werden, wenngleich ROTHMAN (1954) Autoren zitiert, nach denen Mitoseaktivität und Fähigkeit der Zellen Talg zu bilden, zwei voneinander unabhängige Phänomene sind[1]. Jedenfalls kann die Aufdeckung einer für biologische Zusammenhänge als recht genau zu bezeichnenden Proportionalität zwischen Drüsenoberfläche und „Produktionskapazität" (s. unten) in einer gegebenen Flächeneinheit seitens MIESCHER und SCHÖNBERG (1944) als ein entscheidender Befund der Talgorthologie gewertet werden, zumal diese Proportionalität sogar bei der eindrucksvollen postencephalitischen Stirnseborrhoe nachgewiesen wurde. Damit ist das Problem der Talgproduktion an seiner Wurzel zu einem solchen der Verursachung *anatomisch* faßbarer Änderungen des Drüsenwachstums geworden.

Andererseits: „Trockne" und „fettige" Haut vieler auch sonst gesunder Menschen ist zwar eine alltägliche Erfahrung, immerhin ist ein dekompensiertes Mißverhältnis zwischen Talgbedarf und Talgnachschub, jedenfalls Richtung Hyperseborrhoe, nicht sehr häufig. Das Motto „Bedarf regelt den Nachschub" — trotz ganz unterschiedlicher Intensität exogener Anlässe, Talg zu verlieren — wird neuerdings entschieden zurückgewiesen[3]. Bei der postencephalitischen Seborrhoe ist jedenfalls die Drüse der diktierende Partner. Mitoseaktivierung von der anderen Seite, d. h. von der Oberfläche her, wäre in der Tat keineswegs weniger rätselhaft, als etwa die oft verworfene und doch immer wieder in neuen Formen auferstehende Selbstdrosselungstheorie unbefriedigt läßt. Nebenbei wäre letztere keine Theorie, sondern lediglich die Umschreibung eines biologischen Phänomens, dessen Existenz, wie erwähnt, von einer Forschergruppe strikt verneint wird[3].

Das Problem der „wahren" Exkretionsrate.

Die wahre Exkretionsintensität als das Ausmaß der durch sekundäre Verteilungsvorgänge so wenig wie möglich gestörten Drüsenexkretion, topographisch gesehen am Drüsenhals — kann man erst dann beurteilen, wenn nach gründlicher Extraktion einer nicht zu kleinen Fläche ($\lesssim 5\ \text{cm}^2$)[2] mit einem möglichst wenig hautreizenden Lösungsmittel (Äther, Aceton) dieselbe Fläche so oft in gemessenen Zeitintervallen eluiert wird, bis die Quotienten

$$\frac{\text{Lipidmenge der Extraktion } 2,\ 3,\ 4}{\text{Nachschubzeit } 1\text{—}2,\ 2\text{—}3,\ 3\text{—}4 \ldots.}$$

konstant bleiben oder zumindest sich die Quotienten in Form einer parabolischen Kurve asymptotisch einem Grenzwert nähern, was z. B. unter bestimmten Versuchsbedingungen nach etwa 240 min (6malige Extraktion abgesehen von Extraktion zur Zeit t_0) der Fall ist[3]. Die so für die geprüfte Körperregion (Unterarm) ermittelte „wahre" Exkretionsrate liegt um 0,08 γ Talgexkretion/cm²/min. Umgerechnet auf das Gesamtintegument und Talg würde dieser „JONES-Wert" eine tägliche „wahre" Talgproduktion von $20 \times 60 \times 24 \times 0{,}08$ mg = etwa 2,3 g bedeuten, wobei zu bedenken ist, daß die sicher unterdurchschnittliche Talgsekretionsrate des Prüffeldes der Berechnung zugrunde gelegt wurde.

Eine ganz andere Möglichkeit, sich über die tägliche Talgproduktion ein Bild zu verschaffen, stellt die schonende, gewissermaßen den natürlichen Milieubedingungen angepaßte Absaugung mittels einer extrahierbaren Körperumhüllung dar. Diesen Weg benutzen, allerdings zum Teil mit anderer Zielsetzung,

---

[1] BULLOUGH und EBLING 1952. [2] KLIGMAN und SHELLEY 1958.
[3] JONES, SPENCER und SANCHEZ 1951.

die mit Hosen[1] oder Leibchen[2] arbeitenden Methoden. Es wurde mittels Leibchen eine tägliche Talgabgabe von durchschnittlich 0,525 g je Person ermittelt (275 Extraktionen[2]). Bei Umrechnung auf die Gesamtkörperfläche — ohne Berücksichtigung der Frage, ob die nichtleibchenbedeckten Körperpartien dieselbe Talgmenge abgeben würden — ergibt sich eine tägliche Talgproduktion von etwa 1,5 g. Eine tägliche Abscheidung von 1—2 g „Fett" war schon früher mit in etwa analoger Sammeltechnik errechnet worden[1]. Obwohl diese beiden Werte (2,3 bzw. 1,5 g) nicht sehr erheblich differieren, so liegen sie beide wahrscheinlich zu hoch, und zwar weil jeder messende Eingriff, und sei er noch so schonend, unvermeidbar einen Exkretionsreiz darstellt, der seinerseits über ein hinsichtlich Trägheit und Kapazität schwer abschätzbares Puffersystem läuft, bis er an der eigentlichen Produktionsstätte des Talges, d. h. dem Ort des Drüsenzellzerfalles beschleunigend eingreifen kann. Ein natürlicher Verschleiß durch lipid-imbibierten Spontandetritus bzw. durch UV- und O_2-bedingte Zerstörung an der Oberfläche ist sicher gegeben, aber in seinem Ausmaß nicht genau bekannt. Größenordnungsmäßig mag der Talgverlust im Spontandetritus um 250 mg/die liegen.

Physikalische Orthologie des Talges.

Viele als solche herausgestellte oder errechenbare Differenzen zwischen den Ergebnissen quantitativer Lipoidextraktionsstudien an der Oberhaut seitens verschiedener Autoren klären sich auf, wenn der ceteris paribus sehr bedeutsame Einfluß der *Größe der extrahierten Hautfläche* auf die ermittelten relativen (d. h. wie üblich auf eine Flächeneinheit bezogene) Lipidmengen berücksichtigt wird. Diese talgspezifische Abhängigkeit des je gewählter Flächeneinheit (1—2—10 cm²) ermittelten Lipidwertes von der Größe der extrahierten Gesamtfläche hat offensichtlich zumindest *einen* Grund in dem fast stets unterschätzten *Einströmen* von Talg aus den an die extrahierte Fläche angrenzenden Hautpartien. Naturgemäß fällt die Bedeutung dieses bei kleinen Extraktionsflächen (1—5 cm²) empfindlich störenden Strömfaktors mit Größerwerden der Extraktionsfläche schnell ab. Jones und Mitarbeiter (1951) haben das Strömungsphänomen sehr eindrucksvoll demonstrieren können.

Sowohl zur Lipidbestimmung selbst wie auch zur Veranschaulichung der schnellen Talgausbreitung auf der Haut bedienten sie sich des Phänomens der („monomolekularen") filmartigen Ausbreitung lipoider Stoffe auf einer Wasseroberfläche. Pistonöl diente als Indicator der Grenze. Es soll mit dieser Methode schnell und zuverlässig $< 1\,\gamma$ Lipid bestimmbar sein. Die Geschwindigkeit der Lipidausbreitung auf *feuchter* Haut wurde mit 3,5 cm/sec (!) ermittelt. Naturgemäß sagt diese Zahl nichts über die *Menge* der in einer Zeiteinheit wandernden Lipide aus; jedenfalls die vom Handrücken auf die Palmarflächen sich ausbreitenden Lipide sind gravimetrisch nicht faßbar[3].

Es ergibt sich hieraus, daß nach erschöpfender Extraktion kleiner Flächen ($\precsim$ 5 cm²) nicht so sehr die „wahre Exkretionsrate", als vielmehr diese zusammen mit einer ni ht abschätzbaren, aber sicher mehr oder weniger nicht unerheblichen „Lipideinströmrate" bestimmt wird. Im Gegensatz hierzu lassen sich aus den Werten großflächiger Extraktion — z. B. an der schon genannten Körperregion (Unterarm), aber einer etwa 200mal größeren Fläche[4] — dieselben Talgexkretionsraten von etwa 0,08—0,16 γ/cm²/min errechnen, wozu aber, jetzt erklärlich, keine Mehrfachbestimmungen erforderlich sind, da der oben genannte Quotient $\frac{\text{Lipidmenge}}{\text{Nachschubzeit}}$ sich in der Regel schon ab 2. Extraktion als konstant erwies. (Extraktionsfläche 26,4 cm²)[5].

[1] Kutznitzky 1913. [2] Lincke 1949. [3] Herrmann und Prose 1951.
[4] MacKenna 1950. [5] Weitere Untersuchungsbelege Carrié 1951.

Es erscheint naheliegend, dieses Strömungsphänomen, d. h. die relativ rasche Nivellierung örtlich gesetzter Talgspiegeldefekte, als einfachen Diffusionsvorgang aufzufassen, unterstützt vom Sekretions„druck" des sich holokrin bildenden Drüsentalges. Physikalisch gesehen erscheint es jedoch zumindest diskutabel, von einer „Sog"wirkung von außen nach innen zu sprechen[1], die in ihrem Ausmaß ceteris paribus von der Capillaraktivität, d. h. von der *Oberflächenspannung* des Talges (s. oben) bestimmt wird. Auch andererseits wird die Talgausbreitung auf Capillarkräfte und nicht auf Diffusion zurückgeführt[2]. Wir gebrauchen daher hier den neutralen Ausdruck *Talgströmung*, um der physikalischen Detaillierung seiner Ursachen nicht vorzugreifen, aber auch um der offenbar beachtlichen Geschwindigkeit, mit der der Talgspiegelausgleich erfolgt, Ausdruck zu geben.

Wird andererseits die Körperoberfläche in lipidabsorbierendes Material eingehüllt, so wird vom Blickpunkt der Capillaraktivität aus das Ausbreitungsgebiet des Talges, normalerweise ja nur die einige μ dicke Hornschicht, um die Menge des umhüllenden Stoffes vermehrt, naturgemäß im Maßstab der Dauer und Höhe des Druckes, mit dem der betreffende Stoff dem Körper anliegt, sowie dessen einschlägiger physikalischer Kennzahlen. Da der maximale Talgspiegel der praktisch verwendbaren aufsaugenden Stoffe naturgemäß erst nach Zeiten erreicht wird, die im praktischen Versuch nicht zur Anwendung kommen dürften, wird ein zusätzliches Soggefälle geschaffen, das z. B. die durch Leibchenmethoden gewonnenen Werte leicht zu hoch ausfallen lassen könnte. Das gilt naturgemäß dann nicht mehr ausschlaggebend, wenn man unter Intensität der Talgexkretion in der Zeiteinheit eine solche bei normalem Milieu, d. h. die eines bekleideten Menschen versteht. — Bei naturgegebenen exogenen Beschädigungen des Lipidmantels (Wischen, Schaben) kann der Defekt sicherlich weitgehend ohne Drüsenaktivität, d. h. allein durch Strömungsnivellierung ausgeglichen werden.

Der Temperaturfaktor. In Anbetracht der zwar stark schwankenden, aber bei normalem Temperaturmilieu sich ungefähr zwischen (20°) 25—32° (35°) C bewegenden Hautoberflächentemperaturen (s. ROTHMAN 1954; eigene Messungen mit HEGEWALD) befindet sich der Oberflächentalg überwiegend in dem kritischen Konsistenzgebiet zwischen fest und flüssig, wobei er selbst bei 40° noch eine wesentlich höhere Viscosität als Glycerin aufweist; allerdings kann Talg bei höheren Temperaturen durch Schweiß-Sekretion einerseits O/W- und W/O-Emulsionen mit praktisch nicht mehr durchschaubaren physikalischen Eigenschaften bilden, zum anderen kommt ein die Talgwanderung Richtung Oberfläche fördernder Schweißeffekt hinzu[3]. Bemerkenswerterweise sind die Capillarkräfte ja nur wenig temperaturabhängig, wohl aber wird die Viscositätserniedrigung durch Erhöhung der Außentemperatur die Einstellung des Gleichgewichtszustandes aller physikalischen und biophysikalischen Kräfte beschleunigen, andererseits Steigerung exogener Verluste begünstigen. Temperaturspezifischer Einfluß auf Talgspiegel usw. wird noch erörtert werden. Naturgemäß müssen die Temperaturverhältnisse im *gesamten* Talgbereich, der einschließlich Talgdrüsen etwa 1—2 mm tief (von der Hautoberfläche ab gemessen) sich erstrecken mag, berücksichtigt werden.

2. *Chemische Orthologie des Talges.*

Unbeschadet der ausschlaggebenden Bedeutung der physikalischen Eigenschaften des Talges für die Talgbewegung beruht die Physik des Talges letztlich auf dessen Chemie. Wenn wir auch über die Bausteinzusammensetzung der Talglipide gut orientiert sind (s. oben), so sind doch die Zusammenhänge zwischen

[1] LINCKE 1949. [2] LIESEGANG 1947.

[3] HERRMANN, PROSE und SULZBERGER 1953, HERRMANN 1955, SULZBERGER 1956.

Schwankungen der Esterquote, des jeweiligen Anteils von Fettsäuren mit unterschiedlichen Kettenlängen usw. einerseits und den durch diese Schwankungen bedingten Änderungen der physikalischen Eigenschaften kaum aufgehellt bzw. bedürften der Heranziehung der Daten der hochentwickelten Fettchemie, was offenbar noch nicht im heute möglichen Umfang erfolgt ist. Chemische Einflüsse, die die physikalischen Talgeigenschaften erheblich beeinflussen können, sind mehrerlei Art:

Schwankungen der Zusammensetzung:

a) des primären Drüsenexkretes durch konstitutionelle, hormonale und alimentäre Einflüsse sowie solchen des Geschlechtes, des Alters des Gesamtorganismus sowie des Aktivitätsgrades der Drüsen selbst;

b) durch fermentative und sonstige Umsetzungsvorgänge u. a. im Strat. corn. — Beispiel: *Esterspaltung* (s. oben);

c) durch Veränderungen der Talglipide durch atmosphärische Einflüsse, d. h. Luftsauerstoff, UV- und sichtbares Licht. Diese sicher außerordentlich wichtige Faktorengruppe erscheint methodisch noch relativ am leichtesten angehbar.

Diese hier skizzierten Möglichkeiten, die noch zu ergänzen wären (p_H-Schweißeinflüsse usw.), beziehen sich vorzugsweise auf den *Drüsentalg*. Da sich Epidermislipide von den Talglipiden vorzugsweise durch ihren wesentlich höheren *Cholesterin*gehalt unterscheiden, dürften die mit letzterem zusammenhängenden Befunde bzw. Probleme eine kurze Darstellung rechtfertigen.

Cholesterin und epidermogene Lipide. Vorzugsweise UNNA[1] sowie LINSER (1904) konnten schon in der Frühära der dermatologischen Physiologie eine Reihe von Argumenten für die These beibringen, daß der Cholesterin(Ch.)-Gehalt der Strat. corn.-Lipide vorzugsweise epidermaler Genese ist. Hierfür spricht z. B. der hohe Ch.-Gehalt der talgdrüsenfreien Fußsohlenhornschicht sowie der von Atheromen („epidermale Cysten"), in einem gewissen Gegensatz zu dem wesentlich geringeren Ch.-Gehalt der „Talgcysten", ferner der von LIEBREICH schon im vorigen Jahrhundert erbrachte Nachweis des Ch.-Gehaltes „harter" Keratine (Nägel)[1]. Mit verbesserter Methodik wurde später der schon von LINSER nachgewiesene Ch.-Reichtum der orthokeratotischen Ichthyosis-Schuppen (s. Pathologie), aber auch der para- bzw. mischkeratotischen Spontanschuppen exfoliierender Dermatitiden bestätigt[2], nachdem schon 1910 ein Ch.-Ester (Ch.-Palmitat) sogar präparativ aus Ekzemschuppen dargestellt werden konnte[3]. „Reines" Epidermisfett mag 20% und darüber Gesamt-Ch. enthalten.

Andererseits gibt der Ch.-Gehalt der *Oberflächen*lipide wahrscheinlich nur dann einen Anhaltspunkt für das Mischungsverhältnis Drüsenlipide (etwa 1% Ch.?): epidermogene Lipide, wenn mit Äther oder anderen Lipoidlösungsmitteln extrahiert wurde. Wird der Talg jedoch mittels aufsaugungsfähiger Stoffauflagen gewonnen, so ist die Möglichkeit nicht von der Hand zu weisen, daß die in die körperfremde Materie eingesaugten Lipide einen bestimmten (in seiner Größe temperaturabhängigen?) Prozentsatz von Ch. mitnehmen, der nicht identisch sein muß mit dem prozentualen Cl-Gehalt des Strat. corn.

Eine „chemische" Bindung zwischen Ch. und Skleroproteinen dürfte nicht vorliegen, vielmehr lediglich physikalische Affinität; bei Äther- usw. -Extraktionen ist Hornpartikelfreiheit des Extraktes lediglich aus Gründen des Analysenganges wichtig — nicht aber, um Erfassung epidermogenen Ch. auszuschalten (wie gelegentlich angegeben wird). Letztere ist bei Anwendung Ch.-lösender Solventien gar nicht zu vermeiden. Hiergegen spricht nicht, daß Ch. festen

---

[1] Siehe ROTHMAN (Hdb.-Beitrag) 1929.

[2] ECKSTEIN und WILE 1926, BUTCHER und PARNELL 1947.

[3] SALKOWSKI 1910; siehe ROTHMAN (Hdb.-Beitrag) 1929.

Hornmassen (Schwielenhorn) quantitativ erst durch ziemlich rigorose Extraktion (kochender Alkohol) entzogen werden kann.

Auf eine inhomogene Verteilung des Ch. im Strat. corn. weist z. B. eine Angabe von UNNA[1] hin, nach der die abwischbaren Oberflächenlipide der Fußsohle nur einen Bruchteil des Ch.-Gehaltes der Lipide des gesamten Strat. corn. der Plantarflächen enthalten. Die starken Streuungen der Ch.-Analysenwerte des Oberflächentalges (Übersicht[2]) könnten mithin z. T. physiologisch-methodisch bedingt sein. Mit der Leibchenmethode gewonnene Lipide enthalten durchschnittlich 2,0% Gesamtcholesterin[2]. Die Höhe des Ch.-Gehaltes der Strat. corn.-Lipide — jetzt ohne Berücksichtigung der Frage des Homogenitätsgrades — ist naturgemäß bedingt durch die relativen Nachschubanteile a) Ch.-reicher epidermogener Lipide, ihrerseits von der keratogenen Aktivität des betreffenden Hautareals abhängig; b) Ch.-armer Drüsenlipide, determiniert durch Dichte und Funktionszustand der betreffenden Talgdrüsen. Tritt der Drüsenanteil in den Hintergrund (Jugendliche unter 14 Jahren), so steigt naturgemäß der Ch.-Spiegel[3]. Mit diesen Formulierungen ist das Nachhinken des Ch. bei der Wiederauffüllung einer lipidextrahierten Hornschicht hinter den anderen Lipiden[4] gut vereinbar.

Ein Einfluß des Blutcholesterinspiegels auf den der Strat. corn.-Lipide wird zwar auch beim Menschen vermutet (LINCKE 1953), erscheint aber statistisch keineswegs gesichert. Bei oralen Ch.-Belastungen ist allerdings vermehrte Ch.-Ausscheidung an der Hautoberfläche deutlich sowohl beim Menschen[5] wie beim Tier[6]. Leibchenfett weist eine Esterquote $\left(\frac{\text{verestertes Ch.}}{\text{Gesamt.-Ch.}}\right)$ von etwa 0,70 auf.

Viel bearbeitet wurde diese Frage der *Veresterungsquote* des Ch. Trotz aller Mühen ist diese Fragestellung, in die wohl allzuviel Bedeutung im Sinne einer vermeintlichen Schlüsselstellung für „Stoffwechselfragen" hineingelegt wurde, de facto ziemlich unfruchtbar geblieben. Eine beträchtliche Cholesterinesterase-Aktivität, deren Aktivierungs- und Inhibitionsfaktoren aber noch weitgehend unbekannt sind, darf im Rahmen allgemeiner Esterase-Wirksamkeit an der Hautoberfläche als Ursache eines mehr oder weniger hohen Anteils freien Ch. an der Hautoberfläche angesehen werden. Bei Parakeratose scheint die Ch.-Esterase-Aktivität wie auch die anderer Esterasen (z. B. Phosphatase II) eher noch gesteigert zu sein, da das Ch. in Schuppen exfoliierender Dermatitiden weitgehend in freier Form vorliegt[7]. Die einschlägigen Ch.-Analysen dürften sich im übrigen durch neuartige Ultra-Mikromethoden vereinfachen lassen[8].

Hinsichtlich der *epidermogenen* verseifbaren *Fette* bzw. Fettsäuren möchte ROTHMAN (1929, 1954) die Dehydration bei der Hornschichtbildung als ausreichende Erklärung des (demnach nur scheinbar) relativ beträchtlichen Lipidgehaltes talgdrüsenfreier Hornschicht ansehen. Demgegenüber vermochten jedoch sehr bemerkenswerte Barriere-Analysen mit Hilfe der Abrißmethode bzw. der Lipidpapierchromatographie gewichtige Hinweise für eine Synthese von Fettsäuren in der Sphäre der Barriere zu liefern[9]. Epidermogener Talg soll im übrigen einen höheren Schmelzpunkt als Drüsentalg aufweisen (LINSER 1904), was zur Ursache einen höheren Cholesteringehalt[10], eine durchschnittlich höhere Hydrierungsstufe (stärkere „Härtung") oder aber eine oxydative Polymerisation

---

[1] Siehe ROTHMAN 1929. [2] LINCKE 1951.
[3] LINCKE 1953, NICOLAIDES und ROTHMAN 1953.
[4] LINCKE 1953, MARCHIONINI und OTTENSTEIN 1931, CARRIÉ 1949.
[5] MARCHIONINI, MANZ und HUSS 1938. [6] LINCKE 1952.
[7] ECKSTEIN und WILE 1926. [8] KEYL und JONES 1954.
[9] KAUFMANN, SZAKALL und BUDWIG 1952, SZAKALL 1952. Vgl. BUCKUP und SZAKALL 1956.
[10] MIESCHER und SCHÖNBERG 1944.

haben könnte. Für das Vorliegen von Lipidsubstanzen mit ungewöhnlich hohem Molgewicht gibt es titrimetrische Anhaltspunkte[1]; die Jodzahlen der Plantarlipide scheinen allerdings nicht nennenswert von denen der allfälligen Talglipide abzuweichen, obwohl auffallenderweise auch bei sorgfältiger Methodik OsO_4-Schwärzung durch Palmarlipide offenbar nicht hervorgerufen werden kann[2]. Das paßt insofern zu dem Ergebnis der chemischen Analysen von Fußsohlenschabsel nicht recht, als Plantarlipide, ähnlich wie Mischlipide, um 50% Ölsäure aufweisen sollen[1].

Wie wichtig Einzelheiten der analytischen Methodik werden können, sei an einem einschlägigen Beispiel erläutert. In ausgedehnten und verdienstvollen Untersuchungen benützte Emanuel (1936) eine *nephelometrische* Methode zur Lipidbestimmung in seinen Ätherextrakten der Hautoberfläche. Wahrscheinlich beeinflußt nun die Cholesterinkonzentration den Trübungsgrad, und zwar dahingehend, daß mit steigender Cholesterinkonzentration die Nephelometerwerte sinken; nur so ist zu erklären, daß dieser Autor palmo-plantar überhaupt keine, allenfalls $< 1/500\,mg/2\,cm^2$ Lipide nachweisen konnte. Herrmann (1951) dagegen findet palmar durchschnittlich 7,4 γ, bezogen auf die gleiche Fläche, in einem ziemlich analog gewonnenen Ätherextrakt durch *Gravimetrie* (die bei sorgfältigem, gleichmäßigem Arbeiten mit der Waage-Empfindlichkeit angepaßten Mengen die empfehlenswerteste Methode sein dürfte, wenn auch nach Lincke (1949) eine analytische Gewichtskonstanz trotz der minimalen Anteile von C_2-C_{10}-Fettsäuren [wenigstens im Haarfett[3]] kaum erreichbar ist). — Die palmare „replacement sum" (4malige Extraktion in Abständen von 30 min) betrug dabei immerhin 24 γ (Herrmann, l. c.).

3. *Klinische Orthologie des Talges.*

Talgspiegel.

Es ist eine allgemeine Erfahrungstatsache, daß identische Hautregionen einen zwar von Individuum zu Individuum schwankenden, aber bei dem einzelnen doch über längere Zeiträume ziemlich konstanten, charakteristischen Fettigkeitsgrad aufweisen, solange nicht übermäßig intensive oder häufige gewerbliche Einflüsse oder solche durch Waschen, Abreiben usw. sekundäre Reaktionen hervorzurufen vermögen. Dieser Fettigkeitsgrad wird in der Fachsprache als „*Talgspiegel*" (T.Sp.) bezeichnet. Mit seiner quantitativen Erfassung beschäftigt sich die Talgphysiologie eingehender, seitdem eine schnelle, quantitative Restitution nach allfälligen Alterationen (z. B. Abwischen mit Watte) festgestellt wurde[4].

Zum Einfluß der Methodik. Neben den keiner Erklärung bedürfenden *Extraktions*verfahren (meist Äther), bei denen die in kurzer Zeit ($^1/_2$ bis einige min) extrahierte Lipidmenge lediglich durch die Größe des extrahierten Hautfeldes (in cm^2) dividiert zu werden braucht, um vergleichbare Werte zu erhalten, wird bei den *Aufsaugverfahren* teils auf dem vorher für einige Zeit (z. B. 6 oder 22 Std[5]) „geschützten" Hautgebiet, teils ohne Präparation des Areals Filtrierpapier (F.P.) unter dem Druck eines Gummizuges usw. für z. B. 2 Std belassen und die danach aus dem F.P. eluierbare Lipidmenge als T.Sp. bezeichnet. Bei dieser Bestimmungsart ist naturgemäß mit einem spezifisch großen Temperatureinfluß zu rechnen, da ja die z. B. von dem Verhältnis der Capillaraktivität der Hornschicht zu der des aufsaugenden Materials abhängige Einsaugungsgeschwindigkeit maßgeblich durch die temperaturabhängige Viscosität des Talges modifiziert wird, ohne daß dieser Faktor irgend etwas mit der als solche sicher ebenfalls bestehenden Temperatur-Abhängigkeit des T.Sp. selbst zu tun hätte. Bei höherer Außentemperatur und guter Saugfähigkeit der F.P. wird andererseits schon bei 2 Std Liegezeit wahrscheinlich ein kleiner Anteil der sog. *Produktionskapazität* als T.Sp.

---

[1] Engman und Kooyman 1934. [2] Enderlin, Brun und Linder 1954.
[3] Brouwer und Nijkamp 1952. [4] Schur und Goldfarb 1927.
[5] Miescher und Schönberg 1944.

mitgemessen. Es wird so verständlich, daß die mit der F.P.-Methode ermittelten T.Sp. höher liegen als die Extraktionswerte. Allerdings handelt es sich bei den T.Sp.-Werten der Aufsaugmethode zumeist um „geschützte“ Spiegel.

Wichtig ist die relative *individuelle Konstanz* des T.Sp., wie sich bei aufeinanderfolgenden Messungen im 24 Std-Intervall ergab (Emanuel 1936). Einige charakteristische Daten des regionären Verhaltens siehe Tabelle 2.

Tabelle 2. *Regionäre Unterschiede des ungeschützten Talgspiegels.* (Gewicht der aus der Hautoberfläche ätherextrahierbaren Lipide/cm² in γ.)

Autor	Stirn	Mittlere Brustpartien		Medioclavicularlinie		Abdomen	Mittlere Rückenpartien		Vorderarm	
		kranial	caudal	kranial	caudal	Mitte	kranial	caudal	Beugeseite	Streckseite
Emanuel 1936*	155	~120	~120	70	35	40	70	60	10	5
Herrmann 1951**	244 ±87	128 ±44	102 ±22	99±50	50 ±1,5	61	145 ±55	73±20	(48)	

* Nephelometrische Lipidbestimmung. ** Gravimetrische Lipidbestimmung.

Die Äther-Werte anderer Autoren passen meist befriedigend zu diesen Angaben: Stirn $\sim$ 180—350 γ/cm² [1], Oberschenkelinnenseite $\sim$ 20 γ/cm² [2]. Hinsichtlich der *Altersabhängigkeit* des T.Sp. herrscht Einigkeit, daß der T.Sp. in der *Präpubertät* recht niedrig liegt (Stirn 45 („0“—100) γ/cm² [3], Haarfett[4]) auch im *Senium* fallen die Werte beträchtlich ab (Stirn, Brustgegend auf etwa 50%)[3]. *Geschlechtseinflüsse* sind deutlich: Frauen haben durchschnittlich einen um 10—15% niedriger liegenden Talgspiegel als Männer[3], wobei darauf hinzuweisen ist, daß die Hauttemperatur bei Frauen durchschnittlich unter der von Männern liegt, andererseits eine lipidfreie Hautoberfläche etwas kühler als eine nichtentfettete Haut ist (Rothman 1954). — Ohne Zweifel dürfte auch bei gebührender Berücksichtigung verminderter Talgviscosität, d. h. der erhöhten Einstellgeschwindigkeit, sowie des talgfördernden Effektes von Schweiß der T.Sp. bei höheren Außentemperaturen höher liegen als bei tieferen[5].

Kinetik des Talges.

Die klinisch-physiologischen Probleme der Erfassung der Talgbewegung auf der Hautoberfläche als solcher wie insbesondere der der entsprechenden konditionellen Faktoren sind naturgemäß sehr viel verwickelter als die des relativ konstanten Talgspiegels. Die ausgeprägte Eigenart des Talgsystems, nach mit Lipidverlusten verbundenen exogenen Einflüssen die vorher bestehende Höhe der Talgkonzentration auf der Hautoberfläche wiederherzustellen, drückt der funktionellen Talgphysiologie ihren Stempel auf. Es wurde schon darauf hingewiesen (S. 560), daß die früher diskussionslos als richtig angesehene Hypothese, bei unverletztem Talgspiegel ruhe die Excretion, neuerdings mit gewichtigen Argumenten angezweifelt wird.

Zahlreiche Untersuchungen sind der Bestimmung des Zeitraums gewidmet, in dem ein (fast stets durch Ätherextraktion) total entfernter Talgspiegel wieder die alte Höhe erreicht hat. Dieser Zeitraum, in dem die Talgkonzentration zunächst schnell, dann langsamer, zuletzt asymptotisch, von 0 auf den vor der Extraktion bestehenden T.Sp. ansteigt, sei hier *Restitutionszeit* genannt. Sie schwankt je nach Region, Feldgröße, Temperatur sowie individuellen Faktoren zwischen 15 min und mehreren Stunden.

[1] Zehender und Dünner 1946. [2] Carrié und Neuhaus 1951 (193).
[3] Emanuel 1936, Dogliotti und Depaoli 1955.
[4] Kligman und Ginsberg 1950. [5] Dünner 1946.

Die Bestimmung der Restitutionszeit setzt voraus, daß mehrere Felder gleichzeitig zum Zeitpunkt $t = 0$ lipidfrei sind und in vorher zur Orientierung vorgetesteten Zeitintervallen geprüft wird, wieweit je 1 Nachbarfeld seine Lipidhülle regeneriert hat. Der andere Weg: Totalentfettung eines einzigen Areals in größeren Zeitabständen und jedesmalige Bestimmung der Regenerationsquote nach jeweils variiertem kürzerem Intervall erscheint etwas bedenklicher. Ein ganz anderer Weg ist die chromatographische Bestimmung der Wiederbefettungszeit der mittels Klebfilmabrissen einzeln untersuchbaren Hornschichtlagen eines zuvor (sub)total entfetteten Hautgebietes[1].

Werden die Zeitintervalle zwischen mehrmaligen Extraktionen eines einzigen Feldes konstant gehalten, so ergibt die Summe der Einzellipidausbeuten die sog. „*Replacement sum*"[2], die naturgemäß physikalisch einer anderen Dimension angehört als die Restitutionszeit, wenn auch unter bestimmten Versuchsbedingungen (5malige Extraktion in halbstündigem Intervall, 10—20 cm² Extraktionsfläche[2]), die gesamte Lipidausbeute aus der 2.—5. Extraktion ungefähr der der 1. Extraktion gleichkommt[2]. — Wieder ein anderer Begriff ist die sog. *Produktionskapazität*, die definiert wird durch die in einem größeren Zeitraum kontinuierlich an wiederholt erneuertes, talgaufsaugendes Material (Filtrierpapier) abgegebene Lipidmenge (z. B. 12×2 Std[3], 24×1 Std[4], aber auch 1×3—4 Std[5]). Die bei der Besprechung des Talgspiegels hinsichtlich der Aufsaugmethode vorgebrachten Überlegungen gelten naturgemäß noch in verstärktem Maße.

Zumindest erscheint es wichtig, Papier verschiedener Saugkraft nebeneinander zu prüfen. Die Aufnahme*kapazität* des jeweiligen Papiers dagegen erscheint von untergeordneter Bedeutung, da bei dem bewußt häufigen Wechsel der Vorlage die Sättigungsgrenze des Einzelblattes jeweils in weiter Ferne liegen dürfte.

Ob die Bezeichnung Kapazität glücklich ist, sei dahingestellt; es handelt sich wohl um Bestimmung der Exkretionsrate (Exkretion/Zeit), bezogen auf eine bestimmte Fläche und eine bestimmte Saugkraft (des betreffenden Papiers), von der man nicht weiß, ob sie die Talgdrüse zu einer maximalen Exkretion anregt.

Es sei nebenbei darauf hingewiesen, daß die ersten Papiervorlagen einen allmählich abfallenden Anteil des „Talgspiegels" aufweisen, wie auch aus Partialbestimmungen der einzelnen Lipidmengen hervorgeht[5]. Vice versa kann, wie schon erwähnt, der mittels Aufsaugmethoden ermittelte T.Sp.-Wert auch Anteile von Produktionskapazität mitenthalten. Zu welchem Zeitpunkt ein „steady state", d. h. ein Gleichgewicht zwischen Exkretions- und Absaugrate eintritt, ist im Einzelfalle nicht bindend vorauszusagen; zumindest in den ersten 3 Papiervorlagen (zu je 2 Std) ist er kaum zu erwarten; es ergab sich sogar unter bestimmten experimentellen Bedingungen (höhere Temperatur) eine „Identität" von Talgspiegel und Produktionskapazität[5] — physikalisch ein Widerspruch in sich, aber im Grunde teils die Folge einer nicht ganz adäquaten Nomenklatur, teils die Kehrseite einer Methode, deren Meßträgheit offensichtlich ungünstig mit der Trägheit des zu messenden Vorgangs korrespondiert.

Zur Bereinigung der Produktionskapazitätswerte dürfte sich empfehlen, in den sukzessiven Papiervorlagen die jeweils aufgesaugten Lipidmengen einzeln zu bestimmen und nur den Serienanteil zu verwerten, der einigermaßen konstante Einzel-Talgraten aufweist. Er wird bestimmt nicht am Anfang liegen (s. oben); aber auch im weiteren Verlauf ist mit eigentümlichen Exkretionsimpulsen zu rechnen (z. B. beim 6×8- oder 6×4-Stundenversuch)[5], deren Verursachung schwer zu ermitteln sein dürfte, die aber jedenfalls zeigen, wie problematisch die Bemühungen um eine quantitative Erfassung der Talgsekretion und ihrer Faktoren sind.

[1] KAUFMANN, SZAKALL, BUDWIG 1951. Vgl. BUCKUP und SZAKALL 1956.
[2] HERRMANN 1951. [3] MIESCHER und SCHÖNBERG 1944.
[4] DÜNNER 1946. [5] ZEHENDER und DÜNNER 1946.

Andererseits ist zu betonen, daß gerade bei Dauerversuchen die Aufsaugmethoden durchaus allfälligen exogenen Belastungen (Kleidung!) entsprechen und insofern physiologisch sind; auch an der Richtigkeit der Auffassung, in der Produktionskapazität eine wichtige Kennzahl der Talgexkretion vor sich zu haben, ist kaum zu zweifeln, da die Korrelationen zwischen geschützter Talgdrüsenoberfläche und Pr.K. überzeugend eng sind.

Als Beispiel einige Quotienten (Produktionskapazität [12 × 2 Std]: entsprechende Gesamtdrüsenfläche; Stirn)[1]

Gesunde VP $\frac{17,8}{11,6}$. — Pat. mit Seborrhoe $\frac{108}{77,1}$. — Pat. mit Encephalitis lethargica $\frac{100}{70}$.

Um so mehr überrascht es, daß von anderer Seite ähnlich enge Beziehungen zwischen „replacement sum“ und „casual level“ gefunden wurden[2] (beide Größen mit der Extraktionsmethode bestimmt).

Letzterer Befund, jetzt als solcher betrachtet, läßt die Frage aufwerfen, ob für das Ausmaß der „wahren Exkretionsintensität“ (s. oben) die Höhe des Talgkonzentrationsunterschiedes am Talgdrüsenhals verantwortlich ist. Wird innerhalb eines als konstant gegebenen Zeitraumes bei gegebener Fläche (2 Std 10—20 cm^2) verschieden oft extrahiert, so wächst jedenfalls die Gesamtsumme der extrahierbaren Lipide mit der Zahl der Extraktionen[2].

Ob der Strömungsfaktor bei diesen relativ großen Flächen noch eine Rolle spielt, sei dahingestellt. In bejahendem Falle dürfte er sich in erster Annäherung (d. h. ohne Berücksichtigung seines natürlichen decrements) quantitativ gleichsinnig wie die Drüsentätigkeit selbst auswirken, d. h. er würde als additiver Faktor nicht grundsätzlich stören.

Die Annahme, daß die „wahre Drüsenexkretion“ sich analog der Talgspiegelrestitution verhält, d. h. in ihrer Intensität proportional dem Talgkonzentrationsunterschied zwischen Drüsenbinnen- und -außen-Räumen ist (bei dem Talgspiegel entsprechend zwischen lipidfreier und „Normal“-Region), würde die Abhängigkeit der Gesamtlipidextraktionsmenge — bei konstanter Gesamtzeit — von der Extraktionszahl erklären; ihre Richtigkeit würde letztlich aber nicht ohne Einfluß auf die Methode der Bestimmung der wahren Drüsenexkretion durch erschöpfende Extraktion (JONES, s. oben) bleiben.

Ob auch das auffallende *Ansteigen* der extrahierbaren Lipide *bis zum 4. Tag nach Vollbad*[3] so erklärt werden könnte, daß das Bad die unteren Schichten des Strat. corn. nicht auslaugen kann, mithin der Exkretionsreiz primär relativ nicht intensiv ist, vielmehr überhaupt erst nach intracornealem Ausgleich der verbleibenden Lipide sich, entsprechend gemildert, auswirken kann, ist sehr fraglich, da keine Zwischenwerte zwischen Bad und 2. Tag vorliegen. Es könnten hier sehr wohl sekundäre Prozesse mitspielen (nachwirkende Druchblutungsreize lipidfördernd, Lipidzerstörung an Oberfläche [sinkende Jodzahl!] als Gegenspieler; Maximum am 4. Tag als Resultante). Das heißt, es braucht sich bei dem Lipidanstieg bis zum 4. Tag nach Vollbad nicht um einen reinen Restitutionsvorgang zu handeln.

Zusammengefaßt darf gesagt werden, daß die Ergebnisse technisch einfacher Untersuchungen über Talgspiegel und Talgrestitution an der Hautoberfläche z. Zt. noch nicht erschöpfend gedeutet werden können, da unsere Kenntnisse insbesondere über die Biologie der Talgdrüsen und Biophysik wie Biochemie des Talges noch vieler Ergänzungen bedürfen.

Hormonale Faktoren der Talgsekretion.

Die Abhängigkeit der Talgdrüsen von hormonalen Einflüssen wurde bereits betont. Klinisch äußert sie sich sinnfällig in dem gegenüber Erwachsenen allgemein wesentlich niedrigeren Talgspiegel in der Präpubertät, vergleichbar dem Verhalten der Achsel- und Scham-Behaarung. Für einen determinierenden Einfluß der Sexualhormone spricht ja auch das Prädilektionsalter der Acne juvenilis

---

[1] MIESCHER und SCHÖNBERG 1944. [2] HERRMANN 1951. [3] CARRIÉ und NEUHAUS 1949a.

(s. Pathologie). Aus zahlreichen Tierversuchen seien typische Befunde beim Meerschweinchen[1] herausgestellt, die folgende Zusammenhänge ergaben: 1. Bei Kastration geht das Drüsenvolumen eines bestimmten Areals bei männlichen Tieren um etwa 50% zurück, weibliche Tiere bleiben unbeeinflußt. 2. Weibliches Sexualhormon (Ovocyclin)[1] hat Reduktion der Talgdrüsenfläche bei nichtkastrierten Tieren bis auf 20% zur Folge, die Drüsen kastrierter Tiere werden weniger beeinflußt. 3. Nach Zufuhr männlichen Geschlechtshormons (Perandren)[1] nimmt die Drüsenoberfläche bei kastrierten wie nichtkastrierten Weibchen um 200—300% zu. Mehr oder weniger entsprechende Befunde: Ratte[2], Kaninchen[3], Talgspiegel bei *Kastraten*[4]. Zufuhr von Testosteronpropionat bedingt bei Knaben in der Präpubertät Talgdrüsenhyperplasie[5].

Eine heute den Ergebnissen überwiegend tierexperimenteller Befunde wohl am besten Rechnung tragende These besagt, daß androgene Hormone beim Mann und Progesteron bei der Frau eine Proliferation der Basalzellen der Talgdrüsen stimulieren, ohne daß Drüsenzahl oder Zellvolumen sich vermehren bzw. vergrößern (nach ROTHMAN 1954). — Haarverlust bei *Hypothyreose* kann wahrscheinlich mit Regression des Talgapparates verbunden sein.

Ob der neuerdings bei Ratten aufgedeckte übergeordnete „sebotrope Hypophysenfaktor“[6], in Roh-Gonadotropin enthalten, eine Thyreotropin-Komponente darstellt bzw. zu einem der sechs z. Zt. anerkannten HVL-Hormone[7] zählt, bedarf noch der Klärung.

Naturgemäß handelt es sich bei den eindrucksvollen hormonalen Beeinflussungen der Talgdrüsen nur um Rahmengesetze. Über die näheren Umstände der Reaktion der Mitosequote auf funktionelle Umweltreize dürfte nichts bekannt sein; daß sie über das endokrine System laufen, ist wohl unwahrscheinlich. (Weiteres siehe Pathologie.)

Pathologie der Ausscheidung der Haut.

Pathologie der Haut als Ausscheidungsorgan ist ein recht kleiner Ausschnitt aus der allgemeinen Pathologie der Hauterkrankungen. Sie hat sich sinngemäß mit Erkrankungen des Hautorgans zu befassen, soweit sie mit qualitativen oder quantitativen Veränderungen der Hautausscheidungen verbunden sind.

Diese Definition des Leitgedankens des hier vorliegenden Beitrages ist aber noch zu weit gefaßt: Viele Dermatosen sind mit — unter Umständen keineswegs geringen — Exsudatverlusten verbunden, z. B. der Teil der blasenbildenden Hauterkrankungen, dem eine quoad vitam schlechte Prognose zu eigen ist (Pemphigus-Gruppe). Da ja Wasserabscheidung der Haut nach außen als Perspiratio insensibilis sowie als unsichtbare und sichtbare Schweißabgabe ein physiologischer Vorgang ist, könnten Dermatosen mit schwereren Exsudationsverlusten als hier zu erörtende Krankheiten betrachtet werden. Als Thema möchten wir jedoch lediglich die Vermittlung eines Überblickes über die *Pathologie der Verhornung* sowie der *Schweiß*- und *Talgabsonderung* ansehen. Störungen der Verhornungs- sowie der Schweiß- und Talgabsonderung treten bald als Krankheiten sui generis, bald als Teil*symptome* komplexer Krankheitsbilder auf; eine gewisse Subjektivität ist daher bei der Auswahl des umfangreichen Erfahrungs- und Erkenntnisgutes ebenso unvermeidlich wie bei der Auswahl dessen, was von den einzelnen angeschnittenen Krankheitsbildern als zum Thema gehörig erachtet wird.

---

[1] MANZ 1952. [2] DE GRAAF 1951, EBLING 1948. [3] REIS und GELLIS 1949.
[4] HAMILTON 1941. [5] RONY und ZAKON 1949.
[6] LASHER, LORINCZ und ROTHMAN 1955. [7] VOSS 1955.

Pathologie der Verhornung.

In Anbetracht der kontinuierlichen Erneuerung der Epidermis, deren äußere Zeichen der laufende Verlust an verhorntem Epidermismaterial in Form von Spontandetritus ist, war die epidermidale Hornschicht (Strat. corn.) Gegenstand des physiologischen Abschnitts. Es wurde dort schon darauf hingewiesen, daß allfällige äußere Einwirkungen physikalischer (wie auch chemischer) Art das Epithel zur schnelleren Differenzierung anregen können, was mit der Ausbildung einer mehr oder weniger passageren Hyperkeratose verbunden ist. Dieser reaktive Vorgang kann noch nicht als krankhaftes Geschehen bezeichnet werden.

Die Übergänge zu eigentlichen Krankheitszuständen sind naturgemäß fließend. Ein *leichtes Sonnenerythem* z. B. regt das Epithel zur Beschleunigung des Keratinisierungsvorganges an, was den Gesamtorganismus kaum berührt und allenfalls mit geringfügigen subjektiven Erscheinungen verbunden ist, obwohl die reaktive Verdickung der Hornschicht die Erythemschwelle bei folgenden Strahleneinwirkungen gesetzmäßig, und zwar ganz erheblich, heraufsetzt[1], d. h. die Lichttoleranz des betreffenden Hautareals beträchtlich verbessert. Diese Reaktion stellt mithin einen für den Gesamtorganismus unter gegebenen Umständen entscheidend wichtigen Abwehrmechanismus dar; die viel sinnfälligere, parallel laufende Vermehrung des basalzellständigen Pigments der Epidermis kann dabei als Verstärkung eines zweiten zusätzlichen Lichtfilters, und zwar hinsichtlich strahlenempfindlicher Elemente der Lederhaut, wohl auch für die Basalzelltapete des Zellepithels selbst, angesehen werden[1]. Wirkt andererseits eine *starke* Dosis von Sonnenstrahlenenergie auf die Haut ein — ein nach dem eben Gesagten relativer Begriff —, so wird hierdurch ein schwerer Sonnenbrand, d. h. ein Krankheitsbild mit beträchtlichen Allgemeinsymptomen und objektivierbaren Stoffwechselveränderungen[2], induziert. Dieses ist u. U. erst nach einem völligen Neuaufbau der strahlengeschädigten Epidermis abgeschlossen, allerdings nur bei maximaler Strahleneinwirkung mit bleibenden cutanen Strukturveränderungen. Narbenbildung hat zur Voraussetzung, daß die Noxe das Corium (Bindegewebe, Elastica) direkt in ihren Wirkungskreis einbezogen hat.

Dieses Beispiel für die unscharfe Grenze zwischen reaktivem und (im klinischen Sinne) krankhaftem Geschehen weist darüber hinaus die Elemente der beiden hier zu erörternden Phänomene der Verhornungspathologie auf: es beinhaltet die *eine* Erscheinungsform der Hyperkeratose*, andererseits, wenn auch nur passager, die charakteristische Verhornungsstörung schlechthin, die *Parakeratose*.

Reaktive Hyperkeratosen.

Die allmählich einsetzende, mehr oder weniger intensive Abschilferung (Desquamation) einer primär reaktiv verdickten, d. h. kohärenten, orthokeratotischen Hornschicht ist das Zeichen einer Rückkehr der Differenzierungsgeschwindigkeit des Epithels zur Norm. Auch bei nicht exogen induzierten, sondern durch epidermisständige oder subepidermal lokalisierte Krankheiten bedingten Hyperkeratosen ist deren Abbau in Form schuppigen Zerfalles der oberflächlichen Lagen oft ein Zeichen, daß der pathologische Prozeß seine Acme überschritten hat (z. B. Lichen ruber).

---

[1] MIESCHER 1930. [2] MARCHIONINI 1935.

* Wir schließen uns durchaus der Auffassung von SCHUERMANN an, daß die der Parakeratose entsprechende physiologische Struktur logischerweise nicht als Hyperkeratose (Quantitätsbegriff!). sondern als Ortho- (oder Normo-)Keratose zu bezeichnen ist. Allerdings tritt Parakeratose in *reiner* Form doch recht selten in dicken Schichten auf, so daß zur Vermeidung langer Wortbildungen wir hier bei den seit jeher gebräuchlichen, wenn auch nicht korrekten Bezeichnungen bleiben.

Die reaktive Hyperkeratose wird aber offenbar nur dann abgebaut, wenn ein relativ akuter, bald abklingender Reiz das Epithel zur *passager* beschleunigten, d. h. letztlich vermehrten Hornschichtbildung angeregt hat. Fällt der Beschleunigungsimpuls weg, so hinkt der Desquamationszerfall des Strat. corn. dem eigentlichen Reizgeschehen gewissermaßen nach. Neben dieser allfälligen *instabilen Hyperkeratose* wird jedoch bevorzugt bei nicht entzündungssetzenden, leichten, länger anhaltenden Reizen wie mechanischer Druck die Ausbildung einer *permanenten* Hyperkeratose in Form von *Hornschwielen* beobachtet. Ihr ganz bevorzugtes Auftreten an den Palmoplantarflächen ist wohl nicht nur die Folge der an diesen Arealen verhältnismäßig intensiven Druckexponierung, sondern dürfte auch *genetische* Faktoren aufweisen (s. unten).

Die Frage, aus welchem Grunde das eine Mal instabile Hyperkeratosen, zum anderen Mal aber permanente Hornschwielen auftreten, ist mit der Umschreibung der Art der zugrundeliegenden Reize naturgemäß nur in konditionaler Hinsicht gelöst. Über die eigentlichen Gründe des Schwundes bzw. der Permanenz der Hyperkeratosen sind nur Vermutungen möglich. Da die Hornschicht unbelebt ist, muß das Problem als solches einer chemisch-physikalischen Strukturanalyse in erster Annäherung zugängig sein. Es liegt nahe, die instabile, sekundär desquamierende Hyperkeratose als eine mit gewöhnlichen histologischen Hilfsmitteln nicht faßbare Intermediärstruktur zwischen der normalen Orthokeratose und der histologisch als solchen faßbaren Parakeratose aufzufassen, wie übrigens schon UNNA vermutete. Methodisch liegen die Dinge nicht allein in Anbetracht des Mischcharakters der Hornschichtskleroproteine schwierig. Hier nur ein wichtiger negativer Befund: *Superkeratinisation*, d. h. eine relative Anreicherung von S-S-Brücken — ein theoretisch denkbares chemisches Stigma der Hornschwiele — dürfte entfallen, da der Gesamt-S-Gehalt von Ballenhorn niedriger liegt als der des Strat. corn.[1]. Auffallend ist von einem anderen Blickpunkt aus die eindeutige Korrelation zwischen Prädilektionsarealen des Schwielenhorns und deren Talgdrüsenfreiheit. — Andererseits bestehen Anhaltspunkte, daß die Lipiddenaturierung an der Körperoberfläche gewissermaßen die negative, der Lipidgehalt der tiefen Schichten die positive Seite des Talges als Regulierungsfaktor in dem so exakt eingestellten Gleichgewicht zwischen Hornschicht-Aufbau und -Abbau darstellt.

Die Bedeutung des Talges als Hornschicht*kitt* läßt sich einfach demonstrieren: Klebfilmabrisse der Hornschicht ergeben in Petroläther ein Sediment von Hornschichtsplitterfragmenten, lediglich das Strat. lucidum („Barriere") löst sich in toto ab[2]. Entsprechende Wascheffekte sind altbekannt. Denaturierungsbezügliche Unterschiede zwischen den epidermogenen Lipiden der Palmoplantarflächen und den Drüsenlipiden bedürfen allerdings noch der Bearbeitung. Craquelée-artige Rißfiguren der Hornschicht treten als Austrocknungseffekt beim Sinken der relativen Luftfeuchtigkeit unter beiläufig 60% bevorzugt auf[3] (s. auch S. 533). Wechselbeziehungen sind daher anzunehmen, wobei in epidermogenen Lipiden eindeutig angereichertes Cholesterin (s. S. 563) die Kohärenz der Hornschicht in talgdrüsenlosen Lagen vielleicht zu stabilisieren vermag, wie andererseits zu ventilieren ist, ob die Imbibition mit Drüsentalg zum schnelleren Kohärenzverlust der passageren Hyperkeratose beizutragen vermag. Die Ichthyosisbefunde sprechen allerdings eher für das Gegenteil (S. 572).

Vom Standpunkt der *Stoffwechselverluste* durch mehr oder weniger instabile Hyperkeratose ist, wenn überhaupt, die *Ichthyosis vulgaris* zu nennen, die aber keine reaktive Hyperkeratose darstellt. Im übrigen enthalten die parakeratotischen Schuppen desquamierender Hautkrankheiten (z. B. Psoriasis) zwar auch wechselnde Anteile kernloser Lagen, doch wird darauf erst später eingegangen.

---

[1] PASCHER, unveröffentlicht.
[2] SZAKALL 1952.
[3] BLANK 1952, GAUL und UNDERWOOD 1952.

Essentielle Verhornungsanomalien.

Hyperkeratosen. Man kann mit Moncorps (1931) die aspektmäßig außerordentlich variablen „Keratosen“ einteilen in die Ichthyosis-Gruppe, in diffuse und generalisierte, regionäre sowie umschriebene Formen. Die dem Nichtdermatologen nicht immer einleuchtende Vielzahl von selbständigen Krankheitsbildern ist, allgemein gesehen, begründet, da letztere jeweils eine bemerkenswerte Konstanz des Erscheinungsbildes, oft genug auch einen nachweislich spezifischen Vererbungsfaktor aufweisen (Siemens). Allerdings ist zu betonen, daß sich Einteilungsprinzipien auf Grund verschiedener phänomenologischer Gesichtspunkte sowie des Vererbungsmodus durchaus überschneiden. Um solche Schwierigkeiten nur mit einem Beispiel anzudeuten, sei auf das Keratoma palmoplantare hingewiesen, das in einer diffusen Form (Unna-Thost) mit (nicht immer) nachweisbarem dominantem Erbgang sowie in disseminierten Formen äußerst variabler Ausprägung und ganz unregelmäßigen Verhaltens des Erbmodus auftritt. Wenn man mit Bettmann (1922) die Hautleiden mit Erbfaktoren einteilt in *Genodermien* und *Genodermatosen*, so verhalten sich die Palmoplantarkeratosen — und zwar disseminierte Formen mehr als diffuse Ausprägungen — oft wie eine Genodermatose, d. h. die keimplastisch verankerte Bereitschaft zur Ausbildung dieser eigentümlichen, beruflich äußerst störenden Keratome bedarf oft paratypischer, meist exogener Manifestationsfaktoren (z. B. Kontaktdruck bei Handarbeit). Die gutachtlich bisweilen wichtige Entscheidung, ob eine rein reaktive Hornschwiele oder aber ein disseminiertes Keratom vorliegt, d. h. ob ein genetischer oder ein exogener Faktor prävaliert, kann schwierig sein.

Wohl die häufigste essentielle Hyperkeratose ist die unregelmäßig dominant vererbbare *Ichthyosis vulgaris* (Fischschuppenkrankheit), eine — im Gegensatz zum letalen oder subletal-schweren Bilde der recessiven Ichthyosis connatalis — harmlose, meist als Genodermie auftretende Verhornungsanomalie. Sie ist gekennzeichnet durch flachplattige, oft kleinrhombisch figurierte, die Streckseiten und den Rumpf bevorzugende Desquamation, bei der histologisch die Keratohyalinschicht zwar nicht, wie bisweilen angenommen, fehlt, aber doch nur sehr mäßig ausgeprägt ist. Dieser Befund korrespondiert mit einem geringen Durchmesser der Hornschicht, der ja meist eine gewisse Korrelation zum Grad der Ausbildung der Keratohyalinschicht aufweist; z. B. hat die Epidermis der Ichthyosis connatalis entsprechend der bei ihr bisweilen groteske Ausmaße annehmenden Hornplattenbildung eine eher überdimensionierte Keratohyalinschicht. Ob der Keratinisationsprozeß als solcher verlangsamt ist, ist eine andere, vielleicht zu bejahende Frage; die Ursache der Rissigkeit der ichthyotischen Hornschicht ist möglicherweise komplexer Natur. Der Eindruck einer Austrocknung trügt: Ichthyosisschuppen weisen mit etwa 11—12% einen eher an der oberen Grenze der Norm liegenden Wassergehalt auf; der Wassergehalt der Gesamthaut liegt, wie allgemein bei dünner, trockener Haut (z. B. Altershaut), über dem Durchschnitt[1]. Wiederum nichts zu tun mit dem Wassergehalt der ichthyotischen Haut hat die Frage, wieweit ein unterentwickeltes oder funktionell nicht leistungsfähiges Schweißdrüsensystem einen Anteil an der verminderten Qualität der Hornschicht haben könnte. Der ständige transepidermidale Wasserverlust (Perspiratio insensibilis) ist übrigens bei der Ichthyosis vulgaris normal[2]. Für einen beträchtlichen Mangel an Talgdrüsenlipiden spricht z. B. der hohe Gehalt des Ätherextrahierbaren an Cholesterin. Eingehendere Analysen mit modernen Hilfsmitteln scheinen zu fehlen. — Die Charakterisierung der Ichthyosis vulgaris als Genodermie besteht nur cum grano salis zu Recht: sie verhält sich, wie die

[1] Urbach 1928. [2] Felsher und Rothman 1955.

meisten konstitutionellen Hyperkeratosen, insofern wie eine Genodermatose, aber gewissermaßen mit umgekehrten Vorzeichen, als Vitamin A in höheren Dosen einen — allerdings ausschließlich symptomatischen — therapeutischen Effekt herbeiführt, der mit Sicherheit keinen Hinweis auf eine A-Avitaminose als primum movens darstellt.

Dyskeratosen. Als eine eigentümliche Verhornungsanomalie mit histologisch charakteristischem Substrat (Verwerfung der Epithelschichten, zellindividuelle Verhornung bereits in tiefen Epithellagen usw.) sei die sog. Dariersche Krankheit erwähnt, ein oft dominantes Erbleiden, das seborrhoische Lokalisationen (behaarter Kopf, thoracale und dorsale Schweißrinnen, Achselhöhle) bevorzugt, aber auch die Schleimhäute befallen kann. Im Gegensatz zu den (Ortho-)Keratosen neigt Morbus Darier entschieden zu histologisch verständlichem (primärem) Nässen, aber auch zu Sekundärprozessen ekzemartiger oder pyogener Natur. Da auch bullöse sowie verruciforme, d. h. orthokeratotische Morphen bei M. Darier beobachtet werden, handelt es sich um ein polymorphes, im ganzen recht eindrucksvolles Krankheitsbild.

Parakeratosen.

Die histologischen Hauptkriterien der praktisch mit Abstand wichtigsten Verhornungsstörung, der Parakeratose, sind intercelluläres *Ödem* im Rete Malpighi, Fehlen der *Keratohyalinschicht* und *Erhaltenbleiben der Kerne*. Daneben fand UNNA (1894), dem wir im wesentlichen die Klärung der für die Parakeratose charakteristischen Vorgänge verdanken, nicht mehr wie bei der Orthokeratose eine bandartige, durch OsO_4 schwärzbare Eleidinschicht (= Strat. lucidum), sondern eine breite diffuse schwach OsO_4-positive Zone, d. h. offenbar kommt es meist zu einer völligen *Destruktion des Strat. lucidum*, auch „basale Hornschicht" genannt. Was zu UNNAs Zeiten analytisch noch nicht faßbar sein konnte, ist die Nachweisbarkeit von „freien" SH-Gruppen in parakeratotischen Schuppen[1], während bei Orthokeratose die histochemische Sulfhydryl-Reaktion mit dem intensiv darstellbaren Strat. lucidum-Band jäh abbricht.

Trotz der bedeutenden Rolle, die die Parakeratose in der Dermohistopathologie spielt, sind wir über viele wichtige Einzelheiten noch im unklaren, was insbesondere für die Faktoren des physiologischen *Kernuntergangs* in der Sphäre des Strat. keratohyalinicum bzw. für die chemisch-histologischen Bedingungen, die ihr Überleben bei der Parakeratose ermöglichen, gilt. Offenbar ist der *erste Schritt* jedes Kernabbaus, die Depolymerisierung der DNS, bei der Parakeratose gehemmt, worauf man aus histochemischen Fermentstudien (a-DNS als Substrat) sowie aus der Methylgrünfärbbarkeit parakeratotischer Kerne schließen darf[2]; letztere soll nur polymerisierten Nucleoproteiden zukommen[3]. Citronensäure als anerkannter Depolymerase-Inhibitor[4] ist nach eigenen Analysen in (psoriatischen) parakeratotischen Schuppen nur in kleinsten Konzentrationen, die noch unterhalb derer in orthokeratotischem Schabsel zu liegen scheinen, nachweisbar, entfällt also offenbar als Ursache der Kernpersistenz.

Einmal dem Abbau entgangene Kerne sind recht widerstandsfähig gegen chemische Eingriffe[5]. Das Ausschlußverhältnis von Keratohyalin und Parakeratose wird von Kennern wie GANS (1955) nicht als obligat bezeichnet. Es ist aber doch wohl so, daß die Hornschichtbildung, wenigstens bei zur Chronizität neigenden Parakeratosen (Psoriasis), in unregelmäßigen Rhythmen zwischen Bildung von ortho- und parakeratotischem Hornmaterial oszilliert[6], wodurch oft eigentümliche Schichtbildung in den Schuppenauflagerungen bedingt sind, die ihren silbrigen Glanz lufthaltigen Spalten verdanken.

---

[1] ZINGSHEIM 1952, MESCON und FLESCH 1952. [2] SPIER und VAN CANEGHEM 1956.
[3] LEUCHTENBERGER 1950. [4] LANG in FLASCHENTRÄGER/LEHNARTZ, Bd. II/1b (1954).
[5] UNNA und SCHUMACHERS 1928. [6] HASLUND (s. GANS).

Überhaupt gibt es fließende Übergänge von fehlender Verhornung eines hochgradig ödematös-macerierten Epithels (Eczema madidans) mit sekundären Krusten — über Ansätze einer parakeratotischen Verhornung —, strukturierter, aber exsudatdurchsetzter Parakeratose (Schuppenkrusten) bis zur nur spärlich mit parakeratotischen Linsen durchsetzten Orthohyperkeratose, die horizontal-lamellös (z. B. Psoriasis) oder vertikal (z. B. Keratoma senile) mit Parakeratose durchsetzt sein kann. Selbst eine „blühende" parakeratotische Hornschicht ist fast stets trotz Kerngehalt und Fehlens sowohl des Strat. granulosum wie der Differenzierung ihrer eigenen basalen Anteile scharf abgesetzt vom intercellulär ödematisierten Zellepithel, ein Bild, das Ähnlichkeiten mit gewissen Schleimhautepithelien aufweist. Parakeratose geht oft, aber keineswegs gesetzmäßig, mit acanthotischer Vergrößerung der Epithel-Cutisgrenze einher. Probleme der Acanthose wie des Wesens der Keratohyalinkörner werden neuerdings wieder eingehender bearbeitet[1]. Parakeratose wird im übrigen auch bei Epithelexplantaten unter bestimmten Bedingungen in vitro beobachtet[2], charakteristischerweise bei überstürztem Epithelwachstum.

Die eben angedeutete Variabilität der Parakeratose, die oft genug besser als Para- + Ortho-Hyperkeratose zu bezeichnen wäre, ferner der wechselnde transepidermale Exsudatanteil, seinerseits durchsetzt mit ungeformten Epithelstoffwechselprodukten, lassen eine einheitliche, charakteristische *chemische Zusammensetzung* parakeratotischer Schuppen(krusten) von vornherein als unwahrscheinlich erscheinen. Unsere Kenntnisse über die Struktur der Proteine parakeratotischer Schuppen sind sehr spärlich. Abgesehen von der schon erwähnten Nachweisbarkeit von reaktionsfähigen SH-Gruppen, die gegen die Kennzeichnung des parakeratotischen Horns als exsudativ-maceriertes normokeratotisches Skleroprotein mit gewissermaßen unabhängig von der Verhornung hineingeratenen Kernen spricht, konnte jüngst mit exakter Methodik festgestellt werden, daß der *Schwefelgehalt parakeratotischen Horns (bei Psoriasis) identisch ist mit dem des normalen Strat. corn. (etwa* 1%*)*[3]. Lediglich bei Nagelpsoriasis scheint er tiefer zu liegen als in gesunden Nägeln[3]. Außer der Anwesenheit von SH-Gruppen, die für inkomplette S-S-Vernetzung spricht, gibt es aber noch andere analytische Hinweise, daß die überstürzte parakeratotische Verhornung mit der Bildung weniger differenzierter Hornsubstanzen verbunden ist[3]. Ätherlösliches ist in Psoriasisschuppen zu etwa 3—7% enthalten[3] mit etwa 20 relat.% Cholesterin[4], demnach epidermaler Herkunft; auch Wasserlösliches ist mit etwa 5—12% relativ spärlich vertreten (unter den freien Aminosäuren relativ niedriger Serin-Anteil[5]); der Gehalt an wasserlöslichem Eiweiß mag um 0,5—3% liegen[3], — offenbar ein Maßstab für die transepidermale Exsudationsrate —, allerdings fällt ein geradezu enormer Gehalt an doch wohl epidermogener saurer Phosphatase auf[6]. Über die Zusammensetzung des Wasserlöslichen in psoriatischen Schuppen sind wir im übrigen recht gut orientiert[4].

Es war bislang fast ausschließlich von psoriatischer Parakeratose die Rede. Es erhebt sich naturgemäß die Frage, ob es — letztlich chemisch definierbare — krankheitsspezifische Varianten der Parakeratose gibt, wobei nur die fakultativ exsudativen Formen von erheblicher Bedeutung sind. In Anbetracht der schon mehrmals betonten Variationsbreite des Mischungsverhältnisses von Exsudat, Epithelexkreten, para- und orthokeratotischen Skleroproteinen bei ein- und derselben Krankheit (Psoriasis) ist allgemein zu fordern, daß etwaige quantitative Konzentrationsunterschiede irgendeiner Substanz nur mit der größten Vorsicht

[1] STEIGLEDER 1955. [2] MISZURSKI 1937. [3] GRÜNEBERG und SZAKALL 1955.
[4] ZORN 1951. [5] SPIER und PASCHER 1955.
[6] SPIER und MARTIN 1955.

bestenfalls als Hinweis, aber nicht als Beweis für den krankheitsspezifischen Charakter des betreffenden Befundes angesehen werden sollten. Vorerst haben sich keine diesbezüglichen Anhaltspunkte ergeben. Denkbar wären solche auf dem Gebiete des Kohlenhydrat- und Phosphatstoffwechsels[1]. Alles zusammengenommen dürfen wir — bis zum Beweis des Gegenteiles — von einer *Parakeratose schlechthin*, d. h. ohne Berücksichtigung der ihr zugrunde liegenden Krankheit, sprechen. Der Akuitätsgrad wie auch der histologisch faßbare Charakter des jeweiligen pathologischen Prozesses im Epithel oder im Corium (Gefäßpermeabilität, Ödem, Infiltrat) kann sich trotzdem sehr wohl in typischen, wenn auch wohl kaum spezifischen Mischungsverhältnissen der oben angegebenen Komponenten der Parakeratose spiegeln.

Modifizierung der Hautausscheidungen durch die Parakeratose.

Es ist von vornherein sicher, daß eine tiefgreifende Auflockerung der Struktur des peripheren Schutzfilms des Organismus, d. h. des Strat. corn., wie sie die Parakeratose darstellt, nicht ohne Einfluß auf die Wasser-, Kohlensäure-, Wärmeabgabe des Körpers sein wird. Ebenso einleuchtend ist, daß man naturgemäß in Anbetracht des eben Gesagten nicht mit quantitativ fixierbaren Abweichungen von der Norm rechnen kann, zum anderen, daß das Ausmaß der Abweichungen von der Summe der Flächenareale der mit Parakeratose an die Umwelt angrenzenden Krankheitsherde abhängig sein wird. Ferner ist jeweils zu bedenken, ob die Tätigkeit der Schweiß- und Talgdrüsen in den Efflorescenzen oder/und auch in deren Irradiationssphäre anatomisch oder funktionell (Beispiele[2]) aufgehoben oder blockiert ist. Für Parakeratose *spezifische* Substanzverluste stellen naturgemäß sich ablösende Schuppen(krusten) dar. In der physiologischen Praxis gruppieren sich die Untersuchungen einerseits um die Erforschung der Ausscheidungsveränderungen im Bereich kleiner Flächen (z. B. psoriatischer Plaques) oder aber solcher bei *erythrodermatischer*, d. h. mehr oder weniger das ganze Integument befallender Umstellung der normalen Verhornung auf den parakeratotischen Typ. Studien konkommittierender Schweiß- und Talgdrüsenstörungen bedürfen meist der histologischen Kontrolle, um anatomische von funktionellen Veränderungen trennen zu können. Da Gewebsexcisionen naturgemäß nur sehr beschränkt Rückschlüsse selbst auf benachbarte Hautareale zulassen, sind in dieser Hinsicht oft genug nur qualitative Aussagen möglich, soweit sie nicht indirekt gestützt werden können. Diese Vorbemerkungen werden verständlich machen, daß eine systematische Besprechung der Befunde nicht möglich ist.

Ausscheidungsstörungen bei umschriebener Parakeratose.

Die Zunahme der Rate der transepidermalen Wasserverdunstung (Perspiratio insensibilis (P. I.)] über psoriatischen Plaques auf das 3—10fache der Normalwerte[3] kann verschieden gedeutet werden. Die angeführten Autoren ziehen gerade bei dieser (überstürzten!) parakeratotischen Verhornung die Bedeutung des Dehydrationswassers in engste Erwägung. Die von uns schon bei der Besprechung der physiologischen P. I. geäußerten Bedenken gelten bei der Parakeratose aber andererseits ebenfalls im verstärkten Maße, fällt doch in der Psoriasis-Efflorescenz das nach beiden Seiten als Abschirmschicht fungierende Strat. lucidum je nach Akuität des Prozesses mehr oder weniger weg.

[1] Monacelli und Ribuffo 1952.
[2] Pemberton 1929, Gans 1929, Halter 1949, Kernen 1953, Korting 1954.
[3] Felsher und Rothman 1945.

Stellt man ferner das in dem passiv (oder spezifisch) ausgeweiteten Saftspaltensystem des Zellepithels relativ besser fluktuierende entzündliche Ödem oder auch Transsudat in Rechnung, ferner die Dochtwirkung der von Lufträumen aufgelockerten lamellösen Parakeratose, so erscheint Diffusionserleichterung als Verursachung dieser gewaltigen Zunahme der P. I.-Intensität wohl eindeutig plausibel.

Kohlensäure. Ob andererseits die als erhöht befundene CO_2-Ausscheidung von entzündlich veränderter und dementsprechend jeweils sicherer oder mutmaßlich parakeratotischer Oberhaut[1] ebenso zu deuten ist, sei dahingestellt. Die Erhöhung der CO_2-Ausscheidung bei blander Hyperämie spräche dafür, andererseits erscheint die Herkunft zumindest eines nennenswerten CO_2-Anteils aus epidermisständigen Stoffwechselprozessen nicht unwahrscheinlich.

Ausscheidungsstörungen bei Erythrodermien.

„Erythrodermie" ist keine Diagnose, sondern Beschreibung eines Zustands, der allerdings erst nach sorgfältiger Anamnese sowie längerer Beobachtung, gegebenenfalls histologisch, einer primären Dermatose (allergisches Kontaktekzem mit sekundärer medikamentöser, autogen-bakterieller oder genetisch unbekannter Generalisation, seborrhoisches Ekzem, ekzematisierte Neurodermitis, Psoriasis, Lichen ruber, aber auch Blastomatosen wie Mycosis fungoides, Morbus Hodgkin usw.) zugeordnet werden kann. Es bleibt aber ein nicht unerheblicher Rest diagnostisch schwer zu klärender, primärer Erythrodermien, während andererseits auf eine Erythrodermie, wahrscheinlich gleich welcher Genese, als eine von ihr unscharf abzugrenzende Zweitkrankheit sich eine *benigne Begleitretikulose* mit lipomelanotischer (interfollikulärer) Lymphadenopathie aufpfropfen kann. Eine Übersicht über die klinische Differentialdiagnostik gibt LUTZ[2]. Statistische Erhebungen über Grundkrankheiten finden sich bei BEEK[3]. Die psoriatische Erythrodermie ist im allgemeinen noch am besten als solche zu erkennen.

Störungen des Wasser- und Wärmehaushaltes. Während die H_2O-Verluste durch insensible Schweißdrüsentätigkeit bei Erythrodermien annähernd zu vernachlässigen sein dürften — was keineswegs für die Rekonvaleszenzzeit gilt —, nimmt die Intensität der P. I., wie zu erwarten (s. S. 576), bei Erythrodermie außerordentlich zu. In eingehenden Untersuchungen fand MALI (1952) bei 9 Erythrodermie-Patienten einen täglichen Wasserverlust durch P. I. (Gesamtgewichtverlust abzüglich 400 cm^3 Ausatmungsluft) zwischen 800 und 2000 cm^3. Die für Personen mit gesunder Haut anzunehmende Proportionalität zwischen P. I. und *Grundumsatz* gilt naturgemäß bei Erythrodermie-Kranken nicht mehr. Letzterer war bei derselben Patientengruppe kaum bis beträchtlich erhöht (+ 39 bis + 120%), woraus sich ein P. I.-Überschuß von nur 25—150% nach den HELLERschen Angaben berechnen lassen würde. Die *Hautoberflächentemperatur* ist nicht immer so hochliegend, wie man erwarten sollte, was z. T. auf dem Wärmeentzug durch die P. I. beruhen dürfte, der seinerseits Wärmeverluste durch Strahlung usw. herabsetzt. Der Organismus des Erythrodermie-Patienten verschafft sich gewissermaßen selbst eine, naturgemäß sehr anfällige, zusätzliche Thermoisolierung durch Perspirierung einer Wasserdunsthülle. Eine generalisierte Hautentzündung kann offenbar den Gesamtorganismus im Bereich des Wasser-Wärme-Haushalts erheblich belasten.

Substanzverluste. Die täglich anfallende Schuppenmenge bei exfoliierenden Dermatitiden wie auch generalisierter Psoriasis mag bis 25 g[4], sicherlich nicht

[1] ERNSTENE 1932. [2] LUTZ 1946. [3] BEEK 1948. [4] PEGUM 1952.

selten aber auch beträchtlich mehr betragen. Der angegebene Wert bedeutet im übrigen, daß bei einer Erythrodermie mit diesem Schuppenverlust die Keratinisierungsgeschwindigkeit gegenüber dem gesunden Menschen sich ungefähr verdreißigfacht hat; es sei denn, daß eine besonders betonte exsudative Note besteht. Die aerobe wie anaerobe Atmung psoriatisch erkrankten Epithels liegt dabei nur um etwa 50%[1] (bis 300%[2]) höher als die des normalen Epithels. Berechnet man die Schuppenverluste als Eiweißverluste (Schuppengewicht × 0,8 bis 0,9), so ergibt sich eine nicht unbeträchtliche Ausscheidung wertvoller Stickstoffverbindungen, die auch essentielle Aminosäuren betrifft (unlösliche parakeratotische Skleroproteine einer exfoliierenden Dermatitis enthielten 2,4% Cystin, 5,7% Tyrosin, 1,5% Tryptophan, 0,6% Histidin, 10% Arginin)[3]. Direkte Beziehungen zur Plasmaeiweißkonzentration sind naturgemäß nicht zu erwarten; während die psoriatische Erythrodermie in der Regel normale Werte zeigte, scheinen gewisse Relationen bei Erythrodermien anderer Genese zu bestehen[4]. Abweichungen der Konstellationen der Serumeiweißfraktionen von der Norm sind jedenfalls offensichtlich von der Krankheit, nicht vom Eiweißverlust durch Schuppung bedingt[5] (vgl.[6]). Aus den Analysen des Wasserlöslichen von (psoriatischer) Parakeratose[7] lassen sich folgende tägliche Verluste berechnen (bei Zugrundelegung einer Schuppung von 25 g): 0,2 g Gesamtschwefel (0,52 g Cystein pro die[8]), 70 mg Chlorid, 60 mg Gesamtphosphor, Mineralkationen unbedeutend. Naturgemäß schließen diese (unvollständigen) Angaben nicht aus, daß mit starker Schuppung biologisch spezifisch wichtige Substanzen in relativ beträchtlichen Mengen verlorengehen, was z. B. die oft unverhältnismäßig lange Krankheitsdauer mit erklären könnte. Greifbare Beweise ex juvantibus liegen allerdings z. Zt. nicht vor. Phenolische (und neutrale) Steroide[9].

Pathologie der Schweißabsonderung.

Anhidrosen.

1. Hereditäre Dysplasie-Syndrome mit Anhidrosis.

Es wurde schon bei Besprechung der P. I. sowie der Schweißphysiologie auf das eigentümliche Naturexperiment der *hereditären ektodermalen Dysplasie mit Anhidrosis*[10] hingewiesen, das in seiner vollentwickelten Ausprägung generalisierte Hypotrichose, Zahndefekte, zentrale Gesichtsblässe, totale Anhidrose (einschließlich apokriner Drüsen[11] vgl.[12]), eventuell auch neurale Degenerationserscheinungen[10] sowie eine typische, an Lues connatalis erinnernde Form des Gesichtsschädels aufweist. Es wird auch eine dominant vererbliche „Anhidrosis mit Neurolabyrinthitis“ beschrieben[13], ferner auch von anderen Syndromen mit Anhidrosis berichtet. Befallen ist zumindest das ganze ekkrine System, d. h. die thermoregulatorisch und emotionell stimulierbaren Drüsen. Ob auch die apokrinen Drüsen betroffen sind, ist nicht häufig untersucht; zu erinnern ist an das jugendliche Alter wohl der meisten bekanntgewordenen Patienten. Die von der Dysplasie Betroffenen haben keine genügende Regulationsmöglichkeit ihres Wärmehaushalts (s. S. 536); wahrscheinlich kann ein Exitus schon bei relativ niedrigem Fieber auf die Anhidrosis zurückgeführt werden[10]. Ähnliche Beobachtungen bei generalisierter Poikilodermia atrophicans vascularis (JACOBI)[14].

---

[1] STÜTTGEN 1955. [2] BUHMANN 1935. [3] WILKERSON 1934. [4] PEGUM 1952.
[5] BEEK 1949. [6] LEINBROCK 1952, RÖCKL und JAROSCHKA 1953.
[7] ZORN 1952. [8] PETERS 1945. [9] SCHREUS und OBERSTE-LEHN 1951.
[10] KLINGMÜLLER und KIRCHHOF 1954, MACKEE und ANDREWS 1924.
[11] BRAUN-FALCO und GÜRTLER 1956. [12] WAGNER jr. 1952.
[13] HELWEG-LARSEN und LUDWIGSEN 1946. [14] MARCHIONINI und BÖHNING 1934.

2. *Schweiß-Retentionssyndrom.*

Abgesehen von der *Erschöpfungs-Hypo-* oder *Anhidrose* gibt es ein eigentümliches, meist, aber nicht ausschließlich in den Tropen auftretendes Krankheitsbild, das vorzugsweise schwerer körperlicher Arbeit ausgesetzte, nicht akklimatisierte Personen befällt. *Dieses Schweiß-Retentionssyndrom* wurde erst im 2. Weltkrieg (1944) in seiner Eigenart und Bedeutung erkannt[1] und wurde bald Gegenstand eingehender dermatologischer Forschung. Als Ursache konnte eine Okklusion der Schweißporen durch Hornpfröpfe ermittelt werden, die — nach einer gewissen Zeit scheinbar ungehemmten Schwitzens — ziemlich plötzlich einsetzt und mit den Symptomen einer Wärmestauung verbunden ist. Das Bild als solches, wenn auch weniger dramatischer Ausprägung, soll auch in Fabrikanlagen mit entsprechendem Innenklima vorkommen[2].

Die Pathomechanik ist insofern interessant, als am Porus der Drüsenausführungsgänge zunächst ein Hornring entsteht, dessen Lumen sich immer mehr einengt, bis der Schweiß nicht mehr austreten kann, ein Rupturbläschen bildet (oder sekundäre Bläschenbildung in der Epidermis hervorruft), das seinerseits den Hornconus größer werden läßt. Die Folge hiervon ist eine tiefer greifende Gangauftreibung (Miliaria profunda) mit sekundären entzündlichen Reaktionen. Der sezernierende Drüsenteil wird weder anatomisch noch funktionell beeinflußt, so daß nach einigen Wochen restitutio ad integrum eintritt, die durch externe Keratolytica forciert werden kann[3]. Das Phänomen ist keineswegs jetzt erst entdeckt, sondern ein nicht ganz seltener histologischer Nebenbefund bei abheilenden entzündlichen Dermatosen mit Epidermisbeteiligung, dem klinisch die bekannte, wenn auch nicht immer beachtete oder erkannte Miliaria cristallina (subcorneal gelegenes Retentionsbläschen, Sudamina) bzw. Miliaria rubra (et profunda) entspricht. Jedoch erst die Beobachtung lebensbedrohlicher Störungen der Thermoregulation als Folge eines *essentiellen, universellen* Schweißretentionssyndroms gab den Anstoß zu eingehenden experimentellen Studien. Hierbei ergaben sich gewisse Anhaltspunkte, daß auch die *symptomatische*, sekundäre Schweißretention eine Rolle im Sinne eines Unterhaltungsfaktors bei mehreren Dermatosen spielen könnte[4], sei es direkt, sei es in Form einer (tertiären [allergischen]) Reaktion auf Schweißbestandteile oder auf schweißfähige Allergene bei Neurodermitis usw. Auch Juckreizkrisen usw. werden mit Schweißretention in Zusammenhang gebracht. Vorerst handelt es sich bei dieser sekundären, circumscripten Variante des Schweißretentionsphänomens um den Gegenstand einer Forschung, deren klinische Fruchtbarkeit sich noch erweisen muß. Auf die Bedeutung der Sekretions*intensität* als vermutlich die des eigentlichen pathogenetischen Faktors sei hingewiesen. Da Rückresorptionsvorgänge (ab mittlerem Gangteil ?) sehr wahrscheinlich physiologisch sind, ist nicht ohne weiteres einzusehen, warum eine *mäßige* Sekretionsrate bei verschlossenem Porus schwerwiegende lokale Folgen haben soll. Es bestehen histochemische Anhaltspunkte, daß eine okkludierte Drüse in der Tat weiterarbeitet; andererseits waren hidromechanische reaktive Folgen dieser unter Druck erfolgenden Sekretion histologisch, wenn überhaupt, so nur angedeutet faßbar[5].

Dyshidrose.

Die Dyshidrose stellt eine Aussaat kleiner Vesikeln in der Epidermis des Handtellers und der Finger ohne primäre Mitbeteiligung des Coriums dar. Bei kautem, gleichmäßigem Befall beider Hände handelt es sich meist um ein Mykid,

[1] WOLKIN, GOODMAN und KELLEY 1944, ALLEN und O'BRIEN 1944.
[2] LUTZ 1951. [3] SULZBERGER und ZIMMERMAN 1946, O'BRIEN 1947, SHELLEY 1951.
[4] SULZBERGER, HERRMANN und ZAK 1947. [5] CORMIA und KUYKENDALL 1955.

ausgehend von oft wenig eindrucksvollen Fußherden oder um eine andere „Id-Eruption"; bei primär mehr asymmetrischem Auftreten ist an eine Mykose selbst oder auch an ein allergisches Kontaktekzem zu denken. Wie ersichtlich, beinhaltet die so häufige, gern rezidivierende Dyshidrose terrain-isomorphe Bilder verschiedener Genese. Viele histologische Studien sprechen gegen die Richtigkeit der Bezeichnung[1], wenn auch Stimmen nicht fehlen, die in der Tat Zusammenhänge mit Schweißdrüsen im Sinne einer (intraepidermalen) Verlegung des Ausführungsganges für teilweise gegeben erachten (s. GANS 1955); eine Auffassung, für deren Richtigkeit p_H-Messungen der Bläscheninhalte herangezogen werden könnten.

MARCHIONINI (1930) konnte recht erhebliche p_H-Schwankungen (p_H 4,6—8,2) der Bläschenflüssigkeiten potentiometrisch feststellen und saure Werte (p_H 4,6—5,8) der Miliaria cristallina, intraepidermalen Blasen (nach UV-Bestrahlungen[2]) sowie den echten Dyshidrosen (T. FOX) klinisch zuordnen, während vesiculöse Infektionen bakterieller wie mykotischer Art p_H-Werte um den Neutralpunkt, Ekzeme und dyshidrosiforme „Id"-Reaktionen leicht alkalische p_H-Werte aufwiesen. Naturgemäß kann primär saurer Bläscheninhalt durch Exsudateinstrom oder parasitäre Besiedlung späterhin einen höheren p_H-Wert annehmen. — Auch im Lichte neuerer Erkenntnisse ist primär saure Reaktion jeder subcornealen, vielleicht auch intraepithelialen Schweißretentionsflüssigkeit in der Tat anzunehmen, da der Sekretionsschweiß bei Berührung mit den wasserlöslichen Inhaltsstoffen der Verhornungszone zweifellos sauren Charakter annimmt. Andererseits: ein saurer Bläschen-p_H-Wert *kann* echte Dyshidrose bedeuten, *muß* es aber nicht, da *jede* sich subcorneal ansammelnde Flüssigkeit, mithin auch eine solche bei toxisch-allergischen, primär epithelständigen Vesikelbildungen sauer reagieren dürfte, soweit sie noch nicht in Kommunikation mit subepidermal entzündlichen Trans- oder Exsudationsprozessen getreten ist. Ist letzteres der Fall, oder kommt es zu sekundärer Keimbesiedlung, wird in der Tat auf jeden Fall das p_H ansteigen.

Auch neuerdings wird die Möglichkeit einer „echten Dyshidrose" im Rahmen des Interesses für Schweißretentionsvorgänge erneut diskutiert[3]. Zumindest in der Mehrzahl der Fälle dürften jedoch wohl kleinste umschriebene intraepidermale Colliquationsherde genannter Genese vorliegen. Jedenfalls aber bedarf jeder individuelle Fall sorgfältiger Untersuchung und Erwägung.

Hyperhidrosen.

Die Grenzen zwischen starkem Schwitzen und einer die physiologische Variationsbreite überschreitenden Hyperhidrosis sind nicht scharf zu ziehen, jedenfalls soweit es sich nicht um umschriebene Schwitzareale handelt.

WAY und MEMMESHEIMER (1940) bringen folgende Einteilung:

Generalisierte Hyperhidrose mit Aussparung variabler Hautareale.
Symptomatisch bei Malaria, Tuberkulose, Typhus.
Umschriebene Hyperhidrose (z. B. palmoplantar).
Universelle Hyperhidrose.
„Paradoxe" Hyperhidrose z. B. bei Nervenläsionen.
Einseitige Hyperhidrose, verdächtig auf Sympathicusaffektion oder reflektorische Genese.

Hier erscheint es zweckmäßiger, die vielen Formen nach genetischen Gesichtspunkten zu ordnen, da die Lokalisation ein zwar oft charakteristisches, aber im Wesen doch akzidentelles, vom Sitz der eigentlichen übergeordneten Störung bzw. dem jeweiligen Schwitztyp abhängiges Kennzeichen ist:

Reaktivitätshyperhidrosen.
Emotionelle Hyperhidrosen.
Durch nachweisbare oder vermutbare Affektionen sudomotorischer Bahnen bedingte umschriebene Hyperhidrosen.
Kontaktinduzierte Hyperhidrosen.

---

[1] DEVINE 1952, WILSON und THACKRAY 1952.
[2] KELLER 1927. [3] SULZBERGER und HERRMANN 1954.

Da hier die Pathologie des Schweißes als Ausscheidung der Haut abzuhandeln ist, werden nur einige klinisch wichtige oder typische Bilder genannt; insbesondere erscheint es nicht angebracht, auf die zahlreichen Schweißstörungen bei Läsionen des Nervensystems, z. B. nach neurochirurgischen Eingriffen, einzugehen[1].

Reaktivitätshyperhidrose wird offenbar meist „*thermische Hyperhidrose*" benannt, da man diesem Begriff eine Schwitzneigung z. B. bei oder nach chronisch-konsumierenden Infektionskrankheiten insofern unterordnen kann, als die Betreffenden schon nach geringen *Anstrengungen* ins Schwitzen geraten, was aber ebenso, wie Rothman (Monographie 1954) mit Recht betont, mehr oder weniger auch nach *psychischen* Reizen sowie *reflektorisch* nach ganz heterogenen Einwirkungen der Fall ist. Andererseits ist diese Hyperhidroseform ein allbekanntes Symptom bei Thyreotoxikose, gelegentlich auch bei vegetativer Dystonie, wobei die erhöhte Vagus- und Sympathicuserregbarkeit, aber auch warme Haut als „Conditioning"-Faktoren angesehen werden können, die die Ansprechbarkeit der Schweißdrüsen auf an sich physiologisch dosierte zentrale oder reflektorische Impulse erhöhen. Es erscheint mithin nicht sehr sinnvoll, *einen* Stimulationsfaktor herauszugreifen, vielmehr richtiger, als das Gemeinsame der betreffenden Hyperhidrosen die *generell erniedrigte Reizschwelle* der Drüsensekretion anzusehen. Letztere kann verschiedenartige, im Einzelfall oft unklare Ursachen haben und ist andererseits auch Ausdruck einer mangelhaften Adaptation. Schweiß-Sekretion bei vegetativer Dystonie[2].

Emotionelle Hyperhidrosen. Wie schon im physiologischen Abschnitt betont, sind die bevorzugten Hautgebiete des emotionellen Schwitzens zwar die Palmoplantarflächen, aber je nach Reizstärke und individueller Veranlagung können auch alle anderen Hautgebiete mit gewisser Bevorzugung der Stirn abgestuft auf „emotionelle" Reize ansprechen. Man kann das umfangreiche Beobachtungsgut nicht in einer kurzen Formel zusammenfassen. So bekannt und physiologisch der kalte Angstschweiß an der Stirn ist, so wenig bedarf die ebenfalls „emotionell" genannte Palmoplantar-Hyperhidrose massiver Affektsituationen zur Auslösung[3]. Akustische Eindrücke keineswegs übermäßiger Art, Konzentration auf eine gestellte, einfache, von der Versuchsperson als lösbar empfundene Aufgabe genügt, um subvisible Handschweiß-Sekretion anzuregen. Die Skala adäquater Reize beginnt demnach bei in „emotioneller" Hinsicht ganz indifferenten Signalen exogener und corticaler Natur; sie umfaßt aber auch das, was man gemeinhin unter „emotionell*" versteht[4]. Es wird vielleicht so verständlich, daß gerade die *palmare* Schweiß-Sekretion — die Plantarsekretion dürfte zumindest quantitativ abweichen — mit ihrem so breiten Reizperzeptionsfeld und ihrer extrem niedrig liegenden Reaktionsschwelle offensichtlich zur pathologischen Übersteigerung ihrer natürlichen Funktion prädisponiert erscheint, gehört doch die *Palmarhyperhidrose* zu den häufigsten klinischen Bilder gestörter Schweiß-Sekretion. Es erscheint deshalb auch von fraglichem Nutzen, in ihr ohne weiteres und immer ein ausschließlich „psychosomatisch" induziertes Krankheitsbild sehen zu wollen. Allerdings gehört die Palmarhyperhidrose zu jenen Erkrankungen, bei denen das *Symptom gleichzeitig einen adäquaten Reiz darstellt oder bedingt* (anderes Beispiel: Urticaria factitia) — die Beobachtung der eigenen schweißtriefenden Hand ist wohl in der Tat ein beträchtlicher emotioneller Reiz! Es ist in diesem Sinne gerade bei der Hyperhidrosis manuum die deutliche Tendenz zur Selbstaufschaukelung als pathogenetischer Forcierungsfaktor anzusehen, eine

[1] List 1938/39, Übersicht 1948, Ackermann 1939. [2] Dorscheid 1955.
[3] L. Cohen 1944, M. Cohen 1950. [4] Palmer 1947.

* Vgl. allerdings Harriman (New Dictionary of Psychology, London 1952): "Theories of emotions differ as widely as definitions do."

Krankheit, die zwar im weitesten Sinne psychosomatischer Natur ist, deren circulus vitiosus jedenfalls aber oft nur durch nicht psychologische Therapie durchbrochen werden kann; was nicht ausschließt, daß eine neurotisch verankerte Konfliktsituation hier und da nachweisbar sein mag. — Emotionelle Hyperhidrosen an anderen Körperstellen sind viel seltener[1]. *Profuses, universelles emotionelles* Schwitzen (Furchtsituation) wird psychiatrischerseits als Zeichen einer „descending involvment" aufgefaßt[2].

Kontaktinduzierte Hyperhidrosen. Abgesehen von Chlorkalk erwies sich neuerdings Thioglykolsäure (Kaltwellflüssigkeit) als eine Chemikalie, die bei langfristig beruflichem Kontakt reaktive, reversible Hyperhidrose an den exponierten Fingern hervorruft[3] (Abb. 6). Auch diese eigentümliche Hyperhidroseform tritt wie die emotionelle Palmarhyperhidrose in 2 Intensitätsgraden auf: zunächst als isolierte Erscheinung, später in Verbindung mit entzündlichem Ödem der befallenen Finger. Es handelt sich um eine rein toxische Wirkung mit unbekanntem Pathomechanismus; eine konstitutionelle Disposition, etwa im Sinn einer Akrocyanose, spielt keine Rolle.

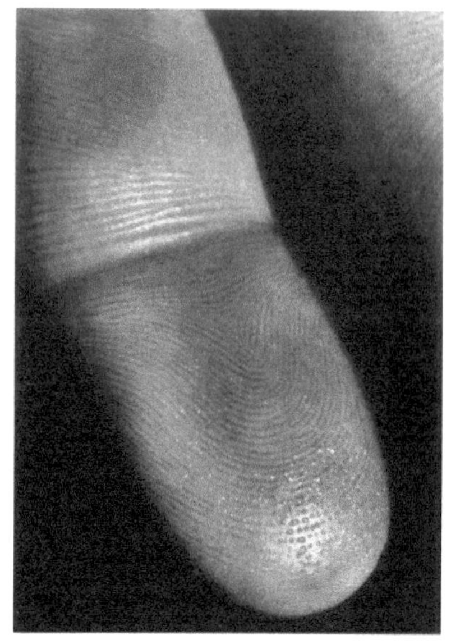

Abb. 6. Kontakthyperhidrosis bei gewerblichem Umgang mit Kaltwellflüssigkeiten (schwach alkalischen Thioglykolatlösungen), 18jährige Friseuse. (BORELLI u. KRAFT, 1955).

Chromhidrosis.

Ohne Zweifel ist bei farbigem Schweiß primär an Artefakte[4] oder Fehldeutungen zu denken. Ebenso sicher aber gibt es von kritischen Beobachtern bestätigte Fälle von Absonderung gefärbten Schweißes. Seine häufigste Lokalisation (Achselhöhlen) erfordert bei gelbem oder rotem Ton zunächst Ausschluß der häufigen, harmlosen sog. Trichomycosis palmellina, die in Umschließungen der Haare seitens meist citronengelber oder rostig-roter Saprophytenkolonien (diphtheroide Stäbchen oder Nocardia-Arten[5]) besteht.

Die *Genese* der gefärbten Schweiße ist offenbar sehr heterogen. Apokrine Drüsenzellen enthalten Lipidgranula verschiedener Farbtönung; schon der „normale" apokrine Schweiß kann gelblich sein. Es erscheint (a posteriori) naheliegend, daß diese Granula auch mehr in Erscheinung tretende (Fe-haltige?) Farbtönungen verursachen können. Jedenfalls ist apokrine Genese teils erwiesen, teils auch bei nicht für apokrine Sekretion charakteristische Regionen experimentell erhärtet[6]. Bei rotem Schweiß ist grundsätzlich zuerst an Hämathidrosis zu denken, die bei „hysterischen" und vegetativ labilen Frauen (mit gewisser Cyclusabhängigkeit) zu beobachten sein soll. Blaue und (schwarze?) Schweiße können doch wohl, zumal wenn sie Eigengeruch zeigen, primär oder sekundär bakteriell bedingt sein. Eine geistreiche These faßt die Chromhidrose als rudimentär-atavistische Erscheinung naevusartiger Natur auf, vergleichbar dem Blutschwitzen des wütenden Hippopotamus[7]. Blauen Schweiß kann zu Indigo oxydiertes enterogenes Indican bedingen. Die histochemische Nachweisbarkeit von

[1] MELLINKOFF 1951. [2] RADO 1952. [3] BORELLI 1955, HÖFS 1954.
[4] MAYR 1937. [5] CRISSEY, REBELL und LASKAS 1952.
[6] SHELLEY und HURLEY 1952. [7] SAMBERGER 1939.

Monoamin-Oxydasen in Drüsenzellen, allerdings auch in solchen der ekkrinen Schweißdrüsen wie auch in Talgdrüsen sowie in der Epidermis, läßt an deren pathogenetische Mithilfe bei der Chromhidrosis denken; Tryptamin z. B. wird zu einem dunklen Pigment oxydiert[1]. Die Pathogenese wäre demnach eine solche des Chromogens.

Beobachtet ist u. a.: Universeller, primär farbloser, an der Luft *schwarz* werdender Schweiß[2]. Fakultativ blaugrauer oder spangrüner Schweiß bei Ochronose[3], grünlicher Schweiß bei Cu-Resorption, rötlicher bei KJ-Zufuhr[1]. Gesichtslokalisierte Cyan- oder Melanhidrose[4], an gleicher Lokalisation roter Schweiß bei einem 10jährigen Jungen[2].

Bromhidrosis.

Naturgemäß kann Bromhidrosis überall da auftreten, wo auf der Hautoberfläche sich günstige Gelegenheiten für die Entwicklung einer bakteriellen Mischflora mit unangenehm riechenden Stoffwechselprodukten bieten. Die an sich schon reichliche bakterielle Besiedlung aufweisenden Achselhöhlen können, wenn auch relativ selten, eine ausgesprochene Bromhidrosis zeigen (s. Physiologie); weit verbreiteter ist jedenfalls bekanntlich der Schweißfuß. Die ekkrinen Schweißdrüsen der Plantarflächen unterstehen ebenso wie die Palmarflächen „emotionellen" Sekretionsimpulsen, allerdings wird über gleichzeitige Hyperhidrosis manum et pedum nur vereinzelt berichtet, wie auch eine „emotionelle" Hyperhidrosis pedum im engeren Sinne der Psychosomatik zwar denkbar, aber offenbar kaum Gegenstand diesbezüglicher Analysen gewesen ist. Während die Palmarflächen hinsichtlich ihrer p_H-Werte sich kaum von denen des sonstigen freien Integuments unterscheiden[5], finden sich schon normalerweise p_H-Verschiebungen zum Neutralpunkt (und leicht darüber hinaus) an den Fußsohlen, und zwar ganz bevorzugt an den Druckflächen (Fersengegend, laterale Partien der Sohle). Bei der Bromhidrosis steigt das p_H an den genannten Arealen bis 8,0 und z. T. darüber hinaus[5], offensichtlich als Folge sekundär bakterieller Zersetzung der wasserlöslichen Substanzen des übermäßig sezernierten Schweißes durch Bact. graveolens, saprogenes, foetidum usw. Da durch die leichte Alkalität des Fuß-Saftes die macerierende Wirkung des Schweißes bei Wärme und dauernder Durchnetzung auf das stark ausgebildete Strat. corn. der Fußsohle gesteigert wird, ergibt sich ein gegebenenfalls rasch zu flächigen Entzündungen führender circulus vitiosus.

Pathologie der Talgabsonderung.

Wie bei allen Ausscheidungsstörungen bestehen auch hinsichtlich des Oberflächentalges drei grundsätzliche Möglichkeiten; ungenügende, qualitativ veränderte, übermäßige Talgproduktion. Die klinische Erfahrung hat nun gezeigt, daß nur zwei nichtphysiologische Zustände sicher unterschieden werden können: ungenügende und überschießende Talgausscheidung; ob insbesondere letztere nicht doch einen Einschlag von Dysfunktion hat, ist z. Zt. wohl noch nicht sicher genug zu entscheiden. Sowohl Hypo- wie Hyperfunktion des Talgsystems sind noch keine Krankheiten im eigentlichen Sinne, prädisponieren aber zu solchen in individuell wechselndem, von endogenen und exogenen Faktoren abhängigem Ausmaß. Für Unterproduktion hat sich der Ausdruck Asteatose (auch „*Sebostase*"), für Überfunktion die Bezeichnung *Seborrhoe* eingebürgert.

Der Ausdruck *Seborrhoe* ist sprachlich nicht exakt, da von einem makroskopisch wahrnehmbaren „Talgfluß" weder bei normalen Lipidverhältnissen noch selbst bei extrem hohem

---

[1] SHELLEY, COHEN und KOELLE 1955. [2] Ref. nach WAY und MEMMESHEIMER 1940.
[3] Ref. nach FRIDERICH und NIKOLOWSKI 1951.
[4] SHELLEY und HURLEY 1952, Ref. nach WAY und MEMMESHEIMER 1940.
[5] MARCHIONINI und CERUTTI 1932.

Talgspiegel an der Hautoberfläche die Rede sein kann. Wo Talg wirklich fließt, was als seltene Folge auf umschriebenen Arealen nach Nervenverletzungen angeblich vorkommen soll, dürfte es sich um die Folge der Talgpromotion durch Schweiß-Sekretionsentleerung handeln. Es erscheint kaum zweckmäßig, die festeingefahrene klinische Bezeichnung „Seborrhoe" verbessern zu wollen, etwa durch Umbenennung in „Dysseborrhoe", da dieser Ausdruck eine fehlerhafte Zusammensetzung des seborrhoischen Talges, d. h. ein Analysenergebnis präjudiziert; „Hyperseborrhoe" dürfte sprachlich noch unglücklicher sein.

Eine weitere Krankheitsgruppe, die mit Talgdrüsenstörungen in allerdings nur noch zum Teil direktem, zumindest aber — insgesamt — nicht in sehr sinnfälligem Zusammenhang steht, stellen die verschiedenen Formen der *Acne* dar.

Verminderte Absonderung.

Eine *verminderte Talgsekretion* ist z. B. bei der *Ichthyosis*, vielleicht auch bei der *Xerodermie* sowie der *Kerosis* DARIER anzunehmen. Da Talgdrüsen- und Schweißdrüsenentwicklung in gewisser Korrelation zueinander stehen, werden auch die dysplastisch-anhidrotischen Syndrome hier zu nennen sein. Den Zustand einer völligen Asteatose kann es im übrigen nicht geben, da ja die Bildung epidermogener Hornschichtlipide eine obligate Begleiterscheinung des Keratinisierungsprozesses ist. Der hohe Cholesteringehalt der extrahierbaren Oberflächenlipide ichthyotischer Haut (s. S. 572) ist ein recht bindender Hinweis sowohl auf deren Herkunft wie auch auf die Talgdrüsenarmut der betreffenden Haut. Der Anteil verharzter Lipide soll übrigens bei Ichthyosis hoch sein[1]. Im übrigen scheint es Menschen mit einem unterdurchschnittlichen Lipidregenerationsvermögen zu geben[2]. Wieweit diese Unterfunktion konstitutionell verankert (idiotypisch) oder aber peristatischer Natur (paratypisch) ist, muß erst weitere, in Anbetracht ihrer gewerbedermatologischen Bedeutung als vordringlich zu bezeichnende Forschung ergeben. Physiologische Unterfunktion in der Präpubertät ist ohne direkte klinische Bedeutung, im Senium dagegen wahrscheinlich eine pathogenetische Komponente des „Pruritus senilis".

Seborrhoe.

Von erheblich größerer praktischer Bedeutung ist Talgdrüsen*überproduktion* = Seborrhoe.

Neben einer *Seborrhoea oleosa* ist, fast häufiger, eine mit pityriasiformer, d. h. feiner Schuppung verbundene Form zu beobachten, die — bisweilen jahrelang stationär — vorzugsweise am Haarboden des Kopfes beobachtet wird. Beide Formen prädisponieren für das seborrhoische Ekzem, das im Kopfbereich gern in Form mitunter perakuter, zu großflächigem Nässen exacerbierender, erythrosquamöser, bisweilen an Psoriasis erinnernder Plaques auftritt. Am Rumpf dagegen durchläuft das seborrhoische Ekzem in den medialen Rücken- und Brustpartien häufig ein Stadium petaloid umschriebener, fettiger („seborrhoischer"), auch rosea-artiger, psoriasiformer usw. Ekzematide. Das Bild des vollentwickelten seborrhoischen Ekzems[3] mit Befallensein nunmehr aller Prädilektionsorte: Kopfhaut einschließlich Gesicht, Hals, vordere und hintere Schweißrinne, intertriginöse Orte wie Achselhöhlen, Inguinalgegend, ist keineswegs selten und zumindest zu einem maßgeblichen Anteil bakterieller Natur.

Die intertriginösen Orte nehmen insofern eine Sonderstellung ein, als ein excessiver Lipidreichtum im seborrhoischen Status, aber ohne Ekzem noch weiterer experimenteller Sicherung bedarf. Seborrhoe und seborrhoisches Ekzem(atoid) haben zwar in der Tat Kopfgebiet und Schweißrinnen als wichtigste Lokalisation gemeinsam — sonst wäre die

[1] LINSER 1904. [2] CARRIÉ 1951, MACKENNA 1950.
[3] GANS 1952, NIKOLOWSKI 1953.

Bezeichnung „seborrhoisches Ekzem" verfehlt —, andererseits springt das seborrhoische Ekzem aber als eine wahrscheinlich überwiegend bakteriogene Erkrankung naturgemäß gern auf andere Regionen geringeren Widerstandes bzw. besserer Bedingungen für eine Bakterienflora über. Neuere Bestimmungen der Lipide auf der Haut bestätigten Kopfgebiet, vordere und hintere Schweißrinnen als Areale schon normalerweise hohen Talgspiegels[1]. Die Achselhöhlen weisen tiefe Werte auf[1]. Legt man die Cholesterinwerte nicht als absoluten, sondern als vergleichsweisen Indicator der Gesamtlipide zugrunde, so scheinen beim seborrhoischen Ekzem die (klinisch bei dem Betreffenden nicht mitbefallenen) Achselhöhlen allerdings über die allgemeine Lipidvermehrung hinausgehende Werte zu zeigen[2]. Die Achselhöhle wäre demnach eine Region, die bei normalem Talgmantel zwar durch ihren höheren p_H-Wert und andere Faktoren ein von Bakterien bevorzugtes Hautareal darstellt, aber wenn überhaupt, erst bei manifester „Seborrhoe" das Hauptkriterium eines seborrhoischen Prädilektionsortes erfüllt.

Zur funktionellen Pathologie der Seborrhoe.

Die nähere Betrachtung läßt die Seborrhoe allein schon vom physikalisch-chemischen Blickpunkt aus als ein recht komplexes Geschehen erscheinen. Eine kurze Analyse, welche pathophysiologische Folgen eine einfache Talgüberproduktion, d. h. eine „*Hyperseborrhoe ohne Dysseborrhoe*" haben könnte, dürfte auch für rationelle experimentelle Fragestellungen von Nutzen sein.

1. Die physikalische Kennlinie der Temperaturabhängigkeit der Talgviscosität weist keinen Knickpunkt, vielmehr eine *Kurve* im Temperaturbereich der Hautoberfläche auf. Verschiebt sich das Verhältnis Drüsentalg/epidermogener Talg durch gesteigerte Drüsenaktivität zugunsten des Drüsentalges, so ist mit einer Senkung der genannten Kennlinie zu rechnen, da die Cholesterinarmut des Drüsentalges die Viscosität des Oberflächentalges verringern dürfte[3]. Dadurch könnte der ölige Charakter des Oberflächentalges bei der Seborrhoe mitbedingt sein.

2. Vermehrte Talgproduktion unterhält einen höheren Talgspiegel auch bei Annahme eines gleichbleibenden Exkretionsdruckes, normaler Talgzusammensetzung, Konstanz der Außentemperatur und der Hornschichteigenschaften und zwar auf Grund der schlechten Wärmeleitfähigkeit des Talges. Das Temperaturgefälle in der von innen geheizten Hautoberfläche versteilert sich mit zunehmender Dicke des Talgfilms, d. h. ein dickerer Talgfilm befindet sich durchschnittlich in einem weniger viscösen Zustand als ein dünnerer Talgfilm. Es ist anzunehmen, daß sich das analog der Viscositätserniedrigung durch höhere Außentemperaturen auswirkt, die ihrerseits Erhöhung des Talgspiegels bedingt[4]. Der unter 1. genannte Gesichtspunkt dürfte unterstützend wirken.

3. Es ist nicht unwahrscheinlich, daß Art und Ausmaß der Oberflächen-*denaturierung* der Lipide je nach epidermogener oder glandogener Herkunft unterschiedlich ist. Einen Anhaltspunkt gäbe das Verhalten der Jodzahl usw. der Talge in vitro (durch UV wird die Jodzahl des Oberflächentalges in kurzfristigem Versuch nicht verändert, wohl aber sinkt sie bei längerem Stehenlassen auf etwa 30% [5]).

Qualitative Änderungen der Zusammensetzung des Drüsentalges würden die eben angedeuteten, durch ausschließliche *Normo*-Hypersekretion wahrscheinlich allein schon erzielbaren, d. h. nur scheinbar qualitativen Abweichungen noch weiterhin komplizieren. So grober Art, daß man sie leicht erkennen könnte, sind sie bei der Seborrhoe jedenfalls nicht. Als Ursache einer abwegigen Zusammensetzung wäre zunächst die erhöhte *Zellproliferation* als solche denkbar (nicht ausgereiftes Exkret), ferner aber ein seborrhoespezifisches Einschleusen hämatogener,

---

[1] Herrmann und Prose (1951). [2] Marchionini, Manz und Huss 1938.
[3] Miescher und Schönberg 1944.
[4] Dünner 1946, Butcher und Parnell 1948. [5] Zehender und Schönberg 1948.

normaler Substanzen oder auch das Vorhandensein talgfähiger, normaler Blutbestandteile in erhöhter Konzentration bzw. nicht normalerweise vorhandener Blutbestandteile.

Befunde. Eine ganze Reihe der eben angedeuteten Probleme sind in analytischen oder experimentellen Untersuchungen angegangen worden, allerdings mit sehr unterschiedlicher Intensität und z. T. auch divergierenden Ergebnissen. Der bei der Seborrhoe unphysiologisch angehäufte Talg als solcher ist relativ selten Gegenstand der Forschung gewesen, was seine Gründe mit darin haben mag, daß die Grenzen zwischen höherem, aber noch normalem Lipidgehalt der Oberfläche und einer Seborrhoe fließend sind, andererseits der klinisch sinnfällige Eindruck der Seborrhoea oleosa keiner Nachprüfung zu bedürfen scheint.

Allgemeine Eigenschaften des seborrhoischen Talges.

Nach LINSER (1904) soll sich das Hautfett bei Seborrhoea oleosa im Vergleich zum normalen Hauttalg durch abnorm hohe *Säurezahlen*, hohe Verseifungszahlen, *hohe (?) Jodzahlen*, durch niedrigen *Schmelzpunkt*, durch kleinen Anteil des Nichtverseifbaren sowie durch sehr niedrigen *Cholesteringehalt* auszeichnen[1]. 50 Jahre später muß resigniert festgestellt werden: „In pathologischen Fällen (sc. von Seborrhoe) scheint der Talg flüssiger zu sein als normal. Ob diese Änderung auf Unterschiede in der Zusammensetzung, auf anormaler Schweißbeimengung oder auf anderen Faktoren beruht, ist unbekannt[2].“ Mit wieviel schwer zu durchschauenden, komplexen Problemen bei der Bearbeitung dieser Frage zu rechnen ist, zeigt die in den vorhergehenden Absätzen gegebene theoretische, aber kaum als unfruchtbare Spekulation zu bezeichnende Aufgliederung. Sehr plausibel wäre von vorneherein ein niedriger Cholesteringehalt, wenn man eine mehr oder weniger ausschließlich glandogene Genese des seborrhoischen Talges für erwiesen hält, wofür z. B. die offensichtliche Vergrößerung der relativen Drüsenoberfläche bei der Seborrhoe (s. unten) sprechen dürfte, für die aber auch andere Anhaltspunkte vorliegen. Allerdings wirft die Unabhängigkeit der Jodzahlen von der Höhe des Talgspiegels[3], andererseits die Feststellung, daß die (epidermogenen) Lipide der Anhidrose (und damit der Asteatotiker ?) eine *hohe* Jodzahl aufweisen sollen[4], ein Schlaglicht auf die Mangelhaftigkeit unserer Kenntnisse. Schon hier darf aber darauf hingewiesen werden, daß die Untersuchungen über die hormonale Bedingtheit der Talgdrüsengröße eine glandogene Herkunft des seborrhoischen Talges sehr wahrscheinlich machen, womit nicht gesagt ist, daß seine Bestandteile restlos in der Drüse selbst aufgebaut sein müssen. Ferner erscheint es nicht unmöglich, daß Lipide eine gewisse, erst bei abundantem Drüsenwachstum histologisch usw. überschwellig werdende Diffusionsbeweglichkeit haben, d. h. eine epidermogene Komponente bei der Seborrhoe vorgetäuscht sein könnte.

An der seborrhoischen Hautoberfläche faßbare Veränderungen im einzelnen.

Talgspiegel (T.Sp.). Leider liegen keine systematischen Messungen vor, die mit denen auf gesunder Haut hinsichtlich Gründlichkeit verglichen werden könnten. Als Beispiel sei gebracht, daß bei einem Seborrhoiker an der Stirn mittels des Gitter-24 Std-Tests der T.Sp. über 3mal so hoch lag wie bei 2 Gesunden; er betrug 200% des Durchschnitts von 20 anderweitigen nichtseborrhoischen Versuchspersonen. Die betreffende *Gesamtdrüsenfläche* bzw. *Produktionskapazität* bezifferte sich auf etwa 250% (Gesunde = 100%)[5]. Bei post-

[1] ROTHMAN 1929. [2] ROTHMAN (Monogr.) 1954.
[3] ZEHENDER und SCHÖNBERG 1948. [4] WASHBURN und LIESEN 1953.
[5] MIESCHER und SCHÖNBERG 1944.

encephalitischer Seborrhoe scheint der T.Sp. um 10mal so hoch wie die Norm liegen zu können. Nebenbei: das Verhältnis Porenweite : Sekretionswerte scheint überwiegend ziemlich konstant zu sein[1].

Cholesteringehalt. In Anbetracht der *Genese* der Seborrhoe-Lipide ist der Cholesteringehalt letzterer von besonderem Interesse. Es liegen ausgedehnte Untersuchungen über das bei Gesunden, nichtseborrhoischen Hautkranken und seborrhoischen Ekzematikern mittels Chloroform extrahierbare Cholesterin des Strat. corn. vor[2]. Der Gesamtcholesterinspiegel der extrahierbaren Hautoberfläche lag durchschnittlich um 50—100% über dem der Gesunden und Nichtseborrhoiker, wobei behaarter Kopf und auch Achselhöhlen besonders deutliche Erhöhungen zeigten. Insbesondere auf der Kopfhaut der Seborrhoiker liegen offenbar über 50% des Gesamtcholesterins unverestert vor, während das Normalverhältnis von verestertem zu freiem Cholesterin meist um 2 beträgt. Die Krankheitsherde unterscheiden sich in ihrem Cholesteringehalt nur unbedeutend von dem der nicht befallenen Haut der betreffenden seborrhoischen Ekzematiker, bemerkenswerterweise also doch Stigma einer das ganze Integument erfassenden Abwegigkeit[2]. In Anbetracht der weitgehend epidermogenen Genese des Cholesterins könnten diese Befunde als Zeichen einer Aktivitätssteigerung auch der Epidermis ausgelegt werden. Dem muß aber nicht so sein, weil 1. ein dickerer Lipidfilm ceteris paribus mehr Gesamt-Cholesterin aufweisen wird, 2. auch seborrhoespezifisch Transport-Cholesterin drüsenständig werden könnte[3]. Im übrigen sind die Lipide bei *schuppender* Kopfhautseborrhoe u. U. recht cholesterinreich[4], was aber als Folge einer *orthokeratotischen* Aktivitätssteigerung der Verhornung angesehen werden kann.

Milchsäure. Ist das Cholesterin ein gewisser Indicator für die Herkunft des Fettes, so die Milchsäure für die Beziehungen zwischen Talg und Schweiß, da sie eindeutig nur letzterem entstammt, und wenn überhaupt, so nur zu einem geringen Anteil epidermogener Natur ist. Interessanterweise ist nun mehr Lactat an der Kopfoberfläche der Seborrhoiker zu finden als bei Normalpersonen[5]. Ob der Juckreiz der seborrhoischen Kopfhaut damit zusammenhängt, ist freilich eine andere Frage. Jedenfalls scheint gesteigerte Talg- *und* Schweißdrüsenfunktion beim Seborrhoiker vorzuliegen, eine Koppelung, die schon lange angenommen wird und sich auch mit der klinischen Erfahrung deckt.

p_H-Werte. Oberflächen-p_H-Messungen liegen wohl bezüglich „seborrhoischer" Areale[6], aber kaum bei im übrigen erscheinungsfreien Personen mit blander Seborrhoe vor. Neuerdings wurde bei Kindern[7] und Erwachsenen[8] mit seborrhoischem Ekzem auf allen erfaßten Arealen ein höherer p_H-Wert gefunden als bei entsprechenden Kontrollpersonen. Die durchschnittlichen Differenzen betrugen z. T. über eine Dezimale der $H^{\cdot}$-Konzentrationen[7]. Interessanterweise scheinen bei schuppender Kopfseborrhoe relativ niedrige p_H-Werte vorzuliegen. Auch das spricht für nichtekzementzündliche Orthokeratose, da die p_H-Werte sich dem Neutralpunkt zu nähern pflegen, wenn die pityriasiforme Schuppung in parakeratotische entzündliche Schuppenkrustenbildung umschlägt.

Bakterienflora. Hierfür gilt insofern das über das p_H Gesagte, als die Bactericidie des seborrhoischen Talges[9] im Vergleich zu der des Normaltalges noch der Bearbeitung bedarf, da Bakterienreichtum der intertriginösen Orte[2] auf verschiedenen Faktoren beruhen kann.

---

[1] KVORNING und KIRK 1949, BUTCHER und PARNELL 1948.
[2] MARCHIONINI, MANZ und HUSS 1938. [3] MIESCHER und SCHÖNBERG 1944.
[4] BUTCHER und PARNELL 1947. [5] BERGEIM und CORNBLEET 1947.
[6] MARCHIONINI 1929. [7] ANDERSON 1951. [8] SCHMID 1952. [9] MEZEI 1943.

Neuerdings sind nun doch offenbar in der Erkenntnis der Wichtigkeit einer etwaigen spezifischen Zusammensetzung des Seborrhoe-Talges entsprechende Analysen in Angriff genommen. Der seborrhoische Talg soll erniedrigte Jodzahl und Squalenzahl, normale Säurezahl und erhöhten Cholesteringehalt (!) bei nicht (!) vermehrter Quantität zeigen[1]. Diese Befunde bedürfen noch der Bestätigung.

Seborrhoe als allgemeine Fettstoffwechselstörung.

Der Blut-Gesamtcholesterinspiegel scheint bei Patienten mit seborrhoischem Ekzem eher niedrig zu liegen, bei ungefähr normalem Verhältnis Ester: freies Ch.[2]; über Veränderungen der Lipoidphosphor-Cholesterinquotienten wird berichtet[2]. Beide Befunde wurden aber späterhin nicht bestätigt[3].

Bis 1934 sprach für eine Regulierung der Talgdrüsenausscheidung durch das Zentralnervensystem lediglich das Phänomen der postencephalitischen Salbenhaut. Bei experimentell gesetzten Läsionen des Mittelzwischenhirns bei Kaninchen zeigten sich bei kurzfristigen Versuchen keine Veränderungen der Lipidausscheidung an der Haut gegenüber Kontrolltieren. Bei längeren Versuchen drang der Sättigungsgrad der peroral zugeführten Fette letztlich bis zur Talgsekretion durch, aber nicht spezifisch, d. h. auch bei den Kontrolltieren. Dagegen erhöhte sich die Gesamtfettausscheidung bei länger dauernder Fettzufuhr bei den Zwischenhirntieren um 200%, bei den Kontrolltieren nur um 40%, woraus auf einen im Mittelzwischenhirn gelegenen Hemmungs- bzw. Regulierungsmechanismus der Fettausscheidung geschlossen wurde[4]. — Entsprechend den schon mitgeteilten Befunden wird zur Zeit eine Zwischenhirn-induzierte Hemmung des Drüsenwachstums ventiliert[5], wenn es auch Stimmen gibt, die die mimische Gesichts-Starre des Postencephalitikers, die auch bei Pseudobulbärparalyse beobachtbar sei, als ausreichende Erklärung des Salbengesichtes ansehen[6]. Es muß betont werden, daß die erhobenen Befunde keinen direkten Schluß auf die Pathogenese der Seborrhoe erlauben.

Hormonale Genese der Seborrhoe.

Bei der Besprechung der Talgphysiologie wurde auf die klinisch und tierexperimentell eindeutige Beeinflussung der Talgdrüsen durch die Sexualhormone hingewiesen. Nimmt man in erster Annäherung an, daß der einzige determinierende Faktor der Seborrhoe die relative Ausdehnung der proliferationsfähigen Drüsenbasalschicht ist, so wäre die Seborrhoe auch von diesem Blickwinkel aus lediglich die Folge der Übersteigerung eines an sich normalen Vorgangs. Im übrigen wird auf das folgende Kapitel verwiesen.

Acne.

Endogene Acne-Formen.

Die Berechtigung, die nicht exogenen Acneformen hier unter den Ausscheidungsstörungen der Haut, und zwar im Anschluß an die Seborrhoe, zu nennen, ergibt sich aus der Gebundenheit der Acne-Efflorescenz an die Talgfollikel. Andererseits aber stellt die Acne ein treffendes Beispiel für die so häufig zu beobachtende Polygenie von Hauterkrankungen dar. Während die Acne *conglobata* durch andere Altersverteilung[7], Befall größerer Teile des Integuments sowie ein bedeutend schwereres Bild dispositionelle Faktoren, wahrscheinlich sogar hereditärer Art[8], sui generis zeigt (und deshalb hier nicht besprochen werden soll), ist die *Acne vulgaris* eindeutig eine Dermatose der Pubertät und Postpubertät („Acne juvenilis“). Folgende pathogenetische Faktoren sind bei ihr eruiert:

[1] Hodgson-Jones, Mackenna und Wheatley 1953.
[2] Walter und Obtulowicz 1939. [3] Gans 1952. [4] Perutz, Lustig, Klein 1934.
[5] Miescher und Schönberg 1944. [6] Elliott 1948.
[7] Schreus 1954. [8] Langhof 1952.

1. Von grundlegender Bedeutung sind Beziehungen zwischen Talgdrüsenentwicklung und den *Sexualhormonen* (s. Physiologie: hormonale Faktoren der Talgsekretion) und der Acne vulgaris. Als sinnfälliges Beispiel sei die Acne-Freiheit der Eunuchen[1] genannt, bei denen andererseits nach *Testosteron*-Applikation Acne-Eruptionen beobachtet werden können[2]. Beziehungen zwischen Acne und Seborrhoe sind hierdurch gegeben und auch durch klinische und pathophysiologische Befunde belegt. Das gemeinsame Auftreten ist weit überzufällig beobachtet[3]. Der Lipidspiegel der ,,seborrhoischen" Lokalisation ist auch bei Acne erhöht[4]. Die Theorie, daß das männliche Sexualhormon allein verantwortlich für das Auftreten von Acne juvenilis sei, ermöglicht jedoch noch keine befriedigende Deutung der klinischen Erfahrungen. Zunächst ist die Häufigkeit der Acne vulgaris auch bei *Mädchen* bzw. jüngeren Frauen auffallend. Auf Grund von Analysen der Hormonmetaboliten im Harn erscheint es richtiger, von einem bei Acne-Patienten beiderlei Geschlechtes gestörten Androgen/Follikelhormon-Quotienten (A/F-Qu) (im Urin, also auch an den Erfolgsorganen?) zu sprechen.

In einer Analysenserie zeigten gleichaltrige, hautgesunde Frauen eine durchschnittliche Oestrogen-Ausscheidung von 7,7 Ratten-E/l, 12 Acnepatientinnen 4,1 Ratten-E. Da die (biologisch bestimmte) Androgenausfuhr bei Acne-Behafteten beiderlei Geschlechts als leicht erhöht befunden wurde, lag der A/F-Qu. doppelt so hoch wie bei Hautgesunden[5]. Noch eindeutigere Quotientenerhöhung[6].

Andererseits scheint bei der weiblichen Acne vulgaris *Progesteron* dieselbe Rolle wie Androsteron bei der männlichen Acne vulgaris zu spielen; zumindest bei jenen Formen, die eine deutliche Verschlechterung intra menstruationem zeigen[7].

Nicht einbeziehbar in die Auffassung der Acne als Ausdruck eines gestörten A/F- bzw. F-Progesteron-Verhältnisses ist die bekannte Beobachtung der (fakultativen) Acne-Erzeugung durch Zufuhr hoher *Cortison*-Dosen. Diese ,,Cortison-Acne" wird ihrerseits verständlich, wenn man die beiden offenbar recht unterschiedlichen Pathomechanismen, die bei der Acne vulgaris eine Rolle spielen, als nicht obligat gekoppelt betrachtet:

a) Eine Acne kann auftreten bei Talgdrüsenvergrößerung mit konsekutiver *Seborrhoe* (Acne-Typ A),

b) bei *Einengung des Follikelostiums* durch Übergreifen des Keratinisierungsprozesses (Acne-Typ B).

Beide Prozesse sind offensichtlich antagonistischer, im Endeffekt jedoch synergistischer Natur; ihr Zusammenwirken bedingt Talgstauung und sekundäre Bildung von Pfröpfen aus Talg + Hornmassen in den Follikelostien, deren klinischer Ausdruck der ,,*Comedo*" ist. Dieses Übergreifen des Keratinisierungsprozesses auf die Follikelmündungen kann nun wahrscheinlich die Folge einer *NNR-Hormonüberfunktion* sein. Jedenfalls wird betont, daß die Cortisonacne eine ausgesprochene Comedonenacne ohne seborrhoische Komponente sei[7]. Wichtig erscheint, daß beide Systeme hormonaler Ungleichgewichtseinstellungen (einerseits Androgene bzw. Progesteron und Follikelhormon, zum anderen HVL-NNR) offenbar in der Pubertät gekoppelt sein *können*, aber wohl nicht obligat sein *müssen*, womit sich mancher Widerspruch pathophysiologischer Befunde erklären könnte, da bislang beide pathogenetischen Faktoren meist als grundsätzlich gemeinsam gegeben betrachtet wurden.

---

[1] Hamilton 1942. [2] Hamilton 1941. [3] Cohen 1945.
[4] Prose und Mitarbeiter 1952, Kile und Mitarbeiter 1950.
[5] Wile und Mitarbeiter 1939.
[6] Lawrence und Mitarbeiter 1946. [7] Rothman (Monogr.) 1954.

So ist die von der Mehrzahl der Autoren gefundene Korrelation zwischen Seborrhoe (zumindest erhöhter Talgspiegel) und Acne vulgaris nicht unbestritten. 17-Ketosteroidausscheidung (bei Frauen reiner NNR-Metabolit!) andererseits wird teils als erhöht, teils als normal bzw. insignifikant erhöht angegeben[1]. Therapiekritische Studien mit *Vitamin A* als Keratinisierungshemmer sowie mit Sexualhormonen berücksichtigen oft weder die sich aus dem eben Gesagten ergebende Zweiteilung der Acne vulgaris noch auch die Erfahrungen der allgemeinen Hormonlehre, daß Zufuhr zumindest höherer Hormondosen Eigenhemmung via HVL (paradoxe Effekte), andererseits auch in ihrem Ausmaß nicht übersehbare, d. h. nicht stöchiometrische Ausschüttung des Antagonisten bedingen kann usw.

Es herrscht andererseits (auch nicht völlige) Einmütigkeit, daß sich aus dem eben angedeuteten hormonalen Geschehen vorwiegend nur *konditionelle Faktoren* rekrutieren; ohne Zweifel dürfte *bakterielle Besiedlung* eine große, letztlich sogar ausschlaggebende Rolle spielen, ihrerseits wahrscheinlich gefördert durch mangelhafte Abwehrmöglichkeiten der Haut, insbesondere bei Typ A (Seborrhoe-Acne); der bakterielle Faktor kann offenbar direkter Natur sein (Corine-Bacillen)[2] oder auch fokaler Art[3]; gegen seine Bedeutung spricht auch nicht der keineswegs immer durchschlagende Erfolg einer entsprechenden antibakteriellen Therapie. Dieser bakterielle Unterhaltungsfaktor wird naturgemäß selbst durch eine adäquate Hormontherapie nicht eliminiert, was therapiekritische Analysen bedeutend erschwert.

Es ist ferner allgemeines Erfahrungsgut, daß *bestimmte Nahrungsmittel* (Schokolade, Nüsse, Schweinefett, Milchprodukte) einen akuten Acneschub auslösen können, was offenbar mit der Permeierung bestimmter, aber noch nicht als solche erkannter (gesättigter ?) Fettsäuren durch die Drüsenwand zusammenhängt. Derartige Zusammenhänge sind als empirisch gegeben zu betrachten, wenn auch kürzlich noch betont wurde, daß „für Beeinflussung der Talgsekretion durch die Nahrung bzw. Fettgehaltes des Blutes positive Ergebnisse fehlen"[4]. Auch reichliche Cerealienzufuhr soll Acne-Eruptionen begünstigen[5].

Es ist verständlich, daß weder aus dem jeweils vorliegenden klinischen Bild noch ex (non) juvantibus *ohne weiteres* bindende Schlüsse auf die individuelle Konstellation der pathogenetischen Faktoren gezogen werden können. Weitere Forschung dürfte fruchtbar werden, nicht so sehr durch Sammelstatistiken — womöglich rein therapeutischer Art —, sondern durch Vergleich individuell ausgewerteter Ergebnisse pathophysiologischer Untersuchungen mit der kritischen Beurteilung einer entsprechend individuell gezielten Therapie. Dann werden auch ex (non) juvantibus verbindlichere Schlüsse gezogen werden können.

Exogene Acne-Formen.

Halogenacne und Halogenoderme. Bei Einwirkung von bestimmten Halogenverbindungen auf den Körper werden fakultativ primäre, meist sogar persistierende, acneiforme Eruptionen beobachtet. Eine detailliertere Definition kann für die Gesamtheit der Krankheitsbilder nicht gegeben werden, da die Situationen bei Cl einerseits, Br und J zum anderen jeweils doch recht unterschiedlich sind.

Chlor. Elementares Chlor soll bei gewerblicher exogener Einwirkung acneiforme Erscheinungen hervorrufen[6], was trotz Zweifel möglich sein dürfte. Ganz überwiegend handelt es sich bei den betreffenden Eruptionen, die unter comedonenartigen, aber auch papulopustulösen Bildern auftreten, jedoch um verschieden hoch chlorierte cyclische Kohlenwasserstoffe (z. B. chlorierte Naphthaline) als meist äußerlich einwirkende Noxen. Die den Dämpfen exponierte Haut fühlt sich nicht ölig, sondern trocken an („Perna-Akne"). Es ist anzunehmen, daß ein Acne-Typ II vorliegt, d. h. ein durch Hyperkeratose bedingter Comedo usw.

[1] WHITE, PETERSON und NEFF 1952.
[2] MEYER-ROHN 1954. [3] ANDREWS (s. BECKER 1953).
[4] DÜNNER 1946. [5] HANSMAN 1951. [6] HERXHEIMER 1899.

In dem Comedonenfett ist übrigens die betreffende Noxe wahrscheinlich nachweisbar[1]; perorale Zufuhr der recht toxischen Stoffe kann aber ebenfalls entsprechende Hauteruptionen bedingen[2]. Wahrscheinlich liegt direkte Epidermisschädigung neben Resorption vor[3].

Brom, Jod. Peroral zugeführte Bromide und Jodide, wahrscheinlich auch im Körper umgesetzte organische Br- und J-haltige Verbindungen, werden z. T. über die Follikel auf der Haut ausgeschieden. Da die Bromid- und Jodid-Anionen im Gegensatz zum Chlorid im sauren Milieu eine gewisse Tendenz haben, gemäß der Gleichung $4\,HJ + O_2 \rightarrow 2\,H_2O + 4\,J$ zu reagieren[4], eine Oxydation, die durch laufende Entfernung der freien Halogene aus dem Gleichgewicht durch ungesättigte Fettsäuren usw. begünstigt wird, werden mannigfache Reaktionen in loco der Hautausscheidung — es müssen wahrscheinlich nicht die Follikel allein sein — ermöglicht, die ihrerseits gewebliche Veränderungen (Acne, Bromoderma, Jododerma tuberosum) recht dramatischen Aspektes bedingen können. Ob hierbei fermenttoxische halogensubstituierte, aus ungesättigten Fettsäuren hervorgehende Körper oder letztlich nicht auch Bakterien (im Sinne einer chronisch vegetierenden Pyodermie) eine Rolle spielen, sei dahingestellt. Da dieser Typ — im strikten Gegensatz zu den Chlor(wachs)-Acneformen — nur eine absolut wie relativ recht seltene Reaktion darstellt, dürften Urämien oder andere Zustände, die eine Verschiebung des p_H des Ausscheidungsgewebes zu saueren Werten, bzw. entsprechende Veränderungen der Pufferkapazität zur Folge haben, essentielle Manifestationsfaktoren darstellen. Um allergische Reaktionen sensu strictiori handelt es sich wohl nicht.

Ölacne. Die in der Gewerbedermatologie eine erhebliche Rolle spielende, meist papulopustulöse *Ölacne* ist offenbar ein Summationseffekt (mehrerer toxischer exogener Reize) mit pathogenetisch mehr oder weniger bedeutungsvollem dispositionellem Faktor. Höher siedende Kohlenwasserstoffe, Metallsplitter und Bakteriengehalt (ungereinigter) Bohröle usw., womöglich im Wechsel mit Einwirkung wäßriger Arbeitslösungen, vermögen fabrik-endemisch Ölacne hervorzurufen[5]. Ihre weitgehende Beschränkung auf die Arbeitskontaktflächen der Haut sowie ihre meist eindeutig nachweisbare Expositionsabhängigkeit weist auf die dominierende Bedeutung exogener Noxen hin.

Literatur.

Die mit einem * versehenen Arbeiten sind zusammenfassende Darstellungen.

Ackermann, A.: Studien zur Physiologie der Schweißdrüsen. I. Zur Pharmakologie und Funktionsweise der Schweißdrüsen. Dermatologica (Basel) **79**, 151—174, 219—236. ~ II. Bemerkungen zur Innervation der Schweißdrüsen. Dermatologica (Basel) **79**, 305—332. — Adams, W. S., A. Leslie and M. H. Levin: The dermal loss of iron. Proc. Soc. Exper. Biol. a. Med. **74**, 46—48 (1950). — Adolph, E. F.: The initiation of sweating in response to heat. Amer. J. Physiol. **145**, 710 (1946). ~ * Physiology of man in the desert. New York: Interscience Publ. 1947. — Ahlmann, K. L. u. Mitarb.: J. Clin. Endocrin. **13**, 773 (1953). — Albert, R. E., u. E. D. Palmes: Pulsative evaporative rate from small skin area as measured by an infrared gas analyses. Federat. Proc. **8**, 1 (1949). — Allen, S. D., and O'Brien: Tropical anidrotic asthenia; preliminary report. Med. J. Austral. **2**, 335 (1944). — Anderson, D. S.: The acid-base balance of the skin. Brit. J. Dermat. **63**, 283 (1951). ~ The p_H of the skin in health and disease and its application to treatment. Proc. 10. Internat. Congr. of Dermatol. London 1952, p. 369—370. 1953. — Aoki, T.: Stimulation of the sweat glands in the hairy skin of the dog by adrenaline, noradrenaline, acetylcholine, mecholyl and pilocarpine. J. Clin. Invest. **24**, 545 (1955). — Arbenz, H.: p_H-Werte der normalen Hautoberfläche. Dermatologica (Basel) **105**, 333 (1952). — Arnold jr., H. L.: The sweat response to intradermally injected mecholyl. Proc. Staff Meet. Mayo Clin. **11**, 75—81 (1945).

[1] Grimmer 1954a, b. [2] Brett 1954. [3] Schneider 1953. [4] Kimmig 1951.
[5] Schneider 1953.

Baumberger, Suntzeff and Cowdry: Epidermisabtrennung. J. Nat. Canc. Inst. **2**, 418 (1942). — Becker, F. T.: The acne problem. Arch. of Dermat. **67**, 173—183 (1953). — Beek, C. H.: The secondary Erythrodermia exfoliativa generalisata. Dermatologica (Basel) **97**, 298 (1948). ~ Erythrodermia and dysproteinemia. Dermatologica (Basel) **99**, 372 (1949). — Berenson, G. S., and G. E. Burch: J. Labor. a. Clin. Med. **42**, 58 (1953). — Bergeim, O., and Th. Cornbleet: Acidity of the scalp. Nature and possible relation to seborrhoe. Arch. of Dermat. **56**, 448 (1947). — Bettmann, S.: Über Genodermatosen. Zbl. Hautkrkh. **4**, 481 (1922). — Blank, I. H.: Measurement of p_H of the skin surface. J. Invest. Dermat. **2**, 67, 75, 231, 235 (1939). ~ Factors which influence water content of strat. corn. J. Invest. Dermat. **18**, 433 (1952). ~ Further observations on factors which influence the water centent of the stratum corneum. J. Invest. Dermat. **21**, 259 (1953). — Block, R. J.: The composition of keratins; the amino acid composition of hair, wool, horn and other lukeratins. J. Biol. Chem. **128**, 181—186 (1939). — Blumenthal, F.: Hormonale Einflüsse bei der Acne vulgaris. Dermat. Wschr. **127**, 411 (1953). — Böttner, H., u. B. Schlegel: Neue Untersuchungen über NaCl- und N-Verluste durch die Haut. Z. exper. Med. **108**, 151 (1941). — Borelli, S., u. J. S. Kraft: Kaltwellhyperhidrosis manuum als isolierter Kaltwellschaden bei Friseurpersonal. Hautarzt **6**, 540 (1955). — Boughton, B., I. S. Hodgson-Jones, R. M. B. MacKenna, V. R. Wheatley and A. Wormall: Observat. on the nature, origin and possible function of the squalene and other hydrocarbons of human sebum. J. Invest. Dermat. **24**, 179—189 (1955). — Braun-Falco, O., u. W. Gürtler: Klinische und histologische Besonderheiten bei einem sporadischen Fall von ektodermaler Dysplasie mit Anhidrosis. Dermat. Wschr. **133**, 289—297 (1956). — Braun-Falco, O., u. B. Rathjens: Über die histochemische Darstellung der Kohlensäureanhydratase in normaler Haut. Arch. klin. u. exper. Dermat. **201**, 73 (1955). — Brett, H.: Diskussions-Bemerkung zu Grimmer 1954b. Dermat. Wschr. **130**, 1191—1192 (1954). — Brouwer, E., and H. J. Nijkamp: Volatile acids in the secretion products (hair grease) of the skin. Biochemic. J. **52**, 54 (1952). — Brun, R., F. Favre u. A. Linder: Expériences sur la transpiration. (7. communicat.) Examens semi-quantitatifs de la sudation provoquée par certaines substances. Dermatologica (Basel) **108**, 257—270 (1954). — Brun, R., u. L. Manuila: Expériences sur la transpiration (4. Communicat.) (Na, Cl, PO_4, J-Nachweis). Dermatologica (Basel) **104**, 267 (1952). — Brun, R., u. G. Meyer: Expériences sur des personnes de sexe et âge differents. Un sebum test. Dermatologica (Basel) **103**, 178 (1951). — Buckup, H., u. A. Szakall: Verteilung und Zusammensetzung der Hornschichtlipide unter physiologischen Bedingungen und bei der Ölacne. Berufsdermatos. **4**, 1—15 (1956). — Bürger, M.: Haut und Steffwechsel. Arch. f. Dermat. **191**, 109 (1950). — Buhmann, A.: Atmung und Glykolyse in normaler und pathologisch veränderter Haut. Biochem. Z. **287**, 145 (1936). — Bullough, W. S., and F. J. Ebling: Cell replacement in the epidermis and sebaceous glands in the mouse. J. of Anat. **86**, 29—34 (1952). — Burch, G. E.: Diffusion of water through dead plantar, palmar, and dorsal human skin. Arch. of Dermat. **53**, 39 (1946). ~ Proc. Soc. Exper. Biol. Med. **67**, 521 (1948). — Burch, G. E., and T. Winsor: Rate of insensible perspiration locally through living and dead human skin. Arch. Int. Med. **74**, 437 (1944). — Burtenshaw, J. M. L.: Self-desinfection of the skin. Brit. Med. Bull. **3**, 161 (1945). — Butcher, E., and J. P. Parnell: Sebaceous secretion on human head. J. Invest. Dermat. **9**, 67 (1947). ~ The distrib. and factors influencing the amount of sebum on the skin of the forehead. J. Invest. Dermat. **10**, 31 (1948). — Butcher, E. A., and A. Coonin: Physical properties of human sebum. J. Invest. Dermat. **12**, 249 (1949).

Carmichael, E. A.: Zit. nach List 1948. — Carrié, C.: Untersuchungen über die Lipide der Hautoberfläche. Arch. f. Dermat. **188**, 241 (1949). — Carrié, C., u. H. Neuhaus: Über den Lipoidgehalt der Hautoberfläche bei Hautkrankheiten. Arch. f. Dermat. **188**, 314 (1949). ~ Lipoidregenerationsvermögen der Hautoberfläche. Arch. f. Dermat. **193**, 170 (1951). — Carrié, C., u. H. Ruhrmann: Über den Gehalt der Hautoberflächenlipoide an 17-Ketosteroiden. Hautarzt **6**, 404 (1955). — Carrié, C., H. Wüst u. E. H. Hoops: Untersuchungen über den Stickstoff- und Phosphorgehalt der Hautoberflächenlipide. Hautarzt **6**, 311 (1955). — Chalmers, T. M., and C. A. Keele: The nervous and chemical control of sweating. Brit. J. Dermat. **64**, 43 (1952). — Clark G., H. W. Magoun and S. W. Ranson: Hypothalamic regulation of body temperature. J. of Neurophysiol. **2**, 61—80 (1939). — Cohen, E. L.: Incidence and localization of acne. Brit. J. Dermat. **7**, 10 (1945). — Cohen, L.: Hyperhidrosis. St. Bartholomews. Hosp. J. **48**, 83 (1944). — Cohen, M. E.: Studies of palmar sweat in healthy subjects and in patients with neurocirculatory asthenia (anxiety neurosis, neurasthenia, effort syndrome) with a description of a simple quantitative method. Amer. J. Sci. **220**, 496 (1950). — *Conn, J. W.: The mechanism of acclimatization to heat. In: Advances in internal medicine, Bd. **3**, S. 373—393. New York: Interscience Publ. Inc. 1949. — Conn, J. W., and L. H. Louis: Production of endogeneous „salt-active" corticoids as reflected in concentrations of NaCl of thermal sweat. J. Clin. Endocrinol. **10**, 12 (1950). — Conn, J. W., L. H. Louis, M. W. Johnson and B. Johnson: Electrolyte content of thermal sweat as an index of adrenal cortical function. J. Clin. Invest. 27, 529 (1949). — COON, J. M., and S. ROTHMAN: The sweat response to drugs with nicotinlike action. J. of Pharmacol. 73, 1 (1941). — CORMIA, F. E., and V. KUYKENDALL: Studies on sweat retention in various dermatoses. Arch. of Dermat. 71, 425—435 (1955). — CORNBLEET, TH.: Pregnancy and apocrine gland disease: hidradenitis, Fox-Fordyce disease. Arch. of Dermat. 65, 12 (1952). — CRAMER, E.: Über die Beziehungen der Kleidung zur Hauttätigkeit. Arch. f. Hyg. 10, 231—282 (1890). — *CREMER, H. D., u. J. FÜHR: Haut, Hautsekrete, Horn und Hornsubstanzen. In HOPPE-SEYLER/THIERFELDERs Handbuch der physiologisch- und pathologisch-chemischen Analyse, herausgeg. von K. LANG u. E. LEHNARTZ, Bd. V. Berlin: Springer 1953. — CRISSEY, J. T., G. C. REBELL and J. J. LASKAS: Studies on the causative organism of trichomykosis axillaris. J. Invest. Dermat. 19, 187 (1952).

DALE, H. H.: Nomenclature of fibres in the autonomic system and their effects. J. of Physiol. 80, 10P—11P 1938. — DALE, H. H., and W. FELDBERG: The chemical transmission of secretary impulses to the sweat glands of the cat. J. Physiol. 82, 121—128 (1934). — DARLING, R. C.: Some factors regulating the composition and formation of human sweat. Arch. Phys. Med. 29, 150—155 (1948). — DEVINE, D. CH.: Observat. on the relationship of the sweat ducts to pomph. vesicles. Brit. J. Dermat. 64, 393 (1952). — *DILL, D. B.: Life, heat and altitude. Cambridge: Harvard University Press 1938. — DILL, D. B., F. S. HALL and H. T. EDWARD: Changes in composition of sweat during acclimatisation to heat. Amer. J. Physiol. 123, 412—419 (1938). — DILL, D. B., B. F. JONES, H. T. EDWARDS and S. A. OBERG: Chloridverluste. J. of Biol. Chem. 100, 755 (1933). — DIMTER, A.: Untersuchungen über das Unverseifbare. I. Ovarialdermoidcystenfett. Z. physiol. Chem. 270, 247—265 (1941). — DOGLIOTTI, M., e M. DEPAOLI: Il comportamento del sebum-test nelle diverse età del soggetto normale. Minerva dermat. (Torino) 30, 300—304 (1955). — DORSCHEID, H.-O.: Nachweis der Schweißsekretion bei vegetativer Dystonie. Acta neurovegetativa (Wien) 10, 444—458 (1955). — DÜNNER, M.: Einfluß physikalischer Faktoren (Druck, Temp.) auf die Talgabsonderung des Menschen. Dermatologica (Basel) 93, 5249 (1946).

*EBBECKE: Zur Physiologie der Haut (Hautgefäße, Schweißdrüsensekretion, elektrisches Verhalten, Kitzel- und Juckempfindung). 22. Tagg Dtsch. Dermat. Ges. Frankfurt 1953. Arch. f. Dermat. 200, 12—23 (1955). — EBLING, F. J.: The effect of sex hormones on the sebaceous glands of the female albino rat. J. of Endocrin. 5, 297—302 (1948). — ECKSTEIN, H. C., and U. J. WILE: Cholesterol and phospholipid content of the cutaneous epithelium of man. J. of Biol. Chem. 69, 181 (1926). — EICHNA, L. W., W. B. BEAN, W. F. ASHE and N. NELSON: Performance in relation to environmental temperature; reactions of normal young men to hot, humid environment. Bull. Johns Hopkins Hosp. 76, 25—58 (1945). — EISELE, C. W., and L. EICHELBERGER: Water, electrolyte and nitrogen content of human skin. Proc. Soc. Exper. Biol. a. Med. 58, 97 (1945). — ELLIOTT: Pseudobulbärparalyse mit excessiver Talgsekretion. Brit. Med. J. 1948 II, 861. — EMANUEL, S.: Quantitative determination of the sebaceous glands function, with particular mention of the method. Acta dermato-vener. (Stockh.) 17, 444—456 (1936). ~ Mechanism of sebum secretion. Acta dermato-vener. (Stockh.) 19, 1—18 (1938). — EMBDEN, G. M., u. H. TACHAU: Über das Vorkommen von Serin im menschlichen Schweiß. Biochem. Z. 28, 230—236 (1910). — ENDERLIN, K., R. BRUN u. A. LINDER: Nouvelles expériences sur la sécrétion sébacée. Dermatologica (Basel) 108, 235—256 (1954). — ENGMAN, M. F., and D. J. KOOYMAN: Lipids of the skin surface. Arch. of Dermat. 29, 12—19 (1934). — ERNSTENE, A. C., and M. C. VOLK: Cutaneous respiration in man. J. Clin. Invest. 11, 363 (1932). — EVERETT, M. R.: Medical biochemistry, 2. Aufl. New York: Hoeber 1946.

*FARBER, E. M., and W. C. LOBITZ jr.: The physiology of the skin. Annual Rev. Physiol. 14, 519—534 (1952). — FELSHER, Z.: Hereditary ectodermal dysplasie, report of a case, with experimental study. Arch. of Dermat. 49, 410 (1944). — FELSHER, Z., and S. ROTHMAN: The insensible perspiration of the skin in hyperkeratotic conditions. J. Invest. Dermat. 6, 271 (1945). — FERGUSON, E. H.: A note on axillary odor. J. Invest. Dermat. 24, 567 (1955). — FESTENSTEIN, G. N., and R. A. MORTON: Spectrophotometric studies on human sebum. Biochemic. J. 48, XXXIX (1951). ~ Spectrophotometric studies on human sebum. Biochemic. J. 52, 168—177 (1952). — *FIEDLER, H. P.: Der Schweiß. Entstehung, Zusammensetzung und Bekämpfung. Aulendorf 1955. 282 S. (1062 Literatur-Nachweise). — FISHBERG, E. A., and W. BIERMAN: (a) Acid-base balance in sweat. J. of Biol. Chem. 97, 433 (1932). — (b) Excretion of acid lactic. in sweat. Proc. Soc. Exper. Biol. a. Med. 29, 1021 (1932). — FRANKE, F. E., W. C. RANDALL, D. E. SMITH and A. B. HERTZMAN: Vasomotor and sudomotor patterns in the skin of the fingers and forearm. Federat. Proc. 6, 105 (1947). — *FREY, M. v., u. H. REIN: Physiologie der Haut. — In Handbuch der Haut- und Geschlechtskrankheiten von J. JADASSOHN, Bd. I/2. Berlin: Springer 1929. — FRIDERICH, H., u. W. NIKOLOWSKI: Endogene Ochronose. Arch. f. Dermat. 192, 273 (1951).

GAD-ANDRESEN, K. L.: Die Verteilung des Harnstoffs im Organismus. Biochem. Z. 116, 266—302 (1921). — GAMBLE, J. L.: Chemical anatomy, physiology and pathology of extracellular fluid. Cambridge, Mass. 1949. — GANS, O.: Zur Pathogenese der Psoriasis. Dermat.

Wschr. 88, 280 (1929). ~ Zur Pathogenese des Ekzems. II. Morbus Unna. Proc. X. Internat. Congr. London 1952, S. 30—54. — GANS, O., e I. v. GLASENAPP: Beiträge zum Problem der Psoriasis. Dermatologia (Napoli) **2**, 1 (1951). — GANS, O., u. K. STEIGLEDER: Histologie der Hautkrankheiten, 2. Aufl., Bd. 1. Berlin: Springer 1955. — GAUL, L. E., and G. B. UNDERWOOD: Relation of dewpoint and barometric pressure to chapping of normal skin. J. Invest. Dermat. **19**, 9 (1952). — GERBERT, R., D. M. PILLSBURY, M. DE SAINT PHALLE and D. GINSBURG: Factors affecting the rapid disappearance of bacteria placed on the normal skin. J. Invest. Dermat. **14**, 247 (1950). — GERKING, S. D., and S. ROBINSON: Decline in the rates of sweating of man working in extrem heat. Amer. J. Physiol. **147**, 370 (1946). — GIROUD, A., H. BULLIARD and C. P. LEBLOND: Les deux types fondamentaux de kératinisation. Bull. Histol. appl. **11**, 129 (1934). — GLASENAPP, I. v., u. G. LEONHARDI: Die biologische Oxydation in der menschlichen Haut. Arch. f. Dermat. **196**, 31 (1953). — GOLDSCHMIDT, S., B. McGLONE and J. S. DONAL: Oxygen absorption through the skin. Amer. J. Med. Sci. **187**, 586 (1934). — GRAAF, D. J. DE: The sebaceous glands under the combined influence of testosterone and oestradiolbenzoate. Arch. internat. Pharmacodynamie **87**, 159 (1951). — *GRACIANSKY, P. DE: Semaine Hôp. **1950**, 2101. — GRASSMANN, TRUPKE, SCHNEIDER, BLIX, FELIX u. ACKERMANN: Eiweisstoffe. In Physiologische Chemie von OLOF HAMMARSTEN. Herausgeg von B. FLASCHENTRÄGER unter Mitwirkung von E. LEHNARTZ. Bd. I: Die Stoffe. Berlin: Springer 1951. — GREUER, W., u. L. PEUKERT: Methode zur Messung der Feuchtigkeitsabgabe der menschlichen Haut durch Widerstandmessung eine Halbleiters. Arch. f. Dermat. **179**, 410 (1940). — GRIMMER, H.: (a) Über Acne arteficialis durch chlorierte Naphthaline (Chlorakne). Z. Hautkrkh. **16**, 97—104 (1954). ~ (b) Histologische und experimentelle Untersuchungen zur sog. Chlorakne. Vortr. 75. Südwestdtsch. Dermatologen-Tagg Mannheim 1954. Ref. Dermat. Wschr. **130**, 1190—1192 (1954). — GROSSE-BROCKHOFF, F.: Einführung in die pathologische Physiologie. Berlin: Springer 1950. — GRÜNEBERG, TH., u. A. SZAKALL: Über den Gehalt an Schwefel und wasserlöslichen Bestandteilen in der verhornten Epidermis bei normaler und pathologischer Verhornung (Psoriasis). Arch. klin. u. exper. Dermat. **201**, 361 (1955).

HALLA, FR., u. W. SCHNEIDER: Acne und Seborrhoe. Fortschr. Kosmetik **1953**. — HALTER, K.: Zur Prüfung vegetativer Funktion bei Dermatosen. 21. Dtsch. Dermat. Ges. 1949. Ref. Zbl. Hautkrkh. **74**, 5 (1950). — HAMILTON, J. B.: Male hormone substance: a prime factor in acne. J. Clin. Endocrin. **1**, 570 (1941). ~ Male hormone stimulation is prerequisite and an incitant in common baldness. Amer. J. Anat. **71**, 451 (1942). — HANCOCK, W., A. G. R. WHITEHOUSE and J. S. HALDANE: The loss of water and salts though the skin, and physiologic adjustments. Proc. Roy. Soc. Lond., Ser. B **105**, 43—59 (1929). — HANSMAN, F. S.: Biochemistry in relation to the aetiology of acne vulgaris. Austral. J. Dermat. **1951**, No. 1/2, 120—124. — HANSON, J.: Differentiation of mammalian epidermis in tissue cultures. J. of Anat. **84**, 30 (1950). — HARDT, L. L., and A. PALMER: Studies in intermittent heat sweats, the chlorides and the acid-base balance. Amer. J. Digest. Dis. a. Nutrit. **4**, 489 (1937). — HAUGEN, C. O., and G. A. TALBERT: Simultaneous study of the constituents of the sweat, urine and blood, also gastric acidity and other manifestations resulting from sweating. VII. Amino acids. Amer. J. Physiol. **85**, 244—248 (1928). — HEIDE, E.: Über die P. i. bei schweißdrüsenlosen Tieren nebst einigen Versuchen am Menschen. Arch. f. Dermat. **156**, 684 (1928). — HEILMEYER, L.: Neuere Erkenntnisse zum Wesen und zur Therapie der Haemochromatose. Vortr. Münschn. Ärztl. Verein 4. Febr. 1954. — HELMER, A. C., u. C. H. JANSEN: Vitamin D precursors removed from human skin by washing. Stud. Inst. Divi Thomae **1**, 207—216 (1937). Zit. nach ROTHMAN, Monogr. 1954. — HELWEG-LARSEN, H., u. K. LUDWIGSEN: Acta dermat. (Kioto) **26**, 489 (1946). — HENN, O.: Der Chloridgehalt des Schweißes bei hoher Temperatur, hoher relat. Feuchtigkeit, aber körperlicher Ruhe. Arb.physiol. **15**, 93 (1953). — HENSEL, H.: Physiologie der Thermorezeptoren. Erg. Physiol. **47**, 166—368 (1952). — HERRMANN, F.: Zur physiologischen und klinischen Bedeutung von Schweiß und Wachs auf der Haut. Verh. Dtsch. Dermat. Ges. 22. Tagg Frankfurt 1953. Arch. f. Dermat. **200**, 33 (1955). ~ Referat in Biology of the skin surface. Proc. XI. Internat. Congr. Dermat. Stockholm 1957 (im Druck). — HERRMANN, F., u. K. FÜRST: Über die Schweiß-Sekretion und ihre Bedeutung bei Dermatosen. Dermat. Wschr. 88, 397—409 (1929). — HERRMANN, F., and L. MANDOL: Studies of p_H of sweat produced by different forms of stimulation. Amer. J. Invest. Dermat. **24**, 225—246 (1955). — HERRMANN, F., and P. H. PROSE: Studies on the ether-soluble substances on the human skin. I. Quantity and „Replacement sum". J. Invest. Dermat. **16**, 217 (1951). — HERRMANN, F., P. H. PROSE and M. B. SULZBERGER: Studies on sweating. IV. New method of assaying sweat-delivery to circumscribed areas on the skin surface. J. Invest. Dermat. **17**, 241 (1951). ~ Studies on the ether-solub. subst. on the hum. skin. III. The effect of sweat on the quantity of ether-soluble substances on the skin. J. Invest. Dermat. **21**, 397 (1953). — HERRMANN, F., P. H. PROSE, M. B. SULZBERGER, L. MANDOL, G. MEDOFF and L. ROTH: Studies on sweating. V. Studies on quantity and distribution of thermogenic sweat delivery to the skin. J. Invest.

Dermat. **18**, 71 (1952). — HERTZMAN, A. B., W. C. RANDALL, C. N. PEISS and R. SECKENDORF: Regional rates of evaporation from the skin at various enviromental temperatures. J. Appl. Physiol. **5**, 153 (1952). — HERXHEIMER, K.: Münch. med. Wschr. **1899**, 278. — HEUSS, E.: Die Reaktion des Schweißes beim gesunden Menschen. Mh. prakt. Dermat. **14**, 343, 400, 501 (1892). — HEYNINGEN, R. VAN, and J. S. WEINER: Wirkung arterieller Abschnürung auf die Schweißzusammensetzung. J. of Physiol. **116**, 404 (1952). — HIER, S. W., T. CORNBLEET and O. BERGEIM: The amino-acids of human sweat. J. of Biol. Chem. **166**, 327—333 (1946). — HINSBERG, K.: Das Blut. In FLASCHENTRÄGER/LEHNARTZ, Physiologische Chemie, Bd. 2, Teil 1a, S. 254—544. Berlin: Springer 1954. — HODGSON-JONES, I. S., R. B. M. MACKENNA and V. R. WHEATLEY: The surface skin fat in seborrhoic dermatitis. Brit. J. Dermat. **65**, 246 (1953). — HÖFS, W.: Zum klinischen Bild von Kaltwell-Hautreizungen an den Händen. J. med. Kosmetik **1954**, 119. — HORACEK, J., u. V. KOBELE: Über chromatographische Feststellung höherer Fettsäuren im Talg. Dermat. Wschr. **132**, 1053—1057 (1955). — HOU, H. C.: Studies on the glandula uropygialis of birds. Chinese J. Physiol. **2**, 345—380 (1928). Zit. nach ROTHMAN Monogr. **1954**. — HURLEY, H. J., and W. B. SHELLEY: The human apocrine sweat gland: two secretions? Brit. J. Dermat. **66**, 43—48 (1954). ~ The role of myoepithelium of the human apocrine sweat gland. J. Invest. Dermat. **22**, 143 (1954). — HURLEY jr., H. J., W. B. SHELLEY and G. B. KOELLE: The distribution of cholinesterases in human skin, with special reference to eccrine and apocrine sweat glands. J. Invest. Dermat. **21**, 139 (1953). — HYMAN, A. B.: Some histopathologie aspects of disturbances of sweating. Arch. of Dermat. **66**, 145 (1952).

IKEUCHI, K., and Y. KUNO: On the regional differences of the perspiratio on the surface of the human body. J. of Orient. Med. **7**, 67, 106 (1927). — INCH, W. R., and A. C. BURTON: Variation of the H-Ion concentration of healthy intact skin. Canad. J. Med. Sci. **31**, 127—134 (1953). — ISSEKUTZ jr., B., G. HETENYI jr. and A. DOISY: Contributions to the physiology of sweat secretion. Arch. internat. Pharmacodynamie **83**, 133 (1950). — IVERSEN, K.: Quant. determ. of the sebac. secretion of dorsal hand in summer. Acta dermato-vener. (Stockh.) **32**, 206 (1952).

JACOBI, O.: Benetzbarkeit. Kolloid-Z. **114**, 88 (1949). — JADASSOHN, W.: Tests de transpiration et sebum-tests. Arch. belg. Dermat. 8, 179 (1952). — JÄGER, R. u. F.: Hippokrates **8**, 449 (1937). — JANOWITZ, H. D., and M. I. GROSSMAN: The response of the sweat glands to some locally acting agents in human subjects. J. Invest. Dermat. **14**, 453 (1950). — JOHNSON, R. E., G. C. PITTS and F. C. CONSOLAZIO: Factors influencing chloride concentration in human sweat. Amer. J. Physiol. **141**, 575 (1944). — JOHNSTON, F. A., TH. J. MCMILLAN and E. R. EVANS: Calciumgehalt des Schweißes. J. Nutrit. **42**, 285 (1950). — JONES, K. K., M. C. SPENCER and S. A. SANCHEZ: Estimation of the rate of secretion of sebum in man. J. Invest. Dermat. **17**, 213 (1951). — JONSON, S. G.: Quantitative determ. of the skin lipid secretion in the dorsal region of the hand. Acta dermato-vener. (Stockh.) **52**, 168 (1952). — JORES, A.: Perspiratio insensibilis. I, II., III. Z. exper. Med. **71**, 170 (1930); **74**, 757 (1930); **77**, 734 (1931). — JÜRGENSEN, E.: Mikrobeobachtungen der Schweiß-Sekretion der Haut des Menschen. I. Dtsch. Z. klin. Med. **144**, 193—201 (1924). ~ II. Funktionsprüfungen, Methode und Begründung. Dtsch. Z. klin. Med. **144**, 248—257 (1924). ~ III. Dtsch. Z. klin. Med. **149**, 151—167 (1925). ~ IV. Vergleichende Reizreaktionen unter verschiedener örtlicher Hautdurchblutung. Dtsch. Z. klin. Med. **155**, 342—352 (1927). ~ V. Atropinstudien. Dtsch. Z. klin. Med. **165**, 165—179 (1929).

KAHN, D., and S. ROTHMAN: Sweat response to acetylcholin. J. Invest. Dermat. **5**, 431 (1942). — KARITZKY, B., S. RAABE u. I. UGI: Wasserstoffzahl u. Säuregehalt des Schweißes bei chirurg. Kranken. Langenbecks Arch. u. Dtsch. Z. Chir. **263**, 246 (1949). — KAUFMANN, H. P., A. SZAKALL u. J. BUDWIG: Papierchromatographie auf dem Fettgebiet. VIII. Fette u. Seifen **53**, 406 (1951). — KAUFMANN, W., u. A. LÜTCKE: Zum Mechanismus der Hautwasserabgabe. Arch. physik. Ther. **7**, 394—396 (1955). — KAWAHATA, A.: Studies on the function of human sweat organs. III. Sweat glands as an excrete organ of *lactic* and *pyruvic* acid. J. Med. Coll. **2**, 201 (1951). Ref. Zbl. Hautkrkh. **84**, 277 (1953). — KELLER, PH.: Zur Klinik der Hyphomykosen, insbesondere der dyshidrosiformen Epidermophytien. Dermat. Z. **49**, 33 (1927). — KEPECS, J. G., and M. ROBIN: The relationship between certain emotional states and the rate of secretion of sebum. J. Invest. Dermat. **20**, 373 (1953). — KERNEN, R.: Experiences sur la transpiration. VI. A propos de la transpiration au niveau de quelques lésions dermatologiques. Dermatologica (Basel) **106**, 395 (1953). — KEYL, A. C., and K. K. JONES: Micromethod for the estimation of free and combined cholesterol using the monolayer film technik. J. Invest. Dermat. **23**, 17 (1954). — KIHN, L., u. B. RACKOW: Sauerstoffdiffusion durch die Haut. Med. Mschr. 8, 22 (1954). — KILE, R. L., F. H. SNYDER and J. W. HAEFELE: Nature of skin lipids in acne. Arch. of Dermat. **61**, 792 (1950). — KIMMIG, J.: Ursache und Behandlung des Jododerma tuberosum. Hautarzt **2**, 78—79 (1951). — KITTSTEINER, C.: Sekretion, NaCl und Reaktion des Schweißes. Arch. f. Hyg. **73**, 275—306 (1911). ~ Physiologie der Schweißdrüsen und Schweiß. Arch. f. Hyg. **78**, 275—326. ~ Physiologie und Chemie des Schweißes. Dermat.

Wschr. **1916**, 553. — KLAUDER, J. V., and B. A. GROSS: Actual causes of certain occupational dermatoses. III. Arch. of Dermat. **63**, 1 (1951). — KLIGMAN, A. M., u. D. GINSBERG: Immunity of the adult scalp to infection with microsporon audouini. J. Invest. Dermat. **14**, 345—358 (1950). — KLIGMAN, A. M., and W. B. SHELLEY: Investigation of the biology of the human sebaceaus gland. J. Invest. Dermat. **30**, 99—125 (1958). — KLINGMÜLLER, G., u. J. K. J. KIRCHHOF: Über erbliche ektodermale Dysplasie mit Anhidrosis und cerebellarer Heredoataxie im Sinne einer Friedreichschen Erkrankung. Hautarzt **5**, 351 (1954). — KÖCHER, Z.: Thermische Sekretion der Haut und scheinbare Veränderungen des Hautwiderstandes. Ref. Zbl. Hautkrkh. **58**, 12 (1938). — KOEPPE, H.: Anteil der unsichtbaren Wasserabgabe am Wasserhaushalt des Körpers. Klin. Wschr. **1937**, 587. — KORTING, G.: Zur Pathogenes des endogenen Ekzems. Monogr.: Georg Thieme 1954. — KRAMER, K.: Untersuchungen über die Kohlensäurediffusion durch die Haut. Balneologe **2**, 4 (1935). — KUHN, W.: Zit. nach W. KUHN, Gleichgewichte an semipermeablen Membranen. In HAMMARSTEN, FLASCHENTRÄGER u. LEHNARTZ, Physiologische Chemie, Bd. I. Berlin: Springer 1951. — *KUNO, Y.: The Physiology of human perspiration. London 1934. — KUTZNITZKY: Zit. nach ROTHMAN in Handbuch 1929. — KVORNING, S. A.: Surface skin lipide. Acta pharmacol. (København.) **5**, 383 (1949). — KVORNING, S. A., and E. KIRK: Correlation between clinical appareance of skin and skin lipid secretion in middle age and old indiv. J. of Geront. **4**, 113—120 (1949).

LADELL, W. S. S.: Thermal sweating. Brit. Med. Bull. **3**, 175 (1945). ~ (1) Creatinin losses in the sweat. J. of Physiol. **106**, 237 (1947). ~ (2) Changes in H_2O and Cl-distribution during heavy sweating. J. of Physiol. **108**, 440—450 (1949). — LADELL, W. S. S., J. C. WATERLOW and M. F. HUDSON: Desert climate: physiological and clinical observations. Lancet **1944**, 491, 527. — LANDOIS-ROSEMANN: Physiologie des Menschen, 26. Aufl. München u. Berlin 1950. — LANG, K.: Der intermediäre Stoffwechsel. Berlin: Springer 1952. — LANGHOF, H.: Zur Acne conglobata. Dermat. Wschr. **126**, 897 (1952). — LASHER, N., A. L. LORINCZ u. ST. ROTHMAN: Hormonal effects on sebaceous glands in the white rat III. Evidence for the presence of a pituitary sebaceous gland tropic factor. J. Invest. Dermat. **24**, 499 (1955). — LAWRENCE, C. H., and N. T. WERTHESSEN: Androgen/Oestrogen-Verhältnis bei Acne. Endocrinology **27**, 497 (1946). — LEAKE, C. D.: The occurence of citric acid in sweat. Amer. J. Physiol. **63**, 540 (1923). — LEHMANN, G., u. A. SZAKALL: Schweißverlust und Getränkeaufnahme bei Bergleuten und Hitzearbeitern. Arb.physiol. **11**, 73—100 (1940).— LEIDER, M., and C. M. BUNCKE: Physical dimensions of the skin. Determination of the specific gravity of skin, hair and nail. Arch. of Dermat. **69**, 563—569 (1954). — LEINBROCK, A.: Dermatologischer Teil in ANTWEILER, EWERBECK, LEINBROCK, SCHULER, STÜRMER, Die quantitative Elektrophorese in der Medizin. Berlin: Springer 1952. — LEUCHTENBERGER, C.: Cytochemical study of pycnotic nuclear degeneration. Chromosoma (Wien) **3**, 449—473 (1950). ~ Siehe POLLISTER. — LIESEGANG, R. E..: Zur Physik des Hautfettes. Dermat. Wschr. **1947**, 123. — LIFSCHÜTZ, J.: Zit. nach ROTHMAN in Handbuch 1929. — LINCKE, H.: Beitrag zur Chemie und Biologie des Hautoberflächenfettes. I. Arch. f. Dermat. **188**, 453 (1949). ~ II. Die Säurezahl. Arch. f. Dermat. **194**, 436 (1952). ~ Über den Einfluß verfütterten Cholesterins, Thiouracils und Thyroxins auf den Cholesteringehalt des Hautoberflächenfettes beim Kaninchen. Dermatologica (Basel) **105**, 153—157 (1952). ~ Beiträge zur Chemie des Hautfettes. III. Der Talg-Cholesterinspiegel. Arch. f. Dermat. **195**, 540 (1953). — LINCKE, H., u. K. KIÄUI: Zur Cholesterinbestimmung im Hautfett. Arch. f. Dermat. **192**, 402 (1951).— LINDER, F.: Über den Einfluß der Hirnrinde auf die Schweißsekretion. Dtsch. Z. Nervenheilk. **158**, 86 (1947). — LINSER, P.: Über den Hauttalg beim Gesunden und bei einigen Hauterkrankungen. Dtsch. Arch. klin. Med. **80**, 201 (1904). — *LIST, C. F.: Physiology of sweating. Annual Rev. Physiol. **10**, 370—400 (1948). — LIST, F.: Sweat secretion in man. II. Anatomic distribution of disturbances in sweating associated with lesions of the sympathetic nervous system. Arch. of Neur. **40**, 27 (1938). ~ IV. Sweat secretion of the face and its disturbances. Arch. of Neur. **40**, 443 (1938). ~ V. Disturbances of sweat secretion with lesions of the pons, medulla and cervical portion of the cord. Arch. of Neur. **42**, 1098 (1939). — LOBITZ, W. C.: Chemistry of palmar sweat. I. Preliminary report. Apparatus and technics (mit A. E. OSTERBERG). J. Invest. Dermat. **6**, 63—73 (1945). ~ II. Chloride (mit A. E. OSTERBERG). Arch. of Dermat. **56**, 462—467 (1947). ~ III. Reducing substances (Glucose) (mit A. E. OSTERBERG). Arch. of Dermat. **56**, 819 (1947). ~ IV. Urea (mit A. E. OSTERBERG). Arch. of Dermat. **56**, 827 (1947). ~ V. Ammonia nitrogen (mit H. M. MASON). Arch. of Dermat. **57**, 69 (1948). ~ VI. Harnsäure (mit H. L. MASON). Arch. of Dermat. **57**, 387 (1948). ~ VII. Cl, Urea, Glucose, H-Säure, NH_3, Kreatinin (mit H. L. MASON). Arch. of Dermat. **57**, 907 (1948). ~ Recent developments in the physiology of the sweat apparatus. Arch. of Dermat. **66**, 152 (1952). — LOBITZ jr., W. C., J. B. HOLYOKE and D. BROPHY: Histochemical evidence for human eccrine sweat duct activity. Arch. of Dermat. **72**, 229—236 (1955). — LOBITZ, W. C., J. B. HOLYOKE and W. MONTAGNA: The epidermal eccrin sweat duct unit. J. Invest. Dermat. **22**, 157 (1954). — LOCKE, W., N. B.

TALBOT, H. S. JONES and J. WORCESTER: J. Clin. Invest. **30**, 325 (1951). — LOEWY, A., u. W. WECHSELMANN: Zur Physiologie und Pathologie des Wasserwechsels und der Wärmeregulation seitens des Hautorgans. Arch. path. Anat. **206**, 79 (1911). — LUTZ, W.: Erythrodermie. Dermatologica (Basel) **93**, 113 (1946). ~ Lehrbuch der Haut- und Geschlechtskrankheiten. Basel 1951.

MACKEE, G. M., and G. C. ANDREWS: Congenital ectodermal defect. Arch. of Dermat. **10**, 673 (1924). — *MACKENNA, R. M. B.: Physiology and functional pathology of the skin in „Modern trends in Dermatology". London 1948. — MACKENNA, R. M. B., V. R. WHEATLEY and A. WORMALL: The composition of the surface skin fat („sebum") from the human forearm, J. Invest. Dermat. **15**, 33 (1950). ~ AL_2O_3-Auftrennung des Unverseifbaren. Biochemic. J. **48**, 38 (1951). ~ Stud. of sebum. 2. Some constituents of the saponifiable matter of human sebum. Biochemic. J. **52**, 161 (1952). — MALI, W. H.: Influence of generalized inflammation of the skin on the surface temperatur and on the waterloss. Dermatologica (Basel) **104**, 19 (1952). — MANUILA, L.: Effet pharmacodynamique de quelques substances sur la glande sudoripare. J. suisse Med. **82**, 104 (1952). — MANUILA, L., u. H. ISLER: Nouveau test de transpiration. Dermatologica (Basel) **102**, 302 (1951). — MANZ, H.: Untersuchungen über die hormonale Beeinflussung der Talgdrüsengröße. Diss. Zürich 1952. — MARCHIONINI, A.: (a) Untersuchungen über die H-Konzentration der Haut. Arch. f. Dermat. **158**, 290 (1929). ~ (b) Die Wasserstoffionenkonzentration des Schweißes. Klin. Wschr. **1929**, 924. ~ Zur Pathogenese und Differentialdiagnose dyshidrotischer und dyshidrosiformer Bläschenerkrankungen der Hände und Füße. Dermat. Z. **58**, 222 (1930). ~ Säuremantel der Haut und Bakterienabwehr. I. Region. Verschiedenheit der H·-Konzentration der Hautoberfläche (mit HAUSKNECHT). Klin. Wschr. **1938**, 663. ~ II. Region. Verschiedenheit der Bakterienabwehr und Desinfektionskraft der Hautoberfläche (mit SCHMIDT und KIEFER). Klin. Wschr. **1938**, 736. ~ III. Region. Verschiedenheit des Bakterienwachstums auf der Hautoberfläche (mit SCHMIDT). Klin. Wschr. **1938**, 773. ~ IV. Pathologische Lücken des Säuremantels. Klin. Wschr. **1938**, 1831. ~ V. Bakteriengehalt in pathologischen Lücken des Säuremantels (mit SCHMIDT). Klin. Wschr. **1939**, 461. — MARCHIONINI, A., u. F. BÖHNING: Pathophysiologische Untersuchungen bei Poikilodermia atrophicans vescularis (JACOBI). Arch. f. Dermat. **170**, 112 (1934). — MARCHIONINI, A., u. P. CERUTTI: Physikalisch-chemische Untersuchungen zur Pathogenese der Bromhidrosis pedum. Arch. f. Dermat. **166**, 354—362 (1932). ~ Untersuchungen über die H-Konzentration des Schweißes bei Hautkrkh. und deren Beziehungen zur Alkalireserve des Blutes. Arch. f. Dermat. **170**, 223 (1934). — MARCHIONINI, A., u. HÖVELBORN: Einfluß von UV-Lichtbestrahlungen auf den Kohlenhydratstoffwechsel. Klin. Wschr. **1935**, 1387. — MARCHIONINI, A., E. MANZ u. F. HUSS: Der Cholesteringehalt der Hautoberfläche bei der Seborrhoe und bei der Psoriasis. Arch. f. Dermat. **176**, 613—645 (1938). — MARCHIONINI, A., u. B. OTTENSTEIN: Stoffwechselveränderungen im Schwitzbad bei Hautgesunden und Hautkranken. Klin. Wschr. **1931**, 969—674. — MARDASHEV, S. R.: Amino acid composition of the proteins of the skin, epidermis and dermis. Biochimija **12**, (1947). Ref. Chem. Abstr. **42**, 7806 (1948). — MATOLTSY, A. G., and C. A. BALSAMO: Study of the components of the cornified epithelium of human skin. J. Biophys., a. Biochem. Cytol. **1**, 339—360 (1955). — MAYR, J. K.: Perspiratio insensibilis. I. Harntreibende Mittel. Virchows Arch. **284**, 354 (1932). ~ II. Wirkung allgemeiner Antihidrotica. Virchows Arch. **287**, 297 (1933). ~ III. Wirkung schweißhemmender Mittel bei erkrankter Haut. Virchows Arch. **289**, 449 (1933). ~ Handbuch der Artefakte. Jena: Gustav Fischer 1937. — MCARDLE, B.: Zit. nach LADELL, Brit. Med. Bull. **3**, 175 (1945). — MCCLURE, F. J., H. H. MITCHELL, T. S. HAMILTON and C. A. KUISER: Fluor im Schweiß. J. Industr. Hyg. **27**, 159 (1945). — MELLINKOFF, S. M.: Localized paroxysmal hyperhidrosis. Amer. J. Med. Sci. **1951**, 221. — MESCON, H., and P. FLESCH: Modification of BENNETS method for the histochemical demonstration of free SH-groups in skin. J. Invest. Dermat. **18**, 261 (1952). — MEYER-BULEY, H.: Active sweat glands. Arch. of Dermat. **38**, 340 (1938). — MEYER-ROHN, J.: Beitrag zur Ätiologie der Acne vulgaris. Arch. f. Dermat. **197**, 542 (1954). — MEZEI: Seborrhoe. Dermat. Wschr. **117**, 574 (1943). — MICKELSEN, O., and A. KEYS: The composition of sweat with special reference to the vitamins. J. of Biol. Chem. **149**, 479 (1943). — MIESCHER, G.: Das Problem des Lichtschutzes und der Lichtgewährung. Strahlenther. **35**, 403 (1930). — MIESCHER, G., H. LINCKE u. P. RINDERKNECHT: Zur Chemie und Biologie des Talges. I. Dermatologica (Basel) **106**, 76 (1953). ~ II. Dermatologica (Basel) **109**, 65—74 (1954). ~ Investigation on bacterial desiccation. J. Invest. Dermat. **24**, 293 (1955). — MIESCHER, G., u. A. SCHÖNBERG: Untersuchungen über die Funktion der Talgdrüsen. 1. Mitt. Bull. schweiz. Akad. med. Wiss. **1**, 101 (1944). — MISZURSKI, B.: Researches on the keratinization of the epithelium in tissue culture. Arch. exper. Zellforsch. **20**, 122 (1937). ~ Researches on the keratinization of the epithelium in tissue cultures. Arch. exper. Zellforsch. **20**, 822 (1937). — MITCHELL, H. H.: N-Ausfuhr. Arch. of Biochem. **21**, 335 (1949). — MITCHELL, H. H., and T. S. HAMILTON: The dermal excretion under controlled conditions of nitrogen and minerals in human subjects with special reference to Ca and Fe. J. of Biol. Chem. **178**, 345 (1949). — MONACELLI, M., u. A. RIBUFFO: Der Hautzuckergehalt bei der Psoriasis. Hautarzt **3**, 488 (1952). — MONCORPS, C.: Keratosen. In Handbuch der Haut- und Geschlechtskrankheiten (J. JADASSOHN). Bd. VIII, S. 2. Berlin: Springer 1931. — MONTAGNA, W., H. B. CHASE and W. C. LOBITZ jr.: Histology a. cytochemistry of the human skin. II. Distribution of glycogen in the epidermis, hairfollicles, sebaceous glands and eccrine sweat glands. Anat. Rec. **114**, 231 (1952). ~ Histology and cytochemistry of human skin. V. Axillary apocrine sweat glands. Amer. J. Anat. **92**, 451—470 (1953). — MOOG, O.: Der Einfluß der Temperatur auf die unmerkliche Hautwasserabgabe. Z. exper. Med. **31**, 316 (1923). ~ Neuere Untersuchungen über die Perspiratio insensibilis. Verh. dtsch. Ges. inn. Med. **38**, 299 (1926). ~ Über die Bedeutung der Epidermis für die unmerkliche Hautwasserabgabe. Z. exper. Med. **54**, 226 (1927). — MOORE, D. D., P. H. LAVIETES, A. M. WAKEMAN and J. P. PETERS: The effects of ingested urea on nitrogen metabolism. J. of Biol. Chem. **91**, 373—385 (1931).

NICOLAIDES, N., NICHOLAS and ST. ROTHMAN: Studies on the chemical composition of human hair fat. II. The overall composition with regard to age, sex and rece. J. Invest. Dermat. **21**, 467 (1953). — NICOLAIDES, N., and ST. ROTHMAN: Stud. on the chemical composition of human hair fat. I. The squalen/cholesterol relationship in children and adults. J. Invest. Dermat. **19**, 389 (1952). ~ II. The overall composition with regard to age, sex., race. III. J. Invest. Dermat. **21**, 9 (1953). ~ The site of sterol and squalen synthesis in the human skin. J. Invest. Dermat. **24**, 125—129 (1955). — NIKOLOWSKI, W.: Über die differentielle Morphogenese des sog. seborrhoischen Ekzems. Arch. f. Dermat. **196**, 501—600 (1933).

OBERSTE-LEHN, H.: Experimentelle Epidermolyse der Haut. Hautarzt **4**, 258 (1953). ~ Filmische Darstellung der Rhythmik der Schweißausscheidung. Zbl. Hautkrkh. **91**, 424 (1953). — O'BRIEN, J. P.: A study of miliaria rubra, tropical anhidrosis and anhidrotic asthenia. Brit. J. Dermat. **59**, 125 (1947). — OTTENSTEIN, B.: Beitrag zur Chemie des Schweißes. 21. Tagg Dtsch. Dermat. Ges. Heidelberg. Ref. Zbl. Hautkrkh. **74**, 4 (1949). — OTTENSTEIN, B., N. BONCODDO, A. WALKER and F. M. THURMON: Experiments on the choline content of the skin and sebum. J. Invest. Dermat. **19**, 105—108 (1952).

PALMER, A. J.: Hyperhidrosis. Study of a case. Arch. of Neur. **58**, 582 (1947). — PANA, C.: Ricerche sulla variazioni strutturali della ghiandole apocrine ascellari in relazione allo stato della ghiandole sessuali e della mamella. Arch. di Biol. **88**, 850—907 (1934). — PATZELT, V.: Histologie, 3. Aufl. Wien 1948. — PEGUM, J. S.: A quantitative study of the proteinloss from the normal and abnormal skin. The relation of the latter to the serum protein levels. Proc. X. Internat. Congr. Dermat. London 1952, S. 400. ~ Der Eiweißverlust der normalen Haut. Hautarzt **5**, 165 (1954). — PEMBERTON, R., F. A. CAJORI and C. Y. CROUTERS: A note on the composition of human sweat (Milchsäure). Ann. Int. Med. **2**, 1243 (1928/29). — PERUTZ, A., u. B. LUSTIG: Zur Physiologie der Fettausscheidung an der Hautoberfläche. Biochem. Z. **249**, 370 (1932); **261**, 128 (1933). — PERUTZ, A., B. LUSTIG u. A. E. KLEIN: Zur zentralen Regulation des Fettstoffwechsels der Hautoberfläche. Arch. f. Dermat. **170**, 511—520 (1934). — PETERS: Lancet **1945**, 264. — PITTS, G. C., R. E. JOHNSON and F. C. CONSOLAZIO: Amer. J. Physiol. **142**, 253 (1944). Zit. nach PRECHT, CHRISTOPHERSEN u. HENSEL. — POLLISTER, A. W., and C. LEUCHTENBERGER: The nature of methylgreen staining for chromatin. Proc. Nat. Acad. Sci. **35**, 111 (1948). — PRECHT, H., J. CHRISTOPHERSEN u. H. HENSEL: Temperatur und Leben. Berlin: Springer 1955. — PROSE, P. H., R. L. BAER, F. HERRMANN, L. MANDOL, G. MEDOFF and L. ROTH: Ether soluble substances of human skin. II. Quant. stud. of the ether-soluble substances of human skin surface of patients with acne vulgaris. J. Invest. Dermat. **19**, 227 (1952).

RADO, S.: Disk. Bemerkg. zu SHELLEY and HURLEY. Arch. of Dermat. **66**, 156 (1952). — RANDALL, W. C.: Quantitation and regional distribution of sweat glands in man. J. Clin. Invest. **25**, 761 (1946.) ~ Sweat gland activity and changing patterns of sweat secretion on the skin surface. Amer. J. Physiol. **147**, 391 (1946). ~ Reflex sweating response and the influence of arterial occlusion. Amer. J. Physiol. **150**, 365 (1947). ~ * The physiology of sweating. Amer. J. Physiol. Med. **32**, 292—318 (1953). — RANDALL, W. C., and C. CALMAN: The surface tension of human sweat; its determination and its significans. J. Invest. Dermat. **23**, 113 (1954). — RANDALL, W. C., R. DEERING and I. DOUGHERTY: Reflex sweating and the inhibition of sweating by prolonged arterial occlusion. J. Appl. Physiol. **1**, 53 (1948). — RANDALL, W. C., and A. B. HERTZMAN: Dermatomal recruitment of sweating. J. Appl. Physiol. **5**, 399—409. — RANDALL, W. C., A. B. HERTZMAN and H. E. EDERSTROM: Relations between cutaneous blood flow and sweating at various environmental temperatures. Amer. J. Physiol. **163**, 743 (1950). — RANDALL, W. C., and W. MCCLURE: Quantitation of the output of the sweat glands and their response to stimulation. Amer. J. Physiol. **115**, 462 (1948). — REIN, H.: Zit. F. GROSSE-BROCKHOFF, Einführung in die pathologische Physiologie. 1950. — REIS, F., u. S. GELLIS: Effects produced on the pilosebaceous system and the adrenals of the rablit by inunction of sex hormones. J. Invest. Dermat. **12**, 159—172

(1949). — REYNOLDS, T.: Sweat sodium levels in congestive heart failure. Proc. Soc. Exper. Biol. a. Med. **79**, 118 (1952). — RICHTER, C. P., B. G. WOODRUFF and B. C. EATON: Hand and foot patterns of low electrical resistance. J. of Neurophysiol. **6**, 417 (1943). — RICHTER, W.: Beitrag zur normalen und pathologischen Anatomie der apokrinen Hautdrüsen mit besonderer Berücksichtigung des Achselhöhlenorgans. Virchows Arch. **287**, 277—296 (1932).— RICKETTS, C. R., J. R. SQUIRE and H. A. TOPLEY: Human skin lipids with particular reference to the self-sterilising power of the skin. Clin. Sci. **10**, 89 (1951). — ROBINSON, S., S. D. GERKING, E. S. TURRELL and R. K. KINCAID: Effect of skin temperature on salt concentration of sweat. J. Appl. Physiol. **2**, 654 (1950). — RÖCKL, H., u. H. JAROSCHKA: Verhalten der Serumeiweißkörper bei Dermatosen. I., II. Arch. f. Dermat. **194**, 671 (1952); **196**, 223 (1953). — RONY, H. R., and S. T. ZAKON: Effect of androgens on the sebaceous glands of human skin. Arch. of Dermat. **48**, 601—604 (1943). — ROTHMAN, ST.: *Chemie der Haut. In Handbuch der Haut- und Geschlechtskrankheiten, herausgeg. von J. JADASSOHN, Bd. 1, Teil 2. 1929. ~ Physiology and pharmacology of sebeceous gland secretion Trans. Johns Hosp. Dermat. Soc. **1954**, No 33, 1—6. ~ *Physiology and biochemistry of the skin. With contribut. by ZACHARY, FELSHER, PETER FLESH etc. (Physiologie und Biochemie der Haut.) Chicago: Univ. Chicago Press 1954. 741 S.[1]. ~ Referat in Biology of the skin surface. Proc. XI. Internat. Congr. Dermat. Stockholm 1957 (im Druck). — ROTHMAN, ST. u. Mitarb.: The spontaneous cure of tinea capitis in puberty. J. Invest. Dermat. **8**, 81 (1943). — ROZENTAL, S. K.: Zur Methodik der vergleichenden Bestimmung der Schweißabsonderung. Vestn. Venerol. **1952**, 30. Ref. Zbl. Hautkrkh. **83**, 314 (1953). — RUBIN, L.: Hyperkeratosis in response to mechanical stimulation. J. Invest. Dermat. **13**, 313 (1949).

SALKOWSKI: Zit. nach ROTHMAN in Handbuch 1929. — SAMBERGER, F.: Chromhidrosis. Dermat. Wschr. **109**, 806 (1939). — SCHADE, H., u. A. MARCHIONINI: Der Säuremantel der Haut (nach Gaskettenmessungen). Klin. Wschr. **1928**, 12. — SCHIEFFERDECKER, P.: Die Hautdrüsen des Menschen und der Säugetiere usw. Stuttgart 1922. — SCHIRREN, C. G.: Vergleichende Messungen an der Hautoberfläche mit einer Chinhydron und einer Glaselektrode. Arch. f. Dermat. **197**, 73 (1953). — SCHMID, M.: Vergleichende Untersuchungen über die Säure-Basen-Verhältnisse der Haut. Dermatologica (Basel) **104**, 367 (1952). — SCHNEIDER: Siehe HALLA. — SCHNEIDER, W., u. H. SCHULEIT: Der Fettmangel der Haut und seine Bedeutung für die Benetzung. Arch. f. Dermat. **193**, 434 (1951). — SCHÖLMERICH, P., u. G. HILDEBRANDT: Über Probleme der Hautwasserabgabe und Methoden ihrer Bestimmung. Z. exper. Med. **115**, 558 (1950). ~ Über Mechanismus und Regulation der Hautwasserabgabe. Z. exper. Med. **117**, 17 (1951). — SCHÖNBERG, A.: Die Beeinflussung der Taldgrüsensekretion durch Aufenthalt in der Höhe. Helvet. physiol Acta Suppl. **3** (1944). — SCHREUS, H. TH.: Zur Pathogenese und Therapie der Acne conglobata. Z. Hautkrkh. **16**, 1 (1954). — SCHREUS, H. TH., u. H. OBERSTE-LEHN: Die Beziehungen des sog. weiblichen und männlichen Hormons zur Haut. Dermat. Wschr. **123**, 245 (1951). — SCHREUS, H. TH., u. K. SCHULTEN: Hautfettbestimmungen in Abhängigkeit vom Zyklus. Arch. f. Dermat. **196**, 422—430 (1953). — SCHULZE, W.: Über den „Zucker"gehalt auf der Haut, im Hautdialysat und im Schweiß. Arch. f. Dermat. **181**, 471 (1941). ~ Untersuchungen über die Alkaliempfindlichkeit, das Alkalineutralisationsvermögen und die CO_2-Abgabe der Haut. Arch. f. Dermat. **185**, 93—161 (1943). — SCHULZE, W., u. K. KUNZ: Über den Anteil des als Osazon bestimmten Zuckers und einiger anderer Substanzen am Reduktionsvermögen des Schweißes. Arch. f. Dermat. **181**, 486 (1941). — SCHUR, H., u. B. GOLDFARB: Zur Physiologie und Pathologie der Talgsekretion. I. Wien. klin. Wschr. **1927**, 1255—1259. — SCHWARTZ, H. G.: Reflex activity within the sympathetic nervous system. Amer. J. Physiol. **109**, 593 (1934). — SCHWARTZ, I. L., J. H. THAYSEN and V. P. DOLE: Urea excretion in human sweat as a tracer for movement of water within the secreting gland. J. of Exper. Med. **97**, 429 (1953). — *SCHWENKENBECHER, A.: Die Haut als Excretionsorgan. Im Handbuch der normalen und pathologischen Physiologie, Bd. 4, S. 709. 1929. — SCOTT, E. J. VAN: Mechanical separation of the epidermis from the corium. J. Invest. Dermat. **18**, 377 (1952). — SERRATI, B.: Influenza del systema nervosa sulla secrezione sebecea. Riv. Pat. nerv. **52**, 377—423 (1938). — SHAW, L. A., and A. C. MESSER: Cutaneous respiration in men. II. Effect of temperature and relat. humidity upon CO_2-elimination and O_2-absorption. Amer. J. Physiol. **95**, 13 (1930). — SHELLEY, W. B.: Experimental miliaria in man. IV. J. Invest. Dermat. **16**, 53 (1951). ~ Apocrine sweat. J. Invest. Dermat. **17**, 255 (1951). ~ Miliaria. J. Amer. Med. Assoc. **152**, 670 (1953).— SHELLEY, W. B., S. B. COHEN and G. B. KOELLE: Histochemical demonstration of monamine oxidase in human skin. J. Invest. Dermat. **24**, 561 (1955). — SHELLEY, W. B., and P. N. HORVATH: Comparative study on the effect of anticholinergic compounds on sweating. J. Invest. Dermat. **16**, 267 (1951). — SHELLEY, W. B., and H. J. HURLEY: Localized chromidrosis: a disorder of the apocrine gland. J. Invest. Dermat. **19**, 265 (1952). ~ Methods of

[1] Von etwa 4500 Schrifttumsnachweisen beziehen sich etwa 900 auf hier behandelte Themen.

exploring human apocrine sweat gland physiology. Arch. of Dermat. **66**, 156, 172 (1952). ~ The physiology of the human axillary apocrine sweat gland. J. Invest. Dermat. **20**, 285 (1953). — SHELLEY, W. B., and H. MESCON: Histochemical demonstration of secretory activity in human eccrin sweat glands. J. Invest. Dermat. **18**, 289 (1952). — SIEMENS, H. W.: Über seltenere und kompliziertere Vererbungsmodi bei Hautkrankheiten. Arch. f. Dermat. **138**, 433 (1922). — SILVERMAN, J. J., and V. E. POWELL: Emotional sweating. Psychosomatic. Med. **6**, 243 (1944). — SNIDER, B. L., H. R. GOTTSCHALK and ST. ROTHMAN: The fate of choline in normal and pathologic keratinisazion. J. Invest. Dermat. **13**, 323—324 (1949). — SOBEL, H,: Squalen, a general constituent of sebum. J. invest. Dermat. **13**, 333 (1949). — SOBEL, H., and J. MARMORSTON: Possible role of squalene as a protective agent in sebum. Cancer Res. **16**, 500—503 (1956). — SONNENSCHEIN, R. R., H. KOBRIN, H. D. JANOWITZ and M. L. CHOSEMAN: Stimulation and inhibition of human sweat glands by intradermal sympathommetic agents. J. Appl. Physiol. **3**, 573 (1951). — SPECTOR, H., H. H. MITCHELL and T. S. HAMILTON: Jod im Schweiß. J. of Biol. Chem. **161**, 137 (1945). — SPIER, H. W., u. F. FORTLEFF: Mikroanalytische Untersuchungen über den bei p_H 7,4—13 in Lösung gehenden Aminosäure-N der Hornschicht. Arch. f. Dermat. **196**, 22 (1953). — SPIER, H. W., u. K. MARTIN: Histochemische Untersuchungen über die Phosphomonoesterasen der gesunden Haut mit Hinweis auf Befunde bei Hauterkrankungen. Arch. klin. u. exper. Dermat. **202**, 120—152 (1956). — SPIER, H. W., u. G. PASCHER: Die wasserlöslichen Bestandteile der peripheren Hornschicht (Hautoberfläche). I. Allgemeines. N-haltige Substanzen. Arch. klin. u. exper. Dermat. **199**, 411. ~ (a)II. N-freie Säuren und Basen. Wasserlösliche Gesamt-Schwefel Arch. klin. u. exper. Dermat. **201**, 181 (1955). ~ (b) Freie Aminosäuren an der Hautoberfläche. Quantitative Untersuchungen zur Frage ihrer physiologischen Bedeutung. Arch. f. Dermat. **200**, 59 (1955). ~ Zur analytischen und funktionellen Physiologie der Hautoberfläche. Hautarzt **7**, 55—60 (1956). ~ Referat in Biology of the skin surface. Proc. XI. Internat. Congr. Dermat. Stockholm 1957 (im Druck). — SPIER, H. W., u. P. VAN CANEGHEM: Zur Histochemie der Verhornung. 23. Dtsch. Dermat. Tagg Wien 1956. Arch. exper. u. klin. Dermat. **206** (1957) (im Druck). — STEIGLEDER, G. K.: Zur Funktion der Acanthose. Arch. f. Dermat. **200**, 377 (1955). — STEIN, R. O.: Neuere Untersuchungen über die Funktion der Talgdrüsen. Wien. klin. Wschr. **1949**, 917—919. — STEWART, W. B., R. T. SNOWMAN, C. L. YOULE and G. H. WHIPPLE: Fe-Ausscheidung im Schweiß. Proc. Soc. Exper. Biol. a. Med. **73**, 473 (1950). — STÜTTGEN, G.: Zur Atmung und Glykolyse der normalen und krankhaft veränderten Haut. Arch. klin. u. exper. Dermat. **201**, 507 (1955). — SULZBERGER, M. B.: The clinical significance of certain disturbances in sweating. Dermatologica (Basel) **112**, 161—188 (1956). — SULZBERGER, M. B., and F. HERRMANN: The clinical significance of disturbances in the delivery of sweat. Springfield: Ch. C. Thomas 1954. — SULZBERGER, M. B., F. HERRMANN and F. G. ZAK: Studies of sweating. I. prl. report with particular emphasis on a sweat retention syndrome. J. Invest. Dermat. **9**, 221 (1947). — SULZBERGER, M. B., and H. M. ZIMMERMAN: Studies on prickly heat. II. Experimental and histological findings. J. Invest. Dermat. **7**, 61 (1946). — SULZBERGER, M. B., H. M. ZIMMERMAN and K. EMERSON: Tropical anidrotic asthenia (thermogenic anidrosis) and its relationship to prickly heat. J. Invest. Dermat. **7**, 153 (1946). — SUTTON, R. L.: Early epidermal neoplasia; description and interpretation. Arch. of Dermat. **37**, 737 (1938). — SZAKALL, A.: Hautphysiologische Forschung und Gesunderhaltung der Haut. Fette u. Seifen **53**, 399 (1951). ~ Über den Stand der hautphysiologischen Forschung als Beitrag zu einem zielbewußten Arbeitsschutz. Arch. f. Dermat. **194**, 376—391 (1952). ~ Über die Eigenschaften, Herkunft und physiologischen Funktionen der die H-Konzentration bestimmenden Wirkstoffe in der verhornten Epidermis. Arch. klin. u. exper. Dermat. **201**, 331 (1955). ~ Referat in Biology of the skin surface. Proc. XI. Internat. Congr. Dermat. Stockholm 1957 (im Druck). — SZODORAY, L.: A l'histochimie de la kératinisation de l'épiderme. Acta morph. (Budapest) **1**, 95 (1951).

TAKAHARA, K.: Siehe KUNO (Monogr.) 1934. — TALBERT, G. A.: Effect of work on the H-Konz. of the sweat. Amer. J. Physiol. **50**, 433 (1919). ~ Further studies. Amer. J. Physiol. **61**, 493 (1922). — TENNENT, D. M.: Perspiratio insensibilis bei Ratten. Amer. J. Physiol. **145**, 436 (1946). — THAYSEN, J. H., and I. L. SCHWARTZ: The permeability of human sweat glands to a serie of sulfonamid compounds. J. of Exper. Med. **98**, 261—268 (1953). — THURMON, F. M., and B. OTTENSTEIN: Chemistry of human sweat with special reference to its lactic acid content. J. Invest. Dermat. **18**, 339 (1952).

UNNA, P. G.: Histopathologie der Hautkrankheiten. Berlin 1894. ~ Die Bedeutung der Hornschicht. Med. Klin. **1920**, 1276. — UNNA, P. G., u. L. GOLODETZ: Die Hautfette. Biochem. Z. **20**, 469 (1909). — UNNA, P. G., u. J. SCHUMACHER: Lebensvorgänge in der Haut der Menschen und der Tiere. Leipzig 1925. — URBACH, E.: Beitrag zu einer physiologischen und pathologischen Chemie der Haut. II. Der H_2O-, NaCl-, Rest-N- und Fettgehalt der Haut in der Norm und unter pathologischen Verhältnissen. Arch. f. Dermat. **156**, 73 (1928).

Vasti, A.: The insensible water loss through the skin. Amer. J. Physiol. **102**, 60 (1932). — Volk, R., u. P. Fantl: Der Chloridgehalt der menschlichen Haut. Dermatologica (Basel) **79**, 91 (1939). — Voss, H. E.: Die Physiologie der Hypophysenvorderlappenhormone. 5. Kolloquium Ges. Physiol. Chem., S. 47—77. Berlin: Springer 1955.

Wagner jr., H. N.: Electrical skin resistance studies in two persons with congenital absence of sweat glands. Arch. of Dermat. **65**, 543 (1952). — Walter, Fr., u. M. Obtulowicz: Lipoidgehalt im Serum und in der Haut bei Kranken mit Eczema seborrhoicum und bei Ratten. Dermat. Wschr. **108**, 300—310 (1939). — Wang, G. H., and T. W. Lu: The rate of conduction in the postganglionic sympathetic nerve fibres to the sweat glands in the cat's food-pad. Chin. J. Physiol. **3**, 335—340 (1929); Ref. Zbl. Hautkrkh. **34**, 677 (1930). — Washburn, St. L., and G. J. Liesen: The cholesterol content and iodine number of human sebum. J. Labor. a. Clin. Med. **41**, 199—207 (1953). — Way, S. C., and G. C. Andrews: Hormones and acne: Clinical evaluation of hormonal therapy in adolescent girls with acne. Arch. of Dermat. **61**, 575 (1950). — *Way, S. C., and A. Memmesheimer: The sudoriparous glands I. The eccrine glands. Arch. of Dermat. **34** (1936). ~ II. The apocrine glands. Arch. of Dermat. **38**, 373 (1938). ~ III. Sweat. Arch. of Dermat. **41**, 1086 (1940). — Weiner, J. S.: The regional distribution of sweating. J. of Physiol. **104**, 32 (1945). — Weiner, J. S., and R. E. van Heyningen: Lactic acid and sweat gland function. Nature (Lond.) **164**, 351 (1949). ~ Relation of skin temperature to salt concentration of general body sweat. J. Appl. Physiol. **4**, 725 (1952). — Weitkamp, A. W., A. M. Smiljanic and S. Rothman: The free fatty acids of human hair fat. J. Amer. Chem. Soc. **69**, 1936—1939 (1947). — White, C. B., A. Peterson and J. C. Neff: Urinary 17-Ketosteroids in young men. U. S. Armed Forc. Med. J. **3**, 131 (1952). — Whitehouse, A. G. R.: Human sweat. Proc. Roy. Soc. Lond., Ser. B **117**, 139 (1935). — Whitehouse, A. G. R., W. Hancock and J. S. Haldane: The osmotic passage of water and gas through the human skin. Proc. Roy. Soc. Lond. **111**, 412—429 (1932). — Wile, U. J., J. S. Snow and J. T. Bradbury: Urinary excretion of androgenic and estrogenic substances. Arch. of Dermat. **39**, 200 (1939). — Wile, U. J., B. F. Barney and J. T. Bradbury: Preliminary report on urinary excretion of estrogen. Arch. of Dermat. **39**, 195 (1939). — Wilkerson, V. A.: Chemistry of human epidermis, amino acid content of strat. corn. and its comparison to other human keratins. J. of Biol. Chem. **107**, 377 (1934). — Wilson, H., and A. C. Thackray: Sweat ducts and the pompholyx vesicle. Brit. J. Dermat. **64**, 402 (1952). — Wolkin, J., J. F. Goodman and W. E. Kelley: Failure of the sweat mechanism in the desert; thermogenic anhidrosis. J. Amer. Med. Assoc. **124**, 478 (1944).

Yas Kuma: Wechselnde Drüsenaktivität, ref. Dermatologica (Basel) **79**, 55 (1939).

Zehender, F.: Über den Gehalt an Triglyceriden im menschlichen Hauttalg. Helvet. chim. Acta **29**, 973 (1946). — Zehender, F., u. M. Dünner: Über die Methoden zur Messung der menschlichen Hauttalg-Sekretion. Dermatologica (Basel) **93**, 355 (1946). — Zehender, F., u. A. Schönberg: Weitere Untersuchungen über den Einfluß eines Höhenaufenthaltes auf die Talgsekretion. Klimatophysiologische Untersuchungen in der Schweiz. 2. Teil, S. 738. Basel: Benno Schwabe & Co. 1948. — Zenisek, A., u. J. A. Kral: Biochim. biophys. Acta **12**, 479 (1953). — Zingsheim, M.: Die Rolle freier SH-Gruppen bei der Schuppenflechte. Dtsch. med. Wschr. **1952**, 1630. — Zorn, B.: Die Pathogenese des rheumatischen Syndroms. Jena 1951.

Namenverzeichnis.

Die *kursiv* gedruckten Seitenzahlen beziehen sich auf die Literatur.

Sachverzeichnis.

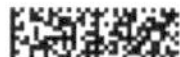